LINCHUANG ZHONGXIYIJIEHE NEIKEXUE

临床中西医结合内科学

主 编 张 菊 魏 雪 岳全克 王维霖
刘立楠 姜国勇 陈 静

黑龙江科学技术出版社

图书在版编目(CIP)数据

临床中西医结合内科学 / 张菊等主编. -- 哈尔滨：黑龙江科学技术出版社，2022.8

ISBN 978-7-5719-1577-3

Ⅰ. ①临… Ⅱ. ①张… Ⅲ. ①内科－疾病－中西医结合疗法 Ⅳ. ①R505

中国版本图书馆CIP数据核字（2022）第151980号

临床中西医结合内科学

LINCHUANG ZHONGXIYIJIEHE NEIKEXUE

主　　编　张　菊　魏　雪　岳全克　王维霖　刘立楠　姜国勇　陈　静

责任编辑　包金丹

封面设计　宗　宁

出　　版　黑龙江科学技术出版社

地址：哈尔滨市南岗区公安街70-2号　邮编：150007

电话：（0451）53642106　传真：（0451）53642143

网址：www.lkcbs.cn

发　　行　全国新华书店

印　　刷　哈尔滨双华印刷有限公司

开　　本　787 mm×1092 mm　1/16

印　　张　30.75

字　　数　778千字

版　　次　2022年8月第1版

印　　次　2023年1月第1次印刷

书　　号　ISBN 978-7-5719-1577-3

定　　价　198.00元

主　编

张　菊　魏　雪　岳全克　王维霖

刘立楠　姜国勇　陈　静

副主编

王学斌　胡采兴　冯文煦　霍小平

赵　珉　高　颜

编　委（按姓氏笔画排序）

王学斌（山东中医药大学第二附属医院）

王维霖（菏泽市巨野县人民医院）

冯文煦（襄阳市中医医院/襄阳市中医药研究所）

刘立楠（青岛内分泌糖尿病医院）

张　菊（淄博市中西医结合医院）

陈　静（鄂州市中医医院）

岳全克（冠县新华医院）

赵　珉（解放军第32298部队门诊部）

胡采兴（贵州省安龙县人民医院）

姜国勇（昌邑市人民医院）

高　颜（山东省鱼台县人民医院）

霍小平（湖北省黄冈市中医医院）

魏　雪（青岛市城阳区人民医院）

前 言
FOREWORD

中医学是一个伟大的知识宝库，融汇了人们在长期的医疗实践活动中积累的丰富经验，对某些疾病有独特的疗效。明清时期，西方医学传入我国，打破了中医学“一统天下”的局面。虽然中医与西医的文化底蕴、思维方式、诊治手段不同，但却有着服务于人类的共同宗旨。中西医结合诊治疾病是我国广大医务人员探索出来的有别于世界任何国家、民族的一种医学学派，是我国现代医学的一大特色，其集中西方医学精华于一炉，使二者相辅相成，造福人类。随着中西医结合治疗内科疾病的研究不断深入，以病证结合研究为主要模式的中西医结合诊疗体系逐渐形成。为普及内科疾病知识、体现内科疾病最新诊疗水平、发挥中西医结合治疗内科疾病的优势，更好地解除内科疾病对人们造成的痛苦，我们特组织专家编写了《临床中西医结合内科学》一书。

本书力图将继承与发展相结合，融古通今。在内容编排上，以现代临床内科常见科室为脉络，选取各科室常见疾病，从中西医双视角介绍了疾病的病因病机、临床表现、诊断与鉴别诊断，以及治疗和预防等内容，将传统医学辨证论治的独特诊疗方法与现代医学的最新诊疗进展完美融合。本书内容简明、重点突出，实用而无浮泛之谈，适合临床中西医结合内科医师及医学生阅读使用。

本书参编人员精心规划、认真编写，投入了大量的时间和精力。但由于医学发展迅速、涉及学科领域广泛、内容不断更新，加之编者水平有限，书中难免存在不足之处，敬请广大读者提出宝贵意见。

《临床中西医结合内科学》编委会

2022 年 6 月

目录

CONTENTS

第一章 概 述

第一节 中西医结合医学的由来

一、科学

科学一词起源于古汉语，原意为科举之学，南宋思想家陈亮在《送叔祖主筠州高要簿序》中提出：自科学之兴，世之为士者往往困于一天之程文，甚至于老死而或不遇。科有分类、条理、项目之意，学则为知识、学问。中国古代各类经典的经书都是科学规律探索的信息记录，《黄帝内经》就是中国上古时代的科学巨著。

Science 源于拉丁文 scio，后演变为 Scientin，最终演变为今天的 Science，其本意是系统知识。日本启蒙思想家福泽瑜吉在翻译 Science 时，引用了古汉语科学一词，即分类的知识和学问。1893 年，中国近代思想家、维新派领袖康有为率先引进并使用了科学二字。中国资产阶级启蒙思想家和教育家严复翻译《天演论》等著作时，也使用了科学二字。此后，科学二字便在中国广泛运用。

(一)科学的定义

科学是反映事实真相的学说，是对事实真相的客观反映。科学有别于真理，真理是一定前提条件下的正确的客观规律及其描述，而科学是一定条件下的合理的方法、实践及其描述；科学不一定是真理，但真理一定是科学。科学是把任何被研究的对象进行无限放大和无限缩小，并在此过程中找到接近完美的理论。科学是运用求真务实的态度和思维严谨的方法，运用范畴、定理、定律等思维形式，反映现实世界各种现象的本质和规律的知识体系，是社会意识形态之一，是人类智慧结晶的分门别类的学问。

1888 年，英国天文学家达尔文认为科学就是整理事实，从中发现规律，做出结论，指出了科学的内涵，即事实与规律。科学要发现前人所未知的事实，并以此为依据，实事求是，而不是脱离现实的纯思维的空想。规律是指客观事物之间内在的本质的必然联系。因此，科学是建立在实践基础上，经过实践检验和严密逻辑论证的，关于客观世界各种事物的本质及运动规律的知识体系，是对一定条件下物质本质变化规律的研究和总结。科学的特点是可重复性、可证伪、自身没有矛盾。

(二)科学技术

科学技术是有关研究客观事物存在及其相关规律的学说,能为人类所用的知识。由于人们研究客观事物的不同,科学与科学技术是两个可以互相转化的概念。即科学可以是科学技术,科学技术也可以是科学。比如,汽车发动机理论相对汽车这个事物而言,就可称之为汽车发动机科学,而汽车理论就是诸如发动机科学、机械传动科学、电子科学等科学综合应用的汽车科学技术。发动机理论也是一门科学技术,是包含材料科学、燃料科学、力学等科学综合应用的科学技术。

(三)科学的内容

一是揭示宇宙万物的本质特性和规律,二是对万物的原有状态进行重组,使其成为有某种性能的、能满足人们某种实践需求的东西。

科学包括五个方面的内容:科学就是知识;科学不是一般零散的知识,而是理论化、系统化的知识体系;科学是人类和科学家群体、科学共同体对自然、社会、人类自身规律性的认识活动;在现代社会,科学还是一种建制;科学技术是第一生产力。

英国科学家贝尔纳把现代科学的主要特征概括为六个方面:一种建制,一种方法,一种积累的知识传统,一种维持或发展生产的主要因素,构成我们的各种信仰和对宇宙及人类的各种态度的力量之一,与社会有种种相互关系。

科学是使主观认识与客观实际实现具体统一的实践活动,是通往预期目标的桥梁,是连接现实与理想的纽带。科学是使主观认识符合客观实际和创造符合主观认识的客观实际的实践活动。这是科学的内涵。

(四)科学方法

科学就是求真,要真正理解科学,仅弄清科学的定义是不够的。但也不是要掌握许多科学知识才能理解科学,迅速理解科学的捷径,只有掌握一些主要的科学方法。

1.逻辑思维

逻辑思维包括概念、判断、推理三个部分。

思维能力主要包括判断能力、推理能力、分析能力、综合能力、想象能力、联想能力、创造能力等。

判断是思维的基本形式之一,是肯定或否定事物的存在,并指明事物是否具有某种属性的思维过程。判断能力,即将一事物的概念与其他事物的概念进行分辨、鉴别的能力。

推理是根据一个或几个已知的判断,推出一个新判断的思维形式。已知的判断叫作推理的前提,从已知的判断推出的新判断叫结论。达到推理的正确性必须具备两个条件,一是推理的前提是真实的,二是推理过程符合思维规律、规则,即是合乎逻辑的推理。若其中一条不具备,则推理的结论就不一定是真实可靠的。

2.分析综合

分析是把一件事物、一种现象分成较简单的组成部分,并找出这些部分的本质属性和彼此之间关系的过程。综合是把分析过的对象的各个部分、各个属性联合成一个统一整体的过程。科学史表明,科学家不只是知识的发展者,更重要的还是知识的综合者。临床工作中,一个具体的病证表现出一系列的症状,要做出正确的诊断首先要分析产生这些症状的原因,得出病因的结论,再分析每个症状产生的机制,只有经过深入的分析和综合,才能对这一病证的病因病机有全面深入的认识,才能做出正确的诊断。

3.归纳演绎

经典的科学方法有实验方法和理论方法两类,具体地说,主要是归纳和演绎。归纳法是将特殊陈述上升为一般陈述(定律、定理、原理)的方法。经验科学来源于观察和实验,把大量原始记录归并为很少的定律定理,形成秩序井然的知识体系,这是经验科学形成的过程。如何归纳是有效的、可靠的,这是经验科学要研究的最重要的问题。科学归纳推理比较真实可靠,因而在科学实验中得到广泛的应用。演绎法是将一般性理论认识(原则、原理和规律性知识)应用到个别或特殊事物上,从而引导出新的结论的方法,阐明研究结论及其普遍意义。通过归纳分析得出的某个具有一般性的研究结论,要靠演绎逻辑方法来证明其研究结论的普遍指导意义。

(五)科学分类

(1)按研究对象的不同可分为自然科学、社会科学和思维科学,以及总结和贯穿于三个领域的哲学和数学。

(2)按与实践的不同联系可分为理论科学、技术科学、应用科学等。

(3)按人类对自然规律利用的直接程度,科学可分为自然科学和实验科学两类。

(4)按是否适用于人类的目标,科学又可分为广义科学、狭义科学两类。

(5)目前,我国科技和教育部门通常将科学分为十二个门类:文学、史学、哲学、教育学、法学、经济学、理学、工学、农学、医学、管理学和军事学。

二、医学科学

医学科学最初属于自然科学的一个分支。但是,随着人类历史、社会、科学和技术的不断发展,各学科之间相互交融,医学科学已超出了生命科学的范畴,而广泛涉及自然科学的生物学、物理学、化学、药学、环境科学、工程科学,以及社会科学中的哲学、社会学、语言学、人类学、心理学、宗教学等各个学科。

关于医学的起源,历代学者有不同的学说。代表性的观点有医源于神、医源于圣、医源于巫、医源于动物本能、医源于人类之爱、医食同源、医源于经验、医源于劳动等。虽各有所据,但各有所偏。因为,医学起源是一个漫长、曲折、复杂的历史过程,可以追溯到人类在原始思维支配下最初的生活和生产实践活动,不是单一因素作用的结果,而是在多种因素综合作用下逐渐形成的。

起源时期的医学是人类早期医疗知识的积累,一般称为原始医学。原始社会末期,随着生产力水平的提高,人类开始进入文明时代。古埃及、古巴比伦、古印度、古希腊及古代中国,被认为是人类文明的五个主要发源地,不仅创造了各自的文明,而且孕育了各自的医学,即古埃及医学、古巴比伦医学、古印度医学、古希腊医学和古罗马医学,以及古代中国医学。这一时期的医学,尽管研究对象是同一的,医学的基本性质和基本任务是相同的,但其社会和文化基础各有特色,使孕育中的医学从这时起就有各自的风格,并逐渐以古希腊医学为主发展为今天的西方医学,以古代中国医学为主形成了中医学。中医学是世界上唯一经历了数千年发展而延续至今的传统医学。

三、医学模式

医学包括认识和实践两个方面,所以,医学模式也就包括医学认知模型和医学行为模式。前者指一定历史时期人们对医学自身的认识,即医学认识论;后者指一定历史时期人们的医药实践活动的行为范式,即医学方法论。

医学模式又称医学观，是人们考虑和研究医学问题时所遵循的总的原则和总的出发点，是人类对健康与疾病总体认识的高度概括，即对医学本质、医学思想的高度概括。医学模式的核心是医学观，包括生命观、人体观、健康观、疾病观、诊断观、治疗观、预防观、医学教育观等。此外，医学模式还包括根据医学观建立的医疗卫生和医学教育体制。医学模式从哲学高度概括了在不同社会发展时期的医学思想观念及总体特征，指导着医学实践的思维和行为方式。

医学模式是在医学实践活动和医学科学发展过程中逐步形成的，属于自然辩证法领域。一方面，它是由各个时期医学发展水平、医学研究的主要方法和思维方式决定的；另一方面，它形成以后，又成为观察与处理医学问题的思想与方法，对各个时期的医疗实践、医学研究、医学教育和卫生保健事业具有强大的能动作用，成为其指导思想和工作方针的理论基础。随着社会的进步、医学科学和卫生事业的发展，医学模式将不断变化和发展。因此，医学模式对整个医学而言，具有重要的指导意义。

医学模式是医学研究和医学实践的指导思想。医学模式的演变反映了医学的本质特征和发展规律，从而给医学科学理论和实践领域带来重大的影响。医学科学研究和医疗实践活动都是在一定的医学观和认识论的指导下进行的。例如，人类健康是从单一的生物学角度去观察，还是从生物学、心理学与社会学全方位去认识；人类疾病的防治、健康保健是单纯从生物学角度来处理，还是从生物学、心理学和社会学多角度综合地研究。这种观念、认识和方法上的区别，主要起源于不同医学模式的影响，实质上是不同医学观的反映。

医学模式是随着医学科学的发展与人类健康需求的变化而不断演变的。一种医学模式能在相当长的时间内成为医学界的共同信念，成为医学家为实践这些信念共同遵循的科学研究纲领，这既不是从他们头脑中主观臆造出来的，也不是由他们随意选择的，而是受制于当时历史条件下生产力发展的水平、生产关系的性质，当时的政治环境、文化背景、科学技术发展水平，以及哲学思想等因素。每当社会发展到一个新阶段，医学模式也必随之发生相应的转变。这种转变的终极目标是运用医学模式思想的指导，最佳与最大可能地满足人类对健康的追求。因此，人类对健康的需求不断提高，也迫使医学模式不断发展、变化与完善。

(一)西方医学模式

随着社会经济的变化、科学技术的进步、医学科学的发展，人类对健康和疾病的认识不断发生变化，西方医学经历了漫长的历史发展过程，医学模式也随之发生了相应的改变。

1.神灵主义医学模式

神灵主义医学模式产生于原始社会。人类社会早期，人们对健康和疾病的认识还处于萌芽状态，由于生产力和科技水平低下，人们对客观世界的认识能力局限于直觉观察，尚未建立起科学的思维方法，因此，人们对健康和疾病的理解与认识只能是超自然的。这种医学模式认为，人的生命与健康是神灵所赐，疾病和灾祸是鬼神作怪与天谴神罚，死亡是天神召回灵魂。对疾病的治疗，虽然也采用一些自然界中的植物和矿物作为药物使用，但主要还是祈求神灵巫术；要想健康无病，就要求助和感动神灵。这是早期的疾病观和健康观，这一时期的医学模式具有医术和巫术混杂的特点。

2.自然哲学医学模式

自然哲学医学模式是伴随着古代哲学、自然科学和医学的发展而产生的。由于社会生产力的进步，科学技术水平的提高及医疗实践的发展，人们开始逐步摆脱原始宗教信仰的束缚，在探索自然本源的同时也开始探求生命的本源，对健康与疾病的认识也逐渐发生了改变，产生了具有朴素辩证法思想的整体医学观。古希腊、古埃及、古印度、中国建立的早期医学理论，都试图利用自然界的物质属性来解释人的生命属性，从而产生了粗浅的认识和理性概念。这一时期，医学理论吸收了自然哲学的理论和认识，初步建立和形成了古典医学理论体系，推动了后世医学的发展。

3.机械论医学模式

机械论医学模式形成于 14—16 世纪的文艺复兴运动之后。文艺复兴运动使自然科学研究冲破了宗教神学和经院哲学思想的桎梏，兴起了运用实验、归纳和数学方法研究自然，促进了医学的发展。英国自然科学家、哲学家培根和法国百科全书派学者笛卡儿等认为，新时代的哲学必须建立在科学观察和实验基础上，只有观察和实验才是真正的科学方法，主张对事物进行考察分析，重视逻辑推理，尤其倡导演绎法和数学法。在这种思想影响下，出现了机械医学观，把机体一切复杂运动归纳为物理化学变化，甚至连思维活动也认为是机械运动，为近代实验医学的兴起创造了条件。从 18 世纪意大利病理解剖学家莫尔加尼创立病理解剖学开始，到 1838 年德国植物学家施来登发现植物细胞，次年施旺发现动物细胞，直至 19 世纪中叶德国病理学家魏尔啸倡导细胞病理学，确认了疾病微细物质基础的理论，开辟了病理学的新阶段。

机械论医学模式影响下的医学研究思维方法是还原论和归纳法，认为一切知识可被还原为某种对所有现象都适用的原则。器官病理学认为，每种疾病都有与它相应的一定器官损害，细胞病理学认为每种疾病都有与它相适应的细胞损害。这种学术观点局限在从机械论的角度来解释生命活动是机械运动，保护健康就是保护“机器”，疾病是“机器失灵”，需要医师对其“修补”，忽视了人类机体生命的生物复杂性及社会复杂性，从而产生对人体观察的片面性与机械性。

4.生物医学模式

生物医学模式是在近代生物医学基础上形成的生物医学观和相应的医疗卫生观。18 世纪下半叶到 19 世纪初，科学技术进入了一个迅猛发展的阶段，尤其是生物科学的长足进步，使医学发展进入了一个新的历史时期。

1675 年，荷兰生物学家列文虎克发明了显微镜，法国微生物学家和化学家巴斯德在细菌方面的开拓性研究，以及实验医学的产生和发展，为人体形态结构与功能及对各种生命现象进行研究提供了必要条件。19 世纪以来，先后发现了诸如结核杆菌、伤寒杆菌等多种病原微生物，这些研究形成了疾病的细菌学病因理论。与此同时，生理学、解剖学、组织学、胚胎学、生物化学、细菌学、病理学、免疫学、遗传学等一大批生命学科相继形成，使生物科学体系逐步完善，越来越多地提示了各种疾病的病因、过程和机制，为解决临床医学和预防医学的一些重大难题打下了坚实的基础，推动医学进入了生物学时代，并形成了生物医学模式。

生物医学模式对健康与疾病的认识，是建立在疾病与病因的单因单果模式上的，即健康是宿主、环境和病原体三者之间的动态平衡，当环境变化，致病因子的致病能力增强，人体抵抗能力下降，使平衡受到破坏就可生病，符合传染病为主的疾病谱的著名“流行病学三角模式”。这种保持生态平衡的观念，也称为生态学模式。

生物医学模式适用于揭示传染病的流行规律，在这一模式的指引下，人类在疾病控制活动中，通过采取杀菌灭虫、预防接种和使用抗生素等措施，有效控制了急慢性传染病和寄生虫病的危害。在几十年的时间里，使急慢性传染病和寄生虫病发病率大幅度下降，平均期望寿命显著延长。由于克服了临床手术的疼痛、感染和失血三大难关，大大提高了手术的成功率。总之，生物医学模式对西方医学的发展起了巨大的推动作用，使其取得了辉煌成就，甚至带来了第一次卫生革命的胜利。

由于生物医学模式从纯生物学角度考虑和分析疾病与健康现象，因而存在明显不足，尤其是随着社会经济的发展和科学技术的进步，其局限性日益突出。主要表现在只考虑病因中的生物学因素、环境中自然环境，以及宿主的生理和病理过程，而忽略了心理和社会因素的影响。即使以生物因素为主的传染性疾病，在流行与防治上也不单纯是生物因素的作用，同样要受到人的社会活动、人际交流和生活聚集等因素的影响，也受到心理和社会诸因素的制约。总之，由于受机械论思维方式的影响，生物医学模式把人与自然、社会环境和心理因素分离开来，把人体各部分孤立起来，不能辩证地对待内因与外因、局部与整体、运动与平衡的关系，使近代医学在科学实验和临床活动中遇到了很多困难。所以，医学的进一步发展强烈呼唤着更加完善的医学模式理论。

5.生物-心理-社会医学模式

生物-心理-社会医学模式产生于20世纪70年代。人类进入20世纪以来，尤其是自20世纪50年代开始，人们的生活条件和劳动方式发生了很大变化。由于环境污染、生态改变、人口剧增等原因，导致了疾病谱、死亡谱发生了重大改变。影响人类健康和生命的主要疾病已不再是传染病、寄生虫病和营养缺乏病等，与心理性、社会性因素相关的疾病显著增多。目前，死因居前三位的心血管疾病、脑血管疾病、恶性肿瘤，都与心理、吸烟、环境污染等心理-社会因素有关。至于公害病、交通事故、自杀、吸毒、酗酒、饮食过度、犯罪率升高等各种社会因素引起的疾病，则主要来自心理-社会因素。上述改变使人类逐步认识到，许多慢性病的发生和发展与自然环境、社会环境、行为和生活方式有密切关系。因此，1977年美国精神病学家恩格尔在《需要新的医学模式——对生物医学的挑战》中，率先提出了生物-心理-社会医学模式，批评传统医学模式把疾病过程看成是“人体是机器，疾病是机器故障的结果，医师的任务就是修理机器”的观点，主张医学应从生物、心理、社会的角度看待患者、看待疾病、看待医学，并指出：生物医学逐渐演变为生物-心理-社会医学是医学发展的必然。

德国哲学家恩格斯指出：为了理解疾病的决定因素，以及实现合理的治疗和卫生保健的目标，医学模式必须考虑到患者、患者生活的环境和生活因素，以真正消除疾病的破坏作用。为此，生物-心理-社会医学模式综合运用多学科的基本理论，揭示和解决医学和健康问题，包括行为医学、心身医学、医学心理学、医学伦理学、社会医学、流行病学、形态科学、机能科学、生物病原学、病理学、环境生态学等。因此，新医学模式的出现，既是医学本身发展的必然，也是现代科学技术发展的必然。

(二)中医学模式

中医学在其理论体系形成的同时即树立了天人相应、形神合一、因人制宜、治病求本等医学观念。尽管当时及后世并没有将其总结为某种医学模式，但这些观念一直潜移默化地指导着中医理论和实践的发展。目前尚无统一和公认的说法，其中天地人整体医学模式更符合中医学的特点和历史，具体有以下几个主要内涵。

1.整体观念

整体观念源于中国传统的天人相应整体论。整体论强调事物的完整性和统一性，认为事物和世界的本源是一个整体，各个部分由整体分化而来。中医学认为，人与任何事物都是由自然分化而来，其本源都是混沌未分的元气。因此，中医学强调人与自然、社会的整体性，形与神的整体性，人体自身的整体性，重视自然、社会、心理因素对人体的影响。中医学既关注个体生命过程的整体论，更关注人类生命过程的整体论，强调天人相应，提倡顺应自然，要求从生理、病理、诊法、辨证、养生、防治等各个方面，贯彻和体现这一思想。

2.以人为本

自古以来，中医学始终遵循以人为本的原则，把人看作自然属性、社会属性和思维属性的统一体，将人的健康与疾病问题置于时间、空间、社会大环境中的核心来认识，即从人的生命、心神（心理和思维）、环境（自然、社会、精神环境）相统一的角度，认识和调理人的健康和疾病，强调认识病首先要认识人。这种医学模式在发展水平上虽然是朴素的，但在性质上比其他医学模式更加符合人的实际。

3.个体辨证

中医学模式将人置于自然和社会整体的核心，既注重人的群体共性，又注意区分个体差异。对待健康与疾病的问题，始终注意区别整体状态下的具体的人，形成了中医学辨证论治的个体化诊疗模式。第一是以"三因说"概括病因，不仅包括自然、社会、心理、生物诸多致病因素，还包括致病因素的不同特点和致病途径，以及对某些病理产物的致病特点进行概括。第二是对疾病的诊断不是寻求病灶或局部定位的特异性诊断，而是综合分析疾病对人体造成的失衡状态。第三是通过对个体的灵活辨证，确立了因人、因时、因地制宜的治疗观。中医学模式不是就病论病、就人论人的孤立、呆板的医学观，而是以联系、发展、变化的辨证观点指导医疗实践。

4.取法自然

受道法自然思想的影响，中医学对待医学问题的总体指导思想是取法自然。从养生防病角度讲主张顺应自然，从治疗疾病角度讲主张自然疗法。如中医治病方法主要以中药为主，也包括针灸、推拿、食疗、心理、体育等疗法，都是从自然角度着手解决人的问题。中药以天然植物、动物、矿物为主，以达到人与自然的平衡与协调。针灸、推拿、食疗等，属自然疗法的范畴。自然疗法对人体的作用是生态调理，综合调理。中医治病并非着眼于疾病本身，而是运用自然之理、自然之法，以恢复人体的平衡协调状态。

（三）中西医结合医学模式

随着中西医结合医学研究的不断深入，有必要建立中西医结合医学模式，用以指导中西医结合医学实践活动中的思维和行为方式，这不仅是发展中西结合医学的需要，而且对整个医学的发展具有十分重要的意义。

1.中西医学模式比较

总体来讲，中医学理论体系以中国古代哲学为基础，是中国古代医学知识与哲学相结合的产物，所以中医学模式具有"哲学-医学"特征。西医学的生物-心理-社会医学模式，以现代自然科学为基础，是医学与自然科学相结合的产物，具有"科学-医学"特征。两种医学体系的基本特征不同，而且形成两种医学的地域、经济、文化背景不尽一致，所以两种医学模式也存在各种差异（表 1-1）。

2.中西医结合医学模式

中医学理论体系的医学观念及医学模式具有合理性、科学性和实用性，至今未发生根本改变，仍保持着整体性、宏观性、人本性等特点。西医学经历了机械论医学模式、生物医学模式、生物-社会-心理医学模式的发展阶段，正在走向整体（系统）医学时代。所以，中西两种医学模式正日趋接近，甚至有殊途同归之势。因此，将二者相互融合，取长补短，建立一种中西医结合新医学模式，不仅是必要的，也是可能的。近年来，有学者提出新医学的种种模式，但尚未形成一致意见，概括有以下几个问题。

表 1-1 中西医学模式的比较

项目	中医学模式	西医学模式
基本特征	哲学-医学模式	科学-医学模式:生物-心理-社会医学模式
整体观	元整体:人由天地之气生(道-天-地-人)	合整体:人由部分构成(人-系统-器官-细胞-分子-基因)
人体观	有自然社会属性	生物客体
形神观	形神合一、注重心理与意识的统一	只注重心理
疾病观	强调患者功能的"失调"	强调患者疾病的"病灶"
治疗观	因人论治,强调个体化	据病而治,强调规范化
研究重点	侧重人体与自然的关系	侧重人体内部结构、层次的分析

(1)符合中西结合医学的发展需要:中西医结合医学模式应该能全面地反映人的各种基本特性、健康与疾病的基本规律,对中西医结合医学的发展起到指导作用。因此,在构建中西医结合医学模式的过程中,应坚持辩证唯物主义和历史唯物主义思想。

(2)以现有的中西医学模式为基础:新医学模式既不是中医学以"天人整体"为特征的模式,也不是西医学正在建立的生物-心理-社会医学模式,而应是综合中西医学两种医学模式的长处,互相补充、融合,形成更加完备的医学模式,指导两大医学体系的融合。

(3)贯彻以人为本的思想:医学的研究对象是人的健康与疾病,既要区别人的自然、社会、思维三种基本属性的基本内容和规律,及其在人的健康与疾病中的地位和作用,又要注意三种基本属性的相互关系,认识其在人的整体水平上的整体特性,以及在人的健康与疾病中的地位和作用。

(4)理论与实践相结合:医学是一门应用科学,运用相关科学的知识、方法来研究和解决人的健康与疾病问题,是医学发展的正确道路。建立中西医结合医学模式,应该充分利用中西医结合的实践成果,还应充分利用相关学科的成果。

(5)从发展的观点看问题:现代社会中,多元化的生活方式、快速的工作节奏、过度精细的食物结构、复杂的人际交往、紧张的心理状态、日渐污染的生存空间等复杂的因素,使人体的生理病理变化更显多样化、复杂化、无序化,同时也使疾病谱发生着改变,疾病诊治的难度越来越大。这是在建立新的医学模式中必须认真考虑的问题。

四、医学发展规律

医学的产生与发展是人类追求健康及与疾病做斗争的必然结果。在医学发展过程中,历史与时代、哲学与科学、政治与经济、思想与文化、地理与环境等,都是影响其发展的重要因素。正是这些因素的不同影响,产生了中医与西医不同的发展轨迹及学术差别。

(一)西医学发展的基本规律

西医学源自古希腊医学,经过古罗马时期的兴盛和中世纪的衰落,直到 16 世纪文艺复兴之后才逐步建立起近代和现代医学体系,然后从欧洲走向世界,发展为今天的西医学体系。文艺复兴以来,影响西医学发展变化的主要原因有以下几个方面。

1.实验研究是医学发展的基础

西医学体系是建立在实验研究基础上的医学体系。自 16 世纪中叶以来,西医学借助近代及现代科学技术,使用分析为主的方法,在器官、组织、细胞、分子等不同层次上对人体的结构与功能，对疾病的病因与机制，对治疗的药物与手段，对预防的方法与途径等，进行了大量的实验研究，为推动西医学的进步和发展奠定了坚实基础。实验研究不仅使西医学对人体细节直至细胞和分子层次上的认识日益精确，而且在基础、临床和预防医学诸方面都取得了丰硕的成果，大大提高了医学水平和人类同疾病斗争的能力。

2.自然科学发展对医学的推动

西医学的发展与科学技术的进步密切相关。19 世纪自然科学的三大发现对西医学的影响十分明显。能量守恒与转换定律为研究与人类机能有关的学科指明了道路，生物进化论第一次解决了人类的起源问题，细胞学说和光学显微镜技术对促进医学发展的意义更为突出。20 世纪中叶，DNA 双螺旋结构的发现标志着分子生物学的到来；20 世纪 70 年代诞生的重组 DNA 技术，以及 20 世纪 90 年代发展的人类基因组工程，使医学发展进入分子医学时代，使现代医学分别从器官、组织、细胞、分子水平揭示人体正常结构和功能、异常结构与功能及致病机制和治疗原理。西医学诊断疾病也是从最初靠观察人的整体变化，到器官和组织、细胞器细微结构、分子生物学及分子遗传学和基因水平，对疾病进行诊断和治疗。

3.疾病谱变化对医学的要求

疾病谱的变化对医学发展具有十分重要的影响，当传染性疾病占据疾病谱和死因谱主要位置时，医学的主要任务和目的是探讨特异生物因素和有针对性的治疗方法。当传染性疾病得到有效控制后，全球疾病谱和死因谱发生了重大变化，影响健康的主要疾病由传染性疾病为主转为非传染性疾病为主。近年来，世界各国都出现了以恶性肿瘤、心脑血管病占据疾病谱和死因谱主要位置的趋势。由于上述疾病病因复杂，与人的性格、生活方式、生活条件、心理因素等均有一定关系，社会和心理因素的作用便明显地呈现在人们面前，使人们把视角由单纯考虑引起疾病的生物因素，向综合考虑生物、心理、社会因素转变。这种疾病谱的转变，不仅引发了现代医学模式的建立，而且还将引发第二次卫生革命的到来。

4.健康需求增强对医学的促进

医学的目的不仅是防治疾病，更重要的是保护和促进人类健康。一方面，随着生产力的发展和国民收入的提高，人们对健康的需求日益多样化，普遍希望提高健康水平和生活质量。另一方面，不良生活方式、生态和环境因素、社会问题引起的疾病日益突出，由于生活节奏加快、工作压力增大、人际关系紧张、心理负荷过重、环境污染等原因，心理障碍或变态、精神疾病，以及因环境污染造成的危害和疾病明显增多。要解决这些问题，靠以往的医学方式显然难以奏效，必须通过医学的改革与进步加以解决。

(二)中医学发展的基本规律

中医学之所以能发展到今天，成为当今世界医学的一个重要组成部分，并以旺盛的生命力屹立于科学之林，主要遵循了以下几个基本规律。

1.理论体系的不断完善

中医学经历了原始医学阶段后，至商周时期已经积累了大量的医药卫生知识，春秋战国时期建立了以《黄帝内经》为主要标志的独特的理论体系。中医学理论体系的建立使中医学在经验医学的基础上得到升华，为中医学的发展奠定了重要的理论基础。后世中医学的发展过程，实际上是对这一理论体系不断丰富和发展的过程。

2.实践与理论相互促进

中医学是在理论和实践的交替过程中不断发展的。中医学源于实践，如果没有大量有效的实践，中医也不可能延续数千年。中医理论的不断完善，对实践的指导价值颇大。中医学的某些理论，用现在的科学知识也许不能完全解释清楚，甚至根本不能解释，但不能因此而否定中医学理论的意义。

3.以中国传统文化为根基

中医学的发展始终没有离开中国传统文化的根基。中医学理论体系构建过程中，由于充分吸收了先秦诸子天人相应及《周易》《老子》阴阳对立统一等学术思想及天文、历法、气象等知识，《黄帝内经》建立了以阴阳五行、藏象学说、精气理论为主的理论框架。魏晋“玄学”、宋明“理学”等，在很大限度上促进了中医学的发展。

（三）中西医结合医学发展的基本规律

中西医虽是两个不同的医学体系，但研究对象是同一的，这就决定了医学理论的统一性，这是科学发展的客观规律。但在实现中西医统一、创立中西医结合新医药学的过程中，应该遵循科学及医学发展的基本规律。

第一，正确认识中西医的差异是中西医结合的基础。尽管中西医的研究对象是同一的，但仍有众多差异，并各有短长。正是由于存在差异，中西医才有结合的可能和必要。因此，应从历史的角度，客观地认识和分析中西两种医学体系的发展历史，正确分析中西医的差异及造成差异的原因，分别总结各自的发展规律，然后寻求中西医结合的正确道路。

第二，充分认识社会、政治、经济、文化、背景、科学、技术等因素对医学发展的影响。随着现代科学技术革命的兴起，特别是人类生态学、环境科学、系统科学、心理学、人文社会学与辩证唯物主义哲学的发展，对于人的系统整体性、人与自然和社会环境的相互依存、相互作用、相互制约的内在联系认识进一步加深，医学与人文学科的渗透、交叉与融合更加紧密，中西医结合研究必须充分借鉴和利用这些科学成果。

第三，掌握和运用现代科学理论是中西医结合研究的必要条件。医学的发展与科学理论的进步密切相关，从16世纪以来，欧洲医学革命的每一项成就，几乎都与移植和运用新的科学理论有关。因此，中西医结合研究的突破，必须借鉴和运用现代科学理论，从中医与西医的“两结合”，提高和发展到中医、西医与现代科学的“三结合”。

第四，创造适合中、西医各自发展的环境，以及相互汇通的氛围。应该尊重中西医各自的发展规律，并提供良好的生存和发展空间。中医学是数千年来医学经验的积累，近现代科学技术的发展不过是几百年的历史，用几百年的知识解释几千年的经验，探索拥有几十万年历史的人类的生命现象，显然应持慎重的态度。对中医学要继承和发展，继承是发展的前提，才能为中西医结合提供条件和依据。

五、西医学的产生与发展

（一）古代西方医学

公元前450年至公元4世纪，古希腊、古罗马医学对于后世西方医学及世界医学的发展影响深远，医史学界公认其为西方医学的重要渊源。

1.《荷马史诗》与神话医学

《荷马史诗》中在描述许多战争场面的同时，记载了许多战地医疗情况。诗中记载战伤共有141例，涉及解剖、镇痛、包扎、拔除箭头等医疗知识。从对战伤的处理可以看出，古希腊人已掌握了初步的解剖学知识，并且已有专职医师和护士。医师备受社会尊重，诗中把医师说成是比其他任何人都有价值的人。

古希腊神话传说中的太阳神阿波罗一家和医药有不解之缘。阿波罗的儿子阿斯克勒庇俄斯是希腊最受崇敬的医神，希腊许多地方都有他的神庙和神像，魁伟高大，手执长杖，杖上缠绕一蛇。由蛇和杖组成的徽记成为西方医学的标志流传至今。这一时期的古希腊医学还处于神灵医学阶段，医学知识和神灵崇拜混杂在一起。

2.希波克拉底及其医学

古希腊医师希波克拉底生于医师世家，其医学成就大多被收录于《希波克拉底文集》，其医学思想为后世西方医学的发展奠定了重要基础，所以，欧洲中世纪以来将他尊为西方医学的鼻祖和医学之父，是西方医学的奠基人。

希波克拉底认为，身体和环境的相互作用就是生命过程，有机体与外界环境相适应就是正常生理；在病理学上，根据古希腊哲学的水、火、土、风四元素学说提出了血液、黏液、黄胆、黑胆四体液学说，认为机体的健康取决于四体液的配合是否平衡；强调疾病发展有其自然过程，机体本身也有一种自然治愈力。

3.古罗马医学

古罗马帝国的兴盛，使古罗马医学吸收融合了不同民族的医学尤其是古希腊医学的成果，在许多方面有了长足发展，成为西方古代医学的重要组成部分。

古罗马医师和哲学家盖伦是继希波克拉底之后最有影响的医家，对医学最重要的贡献是解剖学。通过解剖猿猴、猪等动物，证明胃壁、肠壁、子宫壁等不是均匀同质的，而是分为几层；肌肉内有结缔组织、纤维和神经纤维分支；将人体骨骼分为长骨和扁骨，将骶骨以上的 24 块椎骨分为颈、胸、腰 3 段。盖伦还是实验生理学的奠基人，设计了一些有意义的实验，如通过结扎动物动脉两端后切开中间的动脉，证明动脉含血；通过结扎输尿管后膀胱内无尿，证明尿液由肾脏形成；通过切断不同部位的脊神经，首次证明脊髓的节段性功能。

当然，盖伦的解剖和生理学记述也有许多错误，认为垂体是个过滤器，脑通过垂体把脑中秽物通过筛骨输送到咽部而排出。将古希腊哲学家柏拉图的三种灵气误作其生理学思想基础，提出了血液运动的“潮汐说”，认为动静脉不互相沟通，血液在这两种脉管内像潮水一样做前后进退运动。这些错误，由于得到宗教的支持，以至流传了一千多年而得不到纠正，对后世医学造成了长期的负面影响。

（二）中世纪西方医学

中世纪（5－15 世纪）的欧洲，在宗教势力统治下，希波克拉底和盖伦的著作被奉为绝对权威，医学研究的唯一目的就是解释和验证希波克拉底和盖伦的理论。因此，中世纪西方医学除在医学教育、隔离检疫等方面小有成就外，基本上处于停滞状态。

1.建立医学院校

11－12 世纪初，有些学校开始脱离寺院的控制，逐步摆脱宗教的束缚。意大利南部萨勒诺医学院是当时著名的医学院校，开设多门课程，其中解剖学是主要课程，但主要解剖猪。学习内容主要是盖伦的理论，比较注重临床实践教学，培养了一大批名医，其中最著名的康斯坦丁，他晚年将全部精力用于将拉丁文翻译成阿拉伯文的医学著作，为文艺复兴时期欧洲医学的兴起奠定了基础。

2.流行病学成就

1347－1348 年，黑死病（鼠疫）大流行波及欧洲、亚洲、非洲，4 200 多万人死亡。疫病大流行既暴露了当时医学的落后，也促进了医学家对瘟疫的防治研究，他们建立卫生法规，兴办医院和隔离场所。1374 年疫病再次流行时，意大利威尼斯加强了检疫，有效控制了疫病流行。后来，亚得里亚海东岸的拉哥萨共和国首先颁布了对海员的管理制度，凡可疑的船只和旅客，必须在指定地点停留 30 天才可入境，后来隔离时间延长为 40 天，称为“四旬斋”，这是当今通用的“海港检疫”一词的由来。

(三)文艺复兴后的西方医学

15 世纪后半叶的文艺复兴运动(16—17 世纪)为西方人类历史带来了一个伟大的变革时期。古希腊哲学家亚里士多德的科学著作、阿拉伯数字、阿拉伯医学、中国的火药、指南针和造纸术等相继输入西欧，不仅创造了资产阶级的古典文学和艺术，也孕育了近代自然科学，推动医学由经验医学转变为实验医学。

1.人体解剖学的发展

文艺复兴时期，科学文化的显著特征之一就是注重对人体的描述与研究。比利时解剖学家维萨里是最有代表性的近代人体解剖学的奠基者，他改革过去的解剖学教学形式，解剖课自己主刀，边讲课边解剖。1543 年，出版了第一部完整的人体解剖学教科书《人体之构造》，标志着实验医学的开始。该书冲破了神学观念，纠正了盖伦的许多错误，奠定了近代人体解剖学的基础。

2.生理学的确立

1543 年，西班牙医学家和神学家塞尔维特在《基督教的复兴》中叙述了肺循环；1594 年，英国医学家法布里修斯发现静脉中有瓣膜。1628 年，英国医学家哈维发表《心血运动论》，标志着血液循环理论建立，对动物心脏的结构和功能、血液的运动和分布进行了更加深入研究。在波兰天文学家哥白尼的行星绕日循环运动理论的启发下，哈维冲破盖伦传统观念的束缚，提出了以心脏为中心，血液通过动脉和静脉循环运动的理论。限于当时的技术条件，他用放大镜未能观察到毛细血管的存在，但已对此进行了预言，即沟通动、静脉血流的是一个“血管交织网”。直到哈维去世 4 年后，意大利解剖学家马尔比基利用荷兰生物学家列文虎克制造的显微镜，观察到动物组织中丰富的毛细血管，证实了这一假说。

(四)现代西方医学

18 世纪以来，显微镜的发明和应用，打开了微观医学的大门，意大利病理学家莫尔加尼病理解剖学的建立，改变了西方医学对疾病的认识，开始了以寻找病灶为目的的历史。

19 世纪自然科学的三大发现，以及数学、物理、化学、生物科学的发展，推动了实验医学的进一步发展。随着科学技术的进步，逐步建立和形成了以人体解剖学、组织学与胚胎学、人体生理学、生物化学、细胞生物学、免疫学、微生物学、寄生虫学、病理学、病理生理学、医学遗传学、药理学等为主的基础医学学科体系，标志着现代医学的形成，并有力推动了临床医学和预防医学的发展，使西方医学成为当今世界的主流医学。

19 世纪中叶，细胞学说的建立对促进基础医学的发展意义重大。从形态学的意义讲，它使许多旧领域的研究达到了新的水平——细胞水平，并分化出一些新的学科，如细胞生物学、细胞生理学、细胞病理学、病原微生物学等。这些学科的形成是现代医学的第一个里程碑。1953 年，美国生物学家沃森和英国物理学家克里克提出了脱氧核糖核酸双螺旋结构模型，标志着分子生物学的形成。以分子生物学为主要依托，生物技术的产生和发展，使医学深入到了分子水平。

20 世纪初，以物理学为开端的第三次技术革命，在技术上以电子计算机和原子能学的研究与应用为标志。医学科学在这场革命的带动下，从基础理论到临床实践都出现了新的变化。主要表现在医学观念的变化;医学模式的转变;医学各学科的分化与综合,以及由此带来的整体网络化趋势;医学研究的方式、方法的改进;医学科学的社会化趋势等。

六、中医学的产生与发展

中国是医药文化发祥最早的国家之一,中医学历经数千年,至今仍保持着与西方医学不同的理论体系和独特的诊疗方法。

(一)中医学理论体系的建立

1.理论体系的形成

中医学在经历了漫长的原始医学阶段之后,至战国时期理论体系已基本建立,经秦汉时代得到进一步完善。战国以前,社会的急剧变革促进了生产力水平的提高和科学技术的发展,天文、历算、冶炼、酿造、农学等多有创新。在思想方面,出现了“诸子蜂起,百家争鸣”的局面,形成了道、儒、墨、法、兵、阴阳等不同学派。这一时期,医药学知识的积累也相当丰富,对人体生理、解剖、疾病及症状的描述比较直观具体,植物、矿物、动物及酒等广泛作为药用,针灸、推拿、导引、外治等方法已用于临床。古代医学家在积极探讨人体自身奥秘及人与自然关系的同时,力图将医学经验上升为理论。在医学实践与解剖学成就的基础上,以中国古代哲学的阴阳、精气学说为说理方法,创立了藏象、经络、气血、六淫、七情等学说,阐明人体的生理和病理,指导疾病的诊断和治疗。经过医学家的努力,丰富的医药知识积累与中国古代哲学理论相结合,最终建立了以整体观念为指导,以精气、阴阳、五行学说为哲学基础,以脏腑、经络及精、气、血、津液为生理病理基础,以辨证论治为诊疗特点的独特的医学理论体系。

2.理论体系形成的标志

战国至秦汉时期,《黄帝内经》《黄帝八十一难经》《伤寒杂病论》《神农本草经》等传统医学四大经典著作的问世,标志着中医学理论体系的形成,构筑起中医学的理论框架,并卓有成效地运用于临床实践,形成了中医学理、法、方、药一贯的、独特的理论体系。

《黄帝内经》包括《素问》和《灵枢》两部分,共 18 卷,162 篇,为医家、医学理论家联合创作,一般认为成书于春秋战国时期。主张不治已病,而治未病,主张养生、摄生、益寿、延年。对先秦至汉代医学经验加以总结,系统地将古代哲学思想(如精气、阴阳、五行等学说)与当时的医药学知识相结合,构建了以藏象经络为核心、人与自然相统一的中医学理论体系框架,初步形成了藏象、经络、病因、病机、诊断、辨证、治则、针灸、养生等中医学理论体系,奠定了中医学的发展基础。是中医学承前启后、继往开来的重要标志,迄今仍有效地指导着中医药学的理论发展和临床实践。

战国时期医学家扁鹊所著《黄帝八十一难经》(简称《难经》),完善和补充了《黄帝内经》的理论体系,内容简明,辨析精微,以问答形式阐述了人体生理、病理、诊断、病证、治疗等理论,尤其在脉学、命门及三焦理论、针灸治疗等方面,对《黄帝内经》有所发展。该书与《黄帝内经》同为后世指导临床实践的重要理论著作。

东汉医学家张机所著《伤寒杂病论》,创立了辨证论治的理论体系,分为《伤寒论》和《金匮要略》两部分,前者以六经辨治伤寒,后者以脏腑论治杂病。主要贡献在于使中医学基础理论与临床实践紧密结合起来,为中医临床医学的发展奠定了基础。

《神农本草经》(简称《本草经》或《本经》)是秦汉时期众多医学家总结、搜集、整理当时药物学经验成果的专著,是对中国中草药的第一次系统总结。是我国现存最早的药物学专著,载药 365 种,根据功用及毒性大小分为上、中、下三品。不仅记载了每种药物的性能、主治,更重要的是提出了“四气五味”和“七情和合”等药性理论，将中医的治疗理论通过中药与临床实践进一步结合起来，为临床组方提供了重要的理论依据，被誉为中药学经典著作。

(二)中医学理论体系的发展

1.魏晋隋唐时期

魏晋医学家王熙所著《脉经》是我国现存第一部脉学专著，东汉医学家皇甫谧所著《针灸甲乙经》是我国现存最早的针灸学专著，对后世脉学及针灸学的发展有重要作用，为中医学发展奠定了基础。

隋代医学家巢元方，于610年奉诏主持编撰《诸病源候论》五十卷，分67门、1 720论，是中国第一部专论疾病病因和证候的医籍，对病源证候进行了全面探索。唐代医药学家孙思邈认为，人命至重，有贵千金，一方济之，德逾于此。故其两部著作《备急千金要方》和《千金翼方》均冠以“千金”二字。唐代医学家王焘学术精湛，无个人偏见，博采众家之长，所著《外台秘要》引用以前的医家医籍达60余部，可谓“上自神农，下及唐世，无不采摭”。此外，唐朝颁布的《新修本草》，卷帙浩大、内容丰富，医事制度、医学教育、临床各种分工设置及其发展日趋完善，形成了中医学发展的第二个高峰。

2.宋金元时期

北宋仁宗天圣元年(1023年)，医学家和针灸学家王惟一奉诏编修针灸书，总结历代针灸学家的经验，1026年编成《铜人腧穴针灸图经》，简称《铜人经》或《铜人》三卷。1029年设计并主持铸造针灸铜人两具，铜人的躯体、脏腑可合可分，体表刻有针灸穴位名。《铜人》中详述手足三阴三阳经脉和督、任二脉的循行路线和腧穴，并参考名家学说予以订正，绘制经脉腧穴图。还对《灵枢·经脉》原文做了注释。原刊本及石刻碑早失，现存系经明代重刊的三卷本和经金代大定二十六年(1186年)改编的五卷本。后者曾补录了一篇“针灸避忌太一之图”，并改名《新刊补注铜人腧穴针灸图经》。现存明刻本、清刻本，1949年后有影印本。

金元时期是北方少数民族与汉文化大融合的时期。金代医学家刘完素在研究《黄帝内经》病机学说和运气学说的基础上，提出百病多因于“火”的理论，治疗多用寒凉的药物，后世称之为“主火派”或“寒凉派”。金代医学家张从正认为，人之病多因邪气侵犯人体所致，故治疗当以祛邪为要，临床治病以汗、吐、下三法攻邪为主，后人称其为“攻邪派”。金代医学家李东垣强调脾胃之气对发病的决定性作用，善用温补脾胃之法疗疾，后人称之为“补土派”。元代医学家朱丹溪认为，相火妄动，煎灼真阴为致病之根由，治疗上倡导滋阴降火，后人称其为“滋阴派”。上述四位医家被习称“金元四大家”。

3.明清时期

明代医学家吴有性创立“戾气学说”，对温病病因提出了创见性观点，著有《瘟疫论》。明代医药学家李时珍所著《本草纲目》及《普济方》等大型方书，标志着中医在本草学、方剂学方面取得了新的成就。此外，以薛己、张介宾等为代表的温补学派的形成，为中医藏象理论增添了新的内容，尤其是命门学说的产生，在中医学理论、临床各科，以及养生防病等方面，至今仍有重要指导意义。

清代前中期，温病学派的学术思想经过长期孕育形成了独具特色的体系，以温病四大家学术思想为代表。自叶桂著《温热论》创温病病机学说和卫气营血辨证论治思想后，薛雪深入论述了湿热病的病因、病机、病证、治法，弥补了叶氏学说的不足，所著《湿热条辨》成传世之作。吴塘创三焦分治辨证纲领，从深度和广度上进一步发展了叶氏学说，所著《温病条辨》《黄帝内经》《伤寒论》《神农本草经》并列为中医必读的“四大经典”。王士雄集前贤温病学说之大成，对暑、湿、火三气辨证尤有阐发，著有《王孟英医案》，把传染病、流行病的理论从认识到治疗推向了一个新的阶段。

清代中医学发展的另一个特点是医学知识进一步普及，各科医著层出不穷，医学普及读物遍及城乡。清代医学家王清任躬身于人体解剖，于1830年编著《医林改错》，改正了古医籍中在人体解剖方面的某些错误，并发展了瘀血理论，创立了活血化瘀诸方，对中医气血理论的发展做出了一定的贡献。1844年，清代世医陈定泰在其《医谈传真》中，第一次在中医著作里系统引用西医解剖图16幅，并加以认真研究与中医脏腑进行对比，对中医脏腑学说和经络学说提出了异议，堪称近代中西汇通医家第一人。

清代晚期，除出现了中西汇通学派外，在其他方面没有明显进步。到民国时期，中医学遭遇了被禁止的厄运，近代医学家余岩从日本留学回国后，企图否定中医。1917年，在所著的《灵素商兑》讲：中医无明确之实验，无巩固之证据……不问真相是非合不合也。甚至把中医的一切临床效果归纳为“幸中偶合”。直到中华人民共和国成立后，中医学才以新的姿态屹立于世界医学之林。

（张　菊）

第二节　中西医结合医学的基本概念

科学是无国界的，概念是无民族性的。科学的特点是具有人类共享性，不受时空限制的传播性及没有排他性的开放性，也就是科学的普遍性特点。进入21世纪，信息交流渠道进一步畅通，科学技术的交流日益频繁，东西方医学的结合将更加广泛深入。

一、中西医结合的概念

1956年，中华人民共和国主席毛泽东提出“把中医中药的知识和西医西药的知识结合起来，创造中国统一的新医学、新药学”。之后，我国医学界逐步出现了中西医结合这一概念。

1958年6月24日，时任原卫生部副部长徐运北在天津召开的家庭病床经验交流现场会议上，提出了中西医结合这一名词。

1958年9月25日，《中央卫生部党组关于西医学习中医离职班情况、成绩和经验给中央的报告》中“使大家明确认识……为中西医学结合创造出我国社会主义的民族的新医学的重大意义”，提出了中西医学结合的概念。

1959年1月25日，《人民日报》社论——认真贯彻党的中医政策提出，把已经证明有效的中医治疗办法和中西医结合的治疗办法加以认真地普及。从此，中西医结合这一概念得到中国医学界的普遍认同和应用。

二、中西医结合的内涵

既然中西医结合概念源于毛泽东“把中医中药的知识和西医西药的知识结合起来，创造中国统一的新医学、新药学”的讲话，中西医结合的原意，也就是它的含义或内涵。

(一)中西医药知识的结合

中西医药学知识是人类在研究生命活动及其规律和防治疾病、促进人类健康的实践中所获得的认识和经验的总和。因此,中西医药知识的结合是指两种医药学的认识和经验,包括理论、方法等知识的综合统一和融会贯通,不能仅仅理解为经验层次或常识层次的中药加西药。

(二)中西医药知识结合发展的规律

因为中西医药知识表述的不是既定的、直观的和外在的经验事实,而是源于经验又超越经验。因此,中西医药知识的结合是创造新医药学的前提,创造新医药学是中西医药知识结合的目的和发展的必然结果。只要通过科学研究,逐步把中西医药知识综合统一、融会贯通,就必然会产生新医药学知识。所以,中西医药知识的结合与创造新医药学紧密联系,构成了一个辩证统一和辩证发展的完整命题,也就是中西医结合的全部内涵,反映了中西医结合的本质属性。

(三)把握了科学技术发展规律

人类不仅是知识的发明者,更重要的是知识的综合和应用者,并在综合应用已知的知识中创造新知识。日本科学界有句名言:综合就是创造。把中西医药知识结合起来,创造新医药学,就是在综合已知的中西医药知识中,创造新的医药知识。这不仅符合现代科学技术的综合化、融合化发展趋势和规律,而且体现了思维与存在的统一观。

三、中西医结合的外延

概念的外延是指具有概念所反映的本质属性的对象,即概念的适用范围或概念所反映的具体事物。中西医结合这一概念不仅内涵明确,而且能外延化,明确地反映具有中西医结合本质属性或特征的具体事物,有明确的适用范围。

(一)中西医结合学科

中西医结合学科是经过半个多世纪的研究,逐步形成且不断发展的、属于同一学科门类的中西医药学互相交叉、渗透和综合而形成的交叉学科或综合学科。中西医结合学科形成的标志性要素如下。

1.人才培养基地

迄今为止,我国绝大多数中医药大学和高等医学院校都建立了中西医结合学院或中西医结合系(专业),编写出版了中西医结合医学专业教材,形成了培养中西医结合人才的保障体系。

2.临床实践基地

从 1982 年始,各级政府相继批准创办了中西医结合医院等,或在综合医院创办了中西医结合科等医疗机构,并正式列入国务院批准的《医疗机构管理条例》,成为法定的一种医疗机构类型。

3.科研基地

目前,全国各省、市、自治区及高等医学院校,绝大多数均成立了中西医结合研究院(所、中心或室)等研究机构。中国中医研究院于 2005 年正式更名为中国中医科学院,是我国中医学领域最高层次的研究机构。

4.学术团体

1981 年,经原卫生部和中国科协批准、民政部依法注册,中国中西医结合学会为一级学会,并下设若干专业委员会。各省、市、自治区也相继依法注册成立了中西医结合学会和有关专业委员会,形成了一支中西医结合科技队伍。

5.学术期刊

1981 年创办《中国中西医结合杂志》之后，陆续创办了《中西医结合学报》《中国中西医结合外科杂志》《中国中西医结合急救杂志》等 20 种学术期刊。1995 年创办《Chinese Journal of Integrative Medicine》，2010 年被列为美国《科学引文索引（扩展库）》（SCI-E）来源期刊，大大促进了中医西医结合国际学术交流。

6.学术专著

20 世纪 50 年代以来，已陆续出版《中国中西医结合学科史》《中西医结合医学》《实用中西医结合内科学》《实用中西医结合外科学》《实用中西医结合妇产科学》《实用中西医结合儿科学》等专著达百余种。

7.执业医师

人事部、卫健委、国家中医药管理局制定的有关执业医师、执业助理医师考试制度及技术职务考试制度等，均设置了中西医结合系列。中西医结合医疗人员与中医和西医人员，在医疗工作和职称晋升方面享有同等的义务和权力。

8.学术带头人

中国中西医结合学会及其学科专业委员会，各省、自治区、直辖市地方学会，均有各学科的学术带头人。中西医结合专家陈可冀、沈自尹、韩济生和陈凯先当选为中国科学院院士，吴咸中、李连达、石学敏和张伯礼等当选为中国工程院院士。

（二）中西医结合医学

1.中西医结合医学的定义

根据我国中西医结合医学研究状况，以及构成一门学科概念的三要素——科学理论、研究方法和研究对象或研究任务，中西医结合医学可定义为综合运用中西医药学理论与方法，以及在中西医药学互相交叉和综合运用中产生的新理论和新方法，研究人体结构与功能、系统与环境（自然与社会）关系等，探索并解决人类健康、疾病和生命问题的科学。

2.中西医结合医学的分支

中西医结合医学分为中西医结合预防医学、中西医结合基础医学、中西医结合临床医学、中西医结合康复医学、中西医结合护理学等。根据研究内容不同，可进一步划分更细的分支学科，如中西医结合临床医学可分为中西医结合内科学、中西医结合外科学、中西医结合妇产科学、中西医结合儿科学、中西医结合急诊医学、中西医结合眼科学、中西医结合耳鼻咽喉科学、中西医结合皮肤性病学、中西医结合精神病学等。中西医结合内科学又划分出中西医结合心血管病学、中西医结合消化病学、中西医结合神经病学等。这些均是中西医结合外延化的概念。

3.中西医结合医学的性质

中西医结合医学既是综合和统一中西医药学知识，创造新医药学在现阶段客观存在，并不断创新发展的一种医学形态或知识体系，又是中西医药学知识相互渗透、交融、综合而形成的具有创新性的综合体，又是处于综合运用中西医药学理论和方法，以及通过科学研究创造的中西医结合理论和方法，防治疾病，促进人类健康的一门新兴医学。

（三）其他

中西医结合方针、中西医结合事业、中西医结合人才、中西医结合机构（包括医疗、教育、科研、学术、管理等）、中西医结合方法（包括诊断、治疗、科研、教学等）、中西医结合医学理论、中西医结合医学模式等，均系中西医结合外延化的概念。

四、中西医结合的定义

逻辑学定义是揭示概念内涵的逻辑方法，但是，对中西医结合进行科学定义，不仅要认识和把握其反映的对象的本质属性，而且要掌握普通逻辑定义的方法。

(一)定义原则

1.逻辑学定义

按照定义是揭示概念内涵的逻辑方法，中西医结合的定义应是把中医药知识和西医药知识结合起来，创造中国统一的新医学、新药学。

2.语词定义

说明或规定语词的意义、用法的定义。即对已有确定含义的语词做出说明或解释；对新语词规定确定的意义，或对旧语词规定新含义。

3.定义组成

被定义项，需要用定义明确的概念；定义项，用来揭示或表述被定义概念内涵的概念；定义联项，联结被定义项和定义项的概念，常用是、即等表述。

4.逻辑规则

防止出现定义过宽(定义项外延大于被定义项)或定义过窄(定义项外延小于被定义项)、同语反复(定义项概念直接包含了被定义项概念)及循环定义(定义项概念间接包含被定义项概念)等逻辑错误。

所以，中西医结合的科学定义不能望文生义，不但要具有较丰富的实践经验及专业知识，对中西医结合反映的具体事物有所了解，而且要有一定的逻辑学知识，否则，就不能正确揭示其反映对象的本质属性。

(二)中西医结合的定义

实践证明，通过中西医结合研究，不仅可以产生医学新概念、新理论、新方法，而且在我国已产生了中西医结合医学、中西医结合药理学等新学科，标志着已形成了综合统一中西医药学知识在现阶段有明确内容和相对独立的中西医结合知识体系。

任何一个概念，没有定义，就没有客观性，从而也无法进行客观地讨论。给中西医结合下定义的目的，一是为了明确概念，二是为了供人讨论。只有通过讨论才能有助于对中西医结合的认识，并使其定义更准确、恰当。况且，概念的定义并非一成不变，是随着客观事物的不断变化及人们对客观事物认识的不断深化而不断演变更新。但是，概念的内涵、外延和定义在一定历史时期或一定条件下又是相对确定的。

五、中西医结合的层次概念

认识是人脑对客观世界(事物)的反映；概念是人脑思维的形式，是人在社会实践基础上，对客观世界认识的概括和总结。所以，思维和概念与认识活动密切相关。

人对客观世界的认识，是以一定的认识形式和思维方式(常识的、科学的、哲学的)，从不同层次获得认识内容，从而形成不同层次的认识。如运用系统科学方法(系统论)、综合与分析方法、分子生物学方法、理论思维方法等，从不同层次研究人体生命现象的本质，从而形成了中医学的藏象学说，西医学的细胞病理学、分子生物学、人体系统等不同层次的认识和知识。不同认识层次(常识、科学、哲学)形成不同层次的概念，每个层次的相互关联的概念联系于一个概念网络，形成相应层次的概念框架。

(一)常识性质的概念

在常识性质的概念框架中,人们自发地对中西医结合的认识来源于经验,依附于经验表象。所以,有人认为中西医结合是用中西医两种方法治病,有人认为中西医结合是中药加西药等。这些认识是对中西医结合的经验性、常识性理解,是片面的、现象的、直观的和外部联系的非本质性认识,是仅以经验或体验为内容形成的一种观念。从逻辑学角度讲,还混淆了中西医结合与中西医结合治疗方法两个不同的概念。

(二)科学性质的概念

在科学性质的概念框架中,中西医结合就是综合统一中西医药学知识,创造新医药学。这是根据对中西医结合本质的理性认识及对中西医药学内在联系的本质性认识而形成的科学概念及其内涵。

(三)哲学性质的概念

在哲学性质的概念框架中,中西医结合是指中西医药学两种既相互区别又相互联系、结构类似的知识系统的辩证统一,反映的是在哲学层次对中西医结合思想的客观性和普遍必然性的理性认识。

中西医结合一词,在不同层次的概念框架中具有不同的性质和指向。常识的、科学的、哲学的三个不同层次的中西医结合概念,决定于人们对中西医结合不同层次的理解和认识。中西医结合研究层次(如经验层次、科学层次),决定着对中西医结合的认识层次,认识层次决定着对中西医结合概念的理解和认识。在科学实践中,不能误以常识层次的中西医结合为科学层次或哲学层次的中西医结合概念。

(王学斌)

第三节 中西医结合医学的性质、研究对象及任务

中西医结合医学导论是随着中西医结合医学研究发展及学科建设发展而产生的一门新的学科。由于整个中西医结合医学的学科建设(包括中西医结合基础学科和中西医结合临床学科等)尚处于起步和探索阶段,中西医结合医学导论所研究和探讨的问题,多为探索性、发展性问题,涉及方针政策性问题,属于认识性问题。

一、学科性质

中西医结合医学导论是综合运用唯物辩证法、历史唯物论和逻辑学等理论方法,研究、探索和揭示中西医药学相互关系、相互作用、相互渗透和融合发展的规律,促进中西医药学综合统一,创造新医药学思路和方法的一门学科,是概述中西医结合医学一般原理和研究方法的科学。

(一)综合性

中西医结合医学导论是研究中西医结合及中西医结合医学发展规律的学科,是在研究生命、健康和疾病等一般规律,医学科学(包括传统医学和现代医学)发展一般规律,医疗卫生事业发展一般规律,乃至人类科学技术发展一般规律的一致性基础上,研究和揭示中西医结合的一般规律

和中西医结合医学发展的一般规律的学科。

中西医结合各专业学科以其特定的生命和疾病现象及范畴作为自己的研究对象。例如，中西医结合生理学是综合运用中西医学理论与方法，以及在中西医学互相交叉渗透运用中产生的新理论与新方法，研究人体生命活动规律的科学等。直接目的主要是研究、探索和阐明疾病的病因、发生、发展的机制与过程，寻找中西医结合防治疾病的有效手段和方法，从而保护和增进人类健康。

中西医结合医学导论具有明显的综合性，在时代水平上对中西医结合各门具体专业学科的理论层面、实践层面和方法层面形成横向性综合研究，从而综合探讨整体中西医结合医学的理解和认识。这是对中西医结合医学发展进行综合性研究的目的之一。

（二）导向性

中西医结合医学导论是一门具有向导性或引导性功能的学科，是在研究各门具体专业学科共性问题、总结和概括各门具体专业学科研究成果基础上，以各门具体专业学科研究成果为中介，从认识各门具体专业学科中西医结合特色的、个别的规律中，揭示不同学科中西医结合的共同本质和共同规律，构成中西医结合医学导论的具有普适性的中西医结合医学理论知识。中西结合医学理论、知识来自各门具体中西医结合专业学科，又对各门具体专业学科或整个中西医结合医学发展具有指导或导向作用。但是，不是简单地把各门具体的中西医结合专业学科的研究成果汇集起来，成为包罗万象的中西医结合医学知识或成果汇编，也不能成为一般的研究中西医学的医学总论，而强调对各门具体中西医结合专业学科的研究成果及一些特殊的、个别的规律性认识的理性思维和理论综合，从而总结、概括、升华出中西医结合及中西医结合医学发展的一般规律即普遍规律，特别是中西医结合思维反映中西医结合的规律。

（三）衔接性

中西医结合医学导论是一门联系哲学与中西医结合医学的桥梁学科。人类科学技术发展史证明，科学技术研究上的创造与发明，与哲学指导思想上的正确性密切相关。因此，中西医结合医学导论应坚持以马克思主义哲学观点认识和研究中医药学、现代医药学及中西医结合医学，以马克思主义哲学及辩证唯物论和历史唯物论，从理论高度阐明和揭示中西医结合医学本质特点、发展规律、研究方法、发展方向、思路方法、理论创新、技术创新和知识创新等基本原理。

中西医结合医学研究离不开马克思主义哲学及辩证法。例如，对我国制定的中西医并重方针的理解，除了对待中医西医要在政治上一视同仁，把中西医摆在同等重要地位，思想认识上中西医并重，学术上中西医平等，事业发展上中西医并重及中西医共同享受社会卫生总资源，共同承担社会医疗保健任务和服务外，在中西医结合研究中，我们既要强调“中西医并重”，还要讲“中西医并重”的辩证法。因为，中医药学和现代医学是中西医结合医学的两块基石，或称之为两个基本要素，缺一不可。对任何事物及其认识都必须讲辩证法，对中西医药学一定要运用辩证唯物主义和历史唯物主义的认识论辩证地认识，以实事求是的态度对待。人们通常所讲的中西医各有所长、各有所短，要互相取长补短，各有优势，要努力发挥各自的优势等就是一种辩证认识。而所谓优势与劣势、长处与短处、先进与落后等，均需通过医学实践予以检验和分辨。这才是在中西医结合医学研究及中西医结合临床实践中对“中西医并重”的一种符合马克思主义基本理论的辩证认识和辩证运用，也是中西医结合医学研究的基本经验和原则。

二、研究对象和任务

中西医结合医学导论是一门具有自己的研究对象、研究方法、研究任务和研究目的的学科。中西医结合医学导论从总体上研究和提示中西医结合医学的本质特点，中西医结合医学发展规律、发展方向和一般研究方法等问题，探索中西医结合普遍规律，是关于中西医结合普遍性和必然性的知识。

(一)研究对象

中西医结合医学导论以整个中西医结合医学体系为研究对象。也就是说，中西医结合医学导论要把中西医结合医学体系作为认识对象。

广义的中西医结合医学包括中西医结合基础医学、临床医学、预防医学、康复医学、保健医学，以及由其划分出来的各分支学科，如中西医结合内科学、中西医结合外科学、中西医结合儿科学、中西医结合妇产科学，乃至中西医结合消化病学、中西医结合呼吸病学、中西医结合心血管病学、中西医结合血液病学、中西医结合风湿与免疫病学等，它们共同构成中西医结合医学体系。

中西医结合医学导论的研究对象以广义的中西医结合医学体系为主，同时密切联系整个中西医结合医学事业(科研、医疗、预防、教育等)，处理好中西医结合医学与中医药学、西医药学、其他边缘学科和相关学科的关系，以及同社会进步、经济发展等方面的关系。所以，中西医结合医学导论，一方面要考察研究整个中西医结合医学体系的内部及其与外部的联系，如中西医结合基础医学与临床医学等各门具体学科的关系，中西医结合医学与中医药学及现代医学的关系；另一方面要把中西医结合医学置于广阔的社会背景、文化背景、科学背景、医学背景中，研究探讨其相互关系。从而，运用理论思维方法，如归纳与演绎、分析与综合方法，特别是比较分析和拓展思路方法等，研究探索中西医结合医学的发展规律、研究思路与方法、研究方向与发展方向。

(二)研究任务

中西医结合医学导论是从总体上综合研究和认识中西医结合医学的本质、特点、功能和发展规律的科学，尤其研究、认识和揭示中西医结合医学总体发展规律，是中西医结合医学导论的重要研究任务之一。为此，要通过对中西医结合医学体系及其各门具体的分支学科的学科理论、方法、发展规律等进行分析与综合研究，从总体上综合研究和揭示更深层次的中西医结合医学的本质属性、特点、功能和发展规律，从而，对中西医结合医学各门具体专业学科的科学研究、医疗实践、学科发展及科学管理等发挥能动的指导或导向作用。

中西医结合医学导论通过对中西医结合各门具体专业学科研究现状、动态、进展、思路与方法，以及典型案例等研究，从总体上综合研究、探讨中西医结合医学的研究思路与方法学，从而总结、概括和引导出中西医结合医学研究的最基本的富有创造性的思路与方法，以及适应中西医结合事业发展规律、原理、原则的管理方法等。因此，中西医结合医学研究思路与方法学，以概念的逻辑体系规范人们开展中西医结合研究的思路与行为，即中西医结合思想内容和思维方式、研究内容和研究方式、行为内容和行为方式，以及管理思想、内容、方式等。这也是中西医结合医学导论的研究任务之一。

但是，中西医结合医学导论关于中西医结合医学研究思路与方法学的研究结果，只能给人们提供思维方式，拓展思路，具有启发、提示和借鉴作用。中西医结合医学研究主要属于开创性、探索性科学研究，不仅没有固有的研究方法和固定的研究方式，而且，人类科学技术发展史或医学史表明：固定思路，没有出路，它是科学创造的绊脚石。因此，本着解放思想、实事求是、追求真理和坚持真理的科学态度和科学精神，以及知识的无限性特征，中西医结合医学导论力图导向无限制地发挥研究人员的思想智慧，激发研究者无限制的科学思维方式，采用无限制的科学研究方法，无限制地开展中西医结合研究。这样才能不断涌现出无限制的中西医结合医学科学家，真正做到继承与发展相结合，继承与创新相结合，在继承中发展，在发展中结合，在结合中创新。

（三）科学意义

中西医结合医学导论是一门新兴的学科。它不仅仅是中西医结合医学专业学生学习中西医结合医学专业的入门课，也是连接中西医药学、沟通中西医药学的桥梁课。

中西医结合医学导论始终贯穿以辩证唯物主义和历史唯物主义思想为指导讨论各种问题。学习和研究中西医结合医学导论，将启迪人们树立辩证唯物主义和历史唯物主义认识论，自觉地运用马克思主义哲学指导中西医结合研究。

学习和研究中西医结合医学导论，会让人们明白什么叫中西医结合、为什么要中西医结合、怎样中西医结合等基本知识。会帮助人们提高对中西医结合必然性、必要性、规律性、普遍性、优越性、正确性和创造性等认识，充分认识中西医结合乃至人类各民族传统医学与现代医学相结合的研究，对发展人类医学及防治疾病、促进人类健康等事业的意义，以及中西医结合医学发展的前景，鼓舞中西结合科技工作者树立事业心和为创造新医药学而努力的科学精神。

中西医结合医学导论重要的内容之一是开展中西医结合研究的思路与方法学研究。学习和研究中西医结合医学导论，将为人们提供一些前人研究中西医结合的思路与方法或经验，以借鉴并发挥和拓展思路的作用。

三、研究方法

科学是用一定的方法生产新知识的过程；科学研究方法就是科学知识的生产和创造过程，这个过程则是达到生产新知识而采取的程序、途径、准则、工具和手段等。建立相应的研究方法，是成为一门科学或科学活动的重要特征之一。

（一）哲学方法

辩证唯物主义和历史唯物主义认识论及辩证法，是总结人类认识自然、社会、思维的科学成果，并被历史实践证明了的能正确反映自然、社会和思维发展普遍规律的理论。从方法论上讲，哲学方法是普遍适用的最高层次的方法。马克思主义哲学作为世界观和方法论，是全人类认识世界和改造世界的有力工具，因此，马克思主义哲学是指导中西医结合医学导论研究方法的哲学理论基础。

1.反思方法

运用马克思主义哲学的批判性反思方法，对已形成的中西医结合认识（包括认识活动）进行再认识，对已形成的中西医结合思想进行再深入。运用辩证唯物主义和历史唯物主义的认识论，本着对现存事物的肯定理解中，同时包含否定理解，即对现存事物的必然灭亡的理解；辩证法对每一种既成的形式都是在不断的运动中，因而也是从它的暂时性方面去理解；辩证法不崇拜任何东西，按其本质来说，它是批判的和革命的（《马克思恩格斯选集》第 2 卷第 218 页）批判性反思或批判的精神，不仅是一种哲学精神，而且是科学精神的表现之一。批判是指非常理性和清晰的认识，以辩证法的根本精神，对整个中西医结合研究工作进行批判性反思，才能发现问题、提出问题、分析问题、解决问题，从而引导和促进中西医结合医学研究的不断发展。

2.辩证分析法

运用辩证法分析研究对象或客观事物,分析和认识中西医结合研究对象。唯物辩证法的根本规律就是对立统一规律,它揭示出客观事物都包含着自身固有的矛盾两方面,都是一分为二的;而矛盾的双方既相互对立,在一定条件下,矛盾双方也可相互转化,又是共同处于一个统一体中,即对立统一。它是自然、社会、思维发展变化普遍存在的根本规律。

《素问·阴阳应象大论》曰:"阴阳者,天地之道也,万物之纲纪,变化之父母,生杀之本始,神明之府也,治病必求于本。"这充分体现了中医学辩证法的对立统一观。在中西医结合研究中,普遍存在着个别与一般、现象与本质、内容与形式、局部与整体、结构与功能、内因与外因、个性与共性、精神与物质、动态与静态、定量与定性、原因与结果、控制与反馈、必然性与偶然性、阴与阳、气与血、正与邪,以及肯定与否定、正确与错误、先进与落后、主流与支流、思维与存在等对立统一的辩证关系认识问题。要正确认识和阐述这些对立统一的关系,需要应用辩证分析方法,才能得出正确的结果。

(二)理论分析方法

理论分析方法是中西医结合医学导论最基本的研究方法。理论分析是借助概念、判断、推理等逻辑思维形式,对客观事物的本质、内在联系和运动规律进行系统的分析和判断,目的是揭示或阐明客观事物的本质属性、内在联系、运动规律。概念是反映思维对象及其本质属性的思维形态,是构成思维的最小单位。离开概念就不能形成判断,更不能进行推理。通过理论分析,运用概念和概念系统形成系统的、具有严密科学性和逻辑性的普遍意义的理论认识。

理论分析要注意两点:一要坚持正确的理论指导。对任何事物的分析,总要以一定的理论观点为指导,即观察和分析总是渗透着理论,实验总是以一种思想作为出发点。具体研究工作中,由于研究者所持有的理论观点不同,往往得出的理论分析结论也不同,甚至完全相反。因此,坚持以辩证唯物论和历史唯物论为指导,才能从研究资料中获得科学的、正确的认识。二要把各门具体专业学科的研究资料作为唯一的事实根据和出发点,同时要从其全部事实出发,在准确地把握其全部事实基础上,进行理论分析,以保证分析结果与全部事实相一致,以及分析所得结论的全面性、正确性。

1.逻辑学方法

逻辑学是研究人类思维形式及其规律的科学。按照辩证唯物主义认识论,理论就是理性认识,是人脑的机能,是人脑运用概念做出判断、推理的过程,是对客观事物的概括和间接反映。逻辑学作为思维、判断、推理、论证表述的工具,与各门学科有密切联系,特别是与理论分析关系更为紧密。社会科学和自然科学都要遵循逻辑规则,运用概念、判断、推理,以形成严密科学性和逻辑性的理论体系。

(1)概念:中西医结合研究,首先遇到的就是概念问题。中医药学的阴阳、五行、脏腑、藏象、经络、气血、津液和正邪等概念,以及由这些基本概念连接系统构成了自己的理论体系;西医药学的分子、细胞、组织、器官、系统、神经、内分泌和免疫等概念,以及由这些基本概念联结系统构成了自己的理论体系。进行理论分析必须首先明确概念。明确概念就是确定概念的内涵和外延,要给概念下定义。定义就是用简短语句把概念所反映的思维对象的本质属性高度概括地揭示出来,是揭示概念内涵的逻辑方法。

藏象中的藏是指藏于体内的内脏,象是指表现于外的生理、病理现象。藏象是指藏于体内的内脏的生理功能或病理变化,内外相应地在外表的表现形象或征象。藏象学说是以五脏为核心,综合中医学的天人合一、内外相应整体观、阴阳五行学说、脏腑学说、经络学说，以及精、气、神、血、津、液等概念而形成的通过对人体生理、病理现象的观察，研究人体各脏腑的生理功能、病理变化及其相互关系的系统理论。中医藏象学说中的心、肺、脾、肝、肾五脏名称，虽然也是以人体解剖学为基础的命名，与现代人体解剖学的脏器名称相同，但其生理和病理含义却不完全相同。中医藏象学说中，一个脏的生理功能可能包含着现代解剖生理学中几个脏器的生理功能；现代解剖生理学中，一个脏器的生理功能亦可能分散在中医藏象学说的几个脏腑的生理功能之中。这是因为中医藏象学说中的五脏，不单纯是一个解剖学概念，更重要的是概括了人体某一系统的生理和病理学概念。

(2)推理：运用概念对某种事物做出判断后，需要进行推理，以扩大和加深已有的认识，获得新的知识。在普通逻辑学中，从一种或几种已知的知识或判断推导出一种新的知识或判断的思维形式，叫作推理。其中已知的知识或判断叫作推理前提；从已知的知识或判断推导出来的新知识或新判断叫作结论。推理过程需要按一定的逻辑规则，从前提到结论构成逻辑推理，即通常所说的符合逻辑推理；否则，不能算推理。一种正确的推理必然具备两个条件：一是推理的前提是真实的；二是推理过程是符合推理规律和规则的，即推理形式是正确的。如果两个条件中有一条不具备，结论就不一定是真实可靠的。

推理一般分为直接推理(根据一个已知判断，推出一个新的判断)和间接推理(根据两个以上已知判断，推出一个新的判断)。间接推理又分为演绎推理、归纳推理、类比推理等。对推理的要求，一是推理的正确性，二是推理的逻辑性，即推理形式要合乎逻辑。归纳法和演绎法是理论分析常用的两种逻辑推理方法。

(3)归纳：从个别的或特殊的知识推导出一般性知识，或从大量的个别的事实概括形成一般性理论认识的方法。归纳推理是从特殊到一般的推理，能给人们提供新知识。中西医结合医学应用病证结合诊断方法，提高了诊断水平，减少了误诊和漏诊，有利于指导中西医结合治疗。由此推理出整个中西医结合医学采用病证结合诊断法，可以提高诊断水平，减少误诊和漏诊，并有利于指导中西医结合方法治疗一般性知识和结论。

(4)演绎：从一般性的知识，或一般性理论认识(原则、原理和规律性的知识)，应用到个别的或特殊的事物上，从而引导出新的结论的方法，即演绎推理是从一般到特殊的推理。主要用于阐明研究结论及其普遍意义。通过归纳分析得出的某个具有一般性的研究结论，要靠演绎逻辑方法来证明其研究结论的普遍指导意义。

2.分析与综合方法

分析与综合是人类认识客观世界的两种相互联系、辩证统一的思维方法或认识方法。分析与综合的哲学基础是客观世界的复杂性、系统性、普遍联系性，即客观世界是一个由相互联系的各个部分、方面、因素、单元、层次组成的不断运动变化的系统。

(1)分析：将研究对象分解为各个部分、方面、因素、单元和层次等，对这些部分、方面、因素、单元和层次的个别属性分别加以考察和研究的方法。分析就是把事物分解为各个部分加以考察研究的方法，通过分析把握它们的特殊本质及其在整体系统的地位与作用、结构与功能等。西医学自 16 世纪欧洲文艺复兴时期以来，主要运用分析法研究人体、健康和疾病等，形成了对器官、组织、细胞、亚细胞、分子、亚分子和电子等不同层次的认识，不断促进人类对生命活动、健康、疾病本质的认识和现代医学的发展。中医学也同样用分析方法，如藏象学说以五脏为核心，是对脏腑、经络、五官，以及取类比象的五色、五音、五味、五气等系统结构和系统功能进行分析做出的判断;辨证,也是对运用望、闻、问、切等收集到的疾病现象和信息,以中医理论为指导,进行分析、判断、推理的一系列思维活动。

(2)综合:将通过分析所获得的关于研究对象(事物或系统)的各个部分、方面、因素、单元和层次的认识联结起来,作为一个统一的整体或系统的认识方法。综合就是把研究对象的各个部分连接成整体或系统加以考察的方法。运用综合方法才能把握研究对象的整体性和系统性,认识研究对象的内在联系和变化规律,揭示研究对象的本质。但是,综合并不是将各个部分、方面、因素、单元或层次的认识简单地相加或形式的堆砌;整体或系统的本质属性,不等于分析性研究所获得的各个部分、方面、因素、单元或各层次性质的简单总和。运用综合方法形成的综合性认识,具有辨证性、全面性、联系性和系统性特点,属于更高层次的认识。

(3)分析与综合的辩证关系。①分析是综合的基础:任何综合都是以分析为基础,只有对研究对象进行科学分析之后,才能进行综合,没有分析就无法进行综合;同时,没有正确的分析就没有正确的综合,没有辩证的分析就没有辩证的综合,没有高水平的分析就没有高水平的综合,在高度分析基础上才能实现高度综合。科学虽然已进入综合时代,但分析方法仍然是人类认识事物的基本方法之一。中西医结合医学是一门综合性很强的新医学,就目前来讲,从方法学上,综合运用中西医药学方法;从理论上,综合运用中西医药学理论。其研究与发展也必然建立在对中、西医药学理论认识的分析基础上的综合研究与发展。②分析与综合的辩证统一:在科学研究或理论分析中,分析与综合是互相联系、互相补充、相互依存、相辅相成的。缺少分析的综合,只能得到关于研究对象的表面的、表象的、笼统的认识;没有综合的分析,仅能得到关于研究对象的局部的、片面的、孤立的零散认识。只有在认识过程中把分析与综合辩证统一起来,相互配合应用,特别是在做好深入具体的辩证分析、定性与定量分析基础上,全面系统地综合,才可能认识研究对象的本质、内在联系及规律性,综合概括出对研究对象的整体认识。

(三)历史研究方法

历史是泛指一切事物的发展过程,包括自然界、人类社会及人类认识的发展过程。历史研究方法是以辩证唯物论和历史唯物论为指导,依据过去事实或事件的记载,研究某一事物或认识的发展过程的方法。

中西医结合医学是历史的产物,必然有其历史渊源。中西医结合医学导论不同于医学史或中西医结合医学史,它是运用历史研究方法,把中西医结合医学的产生作为一种历史现象去认识,以过去的事实记载为依据,研究其过去、现在和未来,从中发现、概括和提示中西医结合医学发展的历史渊源和规律性,从而解释其现在并预示其未来。

运用历史研究方法从中西医汇通到中西医结合,与社会制度、社会经济、生产力水平、科学技术水平,乃至与政治制度、文化发展等相互作用的规律,探讨中西医结合医学发展的影响因素。研究医学史不同时期有代表性的中西医汇通和中西医结合著名人物,特别是他们的学术思想、观点、思路、方法和成就,教人们学习前人、继承前人、超越前人。

理论分析也需运用历史的方法。回顾历史和展望未来是理论分析全面性的原则之一,它要求进行理论分析时,对分析的问题不仅应该有历史的了解,从历史的角度,根据不同阶段的中西医结合研究的比较,分析问题,提出问题,而且要用发展的观点看问题,力求通过历史的发展,预见未来。

(四)文献研究方法

文献是指具有历史价值的记录,有知识信息的一切载体的统称,即用文字、图像、符号、声频和视频等手段记录人类知识信息的各种载体(如甲骨、纸张、帛、书籍、杂志、学报、胶片、磁带、光盘、录像等记载知识信息的物质形态)。科技文献是记录、保存、交流和传播科技知识信息的载体的总称。医学文献属科技文献的范畴。

1.文献研究方法的应用原则

文献研究包括文献的收集、整理、分析、鉴别、比较、注释、综合和应用等,要以辩证唯物主义和历史唯物主义思想为指导,运用前述的哲学方法、逻辑方法、理论分析方法及历史的方法进行综合性文献研究,特别是要充分运用各种文献收集方法,全面系统地广泛收集文献,运用分析方法对文献进行深入系统地分析,运用文献学方法对文献进行鉴别,运用综合方法保障文献整理具有逻辑性和系统性,用哲学的批判反思方法,对已有的概念、原理、原则、理论等进行再认识,提出问题等。这样才能获得对中西医结合或中西医结合医学发展的过去、现在和未来的把握,并形成理论认识,从而发挥文献研究成果在理论上的实用性(对中西医结合研究和发展发挥指导作用、引导作用)、思想上的启发性、方法上的借鉴性等,引导中西医结合医学研究的创新与发展。

2.文献研究的范围

渊博的文献信息研究及其成果,不仅对中西医结合医学导论的学科理论建设十分重要,也是中西医结合医学导论理论构建的基石,对中西医结合医学研究和中西医结合科技工作者也是必要的。

中医药文献,包括古代的和现代的、中国的和外国的中医药文献。现代医药文献,包括临床医学、基础医学、预防医学、康复医学、保健医学、老年医学、医学心理学、社会医学等文献。生命科学文献,如生物学、细胞生物学、分子生物学等文献;其他自然科学、技术科学文献,如化学、物理学、工程技术学等文献。人文科学文献,如社会学、伦理学等。哲学文献,如科学哲学、医学哲学、中医哲学,以及自然辩证法、医学辩证法研究文献等。

(五)比较研究方法

比较是确定事物之间相同点或相互关系的方法,也称比较法,是根据一定的标准规范把彼此之间有某种联系的事物加以对照比较,从而确定其相同点与不同点或相关性。

1.比较研究方法的应用

(1)对事物进行比较研究的意义:客观世界是普遍联系的,同类事物或现象有其共同的属性;客观世界又是千差万别的,世界上找不出完全相同的两个东西。有比较才能有鉴别,只有对各个事物的内部矛盾的各方面进行比较分析后,才能把握事物间的内在联系,认识事物的本质。所以,自然科学和社会科学等领域普遍应用比较研究方法,并形成了比较文学、比较哲学、比较法学、比较社会学、比较经济学、比较教育学、比较伦理学、比较心理学、比较解剖学、比较胚胎学和比较医学等学科。比较医学就是两种或两种以上医学形态、要素、理论和方法学等进行对比,探索其相互作用和相互关系的学科。

(2)比较研究方法的应用原则。①可比性:强调对同类事物或现象间做比较,就是要强调有可比性。例如,中西医学同属于生命科学的医学门类,所以,它们之间具有可比性。②共同点或相同点比较:一要找出事物或研究对象的共同性或相同性,即同类事物的同类性。例如,中西医学都是研究人体生命活动现象及生、长、壮、老、已生命过程和规律,以及防治疾病、促进人类健康的科学,这是比较研究的前提。二要找出事物或研究对象表现出的共同特点或特征,即一致性。如中医临床收集诊断材料的方法有望、闻、问、切,西医则有望、触、叩、听,都表现出一致性。③不同点比较:通过比较分析,找出事物或研究对象表现出的不同特点或特征。如中医诊断疾病重点突出辨证诊断,治疗疾病特点是辨证论治,整体调节;西医诊断疾病重点强调病因、病理诊断,治疗疾病特点是针对病因、病理治疗和对症治疗等。④标准化:比较研究方法要根据一定的标准,按同一标准进行比较分析，以保证比较研究结果的客观性。如诊断标准、疗效标准等，而且要按循证医学要求，运用统计方法处理，进行比较分析，以保证比较研究结果的准确和可靠性。

2.中西医比较研究

(1)中西医比较研究的目的：概括地讲是审长短(长处与短处)，以取长补短；识优劣(优势与劣势)，以发挥中西医药学之优势；辨精华(取其精华，弃其糟粕)，以推陈出新；知异同(求同存异)；探关系(探索中西医相互关系、相互作用)；对号入座(经过科学研究、比较研究，能对号入座者便结合统一)。

(2)中西医比较研究的内容：包括中西医发展史比较研究；中西医认识论、人体观、生命观、医学观、疾病观等比较研究；中西医方法论比较研究；中西医药学理论、理论体系及其演变比较研究；中西医临床医学方法比较研究；中西医预防、保健、康复、护理等理论与方法比较研究；中西医医学模式及其演变比较研究；中西医学科划分比较研究；中西医药学术语、概念比较研究；中西医病名对照比较研究；在科学研究、比较研究基础上的对号入座(结合统一)研究等。

(六)系统科学研究方法

1937 年，美籍奥地利生物学家贝塔朗菲首次提出了一般系统论概念，发表了《关于一般系统论》著作；1948 年，美国数学家维纳首创控制论，美国应用数学家香农首创信息论；1969 年，比利时科学家普利高津首创耗散结构论；1972 年，德国物理学家哈肯首创协同论，法国数学家托姆首创突变论。这些科学理论的创立和综合发展，产生了系统科学，成为 20 世纪人类科学发展的重大成就，打破了自然科学与社会科学、工程技术与生物科学之间的界限，改变了人类的思维方式、认识方法和科学方法论。

1.系统科学

从系统的角度考察和认识整个客观世界的科学，运用系统观或系统理论与方法认识世界和改造世界的科学。以系统为研究对象，着重考察各类系统的关系和属性，揭示各类系统活动的种类和特征，探讨有关系统 的各种理论与方法，从而形成关于系统的基础理论和应用开发的科学。

2.系统理论

系统理论是系统论、控制论、信息论、耗散结构论、协同论、突变论乃至组织论等的综合运用。系统理论的特征是着眼于客观世界一切事物或现象的整体性、联系性、系统性、综合性、有序性和动态性，是辩证唯物主义关于客观世界普遍联系和运动变化认识论的具体体现。世界上一切事物、现象或过程，都是具有整体性的系统，又是互为系统。这是系统方法整体性原则的来源和根据。

3.系统方法

系统方法是研究和处理有关系统的整体联系的一般科学方法，现代电子计算机的应用，成为系统研究和开发的必要工具，对复杂系统的大量研究数据的定量分析得以实现，促进了系统科学的发展，也是现代系统方法的重要标志之一。

4.系统思想

系统思想是把事物和研究对象看作整体联系的系统，着重从整体与部分、部分与部分、系统与系统之间的相互联系、相互作用中，辩证地认识事物或对象的思想方法。古代中国和古希腊时期，就已存在系统思想，即所谓整体观和系统观。但只有随着人类社会的发展，科学技术的发展，认识的发展，特别是有了为系统思想发展提供量化方法和计算工具，才使古代的系统思想从一种哲学思想或自然哲学思想范畴，发展为一种科学思想方法——系统方法。为了与古代朴素的系统思想相应的系统方法相区别，把它称为现代系统方法。现代系统方法或系统方法论，不仅大大改变了人类思维方式，更大大丰富了科学研究方法，在自然科学、社会科学、工程技术科学等领域已普遍应用，促进了现代科学技术的迅猛发展。

中医药学本来就具有整体观、系统观思想，并形成了系统的藏象学说等医学理论。人们已充分认识到中医药学理论反映了人与健康和疾病的系统规律。其系统的思维方式及系统的理论体系，与现代系统科学的认识更具有一致性，现代系统科学不仅能帮助人们认识和理解中医药理论的科学性，而且能有效地研究中医药学理论，促进其发展。

中医药学本来就具有整体观、系统观思想，并形成了系统的藏象学说等医学理论。人们已充分认识到中医药学理论反映了人与健康和疾病的系统规律。其系统的思维方式及系统的理论体系，与现代系统科学的认识更具有一致性，现代系统科学不仅能帮助人们认识和理解中医药理论的科学性，而且能有效地研究中医药学理论，促进其发展。

古希腊时期，西医学也具有朴素的整体观和系统思想。但是，它过早地长期地走上了以分析研究为主的道路。虽然它对人体生命现象的研究，从个体→器官→组织→细胞→亚细胞→分子→亚分子→电子不断深入，取得了分析研究的巨大成就，推动着现代医学的发展，但是也应认识到它对整体系统及其联系和相互作用等研究的不足，成为现代医学最大的缺陷。1977 年，美国医学家恩格尔提出，现代医学也要向生物-心理-社会医学模式发展。可见，中西医学都在朝着系统医学或整体医学的方向发展。

（张　菊）

第二章　神经内科疾病

第一节　脑　出　血

脑出血是指脑实质内的血管破裂引起大块性出血所言，约80%发生于大脑半球，以底节区为主，其余20%发生于脑干和小脑。最常见的病因是高血压和脑动脉硬化，80%以上的脑出血患者有高血压病史，以往常称为高血压性脑出血。常因用力、情绪激动等因素诱发，故大多在活动中突然发病。发病后，患者很快进入昏迷状态，并有脉搏洪大而缓慢、呼吸深而慢、面部潮红、视神经盘水肿等颅内高压表现，多数伴有中枢性高热，是病死率和致残率很高的常见疾病。

脑出血类似中医文献记载中的“仆击”“偏枯”“薄厥”“大厥”“音痱”“卒中”“类中”等病证。

一、病因及发病机制

（一）西医学认识

高血压和动脉硬化是脑出血的主要因素，还可由先天性脑动脉瘤、脑血管畸形、脑瘤、血液病（如再生障碍性贫血、白血病、血小板减少性紫癜及血友病等）、感染、药物（如抗凝及溶栓剂等）、外伤及中毒等所致。

其发病机制可能与下列因素有关。①脑内小动脉的病变：表现脑内小动脉分叉处或其附近中层退变、平滑肌细胞不规则性萎缩以至消失，或分节段、呈虫蚀样，这些中层变性与长期高血压有直接关系。由于高血压的机械作用产生血管内膜水肿，以及血管痉挛使动脉壁发生营养障碍，导致血管通透性增高，血浆渗过内膜，可有大量纤溶酶进入血管壁中致组织被溶解，即类纤维性坏死（内膜玻璃样变）。脑出血患者，脑内小动脉及微动脉如豆纹动脉的中段及远段的病变比其他脏器（如肾脏等）的相应的血管更为严重和弥散，且易于被脂肪浸润，形成脂肪玻璃变性。②微小动脉瘤：绝大多数微小动脉瘤位于大动脉的第一分支上，呈囊状或菱形，好发于大脑半球深部（如壳核、丘脑、尾状核）其次为脑皮质及皮质下白质，中脑、脑桥及小脑皮质下白质中亦可见到。

（二）中医学认识

《重订严氏济生方·诸风门·中风论治》记载：“夫中风者，风气中于人也，卒然中风，神昏如醉，四肢不收，涎潮于上，声如牵锯，牙关紧急，汤药不能下咽，命在须臾，但眼闭口干，声如鼾睡，遗尿者，皆所不治。”说明中风是一种起病急骤，主要表现为不省人事和半身不遂，是病死率很高的疾病。本病病因病机复杂，证候演变迅速。本病的内因为脏腑功能失调，气血亏虚，形成风、火、痰、瘀等病理产物；发病诱因多因五志过极，饮食不节，劳伤过度，气候骤变等。内外相合，导致机体气血逆乱，血液不循常道，溢于脑络之外而发病。临床上本病有不同分期（急性期、恢复期和后遗症三期），其病机亦各有重点。急性期的病机主要为气血痰火随风上涌，络破血溢，闭塞脑窍，元神失用。

1.肝阳暴亢

素体肝阳亢盛，因情志相激，劳倦内伤，气候骤变等诱因，阳亢风动，气血逆乱，血随气逆，致脑络破损，血溢闭阻脑窍。

2.痰浊内盛

素体肥胖多痰，浊阴内盛之体，因饮食不节，烟酒无度，脾失健运，痰浊内生，气机失调，浊阴不降，随气升逆，蒙蔽清窍而发病。

3.痰热生风

痰郁日久化热，或肝火炼液成痰，痰热互结，内盛生风。若遇情志、劳倦诸诱因，致痰热上冲，或热极化火，形成痰热风火之势，蒙闭清窍而发病。

二、临床表现

本病多见于高血压病史和50岁以上的中老年人。多在情绪激动、劳动或活动，以及暴冷时发病，少数可在休息或睡眠中发生。寒冷季节多发。

（一）全脑症状

1.意识障碍

轻者躁动不安、意识模糊不清，严重者多在半小时内进入昏迷状态，眼球固定于正中位，面色潮红或苍白，鼾声大作，尿失禁或尿潴留等。

2.头痛与呕吐

神志清或轻度意识障碍者可述头痛，以病灶侧为重；朦胧或浅昏迷者可见患者用健侧手触摸病灶侧头部，病灶侧颞部有明显叩击痛，亦可见向病灶侧强迫性头位。呕吐多见，多为喷射性，呕吐物为胃内容物，多数为咖啡色，呃逆也相当多见。

3.去大脑性强直与抽搐

如出血量大，破入脑室和影响脑干上部功能时，可出现阵发性去皮质性强直发作（双上肢屈曲，双下肢伸直，持续几秒钟或几分钟不等）或去脑强直性发作（四肢伸直性强直）。少数患者可出现全身性或部分性痉挛性癫痫发作。

4.呼吸与血压

患者一般呼吸较快，病情重者呼吸深而慢，病情恶化时转为快而不规则，或呈潮式呼吸、叹息样呼吸、双吸气等。出血早期血压多突然升高。血压高低不稳和逐渐下降是循环中枢功能衰竭征象。

5.体温

出血后即刻出现高热，是丘脑下部体温调节中枢受到出血损害的征象。若早期体温正常，而后体温逐渐升高并呈现弛张型者，多是合并感染之故（以肺部为主）。始终低热者为出血后的吸收热。脑桥出血和脑室出血均可引起高热。

6.瞳孔与眼底

早期双侧瞳孔可时大时小。若病灶侧瞳孔散大，对光反应迟钝或消失，是小脑幕切迹疝形成的征象;若双侧瞳孔均逐渐散大,对光反应消失,是双侧小脑幕切迹全疝或深昏迷的征象;若两侧瞳孔缩小或呈针尖样,提示脑桥出血。

眼底多数可见动脉硬化征象和视网膜斑片出血,静脉血管扩张。若早期无视盘水肿,而后才逐渐出现者,应考虑脑内局灶性血肿形成或瘤卒中的可能。

7.脑膜刺激征

见于脑出血已破入脑室或脑蛛网膜下腔时。倘有颈项僵直或强迫头位而 Kernig 征不明显时,应考虑颅内高压引起枕骨大孔疝可能。

(二)局限性神经症状

局限性神经症状与出血的部位、出血量和出血灶的多少有关。

1.脑基底区出血

病灶对侧出现不同程度的偏瘫、偏身感觉障碍和偏盲(所谓“三偏征”),病理反射阳性。双眼球常偏向病灶侧。主侧大脑半球出血者尚可有失语、失用等症状。

2.脑叶性出血

大脑半球皮质下白质内出血,多为病灶对侧单瘫或轻偏瘫,或为局部肢体抽搐和感觉障碍。

3.脑室出血

多数昏迷较深,常伴强直性抽搐,可分为继发性和原发性两类。前者多见于脑出血破入脑室系统所致;后者少见,为脑室壁内血管自身破裂出血引起。脑室出血本身无局限性神经症状,仅第三脑室出血影响丘脑时,可见双眼球向下方凝视,临床诊断较为困难,多依靠头颅 CT 检查确诊。

4.脑桥出血

视出血部位和波及范围而出现相应症状。常见出血侧周围性面瘫和对侧肢体瘫痪。若出血波及两侧时出现双侧周围性面瘫和四肢瘫,少数可呈去大脑性强直。两侧瞳孔可呈针尖样,两眼球向病灶对侧偏视。体温升高。

5.小脑出血

一侧或两侧头后部疼痛,眩晕,视物不清,恶心呕吐,步态不稳,如无昏迷者可检出眼球震颤、共济失调、讷吃、周围性面瘫、锥体束征,以及颈项强直等。如脑干受压可伴有去大脑强直发作。

三、治疗

(一)西医治疗

1.急性期

急性期主要治疗原则是防止进一步出血,降低颅内压、控制脑水肿,维持生命功能和防治并发症。

(1)一般治疗:①安静卧床,床头抬高,吸氧、吸痰保持呼吸道通畅,定时翻身,拍背,防止肺炎、褥疮。②对烦躁不安者或癫痫者,应用镇静、止痉和止痛药。③头部降温,用冰帽或冰水以降低脑部温度,降低颅内新陈代谢,有利于减轻脑水肿及颅内高压。

(2)调整血压:血压升高者,可肌内注射利血平 1 mg,必要时可重复应用,如清醒或鼻饲者可口服复方降压片 1～2 片,每天 2～3 次,血压维持在 20.0～21.3 kPa(150～160/90～100 mmHg)为宜。如血压过低,应及时找出原因,如酸中毒、失水、消化道出血、心源性或感染性休克等,及时加以纠正,并选用多巴胺、间羟胺等升压药物及时升高血压。必要时可输新鲜血,但不宜在短时间内把血压降得过快、过多，以免影响脑血循环。

(3)降低颅内压：脑出血后且有脑水肿，其中约有 2/3 发生颅内压增高，使脑静脉回流受阻，脑动脉阻力增加，脑血流量减少，使脑组织缺血、缺氧继续恶化而导致脑疝形成或脑干功能严重受损。因此，积极降低颅内压，阻断上述病理过程极为重要。可选用下列药物。①脱水剂：20％甘露醇或 25％山梨醇 250 mL 于 30 分钟内静脉滴注完毕，依照病情每 6～8 小时 1 次，7～15 天为 1 个疗程。②利尿剂：呋塞米 40～60 mg 溶于 50％葡萄糖注射液 20～40 mL 静脉滴注，也可用依他尼酸钠 25 mg 静脉滴注，每 6～8 小时 1 次，最好与脱水剂在同一天内定时交错使用，以防止脱水剂停用后的“反跳”现象，使颅内压又有增高。③也可用 10％甘油溶液 250～500 mL 静脉滴注，每天 1～2 次，5～10 天为 1 个疗程。④激素应权衡利弊，酌情应用，且以急性期内短期应用为宜。地塞米松为首选药，其特点是钠、水潴留作用甚微，脱水作用温和而持久，一般没有“反跳”现象。每天可用 20～60 mg，分 2～4 次静脉滴注。

(4)注意热量补充和水、电解质及酸碱平衡：昏迷患者，消化道出血或严重呕吐患者可先禁食 1～3 天，并从静脉内补充营养和水分，每天总输液量以 1 500～2 500 mL 为宜，每天补充钾盐 3～4 g，应经常检查电解质及血气分析，以便采取针对性治疗。如无消化道出血或呕吐者可酌情早期开始鼻饲疗法，同时减少输液。必要时可输全血或血浆及清蛋白等胶体液。

(5)防治并发症：保持呼吸道通畅，防止吸入性肺炎或窒息，必要时给氧并吸痰，注意定时翻身拍背，如呼吸道分泌物过多影响呼吸时应行气管切开。如有呼吸道感染时，及时使用抗生素。防止褥疮和尿路感染。尿潴留者可导尿或留置导尿管，并用 1∶5 000 呋喃西林液 500 mL 冲洗膀胱，每天 2 次。呃逆者可一次肌内注射甲氧氯普胺 2 mg，或用筷子或压舌板直接压迫咽后壁 30～50 秒也可以见效。如有消化道出血时，可早期下胃管引流胃内容物，灌入止血药物；亦可用冰盐水 500 mL 加入去甲肾上腺素 8～16 mg，注入胃内；也可使用西咪替丁 0.4～0.6 g 静脉滴注，每天 1 次；鼻饲云南白药，每次 0.4～0.5 g，每天 3～4 次。严重胃出血可用奥美拉唑，每次 20 mg，每天3 次，或选用抗纤溶止血剂等应用。

2.恢复期

治疗的主要目的为促进瘫痪肢体和语言障碍的功能恢复，改善脑功能，减少后遗症，以及预防复发。

(1)防止血压过高和情绪激动：避免再次出血。生活要规律，饮食要适度，大便不宜干结。

(2)功能锻炼：轻度脑出血或重症者病情好转后，应及时进行瘫痪肢体的被动活动和按摩，每天 2～3 次，每次 15 分钟左右，活动量应由小到大，由卧床活动，到逐步坐起、站立及扶持行走。对语言障碍，要练习发音及讲话。当肌力恢复到一定程度时，可进行生活功能及职业功能的练习，以逐步恢复生活能力及劳动能力。①床上医疗体操：共分六节，均是仰卧位。屈膝蹬腿运动；上肢伸展运动；下肢外展内旋运动；腕部运动；足伸屈运动；手指伸屈运动。②床边医疗体操：分为八节，坐在靠背椅上进行呼吸运动；拍打运动；划臂运动；抬腿运动；屈体运动；扶桌弓步运动；轮替握拳运动；扶桌踏步运动。

(3)药物治疗：脑出血病恢复期的治疗要适当地进行营养神经、活化神经细胞、降低血脂、控制血压等治疗，以期营养神经，改善微循环，降低血小板的黏聚性，降血脂，促进神经细胞代谢。给药途径以口服为主。①肠溶阿司匹林片：每次 0.1 g，每天 1 次。②双嘧达莫：每次 25 mg，每天 3 次。③地巴唑片：每次 20 mg，每天 3 次。④脉通胶囊：每次 2 粒，每天 3 次。⑤烟酸肌醇片：每次 0.2 g，每天 3 次。⑥维生素 E 胶囊：每次 0.1 g，每天 3 次。配合促进神经代谢药物，如吡拉西坦、胞磷胆碱、脑活素、γ-氨酪酸、辅酶 Q_{10} 等。

(4)预后。影响预后因素:①血肿较大,严重脑组织破坏,且引起持续颅内增高者,预后不良,血肿破入脑室者预后更严重;②意识障碍明显者;③并发上消化道出血者;④瞳孔一侧散大者(脑疝形成者);⑤高热;⑥70 岁以上高龄者;⑦并发呼吸道感染者;⑧复发出血;⑨血压过高或过低;⑩心功能不全。

出血量较少且部位较浅者,一般 1 周后血肿开始自然溶解,血块逐渐被吸收,脑水肿和颅内压增高现象逐渐减轻,患者意识也逐渐清醒,最终少数患者康复较好,多数患者则遗留不同程度偏瘫和失语等。

(二)中医治疗

1.辨证论治

急性期以祛邪为先,恢复期及后遗症期宜扶正祛邪兼顾。脱证以兼顾阴阳为要。

(1)急性期:①风火上扰证。证候特点:神志恍惚,迷蒙或嗜睡,可见半身不遂,或肢体强直拘挛,口舌歪斜,便秘口臭,舌红苔黄,脉弦滑。治法方药:清肝熄风,通络开窍。羚羊角汤加减:羚羊角 3 g(磨粉冲服),野菊花 15 g,石菖蒲 12 g,钩藤 15 g,黄芩 12 g,夏枯草 15 g,大黄 10 g,天竺黄 10 g,石决明 30 g(先煎)。痰涎壅盛加南星、郁金;肢体强痉拘急加白芍、甘草;呕吐加竹沥(茹)、半夏;大便秘结不通加芒硝冲服。②痰浊闭窍证。证候特点:素体肥硕,突发神志不清,半身不遂,肢体瘫软,痰涎壅盛,或见四肢逆冷,面白唇黯,口舌歪斜,舌淡或胖,舌苔厚腻,脉滑或沉。治法方药:涤痰开窍,温通降浊。涤痰汤加减:半夏 10 g,陈皮 10 g,枳实 10 g,南星 10 g,竹茹 12 g,菖蒲 12 g,远志 10 g,郁金 15 g,海蛤壳 30 g。气虚面白加黄芪;阳虚肢冷加附子、桂枝;风痰相兼加天麻、钩藤、僵蚕。可灌服苏合香丸以促醒。③痰热瘀结证。证候特点:突然昏仆,昏不知人,口呼目张,项强身热,或两手握固,或躁扰不宁,口眼歪斜,半身不遂,颜面潮红,大便干燥,甚或抽搐,唇舌红,苔黄腻,脉弦滑数。治法方药:清热豁痰,祛瘀开窍。羚角钩藤汤加减:羚羊角粉 2 g(另冲),钩藤 15 g,菖蒲 15 g,菊花 15 g,大黄 10 g,石决明 30 g,生地 15 g,丹皮 10 g,白芍 15 g,柴胡 12 g,丹参 15 g。高热加石膏;痰涎壅盛,亦可加入蛇胆陈皮末、皂角炭以增化痰之力;神昏者可灌服(或鼻饲)至宝丹以辛凉开窍。④腑实热闭证。证候特点:昏仆不知人,或嗜睡,半身不遂,舌强语謇或不语,腹胀便秘,口臭身热,舌质红,苔黄腻,脉弦滑或弦数。治法方药:清热通腑,化痰开窍。星蒌承气汤加减:胆南星 10 g,全瓜蒌 12 g,大黄 10 g,芒硝 5 g(冲服),天竺黄 10 g,黄芩 10 g,菖蒲 12 g。神昏不知人加郁金、竹沥(兑服);语言不利或不语者加远志。可灌服安宫牛黄丸。⑤元神败脱证。证候特点:昏仆不知人,肢体软瘫,手撒肢冷,口舌歪斜,汗出如洗,二便自遗,舌黯红或黯淡,舌体萎缩,脉沉缓或沉细。治法方药:益气回阳,开窍救逆。参附汤加减:人参 30 g(另炖兑服),制附子 15 g,干姜 6 g,炙甘草 6 g。如汗多不止,可重用山萸肉、煅龙牡、五味子,以敛汗固脱;兼血瘀者加丹参、川芎。

(2)恢复期:①肝阳上亢证。证候特点:神志不清,舌强语謇,半身不遂,颜面潮红,呼吸气粗,口臭身热,舌质红或苔黄,脉弦细而数或弦滑。治法方药:滋阴潜阳,镇肝熄风。镇肝熄风汤加减:怀牛膝 10 g,龙骨 30 g,龟甲 15 g,生白芍 24 g,天冬 24 g,麦芽 12 g,代赭石 30 g(先煎),牡蛎 24 g,玄参 15 g,川楝子 12 g,茵陈 12 g,甘草 3 g。面红口干,舌红少苔者,加生地、熟地、首乌、枸杞子,头目眩晕者加珍珠母、夏枯草。②阴虚血瘀证。证候特点:半身不遂,口舌歪斜,语言不利,眩晕耳鸣,虚烦少寐,舌黯红,或见瘀斑,苔少或干,脉弦细。治法方药:养阴活血,通络开窍。大定风珠加减:白芍 18 g,阿胶 9 g,生龟甲 12 g,干地黄 18 g,五味子 6 g,生牡蛎 12 g,麦冬 18 g,生鳖甲 12 g，鸡子黄 2 枚（冲服），炙甘草 6 g。兼风者加天麻、钩藤；血瘀者加川芎、丹参、鸡血藤；内热甚加知母、红紫草。③气虚血瘀证。证候特点：肢体偏废，软弱无力，面色萎黄，或见肢体麻木，舌淡紫或有瘀斑，苔白，脉细涩或弱。治法方药：益气活血，化瘀通络。补阳还五汤加减：黄芪 50 g，当归 12 g，赤芍 10 g，地龙、桃仁、红花、全蝎各 10 g，甘草 6 g。④风痰阻络证。证候特点：半身不遂，语言不利或不语，肢体麻木，舌淡而黯，苔白腻，脉弦滑。治法方药：化痰通络。半夏白术天麻汤加减：半夏 10 g，白术 12 g，天麻 12 g，地龙 12 g，全蝎 6 g，蜈蚣 2 条，菖蒲 12 g。有热者加黄芩、山栀子；眩晕加菊花、夏枯草；血瘀者加桃仁、红花。

（3）后遗症期：可参考短暂脑缺血发作的辨证论治。

2.针灸

（1）急性期对症处理。①头痛：选太阳、头维、风池、列缺、合谷、百会等穴。②头晕、眩晕：选列缺、合谷、三阴交、风池、内关等穴。③呕吐：选中脘、足三里、合谷等穴。

（2）恢复期及后遗症期：参考脑梗死的针灸治疗。

3.单方验方及中成药

（1）安宫牛黄丸：有清热豁痰开窍功效，用于痰热闭证，神昏发热烦躁。每服 1 丸（3 g），每天 1～2 次。

（2）苏合香丸：有芳香化痰开窍功效，用于湿痰内闭证，神昏肢冷静卧。每服 1 丸，每天 1～2 次。

（3）至宝丹：有化痰熄风开窍功效，用于风痰内闭证，神昏烦躁抽搐。每服 1 丸，每天 1～2 次。

（4）醒脑静脉滴注射液：化痰开窍，主要用于中风闭证，有一定促醒作用。每次 40 mL 加入 5％葡萄糖注射液 250～500 mL 中，静脉滴注，每天 1～2 次。

（5）清开灵注射液：清热开窍，主要用于中风闭证或并发热者。每次 40～60 mL 加入 5％葡萄糖生理盐水注射液 500 mL 中，静脉滴注，每天 1～2 次。

（6）参附注射液：有回阳救逆、益气固脱作用，用于中风脱证。急救处理可用 20 mL 加 10％葡萄糖注射液 40 mL 静脉推注；一般可用 40 mL 加入 10％葡萄糖注射液 250 mL 中，缓慢静脉滴注。每天 1～2 次。

（胡采兴）

第二节　短暂性脑缺血发作

短暂性脑缺血发作（TIA）是颈动脉或椎-基底动脉系统的短暂性血液供应不足，临床表现为突然发生的、几分钟至几小时的局灶性神经功能缺失，多在 24 小时以内完全恢复，但可有反复发作。很早就有学者注意到这种短暂的、可逆的、反复的急性脑缺血发作，并称之为大脑的“间歇性跛行”。其重要临床意义、发病原理和防治方法已经引起广泛的重视。在防治急性脑血管病工作中，及早诊断和正确处理短暂脑缺血发作已被普遍认为是一个重要环节。已有这种发作时，如未经适当的治疗而任其自然发展，则约有 1/3 的患者在数年之内有发生完全性脑梗死的可能，约有 1/3 经历长期的反复发作而损害脑的功能，亦有 1/3 可能出现自然的缓解。多见于 50 岁以上的中老年人。

TIA 相当于中医学的“眩晕”“头痛”“目眩”“中风先兆”等病证。

一、病因及发病机制

(一)西医学认识

TIA 是一种多病因的综合征,高血压、动脉硬化、心脏疾病是本病的主要因素。其发病机制目前有多种学说。

1.微血栓学说

颈动脉和椎-基底动脉系统动脉硬化狭窄处的附壁血栓、硬化斑块及其中的血液分解物、血小板聚集物等游离后脱落形成的微小栓子,经血液循环阻塞脑部小动脉,而造成一过性神经功能缺失发作。当栓子碎裂并向远端移动时,缺血症状消失。因脑动脉血流有一定的方向性,脱落的微栓子总是沿着一定方向进入同一动脉,故反复出现同一部位的短暂性脑缺血发作。

2.脑血管痉挛

颈内动脉或椎-基底动脉系统的动脉硬化斑块使血管腔狭窄和出现血流涡流。当涡流加速时,刺激血管壁致血管痉挛而出现短暂性脑缺血发作,旋涡减速时症状消失。但一些学者认为由于脑血管结构的特殊性,不易发生痉挛。不过多数学者认为血管痉挛无疑可以发生于颈内动脉与脑底动脉环,脑血管造影可见大动脉痉挛;蛛网膜下腔出血可引起广泛的和局灶性脑血管痉挛;脑部手术时对脑的大动脉进行操作时,可见动脉的管径显著变细。因此在持续的高血压、局部损伤或微粒子的刺激下也可引起脑动脉痉挛,导致短暂性脑缺血发作。

3.脑血流动力学改变

颈动脉和椎-基底动脉系统闭塞或狭窄时,如突发一过性血压过低和脑血流量减少可导致本病发生。血压回升,症状消失。如心律不齐、完全性房室传导阻滞、心肌病变、急性心肌梗死等均可因心排血量减少导致脑局部血流量的减少而发病。此外,直立性低血压引发椎-基底动脉 TIA 者亦不少见,尤多见于老年人。

4.颈部动脉受压

多见于椎-基底动脉系统。椎动脉因动脉硬化或先天性迂曲、过长而扭曲,或颈椎骨刺增生压迫椎动脉,当头颈过伸过仰或转向一侧时常可引起本病发作。

5.脑内、外盗血

常见于椎-基底动脉系统。当无名动脉或锁骨下动脉在其发出椎动脉之前管腔狭窄或闭塞致使该侧上肢动脉内压力降低,活动时颅内血液经椎动脉倒流入该侧锁骨下动脉(锁骨下动脉盗血),而引发椎-基底动脉缺血症状。

6.其他

如血管壁发育异常、系统性红斑狼疮、脑动脉纤维肌层发育不良、烟雾病、血液成分异常(如高凝状态、严重贫血、真性红细胞增多症)等。

尽管有以上多种学说,但无一能解释所有病例的发病,可能与不同疾病有不同发病机制或多种促发因素的组合有关。

(二)中医学认识

本病中医认识可参考“动脉硬化症”,而本病临床有“一过性”的特点,其表现近似于中医学的“中风先兆”,也有称之为“小中风”。如《医林改错》所载:“有云偶尔一阵头晕者,有头无故一阵发沉者，有耳内无故一阵风响者，有耳内无故一阵蝉鸣者，有下眼皮长跳动者，有一只眼渐渐小者，有无故一阵眼睛发直者，有眼前长见旋风者，有长向鼻中攒冷气者，有上嘴唇一阵跳动者，有上下嘴唇相凑发紧者，有睡卧口流涎沫者，有平素聪明忽然无记性者，有忽然说话少、有头无尾语无伦次者……有胳膊无故发麻者，有腿无故发麻者……有肌肉无故跳动者，有手指甲缝一阵阵出冷气者，有脚趾甲缝一阵阵出冷气者，有两腿膝缝出冷气者，有脚孤拐骨一阵阵发软向外棱倒者，有腿无故抽筋者，有脚趾无故抽筋者，有行走两腿如拌蒜者，有心口一阵发空气不接者，有心口一阵发慌者，有头项无故一阵发直者，有睡卧自觉身子沉者……"以上描述与 TIA 的临床表现十分接近，其病因病机主要有以下几方面。

1.肝阳偏亢

患者素体阴虚，中年以后，肝肾亏虚，水不涵木，加上情志失调，风阳内生，上扰于脑则发为眩晕；若夹痰浊瘀血，横窜经络，则见偏瘫、失语。

2.痰浊内生

素嗜肥甘，或烟酒无度，饥饱劳倦，伤于脾胃，以致水谷不化精微，聚湿成痰，清阳不升，浊阴不降，而见肢体麻痹、偏瘫失语等。

3.瘀血停滞

素体气血亏虚，气血运行不畅，瘀血停滞；或脉络空虚，风邪乘虚入中经络，气血痹阻，肌肉筋脉失于濡养，故发为本病。

二、临床表现

(一)临床特点

(1)多见于 60 岁以上的老年人，男多于女。

(2)发作历时短暂，持续数秒至 24 小时，一般常为 5～20 分钟。

(3)症状完全恢复，一般不留任何神经功能障碍。

(4)反复发作，1 周发作数次或数月发作 1 次。

每次发作出现的局灶性症状及其严重性，取决于受损的血管及受损程度。

(二)临床类型

按缺血部位可分为颈动脉系统 TIA 和椎-基底动脉系统 TIA。

1.颈动脉系统缺血性发作

较少见，持续时间较长，易引起完全性卒中，以发作性偏瘫或单肢轻瘫最常见。如属大脑前动脉 TIA，病灶对侧肢体瘫，下肢重，上肢轻；如系大脑中动脉，病灶对侧肢体瘫，上肢重，下肢轻；如属颈内动脉 TIA，对侧上下肢瘫痪程度相同，伴有特征性同侧眼球失明和 Horner 征，有时可伴有偏身感觉障碍或偏盲。主侧半球病变常引起失语、失读、失写及失算等。

2.椎-基底动脉系统发作

较多见，发作较频，持续时间较短。主要表现为脑干、小脑、枕叶、颞叶及脊髓近端缺血症状。以眩晕、呕吐、视物不清或变形、站立或步态不稳、眼震、视野缺损、复视、听力下降、延髓性麻痹、交叉性瘫、轻偏瘫、四肢瘫等症状最常见。少数有猝倒发作，常在迅速转头时突然出现双下肢无力而倒地，意识清楚，常在极短时间内自行起立。此种发作可能是双侧脑干内网状结构缺血使机体肌张力突然减低所致。

三、实验室检查

颈动脉椎动脉颅外段多普勒超声和造影检查可发现血管狭窄或不全闭塞，和/或血流量下降；眼震电图描记椎动脉 TIA，在头部过伸转颈后，可有眼震；视觉和脑干听觉诱发电位可见异常；脑电图和血流图波幅可下降。上述检查有助于寻找病因及确诊。

四、诊断与鉴别诊断

(一)诊断要点

由于 TIA 发作持续时间短，多数患者就诊时已无症状和体征，诊断主要依据病史。其要点如下：①患有高血压、动脉粥样硬化、心脏病、严重颈椎病等卒中危险因素的中老年患者；②有典型的颈动脉或椎动脉供血不足的症状或两组以上症状的合并出现；③发作的突发性、反复性、短暂性和刻板性等特点；④辅助检查提示动脉硬化、心电图异常、严重颈椎病或锁骨下动脉杂音，特别是多种结果阳性时，支持 TIA 诊断；⑤必要时行颅脑 CT 或 MRI、MRA 及 DSA 检查协助诊断。

(二)诊断标准

1995 年中华医学会第四次全国脑血管病学术会议短暂脑缺血发作诊断要点。

(1)为短暂的、可逆的、局部的脑血液循环障碍，可反复发作，少者 1～2 次，多至数十次，多与动脉粥样硬化有关，也可以是脑梗死的前驱症状。

(2)可表现为颈内动脉系统和/或椎-基底动脉系统的症状和体征。

(3)每次发作持续时间通常在数分钟至 1 小时，症状和体征应该在 24 小时内完全消失。

(三)鉴别诊断

1.局灶性癫痫

各种类型局灶性癫痫发作的表现与 TIA 有相似性，如癫痫感觉性发作或运动性发作易与 TIA 混淆。无张力性癫痫发作与猝倒发作相似。较可靠的是进行 24 小时脑电 Holter 监测，如有局灶性癫痫放电则可确诊为癫痫，如无异常则考虑为 TIA 的可能。CT 或 MRI 检查发现脑内有局灶性非梗死性病灶，也可考虑为癫痫。

2.梅尼埃病

眩晕发作持续时间较长(可达 2～3 天)，伴有耳鸣，多次发作后听力减退，且无其他神经系统定位体征。

3.晕厥

病前多有眼发黑、头昏和站立不稳，伴有面色苍白、出冷汗、脉细和血压下降，一过性意识障碍，但倒地后很快恢复，且无神经定位体征。多于直立位发生。

4.偏头痛

多起病于青春期，常有家族史，发作以偏侧头痛、呕吐等自主神经症状为主，较少出现局灶性神经功能丧失，发作时间也较长。

五、治疗

(一)西医治疗

无论何种因素所致 TIA 都应看作是发生完全性卒中的重要危险因素，尤其是短时间内反复多次发作者。本病可自行缓解，治疗着重于预防复发。

1.病因治疗

查找原因和进行积极治疗，尤应加强对动脉粥样硬化等的防治。

2.药物治疗

(1)脑血管扩张剂及扩容剂：早期使用可明显减少和终止 TIA 临床发作。可选用倍他啶 20 mg加入 5%葡萄糖注射液 500 mL，或右旋糖酐-40 或 706 羧甲淀粉 500 mL 静脉滴注。曲克芦丁、氟桂利嗪等也有一定效果。

(2)抗血小板聚集剂：可减少微栓子的发生。如无溃疡病或出血性疾病者常用阿司匹林治疗，每天 50～300 mg 不等，多数认为以较小剂量为宜，若长期服用剂量还可减少。双嘧达莫(25 mg每天 3 次)与阿司匹林合用可起协同作用，且可减少阿司匹林剂量。如患者不宜用阿司匹林或服用阿司匹林疗效不理想者，可改用噻氯吡啶(200～250 mg 每天 1～2 次)或力克栓(250 mg，每天 1 次)，治疗中需注意加强对出血等毒副作用的防治。

(3)抗凝治疗：对发作频繁、病情严重和逐次加重，且无明显抗凝治疗禁忌者，及早进行抗凝治疗，对减少发作和预防脑梗死均有积极意义。常用肝素 12 500 U 加入 5%葡萄糖生理盐水中缓慢静脉滴注，同时第 1 天可口服双香豆素乙酯 300 mg 或双香豆素 100～200 mg 或华法林 4～6 mg。每天检查凝血酶原时间及活动度，待稳定后每周测 1 次，以调整口服药量，要求静脉凝血时间维持在 20～30 分钟，凝血酶原活动度在 15%～25%。以后维持量为双香豆素乙酯 150～225 mg，双香豆素 25～75 mg 或华法林 2～4 mg。治疗期间应注意防治出血并发症。停药应逐渐减量，以免发生“回跳作用”。由于此治疗难以控制药量，且出血并发症多，目前国内较少采用。

藻酸双酯钠是一种新型类肝素类药物，能使纤维蛋白原和因子Ⅷ相关抗原降低，使凝血酶原时间延长，有抗凝、溶栓、降脂、降黏的作用。可口服或静脉滴注，口服 50～100 mg，1 天 3 次；静脉滴注 2～4 mg 加 10%葡萄糖注射液 500 mL，每分钟 20～30 滴，10 天为 1 个疗程，可连用 2～3 个疗程。

(4)钙拮抗剂：能选择性地作用于脑血管平滑肌的钙通道，阻止钙离子由细胞外流入细胞内，具有防止脑动脉痉挛、扩张血管、增加脑血流和维持红细胞变形能力等作用。一般多选用氟桂利嗪 5～10 mg，每天 1 次。

(5)其他：如体外反搏、紫外线光量子疗法和血液稀释方法也可选用。

3.外科手术治疗

经血管造影证实颈部大动脉有明显狭窄或闭塞病变，药物疗效差，患者一般情况允许，且有条件者可考虑颈内动脉内膜剥离术、支架放置术或颅内颅外血管吻合术，对消除微栓塞、改善脑血流量和建立侧支循环均有一定疗效。由于并非根治方法，且手术指征及效果尚未肯定，国内尚较少采用。

4.预后及预防

就本次 TIA 而言，可完全恢复正常；但对频繁的 TIA 如不积极适当治疗而任其自然发展，约 1/3 患者在数年内将发展为完全性脑梗死(颈动脉系统 TIA 的发作频率比椎-基底动脉系统 TIA 低，但发生脑梗死的机会却较高)，1/3 患者经历长期、反复发作后可导致严重的脑功能损害，另 1/3 患者可能出现自然缓解。

预防关键在于查找病因，对高血压、动脉硬化、心脏疾病等致本病的主要危险因素进行治疗，防止复发。

(二)中医治疗

1.辨证论治

(1)风邪侵袭证。证候特点:眩晕肢麻,步态不稳,或一过性偏瘫,言语不清或失语。口眼歪斜,或兼见恶寒发热,肢体拘急,舌质淡苔薄白,脉浮弦或弦细。治法方药:养血活血,祛风通络。防风汤加减:秦艽、羌活、当归、白僵蚕、白芍、独活各 12 g,防风、白芷、川芎各 10 g,生地、茯苓各 15 g,丹参、桑枝各 30 g。兼内热者加生石膏、黄芩。

(2)风痰上扰证。证候特点:头晕目眩,半身不遂,语言不利,伴胸闷、头重、肢麻、恶心,舌苔白腻,脉弦滑。治法方药:豁痰熄风。半夏白术天麻汤:半夏、天麻、陈皮各 10 g,白术、地龙、茯苓、胆南星、石菖蒲各 12 g,钩藤 15 g,葛根 30 g。痰郁化火者加竹茹、黄芩、天竺黄。

(3)肝阳上亢证。证候特点:头晕头痛,面红目赤,语言艰涩,口眼歪斜,肢体颤动,半身不遂,伴烦躁易怒,便干尿赤,舌红苔黄,脉弦数。治法方药:平肝熄风通络。天麻钩藤饮加减:天麻 10 g,钩藤 20 g,生石决明 30 g(先煎),黄芩 12 g,栀子 12 g,夏枯草 15 g,桑寄生 12 g,川牛膝 15 g,全蝎 6 g,僵蚕 10 g。

(4)气虚血瘀证。证候特点:气短乏力,肢麻无力,或有轻度半身不遂,构音不清,口眼歪斜,舌质紫黯或舌淡有瘀斑、苔薄白,脉弦细。治法方药:益气活血。补阳还五汤加减:生黄芪 30 g,当归尾、川芎、赤芍、桂枝、川牛膝、菖蒲各 12 g,地龙、桃仁、红花各 10 g,全蝎 3 g。

(5)肝肾阴虚证。证候特点:头晕头痛,口干耳鸣,腰膝酸软,少寐多梦,肢体麻木,半身不遂,口眼歪斜,失语,舌红少苔,脉细数或弦数。治法方药:滋养肝肾,活血通络。建瓴汤加减:牛膝 12 g,山药 12 g,赭石 15 g,龙骨 12 g,牡蛎 20 g,柏子仁 12 g,白芍 15 g。失眠加夜交藤、酸枣仁;心悸气短加龙齿、远志、鸡血藤;食欲缺乏加神曲、麦芽。

2.针灸

(1)体针:取百会、风池、合谷、曲池、三阴交、阳陵泉、太冲等穴。毫针泻法,每天 1 次。

(2)头针:常用的取穴方法包括按“头针刺激区”“头针穴名标准化方案”及选用传统经穴等不同的方法进行取穴。

3.单方验方及中成药

(1)醒脑静脉滴注射液:具有清热化痰、活血开窍之功。一般用量每次 10~20 mL,加入 5% 葡萄糖注射液或生理盐水 250~500 mL 中静脉滴注,每天 1 次。7~14 天为 1 个疗程。

(2)复方丹参注射液:具有活血化瘀作用。一般用量为每次 20~30 mL,加入 5% 葡萄糖注射液或生理盐水 250~500 mL 中静脉滴注,每天 1 次,7~14 天 1 个疗程。

(3)川芎嗪注射液:可扩张血管,改善血液循环。一般用量为每次 20~40 mg,加入 5% 葡萄糖注射液或生理盐水 250 mL 中静脉滴注。每天 1 次,7~10 天 1 个疗程。

(4)消栓通络片:具有益气活血通络的功效。一般口服量 6~8 片/次,日 2~3 次。

(5)华佗再造丸:具有活血通络的功效。有预防中风的作用。一般每次 6~12 g,日 2~3 次。热象明显者少服。

(6)天麻丸:适用于肝肾阴虚,浮阳上越。每次口服 1 丸,每天 3 次。

(7)二十五味珍珠丸:适用于血瘀阻络证。每粒 0.25 g,每次 1 g,每天 1 次。

(三)中西医结合治疗及进展

由于 TIA 的诊断存在一些问题,2000 年在美国成立的 TIA 工作组讨论和修改了现有的 TIA 定义。2002 年提出了新的 TIA 定义,并在杂志上展开讨论。2004 年 6 月第 5 届世界脑卒中会议上，TIA工作组提出，TIA是短暂发作的神经功能障碍，由局灶性脑和视网膜缺血引起，典型的TIA临床症状持续不超过1小时，并且没有脑梗死依据。该定义的特点在于诊断TIA主要根据脑组织是短暂缺血还是已发展为梗死。典型的TIA临床症状持续不超过1小时，符合大多数患者的临床表现和脑缺血的病理过程。少数患者症状持续2小时，若影像学检查无梗死病灶，仍可诊断TIA。

根据TIA新定义的基本观点，对TIA患者应尽早做诊断检查和开始治疗，TIA和脑梗死都是脑缺血的严重状态，二者都象征着已经发生和即将发生残疾甚至死亡。而现有的TIA定义将症状持续24小时为标准就有可能造成诊断和治疗的延误。第1次TIA发生后，有10%～20%患者在90天内发生脑卒中，其中50%发生在TIA后24～48小时内，因而，TIA与脑梗死均属急症，需急诊检查和治疗。

诊断性检查方面，强调应尽早做神经影像学检查和脑动脉超声检查。在TIA治疗方面，发作期治疗和急性脑梗死相同，包括可选用溶栓治疗，TIA后开始脑卒中二级预防。对造影证实有颅外段颈动脉重度狭窄(狭窄70%以上)患者可做血管内膜切除术(CEA)。颈内动脉内支架血管成形术操作较CEA简便，支架置入后血流可恢复。目前已开展椎动脉和大脑中动脉起始部支架置入治疗，但其远期疗效尚待观察。

对TIA患者必须治疗高血压、心脏病、糖尿病和高脂血症等常见的伴随疾病，这些疾病是TIA和脑梗死发病的重要危险因素。

总之，尽管新的TIA定义尚未纳入正式疾病分类中，也有对新的定义持不同意见者。但现有的TIA定义确实已过时，对TIA患者应急诊诊断和治疗，TIA后需长期预防脑卒中的治疗已成为越来越多的神经科和内科医师的共识。

中医学活血化瘀疗法在TIA的临床防治研究中，特别是在长期预防脑卒中的治疗中，得到中、西医同行的认同。研究表明，蒲黄有抗血小板聚集作用，丹参可抑制ADP和肾上腺素诱导的血小板聚集。近年来实验研究证明丹参、蒲黄、当归、血竭、葛根、益母草、水蛭、大黄、牛膝等大量中药都有明显的抗血小板聚集作用，应用抗血小板聚集的单味中药、复方药、中成药、注射制剂对TIA有明显的治疗和预防效果。

根据TIA的重新定义，更有理由尽早就开始应用中医活血化瘀法对TIA的治疗。这一法则在TIA中应用的意义，不仅是对TIA本身的治疗，而是对脑卒中，特别是缺血性中风的治疗、预防和降低致残程度等方面，都具有积极的意义。临床的应用证明，活血化瘀中药应用前景广阔，特别是对于TIA后长期的预防性治疗中，中医的活血化瘀法应发挥出其独有的优势。TIA在这一理论的指导下，将会挖掘出更多的有效药物预防TIA的复发和脑血栓的发生。

(王学斌)

第三节 脑 梗 死

脑梗死亦称脑血栓形成，约占脑血管病总数的62%，常见于55岁以上的中老年人。本病大多起病缓慢，部分病前有反复发作短暂神经功能障碍的表现，如眩晕、单眼失明、偏身麻木无力、失语等。于夜间睡眠和休息时发病较多，故多在清晨发现偏瘫等症状。

脑梗死相当于中医文献记载的“偏枯”“偏风”“风痱”“半身不遂”和“但臂不遂”等。

一、病因及发病机制

(一)西医学认识

最常见的病因为动脉粥样硬化。由于动脉粥样硬化斑破裂或形成溃疡,血小板、血液中其他有形成分及纤维黏附于受损的粗糙的内膜上,形成附壁血栓,在血压下降、血流缓慢、血流量减少、血液黏度增加和血管痉挛等情况影响下,血栓逐渐增大,最后导致动脉完全闭塞。糖尿病、高脂血症和高血压等可加速脑动脉粥样硬化的发展。脑血栓形成的好发部位为颈总动脉,颈内动脉、基底动脉下段、椎动脉上段,椎-基底动脉交界处,大脑中动脉主干,大脑后动脉和大脑前动脉等。其他病因有非特异性动脉炎、钩端螺旋体病、动脉瘤、胶原性病、真性红细胞增多症和头颈部外伤等。

(二)中医学认识

本病多因于积损正衰,脏腑功能失调,或气血素虚,加之劳倦内伤,忧思恼怒,饮食不节等而致瘀血阻滞,痰浊内蕴,导致脑脉痹阻,引起昏仆不遂,发为中风。其病位在脑,与心、肾、肝、脾密切相关。其病机概而论之有虚、火、风、痰、瘀,诸种因素在一定条件下相互影响,相互作用。病变多为本虚标实,上盛下虚。在本为肝肾阴虚,气血衰少;在标为风火互动,痰瘀互结。基本病机为气虚血瘀,阻滞脑窍。

二、临床表现

常见于 50 岁以上和具有动脉粥样硬化的中老年人,多在睡眠中或休息时或血压偏低时发病,病情进展较缓慢,常有头昏、眩晕、一侧肢体麻木或力弱等前驱症状。神志大多清楚,局灶症状较全脑症状明显。

(一)不同动脉闭塞时的临床症状

1.颈内动脉系统

(1)颈内动脉系统:以偏瘫、偏身感觉障碍、偏盲三偏征和精神症状为多见,主侧半球病变尚有不同程度的失语、失用和失认,还出现病灶侧的原发性视神经萎缩,出现特征性的病侧眼失明伴对侧偏瘫称黑蒙交叉性麻痹、Horner 征、动眼神经麻痹和视网膜动脉压下降。如颅外段动脉闭塞时,颈动脉可有触痛,呈条索状,搏动减退或消失,颈部可听到异常血管杂音。如侧支循环良好,临床上可不出现症状。多普勒超声扫描除可发现颈动脉狭窄或闭塞外,还可见到颞浅动脉血流量呈逆向运动。

(2)大脑中动脉:最为常见。主干闭塞时有三偏征,主侧半球病变时尚有失语。中动脉表浅分支前中央动脉闭塞时可有对侧面、舌肌无力,主侧受累时可有运动性失语;中央动脉闭塞时可出现对侧上肢单瘫或不完全性偏瘫和轻度感觉障碍,顶后、角回或颞后感觉性失语和失用。豆纹动脉外侧支闭塞时可有对侧偏瘫。

(3)大脑前动脉:由于前交通动脉提供侧支循环,近端阻塞时可无症状;周围支受累时,常侵犯额叶内侧面,瘫痪以下肢为重,可伴有下肢的皮质性感觉障碍及排尿障碍;深穿支阻塞,影响内囊前支,常出现对侧中枢性面舌瘫及上肢轻瘫。双侧大脑前动脉闭塞时可出现精神症状伴有双侧瘫痪。

2.椎-基底动脉系统

(1)小脑后下动脉综合征:引起延髓背外侧部梗死,出现眩晕、眼球震颤,病灶侧舌咽、迷走神经麻痹,小脑性共济失调及Horner征,病灶侧面部对侧躯体、肢体感觉减退或消失。

(2)旁正中央动脉:甚罕见,病灶侧舌肌麻痹对侧偏瘫。

(3)小脑前下动脉:眩晕、眼球震颤,两眼球向病灶对侧凝视,病灶侧耳鸣、耳聋,Horner征及小脑性共济失调,病灶侧面部和对侧肢体感觉减退或消失。

(4)基底动脉:高热、昏迷、针尖样瞳孔、四肢软瘫及延髓麻痹。急性完全性闭塞时可迅速危及患者生命,个别患者表现为闭锁综合征。

(5)大脑后动脉:表现为枕顶叶综合征,以偏盲和一过性视力障碍如黑蒙等多见,此外还可有体象障碍、失认、失用等。如侵及深穿支可伴有丘脑综合征,有偏身感觉障碍及感觉异常,以及锥体外系等症状。

(6)基底动脉供应脑桥分支:可出现下列综合征。①脑桥旁正中综合征:病灶侧外展不能,两眼球向病灶对侧凝视,对侧偏瘫。②脑桥腹外综合征:病灶侧周围性面瘫及外直肌麻痹,伴病灶对侧偏瘫,可有两眼向病灶侧凝视不能。③脑桥被盖综合征:病灶侧有不自主运动及小脑体征,对侧肢体轻瘫及感觉障碍,眼球向病灶侧凝视不能。

(二)临床类型

1.可逆型

患者脑缺血症状超过24小时,常伴有脑梗死存在,但尚未导致不可逆的神经功能损害,或因侧支循环代偿及时而完善,或栓子溶解,患者的症状和体征一般在24~72小时内恢复,最长可持续3周而完全缓解,不留后遗症。实际上是一种较轻的脑梗死,又称可逆性缺血性神经功能缺损。

2.进展型

局灶性脑缺血症状和体征由轻变重,迅速进展,持续6小时至数天直到患者完全偏瘫和意识障碍。如起病2周后症状和体征仍缓慢进展,类似颅内占位性病变,又称肿瘤型。常与全身或局部因素所致的脑灌注血流量减少,侧支循环代偿不良,血栓向近心端逐渐扩展等有关。

3.完全型

起病突然,病情在6小时内即达到高峰,如颈内动脉或中动脉主干等较大动脉的急性血栓。常为完全性偏瘫,伴癫痫发作,有意识障碍或很快进入昏迷,或出现病灶侧颞叶钩回疝,又称暴发型(约占30%)。

4.普通型

占大多数,局灶性症状多在数小时或3~5天内达高峰,以后不再发展。如侧支循环建立较好,梗死区周围水肿消退,症状可渐减轻。

三、实验室检查

(一)脑脊液

如梗死小,位置深,未波及脑(室)膜时,脑脊液大多正常;如梗死面积大,脑水肿明显者,压力可增高。少数出血性梗死可出现血性脑脊液或黄变症,白细胞和蛋白可轻度增高。脑脊液细胞学检查可见红细胞和红细胞吞噬细胞,早期可见以中性粒细胞为主的细胞计数增高,1周后代之以单核样吞噬细胞反应,2~3周恢复正常。

(二)脑影像学检查

发病当天,特别是6小时以内脑CT检查多正常;24～48小时后,可逐渐显示出梗死区低密度病灶,边界不清;在72小时后绝大多数能显示出大脑半球的梗死灶,其表现为低密度影;梗死面积大者可伴明显占位效应,如同侧脑室受压和中线向对侧移位。此种改变一般持续1～2周。在第2～3周时,由于梗死的脑组织出现渗血现象,而出现病灶为等密度;在第7周后,较大的梗死灶显示永久性的低密度影,边界清楚,无占位效应及增强现象。CT扫描对脑梗死的检出率为70%,30%的阴性是因为病灶过小,病灶位于小脑或脑干,或发病后24小时内病灶未显示出来之故。

在发病12小时左右,MRI即可显示出病灶区的中长 T_1 和 T_2 高信号;24小时后可清楚地显示病灶及周围水肿区的长 T_1 和 T_2 信号。大面积梗死者表现为明显的占位效应。如伴出血者,可在长 T_1 和 T_2 信号中混杂有短 T_1 和 T_2 信号。MRI对脑梗死的检出率高达95%,优于CT扫描,例如能检查出大脑半球更小的病灶,小脑和脑干病灶及其较早期病灶。对诊断和鉴别出血性和缺血性脑血管病有决定意义。

脑血管造影可显示血栓形成的部位、程度及侧支循环情况。

(三)颈部超声

三维B超可协助发现颈动脉粥样硬化斑块的大小、厚度、有否管腔狭窄及其严重程度,特别对颈动脉血栓形成有较大帮助。

(四)正电子发射计算机断层扫描

正电子发射计算机断层扫描(PET)不仅能测定脑血流量,还能测定脑梗死部位的葡萄糖代谢及氧代谢的减低或消失。

四、诊断与鉴别诊断

(一)诊断

根据下述要点,常可作出诊断:①中老年人。②多在安静状态下发病,常在睡眠后出现症状。③症状多在几小时或几天内逐渐加重。④意识多清楚,而偏瘫、失语等局灶性神经体征明显。⑤脑脊液一般不含血。⑥CT扫描早期多正常,24～48小时后出现低密度灶;MRI早期即可发现梗死灶。⑦眼底及颅外颈动脉硬化明显。⑧明显的动脉粥样硬化、糖尿病、高脂血症、短暂脑缺血发作及脑卒中等既往史。

(二)鉴别诊断

1.脑出血

发病更急,常有头痛、呕吐等颅压增高症状及不同程度的意识障碍,血压增高明显。困难者可借助CT检查协助鉴别。

2.脑栓塞

发病更急骤,一般缺血范围较广泛,症状较重,常有心房纤颤、细菌性心内膜炎等心脏病或其他容易产生栓子来源的病史。

3.颅内占位性病变

少数脑瘤、脑脓肿、硬膜下血肿等可突然起病,出现与脑血栓相似的偏瘫等局灶性神经功能缺失症状,但其颅压增高明显,病程呈进展性。脑脓肿患者可发现原发感染灶和初期感染史;硬膜下血肿有颅脑外伤史,偏瘫轻,意识障碍重。必要时可做腰穿、CT等检查以资鉴别。

五、治疗

(一)西医治疗

1.急性期

以尽早改善脑缺血区的血液循环,促进神经功能恢复为原则。

(1)缓解脑水肿:梗死区较大严重患者,可使用脱水剂或利尿剂,但量不宜过大,时间不宜过长,以防脱水过度导致血容量不足和电解质紊乱等。

(2)改善微循环:可用右旋糖酐-40,能降低血黏度和改善微循环。500 mL 静脉滴注每天1次,8～10 天为1个疗程。也可以用706 羧甲淀粉用法相同。

(3)稀释血液。①等容量血液稀释疗法:通过静脉放血,同时予置换等量液体。②高容量血液稀释疗法:静脉注射不含血液的液体以达到扩容目的。

(4)溶栓。①链激酶:初次剂量为50万～100万单位加入生理盐水100 mL内,静脉半小时滴完。维持量为60万单位溶于葡萄糖注射液250～500 mL内,静脉6小时滴完,一天4次,24小时内维持用药,直到病情不再发展为止,但一般不超过7天。②尿激酶10万～30万单位溶入5%葡萄糖注射液500 mL中静脉滴注,每天1次,连续5～10天;东菱克栓酶10 U溶于250 mL生理盐水中缓慢静脉滴注(1小时以上),以后5 U隔天1次,共2次。用药期注意出血倾向,有出血素质、低纤维蛋白原血症、败血症、空洞型肺结核、严重肝病、心内膜炎及近期内有出血者忌用。应用链激酶时应做过敏试验。

(5)抗凝:用以防止血栓扩延和新的血栓发生。用药期间也须严密注意出血倾向,出血性疾病、活动性溃疡、严重肝肾疾病、感染性血栓及高龄者忌用。①肝素:12 500～25 000 U,溶于10%葡萄糖注射液500～1 000 mL内,静脉滴注1～2天,以后口服噻氯匹定250 mg/d以维持疗效。②低分子肝素3 750 IU腹或臂深部皮下注射,每天1次,亦可起到抗凝作用,不影响凝血机制,且无须进行凝血方面的监测而较安全。③醋硝香豆素:口服,第1天20 mg,第2天16 mg,以后用4～8 mg/d维持量。此外,临床上还有用蛇毒制剂、藻酸双酯钠等。

(6)扩张血管:一般认为血管扩张剂效果不肯定,对有颅内压增高的严重患者,有时可加重病情,故早期多不主张使用。常用的药物有盐酸罂粟碱30～90 mg加入右旋糖酐-40 250～500 mL中静脉滴注,每天1次,共2周;以及盐酸倍他啶、脑络通、复方丹参等药。也可使用钙拮抗剂,以防止继发性血管痉挛,如尼莫地平40 mg,3次/天;氟桂利嗪5～10 mg,每晚1次。

(7)脑保护剂:旨在阻断缺氧后的细胞坏死,延长细胞生存能力,缩小梗死体积,延长治疗时间窗,促进后期神经元功能的恢复,已广泛适用于脑梗死患者。常用制剂如下:①氟桂利嗪5～10 mg,日1次;②脑活素20～30 mL加入200 mL生理盐水中静脉滴注,每天1次,15天为1个疗程;③胞磷胆碱500 mg加入200 mL生理盐水中静脉滴注,每天1次,连续4～6周;④自由基清除剂如维生素E、维生素C和银杏叶制剂等具有降低自由基、提高超氧化物歧化酶的作用,亦可选用。⑤三磷酸腺苷、细胞色素C、辅酶A、吡拉西坦、培能、都可喜、活血素等亦可据情选用。

除上述治疗外,本病还可使用高压氧疗法、体外反搏疗法和光量子血液疗法等。后者将自体血液100～200 mL经过紫外线照射和充氧后回输给自身,每5～7天1次,5～7次为1个疗程。

在治疗过程中,将血压维持适当水平,不宜偏低。对瘫痪肢体,应早期进行被动活动及按摩,以促进功能恢复,并防止肢体挛缩畸形。

2.恢复期

一旦病情稳定,即应尽早进行运动康复治疗。对瘫痪肢体早期进行按摩及被动运动,开始有主动运动时即按康复要求按阶段进行训练,以促进功能恢复和防止肢体误用或废用所致的挛缩畸形、肌肉萎缩和骨质疏松。对失语者应同时进行语言功能训练。同时配合相应的药物、针灸、理疗和体疗等治疗。卒中后可发生抑郁而影响康复,此时可予心理治疗,并适当应用抗抑郁药。

此外,可长期服用抗血小板聚集剂,如双嘧达莫或阿司匹林等,有助于防止复发。

(二)中医治疗

1.辨证论治

(1)风痰阻络证。证候特点:半身不遂,口眼歪斜,舌强语謇,肢体麻木或手足拘急,头晕目眩,舌苔腻,脉弦滑。治法方药:化痰熄风。导痰汤合牵正散加减:半夏 10 g,南星 10 g,枳实 10 g,茯苓 12 g,橘红 6 g,甘草 3 g,白附子 10 g,僵蚕 10 g,全蝎 6 g,钩藤 15 g,天麻 10 g。风痰上扰加海蛤壳;语言不利加菖蒲、远志。

(2)气虚血瘀证。证候特点:半身不遂,肢体麻木或痿软,神疲乏力,气短懒言,语言謇涩,头晕头痛,舌淡嫩,脉弱而涩。治法方药:补气行瘀。补阳还五汤加减:黄芪 30 g,当归尾 12 g,赤芍 12 g,川芎 12 g,桃仁 10 g,红花 10 g,地龙 10 g,全蝎 6 g,牛膝 12 g,鸡血藤 30 g。言语謇涩加菖蒲、郁金;便溏去桃仁,加炒白术;便秘加火麻仁;手足肿胀加茯苓、桂枝。

(3)血虚动风证。证候特点:肌肤不仁,手足麻木,突然口眼歪斜,语言不利,口角流涎,半身不遂,舌淡,苔薄白,脉弦。治法方药:养血熄风。大秦艽汤加减:秦艽 10 g,当归 10 g,甘草 3 g,羌活 10 g,防风 10 g,白芷 6 g,熟地黄 15 g,茯苓 12 g,川芎 10 g,白芍药 15 g,独活 10 g,生地黄 15 g,白术 10 g。手足麻木甚加鸡血藤、蜈蚣;语言不利加菖蒲、郁金;手足颤动加珍珠母。

(4)阴虚动风证。证候特点:半身不遂,肢体麻木,舌强语謇,眩晕耳鸣,心烦失眠,手足拘急或蠕动,舌红苔少或光剥,脉细弦。治法方药:滋阴熄风。天麻钩藤饮加减:天麻 10 g,钩藤 15 g,石决明 30 g(先煎),山栀 12 g,黄芩 12 g,川牛膝 15 g,炒杜仲 12 g,益母草 12 g,丹参 30 g,川芎 12 g,桑寄生 30 g,夜交藤 30 g,桑枝 30 g。便结加玄参、生地、麻仁以养阴生津,润肠通便;肩关节痛加独活、青木香以通经活络止痛。

(5)大肠热结证。证候特点:突然半身不遂,口眼歪斜,语言謇涩,形体壮实,便秘腹胀,口干口苦,小便黄,舌红,苔黄干,脉沉弦。治法方药:清热攻下,平肝熄风。三化汤加减:大黄 10 g,枳实 10 g,厚朴 10 g,羌活 10 g,天麻 15 g,全蝎 10 g。面潮红目赤加夏枯草、石决明;舌嫩红而干加生地、玄参;痰涎壅盛加天麻、竹茹、南星。

(6)瘀阻脑络证。证候特点:舌强语謇,口眼歪斜,半身不遂,并见头部刺痛,头晕目眩,舌紫黯或有瘀点,脉弦或涩。治法方药:活血通络。通窍活血汤加减:赤芍药 15 g,川芎 10 g,桃仁 10 g,红花 10 g,大枣 6 g,白芷 10 g,全蝎 6 g,菖蒲 12 g。头痛甚加天麻、葛根;烦躁不安加生龙骨、生牡蛎。

2.针灸

(1)体针:取内关、神门、三阴交、天柱、尺泽、委中等穴。语謇加金津、玉液放血;口角流涎,配颊车透地仓,下关透迎香;上肢取肩髃、曲池、外关、合谷;下肢取环跳、阳陵泉、足三里、昆仑;血压高加内庭、太冲。

(2)耳针:取皮质下、脑点、心、肝、肾、神门及瘫痪相应部位,3~5 穴/次,中等刺激,15~30 分/次。

(3)头针疗法:取对侧运动区为主。

3.单方验方及中成药

(1)臭牡丹15 g,全蝎3 g,日1剂,水煎服。用于急性期辅助治疗,合并高血压者较佳。

(2)天保宁:是从银杏树的叶中提取的天然活性物质,国内外大量药理试验和临床观察都证实天保宁对缺血性脑血管病有良好的治疗效果。天保宁对缺血性脑血管病是一种安全有效的药物,对心、脑血管均有病变者更为合适。每次口服80 mg,每天3次,可连用3～6个月。

(3)华佗再造丸:适用于气虚血滞、脉络瘀阻,每次8 g,每天3次。

(4)复方丹参注射液:适用于气虚血滞、脉络瘀阻,每次8～16 mL加5%葡萄糖注射液500 mL,静脉滴注,每天1次。

(5)川芎嗪注射液:适用于气虚血滞、脉络瘀阻,每次40～80 mg加5%葡萄糖注射液500 mL,静脉滴注,每天1次。

(6)刺五加注射液:适用于各型脑梗死患者,每次40～80 mL加5%葡萄糖注射液500 mL,静脉滴注,每天1次。

(7)灯盏花素:适用于气虚血滞、脉络瘀阻,每次20～40 mg,每天3次,口服。或每次10～15 mg加5%葡萄糖生理盐水注射液500 mL,静脉滴注,每天1次。

(8)葛根素:主要成分为葛根素,纯度高达98%,是改善心脑循环,治疗心、脑缺血性疾病、视网膜动脉和静脉阻塞及突发性耳聋等病安全有效的药物。葛根素能够扩张冠状动脉和脑血管,对抗脑血管痉挛,增加血流量,显著改善缺血组织的血液供应,对心、脑微循环有良好的改善作用。每次400～600 mg加5%葡萄糖注射液500 mL静脉滴注,10～20天为1个疗程。

4.其他治疗

(1)推拿疗法:常用的推拿手法有推、拿、摩、揉、掐、搓、擦和捶拍等,同时可结合穴位推拿。应循序渐进,逐渐增加强度,尤其对于肢体强痉拘急者,动作要缓和,以免造成损伤。

(2)药浴疗法:中风后期出现手足肿胀、肢体疼痛等症,可用药浴治疗。选用川草乌、当归、川芎、红花、桑枝、鸡血藤、天仙藤、络石藤等活血化瘀、温经通络之品,局部熏洗,每天2～3次。

(三)中西医结合治疗及进展

近些年来,中药研制发展很快,从汤剂到中成药,现在有不少治疗脑血管病的静脉制剂,如刺五加注射液、葛根素注射液、复方丹参注射液等。中医药治疗急性期脑血管病取得了可喜的疗效,但还需要进一步验证。在脑血管病恢复期的患者,留下偏瘫、失语等后遗症状,中医除药物外,还有针灸、电针、推拿、按摩等非药物疗法。无论西医疗法或单纯中医疗法,都有一定的局限性,中西医结合各取所长,将会取得更好的效果。

有研究指出,人们认为缺血性中风,采用综合治疗比单项治疗效果好,但事实并非如此,实验证明综合治疗未能显著提高有效率。因此,繁多的联合治疗对本病似乎无必要。因此,在中西医结合治疗的方案,应该是以互补性作为首先考虑的重要因素,而不是疗法药物的重叠或相加。如中药活血化瘀药如何配合西药应用能加强疗效,中药的现代药理研究为我们更加科学地应用中药有一定的指导作用,大多活血化瘀中药均具有降低全血黏度、血浆黏度、纤维蛋白原和红细胞与血小板的聚集性,扩张脑血管、冠状动脉和周围血管,降低毛细血管通透性,改善微循环等作用,但缺乏针对性的靶向作用。有学者认为选用血管扩张药,特别是对椎-基底动脉系统及颈内动脉系统有明显的扩张作用的西药,与中药活血化瘀药物结合治疗,则疗效更加显著,起到药效的相加作用。又如,中医辨证气虚血瘀证患者,在益气活血治疗前提下,配用有特殊保护脑细胞的西药,加强能量合剂的应用,也有较好的相互促进、增强疗效的作用。

因此，中西药合用治疗脑血栓形成的效果优劣，取决于如何进行中、西药物的配伍，关键是要发挥中西药相互协同作用。

（王学斌）

第四节 帕金森病

帕金森病（PD）是一种常见于中老年的慢性、进展性中枢神经系统变性疾病。主要病变在大脑的黑质和纹状体。目前发病原因仍不明确。多在 60 岁以后发病。临床上表现为静止性震颤、肌张力增高、动作缓慢、姿势反射障碍四大症状。最早系统描述该病的是英国的内科医师 James Parkinson，当时称该病为“震颤麻痹”，旧的教科书中仍有使用这个名称。经对该病长期研究观察，发现除了震颤外，尚有肌肉僵直、写字越写越小等其他症状，并且四肢的肌肉的力量并没有受损，认为称“麻痹”并不合适，现多称为“帕金森病”。

中医学将该病归属“震掉”“振栗”“颤振”“痉病”和“肝风”等范畴中认识。

一、病因及发病机制

（一）西医学认识

PD 病因未明，一般认为是慢性神经系统退行性病变的结果，并与遗传因素有关。此病的病理基础是基底神经节内多巴胺系统损害，多巴胺的抑制作用减弱，引起运动障碍。PD 病因综合有以下学说。

1.遗传易感性（或易患性）

遗传因素在 PD 发病中的作用尚有争论，但较多研究资料提示 PD 的罹患有一定的家族倾向性。无论是帕金森病或是震颤其直系亲属中患病率明显高于非阳性家族史者。对此 Bal-beau 提出了“总体假说”设想，他认为对帕金森病的易感性是由遗传决定并反映在细胞水平上，包括内、外环境的改变，内、外源性神经毒素的侵入达到一定的量和质的时候，则会导致神经细胞变性死亡。对绝大多数患者来说，PD 可能是由遗传易患性与环境毒素暴露相互作用而引起的一种多因素疾病。

2.老化的加速

本病与年龄有关，随着年龄的增长，发病率也逐渐升高。正常人在 50 岁以后黑质中 DA 神经元逐渐减少，纹状体内的多巴胺（DA）含量和 DA 受体的数目也一并减少，但不出现症状。这是因为存活的 DA 细胞通过其代偿机制增加 DA 的合成，以满足人体在生理上的需要。当 DA 神经元丢失≥80%、纹状体 DA 含量减少超过 80%时或代偿机制衰败或加速老化，即可出现 PD 症状。

3.氧化应激和自由基过度的损害

基底节是脑代谢中最活跃的部位之一，它对于某些化合物或有害的代谢产物极为敏感，故易发生变性死亡。随着年龄的增长，一般是 50 岁以后，体内单胺氧化酶-B（MAO-B）系统活性亢进，而抗氧化系统，包括酶系统和非酶系统功能均降低，加快了氧化反应速度，增加了毒性产物在细胞内积聚，导致细胞死亡或凋亡。另外，在存活的 DA 神经细胞代偿性增加 DA 的合成过程中，活性过强的MAO-B使DA的代谢速率超过正常人数倍，同时也产生了大量的苯、醌、6-羟基多巴(6-OHDA)和以H_2O_2为主要成分的自由基。这些物质在铁和还原型谷胱甘肽(GSH)的催化下可成为有毒的羟自由基，直接影响线粒体的功能，使原本已有缺陷的能量代谢进一步加重，加速细胞死亡。

4.环境与毒物

环境与毒物可能与PD发病有关的认识始于20世纪80年代中期。研究者们发现，较长时间接触农药、杀虫剂和饮用井水与PD发病有较密切的相关性。国外有研究用1-甲基-4-苯基-1，2，3，6-四氢砒啶(MPTP)在动物身上诱发出PD，推测PD的发病可能与环境毒物有关，同时对氧化应激过度与自由基毒性在PD病程中可能起着重要作用有了更进一步的认识。环境因素虽受到重视，但不能完全解释发病的全部过程。

5.其他

如病毒感染因素，有学者对40多种可以侵犯CNS的病毒的抗体滴度进行了研究，但未能证实。有学者提出免疫学异常与PD发病有关，近来有些研究结果支持这种观点，如发现患者CSF中存在抗DA能神经元抗体，细胞免疫异常等，至今未达成共识。

(二)中医学认识

《黄帝内经》的病机十九条中有“诸风掉眩，皆属于肝”的记载。《证治准绳》认为：“颤，摇也；振，动也。筋脉约束不住而不能任持，风之象也。”清朝的《医宗己任编》分析“颤振”的原因时认为：“大抵气血俱虚不能荣养筋骨，故为之振摇，而不能主持也。”这些认识近似于PD的临床特点。

震颤、僵直、行动迟缓等帕金森病典型症状的中医论述散见于不同的中医学文献中，将上述症状归结为一种病的认识在中医学的典籍中还很少见。当代中医采用“辨证求因”的传统方法来推知帕金森病的中医机制，认为帕金森病的病机特点为“本虚标实”。本虚的原因大致为以下几点。①年龄因素：帕金森病多发于老年人，中年以后阴气自半，会出现肝肾自虚的生理性虚衰，兼加劳顿、色欲之消耗，而致阴精虚少，形体衰败。②情志因素：五志过激皆能化火，五志化火，灼伤阴津，能够使人出现精血暗耗。③久病及肾，高年多病重叠，致使肝肾交亏。以上诸因素导致患者的肝肾阴虚、气血两虚作为本病最根本的病理基础，也是形成内风、痰火瘀的基本根源。肝风之起，乃由肝肾亏虚所致，在肝肾亏虚的基础上，痰瘀内生，阻滞脑络，更加剧了内风暗动。肝肾阴虚，可致虚火内生兼加痰湿内蕴、五志化火等热邪因素，形成风火、痰火、瘀火等，进一步加重病情。

总之，中医认为帕金森病的病理实质在于肝肾阴虚，也涉及心脾两脏。表现为颤振、僵直、行动徐缓等症状的原因是本虚基础上形成了内风、痰火瘀等病理改变的结果。内风、痰火瘀是相互影响的病理因素，其相互影响的共同通路是经脉，其最终的病理结局是筋脉失养。

二、临床表现

(一)症状与体征

1.运动障碍

帕金森病的典型临床表现主要为静止性震颤、肌张力增高、动作缓慢、姿势反射障碍四大体征。

(1)静止性震颤：静止性震颤见于80%的帕金森病患者。起病初期震颤往往是不对称的，患肢呈节律性的协调肌与拮抗肌的交替性收缩，频率为4～6次/秒。震颤除了可以累及手外，还可以累及腿、脚、唇、舌、下颌和发音，四肢大关节一般较少受累，几乎不影响头和颈。震颤可以部分受意识短暂控制，但过后可能出现加剧的趋势。手受累时，震颤以拇指、食指、中指为主，即所谓的“搓丸样”动作。

(2)肌张力增高：患者的主观感觉表现为关节僵硬和肌肉发紧。①铅管样僵直：表现为关节被动运动时，在每个方向和角度肌张力始终保持增高，检查者也感到均匀的抵抗感。②齿轮样僵直：此类患者合并有震颤，检查时可感到肌张力增高引起的阻力，似齿轮有断断续续的停顿感。③路标现象：嘱患者将双肘放于桌上，使前臂与桌面垂直，尽量放松两臂及腕部的肌肉，正常人的腕关节下垂与前臂形成 90°夹角，而帕金森病患者由于腕部肌张力增高，腕关节或多或少仍保持伸直位，很像铁路上的路标。④慌张步态：帕金森病患者躯干、颈部、四肢的肌肉受累可以使患者出现头部前倾、躯干俯屈、肘关节屈曲、前臂内收、髋关节及膝关节屈曲的特殊姿势，且由于重心前移，患者走路时会出现越走越快的现象。

(3)动作减慢：帕金森病的动作减慢或称运动减少表现，为自主自发性运动的减慢和随意运动功能障碍。导致这种现象的原因可能由于多巴胺的缺乏对纹状体的抑制减低，苍白球外侧部功能下降；反过来又导致丘脑底部兴奋，苍白球内侧部的功能升高，增加了对下丘脑和大脑皮层投射区的抑制。运动减少临床上表现为日常生活的各种动作减慢，如系鞋带纽扣、穿脱衣服、上厕所及床上翻身等困难。面部肌肉运动减少，瞬目动作减少，称无表情脸。如吞咽功能受累可出现吞咽困难。声带功能减退和呼气的压力不够，可以出现说话声音低哑，还可以出现构音困难、重复性言语或口吃、呼吸不畅等。上肢的运动减少还可以表现为书写困难、小写症。运动减少还表现为行走时上肢的自然摆动减少。晚期的帕金森病患者常出现开步和转弯困难，称冻结足现象。

(4)姿势反射障碍：姿势反射障碍的原理尚不清楚，苍白球受累可能是姿势反射障碍的原因，出现姿势反射障碍的患者可以表现为向前或向后跌倒的倾向。

2.非运动障碍表现

(1)自主神经系统功能障碍：迷走神经背核的损害可能是自主神经症状的病理基础。临床上表现为四肢网状青斑或红斑、唾液分泌增多、皮脂溢出，以及面部多汗；部分患者出现直立性低血压，服左旋多巴者更多见；呼吸功能紊乱；也可出现括约肌和性功能的障碍。自主神经危象发生时则大汗淋漓，面部充血，心跳加快，情绪紧张及震颤加重。老年患者可出现吞咽困难、阳痿、顽固性便秘和排尿困难。

(2)神经行为异常：帕金森病的精神症状表现为烦恼-抑郁性精神改变，本能内驱力减弱与精神运动性表现力下降。这些症状进一步发展可出现皮质下痴呆，损害主要影响到注意力和警觉状态，患者可以出现人格改变，表现为冷漠、缺乏自信、焦虑固执、恐惧，以及情绪不稳等；严重者可出现智能障碍。

(3)其他：除了上述已经叙述的症状外，还可以出现感觉异常，视觉、嗅觉、听觉功能下降的症状，也常出现睡眠障碍、下肢水肿、乏力、体重减轻等。

(二)临床分型与分级

1.帕金森病的分型 WHO

推荐的分类标准 ICD-NA 将帕金森病分为五个亚型：典型、少动型、震颤型、姿势不稳步态障碍型(PIGD)、半身型。40 岁以前发病者有少年发病帕金森病(YOPD)及少年帕金森综合征两型。一般认为震颤型的帕金森病患者发病年龄轻，精神状态相对较好，病情进展较缓慢；而 PIGD 患者则相反，表现为更少动，智能下降，病情发展较快等。

2.帕金森病的分级

Hoehn&Yahr 分级标准。

(1)Ⅰ级:仅单侧出现症状,功能障碍较轻。

(2)Ⅱ级:出现双侧和躯干的症状,尚无姿势反射障碍。

(3)Ⅲ级:出现轻度姿势反射障碍,劳动力丧失,但仍具有日常生活能力。

(4)Ⅳ级:出现明显的姿势反射障碍,劳动力丧失,日常生活能力也严重受到影响,尚可起立,稍可步行。

(5)Ⅴ级:需他人帮助起床,限于轮椅生活。

3.帕金森病的 Webster 功能评分

Webster 功能评分一共分为 10 项,即手的功能、僵直、震颤、面部、姿势、上肢的摆动、步态、皮脂腺分泌、言语、生活自理能力等项。医师根据上述 10 项的受累情况分别计分,计分值为 0、1、2、3 分,累计分越多说明受累越严重。Webster 功能评分不仅可以用来评定帕金森病的病情程度,也可用作治疗的动态观察时的指标。

三、实验室检查

(一)常规实验室与神经生化检查

血常规、生化、脑脊液常规检查正常。血清肾素活力降低、酪氨酸含量减少;黑质和纹状体内 NE、5-HT 含量减少,谷氨酸脱羧酶(GAD)活性较对照组降低 50%;CSF 中 GABA 也下降。CSF 中 DA 和 5-HT 的代谢产物 HVA 含量明显减少。尿中 DA 及其代谢产物 3-甲氧酪胺、HVA 和肾上腺素、NE 也减少。

(二)神经影像学

脑 CT、MRI 检查无特殊改变。正电子发射计算机断层成像(PET)检查,如用荧光多巴、^{14}C-2-去氧葡萄糖或^{15}O 标记氧、^{133}氙吸入做 PET 扫描。发现 PD 患者脑血流较对照组减少,用 *L*-多巴后增加 10%~80%。单侧性 PD 的基底节区代谢不对称是其特征性表现。用^{18}F-6-氟 *L*-多巴 PET 检查发现纹状体内 DA 合成和储蓄的能力下降等。

(三)神经电生理学

常规脑电图描记正常,脑诱发电位可有非特异性异常改变。近几年研究报道较多的是事件相关电位(ERP)和体感(SEP)及视觉诱发电位(VEP)。多数报告认为 PD 患者大约 1/2 患者可有 ERP 异常,约 1/3 患者的 SEP 和 VEP 异常。这些非特异性电生理学改变的价值则趋向于与认知功能障碍或递质异常有关。

(四)多巴胺转运蛋白

多巴胺转运蛋白(DAT)又称为 DA 转运体,是近几年研究发现的早期诊断 PD 的特异性敏感性物质。该物质位于中枢 DA 能神经元的突触前膜,是一种膜蛋白,属于 Na^+、Cl^- 依赖性膜转运体基因家族。该物质的检测主要通过功能显像技术,利用 PET 或 SPECT 设备和示踪标志物检出。目前最常用的显像 DAT 的示踪物为 TRODAT-1,可用^{99m}Tc 标记,其次是 β-CIT,它只能用^{123}I 或^{11}C 进行标记。检测 DAT 的价值在于它不仅能帮助早期诊断,还有助于判断病情的发展。

四、诊断与鉴别诊断

(一)诊断

1.震颤

这是本病三大体征之一,常由一侧手部开始,继之扩展至同侧下肢及对侧上、下肢;头、下颌、口唇及舌亦可受累。震颤在静止休息时出现,故称为静止性震颤,随意运动时减少或消失,情绪激动或精神紧张时明显,睡眠时消失。疾病早期震颤轻,间断出现,疾病晚期变为持续性。

2.强直

多自一侧上肢近端开始,以后扩展至全身,是由于伸肌与屈肌、促动肌与拮抗肌张力都增高所致。当作被动运动时,因增高的肌张力始终保持一致,所遇阻力均匀,故称为铅管样强直;若患者伴有震颤,则可感到在均匀阻力的基础上出现断续的停顿,如两个齿轮在转动一样,称为齿轮样强直。

3.运动障碍

这是由肌强直及姿势反射障碍所致,表现为随意运动缓慢,动作减少,幅度变小,上肢不能做精细动作,书写困难,字越写越小,称为写字过小症;姿势和步态异常,站立时头、躯干向前俯曲,四肢微屈,行走时上肢正常的前后摆动消失,起步困难,步伐小,但迈步后,由于身体前倾、重心前移而越走越快,不能立即停步或转弯,而是向前冲,呈特殊的慌张步态;面部无表情,瞬目动作减少,呈面具脸;说话缓慢,语音单调、低沉或含糊不清。

4.自主神经紊乱

出现出汗增多,流涎及顽固性便秘;有时发生自主神经危象,有大汗淋漓、面部充血、心跳加快、情绪紧张及震颤加重。

5.眼部体征

部分患者出现瞳孔光反射减弱或消失,上视受限制,个别患者有动眼危象,表现为发作性眼球固定上视或向下,并向一侧,眼睛睁开,瞳孔散大,全身不能活动,持续数分钟至数小时。

6.精神及智能障碍

患者可有抑郁、焦虑及不同程度的智能障碍。

(二)诊断标准

CAPIT 制定的帕金森病诊断标准(1992)。

(1)必须至少存在下列两项主症(其中一定要具有①或②):①静止性震颤;②运动迟缓;③齿轮样(或铅管样)肌僵直;④姿势反射障碍。

(2)排除脑外伤、脑肿瘤、病毒感染、脑血管病,或其他已知神经系疾病和已知药物、化学毒品所引起者。

(3)患者没有下列(阳性)体征:①明显的核上性眼肌麻痹。②小脑征和核性发音障碍。③直立性低血压。④锥体束征。⑤肌萎缩。

(4)左旋多巴制剂有效。

(5)患者的初发症状、体征或病程中有两侧不对称性。

明确(Definite):具备上述 1～5 条,加病理诊断。似明确(Probable):具备上述 1～5 条。可能(Possible):具备上述 1～4 条。

(三)鉴别诊断

1.老年性震颤

具有下列特点可与帕金森病鉴别:①震颤幅度小、频率快。②震颤出现于随意运动中。③肌张力不高。④用苯海索等抗帕金森病药物无效。

2.家族性或良性震颤

与帕金森病的鉴别点:①震颤在随意运动时加重,静止时减轻。②有家族史。③肌张力正常。④饮酒或用普萘洛尔治疗可使震颤显著减轻。⑤用苯海索等抗帕金森病药无效。

3.甲状腺功能亢进

下列特点有助鉴别:①患者多为年轻人。②震颤幅度小、频率快。③肌张力正常。④有甲状腺功能亢进的症状和体征。

4.帕金森综合征

继发性帕金森病具有以下两点可与原发性帕金森病区别:①有明确的病因,如脑炎、中毒、颅脑外伤、应用药物史。②有相应原发病的症状体征。

5.橄榄-脑桥-小脑萎缩

具有以下特点可与原发性帕金森病区别:①发病年龄多在30岁左右。②多有家族史。③疾病早期即有小脑共济失调,晚期才出现帕金森病症状、体征。

五、治疗

(一)西医治疗

治疗PD要做到:①对症用药,控制用量,治疗方案要个体化,不宜多加品种,也不宜突然停药。②力争最小剂量取最佳效果,做到"小剂量开始、缓慢递增,细水长流、不求全效"。③长期坚持服药来改善症状。④权衡利弊,联合用药。

1.目前常用药物

(1)抗胆碱能药:可改善PD症状。中枢性抗胆碱药物有苯海索、苯托品、比哌立登、地西泮和丙环定。传统上,抗胆碱药主要用于年龄≤65岁,认知情况尚好,震颤为主的患者。抗胆碱能药不良反应常见并因此限制其临床使用,主要不良反应是对老年人的记忆力损害、急性精神错乱和幻觉。加速衰老和痴呆也是中枢毒性作用,运动障碍亦有报道。

(2)多巴胺受体促动剂:该药抗PD的详细机制尚不清楚,回顾性临床研究提示长期应用金刚烷胺可延长PD患者生存寿命。临床观察可见金刚烷胺有助于治疗顽固性运动障碍,推测可能是通过阻断苍白球内部谷氨酸神经递质而起作用。金刚烷胺常单独用于轻、中度运动不能、震颤,晚期患者较少使用。它与其他抗PD药物联用有可能增加对中枢神经系统的毒性作用,与抗胆碱药合用尤其常见,临床主张单独或交替使用。

(3)*L*-多巴类:*L*-多巴是至今控制PD最有效的药物,临床常与脱羧酶抑制剂(卡比多巴、苄丝肼)联用,目的是减少*L*-多巴在脑外转化为DA引发不良反应。在PD发病过程中,纹状体DA能神经元终末逐渐减少,减弱了DA能神经元末端对血浆DA浓度波动的缓冲作用。近年在发达国家单用*L*-多巴治疗帕金森病的方法已渐被淘汰。但由于该药价廉,在我国的一些欠发达地区仍在使用。

临床上常用的复方多巴制剂有:美多巴(*L*-多巴+苄丝肼);标准型美多巴250(*L*-多巴200 mg+苄丝肼50 mg);美多巴快是一种新型的美多巴剂型;息宁(*L*-多巴+卡比多巴);国产

控释制剂(卡比多巴 50 mg＋L-多巴 200 mg,该药基本特征与美多巴相似)等。

(4)多巴胺受体激动剂:近有 3 种新的 DA 受体激动剂正试用于临床,即卡麦角林、累匹利洛、普拉克索。卡麦角林是一种长效麦角 DA 受体激动剂,单独用于 PD 的治疗或作为*L*-多巴治疗的辅助药物,能改善*L*-多巴治疗相关的运动症状波动和运动障碍。累匹利洛和普拉克索是非麦角 DA 激动剂,可避免麦角相关的不良反应,且可选择性刺激 D_2 和 D_3 受体。累匹利洛不刺激 α 和 β-肾上腺素能受体、GM 受体、$5\text{-}HT_1$、$5\text{-}HT_2$ 受体。

协良行、培高利特是 20 世纪 80 年代后期问世的新型 DA 能受体激动剂。起始剂量可为 50 μg/d,逐渐加量,维持剂量可达 3 mg/d。

吡贝地尔的用法与其他类型受体激动剂基本类似,常规剂量每次 50 mg,1 天 2～4 次。

(5)儿茶酚胺邻甲基转移酶抑制剂(COMTI):常用的是恩他卡朋和托卡朋,在国内已临床用于多巴药物的辅助治疗。

(6)神经元保护剂(COMBI):神经元保护剂可作为一种调节剂,保护易损伤的神经元,减轻或阻止疾病进展。单胺氧化酶 B 抑制剂司来吉兰是临床 PD 治疗中常用的神经元保护剂。司来吉兰具有很好的耐受性,临床试验用于 PD 的初始治疗一般为 5 mg,每天 1 次,清晨服用;1 周后可增至 5 mg,每天 2 次。司来吉兰日用量以不超过 10 mg 为宜。

2.早期或新患者的治疗

对新确诊的 PD 患者,需要对病情作出全面评估。对少数症状轻微、工作不受影响的患者,可进行功能锻炼、心理治疗,同时可服用少量神经元保护剂,切勿急于服用特异性抗 PD 药物。对已影响工作或生活的患者则应给予适当的药物治疗。

(1)小剂量非 DA 能药物:首选抗胆碱药或金刚烷胺。通常年龄在 60 岁以上或有认知功能损害的患者应避免使用抗胆碱药物或金刚烷胺。有时尽管患者年龄在 60 岁以上,但其症状明显,对其他药物反应不佳,也可考虑试用,但一般剂量不宜偏大。

(2)多巴药物的应用:多巴药物仍然是治疗 PD 的最好药物,特别是复方多巴,然而使用多巴药物 5 年后,有 50%～70%的患者会出现疗效减退、症状波动、运动障碍及棘手的不良反应(晚期多巴衰竭),10 年后发生率可高达 80%～100%,特别是中青年患者。虽然这种晚期多巴衰竭与病情发展有关,但目前研究认为与*L*-多巴代谢有直接联系。①多巴药物开始应用的时间:尽量推迟应用,如果患者的症状已影响到日常生活和工作时应给予多巴制剂,对老年患者应及时足量使用,以尽快和较好地改善患者的生活质量。首选复方多巴制剂的缓释剂型,*L*-多巴的含量控制在每天 300～600 mg。提倡联合用药,尽量推迟多巴制剂的应用。②选择何种剂型:年龄≥65 岁应首选息宁或美多巴,优先考虑改善其临床症状;但他们对联合用药的耐受性较差,易产生精神智能方面的损害,因此尽可能少联合用药。对于年龄≤50 岁的患者,需长期服用多巴制剂,而且易出现多种不良反应,但他们对联合用药的耐受性较好,精神智能损害的危险性较小,建议在保障患者继续工作和延迟衰减效应两方面取得平衡,可给予小剂量多巴制剂加 DA 受体激动剂或保护剂。③使用剂量:使用多大剂量目前并无统一意见。但是,长期使用 500 mg/d 以上的大剂量*L*-多巴似有引起更多不良反应的倾向。大多数人建议以较小的剂量取得较为满意的效果为好,对于新患者复方多巴的剂量一般不应≥450 mg/d 为妥。

3.中晚期患者的治疗

中晚期患者一般指患病或用药 3～10 年,并已出现明显的多巴制剂疗效衰减,以及诸多棘手的毒副反应。对多巴制剂疗效衰减的患者应及时调整多巴制剂的用量、剂型和服用方法,增加辅助治疗和改善患者全身营养状况，切勿随意增加多巴制剂的用量。

4.症状波动与不良反应的处理

(1)对症状波动的药物处理原则：提高多巴制剂的吸收转运，可通过减少蛋白摄入，促进胃肠蠕动(可服用西沙必利)，也可直接直肠给药。稳定多巴血浆浓度，增加多巴药物服药次数，缩短用药间隔时间，是一项合理的选择。

(2)运动障碍的药物处理原则。①剂峰多动的处理：主要是通过减少多巴剂量或给予假日疗法，加用或增加DA受体激动剂，多途径持续给药，如直肠灌注多巴制剂、皮下注射阿扑吗啡等。②双相多动的处理：选择使用多巴控释剂型，或增加单次剂量，加用或单用DA受体激动剂。③清晨关期肌张力障碍的处理：睡前加用多巴控释剂或DA受体激动剂，或直肠给药。对清晨肌张力障碍(晨僵)可在晨醒后即刻服用适量美多巴或美多巴快。④增加脑内DA浓度：增加脑内DA浓度是解决运动障碍的关键，而加用MAO-B抑制剂或中枢性COMT抑制剂是目前处理多巴不良反应研究最多的课题。另一种是COMT，目前常用的是托卡朋和恩他卡朋。COMTI通过改善*L*-多巴的药动学，可有效地维持*L*-多巴血药的浓度，延长半衰期和有效作用时间，因而可部分消除晚期PD患者的反应性症状波动。建议恩他卡朋需与*L*-多巴同服，恩他卡朋的最佳有效量为200 mg，每天3～4次。有学者建议用COMTI、*L*-多巴、脱羧酶抑制剂(DDCI)三联疗法取代目前常用的*L*-多巴、DDCI二联疗法。⑤增加DA受体激动剂：应用DA受体激动剂对PD患者利弊均存。

益处：它可以绕过变性的DA神经元，直接刺激多巴胺受体；不依赖内源性多巴胺及其合成酶的存在；在纹状体内其半衰期比左旋多巴长，有利于克服症状波动；不产生游离基团或潜在的毒性代谢产物；在肠道和血-脑屏障水平，不存在传输竞争；可为选择性受体激活；单独应用有效，与*L*-多巴合用延长效果、推迟不良反应的出现；可以经非胃肠道给药。

弊处：单独应用控制症状效果差；DA受体下调可能更明显；费用较高；不良反应较多；常用DA受体激动剂麦角碱类如溴隐亭，能直接刺激D_2、抑制D_1受体，增加黑质、纹状体区的DA，是临床应用较早DA受体激动剂之一；单用效果不佳，与*L*-多巴合用，可减轻运动波动、开关现象。

(3)抗PD药物引起的精神症状处理：抗PD药几乎均可引起精神症状，其形式多样。最常见的是抑郁、焦虑、过度敏感或错觉、幻觉、精神紊乱、意识恍惚等。部分患者通过调整抗PD药物可改善上述精神症状，对较重或持续存在的抑郁、焦虑可加用三环类抗抑郁剂，如阿米替林或非三环类抗抑郁剂多塞平、氟西汀等药物，但要注意有无青光眼和排尿困难。

5.辅助性治疗药物的应用

(1)神经节苷脂(GM-1)：临床研究发现GM-1可有效改善临床症状，推迟多巴制剂的使用，延缓病情的发展。推荐剂量40～100 mg/d，静脉滴注，日1次，15天为1个疗程。

(2)蛇毒酶：临床发现PD患者可伴有不同程度的脑部血供障碍，特别是基底节区血供障碍，当给予改善脑部血流的药物后，PD的临床症状、不良反应可明显改善，其中以国产精制蝮蛇抗栓酶最为显著。

(3)神经营养因子(NTF)：由于神经营养因子对神经元的发育、分化及存活均起作用，临床使用含有神经营养因子的生物制剂后也有明显效果。

(4)吡拉西坦：是GABA同类物，具有激活、保护和修复脑细胞的作用，有报道大剂量吡拉西坦可治疗震颤，静脉滴注8～10 g/d，15天为1个疗程，对血管性帕金森综合征有明显效果。

(5)抗抑郁剂和氯氮平：前者最常用的是三环类阿米替林和非三环类多塞平、氟西汀类(优克、百忧解等)，主要适用于情绪不稳、症状波动患者。对有青光眼、前列腺肥大患者慎用三环类，可选用多塞平，一般剂量为 12.5～25.0 mg/d 或优克、百忧解，剂量为 10～20 mg/d。氯氮平主要用于伴有幻觉的患者，据报道氯氮平对 PD 的不随意运动、开-关现象和静止性震颤也有一定效果。一般剂量为从 25 mg 开始，逐渐递增到 100～200 mg/d。

6.手术治疗

手术的目的在于试图减轻帕金森病的症状，手术的部位是症状对侧的丘脑腹外侧核、苍白球或其传出纤维，方法是运用化学的或物理的方法对上述部位造成永久性的损害。最佳适应证是健康状况良好、智力好、单侧(最好是非优势半球)症状为主，并且药物治疗效果不明显的患者。手术具有一定的风险，偶尔会有患者手术后出现偏瘫等病残的后果。手术本身不能减慢帕金森病的发展，但能够使患者的症状明显减轻接近于正常的水平。一部分患者手术后的一定时期内又会出现症状复发。

由于药物替代疗法和立体定向手术疗法都存在一定的局限性，脑组织移植手术的研究受到了广泛的关注，并取得了不少的成果，但这种方法离临床实际应用还存在一定的距离。

7.三级预防措施

(1)一级预防：加强环境保护和劳动保护，是保护自然界免受污染，维持生态平衡，保障人类健康的长治久安的大举措。对一些能够产生毒物的工厂应依照《环境保护法》进行严格管理，对废渣、废料、废水进行无害化处理；改善工作环境和条件；执行工作章程和个人安全保护，保障厂矿工人和周围居民免受毒害。注意饮食卫生，饮用井水比河水更为合理。预防和治疗某些可能引起帕金森综合征的疾病，如甲状旁腺功能减退、动脉硬化及脑部肿瘤。积极预防一氧化碳、锰、氰化物的接触和中毒；尽量避免哌替啶类药物的使用，严厉打击贩毒、吸毒。在老年人中积极开展有益于健康的体育活动、娱乐活动，增进健康状况。

(2)二级预防：关键是早期诊断，早期治疗。本病有着较长的代偿期。在发病早期，脑部黑质和纹状体虽有多巴胺能神经元的减少，但神经细胞的多巴胺合成尚可得到代偿性补充。早期患者脑内的多巴胺减少未达到影响功能的程度。只有多巴胺能神经破坏达到一定程度，多巴胺含量降低 80%，才会出现典型的帕金森病症状。开展对中老年人的健康查体，尤其加强对高危人群的监察，譬如有阳性家族史的人群、动脉硬化，以及在有毒环境作业的人群，对肌张力、协调动作和稳定性有怀疑的人群进行随访追踪，以期早期发现本病。对得到早期诊断者控制本病的发展；对失代偿的早期轻型患者，宜早期应用小量左旋多巴制剂以缓解症状，维持生活和工作能力。在长期用药治疗过程中，如果出现疗效减退，可以加用多巴胺受体增强剂。本病合并其他疾病时，用药方面要注意避免加重帕金森病症状的药，如利血平类、吩噻嗪类及丁酰苯类等。吩噻嗪类和丁酰苯类药物会阻断后突触的多巴胺和去甲肾上腺素等受体；利血平类药物可减少脑部多巴胺、去甲肾上腺素和 5-羟色胺的储量，均可加重帕金森病的症状。对于早期的患者尤其不可忽视运动疗法、物理疗法、心理疗法等，包括参加一定的体力劳动，加强日常生活中动作、平衡功能的锻炼，关节活动范围和肌力的锻炼，以及言语功能的锻炼。

(3)三级预防：对于中、晚期患者预防的主要目标是延缓致残的过程和威胁生命的并发症。针对患者的肢体震颤、强直、运动功能障碍、言语障碍、便秘及生活不能自理等，亲属及医务人员仍应鼓励患者多做主动运动，如吃饭、穿衣等。运动虽然不能防止震颤，但是可以防止和推迟关节强直和肢体挛缩。鼓励患者克服吞咽困难，多吃蔬菜、水果和适量蜂蜜，避免刺激性食物及烟酒，以减轻便秘。提醒患者注意，并装置必要的辅助设施，必要时给予帮助和保护，以防止摔跌。

还要注意用药的不良反应，如直立性低血压等。克服情绪激动、紧张，保持愉快的心境。对于晚期卧床患者，加强翻身，被动活动肢体，防止关节固定、褥疮、坠积性肺炎等。

(二)中医治疗

本病症状多样，病程缠绵，病机繁多，但总以肝肾不足为本，由肝肾渐亏，产生脏腑、阴阳、气血失衡，产生瘀血、痰浊等病理产物。实邪以虚风、死血为根本动因，产生本病的一系列症状。所以滋补肝肾、活血熄风为本病的治疗大法，应贯穿治疗的全过程。

1.辨证论治

(1)痰热动风证。证候特点：神呆懒动，形体肥胖，头或肢体震颤尚能自制，胸脘痞闷，口干或多汗，头沉，小便色黄，大便秘结，舌质黯红，苔黄腻，脉弦滑。治法方药：清热化痰，活血熄风。涤痰汤合天麻钩藤饮加减：全瓜蒌 30 g，胆星 10 g，枳壳 10 g，半夏 10 g，陈皮 10 g，茯苓 12 g，天麻 10 g，钩藤 10 g，丹参 30 g，赤芍 12 g，珍珠母 30 g(先下)。腑实明显，大便不通者，加生大黄、芒硝，以知为度；眠差梦多者，加酸枣仁、夜交藤；血瘀明显，舌有瘀点瘀斑者，加水蛭、地龙；肝气郁滞者，加柴胡、郁金；口苦心烦者，加山栀、黄芩。

(2)气血两虚，血瘀风动证。证候特点：神呆懒言，肢体震颤日久，项背强直，活动减少，气短乏力，自汗动则尤甚，皮脂外溢或口角流涎，舌体胖大，边有齿痕，舌质淡黯，有瘀点，舌苔薄白，脉沉细。治法方药：益气养血，活血熄风。八珍汤合天麻钩藤饮加减：生黄芪 15 g，生晒参 6 g，当归 10 g，天麻 6 g，赤白芍各 10 g，丹参 10 g，檀香 6 g，砂仁 3 g，钩藤 15 g，珍珠粉 0.6 g(分冲)。瘀象明显者，加桃仁、红花、水蛭；脾虚明显，纳呆者，加茯苓、白术；时有心悸，动则尤甚者，加龙眼肉、远志、柏子仁；兼有痰浊，舌苔白腻者，加陈皮、法半夏；肢体拘痉明显，加白芍、炙甘草。

(3)肝肾不足，血瘀风动证。证候特点：形体消瘦，表情呆板，肢体震颤日久，震颤幅度大，肢体拘痉，活动笨拙，头晕耳鸣，智能减退，失眠多梦，盗汗，腰膝酸软，小便频数，舌体瘦小，舌质黯红，舌苔少或光剥无苔，脉细弦或细数。治法方药：滋补肝肾，育阴熄风通络。大定风珠加减：何首乌 30 g，生熟地各 10 g，山萸肉 10 g，玄参 10 g，丹参 15 g，砂仁 3 g，钩藤 15 g，香附 6 g，白蒺藜 10 g，赤白芍各 10 g，生龙牡各 30 g(先煎)。风内动明显者，加羚羊角冲服；肝肾精亏重者，加血肉有情之品以补肾填髓，如阿胶、鹿角胶；虚阳上亢者，可引火归元，加肉桂、川牛膝；腰膝酸软重者，加杜仲、川断、桑寄生。

(4)肾虚髓亏证。证候特点：颤振日久不愈，多见于中老年患者，震颤幅度、程度较重，常兼头目眩晕，耳鸣，失眠多梦，腰酸腿软，肢体麻木；甚或呆傻健忘，筋脉拘紧，动作笨拙；舌体瘦少，舌质黯红，苔少，脉细弦或沉细弦。治法方药：滋补肝肾，填精熄风。大补阴丸合六味地黄丸加减：龟甲 30 g，生熟地各 15 g，何首乌 15 g，山萸肉 12 g，玄参 15 g，丹皮 10 g，知母 10 g，黄柏 10 g，钩藤 15 g，白蒺藜 12 g，生牡蛎 30 g(先煎)，茯苓 12 g，山药 15 g。失眠者加酸枣仁、远志；呆傻者加菖蒲、白芷；肢体拘紧加白芍、甘草、全蝎。

2.针灸

(1)头针疗法。取穴：舞蹈震颤控制区(在运动区前 1.5 cm 的平行线)。配穴：体针风池、曲池、外关、阳陵泉、太冲，可随证加减穴位。操作：用 28 号 1.5 寸不锈钢针，针尖与头皮呈 30 度夹角，快速刺入皮下，每分钟捻转 200 次，留针 30 分钟，其间共捻针 3 次，每次 1 分钟，每天 1 次，10 次为 1 个疗程，休息 3 天。

(2)毫针疗法。主穴：风池、曲池、外关、阳陵泉、太冲。配穴：肝肾阴虚者加三阴交、复溜；气血不足者加足三里、合谷；风痰阻络者加丰隆。有瘀象者加血海、地机。操作：常规消毒后，将

28 号1.5 寸不锈钢针，沿头皮斜向捻转进针，达到该穴深度后，快速捻针，每分钟 120～200 次，每天 1 次，每次 30 分钟，其间捻针 2 次，6 次后休息 1 天。

(3)电针疗法。取穴：通天透承光、风池。操作：导线正极连通天穴，负极连风池穴，选疏波，电流量以患者能耐受为度，每天 1 次，每次 30 分钟，6 次后休息 1 天。

(4)电项针疗法。取穴：风池、供血。操作：正极在上，负极在下，同侧连接，选疏波，使头部轻度抖动，每天 1 次，每次 30 分钟，6 次后休息 1 天。

3.单方验方及中成药

(1)熄风汤：天麻 12 g，全蝎 5 g，钩藤 12 g，洋金花 0.6 g，蜈蚣 2 条，水煎服。

(2)育阴活络汤：生地、熟地、何首乌、白芍、枸杞、麦冬、玄参、丹参、赤芍、钩藤，水煎服。

(3)平肝熄风豁痰汤：天麻、丹参各 15 g，钩藤、牛膝、黄芩各 12 g，橘皮、姜半夏、茯苓、竹茹、生甘草、石菖蒲各 10 g，地龙、全蝎各 9 g，茜草 30 g，水煎服，另配鲜竹沥 10 mL 兑服。

(4)六味地黄丸：用于肝肾阴虚证，每次 1 丸，日 2 次。

(5)天麻丸：用于行动迟缓和震颤的辅助治疗，每次 3～6 g，日 3 次。

(6)杞菊地黄丸：有滋补肝肾、清利头目功效。用于肝肾不足，视物模糊者。每天 2 次，每次 1～2 丸。

(7)知柏地黄丸：有滋阴降火功效。用于肝肾不足，虚火上炎者。每丸 6 g，每天 2 次，每次 1～2 丸。

(8)香砂养胃丸：具有健脾养胃之功。适用于本病脾虚弱者。每次 6 g，每天 2 次。

(9)补中益气丸：具有健脾益气之功。适用于本病中气下陷者。每次 6 g，每天 2～3 次。

4.其他治疗

外治法：桃仁、诃子各 7 g，麝香 0.3 g。制法：先将桃仁、诃子碾碎过 80 目筛，取其药粉加麝香研成细末，加白酒适量调膏。取药膏 1 g，男左女右涂于手掌心，外用胶布固定，7 天换药 1 次。

(三)中西医结合治疗及进展

1991 年召开的中华中医药学会全国老年脑病研讨会上，将出现震颤等症状的一类疾病统一病名为“老年颤证”，包含了帕金森病和帕金森综合征，并制定了一系列辨证标准，为中医诊治帕金森病的客观化做了初步工作。但“老年颤证”的概念在诊治帕金森病时仍存在一些不足：一是模糊了原发性帕金森病与帕金森综合征的区别；二是不能包含一些不具有震颤症状的病例。尽管如此，通过多年的研究，对帕金森病的病机特点已达成基本的共识，即为本虚标实证。

刘跃亭报道针刺配合中药治疗帕金森病 56 例，与应用微电极引导的苍白球腹后部毁损术治疗帕金森病为对照，结果：手术治疗组 34 例帕金森病患者中有 33 例患者在手术过程中震颤、僵直、运动迟缓等主要症状均有不同程度的缓解，手术后这些症状也持续好转，但其症状缓解程度在不同的患者中有所不同。Webster 帕金森病功能障碍记分法评分，术后 1 周进步率为 50%～99%者 26 例，1%～49%者 7 例，<1%者 1 例，总有效率 97%。中医药治疗组 80%以上的患者治疗 1 个月后主观症状改善，主要体征好转，基本生活能力得到提高。治疗 3 个月后 Webster 帕金森病功能障碍记分法评分，进步率为 50%～99%者 6 例，1%～49%者 39 例，<1%者 11 例，总有效率为 80.4%($P<0.05$)。结论：微电极引导的苍白球腹后部毁损术和中医药治疗帕金森病均可取得较为满意的疗效。手术组对震颤、僵直、运动迟缓的疗效迅速，适用于这些症状较为明显的患者但有一些并发症；中医药治疗组起效缓慢，有效率虽低于手术组，但无不良反应可适用于所有帕金森病患者。

张文革报道以头针治疗帕金森病 32 例，针刺部位：以一侧肢体肌张力增高为主，选对侧头部运动区，下肢选 1/5，上肢选 2/5；双侧肌张力增高，则选双侧运动区；以肢体震颤为主者，选对侧舞蹈震颤控制区，双侧肢体或头面部震颤者，选双侧舞蹈震颤控制区；肌张力增高及震颤均明显者，运动区及舞蹈震颤控制区可同时选用。疗程：隔天 1 次，20 天 1 个疗程，隔 5～7 天可继续下 1 个疗程，连续治疗 50 天为完成观察疗程。治疗结果头针组 32 例：无效 0 例，有效 12 例，显效 20 例。对照组 32 例：无效 2 例，有效 16 例，显效 14 例（$P<0.005$）。

李如奎以止颤汤治疗帕金森病 31 例（炙黄芪 15 g，丹参 15 g，知母 9 g，白芍 9 g，钩藤 9 g，制大黄 9 g，升麻 9 g 等。每天 1 剂，水煎服 2 次。服止颤汤前已服用西药者，最初 2 周维持美多巴剂量，第 3 周起，每天减少 1 片。不服西药者单用止颤汤治疗，1 个月为 1 个疗程，共 3 个疗程）。将 31 例帕金森病患者辨证分为气血两虚型、肝肾阴虚型和风痰阻络型，以止颤汤治疗 3 个月，采用 Webster 评分法对治疗前后症状、体征进行比较。结果：显效 4 例，有效 19 例，无效 8 例，总有效率为 74.19%。症状改善方面，震颤有效率为 86.67%，肢体僵硬为 70%，便秘为 72.72%，失眠为 28.57%；治疗后 Webster 体征评分平均下降 6.47 分，治疗前后比较有非常显著差异（$P<0.01$）。

纵观多年来中医药学治疗帕金森病的医学实践，存在诸多问题尚未解决。首先，分型尚未统一，仁者见仁，智者见智，对帕金森病的辨证和治疗存在分歧，说明中医、中西医结合对于帕金森病的认识尚处于较浅的层面。其次，文献中报道用于帕金森病治疗的中药达 120 余种，重复率较高的药物仅天麻、钩藤、珍珠母、当归、白芍、地黄等 10 余种。其三，辨证分型过分强调证与证之间的区别而割裂了证与证之间的联系，缺乏内在联系。其四，疗效标准随意，相当数量的报道缺乏统计意义。

帕金森病的非运动障碍症状也是影响患者生存质量的重要因素，没有证据表明帕金森病的运动障碍症状改善后非运动障碍症状也会随之改善，而通常是在运动障碍症状改善后非运动障碍症状成为影响患者生存质量的重要原因。目前，国际上已有大量文献探讨帕金森病的非运动障碍症状的问题。中医文献中还很少有关中药治疗帕金森病非运动障碍症状的报道，其原因可能是对帕金森病的非运动障碍症状认识不足。临床实际工作中，中药治疗某些非运动障碍症状往往能够取得很好的疗效，如运用番泻叶治疗帕金森患者的大便秘结，运用养血安神、疏肝解郁的中药治疗帕金森病的精神症状，运用利水消肿的中药治疗脚踝浮肿等。这些需要日后在临床上应加强研究，以发挥中医药的更佳效果。

（王学斌）

第五节 癫 痫

癫痫是由多种病因引起的慢性脑部疾病，以脑部神经元过度放电所致的突然和短暂的中枢神经系统功能失常为特征。临床特点为反复发作的皮层或皮层下神经异常电位发放，导致大脑功能障碍。每次发作或每种发作称为痫性发作。患者可有一种或数种痫性发作作为其临床症状。"癫痫"一词，不是表示单一的"癫痫病"，而是一组疾病可能具有类似的病理生理机制，但发生于脑的不同部位，有不同的病因和不同的脑电图表现，在发病年龄、病因、发作类型、脑电图表现、促发因素、临床经过、治疗反应、预后及转归等方面有一定的规律性。

癫痫是一种常见病，见于各个年龄组，在神经科疾病中仅次于中风。我国癫痫发病率约为每年35/10万，患病率为3.5‰～4.8‰，每年有40万左右新癫痫患者发生，总人数500万～600万。近年来，随着一些新的电生理技术及医学影像、分子生物学等先进技术的应用，癫痫的有关研究有了飞速的进步，使癫痫学在概念、病因、病理及诊断、治疗等方面都有了明确的更新和充实。但不容置疑的是许多复杂问题没有解决，对该病深入而广泛的研究实属必要。

中医的“痫证”与西医学中癫痫大发作基本相同，俗称“羊痫风”，在《黄帝内经》称为“癫疾”，亦称“巅疾”，其内容包括了癫、狂、痫等三个不同的病证，隋唐以后痫证逐渐成为独立病证。古代医家很早就认识到痫证是一种发作性神志异常疾病。《医碥》:“痫者，发则昏不知人，卒倒无知，口噤牙紧，将醒时吐涎沫，甚则手足抽搐，口眼相引，目睛上视，口作六畜之声，醒后起居饮食皆若常人。”历代文献不仅对痫证的症状做了详细的描述，对痫证的病因、鉴别诊断及治疗也有着详细的记载。

一、病因及发病机制

(一)西医学认识

西医学对癫痫病因的认识至今尚未完全阐明。历来的病因分类为原发性和继发性两种。原发性指病因未明，又称原发性癫痫、特发性癫痫、遗传性癫痫等；继发性指病因较为明确，又称症状性癫痫或获得性癫痫。

近10多年来，人们对癫痫的病因学研究不断深入，认识水平也不断提高。传统的病因分类方法已不能满足现实的需要，而且原发和继发二者的界线较难完全分开。癫痫的致病因素有三个方面：①遗传倾向；②脑内有癫痫性病理改变；③诱因(促发因素)。在三个因素中若有一个因素非常突出或显著，则其他因素不必起很大作用就可以引起发作。

1.病因

(1)原发性癫痫：又称特发性癫痫，在这类患者的脑部并无可以导致症状的结构变化或代谢异常，而和遗传因素有较密切的关系。癫痫的遗传方式有多种，即不同的癫痫有不同的遗传方式：多数符合多基因遗传方式，少数为常染色体显性遗传，也有隐性遗传的存在。在单基因研究中，已知至少有141种单基因遗传病可引起大脑异常而伴有癫痫发作。

(2)继发性癫痫：又称症状性癫痫或获得性癫痫，癫痫发作只是脑部疾病或全身疾病的一个症状，占癫痫病总人数的23%～39%。

先天性畸形：如染色体畸变、先天性脑积水、小头畸形、胼胝体发育不全、脑皮质发育不全等。

产前期和围生期疾病：产伤是婴儿期症状性癫痫的常见病因。挫伤、水肿、出血和梗死也能导致局部脑硬化，若干年后形成病灶。脑性瘫痪患者也常伴发癫痫。

高热惊厥后遗症：严重和持久的高热惊厥可以导致包括神经元缺失和胶质增生的脑损害；主要在额叶内侧面，尤其在海马体。

颅脑外伤：颅脑损伤越重癫痫发生率越高；以大脑皮质运动区、颞叶尤其颞叶内侧面损伤、海马和杏仁核损伤发生率最高；损伤晚期，即伤后1个月至数年癫痫的发生率最高，约84%。

颅内感染：见于各种细菌性感染、病毒性感染、寄生虫感染、真菌感染及螺旋体感染等。

中毒：铅、汞、一氧化碳、乙醇、番木鳖、异烟肼中毒，以及全身性疾病如妊娠高血压综合征、尿毒症等，均能引致癫痫。

颅内肿瘤：成人出现癫痫部分发作约40%为脑瘤。幕上肿瘤癫痫较常见，约占50%，依次为额、顶、颞叶。进展缓慢的良性肿瘤，癫痫发生率很高，肿瘤若靠近大脑皮质则发生率更高。

脑血管疾病：除脑血管畸形和蛛网膜下腔出血产生癫痫时年龄较轻外，卒中后癫痫多见于中、老年，尤其是脑栓塞、脑血栓形成和多发性腔隙性脑梗死。高血压脑病也常伴有癫痫。

营养、代谢性疾病：儿童佝偻病时常发生癫痫。在成人中，胰岛细胞瘤所致低血糖、糖尿病、甲亢、甲状旁腺功能减退、维生素 B_6 缺乏症等均可产生发作。

变性疾病：癫痫是结节硬化病的主要表现之一。阿尔茨海默病（Alzheimer 病）15%～33%有癫痫发作。

2.发病机制

癫痫的发病机制十分复杂，与电生理、离子及离子通道、生物化学、分子生物学、免疫学等均密切相关。不同的癫痫有不同的发病机制，没有一种机制能解释全部的癫痫发作。许多研究结果表明神经元兴奋性增加及过度同步化发放是产生癫痫的基本条件。由于异常放电神经元所涉及的部位不同，可表现为运动、感觉、自主神经、意识及精神障碍。

（1）神经元痫性放电的发生：癫痫最容易发生的部位是新、旧皮质及其相关联的嗅旧皮质和脑干两个系统，有学者认为局限性癫痫起自皮质，全身发作则是由于皮质深部灰质的异常所致。

正常情况下，每一种神经元都有节律性的自发放电活动，但频率较低，一般为 10～20 Hz。在癫痫病灶的周围部分，其神经元的膜电位与正常神经元有不同，在每次动作电位发生之后出现称为“阵发性去极化偏移”（DS）的持续性去极化状态，并产生高幅高频（可达 500 Hz）的棘波放电。在历时数十至数百毫秒之后转入超极化状态。

出现痫性发放的原因是细胞内外离子分布异常，伴随着持续去极化状态，使钾离子大量外流和钙离子内流，并有钠、氯离子的异常转运。增加细胞外钾离子浓度或减少钙离子浓度同样可诱发癫痫。形成这种神经元兴奋性增加的机制。①突触机制：抑制性突触机制减弱，特别是 γ-氨基丁酸（GABA）能使突触抑制作用减弱；兴奋性突触机制增强，特别是经由 NMDA 受体介导的谷氨酸反应作用的增强。②非突触机制：神经元细胞外空间的改变可使细胞外传导的电流发生变化和离子浓度改变，细胞外空间的减少还可引起离子分布异常，这些都可能增强细胞兴奋性。

（2）痫性放电的传播：在癫痫的传播过程中，有些脑区癫痫阈值低，癫痫发放易于扩散，而另一些脑区则对发放输入有增益作用，还有一些脑区对痫性发放的扩布起阀门作用。当异常放电仅局限于大脑皮质的某一区域时，表现为部分性发作。若在此局部的反馈回路中长期传导，则导致部分性发作持续状态。通过电场效应及传播通路，也可扩及同侧其他区域甚至一侧半球，表现为杰克逊发作。当异常放电不仅扩及同侧半球而且扩及对侧大脑半球时，引起继发性全身性发作。当异常电位的起始部分在中央脑（丘脑和上部脑干）而不在大脑皮质并仅扩及脑干网状结构上行激活系统时，则表现为失神发作；而广泛投射至两侧大脑皮质和网状脊髓束受到抑制时则表现为全身强直-阵挛性发作。

痫性活动在新皮质的局部传播没有明确的方向，主要决定于突触之间的联系，具有随机性，而冲动一旦进入生理轨道，就会按人体固有的通路将痫样信号传到效应器官。在脑干的中继中，黑质起着关键性作用，黑质输出可易化癫痫，双侧黑质破坏则可抑制癫痫的发作。

（3）痫性放电的终止：发作中神经元的能源消耗并不足以终止癫痫发作。由于钾外流依赖于去极化后内流的钙离子激活钙离子依赖性钾通道，因而，暴发性发放后，进入细胞内的钙离子减少，钙依赖性钾电导也减少。进入突触前末梢的钙离子减少，递质释放也减少，从而影响到双向或多个突触环路比单突触通路更多的树突，使痫性活动中止。也可能是由于癫痫灶内巨大突触后电位通过负反馈的作用而激活抑制机制，使细胞膜长时间处于过度去极化状态抑制放电过程的扩散，并减少癫痫灶的传入性冲动，促使发作放电的终止。在此过程中，抑制发作的代谢产物的积聚，神经胶质细胞对钾及已经释放的神经介质的摄取也起重要作用。还有研究表明在发作的后期，细胞外钙离子浓度低于一定水平的条件下，痫性活动的维持是很困难的，可能与影响突触传递的效率有关。此外，在发作时脑部释放一些物质，包括β-内啡肽、腺苷、肌苷、次黄嘌呤、缩胆囊素等，这些内生物质已被发现有抑制发作的作用。

（二）中医学认识

本病的发生大多由于七情失调，先天因素，脑部外伤，饮食不节，劳累过度，或患他病之后，使脏腑失调，痰浊阻滞，气机逆乱，风阳内动，触及宿痰，乘势上逆，蒙蔽清窍，壅塞经络，即致癫痫发作。常见的病因有风、痰、惊、食、瘀、虚等，而尤以痰邪作祟最为重要。《丹溪心法·痫》指出本病之发生"无非痰涎壅塞，迷蒙孔窍"，指出痰邪是癫痫发病的根本原因。

1.七情失调

主要责之于惊恐。《素问·举痛论》说："恐则气下""惊则气乱"由于突受大惊大恐，造成气机逆乱，进而损伤脏腑，肝肾受损，可生热动风，脾胃受损则易致精微不布，痰浊内聚，经久失调，一遇诱因，痰浊或随气逆，或随火炎，或随风动，蒙蔽心神清窍，痫证遂作。小儿脏腑娇嫩，元神未充，神气怯弱，或素蕴内痰，更易因惊恐而发生本病。正如《景岳全书·癫狂痴呆》所说："小儿痫证有从胎气而得者，有从生后受惊而得者，盖小儿神气尚弱，惊则肝胆夺气而神不守舍，舍空则正气不能主而痰邪足以乱之。"

2.先天因素

痫病之始于幼年者，与先天因素有密切关系，所谓病从胎气而得之。《素问·奇病论》指出："此得之在母腹中时，其母有所大惊，气上而不下，精气并居，故令子发为巅疾也。"若母体突受惊恐，一则导致气血逆乱，一则导致精伤而肾亏，所谓"恐则精却"。母体精气之耗伤，必使胎儿发育异常，出生后遂易发生痫病。《备急千金要方·惊痫》指出："新生即病者，是其五脏不收敛，血气下聚，五脉不流，骨枯不成也，多不全育。"

3.脑部外伤

脑为元神之府，《本草备要》认为："人之记性皆在脑中。"由于跌仆撞击或出生时难产，均能导致颅脑受伤，气血瘀阻，气机不畅，又由某种特定环境或诱因而致突然气机逆乱，神志蒙蔽，昏不知人，络脉不和，肢体抽搐，遂发痫证。

4.其他

外感时疫瘟毒，或虫积脑络，均可直接损伤脑窍发为痫证。饮食失调或患他病之后，均可致脏腑受损，致使脾失健运，痰浊内生；肾阴亏损，水不涵木，一旦劳作过度，生活起居失于调摄，遂致气机逆乱而触动积痰，痰浊上扰，闭塞清窍，壅塞经络，发为痫病。

综上所述，先天遗传与后天所伤是痫证两大致病因素，肝脾肾三脏功能失调是本病的主要病理基础。概因痰、火、瘀为内风触动，致气血逆乱，清窍蒙蔽而发病。其脏气不平，阴阳偏胜，神机受累，元神失控是病机的关键所在。

二、临床表现

癫痫发作临床表现非常复杂，大多具有间歇性、短时性和刻板性3个特点。各类发作既可单独地或不同组合地出现于同一个患者身上，也可能开始表现为一种类型的发作，以后转为另一类型。

(一)全面性发作

全面性发作即最初的临床表现提示双侧大脑半球同时受累的发作。发作期的脑电图异常开始即为双侧性,反映神经元放电在双侧半球内的广泛扩散。

1.强直-阵挛性发作

全身性发作中最常见的是全身性强直-阵挛发作(GTCS),过去称为大发作,以意识丧失和全身抽搐为特征,可为原发性或继发性,目前认为大部分属继发性。按症状经过可以分为三期。

(1)先兆期:部分继发性大发作患者在发作前一瞬间可出现一些先兆症状,分为感觉性(如上腹部不适,胸、腹气上升,眩晕,心悸等)、运动性(如身体局部抽动或头、眼向一侧转动等)或精神性(如无名恐惧、不真实感或如入梦境等)。先兆症状历时极短暂,有的甚至不能回忆。先兆症状常可提示脑部病灶的位置。原发性大发作患者缺乏先兆症状。

(2)抽搐期:患者突然神志丧失,发出尖叫声,跌倒,瞳孔散大,对光反射消失。抽搐先后分为两期。①强直期:全身肌肉强直性收缩,颈部和躯干自前屈转为反张,肩部内收,肘、腕和掌指关节屈曲,拇指内收,双腿伸直,足内翻。由于呼吸肌强直收缩,呼吸暂停,脸色由苍白或充血转为青紫,双眼上翻,持续约 20 秒。先自肢端逐渐呈现微细的震颤,待震颤幅度增大并延及全身,即进入阵挛期。②阵挛期:全身肌肉屈曲痉挛,继有短促的肌张力松弛,呈现一张一弛性交替抽动,形成阵挛。发作过程中阵挛频率逐渐减少,松弛时间逐渐延长。1～3 分钟后,在最后一次强烈痉挛后,抽搐突然停止。在此期间,由于胸部的阵挛活动,气体反复由口中进出,形成白沫。若舌或颊部被咬破,则口吐血沫。

(3)痉挛后期或昏迷期:在此期间,患者进入昏迷和昏睡状态。在最后一次明显的痉挛后 5 秒钟有时可有轻微短暂的强直性痉挛,但以面部和咬肌为主,造成牙关紧闭和再次咬破舌头的可能。在最后一次痉挛到第二次肌肉强直期之间全身肌肉松弛,包括括约肌在内。此时肌肉松弛,括约肌也松弛,尿液可能自尿道流出造成尿失禁。呼吸渐趋平稳,脸色也逐渐转为正常,患者由昏迷、昏睡、意识模糊而转为清醒。此期长短不一,经数分钟至数小时不等。醒后除先兆症状外,对发作经过不能回忆,往往感到头痛、头昏、全身酸痛乏力。少数患者在发作后还可能出现历时长短不等的精神失常。

发作间歇患者完全正常。脑电图描记约 50%有节律紊乱、阵发性尖波、棘波或棘-慢复合波。加上睡眠状态下描记及其他诱发试验时,则有 75%以上显示异常。发作期因肌肉痉挛,不易描记,一般为由低幅快频率的棘波开始,逐渐变为高幅尖波,最后变为慢波,待抽搐停止后进入电活动抑制状态,然后再出现慢波而逐渐变为正常。发作间歇期脑电图正常者往往容易控制,预后较好。若为继发性癫痫的大发作,则脑电图上可能有局灶性改变。

大发作患者可能因突然神志丧失跌倒而遭受各种程度的外伤,也可能在发作时由于肌肉的剧烈收缩而发生下颌关节脱位、肩关节脱位、脊柱或股骨骨折,甚至颅内血肿等。患者昏迷时如将唾液或呕吐物吸入呼吸道,还可能并发吸入性肺炎。大发作强直期呼吸暂停而有短暂的脑缺氧,以致造成脑组织严重损害。原发性癫痫患者一般不会产生智能衰退,预后较好。如果发作非常频繁,原来又有脑部病变的基础,则长时期后可能发生智能衰退,甚至痴呆等后果。

2.失神发作

失神发作以意识障碍为主。

(1)典型失神发作:以 5～10 岁起病者为多。其中单纯失神表现为突发、短暂的意识丧失和正在进行动作的中断，出现双眼茫然凝视或短暂上翻，通常持续5～30秒。少数患者仅有意识模糊，仍能进行简单的活动。复合型常同时伴有轻微阵挛，出现眼睑、口角或上肢的颤抖；或伴有失张力表现，如头部、躯干、上肢的下坠，手中持物可能坠落，偶见患儿跌倒；或伴有肌强直，出现头后仰或偏向一侧，背部后弓，可能造成突然后退动作；或伴有自主神经症状，如尿失禁、面色苍白、心跳加速、流涎等；或伴有各种自动症，特别在失神持续状态中多见。

一般患儿智力不受影响，但发作频繁，一天达数十次以至百余次者，可影响学习。发作时脑电图通常是规则而双侧对称的3 Hz(也可能为2～4 Hz)棘-慢复合波或多棘-慢波。发作间歇期也可有同样或较短的阵发活动，一般规则而同步对称。

(2)不典型失神发作：意识障碍的发生和休止比典型者缓慢，意识障碍的程度不一，肌张力改变则较明显，患者较易出现跌倒。脑电图示两侧不对称而较慢的不规则棘-慢波，频率在2～4 Hz(但多偏慢)；背景活动亦多不正常。

3.强直性发作

表现为全身或部分肌肉的持续、强烈、非颤抖性收缩，并使患者的肢体或身体固定于某一位置，如肢体直伸、角弓反张。同时伴有意识障碍和自主神经症状。多见于儿童和少年期，睡眠中发作较多。脑电图示低电位快活动，或约10 Hz波，逐渐降低频率、增加波幅。

4.阵挛性发作

首先表现为意识丧失、肌张力突然降低而跌倒，然后即开始肢体阵挛性抽搐，发作后恢复也较快。此类发作仅见于婴幼儿。脑电图见快活动、慢波，类似不规则的多棘-慢波，偶有棘-慢波。

5.肌阵挛发作

表现为一种突发、短暂、闪电样的肌肉收缩，出现单次或连续成串的头颈、肢体或躯干抽动，一般无意识障碍。脑电图示多棘-慢波或棘-慢波。

6.失张力发作

表现为突然肌张力消失和/或意识障碍，出现头下垂或跌倒，但很快恢复。多见于儿童。脑电图可为脑电低平，或低波幅快波，或多棘-慢波或尖-慢波等。

(二)部分性发作

最初的临床和脑电图改变提示大脑半球某部分神经元首先被激活的发作称为部分性发作。根据发作时是否有意识障碍而分为单纯部分性发作和复杂部分性发作。

1.单纯部分性发作

单纯部分性发作不伴意识障碍。发作时和发作间脑电图痫性放电在症状对侧皮质的相应区域。

(1)单纯运动性部分发作。①非扩展性(局限性)发作：阵挛性或强直性抽搐局限于一侧口角、手指或足趾或更广部位。较严重的发作后，发作部位可能遗留暂时性的瘫痪，称为Todd瘫痪。局部抽搐偶然持续数小时、数天，甚至更长时间，形成持续性部分性癫痫。病灶在运动区或其邻近额叶。②扩展性发作：局限性发作自一处开始后，按大脑皮质运动区的分布顺序缓慢地移动，例如，自一侧拇指沿手指、腕、肘、肩部扩展。在扩展过程中，给予受累部位强烈的刺激可能使其终止，如拇指抽搐时用力背屈拇指可终止发作。病灶在运动区。③此外尚有偏转性发作、姿势性发作、发音性发作、失语性发作等。

(2)单纯感觉性部分发作：包括躯体感觉性及视觉性、听觉性、味觉性、嗅觉性、眩晕性等特殊感觉性发作。多为简单幻觉，如针刺、闪光、嗡嗡声、焦臭、咸味、漂浮感等。

(3)单纯自主神经性部分发作:如胃气上升感、呕吐、腹痛、面色苍白、出汗、潮红、竖毛、瞳孔扩大、小便失禁等。病灶在杏仁核、岛回或扣带回。

(4)精神性发作:发作放电始自颞叶或额叶皮质有关结构时可引起发作性的精神症状,如似曾相识感、梦样状态、恐惧、愤怒、陌生感、各种错觉、复杂的幻觉(视物变大或变小、听到他人呼唤自己名字)。

2.复杂部分性发作

复杂部分性发作伴有不同程度的意识障碍,以意识障碍与精神症状为突出表现,又称精神运动性发作。一般表现为意识模糊,而完全表现为意识丧失则较少见。脑电图上最典型的表现为在一侧或双侧颞区或额颞区有棘波或尖波发放。复杂部分性发作主要表现为以下几种类型。

(1)表现为意识障碍和自动症:所谓自动症指癫痫发作过程中或发作后在意识模糊情况下出现的相当协调和有适应性的无意识活动,事后不能回忆。发作期自动症有多种表现,如咂嘴、咀嚼、吞咽、舔舌、流涎;抚摸衣扣或身体某个部位;或机械地继续其发作前正在进行的活动,如行走、骑车或进餐等;有的突然外出、无理吵闹、唱歌、脱衣裸体、爬墙跳楼等。每次发作持续达数分钟或更长时间后,神志逐渐清醒。

(2)由单纯部分发作演变为复杂部分性发作:发作开始时可为单纯部分性发作的任何形式,然后出现意识障碍,或伴有各种自动症。

(三)癫痫持续状态

癫痫性抽搐发作持续足够长的时间或在足够短的时间间隔内持续反复出现,从而造成不变而持久的癫痫状态称为癫痫持续状态(SE)。任何一类发作若长期或反复发作而在各次发作间不恢复者都可形成癫痫持续状态。全身强直-阵挛性发作(GTCS)的癫痫持续状态最为严重。患者始终处于昏迷状态。随反复发作而间歇期越来越缩短,昏迷加深,常伴有高热、脱水、周围血白细胞增多或酸中毒。如不及时采取紧急措施终止发作,患者将因衰竭而死亡。突然停用抗癫痫药物和全身感染是引起持续状态的重要原因。继发性癫痫的持续状态较原发性者为多。

三、实验室检查

(一)脑电图

1.常规脑电图

癫痫发作间期及发作时脑电图的检查可以作为诊断的依据。发作时记录的脑电图诊断意义最大,但此种机会甚少,发作期脑电图一般为由低幅快频率的棘波开始,逐渐变为高幅尖波,最后变为慢波,待抽搐停止,进入电活动抑制状态,脑电图呈低平记录,然后再出现慢波而逐渐变为正常。发作间歇期,仅有30%～40%的癫痫患者可以记录到癫痫样波,即棘波、尖波、棘(尖)慢复合波等。为了提高脑电图对癫痫诊断的阳性率,可在发作间歇期作多次脑电图记录,并加上各种诱发方法,常见的方法有过度换气、闪光刺激、睡眠或剥夺睡眠、诱发试验等。深部病灶(如颞叶内侧面、底面)可试用鼻咽电极、蝶骨电极、皮质电极和深电极等。

由于某些正常人可以有轻度节律紊乱,有些非癫痫性疾病的脑电图也可有阵发性发放,而抗癫痫药物又可使部分脑电图趋向正常,所以脑电图的结果必须结合临床综合判断。

2.EEG特殊监测系统

24小时EEG监测:可用磁带记录24小时或更长时间患者在清醒、活动或睡眠期间的脑电图,可提高癫痫诊断的阳性率,对明确癫痫类型、癫痫灶定位,以及对癫痫发病机制的研究有一定帮助。

遥测脑电图录像监测系统：可以将患者发作的脑电活动与临床发作时的表现，包括意识、面部表情，四肢有无抽搐及全身的表现用计算机和录像系统记录下来，大大提高癫痫诊断的阳性率和正确性。

（二）CT 和 MRI

CT 和 MRI 有助于发现癫痫的病因。在 CT 和 MRI 图像上，可以清楚地显示脑萎缩、脑积水、脑肿瘤、脑梗死或脑出血、脑脓肿、结核瘤、肉芽肿、寄生虫等病变。MRI 具有较高的软组织分辨率，对于诊断脱髓鞘病（脑白质病）、脑炎、脑缺血、早期脑梗死和低度分化胶质瘤等疾病，MRI 优于 CT，而且 MRI 一般没有骨骼和金属产生的伪影，对发现颞叶海马硬化和脑皮质发育不良有特殊的诊断价值。

（三）单光子断层扫描和正电子断层扫描

发作间期癫痫灶有局部脑血流量降低，而发作时则升高，单光子断层扫描（SPECT）可予以反映；发作间期癫痫灶有局部代谢降低，而发作时则升高，正电子断层扫描（PET）可予以反映。因此对于那些仅有脑的功能或代谢改变而无形态学改变的病灶，SPECT、PET 检查明显优于 CT 和 MRI。研究表明，当 PET 显像明确时，在癫痫的研究中可以取代深部电极。SPECT 显像具有与 PET 相似的探查效果，而费用相对较低，目前更适合于癫痫的常规检查和研究。

（四）脑脊液

原发性癫痫均正常。症状性癫痫视其病因而有相应变化。

（五）血或脑脊液氨基酸分析

用于诊断氨基酸代谢异常所致的癫痫发作。

四、诊断与鉴别诊断

（一）诊断

1.确定是否癫痫

详细而准确的病史采集和临床检查是诊断的主要依据，若实验室检查和临床现象不符，则以后者为主。癫痫发作类型繁多、病因庞杂，病史采集务求详尽，但除单纯的部分发作外，患者本人很难表达，因此还需要向目睹者了解整个发作过程，包括当时环境、发作时程、发作时的姿势、面色、声音、有无肢体抽搐和大致的顺序、有无怪异行为和精神失常等。患者亲属也可提供家族史和患者幼年病史。临床检查除可发现神经体征外，也须注意智能状态、心脏情况、手足抽搐倾向、皮肤和皮下结节等。

2.判断癫痫的病因

（1）区别原发性和继发性癫痫：若确诊为癫痫，必须分清是原发性还是继发性。原发性癫痫多有家族史，而继发性癫痫少有；原发性者找不出病因，继发者可明确病因；原发性者多于幼年或青少年发病，25 岁以后发病者多为继发性；表现为大发作（或称全身性发作）和小发作者多为原发性，部分性（或局限性）发作（除良性中央回癫痫外）均为继发性；继发性癫痫有神经系统阳性体征，而原发性癫痫则无。

（2）病因诊断：对于症状性癫痫，需明确引起癫痫的病因是全身性疾病还是脑部疾病。全身性疾病常见于低血糖症、低血钙症、血卟啉症等代谢障碍性疾病，可做空腹血糖、血钙磷测定、尿液或血液检查确诊。脑部疾病可根据病史（产伤史、高热惊厥史、脑膜炎史、外伤史、卒中史等）和发病年龄可以提供一些依据。体检中若发现颅内占位病变的定位体征和视盘水肿、脑动静脉畸形的头部杂音、囊虫病的皮下结节等，则病因已有线索。病因未明者，常需做进一步检查，如CT、MRI、脑血管造影、SPECT等。

(二)鉴别诊断

1.晕厥

晕厥是体循环障碍导致脑部广泛性短暂缺血引起的短暂意识丧失。患者可跌倒，有时伴有上肢的短促阵挛，需和各种失神发作相鉴别。和失神发作的突然发生不同，晕厥的起病和恢复都较缓慢，多见于虚弱或血管神经功能不稳定的患者，起病大多有一定的原因（见血、疼痛刺激、湿热环境中久立、排尿等）。一般发病前常有头昏、眼前发黑、心慌胸闷、恶心或冷汗等先兆症状。平卧后可逐渐恢复，清醒后常有肢体发冷、乏力等。晕厥发作时脑电图一般表现为广泛同步性慢波，发作间期脑电图多为正常，可与癫痫的脑电图鉴别。

2.癔症

大多突然发病，出现感觉、运动和自主神经功能紊乱、精神障碍的临床表现。癫痫和癔症的鉴别较为重要，尤其是大发作与癔症性抽搐。一般说来，癔症性抽搐常有一定的情绪因素，总有他人在场，有夸张色彩，哭叫、挥臂踢腿，逐渐跌倒而不致伤，脸色正常，发作时意识不完全丧失，大多无咬舌、跌伤及大小便失禁，瞳孔对光反射不消失；经他人抚慰或暗示性治疗后可终止发作，患者常能讲述发作经过，发作历时数十分钟至数小时或更长时间。

3.偏头痛

偏头痛的视觉先兆，以及偶然出现的肢体感觉异常或轻偏瘫需与部分性发作相鉴别。偏头痛常在青春期起病，先兆症状持续时间较长，至少数分钟，随后有更长时间的血管性头痛，常见于一侧，并常伴恶心、呕吐。发作间并无脑电图上局灶异常，如枕叶癫痫。偏头痛和癫痫偶然并存。

4.发作性睡病

发病年龄一般多在儿童期至成年期，以10～20岁最为多见，主要表现为长期警醒程度减退和发作性的不可抗拒的睡眠。大多数患者伴有一种或数种其他症状，包括猝倒症、睡瘫症和入睡幻觉等。以上可称为发作性睡病四联症，如有此表现则较易诊断。本病应与癫痫小发作相鉴别，后者多见于儿童，是突然出现的意识丧失而非睡眠，持续时间较短。

五、治疗

(一)西医治疗

癫痫的治疗应遵循“尽早开始，合理用药，长期坚持，整体治疗”的原则。

1.病因治疗

病因治疗即积极治疗引起癫痫发作的原发性疾病，如脑肿瘤、脑炎、脑寄生虫，以及全身性其他疾病等。对颅内占位性病变首先考虑手术治疗；但即使在顺利割除后，仍需抗痫药物治疗，因残余的病灶或手术后的瘢痕形成使约半数患者术后可能继续发作。如因代谢紊乱所致的低血糖、低血钙等病因，主要针对病因治疗，抗癫痫药物可酌情停服。缺乏维生素B_6者予以补充。致痫药物必须停服。

2.药物治疗

一旦癫痫诊断成立，在两次或更多次发作后，即使未发现病因，均应开始治疗，但发作甚为稀疏者，如12个月以上1次者，可不用药。癫痫治疗是长期的，患者及家人配合非常重要，因此在用药前应对其讲清癫痫的预后、治疗的长期性、药物可能的毒副作用、依从正规治疗的重要性、抗痫药物与乙醇或其他常用药物的相互作用及血清药物浓度监测的意义等。

(1)药物应用的总原则:临床上运用抗癫痫药物时,总的原则是使用最少的药物和最小的药物剂量能完全控制癫痫发作,并在应用药物的过程中又不产生明显或严重的毒性反应或不良反应。

(2)药物的选择:主要决定于痫性发作的类型,也要考虑药物的毒性。特发性失神发作的首选药物为乙琥胺,其次为丙戊酸钠;二线药物为乙酰唑胺和氯硝西泮。儿童和青春期的肌阵挛发作首选丙戊酸钠,其次为乙琥胺或氯硝西泮;二线药物为乙酰唑胺、苯妥英钠或苯巴比妥。特发性 GTCS,或与失神发作合并发生时,首选丙戊酸钠,其次为苯妥英钠或苯巴比妥。单纯部分性发作,以及继发的 GTCS 首选卡马西平,其次为苯妥英钠或苯巴比妥;二线药物为乙酰唑胺或氯硝西泮。复杂部分性发作首选卡马西平,其次为苯妥英钠;二线药物为扑米酮或苯巴比妥。对有中央-额部或枕部棘波的良性儿童期癫痫,可用卡马西平或丙戊酸钠。Lennox-Gastaut 综合征首选丙戊酸钠,其次为氯硝西泮;二线药物为卡马西平或乙酰唑胺。对婴儿痉挛症应在发病后 1 个月内给予 ACTH(凝胶)注射,辅以口服泼尼松,疗程不少于 6 周。

(3)药物剂量:在急诊情况下,需要迅速而充分的抗癫痫作用时,开始就应给足量;如非紧急情况,一般开始剂量宜小,有些药物初服时反应较大,更需先从小剂量开始,如卡马西平开始用 100 mg/d,丙戊酸钠用 150 mg/d,氯硝西泮用 0.5 mg/d,扑米酮用 62.5 mg/d,然后逐步调整到既能控制发作又不产生毒副反应为宜,也即达到最小的有效量。调整剂量时除临床观察外,血药浓度测定可作为重要依据,这对卡马西平、苯妥英钠、乙琥胺和苯巴比妥尤为重要。血浓度测定需待药物达到稳定状态时间(Tss)方有意义。此外,因为药物的有效部分实为未和蛋白质结合的游离部分,有条件时监测游离部分浓度更为实用,监测唾液中药物浓度一般亦可达到同样的目的。

(4)单药治疗:临床主张用单药治疗,特别对新诊断的患者效果更好。已用多药治疗的患者,可以通过血药浓度监测来缩减一些次要药物,研究表明正规的单药治疗可控制 80%的发作。单药治疗在以下几方面优于多药治疗:患者对单药治疗耐受性较高;不良反应较少、长期毒性小;易于观察临床疗效、方便给药;对孕妇而言致畸危险性小;无抗癫痫药物间相互作用,与其他药物的相互作用危险性小。如果一种药物达到有效浓度效果不明显,或因不良反应而不能继续应用时,则应改用次选药物。

(5)多药治疗:合并用药一般局限于 2 种抗痫药,最好不要超过 3 种。许多研究证明多药治疗中能够有效地控制发作,关键在于其中 1 种药物,而多药治疗并不比适当地单药治疗效果好。长期服用多种抗癫痫药物有以下缺点:使癫痫患者的智力减退;容易发生慢性药物中毒;药物之间的相互作用、拮抗作用可降低疗效或增强作用导致中毒,不能对各个抗痫药物的疗效作出正确评价;有时可使发作增加;减少了以后选择药物的余地;加重患者的经济负担;对于孕妇而言致畸危险性高。

在确认单药治疗失败后,方可加用第 2 种药物。多药治疗时应注意:所用剂量要合适、小心监测不良反应及定期测定血药浓度。多药治疗合理选药的依据是:不同作用机制的药物;很少或没有相互作用,有较高的治疗指数;很少不良反应;化学结构上不同的药物;易于应用。

(6)用药时程。目前临床用药时程大致如下:GTCS 和单纯部分性发作,有服药完全控制2～3 年后,失神发作在完全控制半年以后,可考虑停止服药。停药必须逐渐减量。停药减量的原则是病程越长，药物剂量越大，停药越应缓慢(即所用时间越长)。整个停药过程一般不少于3个月，若有复发，则重复给药如前。另外复杂部分性发作很少完全被控制，也需长期服用小剂量抗癫痫药维持。

(7)常用抗癫痫药物。①卡马西平：常用剂量为300～600 mg/d。半衰期($t_{1/2}$)为20～55小时。有效血浓度4～10 μg/mL。药物血浓度达到稳定状态时间(Tss)5～14天。药理作用主要是通过利用频率-依赖性阻滞钠通道而稳定神经元突触前膜及后膜而达到的。主要不良反应为皮疹、白细胞减少和头晕、共济失调。严重不良反应为再生障碍性贫血、粒细胞缺乏、剥脱性皮炎。②丙戊酸：一般用其钠盐或镁盐。常用剂量成人为600～1 800 mg/d；儿童20～30 mg/(kg·d)。$t_{1/2}$为9～21小时。有效血浓度50～100 μg/mL。Tss为3～6天。作用机制主要为抑制GABA转氨酶和谷氨酸脱羧酶，从而抑制GABA降解并增加其合成，增加脑内抑制性递质GABA含量。主要不良反应为皮疹、震颤、共济失调和体重增加。严重不良反应为肝脏损害和血小板减少。③苯妥英：临床用其钠盐(苯妥英钠)。常用剂量成人为200～500 mg/d，儿童5～10 mg/(kg·d)。$t_{1/2}$为10～34小时。有效血浓度10～20 μg/mL。Tss为14～28天。药理作用为稳定神经膜，防止钠离子内流，减少强直后电位的增强及增强GABA介导的抑制和减低兴奋性突触传递。主要不良反应为皮疹、复视、共济失调、低血钙、齿龈增生等。严重不良反应为剥脱性皮炎、可逆性淋巴结病、粒细胞缺乏、系统性红斑狼疮等。④苯巴比妥：常用剂量为60～180 mg/d。$t_{1/2}$为50～160小时。有效血浓度15～40 μg/mL。Tss 14～28天。药理作用为防止痫性电活动的传导。主要不良反应为皮疹和镇静或失眠、共济失调。严重不良反应为剥脱性皮炎。⑤氯硝西泮：常用剂量成人为1～10 mg/d，儿童<1岁0.25 mg/d，1～5岁0.5～1.0 mg/d，6～12岁1～6 mg/d。$t_{1/2}$为20～60小时。有效血浓度0.015～0.050 μg/mL。Tss 5～14天。药理作用可能作用在GABA突触。主要不良反应为嗜睡和共济失调。⑥乙琥胺：常用剂量为500～1 500 mg/d。儿童：10～15 mg/(kg·d)。$t_{1/2}$成人为50～60小时，儿童为20～40小时。有效血浓度40～120 μg/mL。Tss 6～14天。药理作用为减少重复性传递和抑制皮质兴奋性通路。主要不良反应为皮疹和精神症状。严重不良反应为粒细胞缺乏。⑦扑米酮：常用剂量为500～1 500 mg/d；儿童为15～30 mg/(kg·d)，$t_{1/2}$为12小时。有效血浓度5～15 μg/mL。Tss 14～30天。扑米酮的抗癫痫作用主要是转化成苯巴比妥后实现的。主要不良反应为嗜睡、皮疹、巨幼红细胞性贫血、精神症状和共济失调。严重不良反应为骨髓抑制、剥脱性皮炎。

(8)新抗癫痫药物。①拉莫三嗪：能阻断钙离子进入高速放电中的神经元，从而抑制谷氨酸和天门冬氨酸的释放。对部分性发作、失神、GTCS尤其是Lennox-Gastaut综合征有效。常用剂量200～500 mg/d。不良反应有共济失调、头昏、复视、嗜睡等。②氨己烯酸：是合成的GABA类似物，能强烈地抑制GABA转氨酶，从而增加脑内抑制性递质GABA。对部分性发作、Lennox-Gastaut综合征尤其是West综合征有效。成人剂量1.5 g/d，儿童每天50 mg/kg。不良反应有嗜睡、疲乏、体重增加等。③加巴喷丁：是合成的GABA类似物。作用机制不明，对顽固性单纯和复杂部分性发作有效。常用剂量0.9～1.8 g/d。不良反应有嗜睡、疲乏、共济失调等。④非尔氨酯：能阻断钠离子和钙离子通路，从而抑制发作的传播。对部分性发作、GTCS和Lennox-Gastaut综合征有效。常用剂量1.2～3.6 g/d。不良反应有头痛、失眠、共济失调等。

3.发作时的处理

对强直-阵挛发作要扶持患者卧倒，防止跌伤或伤人。衣领、腰带必须解开，以利呼吸通畅。将毛巾、手帕或外裹纱布的压舌板塞入齿间，可以防止舌部咬伤。惊厥时不可按压患者的肢体，以免骨折和脱臼，在脊柱后垫软物，防止椎骨骨折。惊厥以后，将头部旋向一侧，让分泌物流出，避免窒息。如惊厥时程偏长，或当日已有过发作，可给苯巴比妥 0.2 g 肌内注射，否则不需特殊处理。对自动症要注意防护自伤或伤人。

4.癫痫持续状态的治疗

在给氧、防护的同时，应从速制止发作。可依次选下列药物。

(1)地西泮：10～20 mg 静脉注射，其速度不超过 2 mg/min，无效则改用其他药物。有效而复发者可在半小时后重复注射，或给地西泮 100～200 mg，溶解于 5%葡萄糖盐水注射液 500 mL 中，于 12 小时内缓慢静脉滴注。同时抽血检查糖、钙、尿素氮及电解质。儿童一次静脉注射量 0.25～0.50 mg/kg，不超过 10 mg；需要时亦可重复。地西泮偶然抑制呼吸，则需停止注射。

(2)苯妥英钠针剂：10～20 mg/kg 溶于生理盐水中静脉注射，其速度不快于 5 mg/min。

(3)异戊巴比妥钠：0.5 g 溶解于注射用水 10 mL 静脉注射，其速度不超过 0.1 g/min；儿童用量：1 岁 0.1 g，5 岁为 0.2 g。

(4)副醛：8～10 mL(儿童 0.3 mL/kg)用甘油稀释保留灌肠。

在给药同时，需保持呼吸道通畅，防止缺氧的加重。昏迷中给予口咽通气管，经常吸痰液，必要时做气管切开术，发现换气不足时即给人工呼吸。高热可给体表降温；血液酸碱度和电解质变化时要及时纠正；发现脑水肿迹象时，静脉滴注甘露醇。也需给予广谱抗生素以针对肺部感染。在检查中发现脑瘤、低血糖、糖尿病、尿毒症等情况时进行相应处理。

抽搐停止后，可给予苯巴比妥 0.2 g 肌内注射。隔 8～12 小时注射 1 次维持控制。清醒后改为口服抗癫痫药物，并进行进一步病因检查。

(二)中医治疗

痫证发作时，以开窍醒神治其标，多以豁痰行气、熄风开窍定痫为法；平时病缓则祛邪补虚以治其本，以健脾化痰、补益肝肾、养心安神等法以调理脏腑，平顺气机，杜其生痰动风之源。

1.风痰闭窍证

证候特点：发则猝然仆倒，昏不知人，目睛上视，口吐白沫，手足抽搐，喉中痰鸣，舌质淡红，苔白腻，脉弦滑。发作前常有眩晕头痛、胸闷、乏力等先兆症状。

治法方药：涤痰开窍，熄风定痫。定痫丸加减：竹沥 12 g，天麻 10 g，贝母 10 g，胆南星 10 g，法半夏 10 g，陈皮 6 g，茯神 12 g，远志 10 g，丹参 15 g，石菖蒲 10 g，僵蚕 12 g，全蝎 10 g，琥珀 3 g(冲服)，甘草 6 g。痰黏不利加瓜蒌、白芥子；痰涎清稀加干姜、细辛；若纳呆者可加白术、茯苓；胁胀嗳气者加柴胡、枳壳、青皮；眩晕、目斜风动者加龙骨、牡蛎、磁石、珍珠母。

2.痰火扰神证

证候特点：发则猝然仆倒，不省人事，四肢强痉拘挛，口中叫吼，口吐白沫，烦躁不安，气高息粗，痰鸣漉漉，口臭。平素急躁易怒，心烦失眠，咯痰不爽，口苦咽干，大便秘结，舌质红，苔黄腻，脉弦滑数。

治法方药：清肝泻火，化痰开窍。龙胆泻肝丸合涤痰汤：龙胆草 10 g，栀子 10 g，黄芩 10 g，胆南星 10 g，石菖蒲 10 g，枳实 10 g，法半夏 10 g，陈皮 6 g，茯苓 15 g，竹茹 12 g，木通 10 g，钩藤 10 g，地龙 12 g。若便结不通者加生大黄；口干欲饮、舌红少苔者加麦冬、沙参；痰火壅实、大便秘结者可用竹沥达痰丸以泻火祛痰通便。

3.瘀阻脑络证

证候特点：发则猝然昏仆，瘛瘲抽搐，或单以口角、眼角、肢体抽搐，颜面口唇青紫。平素多有头痛头晕，痛有定处。多有头部外伤史，或癫痫经久不愈，舌质紫黯或有瘀点，脉弦或涩。

治法方药：活血化瘀，熄风通络。血府逐瘀汤加减：桃仁 10 g，红花 10 g，当归 10 g，川芎 10 g，赤芍 15 g，川牛膝 15 g，桔梗 10 g，柴胡 10 g，枳壳 10 g，生地 12 g，甘草 6 g。夹痰者加半夏、胆南星、竹茹；伴抽搐者加钩藤、全蝎、地龙；瘀重者可加水蛭、丹参等。

4.肝肾阴虚证

证候特点：痫病频作，神思恍惚，面色晦黯，头晕目眩，两目干涩，耳轮焦枯不泽，健忘失眠，腰膝酸软，大便干燥，舌红，苔少，脉细数。

治法方药：滋养精血，补益肝肾。大补元煎加减：熟地 15 g，山药 10 g，山萸肉 12 g，杜仲 15 g，枸杞子 12 g，龟甲 15 g(先煎)，龟甲胶 12 g(烊化)，牡蛎 30 g(先煎)，鳖甲 30 g(先煎)，白芍 12 g，阿胶 15 g(烊化)。心中烦热者可加竹叶、灯心草；大便干燥者可加天花粉、火麻仁；纳谷不香加焦三仙；心神不宁加珍珠母、磁石。

5.脾虚痰盛证

证候特点：痫病发作日久，神疲乏力，面色不华，食欲不佳，胸闷痰多，眩晕时作，或恶心欲呕，纳少便溏，舌质淡，苔薄腻，脉濡弱。

治法方药：健脾化痰，和胃降浊。六君子汤加味：党参 30 g，白术 12 g，茯苓 15 g，法半夏10 g，陈皮 6 g，甘草 6 g，胆南星 10 g，炙远志 10 g，石菖蒲 12 g。痰多者加瓜蒌；呕恶者加旋覆花、竹茹；便溏者加薏苡仁、炒扁豆、炮姜等。

6.心脾两虚证

证候特点：久痫不愈，猝然仆倒，昏不知人，或仅头部下垂，四肢无力；或四肢抽搐无力或口吐白沫，口噤目闭，二便自遗，伴面色苍白，心悸，舌质淡，苔白，脉沉弱或弱。

治法方药：补心健脾，定风止痫。归脾汤加减：党参 30 g，白术 12 g，茯苓 15 g，远志 10 g，鸡血藤 30 g，龙眼肉 12 g，丹参 15 g，当归 10 g，木香 10 g(后下)，黄芪 30 g，陈皮 6 g。若体质不虚，可酌加僵蚕、蜈蚣以熄风化痰、通络止痉；兼痰浊，可加半夏、南星。

7.血虚风动证

证候特点：或猝然仆倒，或面部烘热，或两目瞪视，或局限性抽搐，或四肢抽搐无力，手足蠕动，二便自遗，舌质淡，少苔，脉细弱。

治法方药：养血熄风，滋阴潜阳。大定风珠加减：生白芍 12 g，阿胶 15 g(烊化)，生龟甲 30 g(先煎)，鳖甲 30 g(先煎)，干地黄 15 g，麻仁 15 g，五味子 10 g，生牡蛎 30 g(先煎)，麦冬 12 g，炙甘草 6 g。若纳差者可加白术、茯苓；若兼痰浊者可加法半夏、南星；若体质尚壮实者可加蜈蚣、僵蚕以增强熄风通络之功。

8.气虚血瘀证

证候特点：痫证反复发作日久，平日有精神恍惚，心中烦急，头部疼痛，头昏短气；发作时突然仆倒，昏不知人，抽搐或手足蠕动，唇紫，舌质紫黯或有瘀点瘀斑，脉弦而涩。

治法方药：补气化瘀，定风止痫。黄芪赤风汤加减：黄芪 30 g，赤芍 30 g，防风 15 g，地龙 15 g，鸡血藤 30 g，党参 30 g，郁金 15 g，川芎 10 g。若兼大便秘结者，可加酒大黄；体质尚壮实者，可加蜈蚣、僵蚕；若兼颈项强直加葛根。

(岳全克)

第六节 急性脊髓炎

急性脊髓炎是指非特异性局限于数个节段的急性横贯性脊髓炎，原因不明，绝大多数在感染后，或疫苗接种后发病。一年四季均可发病，但以冬末春初，或秋末冬初较为常见。如病变迅速上升波及延髓，称为上升性脊髓炎；如脊髓内有两个以上散在病灶。称为播散性脊髓炎。

本病中医诊断为软脚瘟，是暑湿疫疠之邪由口鼻侵入，蕴于肌肉，阻滞经络，或热伤阴液，筋失濡养，导致筋脉弛缓不用。以双峰热，肌肉软瘫，日久肌肉萎缩，步履不便为主要表现的疫病类疾病。

一、诊断

(一)临床表现

(1)发病以青壮年为多，无性别差异。

(2)起病较急，病前数天或1～2周有上呼吸道感染症状，或有疫苗接种历史。

(3)主要临床表现有病变水平以下肢体瘫痪，感觉缺乏和大小便障碍。

(4)体格检查视脊髓损害节段，表现为四肢瘫或截瘫、传导束型感觉障碍、自主神经功能损害。

(二)基本检查

腰穿脑脊液检查可见脑脊液压力不高，白细胞数正常或轻度增高，蛋白含量可轻度增高，糖与氯化物含量正常。

(三)进一步检查

磁共振检查可见病变部位脊髓增粗，是确诊急性脊髓炎最可靠的措施。

(四)诊断要点

(1)急性起病，迅速出现四肢瘫或截瘫、传导束型感觉障碍和大小便功能障碍。

(2)脑脊液检查或脊髓MRI检查。

(3)本病需与周期性瘫痪、急性感染性多发性神经炎、急性硬脊膜外脓肿、脊柱结核、脊柱转移性肿瘤、视神经脊髓炎、脊髓出血等鉴别。

(4)本病的主要并发症有肺炎、尿路感染、褥疮等。

二、治疗

(一)一般治疗

(1)急性期应注意护理，定期翻身，2～3小时1次，并保持皮肤干燥清洁。

(2)排尿障碍应行无菌导尿，持续引流或留置导尿管定期放尿，预防尿路感染。

(3)早期进行瘫痪肢体被动运动，注意纠正足下垂，防止肢体痉挛及关节挛缩。

(二)基本治疗

1.西医治疗

(1)皮质类固醇激素：地塞米松10～20 mg，静脉滴注，每天1次，7～10天后可改为泼尼松

40～60 mg，口服，每天 1 次，每周减量 1 次，5～6 周内逐步停用。

(2)维生素：维生素 B_1 100 mg，肌内注射，每天 1 次。维生素 B_{12} 100 μg，肌内注射，每天 1 次。

(3)其他：烟酸 50 mg，口服，每天 3 次。尼莫地平 20 mg，口服，每天 3 次。

2.中医治疗

(1)辨证论治。①湿热毒蕴证：发热汗多，汗出而热不退，咽痛，咳嗽，恶心呕吐，或大便溏薄，舌红，苔黄腻，脉濡数，或滑数。清热化湿解毒。代表方：甘露消毒丹加减。②湿热阻络证：热退后又复发热，肢体疼痛不能转侧，不愿抚抱，烦躁不宁，汗出蒸蒸，或嗜睡肢软，舌红，苔黄腻，脉濡数。清热化湿通络。代表方：四妙丸加减。③气虚血瘀证：发热已退，肢体麻痹，痿软无力，面色萎黄，疲乏自汗，舌淡红，苔薄白，脉濡。补气活血通络。代表方：补阳还五汤加减。④肝肾亏虚证：瘫痪日久，患侧肢体痿废不用，肌肉明显萎缩，甚或肢体畸形，舌淡红，苔薄白，脉沉细。滋补肝肾。代表方：虎潜丸加减。

(2)简便治疗。①针灸疗法：瘫痪或肌肉萎缩者，可针刺大椎、夹脊、手三里、足三里、环跳、阳陵泉、肾俞、解溪、绝骨等穴，每次 3～4 穴，每天 1 次；可用当归注射液或丹参注射液做穴位注射。②推拿按摩疗法：可每天推拿或按摩瘫痪肢体 10～15 分钟。③熏洗疗法：可用四妙丸加忍冬藤、秦艽、石菖蒲等，水煎熏洗，每天 2 次。④单方验方。启痿丹：番木鳖、白花蛇舌草、川牛膝、炒乳香、炒没药、淫羊藿、天麻、威灵仙、当归、五味子、制川乌、制草乌、地龙，共为细末，蜜丸服用。适用于肢体瘫痪。加味金刚丸：肉苁蓉、菟丝子、杜仲、萆薢、巴戟天、牛膝、木瓜、马钱子、乌贼骨、天麻、全蝎、僵蚕、蜈蚣，蜜丸服用，每次 3～6 g，每天 2 次，适用于肢体瘫痪。

(三)进一步治疗

针灸、理疗、康复治疗等。

三、疗效评定

(一)有效

临床症状和体征改善。

(二)恶化

临床症状和体征加重。

(岳全克)

第七节　三叉神经痛

三叉神经痛是指面部三叉神经分布区内短暂的、反复发作的阵发性剧痛。分为原发性和继发性两种。原发性三叉神经痛目前病因不明，继发性三叉神经痛则是继发于脑内多种疾病所致。一般指原发性三叉神经痛。

本病中医诊断为面风痛，乃因风寒、风热等外邪侵袭面部经络，或素体阴虚内热，痰瘀阻滞，经脉受压或经络挛急所致。以反复短暂发作的一侧面部剧痛或痉挛，伴面肌抽搐为主要表现的痛病类疾病。

一、诊断

(一)临床表现

(1)原发性三叉神经痛多发生于成年人,女略多于男,大多为单侧。

(2)主要的临床表现以面部三叉神经一支或几支分布区内突发的短暂剧痛为特点。可长期固定在某一分支。疼痛发作前常无预兆,性质如电击样、烧灼样、刀割样或针刺样疼痛。洗脸、刷牙、说话、咀嚼及吞咽时可诱发。发作时间仅数秒钟至 2 分钟。间歇期完全正常。

(3)神经系统检查无阳性体征。

(二)基本检查

根据临床表现即可诊断。

(三)进一步检查

头部 CT 扫描或头部 MRI 检查,删除颅内病变引起的继发性三叉神经痛。

(四)诊断要点

(1)面部三叉神经一支或几支分布区内突发的短暂剧痛。

(2)发作间歇期正常。神经系统检查无阳性体征。

(3)本病需与继发性三叉神经痛、牙痛、鼻窦炎、颞颌关节病等鉴别。

二、治疗

(一)基本治疗

1.西医治疗

西医治疗以止痛为主,可选用其中之一。

(1)卡马西平:0.1～0.2 g,口服,每天 2～3 次。不良反应有皮疹、眩晕、共济失调及骨髓功能损害等。

(2)苯妥英钠:0.1 g,口服,每天 3 次。不良反应有消化道症状、皮疹、牙龈增生、共济失调、粒细胞减少和肝肾功能损害等。

(3)氯硝西泮:2 mg,口服,每天 3 次。不良反应有嗜睡、头晕、共济失调、行为障碍、肌张力下降、言语不清等。

2.中医治疗

(1)辨证论治。①风寒袭络证:颜面短暂刀割样剧痛,喜温熨,恶风寒,每因遇风受寒而诱发,口不渴,苔薄白,脉浮紧。祛风通络,散寒止痛。代表方:川芎茶调散加减。②风热中络证:颜面短暂发作刀劈样疼痛,口干咽痛,发热重,微恶风寒,舌边尖红,苔薄黄,脉浮数。疏风清热止痛。代表方:芎芷石膏汤加减。③肝火犯头证:患侧面部呈阵发性电击样疼痛,痛时面红目赤,眩晕,口苦咽干,烦躁易怒,胁肋满闷,尿黄赤,大便燥结,舌质红,苔黄燥,脉弦数。清肝泻火。代表方:龙胆泻肝汤加减。④阴虚阳亢证:患侧面部呈抽搐样剧痛,颧红,失眠,心烦易怒,咽干口苦,腰膝酸软,舌红少津,脉细弦数。滋阴潜阳。代表方:天麻钩藤饮合止痉散加减。⑤瘀血阻络证:颜面疼痛如针刺刀割,痛久不愈,面色晦暗,舌有瘀点,脉弦涩。活血(通络)止痛。代表方:通窍活血汤加减。⑥风痰上攻证:颜面抽搐疼痛,眩晕,胸脘痞闷,咳吐痰涎,形体肥胖,苔腻,脉弦滑。祛风化痰。代表方:牵正散加减。

(2)简便治疗。①体针疗法:取攒竹、阳白、太冲、合谷、四白、迎香、内庭、阿是穴等,平补平泻法。②单方验方：白芍 30～60 g，丹参 30 g，生牡蛎 30 g，甘草 10 g，水煎服，每天 1 剂。川芎 10 g，葛根 10 g，蝉衣 5 g，全蝎 3 g，天麻 10 g，水煎服，每天 1 剂。五苓散加木防己，常规剂量，水煎服，每天 1 剂。

(二)进一步治疗

(1)封闭治疗：用无水酒精等做三叉神经周围支、半月神经节的阻滞术。

(2)射频热凝术：经皮三叉神经节射频热凝疗法。

(3)手术治疗：可行微血管减压术、三叉神经感觉根切断术或伽玛刀治疗。

三、疗效评定

(一)有效

临床症状改善。

(二)无效

临床症状无改善。

(岳全克)

第八节　重症肌无力

重症肌无力是一种神经-肌肉传递障碍的获得性自身免疫性疾病，是骨骼肌的自身免疫性突触后膜乙酰胆碱受体病，血中的抗乙酰胆碱受体抗体对受体结合封闭使它不能与乙酰胆碱有机结合，不能完成神经-肌肉传递。本病发生率为 0.5/10 万～5/10 万人口。部分患者合并胸腺瘤或胸腺肥大。

本病中医诊断为肌痿又称肉痿。多因脾虚失运，不能输精以濡养肌肉，或湿浊伤及经络、肌肉所致，以肌肉萎缩，痿弱无力不用为主要表现的肢体痿病类疾病。

一、诊断

(一)临床表现

(1)起病隐袭，任何年龄组均可发病，女性多于男性。

(2)部分或全身骨骼肌易于疲劳，症状晨轻暮重，活动后加重，休息后减轻。

(3)体格检查可见上睑下垂、复视、说话无力、四肢肌肉无力等。

(4)疲劳试验阳性，即令受累肌肉重复活动后症状明显加重。

(二)基本检查

新斯的明试验阳性，即肌内注射新斯的明 0.5～1.0 mg，20 分钟后症状明显减轻，即可诊断。

(三)进一步检查

(1)肌电图检查：神经重复频率刺激检查，可见肌动作电位波幅递减。

(2)乙酰胆碱受体抗体滴度测定：血清中乙酰胆碱受体抗体滴度明显增高，对重症肌无力的诊断具有特征性意义。

(3)X 线片断层摄影、CT 扫描或 MRI 检查，诊断胸腺肥大或胸腺瘤。

(四)诊断要点

(1)部分或全身骨骼肌异常易于疲劳,症状晨轻暮重,活动后加剧,休息后减轻。

(2)疲劳试验阳性,新斯的明试验阳性可以确诊。

(3)本病需与多发性肌炎、肌营养不良症、肉毒杆菌中毒等鉴别。

(4)本病的主要并发症有肺部感染、肺不张等。

二、治疗

(一)一般治疗

忌用对神经-肌肉传递阻滞的药物,如各种氨基甙类抗生素、奎宁、奎尼丁、普鲁卡因胺、普萘洛尔、安定、氯丙嗪,以及各种肌肉松弛剂等。

(二)基本治疗

1.西医治疗

(1)抗胆碱酯酶药物可选用一种:溴化新斯的明 15～30 mg,口服,每天 3～4 次。不良反应有腹痛、腹泻、出汗、肌肉跳动、瞳孔缩小等,可加用阿托品对抗。溴吡斯的明 60～120 mg,口服,每天 3～4 次。不良反应同上。安贝氯铵 5～10 mg,口服,每天 3～4 次。不良反应同上。

(2)皮质类固醇:泼尼松 40～60 mg,口服,每天 1 次。根据病情减量维持。不良反应有骨质疏松、糖尿病、溃疡病、精神障碍等。

(3)免疫抑制剂可选用一种:硫唑嘌呤 50～100 mg,口服,每天 2 次。不良反应有白细胞下降、肝肾功能损害等。环磷酰胺 100 mg,口服,每天 2～3 次。不良反应同上。

2.中医治疗

(1)辨证论治。①湿热阻络证:四肢痿软、酸胀,或麻木,身体困重,眼睑下垂,或有发热,胸痞脘闷,小便短赤,舌红,苔黄腻,脉细数。清热化湿通络。代表方:加味二妙散加减。②脾气下陷证:肢体痿软无力,逐渐加重,食少,便溏,腹胀,久泄,肛门重坠或脱肛,面浮无华,气短,神疲乏力,舌淡,苔薄白,脉细,补脾升阳。代表方:补中益气汤加减。③脾虚营亏证:肢体痿软无力,食少,腹胀,便溏,眩晕,消瘦,面色萎黄,舌淡,苔薄白,脉缓弱。补脾养血。代表方:归脾汤加减。④气阴亏虚证:肢体痿软,神疲乏力,气短懒言,咽干口燥,面色淡白或颧红,尿少便结,舌瘦薄,苔少或有裂纹,脉弱而数。益气滋阴。代表方:五阴煎加减。⑤脾肾阳虚证:肢体痿软,神疲乏力,腰酸,畏寒肢冷,舌胖边有齿痕,舌苔薄白,脉弱。温补脾肾。代表方:右归丸加减。⑥气虚血瘀证:肢体痿废不用,麻木不仁,或见局部固定性刺痛,或肢体见紫色斑块,神疲乏力,气短懒言,舌质紫暗或有斑块,脉虚而涩。补气活血。代表方:补阳还五汤加减。

(2)简便治疗。①体针疗法:选脾俞、肾俞、肝俞、足三里、攒竹、悬钟、关元等穴,用补法。②中成药:补中益气丸、昆明山海棠片、胎盘片等。

(三)进一步治疗

(1)血浆置换法:按体重的 5%计算血容量,每次交换患者血浆 1 000～2 000 mL,连续 5～6 次为 1 疗程。

(2)大剂量丙种球蛋白:按每天每公斤体重 400 mg,静脉滴注,5 日 1 疗程。

(3)胸腺摘除:胸腺增生或合并胸腺瘤者可行之。

三、疗效评定

(一)有效

临床症状和体征改善。

(二)恶化

生命体征不平稳,临床症状和体征加重。

(王学斌)

第九节 吉兰-巴雷综合征

吉兰-巴雷综合征又称急性炎症性脱髓鞘性多发性神经病,是迅速进展而大多可恢复的运动性神经病,是神经系统由体液和细胞共同介导的自身免疫性疾病,病变范围广泛而弥散,主要侵犯脊神经根、脊神经和颅神经,表现为广泛的炎症性节段性脱髓鞘,部分病例伴有远端轴索性变性,病前可有非特异性病毒感染或疫苗接种史,大约60%在病前有空肠弯曲菌感染。

本病中医诊断为肢痿,可能与感染热毒、接触毒物、饮食失节等有关,经气阻痹所致。以四肢末端对称性感觉与运动障碍,肌肉萎缩,皮肤薄嫩而干燥,出汗异常等为主要表现的肢体痿病类疾病。

一、诊断

(一)临床表现

(1)病前1～4周有感染史,急性或恶急性起病,起病后症状迅速进展,1～2周达高峰。

(2)主要临床表现为四肢对称性乏力、肢体远端感觉异常或感觉减退,部分有双侧面瘫。严重者有呼吸肌麻痹。

(3)体格检查见双侧周围性面瘫,四肢弛缓性瘫痪,末梢型感觉障碍。

(二)基本检查

(1)腰穿脑脊液检查:脑脊液细胞数正常或轻度升高,蛋白高于正常范围,以病程2周左右时明显。

(2)肌电图:呈神经源性改变,运动及感觉传导速度减慢,F波消失或弥散。

(三)进一步检查

(1)周围神经活检:可见髓鞘脱失,炎症细胞浸润,严重可见轴索变性。

(2)免疫学检查:抗GM_1抗体阳性(抗单涎神经节苷脂)。

(四)诊断要点

(1)急性或亚急性起病,一般无发热。

(2)四肢对称性瘫痪,多有四肢感觉异常,半数有颅神经麻痹。

(3)80%患者有脑脊液蛋白细胞分离,肌电图检查示神经传导速度明显减慢。

(4)本病需与多发性神经炎、脊髓灰质炎、周期性瘫痪、多发性肌炎、肉毒杆菌中毒等鉴别。

(5)本病的并发症有肺部感染、心力衰竭等。

二、治疗

(一)一般治疗

(1)保持呼吸道通畅,预防肺不张及呼吸道感染,必要时行气管切开术,实施呼吸机辅助呼吸。

(2)严重瘫痪患者,注意保持肢体功能位置,防止关节挛缩。

(3)注意补充营养,及时纠正电解质紊乱。

(二)基本治疗

1.西医药治疗

(1)免疫球蛋白:按每天每公斤体重 400 mg 静脉滴注,连用 5 天。

(2)维生素 B_1:100 mg,肌内注射,每天 1 次。

(3)维生素 B_{12}:100 μg,肌内注射,每天 1 次。

2.中医治疗

(1)辨证论治。①肺燥津亏证:病起发热,或热后突然出现四肢末端对称性感觉和活动障碍,皮肤干燥,心烦口渴,咳呛少痰,咽干不利,小便黄少,大便干燥,舌质红,苔黄,脉细数。清肺润燥,代表方:沙参麦冬汤加减。②湿热阻络证:四肢末端对称性感觉和运动障碍,身体困重,发热,胸痞脘闷,小便短赤涩痛,舌苔黄腻,脉细数。清热化湿通络。代表方:加味二妙散加减。③瘀血阻络证:四肢感觉、运动异常,刺痛固定、拒按,皮肤干燥,舌质紫暗或有斑点,脉涩。活血化瘀,舒筋通络。代表方:补阳还五汤加减。④肝肾亏虚证:四肢痿软,肌肉萎缩,感觉、运动异常,腰脊酸软,头晕耳鸣,遗精或遗尿,妇女月经不调,咽干,舌红,少苔,脉细数。滋补肝肾,强筋壮骨。代表方:虎潜丸加减。

(2)简便治疗。①针灸疗法:体针疗法选用夹脊穴及环跳、承扶、昆仑透太溪、阳池等穴。耳针疗法选肝、脾、肾、肺、内分泌等穴。②单方验方及中成药:制马钱子研末,每次 0.1 g,每天 3 次,10 日为 1 疗程,间隔 3～4 日再服,一般不超过 3 个疗程。健步虎潜丸每次 6 g,每天 2 次,口服。截瘫丸每次 4 片,每天 3 次,口服。河车大造丸每次 1 丸,每天 3 次,口服。

(三)进一步治疗

(1)血浆交换疗法:无特殊不良反应,费用较高。

(2)输新鲜血浆:每次 200～300 mL,每周 2～3 次,一般连续 2～5 周。

三、疗效评定

(一)有效

临床症状和体征改善。

(二)恶化

生命体征不平稳,临床症状和体征加重。

(王学斌)

第十节 偏 头 痛

偏头痛是一常见头痛发作形式，以发作性神经-血管功能障碍，反复发生的偏侧或双侧头痛为特征。偏头痛有许多亚型，病因和发病机制考虑与遗传素质基础上形成的局部颅内外血管对神经-体液调节机制的阵发性异常反应有关。

本病中医诊断为偏头风，指因风火痰涎或风寒入侵，或恼怒紧张，或肝阳上扰，致使经络痹阻，阴阳失调，气血逆乱于头部而成。以反复发作，或左或右，来去突然的剧烈头痛为主要表现的痛病类疾病。

一、诊断

(一)临床表现

(1)本病女性多于男性，为反复发作的偏侧，或双侧头痛，发作频率不定。

(2)典型偏头痛发作前有先兆，以视觉先兆为最常见，先兆消退后很快出现头痛，为眶后部或额颞部，并扩展至半侧头部或整个头部的钻痛或搏动性疼痛。持续数小时至十余小时。

(3)普通偏头痛为最常见类型，没有明显先兆，头痛进行方式同上一型，但头痛时间较长。

(4)神经系统体检正常。

(二)基本检查

TCD发作时检查可发现颅内动脉血管痉挛或扩张，血流速度改变，有时可伴发血管杂音出现。

(三)进一步检查

CT或MRI，可排除因颅内器质性病变所致慢性头痛。

(四)诊断要点

(1)长期反复发作性头痛，体检正常。

(2)本病需与急性头痛如发热、脑膜炎、蛛网膜下腔出血、青光眼等；亚急性头痛如高血压、脑动脉硬化症、颅内占位、癫痫等；慢性头痛如紧张性头痛、颈椎病、神经官能症、忧郁症等鉴别。

二、治疗

(一)一般治疗

平时避免过度疲劳和精神紧张，饮食有节制，不过饱或过饥，不酗酒。发作时安静休息。

(二)基本治疗

1.西医治疗

(1)发作时治疗。①使血管收缩药：麦角胺咖啡因两片(儿童减半)，发作早期即服，若无效半小时到1小时后可追加1片。每天≤6片，严重心、肝、肾疾病患者禁用。酒石酸麦角胺0.25～0.50 mg，皮下注射。②非甾体抗炎药：阿司匹林300～600 mg，口服，立即。吲哚美辛25～50 mg，口服，立即。

(2)预防治疗。①β受体阻滞剂：普萘洛尔40 mg/d缓慢增至120 mg/d(心率＞60次/分)，口服，哮喘和心血管疾病忌用。②苯噻啶：自每天 0.5 mg 起，缓慢增至每天 3 mg，不良反应有嗜睡和体重增加。③钙拮抗剂：尼莫地平 10～20 mg，口服，每天 3 次。氟桂利嗪 5 mg，口服，每晚 1 次。可使体重增加。

2.中医治疗

(1)辨证论治。①风寒犯头证：时发头痛，恶寒风，无汗，口不渴，面白，苔薄白，脉浮紧。祛风通络，散寒止痛。代表方：川芎茶调散加减。②风热犯头证：头痛，甚则如劈，发热恶风，口渴，面赤，舌尖红，苔薄黄，脉浮数。辛凉解表，清热止痛。代表方：芎止石膏汤加减。③痰浊犯头证：头痛头重，眩晕，胸闷恶心，咯痰，形体肥胖，苔白腻，脉弦滑。祛痰化浊。代表方：半夏白术天麻汤加减。④瘀血犯头证：头痛时作，痛如锥刺，痛有定处，寐差梦多，舌质紫暗，脉弦涩。化瘀止痛。代表方：通窍活血汤加减。⑤肝火犯头证：头痛眩晕，面红目赤，口干口苦，急躁易怒，便秘尿黄，舌红，苔黄，脉弦数。清肝泻火。代表方：龙胆泻肝汤加减。

(2)简便治疗。①体针疗法：取穴天柱、阳白、风池、太阳、外关、临泣、肩井、丘墟、至阳、灵台等，每次 3～5 穴，泻法。②单方验方：细辛、徐长卿、川芎各 9 g，蜈蚣、山柰各 6 g，冰片 0.5 g，共研细末，以布包药末少许，塞入鼻孔，左侧头痛塞右鼻，右侧头痛塞左鼻，痛止即取出。正天丸每次 2 片，每天 2 次，口服。止痉散每次 1.5 g，每天 2 次，口服。

三、疗效评定

(一)有效

临床症状改善。

(二)无效

临床症状无改善。

(王学斌)

第三章 心内科疾病

第一节 高血压危象

高血压危象是指动脉血压急剧升高而引起的严重临床表现，可危及生命，必需及时处理。

高血压急症属于中医“眩晕”“头痛”等范畴，中医认为本病的病因病机是情志失调，饮食不节，内伤虚损导致阴阳失调，气血紊乱而发病。

一、病因及发病机制

高血压危象多在原有高血压的基础上发病，任何类型的高血压均可能发展为危象。由于90％以上的高血压患者的病因不清，因此似乎高血压危象大多数发生于原发性高血压的基础上，其实继发性高血压发生危象者并不少见。

（一）发病因素

1.急进型恶性高血压

未经治疗或治疗不充分的原发性高血压是急进型恶性高血压的常见原因。常见的诱因有极度疲劳、精神创伤、精神过度紧张或激动、吸烟、寒冷刺激、更年期内分泌改变等。

2.高血压脑病

高血压脑病既可发生在原发性高血压的基础上，也可发生于肾实质疾病、肾血管性高血压、肾移植后、嗜铬细胞瘤、子痫等继发性高血压的基础上。合并有肾衰竭的患者较肾功能正常者多见，主动脉缩窄和原发性醛固酮增多症很少发展成高血压脑病。

任何可引起血压突然或极度升高的原因都可在疾病的基础上诱发高血压脑病，多在体力劳动或精神紧张、用脑过度时发病。肾功能损害也是常见的诱因。

（二）发病机制

1.急进型恶性高血压

急进型恶性高血压主要是血管紧张素依赖型高血压。患者血管反应性异常升高，伴循环状态的血管活性物质，引起尿钠排泄增多，导致低血容量，继而激活了血管升压激素系统，去甲肾上腺素和血管升压素等分泌增加，以使血压保持在高水平上。当血压超越“临界”水平时，丧失的钠和水激活了急进型恶性高血压的恶性循环，造成进行性肾、心肌和大脑低灌注，而且破坏了脑灌注的自动调节。

2.高血压脑病

Strandgaard 和 Panlson 研究了动物和人高血压脑病的发病机制。结果发现当平均动脉压在 8.0～16.0 kPa(60～120 mmHg)范围内变化时，血压下降时小血管扩张，血压上升时小血管则收缩，提示通过自动调节机制保持了脑血流量的相对恒定。在动物实验中还发现当血压升高达 24.0 kPa(180 mmHg)的危险水平时，先前强烈收缩的血管不能承受过高的压力，发展到所有脑血管的扩张、脑水肿、颅内压增高，继而出现高血压脑病临床综合征。可见高血压脑病是血压明显升高的后果，系血-脑脊液屏障和脑血流自身调节功能失调所致。他们认为以往血压正常者严重高血压脑病发生在高血压相对低的水平，如儿童急性肾小球肾炎和子痫的妇女，血压仅 20.0/13.3 kPa(150/100 mmHg)时就可能出现高血压脑病。显然，慢性高血压患者能适应这一血压水平，只有血压明显升高时，才可发展为高血压脑病。

(三)其他

中医认为长期的情志不遂，如抑郁、暴怒、思虑等均可致五志过极，肝郁化火，肝阳上亢；饮食不节，损伤脾胃，脾失健运，湿浊窒遏，亦可化火，灼津为痰，痰浊内蕴，挟风上扰；年老体衰，用脑伤精，或妇女天癸将竭，心脾阴血暗耗，肝之阴血亏虚；肾之阴精不足，阴不潜阳，虚阳浮越，形成上盛下虚之势。上述各种因素也可相互作用，使阴阳平衡失调，脏腑功能紊乱而发病。

二、诊断

(一)临床表现

1.急进型恶性高血压

慢性原发性高血压患者中 1%～2%发展为急进型恶性高血压，多见于 40～50 岁者。男女之比约为3∶2。肾血管性或肾实质性高血压进展为急进性恶性高血压的速度最快，多见于 30 岁以下或 60 岁以上者。有报道，最多出现的症状为视力障碍，其次为急性头痛、血尿等。另有资料显示，约 85%的患者诉严重头痛，常位于枕部或前额，以清晨为甚，呈跳动性；约 60%患者出现视力减退，甚至失明。常见的神经症状和体征包括意识模糊、嗜睡、癫痫发作、短暂性脑缺血发作、昏迷等。此外，常出现心、肾功能不全的表现，如心力衰竭、心绞痛、夜尿多、肾功能损害，严重时可出现急性少尿性肾衰竭。由于微小动脉内溶血和播散性血管内凝血，可有溶血性贫血和出血的表现。其他临床表现还有体重减轻(占 75%)，消化道症状(占 49%)，心力衰竭(占 30%)，全身不适及疲乏(占 30%)，少数患者舒张压(DBP)高达 17.3 kPa(130 mmHg)时并无自觉症状和并发症。

2.高血压脑病

高血压脑病常见的是弥漫性头痛，可伴有恶心、喷射性呕吐、神志变化初呈兴奋、烦躁不安、精神萎靡、嗜睡。若脑水肿进一步加剧，则在数小时或1～2 天内出现意识模糊，甚至昏迷。此外，还可能出现视力障碍、眼球震颤，以偏盲和黑蒙多见。有时出现偏瘫、半身感觉障碍、失语、颈项强直、全身或局限性抽搐、四肢痉挛等神经症状，严重者甚至合并呼吸中枢衰竭的临床表现。

3.脑卒中

当血压骤升，特别在长期高血压血管病变的基础上，可导致脑出血或脑梗死，也有合并蛛网膜下腔出血的病例。通常 DBP 高者易发生脑出血。起病急，患者呈现剧烈头痛、恶心、呕吐，很快进昏迷，或出现偏瘫。视盘水肿、脑脊液压力高，有的呈血性脑脊液。以收缩压(SBP)为主者易发生脑梗死，起病慢，多在休息时发生，逐渐出现肢体麻木、失语或偏瘫，意识常清醒。头颅

CT 断层扫描对诊断与鉴别诊断有特殊意义。

4.急性主动脉夹层动脉瘤

急性主动脉夹层动脉瘤多发生于年龄较大伴有主动脉硬化的高血压患者，其病死率 90%。当血压升高的同时，突感胸骨后心前区撕裂样或刀割样疼痛，向背部、腹腰部放射，持续时间较长，硝酸酯类药不能缓解。有的脉搏消失，在主动脉瓣第二听诊区出现新的舒张期吹风样或哈气样杂音。

5.急性左心衰竭

血压突然升高的同时，外周小血管处于收缩或痉挛状态，心脏阻力负荷加重，短时间内血液在大血管和左心室淤滞，从而左心室容量负荷也急剧增加，心脑失代偿引起急性左心衰竭，致肺淤血、肺水肿。临床上可突然出现严重气促、不能平卧、发绀、严重时大汗淋漓、咳嗽、咳出大量白色或粉红色泡沫样浆液样痰。两肺可闻及湿啰音。

6.急性冠脉供血不足

高血压常伴心肌缺血，当血压骤升，心脏阻力和容量负荷加重，左心室壁张力增加，心肌耗氧量增加，加之冠脉血管痉挛，供血、供氧不足而引起心绞痛。血压剧升的同时，出现胸骨后或心前区不适、胸闷，有时向左臂内侧放射。发作时心电图 ST-T 改变有助诊断。血压下降后，心绞痛及有关症状亦随之消失，心电图也有所改善。

7.急性肾衰竭

除血压明显增高外，临床上出现少尿、无尿、血尿、蛋白尿、血尿素氮和血肌酐浓度急剧上升。

8.子痫和严重的先兆子痫

妊娠妇女的血压超过 18.7/12.0 kPa(140/90 mmHg)或较基础水平增加 4.0/2.0 kPa(30/15 mmHg)以上即为异常。先兆子痫为高血压-水肿-蛋白尿综合征，伴头痛眼花等症状，多在妊娠后期 3～4 个月、分娩期或产后 48 小时内发生。其中部分患者可发展为子痫，出现抽搐、脑出血、肾衰竭和微血管病性溶血性贫血等重要器官的损害。

9.儿茶酚胺诱发的危象

儿茶酚胺诱发的危象可见于嗜铬细胞瘤、可乐定停药综合征、使用拟交感药物，以及单胺氧化酶抑制剂与酪胺间的相互作用。临床上出现血压显著升高，并伴有相关症状。

(二)实验室和器械检查

急进型恶性高血压最特征性的临床表现是高血压视网膜病变。眼底镜检查可发现除了慢性小动脉硬化外，急性改变有小血管节段或弥漫性痉挛，视网膜水肿，反光增强呈波纹状，条状或火焰状出血，蜡状或棉絮样渗出，视盘水肿及静脉增粗。开始视网膜变成灰白色，24 小时内恢复成白色，边缘呈绒毛样。血压控制 2～12 周后视力可完全恢复。视神经盘水肿在血压控制后 2～3 周才能消失，虽可出现视神经萎缩和视力减退，但常无后遗症。

尿中出现不同程度的镜下血尿，肉眼血尿少见，偶见白细胞尿，可有透明及颗粒管型。随病情变化迅速出现氮质血症、低钙血症，重者出现代谢性酸中毒。

高血压脑病眼底检查示视网膜小动脉炎伴 KW Ⅲ级或Ⅳ级眼底变化。非特异性的检查包括脑电图示活性丧失；CT 扫描示侧脑室受压、对称的低密度区，提示脑水肿；腰椎穿刺常示压力升高和脑脊液中蛋白正常或增高。

三、鉴别诊断

(一)急进型恶性高血压应注意与下列疾病相鉴别

(1)其他原因所致的左心衰竭:其早期可能血压偏高,但 DBP 低于 17.3 kPa(130 mmHg),也无相应的眼底改变。

(2)任何原因所致的尿毒症:一般在高血压出现前先有肾性、肾前性或肾后性病变的病史。

(3)脑肿瘤:即使出现高血压也仅是轻度,且视神经盘水肿限于单侧。

(4)需注意少数恶性高血压患者有无眼底或肾脏改变。

(5)肾血管疾病是常见的病因,但常仅从病史、体征及常规实验室检查不能明确诊断,可采用单剂量卡托普利激发试验协助诊断肾动脉狭窄。

(二)高血压脑病要注意与高血压病并发脑卒中及颅内占位性病变相鉴别

(1)脑血栓形成或脑梗死的头痛多不严重;昏迷多见,有神经系统定位体征;脑电图有局灶性改变;CT 断层扫描可发现局部梗死灶。

(2)脑出血或蛛网膜下腔出血者头痛严重,常迅速发生深昏迷,前者有明显的定位体征,后者有脑膜刺激征;脑脊液呈血性。

(3)颅内占位性病变头痛严重;起病缓慢且病情进行性加重;有固定的局灶性神经体征;CT、MR、脑电图和脑放射性检查显示有局部病损;眼底镜检查可见视神经盘水肿,但无动脉痉挛。这些均有助于与高血压脑病相鉴别。

四、危重指标

(1)病情进展迅速。

(2)发生严重高血压脑病。

(3)发生严重急性心力衰竭或急性肾衰竭。

(4)发生急性主动脉夹层动脉瘤、脑卒中、子痫和严重的先兆子痫等情况。

五、治疗

(一)西医治疗

1.治疗原则

(1)必须争分夺秒:由于高血压危象将危及患者生命,因此必须采取紧急措施。降压是治疗高血压危象的关键措施,要尽快把血压降至安全范围内,以防严重并发症的发生。

(2)立即询问病史和查体:寻找高血压危象的病因和诱因,以去除诱因,排除与高血压危象相似的疾病,并判断靶器官损害的程度。

(3)降压的目标及速度:急剧升高的血压是导致高血压危象的最直接原因,只有使血压在一定时间内下降,才有可能缓解高血压危象。高血压急症治疗的第一步是在数分钟至2 小时内(一般主张在 1 小时内),多数采用非肠道给药,但平均动脉压下降不要超过 25%。然后第二步在 2～6 小时内使血压逐渐达到 21.3/13.3 kPa(160/100 mmHg)。至于高血压次急症,去除诱因后,观察 15～30 分钟,如血压仍高于 24.0/16.0 kPa(180/120 mmHg),则可选用发挥作用较快的口服降压药。降压速度宜比较慢,在数小时至 48 小时内血压控制在安全范围内。一般认为安全的水平在(21.3～24.0)/(13.3～14.7)kPa[(160～180)/(100～110)mmHg]。要密切注意血压下降的速度和幅度，如降压过快，可能出现脑缺血的症状，如头晕、一过性失明，甚至昏迷。血压变化过大，心脏和肾脏也会出现缺血，导致心绞痛、急性心肌梗死、心律失常、肾功能受损或进一步恶化。因此，对高血压危象的降压治疗应既迅速又谨慎。

（4）个体化原则：降压治疗方案的制定除考虑病因外，还应根据高血压的病程、病前水平、升高的速度和靶器官受损的程度、年龄及其他临床情况，按个体化的原则制定。如患者为 60 岁以上，有冠心病、脑血管病或肾功能不全者，更应避免急剧降压。开始时降压药的剂量宜小，要密切观察患者血压对降压药的反应，有无神经系统症状、少尿等现象；然后逐渐增加剂量，确定个体化的最佳剂量。鉴于 DBP 在 17.3～18.7 kPa（130～140 mmHg）对患者有即刻生命危险，均应采用静脉降压药，但剂量的调整必须遵循个体化的原则。

（5）静脉用药与口服降压药的配合：静脉用药者 1～2 天内宜加用口服降压药，以致能在短期内停止静脉给药。患者血压稳定后，也应坚持长期抗高血压治疗。

（6）选择降压药时应考虑静脉滴注还是口服：药物的降压速度要达到的目标血压，起效时间和维持时间；对心排血量、外周血管阻力和大脑、心肌及肾血流量的血流动力学效应；一般要选择不改变心排血量或脑血流、作用快、有效而不良反应少的降压药，如硝普钠、乌拉地尔、钙拮抗剂、硝酸酯类药物等。

2.治疗措施

（1）迅速降压首选硝普钠或乌拉地尔。

1）硝普钠：通过调节滴注速度可使血压满意地控制在预期水平上，即刻发挥作用，停药后作用只维持1～2 分钟，血压迅速回升。应在严密血流动力学监测下避光静脉滴注，开始剂量为 25 μg/min，因为对硝普钠的反应个体间有很大差异，所以在滴注过程中，尤其是开始滴注时宜每 5～10 分钟测血压 1 次，以调整最佳剂量，视血压和病情可逐渐增至 200～300 μg/min。在临床要求的时间内将血压降至 21.3～24.0 kPa（160～180 mmHg）/13.3～14.7 kPa（100～110 mmHg）为宜。持续静脉滴注一般不宜超过3 天，以免发生硫氰酸钠中毒；使用时须临时配制新鲜药液，滴注超过 6 小时重新配制。

2）乌拉地尔：多种药物的比较研究结果显示，乌拉地尔降压作用强，起效快，维持时间短，无反射性心率加快的不良反应。当血压降到一定程度后，可兴奋延髓血管中枢而不致血压过低。还有轻度增加肾血流量的作用，不增加肾素活性，故对肾功能无不良影响，对肝功能也无损害。用于高血压危象的治疗，可将乌拉地尔注射液 25 mg 稀释于 10 mL 生理盐水中，静脉缓慢推注，5 分钟后若效果不理想，可重复注射25 mg，10 分钟后可用乌拉地尔 50 mg 溶于 250 mL 生理盐水或 5％葡萄糖溶液内静脉滴注。也可直接采用静脉滴注的方法控制血压。同样，要注意个体差异，宜在血压监测下，调整剂量（滴速），按病情需要，使血压在一定时间内达到预期的水平。目前的临床资料显示乌拉地尔疗效确切，安全性好，应用范围较广，适用于高血压危象的急救。

（2）口服降压药。用于高血压危象的口服降压药须起效较快，据近期文献报道，可供选择的口服降压药有硝苯地平控释片（或缓释片）、卡托普利、依那普利、可乐定、拉贝洛尔等。

1）硝苯地平与硝苯地平控释片（或缓释片）：关于口服或舌下含化短效的硝苯地平的研究很多，多数是肯定的报道，但最近有报告中强调了否定的意见。提示硝苯地平急速降压可能有潜在的危害，而由于缓释片有效、较快、平稳地降压，并能维持 12 小时，因此硝苯缓释片用于高血压危象的治疗更可取，最初剂量建议为 10 mg。

2）卡托普利和依那普利：卡托普利口服吸收迅速，舌下含服 25～50 mg，15 分钟起效，30～

60 分钟降压作用明显，持续 3 小时左右，继续服用降压作用可增强，每天 2～3 次。依那普利较卡托普利起效慢，1～2 小时发挥降压作用，4 小时达血药高峰浓度，半衰期 11 小时，但维持时间较长，作用也较强。一般剂量为5～10 mg，每天 2 次。两者的不良反应均较少而轻，但对患有双侧肾动脉狭窄和严重肾功能不全者禁用，妊娠期和哺乳期妇女慎用。

3)其他口服降压药：可乐定是中枢 α 受体阻滞剂，开始服 0.2 mg，以后每小时加服 0.1 mg，直至总量0.8 mg，0.5～2.0 小时起效，维持 6～8 小时，能安全有效地降低非常高的血压，主要不良反应是精神抑郁作用和停药后血压易反跳。拉贝洛尔系 α 和 β 受体阻滞剂，常用剂量 200～400 mg，0.5～2.0 小时起效，作用维持8～12小时，每天 2 次，也能有效地降压，无心率加快的不良反应。心动过缓、传导阻滞、有支气管哮喘病史者慎用。

(3)高血压脑病除了迅速选用硝普钠或乌拉地尔降压外，还需制止抽搐和减轻脑水肿。可选用地西泮10～20 mg 静脉缓注，必要时 30 分钟后再重复 1 次，直至抽搐停止。亦可用苯巴比妥钠 0.2 mg 肌内注射或 10%水合氯醛 20～30 mL保留灌肠。特别是血压已降到预期水平，仍有颅内压增高时，要及时静脉注射或快速静脉滴注 20%甘露醇或 25%山梨醇 250 mL，每隔 4～6 小时重复 1 次；呋塞米 40～80 mg 加入 50%葡萄糖 20～40 mL 静脉注射；必要时静脉注射地塞米松。禁用可乐定。

(4)并发脑血管意外的情况，虽然降压速度和水平目前仍有争议，但一般认为不宜急剧降压，若 SBP 高于 24.0 kPa(180 mmHg)，DBP 高于 14.0 kPa(105 mmHg)，可应用静脉药物，但须密切监测血压，以免造成神经系统的损害。并发脑出血一般 SBP 降至 20.0 kPa(150 mmHg)为宜；蛛网膜下腔出血者 SBP 降至 18.7～21.3 kPa(140～160 mmHg)即可；缺血性脑病除非血压过高，一般不予降压，待病情稳定数天后再使血压逐渐降至正常水平。

(5)并发左心衰竭或急性肺水肿的情况，静脉滴注硝普钠或乌拉地尔、硝酸甘油，往往能收到降压和改善心功能的显效。其他措施可按急性肺水肿处理，如给予吗啡、毛花苷 C、呋塞米、高流量吸氧等。

(6)先兆子痫和子痫的时候，不宜将血压降得过低，以免影响胎儿血供。子痫前期存在小动脉痉挛和血液浓缩间的恶性循环，利尿剂可加重该恶性循环，应避免使用。在子痫发生前应终止妊娠。若发生子痫，立即静脉注射乌拉地尔，给予地西泮 10～20 mg 静脉注射或肌内注射。当 DBP 仍高于 15.3 kPa(115 mmHg)时，首选阿替洛尔 50～100 mg，每天 2 次。钙拮抗剂可抑制子宫平滑肌收缩，影响产程，不宜使用；利血平可通过胎盘影响胎儿，也应避免使用；禁用硝普钠。子痫发生后延缓分娩，以子痫停止 24～48 小时分娩为宜。

(7)合并肾功能不全者除血液透析外，药物首选具有利尿。降压作用的呋塞米40～80 mg，每天 1～2 次。也可选用钙拮抗剂、ACEI 和 α 受体阻滞剂，多与利尿剂合用。急性肾衰竭时慎用硝普钠，以免引起硫氰酸钠中毒。β 受体阻滞剂使肾功能减退，也应避免使用。降压不宜过低，一般不低于 20.0/12.0 kPa(150/90 mmHg)为宜。

(8)嗜铬细胞瘤所致高血压危象，首选 α 受体阻滞剂酚妥拉明 5～10 mg 快速静脉滴注，以 25～50 mg 加入 5%葡萄糖 500 mL 内静脉滴注维持，也可用硝普钠及 β 受体阻滞剂。一般待血压降至 24.0/14.7 kPa(180/110 mmHg)后逐渐减量，口服拉贝洛尔维持降压效果。

(9)伴主动脉夹层动脉瘤者立即监护，绝对卧床，选用乌拉地尔或硝普钠静脉滴注迅速降压，不仅能减轻或缓解胸痛，还可防止主动脉壁的进一步破裂，争取手术机会，酌情给予阿替洛尔、美托洛尔或比索洛尔和利尿剂。肌内注射哌替啶或地西泮以镇静止痛。应尽快争取手术治疗。

(二)中医治疗

1.证候特征

本证发病急剧,症见以眩晕,头痛,面红目赤,口苦,或眩晕头痛,腰膝酸软,耳鸣健忘,五心烦热,心悸失眠,或腰膝酸软,耳鸣健忘,五心烦热,或胸闷,心悸,食少;严重者出现剧烈胸痛、抽搐、神志不清等症状。

2.治疗要点

本病来势急剧,治疗要求快速,应用中西医结合方法治疗。

3.分型治疗

(1)肝火亢盛。

主症:眩晕,头痛,面红目赤,口苦,烦躁,甚至神志不清,便秘尿赤,舌红、苔黄,脉弦。

治法:平肝泻火。

例方:龙胆泻肝汤加减。

常用药:龙胆草、栀子、黄芩、钩藤、生地、菊花、槐花、木通。

应急措施:针灸取穴风池、肝俞、曲池、足三里、太冲、百会,用泻法,强刺激,留针 20~30 分钟。

(2)阴虚阳亢。

主症:眩晕头痛,腰膝酸软,耳鸣健忘,五心烦热,心悸失眠,舌红苔薄,脉弦细而数。

治法:育阴潜阳。

例方:杞菊地黄丸加减。

常用药:熟地、山萸肉、山药、菊花、丹皮、龟甲。

应急措施:针灸取穴肾俞、肝俞、太溪、太冲,中等刺激,留针 20~30 分钟。

(3)痰热闭窍。

主症:眩晕,头痛头重,胸闷,心悸,食少,呕吐痰涎或食物,甚至发生抽搐、神志不清,苔黄腻,脉滑。

治法:祛痰开窍。

例方:涤痰汤加减。

常用药:茯苓、白术、陈皮、半夏、菖蒲、胆星、天麻、钩藤、代赭石、石决明、天竺黄、黄连。

应急措施:醒脑静脉注射液 20~30 mL 加入 250 mL 葡萄糖。

(胡采兴)

第二节 缓慢性心律失常

缓慢性心律失常属中医“心悸”“眩晕”“胸痹”“厥证”等范畴。

一、西医病因病理

(一)病因

(1)缓慢性窦性心律失常:窦性心动过缓,可见于健康人,尤其是运动员及强体力劳动者老年人,睡眠状态,迷走神经张力增高亦可出现窦性心动过缓。器质性心脏病如冠心病、心肌炎、心肌病、急性心肌梗死、甲状腺功能减退、血钾过高，应用洋地黄、β受体阻滞剂等药物均可引起缓慢性窦性心律失常。

(2)房室传导阻滞：常见病因有心肌炎、急性下壁及前壁心肌梗死、原因不明的希浦系统纤维化、冠心病、高血钾、应用洋地黄，以及缺氧等。

(3)病态窦房结综合征：见于冠心病、原发性心肌病、风湿性心脏病、高血压心脏病、心肌炎、先天性心脏病。

(二)病理

(1)凡能引起窦房结起搏细胞舒张期除极化速度减慢，坡度变小，最大舒张期膜电位水平下移和阈电位水平上移的因素，都可引起窦性心动过缓。

(2)传导系统或心肌退行性变，如原因不明的心脏支架退行性变，原因不明的传导系统纤维化，其他病变引起的心肌纤维变性、退行性变导致传导阻滞，均可引起房室传导阻滞。

(3)众多病变过程，如淀粉样变性、纤维化与脂肪浸润、硬化与退行性变、甲状腺功能减退等，均可损害窦房结，使窦房结与心房的联系中断；窦房结周围神经或心房肌的病变，窦房结动脉供血减少等均可引起缓慢性心律失常。

二、中医病因病机

本病与饮食失宜、七情内伤、劳倦内伤、久病失养、感受外邪有关。

(一)饮食失宜

饮食不节，饥饱失常，或过食肥甘厚味，饮酒过度，均可损伤脾胃，致脾失健运，气血生化之源不足，心脉失养。脾气虚弱运化功能减弱，津液不布，水湿不化聚而为痰，痰浊上扰心神则心神不宁，痹阻胸阳则心悸、胸闷。

(二)七情内伤

忧郁思虑，暗耗心血；或气机郁结，脉络瘀滞，气血运行不畅，心失所养。

(三)劳倦内伤

劳伤心脾，心气受损而心悸；疲劳过度，伤及肾阳，温煦无力，心阳疲乏而致心悸。

(四)久病失养

久病体虚，或失血过多，或思虑过度，劳伤心脾，渐至气血亏虚，心失所养而心悸；大病久病之后，阳气虚衰，不能温养心肺，故心悸不安；久病入络，心脉瘀阻，心神失养。

(五)感受外邪

风寒湿邪搏于血脉，内犯于心，以致心脉痹阻，营血运行不畅，引起心悸怔忡；温病、疫证日久，邪毒灼伤营阴，心神失养，引起心悸。

本病病位在心，病机特点是本虚标实，本虚是气、血、阴、阳亏虚，以气阳不足为多，标实是痰浊、瘀血、气滞、水饮。

三、临床表现

(一)窦性心动过缓

如心率不低于50次/分，不引起症状；如心率低于40次/分，常引起心绞痛、心功能不全或中枢神经系统功能障碍等症状。

(二)病态窦房结综合征

轻者出现头昏、乏力、失眠、记忆力减退、反应迟钝等,重者可反复晕厥,即阿-斯综合征发作。

(三)房室传导阻滞

一度房室传导阻滞很少有症状,听诊时第一心音可略减弱。二度房室传导阻滞可有心脏停顿或心悸感,听诊可发现心音脱漏,脉搏也相应脱漏,心室率缓慢时可有头昏、乏力、易疲劳、活动后气促,甚至短暂昏厥。三度房室传导阻滞除上述症状外还可能进一步出现心脑血管供血不足的表现,如智力减退、心力衰竭等,听诊时心率慢而规则,35～45 次/分,第一心音强弱不等。此外尚可有收缩压增高、脉压增宽、颈静脉搏动与心音不一致,以及心脏增大,偶尔可听到心房音。

四、实验室及其他检查

(1)常规心电图、24 小时动态心电图、运动平板心电图。

(2)心脏彩超、心内电生理、食管调搏等。

(3)T_3、T_4、TSH、电解质等。

(4)针对原发病的一些相关检查。

五、诊断与鉴别诊断

(一)诊断

各种缓慢性心律失常主要依据临床表现结合心电图诊断。

(二)鉴别诊断

1.生理性窦性心动过缓

与病态窦房结综合征运动试验如心率达到 90 次/分以上者,表示窦房结功能正常。如达不到 90 次/分,可做阿托品试验,如阿托品试验仍达不到90 次/分,则进一步做食管调搏试验,如窦房结恢复时间大于2 秒或窦房结传导时间大于120 毫秒者,则为病态窦房结综合征。

2.二度房室传导阻滞与干扰性房室脱节

一度房室传导阻滞心室率较心房率慢,且 P 波的不能下传可发生于心动周期的任何部位,P 与QRS 波群无固定关系;干扰性房室脱节心室率较心房率略快,同时 P 波出现在紧跟 QRS 波群前后,房室脱节可出现心室夺获。

六、西医治疗

(一)一般治疗

针对病因治疗,如各种急性心肌炎、心脏直视手术损伤,可试用肾上腺糖皮质激素治疗其他如解除迷走神经过高张力,停用有关药物,纠正酸中毒、电解质紊乱等。

(二)药物治疗

(1)窦性心动过缓:如心率不低于 50 次/分,一般不需治疗。如心率低于40 次/分,引起心绞痛、心功能不全或中枢神经系统功能障碍时,用阿托品0.3 mg,每天 2～4 次口服,必要时 0.5 mg 肌内注射或静脉滴注。

(2)房室传导阻滞:一度房室传导阻滞与二度Ⅰ型房室传导阻滞心室率不太慢者,无须接受治疗。二度Ⅱ型与三度房室阻滞如心室率显著缓慢,伴有血流动力学障碍,甚至阿-斯综合征发作,应给予治疗。阿托品 0.5～2.0 mg 静脉滴注,适合于阻滞部位位于房室结的患者。

(3)病态窦房结综合征:对不伴有快速性心律失常的患者,可先试用阿托品、麻黄素或含服异丙肾上腺素以提高心率。

(三)人工心脏起搏

人工心脏起搏是用人力的脉冲电流刺激心脏,以带动心搏的治疗方法。主要用于治疗缓慢性心律失常,也用于快速性心律失常治疗和诊断。

严重缓慢性心律失常,永久心脏起搏是唯一有效而可靠的治疗方法。

安置指征:①二度Ⅱ型以上房室传导阻滞,伴有心动过缓引起的头晕、晕厥等症状,或充血性心力衰竭,或慢频率依赖性心肌缺血及心绞痛。②不论何种原因引起的间歇性心室率<40次/分,或R-R间期>3秒。③病窦综合征、快慢综合征伴有心力衰竭、晕厥或心绞痛症状者。④有窦房结功能不全或房室传导障碍,必须使用减慢心率的药物,为维持正常心率水平需安置起搏器。

临时起搏适应证:①疾病急性期需起搏治疗,以后心律失常有可能治愈。如急性心肌炎、急性下壁心肌梗死伴房室传导阻滞、电解质紊乱及药物中毒出现的缓慢性心律失常。②病情危重,需要安置永久性心脏起搏器前进行临时起搏过渡者。③某些手术过程中可能出现缓慢性心律失常或心脏停搏,需要心脏起搏支持保护,如心脏外科手术、心导管手术、经皮腔内冠状动脉成形术(PTCA)等。

七、中医治疗

(一)辨证论治

1.心阳不足证

证候:心悸气短、动则加剧,或突然昏倒,汗出倦怠,面色苍白或形寒肢冷,舌淡苔白,脉虚弱或沉细而迟。

治法:温补心阳,通脉定悸。

方药:人参四逆汤合桂枝甘草龙骨牡蛎汤加减。有瘀血者加丹参、赤芍、红花活血化瘀;兼水肿者加泽泻、车前子、益母草活血利水;气虚者加黄芪益气健脾。

2.心肾阳虚证

证候:心悸气短,动则加剧,面色苍白,形寒肢冷,腰膝酸软,小便清长,下肢水肿,舌质淡胖,脉沉迟。

治法:温补心肾,温阳利水。

方药:参附汤合真武汤加减。心血瘀阻者加丹参、红花、益母草活血化瘀;气虚者加黄芪、山药益气;阳虚为主,无水肿者,亦可合用右归丸温补肾阳。

3.气阴两虚证

证候:心悸气短,乏力,失眠多梦,自汗盗汗,五心烦热,舌质淡红少津,脉虚弱或结代。

治法:益气养阴,养心通脉。

方药:炙甘草汤加减。阴虚明显加天门冬、黄精养阴生津;兼有痰湿加瓜蒌、半夏、竹茹、胆南星化痰除湿。

4.痰浊阻滞证

证候:心悸气短,心胸痞闷胀满,痰多,食少腹胀,或有恶心,舌苔白腻或滑腻,脉弦滑。

治法:理气化痰、宁心通脉。

方药：涤痰汤加减。兼瘀血加丹参、红花、水蛭活血化瘀；痰浊化热者，改用黄连温胆汤。清热化痰。

5.心脉痹阻证

证候：心悸，胸闷憋气，心痛时作，或形寒肢冷，舌质暗或有瘀点、瘀斑，脉虚或结代。

治法：活血化瘀，理气通络。

方药：血府逐瘀汤加减。畏寒肢冷可加人参、附子、桂枝、甘草益气通阳；气滞明显加郁金、降香、枳实理气宽胸；胸痛明显加延胡索、蒲黄、三七活血化瘀。

(二)常用中药制剂

1.参附注射液

功效：温阳益气。适用于阳气亏虚型心律失常者。

用法：每次 40 mL，每天 1 次，静脉滴注。

2.香丹注射液

功效：活血化瘀。适用于气滞血瘀型心律失常。

用法：每次 30 mL，每天 1 次，静脉滴注。

3.心宝丸

功效：温阳通脉。适用于各种缓慢性心律失常，心功能不全患者。

用法：每次 5～10 粒，每天 3 次。

4.血府逐瘀口服液

功效：活血化瘀。适用于心血瘀阻型心律失常者。

用法：每次 10 mL，每天 3 次。

(三)针灸治疗

1.针灸

间使、神门、心俞、内关、足三里等穴，随证加减取穴。

2.耳针

取内分泌、心、神门、胃、皮质下等穴。

(胡采兴)

第三节　快速性心律失常

本病发作时患者突感心中急剧跳动，惶惶不安，脉来急数，属中医“心悸”“胸痹”等范畴。

一、西医病因病理

快速性心律失常可见于无器质性心脏病者，但心脏病患者发生率更多。

(一)室上性心动过速

较多见于无器质性心脏病者，如房室结内折返性心动过速和房室折返性心动过速。各种器质性心脏病，如风湿性心脏病、冠心病、高血压性心脏病、心肌病、慢性肺源性心脏病，各种先天性心脏病和甲状腺功能亢进性心脏病等可致心房异常负荷或病变导致房性心动过速。

室上性心动过速的主要发生机制为折返，少数为自律性异常增高。室上性心动过速时，折返可发生在窦房结与临近的心房肌间、心房内、房室结或房室间旁道。室性心动过速时，折返环大多位于心室，束支折返极少见。

（二）期前收缩

期前收缩是指起源于窦房结以外的异位起搏点过早发生的激动引起的心脏搏动，又称期外收缩，是临床上最常见的心律失常之一。期前收缩发生的机制为折返激动，触发活动，或异位起搏点的兴奋性增高，常可出现于某些生理情况，如激烈活动，过量饮用烟、酒、茶、咖啡等；也可由许多心脏疾病所引起，如高血压、冠心病、心肌炎、心肌病、甲亢、败血症和低血钾等。

（三）室性心动过速

绝大多数见于器质性心脏病患者，扩张型心肌病，冠心病心肌梗死或梗死后心功能不全；偶见于无器质性心脏病者，如原发性 Q-T 间期延长综合征。洋地黄中毒，低血钾症等亦可引发室性心动过速。

（四）房颤和房扑

大多数患者有器质性心脏病基础，心内膜病、冠心病、高血压性心脏病最为常见。甲状腺功能亢进、心肌病、肺心病亦可引起本病。偶见于无任何病因的健康人，发病可能与情绪激动或运动有关。

二、中医病因病机

本病与感受外邪、情志失调、饮食不节、劳欲过度、久病失养、药物影响有关。

（一）感受外邪

感受外邪，内舍于心，邪阻于脉，心血运行受阻；或风寒湿热等外邪，内侵于心，耗伤心气或心阴，心神失养，引起心悸之证。温病、疫证日久，邪毒灼伤营阴，心神失养，或邪毒传心扰神，亦可引起心悸。

（二）情志失调

恼怒伤肝，肝气瘀滞，日久化火，气火扰心则心悸；气滞不解，久则血瘀，心脉瘀阻，亦可心悸；忧思伤脾，阴血亏耗，心失所养则心悸；大怒伤肝，大恐伤肾，怒则气逆，恐则精却，阴虚于下，火逆于上，亦可撼动心神而心悸。

（三）饮食不节

嗜食肥甘，饮酒过度，损伤脾胃，运化失司，湿聚成痰，日久痰浊阻滞心脉，或痰浊郁而化火，痰火上扰心神而发心悸；脾失健运，气血生化乏源，心失所养，而致心悸。

（四）劳欲过度

房劳过度，肾精亏耗，心失所养；劳伤心脾，心气受损，亦可诱发心悸。

（五）久病失养

水肿日久，水饮内停，继则水气凌心而心悸；咳喘日久，心肺气虚，诱发心悸；长期慢性失血致心血亏虚，心失所养而心悸。

本病病位在心，与肝、胆、脾、胃、肾、肺诸脏腑有关。病理性质主要有虚实两个方面。虚为气、血、阴、阳不足，使心失所养而心悸；实为气滞血瘀，痰浊水饮，痰火扰心所引起。

三、临床表现

多数室上性快速心律失常常突然发作并突然终止，呈阵发性。发作时限可由数秒、数分至数天、数周不等，少数慢性房性心动过速发作持续时间较长，有持续数年不终止者。发作可由情绪激动，疲劳或突然用力引起，但亦可能无明显诱因，发作时患者感心悸、胸闷、头晕、乏力、胸痛或紧压感。持续时间长、心室率快者，可发生血流动力学障碍，表现为面色苍白、四肢厥冷、血压降低，偶可晕厥；有的伴恶心呕吐、多尿等。原有器质性心脏病者可使病情加重，如患者原有冠心病、心肌缺血者，可加重心肌缺血诱发心绞痛，甚至心肌梗死；原有脑动脉硬化者，可加重脑缺血，引起一过性失语、偏瘫，甚至脑血栓形成或脑栓塞，心脏听诊，心律规则，心率多在100～250次/分，如同时伴有房室传导阻滞或心房颤动者，心室律可不规则。

四、实验室及其他检查

(1)常规心电图、24小时动态心电图、运动平板心电图等。

(2)心脏彩超、心内电生理、食管调搏等。

(3)电解质、T_3、T_4、促甲状腺激素(TSH)。

(4)针对原发病的一些相关检查。

五、诊断与鉴别诊断

(一)诊断

各种快速性心律失常的诊断主要依据临床表现结合心电图诊断，各种心电图的特征如下。

1.室上性心动过速

(1)心率快而规则，阵发性室上性心动过速心率多在160～220次/分，非阵发性室上性动过速心率70～130次/分。

(2)P波形态与窦性不同，出现在QRS波群之后则为房室交界性心动过速；当心率过快时，P波往往与前面的T波重叠，无法辨认，故统称为室上性心动过速。

(3)QRS波群形态通常为室上型，如伴有室内差异性传导、束支阻滞或预激症候群，则QRS波群可增宽、畸形。

(4)ST段与T波可无变化，但在发作中ST段与T波可以倒置，主要是由于频率过快而引起的相对性心肌供血不足。

2.期前收缩

(1)房性期前收缩：①提早出现的F波，形态与窦性P波不同。②P-R间期＞0.12秒。③QRS波形态通常正常，亦可出现室内差异性传导而使QRS波增宽或未下传。④代偿间歇多不完全。

(2)室性期前收缩：①QRS波群提早出现，畸形、宽大或有切迹，波群时间达0.12秒。②T波亦异常宽大，其方向与QRS主波方向相反。③代偿间歇完全。

3.房颤与房扑

(1)心房颤动：①P波消失，代之以一系列大小不等、形态不同、间隔不等的房颤波(简称为f波)。频率为350～600次/分，以Ⅱ、Ⅲ、aVF，尤其是V_1、V_2导联中较显著。②QRS波、T波形态与室上性相同，但伴有室内差异传导时，QRS可增宽畸形。③大多数病例，房颤心室率快而不规则，多在每分钟160～180次，经洋地黄、β受体阻滞剂治疗后的心室率可减慢。④当心室率极快时，QRS与其前面的T波可以非常接近，以至无法清楚地见到颤动波，此时诊断主要根据心室率完全不规则及QRS与T波形状的变异。

(2)心房扑动：①P波消失，代之以连续性锯齿样扑动波(或称F波)；各波大小、形态相同，频率规则，为 250～350 次/分；少数心房扑动波其大小、形态及间隔相互之间略有差异，称之为“不纯性心房扑动”。②QRS 波群及 T 波均呈正常形态，但偶尔可因室内差异性传导、合并预激症候群，或伴束支传导阻滞，使其增宽并畸形。③未经治疗的心房扑动，常呈 2∶1 房室传导，但也有 3∶1～5∶1 传导的。

4.室性心动过速

(1)3 个或以上的室早出现 QRS 波群畸形，时间多达到或超过 0.12 秒，T 波方向与 QRS 主波方向相反。

(2)常没有 P 波，如有 P 波，则 P 波与 QRS 波群之间无固定关系，且P 波频率比 QRS 波频率缓慢。

(3)室性心动过速频率大多数为 150～220 次/分，室律可略有不齐。

(4)偶可发生心室夺获或室性融合波。

(二)鉴别诊断

1.室上性心动过速与窦性心动过速鉴别

室上性心动过速多在 160 次/分以上；而窦性心动过速较少超过 160 次/分。室上性心动过速多突然发作与终止，绝大多数心律规则；而窦性心动过速皆为逐渐起止，且在短期内频率常波动。用兴奋迷走神经的方法，室上速可突然终止或无影响，而窦性心动过速则逐渐减慢。

2.阵发性房性心动过速与阵发性房室交界性心动过速鉴别

(1)房室交界性心动过速时 P 波在 QRS 波群之前，P-R 间期＞0.12 秒者为房性心动过速。若逆行P 波出现在 QRS 波群之前，且 P-R 间期＜0.12 秒者；或逆行 P 波出现在紧靠 QRS 波群为后者。

(2)根据心动过速发作停止后或发作之前的期前收缩的种类来鉴别，因为心动过速与期前收缩多为同一类型。

(3)对于那些心率极快而 T 波与 P 波重叠无法分辨者，只要 QRS 波群为室上性，统称为阵发性室上性心动过速。

3.阵发性室性心动过速与伴有室内差异传导的阵发性室上性心动过速鉴别

(1)阵发性室上性心动过速常见于无器质性心脏病的人，多有反复发作的既往史；而室性心动过速多见于严重器质性心脏病患者及洋地黄、奎尼丁中毒等。

(2)阵发性室上性心动过速时心律整齐；而室性心动过速时心律可有轻度不齐。

(3)阵发性室上性心动过速伴有室内差异性传导，其 QRS 波群多呈右束支传导阻滞图形；如 QRS 波群呈左束支传导阻滞图形或 V_1、V_2的 QRS 波群呈 qR、RS 型或 qR 型者则多为阵发性室性心动过速。

(4)如偶尔发生心室夺获或心室融合波，则利于阵发性室性心动过速的诊断。

4.心房颤动时，室性期前收缩与室内差异性传导的鉴别

(1)室内差异性传导的 QRS 波群多呈右束支传导阻滞形态。

(2)凡前一个 R-R 间隔增长或后一个 R-R 间隔缩短至一定程度，出现 QRS 波群畸形者，多为室内差异传导；而室性期前收缩的后面可有一较长间歇。

(3)既往心电图发现以前窦性心律时的室性期前收缩和现在的畸形 QRS 波群形态相似，则当前的 QRS 波群也可能是室性期前收缩。

(4)心室率较慢的心房颤动中，若出现提前过早的畸形 QRS 波群，多为室性期前收缩。

(5)若畸形的QRS波群与前面基本心律的QRS波群皆保持相等的间隔时,则室性期前收缩的可能性大;若畸形QRS波群本身的R-R间隔相等或呈倍数关系,提示为室性并行心律。

六、西医治疗

(一)一般治疗

解除患者顾虑,适当活动,忌烟、少饮咖啡浓茶,避免劳累。适当给予镇静剂、安眠药物有时也奏效。

(二)非药物治疗

1.心脏电复律适应证

心脏电复律适应证主要有急性快速异位心律失常及持续性心房颤动或心房扑动两种。

阵发性室性心动过速可引起明显血流动力学改变而影响循环功能,需积极处理。一般选用药物,如无效,就应尽早进行同步电复律。

心房颤动伴有下述情况:①病程在一年以内。②左心房直径<50 m。③心室率快、药物治疗无效。④二尖瓣病变已矫治6周以上。⑤甲状腺功能亢进已得到控制。可行同步电复律。持续性房扑用电复律效果好,50 J电功率即可,转复成功率高。

阵发性室上性心动过速包括房性心动过速、交界性心动过速,经药物治疗无效时可用同步电复律。

同步直流电复律禁忌证:①洋地黄中毒引起的心律失常。②室上性心律失常伴完全性房室传导阻滞。③病态窦房结综合征中的快速性心律失常。④电复律后使用药物无法维持窦性心律,房颤复发不能耐受药物维持者。

2.导管消融术

心导管消融治疗是通过心导管将电能、激光、冷冻或射频电流引入心脏内以消融特定部位的心肌细胞借以融断折返环路或消除病灶治疗心律失常的方法,主要用于治疗一些对药物治疗反应不佳的顽固性心律失常。射频消融创伤范围小,与周围正常组织界限分明,因而并发症较少,操作时无须麻醉,故更安全有效,已取代电击消融。近年来,射频消融临床应用得到了迅速发展。目前临床应用射频消融根治室上性心动过速的成功率达95%以上,根治特发性室速的成功率达80%以上。射频消融治疗的发展,使心律失常的介入治疗进入了一个全新的时代。

目前射频消融治疗心律失常的适应证有:①有威胁患者生命的快速心律失常,如预激综合征、高危旁路并发心室率极快的心房颤动、特发性室速等。②频繁发作的房性折返性心动过速或房室结折返性心动过速,药物治疗或预防无效,或药物治疗产生不可耐受的不良反应。③对药物不能控制心室率的快速房性心律失常,尤其是心脏逐渐增大或心力衰竭难以控制时。妊娠妇女禁忌射频消融。

3.外科治疗

外科治疗快速性心律失常的目的在于切除、隔置、离断参与心动过速生成、维持与传播的组织,保存或改善心脏功能。外科治疗心律失常由于创伤大、手术复杂、费用高昂,不可能常规地广泛应用于临床。特别是心脏介入性治疗迅速发展的今天,心律失常外科手术治疗的领域已逐渐被射频消融治疗所取代。但是,外科手术对于某些介入治疗难以奏效的病例,仍可作为一种最后的选择。对于一些本来需要心脏外科手术的心律失常患者,两种手术可以同时进行,如先天性心脏病伴难以消融治疗的右侧旁路,冠状动脉旁路移植术和矫正瓣膜关闭不全或狭窄的手术等。

此外，有些外科手术方法，为介入治疗奠定了理论基础，如心房射频画线消融根治房颤的机制，就是根据心房迷宫手术发展而来。

（三）药物治疗

1.室上性心动过速药物治疗

室上性心律失常应包括终止急性发作和预防复发。终止急性发作多采用静脉用药，可选用以下几种。

（1）普罗帕酮：1～1.5 ng/kg 用葡萄糖液稀释后缓慢（>5 分钟）静脉滴注。无效者 20 分钟后可重复上述剂量，每天最大应用剂量<350 mg。禁用于有传导阻滞的患者，窦房结功能不良或有潜在窦房结功能受损者慎用或不用。

（2）维拉帕米：推荐使用剂量为 5 mg，静脉推注，注射速度>10 分钟，无效者于首剂后 30 分钟重复第 2 剂。由于有负性心率、负性肌力、负性传导作用，有窦房结功能不全，房室传导阻滞和心功能不全者慎用，禁忌与普罗帕酮等交替使用或与 β 受体阻滞剂联合应用。

（3）三磷酸腺苷（ATP）或腺苷：三磷酸腺苷 5～20 mg 静脉推注，一般应静脉途径快速（弹丸式）静脉滴注，也可选用腺苷 6～12 mg，2 秒内静脉滴注（腺苷半衰期为 6 秒）。大多数患者应用后有胸部压迫感、呼吸困难、面部潮红、头痛、窦性心动过缓、房室传导阻滞等不良反应。病窦或窦房结功能不全者应慎用，对老年患者，特别是合并冠心病者亦应慎用，有过敏史者不宜使用。

（4）β 受体阻滞剂：普禁洛尔开始剂量为 2～5 mg，静脉推注，根据需要 20～30 分钟后可再推注 5 mg。艾司洛尔为短效 β 受体阻滞剂，可用 2.5～5 mg静脉滴注以迅速控制室率，有低血压、心力衰竭、哮喘者不宜应用 β 受体阻滞剂终止室上速。

（5）洋地黄制剂：毛花苷 C 0.4 mg 静脉推注，对伴心功能不全者可作为首选。

（6）其他药物：如胺碘酮、索他洛尔、莫雷西嗪等亦可选用。绝大多数室上性心动过速见于正常心脏，若发作不频繁，对血流动力学影响小，不需长期使用预防心动过速复发的药物。对发作频繁者可口服 β 受体阻滞剂、胺碘酮等预防。

2.期前收缩

（1）房性期前收缩：频繁发作伴明显症状的房性期前收缩，应适当治疗。对伴胆道、胃肠道及感染病灶，应积极治疗原发病，适当给予镇静剂。由心力衰竭引起的房性期前收缩，适量洋地黄可达治疗目的。用于抑制房性期前收缩的药物有 β 受体阻滞剂、维拉帕米、普罗帕酮，以及胺碘酮等。

（2）房室交界性期前收缩：通常不需治疗，但起源点较低或出现过早可能会诱发室性快速心律失常，应予控制。心力衰竭患者合并交界性期前收缩，洋地黄治疗有一定作用。此外 β 受体阻滞剂、1 类抗心律失常药及钙拮抗剂等也有一定疗效。

（3）室性期前收缩：首先应对患者室性期前收缩的类型、症状及其原有心脏病变做全面的了解，然后决定是否给予治疗、采取何种方法治疗，以及治疗的终点。无器质性心脏病亦无明显症状的室性期前收缩，不必使用抗心律失常药物治疗。无器质性心脏病，但室性期前收缩频发引起明显心悸症状影响工作及生活，可酌情选用美西律、普罗帕酮。心率偏快，血压偏高者可用 β 受体阻滞剂，如阿替洛尔或美托洛尔。急性心肌梗死发病早期出现频发室性期前收缩：室性期前收缩落在前一个心搏的 T 波上（R-on-T）；多源性室性期前收缩：成对或连续出现的室性期前收缩均应治疗，宜静脉使用利多卡因；利多卡因无效者，可用普鲁卡因胺或胺碘酮。室性期前收缩发生在其他急性暂时性心肌缺血，如变异性心绞痛，溶栓治疗后、经皮穿刺腔内冠状动脉成形术后的再灌注性心律失常，可静脉滴注利多卡因或普鲁卡因胺。急性肺水肿或严重心力衰竭并发室性期前收缩，治疗应针对改善血流动力学障碍。慢性心脏病变，如心肌梗死后或心肌病变患者并发室性期前收缩，特别是伴随左心室射血分数明显下降时，心脏性猝死的危险性将显著增加，故需药物治疗。应用低剂量胺碘酮能有效减少心脏性猝死。β受体阻滞剂虽对室性期前收缩疗效不显著，但能降低心肌梗死后猝死发生率。

3.室性心动过速

(1)室速如无显著的血流动力学障碍，首先给予利多卡因 50～100 mg 静脉滴注，有效后以 1～4 mg/min 的速度继续静脉滴注；静脉滴注索他洛尔与普罗帕酮亦十分有效，无效时可选胺碘酮静脉滴注。

(2)有血流动力学障碍，如患者已发生低血压、休克、心绞痛、充血性心力衰竭或脑血流灌注不足，应迅速施行直流电复律。

4.房颤与房扑

(1)心房纤颤若心室率<160 次/分且血流动力学比较稳定，可用药物控制心室率，常用药物有洋地黄与维拉帕米。这两种药物对大多数房颤是适宜的，但应排除预激综合征与病窦综合征合并的房颤。预激综合征并发的旁路前传房颤，以静脉滴注普罗帕酮比较合适。

(2)房颤的转复窦律治疗转复窦律的指征：①超声心动图检查心房内无血栓，左心房内径<50 mm。②心功能Ⅱ级以下。③无风湿活动，无感染。④转复当天无低血钾，无酸中毒等。⑤风湿性心脏病房颤少于半年，高血压房颤或特发性房颤病程少于 1 年。⑥产妇生产后半年以上。⑦急性左心衰竭好转后3 个月以上。⑧二尖瓣介入性治疗(外科换瓣或成形术，经皮导管囊扩张术)后3 个月以上。⑨窦性心律时无心绞痛，发生房颤后心绞痛加重者。能将房颤转复为窦律的药物有Ⅰa、Ⅰc 和Ⅲ类。常用药物有奎尼丁、普罗帕酮和胺碘酮。奎尼丁先试用 0.1 g，观察 2 小时，如无变态反应，可每 2 小时 0.2 g，共 5 次，日间服用。胺碘酮先 0.2 g，每次 8 小时，口服 7 天未能转复窦性心律时停药。转复为窦性心律后改为维持量(0.2 g，每天 1 次)。转复过程中应每天查心电图，出现毒性反应时应停药。

(3)对不适合复律或几经复律难以维持窦性心律的慢性房颤者，采用抑制房室结传导的药物以控制心室率。常用药物为地高辛 0.125～0.250 mg，如稍事活动心率增至 90～100 次/分，可加用β受体阻断剂或钙拮抗剂，常可加倍他乐克 12.5 mg，每天 2 次，或地尔硫䓬 30 mg，每天 3 次。

(4)慢性房颤有较高的栓塞发生率过去有栓塞史、严重瓣膜病、高血压、糖尿病、左心房扩大(>55 mm)、冠心病等均为发生栓塞的危险因素，应口服华法林抗凝，不适合用华法林者，可改用阿司匹林 100 mg，每天 1 次。

(5)房扑患者亦可用维拉帕米或地尔硫䓬，减慢房扑心室率：奎尼丁、普罗帕酮亦能有效转复房扑并预防复发，应事先用β受体阻滞剂、钙通道阻滞剂或β受体阻滞剂减慢心室率。对房扑合并冠心病、充血性心力衰竭等严重心脏病患者，以选用胺碘酮较为适宜。如房扑持续发作，治疗目标为减慢心室率，保持血流动力学稳定。

七、中医治疗

(一)辨证论治

1.心神不宁证

证候：心悸心慌，善惊易恐，坐卧不安，失眠多梦，舌苔薄白，脉象虚数或结代。

治法：镇惊定志，养心安神。

方药：安神定志丸加减。可加酸枣仁、合欢皮养心安神；心气虚加炙甘草、党参益气养心。

2.气血不足证

证候：心律短气、活动尤甚，眩晕乏力，面色无华，舌质淡、苔薄白、脉细弱。

治法：补血养心，益气安神。

方药：归脾汤加减。气虚血少，血不养心，宜用炙甘草汤益气养血，滋阴复脉；心悸甚可加生龙骨、生牡蛎安神定悸。

3.阴虚火旺证

证候：心悸不宁，心烦少寐，头晕目眩，手足心热，耳鸣腰酸，舌质红，苔少，脉细数。

治法：滋阴清火，养心安神。

方药：天王补心丹加减。如虚烦咽燥，口干口苦等热象较显著，用朱砂安神丸养阴清热；心悸不安者，加生龙骨、生牡蛎、珍珠母以镇心安神；心火旺甚，心烦易怒，口苦，口舌生疮者，加连翘、莲子心、山栀子以清泻心火；兼五心烦热，梦遗腰酸者，可合用知柏地黄丸养阴生津。

4.气阴两虚证

证候：心悸短气，头晕乏力，胸痛胸闷，少气懒言，五心烦热，失眠多梦，舌质红，少苔脉虚数。

治法：益气养阴，养心安神。

方药：生脉散加减。心阴亏虚，心烦失眠，加生地黄、连翘、莲子心清心除烦；兼肾阳不足，腰膝酸软，耳鸣目眩者，加首乌、枸杞子、龟板滋肾养阴；兼心脉瘀阻加丹参、三七活血化瘀。

5.痰火扰心证

证候：心悸时发时止，胸闷烦躁，失眠多梦，口干口苦，大便秘结，小便黄赤，舌苔黄腻，脉象弦滑。

治法：清热化痰，宁心安神。

方药：黄连温胆汤加减。热象明显，加黄芩、山栀清心泻火；大便秘结，加全瓜蒌、大黄化痰通腑；惊悸不安者加珍珠母、生龙齿、生牡蛎镇心安神；火郁伤阴加生地黄、麦冬、玉竹养阴清热。

6.心脉瘀阻证

证候：心悸不安，胸闷不舒，心痛时作，或见唇甲青紫或有瘀斑，脉涩或结代。

治法：活血化瘀，理气通络。

方药：桃仁红花煎加减。畏寒，四肢不温，加桂枝、檀香、降香通阳理气；胸满闷痛，苔浊腻，加瓜蒌、薤白、半夏宽胸化痰；胸痛较甚加乳香、没药、五灵脂活血止痛。

7.心阳不振证

证候：心悸不安，胸闷气短，面色苍白，形寒肢冷，舌质淡白，脉象虚弱或细数。

治法：温补心阳，安神定悸。

方药：参附汤合桂枝甘草龙骨牡蛎汤加减。形寒肢冷，下肢水肿合用真武汤温阳利水；头晕目眩，恶心呕吐，加茯苓、半夏、陈皮健脾化痰；兼有伤阴者，加麦冬、玉竹、五味子养阴生津。

(二)常用中药制剂

1.参松养心胶囊

功效：益气养阴，活血通络。适用于气阴两虚、心络瘀阻引起的冠心病室性期前收缩。

用法：每次 2～4 粒，每天 3 次。

2.天王补心丹

功效：养阴清热。适用于阴虚火旺型心律失常。

用法：每次 3 g，每天 3 次。

3.生脉注射液

功效：益气养阴。适用于气阴两虚患者。

用法：每次 40 mL，静脉滴注，每天 1 次。

4.复方丹参滴丸

功效：活血化瘀，理气止痛。适用于气滞血瘀型心悸。

用法：口服或舌下含服，每次 10 粒，每天 3 次。

(三)针灸治疗

1.针刺

神门、心俞、巨阙、足三里、内关等穴，随证加减。

2.耳针

取心、交感、神门、皮质下、小肠等穴。

(胡采兴)

第四节　急性感染性心内膜炎

急性感染性心内膜炎是指病原微生物，如细菌、真菌、立克次体等，经血流直接侵犯心内膜、心瓣膜或大动脉内膜所引起的感染性炎症。

根据急性感染性心内膜炎临床表现及病程发展规律，与温病学说的卫气营血体系极为相似，故本病应属于中医学温热病范畴。

一、病因及发病机制

(一)发病因素

(1)基础心脏病：感染性心内膜炎可在原无心脏病基础上发生，但多数发生在原有心脏病的患者，具体如下：风湿性心瓣膜病、先天性心脏血管病、退行性瓣膜病、二尖瓣脱垂。

(2)心脏手术：是感染性心内膜炎患病的高危险因素。从 1950 年进行二尖瓣分离术出现感染性心内膜炎后，心脏手术后心内膜炎的重要性已被人们所重视。Stein 等指出心脏手术的种类、方式和方法决定了感染性心内膜炎的发生率。他们分析的结果：约 0.6％的闭式心脏手术、0.9％的开放手术和 3.3％的人工瓣置换术并发感染性心内膜炎。心脏手术缝线的感染为重要的因素；体外循环减弱了吞噬细胞从血循环中清除细菌的能力，为瓣膜易感染的另一重要因素。心导管术用于血流动力学监测、起搏器的安装、某些心脏病的诊断包括心内膜心肌活检，以及静脉高营养的插管均可直接损伤内膜，成为细菌侵入的病灶。

(3)其他手术操作：有风湿性或先天性心脏病的患者，拔牙或摘除扁桃体后易发生感染性心内膜炎。有时仅刷牙出血也能使草绿色链球菌进入血流。手术操作中，泌尿道的手术如肾盂造影术、膀胱切除术，甚至膀胱镜检查、导尿等也会引起菌血症，诱发感染性心内膜炎。

(4)静脉注射麻醉药品。

(5)病原菌的种类：几乎所有种类的细菌均可引起本病。抗生素应用前 80％～90％的感染性心内膜炎是由非溶血性链球菌所引起，以草绿色链球菌占绝大多数。

近年来由酵母菌和真菌引起的心内膜炎例数明显增加，其原因：①人工瓣置换的病例增加；②吸毒者静脉注射药品的人数增加；③长期抗生素的应用引起体内菌群失调；④抗癌药物或皮质激素的应用抑制机体的免疫功能。常见致病真菌有念珠菌、曲霉菌和组织胞浆菌，血培养常阴性。

（二）发病机制

感染性心内膜炎的发病机制是一个复杂的过程，必须具备可黏附细菌的瓣膜、血流中存在可黏附瓣膜的细菌和黏附于瓣膜间的细菌能生长繁殖这3个条件。另外，免疫机制常在其中起着一定的作用。

1.可黏附细菌的瓣膜

非细菌性血栓性心内膜炎是发生细菌性心内膜炎的必备条件。风湿性心瓣膜病内皮的损伤，是血流动力学改变如瓣口狭窄、反流或增高的压差等原因引起。主动脉瓣狭窄、室间隔缺损均可产生湍流而致内皮损伤，这些病变具有较高的细菌性心内膜炎的发生率。

2.血流中存在可黏附于瓣膜的细菌

必须是那些具有在瓣膜表面集落化特征的细菌，同时必须耐受血清补体、免疫抗体杀菌力的细菌才能黏附于瓣膜上。另一影响细菌在瓣膜上集落化的因素是细菌与血小板的相互作用，血小板能阻止细菌在瓣膜面上集落化。

3.血流中的细菌对瓣膜具有黏附力

血流中的细菌必需黏附瓣膜才能引起瓣膜的感染。黏附性的程度随细菌类别而变化，最高的为金黄色葡萄球菌。

4.赘生物的形成

瓣膜表面细菌集落化后，感染性赘生物即开始形成。一些感染性心内膜炎发生在正常瓣膜上，多呈急性过程，其主要是由于致病菌毒性强，能直接侵袭和破坏瓣膜。

5.免疫机制的作用

感染性心内膜炎的赘生物内的细菌可刺激体内免疫系统产生非特异性抗体引起多克隆IgA、IgG、IgM球蛋白的增加。免疫球蛋白对肾小球基底膜、血管壁内膜、心肌内膜有着特殊亲和力。一半以上的感染性心内膜炎患者可查出循环免疫复合物，高浓度的循环免疫复合物与心血管以外的临床表现如关节炎、Janeways结节、肾小球肾炎等有着密切的联系。

（三）中医学

中医认为本病的发生有内因与外因两方面。内因主要是先天心脏禀赋不全，或后天获得心痹、胸痹等。导致心气不足、气血瘀滞、痰浊内阻，从而构成外邪入侵的条件；外因主要是感受温热毒邪。温热毒邪乘正气不足、气血瘀滞、痰浊内阻入侵脏腑血脉，内舍于心脉之中，从而发生本病。归纳起来，其病因病机有如下几方面。

1.先天禀赋不全

先天禀赋不全，导致心气不足，气血运行不畅，温热毒邪乘虚而入，内舍心脉而形成本病。

2.心痹内虚

感受风寒湿热之邪，内舍于心，形成心痹。心痹日久，耗伤心气，气血瘀滞，温热毒邪乘虚伤人，内舍心脉而形成本病。感受风寒湿热之邪，内舍于心，形成心痹温热毒邪乘虚伤人，内舍心脉而形成本病。

3.胸痹内虚

过食膏粱厚味，或劳倦伤脾，或七情所伤致使痰浊内生，气血瘀滞，形成胸痹。胸痹日久，心气不足，气血不畅，温热毒邪乘虚而入，内舍心脉而形成本病。

4.心损内虚

由于心脏手术，或心血管创伤性检查等致使心脏受损，正气内虚，温热毒邪乘虚而入，内舍心脉而形成本病。

总之，本病的发生多在先天心脏禀赋不全或后天获得心痹、胸痹，心脏受损的基础上，感受温热毒邪，温热毒邪从表入里，内舍心脉，形成温热毒邪从卫入气，从气入营，从营入血，或从卫直接入心包、营血等一系列病理变化。

二、诊断

(一)临床表现

1.急性感染性心内膜炎的常见症状和体征

起病症状多种多样，大部分患者先感觉乏力、疲倦、食欲缺乏及低热；有一些患者因体重减轻或贫血就医，才发现有心内膜炎；部分可能在拔牙、产后或手术后而发生本病。本病虽然大部分发生在已有心瓣膜病变的基础上，但少数患者在发病前根本不知道自己有心脏病，直到出现此种并发症时才被发现。有时起病较急，高热、寒战，或伴有脑部、内脏、四肢等处动脉的栓塞，疾病一开始可能有偏瘫、四肢局部缺血性疼痛、视网膜动脉栓塞所致失明、腹部绞痛、心肌梗死、血尿或脾梗死等表现，这些错综复杂的临床表现常导致误诊。临床表现归纳以下三方面。

(1)全身感染。①发热：为本病常见的症状，热型中以不规则者为最多，各类热型均可出现。但约20%可为不发热者，仅偶有低热者。②其他全身症状：主要是进行性贫血、乏力、食欲缺乏、体重减轻、盗汗、全身疼痛等。③杵状指：一般杵状指多出现在晚期，见于20%～40%的病例，无发绀。在疾病过程中如观察到无发绀的杵状指，对诊断有很大意义。④脾大：脾大而软，占52%～69%，对本病有相当大的诊断价值。

(2)栓塞及血管病损：栓塞现象广泛而常见，成为诊断或鉴别诊断要点之一，占36%～66%，近年来下降至15%～35%，栓塞为单一部位或多部位。早期发生的栓塞大多起病急，病情凶险。①脑栓塞：栓塞部位以脑部多见。脑栓塞常发生于大脑中动脉，呈偏瘫失语；弥漫性栓塞性脑膜脑炎因小动脉或毛细血管的散在性细菌性栓塞所致，可酷似化脓性脑膜炎、脑炎或结核性脑膜炎，应该谨慎鉴别；脑出血由脑部菌性动脉瘤破裂出血，弥漫性脑出血，特别是蛛网膜下出血，可引起颈部强直及血性脑脊液，预后恶劣。②反复肺栓塞：为很重要的临床表现，典型肺梗死症状为突发性胸痛、气急、发绀、咯血或虚脱等，多发性小栓子引起的肺栓塞可无典型的肺梗死症状。X线胸片除呈大块楔形阴影外，也可为不规则小块阴影。如发生在两肺上叶，可误诊为肺结核。风湿性心瓣膜病的赘生物多位于左心，而室间隔缺损等先天性心脏病的赘生物多在右心或肺动脉，因此，临床上大循环栓塞多见于风湿性心脏病，而肺栓塞多见于先天性心脏病和吸毒者的三尖瓣心内膜炎。③冠状动脉栓塞：出现心肌梗死的突发胸痛、休克、心力衰竭、严重心律失常等表现，并可迅速死亡。④肾脏栓塞：时有腰痛、血尿，但小栓塞常无症状而易漏诊。⑤脾脏梗死时可发生左上腹或左胁部突然的疼痛和脾脏增大压痛和发热。许多小型肺梗死，可不发生明显的症状，常因为伴发脾破裂出血、休克，感染的脾破裂引起腹膜炎或膈下脓肿，而误认为其他急腹症。⑥四肢动脉如股动脉、腘动脉、髂动脉、桡动脉和肱动脉的栓塞，会引起肢体动脉的软弱或缺血性疼痛。栓塞可波及任何血管，故临床症状可多样化。⑦眼部变化：除结合膜可见瘀点外，眼底检查可见扇形或圆形出血，有白色中心。有时眼底可见圆形白色点(Roth 点)。⑧中枢神经系统病灶有时引起偏盲、复视。视网膜中心动脉栓塞则引起突然失明。⑨皮肤及黏膜上的瘀点亦可由栓塞引起，或由于感染毒素作用于毛细血管使其脆性增加而破裂出血，瘀点中心可呈白色或灰色，近年报道瘀点出现占患者数约 40%。大的皮内或皮下栓塞性损害约青豆大小(直径 5～15 mm)，微微隆起，多呈紫红色，有明显压痛，发生在手指足趾末端的掌面，称为欧氏结节，大多持续数天后消失。这是感染性心内膜炎的重要体征之一(占 10%～22%)。

(3)心脏变化：大多数原有瓣膜的体征在疾病的过程中变化不多。心脏听诊以原有心脏病的杂音如二尖瓣关闭不全的收缩期杂音和主动脉瓣关闭不全的舒张期杂音为常见，也可闻及因各种先天性心血管畸形所致的杂音。有时在细心听诊下，可发现赘生物生长或破坏产生杂音性质的改变，亦可因瓣膜溃疡、瓣叶膨胀瘤穿孔、腱索断裂或室间隔破裂产生。原有杂音变得粗糙、响亮或呈音乐样。本病极少发生于结疤很厉害或完全纤维化的瓣膜，因此在高度二尖瓣狭窄、慢性心房纤颤或充血性心力衰竭的病例很少并发感染性心内膜炎。感染性心内膜炎所引起的心律失常除心房颤动外，多数为期前收缩。

2.特殊类型的急性感染性心内膜炎症状和体征

(1)金黄色葡萄球菌性心内膜炎：近年来由于心脏手术的开展，心导管的插入、人工瓣膜的置换增加了金黄色葡萄球菌心内膜炎的患病率，本病大多呈急性过程。特点：①较易侵袭正常心瓣膜，占 18%～48%，常累及主动脉瓣和二尖瓣；②亚急性感染性心内膜炎的典型体征(如瘀点、欧氏结节、脾大)在本病中不常见，心脏杂音可以听不到；③年迈者患此病有增加趋热，可以不发热；④较易出现心肌、心包、脑、脑膜、肾脏及肺等处的脓肿或化脓性栓塞；⑤弥散性血管内凝血偶可发生；⑥其病死率达 20%～40%。

(2)产碱杆菌性心内膜炎。临床特点：①起病急，高热、寒战或畏寒为主要症状；②感染不仅限于原有病变的瓣膜，且可侵及正常的心瓣膜，并能严重损害心肌；③短期内出现明显的进行性贫血；④早期发生较大的动脉栓塞，病情进展迅速，病死率达 30%～70%。

(3)真菌性心内膜炎。临床特点：①患者免疫功能低下，体力极度衰弱，且长期使用抗生素或激素者；②全身性真菌感染伴显著的心脏杂音及栓塞现象者；③真菌性心内膜炎赘生物大而易碎，故大动脉，尤其是下肢动脉的栓塞常见；④多次血培养阴性，真菌培养阳性；⑤眼底检查除 Roth 点、白色渗出物、出血外，眼色素炎或内眼炎是其特点。

(4)人工瓣心内膜炎。临床特点：①是瓣膜置换术的严重并发症，可发生在换瓣后的各个时期。大多数主张分早期及晚期。②早期是指感染发生在手术后 2 个月内，细菌可来自切口感染、手术器械等，病死率在 60%～80%。晚期是指感染发生在手术后 2 个月以后，细菌来自口腔、上呼吸道、胃肠道等的操作，病死率达 35%～50%。③并发症有瓣膜瘤破裂、主动脉窦破裂、瓣环周围脓肿、瓣环裂脱、心肌脓肿、心包纵隔瘘管、人工瓣口血栓形成等。

(5)三尖瓣感染性心内膜炎。临床特点：①发生于吸毒者、人流术后、广泛应用静脉导管等；②吸毒者和人流后的三尖瓣感染性心内膜炎多为年轻患者，致病菌为葡萄球菌为主，急性病程，常伴多发性肺梗死，预后较好，病死率在 10%左右；③静脉导管术引起感染，常累及年迈者，致病菌以耐药葡萄球菌为主，病死率高达 60%；④诊断主要依靠具有细菌可侵入的途径，败血症，多发性肺梗死，血培养阳性，超声心动图见三尖瓣上的赘生物。

(二)辅助检查

1.血培养

70%～80%血培养阳性,阳性血培养是诊断感染性心内膜炎最直接的证据,同时为选用抗生素提供了依据。为了提高血培养的阳性率,在进行抗生素治疗前24～48小时内至少做血培养3次,每次宜取血10～15 mL,观察是否有细菌生长3周。取血时间以寒战或体温骤升时为佳。必须强调1次血培养阳性是不可靠的,至少有2次培养出同样的细菌,才可确定诊断。真菌性心内膜炎,尤其是曲霉菌,血培养常阴性,但若有栓子脱落大血管,则可在栓子中分离出真菌。

2.血液变化

继发性贫血为本病特点,血红蛋白含量大多在60～80 g/L。白细胞计数多轻度增多或正常。在有较严重或广泛的栓塞并发症或急性病例中,白细胞计数可达25×10^9/L以上,甚至高达66×10^9/L。有时血液中有大吞噬细胞出现,占白细胞3%～5%,属于网状内皮系统过度刺激的表现。血小板常正常;在疾病的活动期,红细胞沉降率大多增快,血中丙种球蛋白增加;50%以上类风湿因子阳性;90%以上血中循环免疫复合物阳性。

3.尿常规检查及肾功能

50%以上病例出现蛋白尿和显微镜下血尿,晚期病例肾功能不全。

4.心电图

无并发症时心电图无特异性或无改变,但当出现室间隔脓肿或心肌炎时,则可出现各种传导阻滞或室性期前收缩。

5.超声心动图

为感染性心内膜炎提供了另一新的诊断方法,对心内并发症的发现有所帮助,但较多经验的积累说明有其局限性和特异性。其特征:①瓣膜上的细菌性赘生物检出率为13%～78%。赘生物检出受其大小影响,直径5 mm以上易被检出,而3 mm以下常不能被检出。②特异性瓣膜破坏如连枷样改变、二尖瓣腱索断裂、瓣周脓肿、人工瓣环裂漏、感染性主动脉窦瘤或破裂均可由超声心动图显示出。

三、鉴别诊断

根据临床表现、血培养阳性、超声心动图等检查,多数感染性心内膜炎可做出及时诊断。但近20年来感染性心内膜炎的临床特点有了很大的变化,欧氏结节、Janeway结节等已属偶见;且无杂音的病例数越来越多;杂音性质改变并不多见。老年人无发热,血培养常阴性者易漏诊延误治疗。一般认为凡遇下列情况,应高度怀疑心内膜炎可能:①器质性心脏病患者不明原因发热1周以上;②原无心杂音者突然出现心杂音,特别是主动脉瓣和/或二尖瓣关闭不全的杂音;③心脏手术后持续发热1周以上;④不明原因动脉栓塞;⑤原有心杂音短期内变化或出现新杂音;⑥不明原因心力衰竭或进行性心功能减退等。凡遇上述情况,均应及时进行血培养和超声心动图以确立诊断。

(1)以发热为主要表现,心脏体征轻微者常易与伤寒、疟疾、结核、上呼吸道感染、胶原病、某些恶性肿瘤相混淆。有时由于栓塞现象,使身体某一局部症状特别明显,则可能误诊为该器官的独立疾病,如脑血管意外、脑膜炎、肾结石、肾炎和血液系统疾病等。

(2)风心病并感染性心内膜炎与风湿活动的鉴别诊断很重要。但若鉴别很困难时,治疗上可以双管齐下,在大量抗生素治疗同时予抗风湿治疗。

四、危重指标

(1)出现严重心力衰竭。

(2)发生重要脏器如脑、肾、脾、肺等栓塞。

(3)出现严重并发症如瓣膜瘤破裂、主动脉窦破裂、瓣环周围脓肿、瓣环裂脱、心肌或心包脓肿、人工瓣口血栓形成等。

五、治疗

(一)西医治疗

感染性心内膜炎本身是可以治疗的疾病。治疗愈早治愈率越高,因此早期积极治疗极为重要。

1.治疗原则

(1)一般认为首选青霉素、链霉素或庆大霉素、头孢菌素等杀菌剂,很少用抑菌剂。

(2)必须维持较高的抗生素血清浓度,至少为体外试验最低杀菌浓度的 8 倍。抗生素用法一般主张静脉或肌内间歇注射法。

(3)抗生素应能穿透纤维蛋白到达藏于赘生物中的细菌,青霉素治疗之所以能取得良好疗效,部分原因系由于青霉素的这种穿透能力。

(4)治疗时间必须足够,一般疗程应在 4 周以上,以达到治愈目的,提高治愈率,减少复发率。

2.抗生素治疗

(1)青霉素为首选药物。对临床上拟诊为感染性心内膜炎病例,连续 3 次血培养(包括厌氧菌培养)后,即应开始青霉素治疗。开始剂量每天 1 000 万～2 000 万单位,分每 4 小时 1 次静脉滴注或静脉持续滴注,可在晚间临睡前 1 次改用肌内注射。开始治疗前 2 周合用链霉素,每天 1 g,分 2 次肌内注射。如疗效欠佳,5～7 天后可加大青霉素剂量至每天 3 000 万～5 000 万单位。给药途径大多数学者认为分次静脉注射或静脉滴注更符合临床需要,其分次给药药物高峰浓度较高,可更完善地杀灭赘生物中的致病菌,血循环中的少量致病菌也可同时被清除,而对患者生活或活动无多大影响。

(2)青霉素过敏者,可选用头孢菌素类,成人剂量每天 6～12 g,每 4 小时静脉注射 1 次,也可用万古霉素,成人剂量每天 2 g,分 2～4 次静脉滴注。

(3)若血培养获得阳性结果,可再根据细菌的药敏,调整抗生素的种类和剂量。

(4)特殊类型感染性心内膜炎的抗生素治疗。

金黄色葡萄球菌心内膜炎者,除少数属对青霉素敏感的葡萄球菌心内膜炎者,可用青霉素 G,但剂量宜偏大,成人每天 2 000 万单位,疗程 4～6 周。多数应用耐酶青霉素如苯甲异噁唑青霉素、萘夫西林,每天 6～10 g 分次静脉给药,疗程 4～6 周,治疗前 3～5 天可加用庆大霉素。

表皮葡萄球菌心内膜炎,近来成为突出的医源性致病菌,是人工瓣心内膜炎的常见致病菌,治疗可采用杀菌剂联合治疗,如万古霉素联合利福平联合庆大霉素或头孢菌素等。

革兰氏阳性心内膜炎,治疗上多选用新一代头孢菌素加氨基糖苷类,疗程一般为 4～6 周。

真菌性心内膜炎,药物治疗常无效,可考虑手术切除感染灶。常手术前先用两性霉素 B 1 周,术后继续抗真菌治疗至少 8 周。用法:静脉输注两性霉素 B 第一天 1 mg,后每天增加3～5 mg,直至每天 25～30 mg,疗程 6～8 周或更长,因其毒性大,故需在密切观察下使用。可与口服氟胞嘧啶联用，剂量每天 100～150 mg/kg，每 6 小时 1 次，常在两性霉素 B 疗程结束后需继续口服数月或更长时间。

3.手术治疗

感染性心内膜炎在内科治疗无效时，应进行外科手术，将大大降低病死率。且活动的感染并非手术的禁忌证。手术指征：①主动脉瓣叶二尖瓣叶或附近结构的破坏所致瓣膜反流，常造成进行性顽固性心力衰竭，内科治疗无效，外科手术切除和置换人工瓣是唯一的治疗方法；②真菌性心内膜炎、金黄色葡萄球菌心内膜炎内科治疗无效时考虑手术；③反复发生的栓塞，尤其累及主要脏器如脑、眼、肾、冠状动脉者；④感染在心内扩散导致腱索、乳头肌断裂，主动脉窦或室间隔破裂，心肌脓肿伴或不伴心脏传导阻滞；⑤超声心动图检出较大赘生物或赘生物堵塞瓣膜口。

(二)中医治疗

1.证候特征

本病以卫气营血为辨证纲领，病在卫分者以恶寒发热、汗出、苔薄白、舌尖红、脉浮数为特征；病在气分者以高热、大汗出、口渴甚、脉洪大或滑数为特征；病在营分者以午后发热，或夜热早凉、皮肤黏膜斑点隐隐、舌红绛、脉细数为特征；病在血分者以皮肤黏膜斑点为特点，出现吐血，或咯血、衄血、尿血、便血、神昏谵语、舌绛、脉细数无力为特征。起病数天后即发生栓塞现象，或经治疗仍反复发生栓塞现象者病情多重，预后不良；疾病过程中出现心力衰竭，特别是难治性心力衰竭者，病情严重，预后极差。

2.治疗要点

本病的产生是在先天心脏禀赋不全或后天获得心痹、胸痹的基础上感受温热毒邪形成，温热毒邪从表入里，内舍心脉，形成温热毒邪从卫入气，从气入营，从营入血，或从卫直入营血等一系列病理变化。由于温热邪毒为阳邪，易伤阴血，导致阳伤血涩，气血瘀滞，血行不畅，从而产生一系列淤血证候，故心痹、胸痹为本病之本，毒邪外侵为标。治疗以清热解毒、益气养阴通络为法，并采用有机的中西医结合疗法。

3.分型治疗

(1)卫分证。

主证：恶寒发热，汗出头痛，胸闷心悸，咳嗽气短，苔薄白，舌尖边红，脉浮数。

治法：辛凉解表，清热解毒。

例方：用银翘散合五味消毒饮。

常用药：银花、连翘、薄荷(后下)、荆芥、淡豆豉、桔梗、甘草、牛蒡子、淡竹叶、芦根、蒲公英、紫花地丁、青天葵。

应急措施：鱼腥草注射液用 30～60 mL 加入 5% 葡萄糖注射液 250 mL 静脉滴注，每天 2 次。

(2)气分证。

主证：见高热，大汗出，口渴甚，不恶寒反恶热，心悸气急，烦躁不安，大便秘结，小便短赤，苔黄燥，舌质红，脉洪大或滑数。

治法：清热解毒，益气扶正。

例方：用白虎加人参汤合五味消毒饮。

常用药：生石膏(先煎)、知母、甘草、西洋参(另炖)、银花、连翘、蒲公英、紫花地丁、青天葵、淡豆豉。若腹部胀满，大使秘结者，治宜泻火通便，急下存阴。可用增液承气汤或大承气汤。

应急措施：用穿琥宁加入 10%葡萄糖注射液 250 mL 静脉滴注，每天 2 次。

(3)营分证。

主证：见午后发热，或发热夜甚，烦躁不安，口不甚渴，皮肤黏膜瘀斑，瘀点隐隐，肝大、脾大，少气懒言，神疲乏力，苔少或剥苔，舌红绛，脉细数。

治法：清营清热，扶正法邪。

例方：用清营汤合五味消毒饮。

常用药：水牛角(先煎)、生地、玄参、麦冬、黄连、丹参、淡竹叶、银花、连翘、蒲公英、紫花地丁、青天葵、淡豆豉、西洋参(另炖)。

应急措施：清开灵注射液 20～50 mL 加入 10%葡萄糖注射液 500 mL 静脉滴注，每天 2 次。

(4)血分证。

主证：见身热烦躁，皮肤黏膜斑点透露，或见吐血、咯血、尿血、便血、肝大、脾大，或见中风偏瘫，神昏谵语，少苔或剥苔，舌红绛，脉沉细数。

治法：清热解毒、凉血散血。

例方：用清热地黄汤合五味消毒饮。

常用药：水牛角(先煎)、生地、赤芍、丹皮、丹参、紫花地丁、银花、连翘、蒲公英、青天葵、西洋参(另炖)。若神昏谵语则加服安宫牛黄丸。

应急措施：香参注射液 20～30 mL 加入 10%葡萄糖注射液 250 mL 静脉滴注，每天 2 次，适用于伴栓塞现象者。醒脑静注射液 20～30 mL 加入 10%葡萄糖注射液 250 mL 静脉滴注，每天 2 次。

(5)阴虚内热。

主证：长期低热，手足心热，盗汗颧红，心悸气短，口干咽燥，形体消瘦，少苔或剥苔，舌质红，脉细数。

治法：滋阴清热，凉血活血。

例方：用青蒿鳖甲汤合五味消毒饮。

常用药：青蒿、鳖甲、生地、知母、丹皮、秦皮、地骨皮、胡黄连、麦冬、玄参、丹参、银花、连翘、紫花地丁、蒲公英、青天葵。

应急措施：参麦或丽参注射液 30 mL 加 5%葡萄糖注射液 500 mL 静脉滴注，每天 2 次。

六、临症提要

(1)传染性心内膜炎属于心血管疾病中重症，因此，治疗常常需要采取中西医结合的方法，特别强调合理正确地使用抗生素。

(2)本病的辨证论治以卫气营血为纲领，辨证论治首先要分清病位所在；其次治疗中要重点使用清热解毒的方法。

(3)本病热毒灼盛，容易损伤阴血，导致血脉瘀阻，治疗可以加用凉血散血方法。

(4)本病后期，往往出现气阴两伤的临床表现，故须注意予以益气养阴。

(5)在治疗感染性心内膜炎过程中要注意其基础心脏病存在情况，有针对性地予以治疗处理。

(王维霖)

第五节 稳定型心绞痛

一、概述

稳定型心绞痛是在冠状动脉狭窄的基础上，由于心肌负荷的增加引起心肌急剧的、暂时的缺血与缺氧的临床综合征。其特点为阵发性的前胸压榨性疼痛感觉，主要位于胸骨后部，可放射至心前区和左上肢尺侧，常发生于劳力负荷增加时，持续数分钟，休息或用硝酸酯制剂后消失。本症患者男性多于女性，多数患者在40岁以上，劳累、情绪激动、饱食、受寒、急性循环衰竭等为常见的诱因。多属于中医"胸痹心痛"范畴。

二、病因病机

(一)中医病因病机

本病证的发生多与寒邪内侵，饮食失调，情志失节，劳倦内伤，年迈体虚等因素有关，其病机有虚实两方面，实为寒凝、血瘀、气滞、痰浊，痹阻胸阳，阻滞心脉；虚为气虚、阴伤、阳衰，心脾肝肾亏虚，功能失调，心脉失养。在本病证的形成和发展过程中，大多先实而后致虚，亦有先虚而后致实者。但临床表现多虚实夹杂，或以实证为主，或以虚证为主。

1.病因

(1)寒邪内侵：寒主收引，既可抑遏阳气，所谓暴寒折阳；又可使血行瘀滞，发为本病。《素问·调经论》曰："寒气积于胸中而不泻，不泻则温气去，寒独留则血凝泣，凝则脉不通。"《医学正传·胃脘痛》："有真心痛者，大寒触犯心君。"素体阳衰，胸阳不足，阴寒之邪乘虚侵袭，寒凝气滞，痹阻胸阳，而成胸痹。诚如《医门法律·中寒门》所说"胸痹心痛，然总因阳虚，故阴得乘之。"《类证治裁·胸痹》也说："胸痹胸中阳微不运，久则阴乘阳位，而为痹结也。"

(2)饮食失调：饮食不节。如过食肥甘厚味，或嗜烟酒而成癖，以致脾胃损伤，运化失健，聚湿生痰，上犯心胸清旷之区，阻遏心阳，胸阳失展，气机不畅，心脉闭阻，而成胸痹。痰浊留恋日久，痰瘀交阻，亦成本病证。

(3)情志失节：忧思伤脾，脾运失健，津液不布，遂聚为痰。郁怒伤肝，肝失疏泄，肝郁气滞，甚则气郁化火，灼津成痰。无论气滞或痰阻，均可使血行失畅，脉络不利，而致气血瘀滞，或痰瘀交阻，胸阳不运，心脉痹阻，不通则痛，而发胸痹。

(4)劳倦内伤：劳倦伤脾，脾虚转输失能，气血生化乏源，无以濡养心脉，拘急而痛。积劳伤阳，心肾阳微，鼓动无力，胸阳失展，阴寒内侵，血气行滞，而发胸痹。

(5)年迈体虚：本病多见于中老年人，年过半百，肾气自半，精血渐衰，如肾阳虚衰，则不能鼓舞五脏之阳，可致心气不足或心阳不振，血脉失于温运，痹阻不畅，发为胸痹；肾阴亏虚，则不能濡养五脏之阴，水不涵木，又不能上济于心，因而心木火旺，致心阴耗伤，心脉失于濡养，而致胸痹；心阴不足，心火燔炽下汲肾水，又可进一步耗伤肾阴；心肾阳虚，阴寒痰饮乘于阳位，阻滞心脉。凡此均可在本虚的基础上形成标实，导致寒凝、血瘀、气滞、痰浊，而使胸阳失运，心脉阻滞，发生胸痹。

2.病机

胸痹的主要病机为心脉痹阻，病位在心，涉及肝、脾、肾三脏。心主血脉，气血畅流其中，以保证机体的滋养，脏腑功能的协调。心病则不能推动血脉，血行瘀滞；肝病疏泄失职，肝气郁结，气血凝滞；脾虚失其健运，聚生痰湿，气血乏源。肾虚藏精失常，肾阴亏损，肾阳虚衰。均可引致心脉痹阻而发胸痹。其临床主要表现为本虚标实，虚实夹杂。其本虚有气虚、阴伤、阳衰，及阴损及阳、阳损及阴，而表现气阴两虚，阴阳两虚，甚至阳衰阴竭，心阳外越；标实为瘀血，寒凝、痰浊、气滞，且又可相互为病，如气滞血瘀，寒凝气滞，痰瘀交阻等。胸痹发展趋势，由标及本，由轻转剧，轻者多为胸阳不振，阴寒之邪上乘，阻滞气机，临床表现胸中气塞，短气。重者则为痰瘀交阻，壅塞胸中，气机痹阻，临床表现不得卧，心痛彻背。同时亦有缓作与急发之异，缓作者，渐进而为，日积月累，始则偶感心胸不舒，继而心痞痛作，发作日频，甚则心胸后背牵引作痛。急作者，素无不舒之感，或许久不发，因感寒、劳倦、七情所伤等诱因而猝然心痛欲窒，甚则可“旦发夕死，夕发旦死”。

胸痹病机转化可因实致虚，亦可因虚致实。痰踞心胸，胸阳痹阻，病延日久，每可耗气伤阳，向心气不足或阴阳并损证转化；阴寒凝结，气失温煦，非唯暴寒折阳，日久寒邪伤人阳气，病向心阳虚衰转化；瘀阻脉络，血行滞涩，瘀血不去，新血不生，留瘀日久，心气痹阻，遏抑心阳。此三者皆因实致虚。心气不足，鼓动不力，易为风寒邪气所伤；心肾阴虚，津不化气，水亏火炎，炼液为痰；心阳虚衰，阴阳并损，阳虚生外寒，寒痰凝络，此三者皆由虚而致实。

(二)西医学发病机制

当冠状动脉的供血与心肌的需血之间发生矛盾，冠状动脉血流量不能满足心肌代谢的需要，引起心肌急剧的、暂时的缺血缺氧，即可发生心绞痛。心肌氧耗的多少主要由心肌张力、心肌收缩强度和心率所决定，故常用“心率×收缩压”(二重乘积)作为估计心肌氧耗的指标。心肌能量的产生要求大量的氧供。心肌细胞摄取血液氧含量的65%～75%，而身体其他组织则仅摄取10%～25%。因此心肌平时对血液中氧的吸取已接近于最大量，氧供再需增加时已难从血液中更多地摄取氧，只能依靠增加冠状动脉的血流量来提供。在正常情况下，冠状循环有很大的储备力量，其血流量可随身体的生理情况而有显著的变化；在剧烈体力活动时，冠状动脉适当地扩张，血流量可增加到休息时的6～7倍。缺氧时，冠状动脉也扩张，能使血流量增加4～5倍。动脉粥样硬化而致冠状动脉狭窄或部分分支闭塞时，其扩张性减弱，血流量减少，且对心肌的供血量相对比较固定。心肌的血液供应如减低到尚能应付心脏平时的需要，则休息时可无症状。一旦心脏负荷突然增加，如劳累、激动、左心衰竭等，使心肌张力增加、心肌收缩力增加和心率增快等致心肌氧耗量增加时，心肌对血液的需求增加，而冠状动脉的供血已不能相应增加，即可引起心绞痛。在多数情况下，劳力诱发的心绞痛常在同一“心率×收缩压”的水平上发生。产生疼痛感觉的直接因素，可能是在缺血缺氧的情况下，心肌内积聚过多的代谢产物，如乳酸、丙酮酸、磷酸等酸性物质，或类似激肽的多肽类物质，刺激心脏内自主神经的传入纤维末梢，经$T_{1\sim5}$交感神经节和相应的脊髓段，传至大脑，产生疼痛感觉。这种痛觉反映在与自主神经进入水平相同脊髓段的脊神经所分布的区域，即胸骨后及两臂的前内侧与小指，尤其是在左侧，而多不在心脏部位。有人认为，在缺血区内富有神经供应的冠状血管的异常牵拉或收缩，可以直接产生疼痛冲动。冠状动脉造影显示稳定型心绞痛的患者，有1、2或3支动脉直径减少＞70%的病变者分别各有25%左右，5%～10%有左冠状动脉主干狭窄，其余约15%患者无显著狭窄。后者提示患者的心肌血供和氧供不足，可能是冠状动脉痉挛、冠状循环的小动脉病变、血红蛋白和氧的离解异常、交感神经过度活动、儿茶酚胺分泌过多或心肌代谢异常等所致。患者在心绞痛发作之前，常有血压增高、心率增快、肺动脉压和肺毛细血管压增高的变化，反映心脏和肺的顺应性减低。发作时可有左心室收缩力和收缩速度降低、射血速度减慢、左心室收缩压下降、心搏量和心排血量降低，左心室舒张末期血压和血容量增加等左心室收缩和舒张功能障碍的病理生理变化。左心室壁可呈收缩不协调或部分心室壁有收缩减弱的现象。

三、临床表现

(一)症状

心绞痛以发作性胸痛为主要临床表现，疼痛的特点为以下几点。

1.部位

部位主要在胸骨体中段或上段之后，可波及心前区，有手掌大小范围，甚至横贯前胸，界限不很清楚。常放射至左肩、左臂内侧达无名指和小指，或至颈、咽或下颌部。

2.性质

胸痛常为压迫、发闷或紧缩性，也可有烧灼感，但不尖锐，不像针刺或刀扎样痛，偶伴濒死的恐惧感觉。发作时，患者往往不自觉地停止原来的活动，直至症状缓解。

3.诱因

发作常由体力劳动或情绪激动(如愤怒、焦急、过度兴奋等)所激发，寒冷、吸烟、心动过速、休克等亦可诱发。疼痛多发生于劳力或激动的当时，而不是在 1 天劳累之后。典型的心绞痛常在相似的条件下发生，但有时同样的劳力只在早晨而不在下午引起心绞痛，提示与晨间交感神经兴奋性增高等昼夜节律变化有关。

4.持续时间

疼痛出现后常逐步加重，然后在 3～5 分钟内渐消失，可数天或数星期发作 1 次，亦可 1 天内多次发作。

5.缓解方式

一般在停止原来诱发症状的活动后即可缓解；舌下含用硝酸甘油也能在几分钟内缓解。

(二)体征

平时一般无异常体征。心绞痛发作时常见心率增快、血压升高、表情焦虑、皮肤冷或出汗，有时出现第四或第三心音奔马律。可有暂时性心尖部收缩期杂音，是乳头肌缺血以致功能失调引起二尖瓣关闭不全所致，第二心音可有逆分裂或出现交替脉。

(三)心绞痛程度分级

加拿大心血管学会(CCS)建议对心绞痛程度进行如下分级。

Ⅰ级：一般体力活动不引起心绞痛，如行走和上楼。费力、快速或长时间用力才引起的心绞痛。

Ⅱ级：日常体力活动稍受限制，行走或快步上楼、登高、饭后行走或上楼、寒冷或风中行走、情绪激动发作心绞痛或仅在睡醒后数小时内发作。以一般速度在一般条件下平地步行 200～400 米的距离或上一层以上的楼梯时受限。

Ⅲ级：日常体力活动明显受限，以一般速度在一般条件下平地行走 200～400 米或上一层楼即感受限。

Ⅳ级：不能无症状地进行任何体力活动，休息时亦可出现心绞痛综合征。

加拿大的分级已得到广泛的应用，但是作为一种可供选择的方法(在判断预后方面有优点)，还有“特殊活动评分”和“Duck 活动状态指数”。

四、实验室和器械检查

因心绞痛发作时间短暂，以下大多数检查均应在发作间期进行，可直接或间接反映心肌缺血。

(一)心脏 X 线检查

可无异常发现，如已伴发缺血性心肌病可见心影增大、肺充血等。

(二)心电图检查

心电图检查是发现心肌缺血、诊断心绞痛最常用的检查方法。

1.静息时心电图

约半数患者在正常范围，也可能有陈旧性心肌梗死的改变或非特异性 ST 段和 T 波异常，有时出现房室或束支传导阻滞或室性、房性期前收缩等心律失常。

2.心绞痛发作时心电图

绝大多数患者可出现暂时性心肌缺血引起的 ST 段移位。因心内膜下心肌更容易缺血，故常见反映心内膜下心肌缺血的 ST 段压低(≥0.1 mV)发作缓解后恢复。有时出现 T 波倒置。在平时有 T 波持续倒置的患者，发作时可变为直立(所谓 T 正常化)。T 波改变虽然对反映心肌缺血的特异性不如 ST 段，但如与平时心电图比较有明显差别，也有助于诊断。

3.心电图负荷试验

最常用的是运动负荷试验，运动可增加心脏负荷以激发心肌缺血。运动方式主要为分级活动平板或踏车，其运动强度可逐步分期升级，以前者较为常用，让受检查者迎着转动的平板就地踏步。目前国内外常用的是以达到按年龄预计可达到的最大心率(HR_{max})或亚极量心率(85%～90%的最大心率)为负荷目标，前者称为极量运动试验，后者称为亚极量运动试验。运动中应持续监测心电改变，运动前、运动中每当运动负荷量增加 1 次均应记录心电图，运动终止后即刻及此后每 2 分钟均应重复心电图记录直至心率恢复至运动前水平。进行心电图记录时应同步测定血压。运动中出现典型心绞痛，心电图改变主要以 ST 段水平型或下斜型压低≥0.1 mV(J 点后 60～80 毫秒)持续 2 分钟为运动试验阳性标准。运动中出现心绞痛，步态不稳，出现室性心动过速(接连 3 个以上室性期前收缩)或血压下降时，应立即停止运动。心肌梗死急性期，有不稳定型心绞痛，明显心力衰竭，严重心律失常或急性疾病者禁做运动试验。

对稳定型心绞痛患者，在进行临床判断和静息心电图后的第一项检查，可能就是运动心电图，应在临床仔细评价症状和包括静息心电图在内的物理检查后才做运动心电图检查。运动时，心电图变化诊断冠状动脉疾病的敏感性约为 70%，特异性约为 90%。应当由经过训练的医师来解释负荷心电图的检查结果。在缺血性心脏病发生率低的人群研究中，负荷试验假阳性的比率高，而且，在缺血性心脏病发生率低的女性，负荷试验假阳性常见。运动时非冠状动脉疾病的心肌缺血心电图变化，也见于 X 综合征、洋地黄治疗和电解质失衡的患者。

为了提高运动心电图发现冠状动脉疾病的特异性和敏感性，运动试验的操作应当标准化，使用根据年龄、性别和体重制定的预测运动反应量表。接受抗缺血药物治疗的患者也可以做该项试验，这类患者的运动试验结果正常并不能除外严重的冠状动脉疾病，临床如有疑问，可减药或停药后再做 1 次运动试验。

对于受检患者评价运动试验，需要确定试验前与试验后冠状动脉疾病的可能性。应连续记录心电图，以一定间距打印一段。任何导联 ST 段水平或斜行下移 0.1 mV，即视为运动试验结果“阳性”。但是，这种将结果分为“阳性”或“阴性”的方法有欠缺，它可以产生误导，因为在确定运动试验的意义时，不但要考虑心电图的变化，还要考虑负荷量、心率增加，以及临床方面的情况。与心率变化有关的 ST 段变化更为可靠，称为“ST 段/时间”变化斜率。可以使用活动平板/踏车 Bruce 方案或其改良方案中的一种。踏车的做功负荷以瓦特(W)表示。从20～50 W 开始，然后每一级增加 20 W，但是，在有心功能衰竭或严重心绞痛的患者，减为每级增加 10 W。应当使用标准的方案，因为这在同一个患者可能作为进一步参考。运动心电图除了具有诊断价值外，它对于证实无症状性缺血，对于预测慢性稳定型心绞痛患者的预后和随访疾病的进展或治疗效果，均具有重要价值。

应常规记录停止运动试验的理由和相应症状及其严重程度。应确定到出现心电图变化和/或症状的时间、整个运动时间、血压和心率的反应，以及运动后心电图恢复时间。因下列原因可终止运动负荷试验：①症状限制，如疼痛、疲劳、呼吸困难不能做重复性运动试验，建议用 Brog 评分进行比较；②出现症状如疼痛伴有明显的 ST 段改变；③安全方面的原因，如明显的 ST 段改变(尤其是 ST 段抬高)、心律异常或持续的收缩压下降。

4.心电图连续监测

常用方法是让患者佩戴慢速转动的记录装置，以两个双极胸导联连续记录并自动分析 24 小时心电图(动态心电图)，然后在荧光屏上快速播放并可进行人机对话选段记录，最后打印出综合报告。可从中发现心电图 ST-T 改变和各种心律失常，出现时间可与患者的活动和症状相对照。胸痛发作相应时间记录的心电图显示缺血性 ST-T 改变有助于心绞痛的诊断。

(三)放射性核素检查

1.铊-心肌显像或兼做负荷试验

铊随冠状血流很快被正常心肌细胞所摄取，休息时铊显像所示灌注缺损主要见于心肌梗死后瘢痕部位。在冠状动脉供血不足部位的心肌，则明显的灌注缺损仅见于运动后缺血区。不能运动的患者可做双嘧达莫试验，静脉滴注双嘧达莫使正常或较正常的冠状动脉扩张，引起“冠状动脉窃血”，产生局部心肌缺血，可取得与运动试验相似的效果。近年还用腺苷或多巴酚丁胺做负荷试验。变异型心绞痛发作时心肌急性缺血区常显示特别明显的灌注缺损。

2.放射性核素心腔造影

静脉内注射焦磷酸亚锡被细胞吸附后，再注射 ^{99m}Tc，即可使红细胞被标记上放射性核素，得到心腔内血池显影。可测定左心室射血分数及显示室壁局部运动障碍。

3.正电子发射断层心肌显像(PET)

利用发射正电子的核素示踪剂进行心肌显像。除可判断心肌的血流灌注情况外，尚可了解心肌的代谢情况。通过对心肌血流灌注和代谢显像匹配分析可准确评估心肌的活力。

4.冠状动脉造影

冠状动脉造影是冠心病诊断的“金标准”。

5.其他检查

二维超声心动图检查可探测到缺血性心室壁的运动异常，心肌超声造影可了解心肌血流灌注。此外，多排探测器螺旋 X 线计算机断层显像(MDCT)冠状动脉三维重建，磁共振冠状动脉造影等，也已用于冠状动脉病变的诊断。血管镜检查、冠状动脉内超声显像及多普勒检查有助于指导冠心病介入治疗时采取更恰当的治疗措施。

五、诊断依据

根据典型的发作特点和体征，含用硝酸甘油后缓解，结合年龄和存在冠心病危险因素，除外其他原因所致的心绞痛，一般即可建立诊断。发作时心电图检查可见以 R 波为主的导联中，ST 段压低，T 波平坦或倒置，发作过后数分钟内逐渐恢复。心电图无改变的患者可考虑做心电图负荷试验。发作不典型者，诊断要依靠观察硝酸甘油的疗效和发作时心电图的改变；如仍不能确诊，可多次复查心电图或心电图负荷试验，或做 24 小时的动态心电图连续监测，如心电图出现阳性变化或负荷试验诱致心绞痛发作时亦可确诊。诊断有困难者可考虑行选择性冠状动脉造影。

六、鉴别诊断

（一）中医学病证鉴别

1.胸痹与悬饮的鉴别

悬饮、胸痹均有胸痛，但胸痹当为胸闷痛，并可向左肩或左臂内侧等部位放射，常因受寒、饱餐、情绪激动，劳累而突然发作，历时短暂，休息或用药后得以缓解。悬饮为胸肋胀痛，持续不解，多伴有咳唾，转侧，呼吸时疼痛加重，肋间饱满，并有咳嗽、咳痰等肺系证候。

2.胸痹与胃脘痛的鉴别

心在脘上，脘在心下，故有胃脘当心而痛之称，以其部位相近；胸痹不典型者，其疼痛可在胃脘部，极易混淆。但胸痹以闷痛为主，为时极短，虽与饮食有关，但休息、服药常可缓解。胃脘痛与饮食相关，以胀痛为主，局部有压痛，持续时间较长，常伴有泛酸、嘈杂、嗳气、呃逆等胃部证候。

3.胸痹与真心痛的鉴别

真心痛乃胸痹的进一步发展；症见心痛剧烈，甚则持续不解，伴有汗出、肢冷、面白、唇紫、手足青至节，脉微或结代等危重证候。

（二）西医学鉴别诊断

1.急性心肌梗死

急性心肌梗死疼痛部位与心绞痛相仿，但性质更剧烈，持续时间多超过30 分钟，可长达数小时，常伴有心律失常、心力衰竭和/或休克，含用硝酸甘油多不能使之缓解。心电图中面向梗死部位的导联 ST 段抬高，并有异常 Q 波。实验室检查示白细胞计数、红细胞沉降率增快，心肌坏死标志物（肌红蛋白、肌钙蛋白 I 或 T、CK-MB 等）增高。

2.其他疾病引起心绞痛

其他疾病引起心绞痛包括严重的主动脉瓣狭窄或关闭不全、风湿性冠状动脉炎、梅毒性主动脉炎引起冠状动脉口狭窄或闭塞、肥厚型心肌病、X 综合征等病均可引起心绞痛，要根据其他临床表现来进行鉴别。其中 X 综合征多见于女性，心电图负荷试验常阳性，但冠状动脉造影则阴性且无冠状动脉痉挛，预后良好，被认为是冠状动脉系统毛细血管功能不良所致。

3.肋间神经痛及肋软骨炎

本病疼痛常累及 1～2 个肋间，但并不一定局限在胸前，为刺痛或灼痛，多为持续性而非发作性，咳嗽、用力呼吸和身体转动可使疼痛加剧，肋软骨处或沿神经行经处有压痛，手臂上举活动时局部有牵拉疼痛，故与心绞痛不同。

4.心脏神经症

本病患者常诉胸痛，但为短暂（几秒钟）的刺痛或持久（几小时）的隐痛，患者常喜欢不时地吸一大口气或做叹息性呼吸。胸痛部位多在左胸乳房下心尖部附近，或经常变动。症状多在疲劳之后出现，而不在疲劳的当时，做轻度体力活动反觉舒适，有时可耐受较重的体力活动而不发生胸痛或胸闷。含用硝酸甘油无效或在10多分钟后才见效，常伴有心悸、疲乏及其他神经衰弱的症状。

此外，不典型疼痛还需与反流性食管炎等食管疾病、膈疝、消化性溃疡、肠道疾病、颈椎病等相鉴别。

七、治疗

(一)中医辨治

1.辨证要点

胸痹总属本虚标实之证，辨证首先掌握虚实，分清标本，标实应区别气滞、痰浊、血瘀、寒凝的不同；本虚又应区别阴阳气血亏虚的不同。

(1)标实者：闷痛是胸痹的临床常见表现，闷重而痛轻，兼见胸胁胀满，善太息，憋气，苔薄白，脉弦者，多属气滞；伴唾吐痰涎，苔腻，脉弦滑或弦数者，属痰浊为患；胸痛如绞，遇寒则发，或得冷加剧，伴畏寒肢冷，舌淡苔白，脉细，为寒凝心脉所致；刺痛固定不移，痛有定处，夜间多发，舌紫暗或有瘀斑，脉结代或涩，由心脉瘀滞所致。

(2)本虚者：心胸隐痛而闷，因劳累而发，伴心慌、气短、乏力，舌淡胖嫩，边有齿痕，脉沉细或结代者，多属心气不足。若绞痛兼见胸闷气短，四肢厥冷，神倦自汗，脉沉细，则为心阳不振之象。隐痛时作时止，缠绵不休，动则多发，伴口干，舌淡红而少苔，脉沉细而数，常为气阴两虚表现。

2.治疗原则

基于本病病机为本虚标实，虚实夹杂，发作期以标实为主，缓解期以本虚为主的特点，其治疗原则应先治其标，后治其本；先从祛邪入手，然后再予扶正；必要时可根据虚实标本的主次，兼顾同治。标实当泻，针对气滞、血瘀、寒凝、痰浊而疏理气机、活血化瘀、辛温通阳、泄浊豁痰，尤重活血通脉治法；本虚宜补，权衡心脏阴阳气血之不足，有无兼见肝、脾、肾等脏之亏虚，补气温阳、滋阴益肾，纠正脏腑之偏衰，尤其重视补益心气之不足。在胸痹的治疗中，尤其对真心痛的治疗时，必须辨清证候之重危顺逆，一旦发现脱证之先兆，必须尽早投用益气固脱之品，或采用中西医结合治疗。

3.证治分类

(1)寒凝心脉。

症状：卒然心痛如绞，或心痛彻背，背痛彻心，或感寒痛甚，心悸气短，形寒肢冷，冷汗自出，苔薄白，脉沉紧或促。多因气候骤冷或感寒而发病或加重。

治法：温经散寒，活血通痹。

代表方：当归四逆汤。

方以桂枝、细辛温散寒邪，通阳止痛；当归、芍药养血活血；芍药、甘草缓急止痛；通草通利血脉；大枣健脾益气。全方共奏温经散寒，活血通痹之效。可加瓜蒌、薤白，通阳开痹。疼痛较著者，可加延胡索、郁金活血理气止痛。

若疼痛剧烈，心痛彻背，背痛彻心，痛无休止，伴有身寒肢冷，气短喘息，脉沉紧或沉微者，为阴寒极盛，胸痹心痛重证，治以温阳逐寒止痛，方用乌头赤石脂丸、苏合香丸或冠心苏合香丸，芳香化浊，理气温通开窍，发作时含化可即速止痛。阳虚之人，虚寒内生，同气相召而易感寒邪，而寒邪又可进一步耗伤阳气，故寒凝心脉时临床常伴阳虚之象，宜配合温补阳气之剂，以温阳散寒，不可一味用辛散寒邪之法，以免耗伤阳气。

(2)气滞心胸。

症状：心胸满闷不适，隐痛阵发，痛无定处，时欲太息，遇情志不遂时容易诱发或加重，或兼有脘腹胀闷，得嗳气或矢气则舒，苔薄或薄腻，脉细弦。

治法：疏调气机，和血舒脉。

代表方：柴胡疏肝散。

本方由四逆散(枳实改枳壳)加香附、川芎、陈皮组成，四逆散能疏肝理气，其中柴胡与枳壳相配可升降气机，白芍与甘草同用可缓急舒脉止痛，加香附、陈皮以增强理气解郁之功，香附又为气中血药，川芎为血中气药，故可活血且能调畅气机。全方共奏疏调气机，活血舒脉功效。

若兼有脘胀、嗳气、纳少等脾虚气滞的表现，可用逍遥散疏肝行气，理脾和血。若气郁日久化热，心烦易怒，口干，便秘，舌红苔黄，脉数者，用丹栀逍遥散疏肝清热。如胸闷心痛明显，为气滞血瘀之象，可合用失笑散，以增强活血行瘀、散结止痛之作用。气滞心胸之胸痹心痛，可根据病情需要，选用木香、沉香、降香、檀香、延胡索、厚朴、枳实等芳香理气及破气之品，但不宜久用，以免耗散正气。如气滞兼见阴虚者可选用佛手、香橼等理气而不伤阴之品。

(3)痰浊闭阻。

症状：胸闷重而心痛轻，形体肥胖，痰多气短，遇阴雨天而易发作或加重，伴有倦怠乏力，纳呆便溏，口黏，恶心，咳吐痰涎，苔白腻或白滑，脉滑。

治法：通阳泄浊，豁痰开结。

代表方：瓜蒌薤白半夏汤加味。

方以瓜蒌、薤白化痰通阳，行气止痛；半夏理气化痰。常加枳实、陈皮行气滞，破痰结；加石菖蒲化浊开窍；加桂枝温阳化气通脉；加干姜、细辛温阳化饮，散寒止痛。全方加味后共奏通阳化饮，泄浊化痰，散结止痛功效。

若患者痰黏稠，色黄，大便干，苔黄腻，脉滑数，为痰浊郁而化热之象，用黄连温胆汤清热化痰，因痰阻气机，可引起气滞血瘀，另外，痰热与瘀血往往互结为患，故要考虑到血脉滞涩的可能，常配伍郁金、川芎理气活血，化瘀通脉。

若痰浊闭塞心脉，卒然剧痛，可用苏合香丸芳香温通止痛；因于痰热闭塞心脉者用猴枣散，清热化痰，开窍镇惊止痛。胸痹心痛，痰浊闭阻可酌情选用天竺黄、天南星、半夏、瓜蒌、竹茹、苍术、桔梗、莱菔子、浙贝母等化痰散结，但由于脾为生痰之源，临床应适当配合健脾化湿之品。

(4)瘀血痹阻。

症状：心胸疼痛剧烈，如刺如绞，痛有定处，甚则心痛彻背，背痛彻心，或痛引肩背，伴有胸闷，日久不愈，可因暴怒而加重，舌质暗红，或紫暗，有瘀斑，舌下瘀筋，苔薄，脉涩或结、代、促。

治法：活血化瘀，通脉止痛。

代表方：血府逐瘀汤。

本方由桃红四物汤合四逆散加牛膝、桔梗组成。以桃仁、红花、川芎、赤芍、牛膝活血祛瘀而通血脉；柴胡、桔梗、枳壳、甘草调气疏肝；当归、生地补血调肝，活血而不耗血，理气而不伤阴。

寒(外感寒邪或阳虚生内寒)则收引、气滞血瘀、气虚血行滞涩等都可引起血瘀，故本型在临床最常见，并在以血瘀为主症的同时出现相应的兼症。兼寒者，可加细辛、桂枝等温通散寒之品；兼气滞者，可加沉香、檀香辛香理气止痛之品；兼气虚者，加黄芪、党参、白术等补中益气之品。若瘀血痹阻重症，表现胸痛剧烈，可加乳香、没药、郁金、延胡索、降香、丹参等加强活血理气止痛的作用。

活血化瘀法是胸痹心痛常用的治法，可选用三七、川芎、丹参、当归、红花、苏木、赤芍、泽兰、牛膝、桃仁、鸡血藤、益母草、水蛭、王不留行、丹皮、山楂等活血化瘀药物，但必须在辨证的基础上配伍使用，才能获得良效。另外，使用活血化瘀法时要注意种类、剂量，并注意有无出血倾向或征象，一旦发现，立即停用，并予相应处理。

(5)心气不足。

症状：心胸阵阵隐痛，胸闷气短，动则益甚，心中动悸，倦怠乏力，神疲懒言，面色晄白，或易出汗，舌质淡红，舌体胖且边有齿痕，苔薄白，脉细缓或结代。

治法：补养心气，鼓动心脉。

代表方：保元汤。

方以人参、黄芪大补元气，扶助心气；甘草炙用，甘温益气，通经利脉，行血气；肉桂辛热补阳，温通血脉；或以桂枝易肉桂，有通阳、行瘀之功；生姜温中。可加丹参或当归，养血活血。

若兼见心悸气短，头昏乏力，胸闷隐痛，口燥咽干，心烦失眠，舌红或有齿痕者，为气阴两虚，可用养心汤，养心宁神，方中当归、生地、熟地、麦冬滋阴补血；人参、五味子、炙甘草补益心气；酸枣仁、柏子仁、茯神养心安神。补心气药常用人参、党参、黄芪、大枣、太子参等，如气虚显著可少佐肉桂，补少火而生气。亦可加用麦冬、玉竹、黄精等益气养阴之品。

(6)心阴亏损。

症状：心胸疼痛时作，或灼痛，或隐痛，心悸怔忡，五心烦热，口燥咽干，潮热盗汗，舌红少泽，苔薄或剥，脉细数或结代。

治法：滋阴清热，养心安神。

代表方：天王补心丹。

本方以生地、玄参、天冬、麦冬、丹参、当归滋阴养血而泻虚火；人参、茯苓、柏子仁，酸枣仁、五味子、远志补心气，养心神；朱砂重镇安神；桔梗载药上行，直达病所，为引。

若阴不敛阳，虚火内扰心神，心烦不寐，舌尖红少津者，可用酸枣仁汤清热除烦安神；如不效者，再予黄连阿胶汤，滋阴清火，宁心安神。若阴虚导致阴阳气血失和，心悸怔忡症状明显，脉结代者，用炙甘草汤，方中重用生地，配以阿胶、麦冬、麻仁滋阴补血，以养心阴；人参、大枣补气益胃，资脉之本源；桂枝、生姜以行心阳。诸药同用，使阴血得充，阴阳调和，心脉通畅。若心肾阴虚，兼见头晕，耳鸣，口干，烦热，心悸不宁，腰膝酸软，用左归饮补益肾阴，或河车大造丸滋肾养阴清热。若阴虚阳亢，风阳上扰，加珍珠母、磁石、石决明等重镇潜阳之品，或用羚羊钩藤汤加减。如心肾真阴欲竭，当用大剂西洋参、鲜生地、石斛、麦冬、山萸肉等急救真阴，并佐用生牡蛎、乌梅肉、五味子、甘草等酸甘化阴且敛其阴。

(7)心阳不振。

症状：胸闷或心痛较著，气短，心悸怔忡，自汗，动则更甚，神倦怯寒，面色晄白，四肢欠温或肿胀，舌质淡胖，苔白腻，脉沉细迟。

治法：补益阳气，温振心阳。

代表方：参附汤合桂枝甘草汤。

方中人参、附子大补元气，温补真阳；桂枝、甘草温阳化气，振奋心阳，两方共奏补益阳气、温振心阳之功。若阳虚寒凝心脉，心痛较剧者，可酌加鹿角片、川椒、吴茱萸、荜茇、高良姜、细辛、川乌、赤石脂。若阳虚寒凝而兼气滞血瘀者，可选用薤白、沉香、降香、檀香、延胡索、乳香、没药等偏于温性的理气活血药物。

若心肾阳虚，可合肾气丸治疗，方以附子、桂枝（或肉桂）补水中之火，用六味地黄丸壮水之主，从阴引阳，合为温补心肾而消阴翳。心肾阳虚兼见水饮凌心射肺，而出现水肿、喘促、心悸，用真武汤温阳化气行水，以附子补肾阳而祛寒邪，与芍药合用，能入阴破结，敛阴和阳，茯苓、白术健脾利水，生姜温散水气。若心肾阳虚，虚阳欲脱厥逆者，用四逆加人参汤，温阳益气，回阳救逆。若见大汗淋漓、脉微欲绝等亡阳证，应用参附龙牡汤，并加用大剂山萸肉，以温阳益气，回阳固脱。

胸痹心痛属内科急症，其发病急、变化快，易恶化为真心痛，在急性发作期应以消除疼痛为首要任务，可选用或合并运用以下措施。病情严重者，应积极配合西医救治。

4.常用中成药

(1)速效救心丸（川芎、冰片等）每天 3 次，每次 4～6 粒含服，急性发作时每次 10～15 粒。功效活血理气，增加冠状动脉流量，缓解心绞痛，治疗冠心病胸闷憋气，心前区疼痛。

(2)苏合香丸（《太平惠民和剂局方》）每服 1～4 丸，疼痛时用，功效芳香温通，理气止痛，治疗胸痹心痛，寒凝气滞证。

(3)苏冰滴丸（苏合香、冰片）含服，每次 2～4 粒，每天 3 次。功效芳香开窍，理气止痛，治疗胸痹心痛，真心痛属寒凝气滞证。

(4)冠心苏合丸（苏合香、冰片、朱砂、木香、檀香）每服 1 丸（3 g）。功效芳香止痛，用于胸痹心痛气滞寒凝者，亦可用于真心痛。

(5)寒证心痛气雾剂（肉桂、香附等）温经散寒，理气止痛，用于心痛苔白者，每次舌下喷雾1～2 次。

(6)热证心痛气雾剂（丹皮、川芎等）凉血清热，活血止痛，用于心痛苔黄者，每次舌下喷雾1～2 次。

(7)麝香保心丸（麝香、蟾酥、人参等）芳香温通，益气强心，每次含服或吞服 1～2 粒。

(8)活心丸（人参、灵芝、麝香、熊胆等）养心活血，每次含服或吞服1～2 丸。

(9)心绞痛宁膏（丹参、红花等）活血化瘀，芳香开窍。敷贴心前区。

另可配合选用川芎嗪注射液、丹参注射液、生脉注射液静脉滴注。

（二）西医学治疗

主要目的是预防动脉粥样硬化的发生和治疗已存在的动脉粥样硬化。针对心绞痛的治疗原则是改善冠状动脉的血供和减轻心肌的耗氧，同时治疗动脉粥样硬化。长期服用阿司匹林 75～300 mg/d 和给予有效的降血脂治疗可促使粥样斑块稳定，减少血栓形成，减少不稳定型心绞痛和心肌梗死的发生。

1.发作时的治疗

(1)休息：发作时立刻休息，一般患者在停止活动后症状即可消除。

(2)药物治疗：较重的发作，可使用作用较快的硝酸酯制剂。这类药物除扩张冠状动脉，降低阻力，增加冠状循环的血流量外，还通过对周围血管的扩张作用，减少静脉回流心脏的血量，降低心室容量、心腔内压、心排血量和血压，减低心脏前后负荷和心肌的需氧，从而缓解心绞痛。

硝酸甘油：可用 0.3～0.6 mg，置于舌下含化，迅速为唾液所溶解而吸收，1～2 分钟即开始起作用，约半小时后作用消失。对约 92%的患者有效，其中 76%在 3 分钟内见效。延迟见效或完全无效时提示患者并非患冠心病或为严重的冠心病，也可能所含的药物已失效或未溶解，如属后者可嘱患者轻轻嚼碎后继续含化。长时间反复应用可由于产生耐受性而效力减低，停用 10 小时以上，即可恢复有效。与各种硝酸酯一样，不良反应有头晕、头胀痛、头部跳动感、面红、心悸等，偶有血压下降。因此第 1 次用药时，患者宜平卧片刻，必要时吸氧。

硝酸异山梨酯：可用 5～10 mg，舌下含化，2～5 分钟见效，作用维持2～3小时。新近还有供喷雾吸入用的制剂。

在应用上述药物的同时，可考虑用镇静药。

2.缓解期的治疗

宜尽量避免各种确知的足以诱致发作的因素。调节饮食，特别是 1 次进食不应过饱；禁绝烟酒。调整日常生活与工作量；减轻精神负担；保持适当的体力活动，但以不致发生疼痛症状为度；一般不需卧床休息。

药物治疗：使用作用持久的抗心绞痛药物，以防心绞痛发作，可单独选用、交替应用或联合应用下列被认为作用持久的药物。

(1)硝酸酯制剂。①硝酸异山梨酯：硝酸异山梨酯片剂或胶囊口服 3 次/天，每次 5～20 mg，服后半小时起作用，持续 3～5 小时；缓释制剂药效可维持12 小时，可用 20 mg，2 次/天。②5-单硝酸异山梨酯：是新型长效硝酸酯类药物，无肝脏首关效应，生物利用度几乎 100%。2 次/天，每次 20～40 mg。③戊四硝酯制剂：服用长效片剂，硝酸甘油持续而缓缓释放，口服后半小时起作用，持续可达 8～12 小时，可每 8 小时服 1 次，每次 2.5 mg。用 2%硝酸甘油油膏或橡皮膏贴片(含 5～10 mg)涂或贴在胸前或上臂皮肤而缓慢吸收，适于预防夜间心绞痛发作。

(2)β 受体阻断剂：阻断拟交感胺类对心率和心收缩力受体的刺激作用，减慢心率、降低血压，减低心肌收缩力和氧耗量，从而缓解心绞痛的发作。此外，还减低运动时血流动力的反应，使在同一运动量水平上心肌氧耗量减少；使不缺血的心肌区小动脉(阻力血管)缩小，从而使更多的血液通过极度扩张的侧支循环(输送血管)流入缺血区。用量要大。不良反应有心室射血时间延长和心脏容积增加，这虽可能使心肌缺血加重或引起心肌收缩力降低，但其使心肌氧耗量减少的作用远超过其不良反应。

使用本药要注意：①本药与硝酸酯类合用有协同作用，因而用量应偏小，开始剂量尤其要注意减小，以免引起直立性低血压等不良反应；②停用本药时应逐步减量，如突然停用有诱发心肌梗死的可能；③低血压、支气管哮喘，以及心动过缓、Ⅱ度或以上房室传导阻滞者不宜应用。

(3)钙通道阻滞剂：本类药物抑制钙离子进入细胞内，也抑制心肌细胞兴奋-收缩耦联中钙离子的利用。因而抑制心肌收缩，减少心肌氧耗；扩张冠状动脉，解除冠状动脉痉挛，改善心内膜下心肌的供血；扩张周围血管，降低动脉压，减轻心脏负荷；还降低血黏度，抗血小板聚集，改善心肌的微循环。适用于同时有高血压的患者。常用制剂：①维拉帕米 40～80 mg，3 次/天或缓释剂 240 mg/d，不良反应有头晕、恶心、呕吐、便秘、心动过缓、P-R 间期延长、血压下降等。②硝苯地平，其缓释制剂 20～40 mg，2 次/天，不良反应有头痛、头晕、乏力、血压下降、心率增快等，控释剂 30 mg，每天 1 次，不良反应较少；同类制剂有尼索地平 10～40 mg，1 次/天；氨氯地平5～10 mg，1 次/天等。

(4)调脂治疗：主要是他汀类药物的应用。

3.慢性稳定型心绞痛的血管重建治疗

慢性稳定型心绞痛患者施行 PCI(或其他导管治疗技术)或 CABG 的建议。

(1)严重左主干病变患者做 CABG。

(2)3 支病变做 CABG,左心室功能异常(EF＜50%)者存活受益更大。

(3)2 支血管病变合并左前降支近段严重病变同时左心室功能异常(EF＜50%)或无创性检查发现缺血的患者,做 CABG。

(4)2 支或 3 支血管病变并左前降支近段严重病变,解剖上适于做导管治疗同时左心室功能正常并且无糖尿病的患者,做 PCI。

(5)单支或 2 支血管病变、左前降支近段无受累但是有大面积存活心肌和无创性检查结果高危的患者,做 PCI 或 CABG。

(6)单支或 2 支血管病变、左前降支近段无受累并且从心脏猝死或持续性室性心动过速中幸存的患者,做 CABG。

(7)过去做过 PCI 的患者,再狭窄与大面积存活心肌和无创性检查结果高危有关,做 CABG 或 PCI。

(8)内科治疗没有成功并且做血管重建治疗风险可以接受的患者,做 PCI 或 CABG。

(9)多发性大隐静脉桥狭窄、特别是供血于前降支的静脉桥严重狭窄的患者,做 CABG。对于局限性大隐静脉桥病变或多发性狭窄但是不适合再次外科手术的患者,做 PCI。

(10)单支或 2 支血管病变、无严重左前降支近段病变但是仍然有中等量存活心肌并且无创性检查显示有缺血的患者,做 PCI 或 CABG。

(11)单支血管病变并且有严重左前降支近段病变的患者,做 PCI 或 CABG。

(12)有左前降支近段严重狭窄的 2 支或 3 支血管病变、同时其解剖适合做导管介入治疗和有糖尿病或左心室功能异常的患者,做 PCI。

(13)严重左主干病变但不适合 CABG 治疗的患者,做 PCI。在左主干严重病变并且适合 CABG 的患者,尤其是左主干严重病变加 3 支血管病患者,做 CABG。

(14)单支或 2 支血管病变同时没有左前降支近段严重狭窄并且从心性猝死或持续性室性心动过速中幸存的患者,做 PCI。

(15)没有左前降支近段严重狭窄的单支或 2 支血管病变,其临床症状轻微而且不像是心肌缺血所致,或者没有接受充分的药物治疗试验的患者,而且仅有小面积存活心肌或无创检查没有心肌缺血的患者不是血管重建治疗适应证。

(16)临界性狭窄(在左主干以外的冠状动脉有直径 50%～60%的狭窄)并且无创性检查没有心肌缺血的患者、冠状动脉无明显狭窄(直径＜50%)的患者不是血管重建治疗适应证。

4.慢性稳定型心绞痛高危因素的综合管理和治疗

吸烟、高血压、糖尿病、肥胖及高脂血症都是冠心病的危险因素,改变这些危险因素有利于改善预后。危险因素的全面综合管理是稳定型心绞痛基本治疗的一个重要部分。

5.运动锻炼疗法

谨慎安排进度适宜的运动锻炼有助于促进侧支循环的发展,提高体力活动的耐受量而改善症状。

八、预防调护

(1)注意调摄精神,避免情绪波动,防治本病必须高度重视精神调摄,避免过于激动或喜怒忧思无度,保持心情平静愉快。

(2)注意生活起居,寒温适宜,本病不宜感受寒冷,居处除保持安静、通风,还要注意寒温适宜。

(3)注意饮食调节，饮食宜清淡低盐，食勿过饱。多吃水果及富含纤维素食物。保持大便通畅。另外烟酒等刺激之品，有碍脏腑功能，应禁烟限酒。

(4)注意劳逸结合，坚持适当活动，发作期患者应立即卧床休息，缓解期要注意适当休息，保证充足的睡眠，坚持力所能及的活动，做到动中有静，正如朱丹溪所强调的“动而中节”。

(5)加强护理及监护，发病时应加强巡视，密切观察舌脉、体温、呼吸、血压及精神神志变化，必要时给予吸氧，心电监护及保持静脉通道。并做好各种抢救设备及药物准备。

九、预后

稳定型心绞痛患者大多数能生存很多年，但有发生急性心肌梗死或猝死的危险。有室性心律失常或传导阻滞者预后较差，但决定预后的主要因素为冠状动脉病变范围和心功能。左冠状动脉主干病变最为严重，据国外统计，年病死率可高达30%，此后依次为3支、2支与1支病变。左前降支病变一般较其他两大支严重。

(王维霖)

第六节　不稳定型心绞痛

一、概述

不稳定型心绞痛(UA)是指介于稳定型心绞痛和急性心肌梗死(AMI)之间的一组临床心绞痛综合征。

二、病因病机

(一)中医病因病机

不稳定型心绞痛主要见于中、老年人，尤以肥胖者多见。肥人多气虚，肥人多痰湿，且年长体衰，人年四十而阴气自半，肾气虚衰，无以温脾助运，脾气虚衰；或加之患者年轻之时饮食厚味，导致脾胃损伤，脾运失健，聚湿生痰，痰滞脉道，导致脉道狭窄，从而形成了不稳定型心绞痛发病的前提和基础。气虚血行不畅，血流缓慢，甚至血流停止，滞于经脉，形成血瘀，不通则痛。不稳定型心绞痛在脾肾气虚的基础上，聚湿生痰，痰浊积滞于心脉，渐致心脉管腔狭窄，血流不畅，加之情志激动、劳累、天气变化或过饱等因素诱发心脉挛急，脉道不利，瘀血内生，血行受阻，心脏失养，不荣则痛。因此，不稳定型心绞痛的发病特点是因虚致实，由实转虚，虚实并见。患者若见胸痛彻背，感寒痛甚，胸闷气短，心悸，重则喘息，不能平卧，面色苍白，四肢厥冷，舌苔白，脉沉细，辨为阴寒凝滞；若见胸闷气短，甚则胸痛彻背，心悸汗出，畏寒肢冷，腰痛乏力，面色苍白，唇甲淡白或青紫，舌淡白或紫暗，脉沉细或沉微欲绝，则辨为阳气虚衰。分析其表现实当属不稳定型心绞痛伴发心功能不全、心律失常甚至休克等。这些临床表现只是不稳定型心绞痛的继发临床表现，主要是由于不同程度的短暂心肌供血不足或自主神经功能紊乱所致。阴阳互生，血为气之母，心不得血则阳气无以化生，阳气亏虚而生此变证。而中医往往把这种情况归属于阴寒凝滞或阳气虚衰。

结合有关临床研究，大多数人认为气虚痰滞是发病的前提和基础，痰滞瘀阻，心脉挛急是本病的病机关键，阳虚阴寒仅是本病的临床表现形式之一。基于对这一病机认识，设立了祛瘀和脉、健脾化痰的基本治疗大法。

（二）西医学发病机制

西医学研究发现脂代谢紊乱，尤其是总胆固醇、三酰甘油、低密度脂蛋白胆固醇（LDL-C）、极低密度脂蛋白胆固醇（VLDL-C）升高，高密度脂蛋白胆固醇（HDL-C）降低，与冠心病和其他动脉粥样硬化的患病率和病死率密切相关，脂代谢紊乱导致了 AS 的形成。同时不稳定型心绞痛与炎症反应密切相关。炎症能激活冠状动脉内皮细胞，内皮功能不良诱发血栓形成；同时炎症局部产生的蛋白水解酶可降解斑块纤维帽，使斑块更不稳定，易于破裂，使稳定型心绞痛演变为不稳定型心绞痛。粥样斑块可因内膜表面破溃而形成所谓粥样溃疡，破溃后粥样物质进入血流成为栓子。破溃处可引起出血，溃疡表面粗糙易产生血栓，附壁血栓形成又加重管腔的狭窄甚至使之闭塞；粥样硬化斑块突然破裂，并在此基础上形成血栓，冠状动脉固定狭窄加重是不稳定型心绞痛发病的重要环节。不稳定型心绞痛核心的病理是冠状动脉粥样硬化斑块的不稳定，在此基础上伴有冠状动脉的痉挛，导致冠状动脉管腔的狭窄，引起心肌缺血，进一步发展导致冠状动脉管腔的完全闭塞，导致心肌梗死；如经过稳定斑块等治疗，即为稳定型心绞痛。

三、临床分型及表现

（一）亚型

1.初发劳力型心绞痛

初发劳力型心绞痛病程在 2 个月内新发生的心绞痛（从无心绞痛或有心绞痛病史但在近半年内未发作过心绞痛）。

2.恶化劳力型心绞痛

病情突然加重，表现为胸痛发作次数增加，持续时间延长，诱发心绞痛的活动阈值明显减低，按加拿大心脏病学会劳力型心绞痛分级（CCSC Ⅰ-Ⅳ）加重1 级以上并至少达到Ⅲ级（表 3-1），硝酸甘油缓解症状的作用减弱，病程在 2 个月之内。

表 3-1　不稳定型心绞痛临床危险度分层

组别	心绞痛类型	发作时 ST 压低幅度	持续时间	肌钙蛋白 T 或 I
低危险组	初发、恶化劳力型，无静息时发作	≤1 mm	＜20 分钟	正常
中危险组	A：1 个月内出现的静息心绞痛，但 48 小时内无发作者（多数由劳力型心绞痛进展而来）			
	B：梗死后心绞痛	＞1 mm	＜20 分钟	正常或轻度升高
高危险组	A：48 小时内反复发作静息心绞痛 B：梗死后心绞痛	＞1 mm	＞20 分钟	升高

注：①陈旧性心肌梗死患者其危险度分层上调一级，若心绞痛是由非梗死区缺血所致时，应视为高危险组。②左心室射血分数（LVEF）＜40％，应视为高危险组。③若心绞痛发作时并发左心功能不全、二尖瓣反流、严重心律失常或低血压[SBP≤12.0 kPa(90 mmHg)]，应视为高危险组。④当横向指标不一致时，按危险度高的指标归类。例如，心绞痛类型为低危险组，但心绞痛发作时 ST 段压低＞1 mm，应归入中危险组。

3.静息心绞痛

心绞痛发生在休息或安静状态，发作持续时间相对较长，含硝酸甘油效果欠佳，病程在 1 个月内。

4.梗死后心绞痛

梗死后心绞痛指 AMI 发病 24 小时后至 1 个月内发生的心绞痛。

5.变异型心绞痛

休息或一般活动时发生的心绞痛，发作时心电图显示 ST 段暂时性抬高。

(二)加拿大心脏病学会的劳力型心绞痛分级标准(CCSC)分级

Ⅰ级：一般日常活动，如走路、登楼不引起心绞痛，心绞痛发生在剧烈、速度快或长时间的体力活动或运动时。

Ⅱ级：日常活动轻度受限。心绞痛发生在快步行走、登楼、餐后行走、冷空气中行走、逆风行走或情绪波动后。

Ⅲ级：日常活动明显受限，心绞痛发生在平路一般速度行走时。

Ⅳ级：轻微活动即可诱发心绞痛，患者不能做任何体力活动，但休息时无心绞痛发作。

四、诊断

(一)注意事项

在作出 UA 诊断之前需注意以下几点。

(1)UA 的诊断应根据心绞痛发作的性质、特点、发作时体征和发作时心电图改变，以及冠心病危险因素等，结合临床综合判断，以提高诊断的准确性。

(2)心绞痛发作时心电图 ST 段抬高和压低的动态变化最具诊断价值，应及时记录发作时和症状缓解后的心电图，动态 ST 段水平型或下斜型压低≥1 mm或 ST 段抬高(肢体导联≥1 mm，胸导联≥2 mm)有诊断意义。若发作时倒置的 T 波呈伪性改变(假正常化)，发作后 T 波恢复原倒置状态；或以前心电图正常者近期内出现心前区多导联 T 波深倒，在排除非 Q 波性 AMI 后结合临床也应考虑 UA 的诊断。当发作时心电图显示 ST 段压低≥0.5 mm 但<1 mm时，仍需高度怀疑患本病。

(3)UA 急性期应避免做任何形式的负荷试验，这些检查宜放在病情稳定后进行。

(二)器械和实验室检查

目的：判断患者病情的严重性及近、远期预后。项目包括踏车、活动平板、运动同位素心肌灌注扫描和药物负荷试验等。

1.低危险组

病情稳定 1 周以上可考虑行运动试验检查，若诱发心肌缺血的运动量超过 Bruce Ⅲ级或 6 代谢当量(METs)，可采用内科保守治疗，若低于上述的活动量即诱发心绞痛，则需做冠状动脉造影检查以决定是否行介入性治疗或外科手术治疗。

2.中危和高危险组

在急性期的 1 周内应避免做负荷试验，病情稳定后可考虑行症状限制性运动试验。如果已有心电图的缺血证据，病情稳定，也可直接行冠状动脉造影检查。

3.非创伤性检查的价值

(1)决定冠状动脉单支临界性病变是否需要做介入性治疗。

(2)明确缺血相关血管，为血运重建治疗提供依据。

(3)提供有否存活心肌的证据。

(4)作为经皮腔内冠状动脉成形术(PTCA)后判断有否再狭窄的重要对比资料。

(三)冠状动脉造影检查适应证

UA患者具有以下情况时应视为冠状动脉造影的强适应证。

(1)近期内心绞痛反复发作,胸痛持续时间较长,药物治疗效果不满意者可考虑及时行冠状动脉造影,以决定是否急诊介入性治疗或急诊冠状动脉旁路移植术。

(2)原有劳力型心绞痛近期内突然出现休息时频繁发作者。

(3)近期活动耐量明显减低,特别是低于BruceⅡ级或4 METs者。

(4)梗死后心绞痛。

(5)原有陈旧性心肌梗死,近期出现由非梗死区缺血所致的劳力型心绞痛。

(6)严重心律失常、LVEF<40%或充血性心力衰竭。

五、治疗

(一)中医辨治

1.急救处理

(1)立即收入CCU室,心电、血压监护,必要时监测血氧饱和度,真心痛者病重或病危通知家属。

(2)持续吸氧。

(3)心内科一级护理,卧床休息,保持情绪稳定,清淡饮食,保持大便通畅,防止压疮发生,注意生命指征变化。

(4)止痛:速效救心丸,10粒,舌下含化,亦可口服麝香保心丸。

(5)生脉注射液或参脉注射液60 mL加入5%葡萄糖或生理盐水250 mL中,每天1次,静脉滴注。病情严重者,每天静脉滴注2次。

(6)血塞通注射液400～600 mg、丹参注射液20～40 mL、疏血通注射液6～8 mL或其他活血化瘀中成药制剂加入5%葡萄糖或生理盐水250 mL中,每天1次,静脉滴注。病情严重者,每天静脉滴注2次。

2.证治分类

(1)心血瘀阻证。

症状:心胸疼痛,如刺如绞,痛有定处,入夜为甚,甚则心痛彻背,背痛彻心。舌质暗红,或紫暗,有瘀斑,舌下瘀筋,苔薄,脉弦涩或结、代、促。

治法:活血化瘀、通心止痛。

选方:血府逐瘀汤加减。或加心脉通散穴位贴敷(膻中、心俞)。川芎15 g、桃仁15 g、红花15 g、赤芍15 g、葛根20 g、枳壳10 g、当归15 g、降香2 g、地龙20 g、郁金10 g、三七粉(冲服)5 g、失笑散(冲服)5 g。

兼见胀闷、时欲太息、嗳气则舒等气滞症状典型者,降香、赤芍更为柴胡8 g、白芍15 g。

(2)痰滞瘀阻证。

症状:胸闷重而痛,痛有定处,痰多气短,肢体沉重,形体肥胖,倦怠乏力,纳呆便溏,咳吐痰涎。舌体胖大且边有齿痕,质暗红,有紫气,或有瘀斑,苔浊腻或白滑,脉弦涩或弦滑。

治法:健脾化痰、活血通脉。

选方:瓜蒌薤白半夏汤合血府逐瘀汤加减。或加心脉通散穴位贴敷(膻中、心俞)。瓜蒌

15 g、薤白20 g、制半夏 15 g、红花 15 g、白术 25 g、葛根 20 g、石菖蒲 15 g、枳壳 10 g、当归 15 g、泽泻 25 g、山楂 25 g、水蛭 15 g。

(3)气虚血瘀证。

症状:心胸疼痛,痛有定处,时作时休,甚则心痛彻背,背痛彻心。心悸气短,动则益甚,倦怠乏力,声息低微,面色㿠白,易汗出。舌质淡紫,可见舌体胖且边有齿痕,苔薄白,脉虚细涩或结代。

治法:益气活血、养心止痛。

选方:补心活血汤加减,或生脉散合保元汤和血府逐瘀汤加减,且自制制剂养心汤方。或加心脉通散穴位贴敷(膻中、心俞)。党参 15 g、黄芪 30 g、葛根15 g、泽泻 15 g、五味子 10 g、丹参 20 g、地龙 15 g、当归 20 g、红花15 g、酸枣仁 20 g。

若兼见肢体沉重,形体肥胖,舌苔浊腻或白滑等痰浊之象者可加制半夏15 g、茯苓 20 g 以健脾化痰;兼有心悸盗汗,虚烦不寐,腰酸膝软,头晕耳鸣,口干便秘,舌红少津,苔薄或剥,脉细等阴虚证者,可加麦冬 20 g、黄精 20 g、枸杞子 15 g。

(4)阳虚痰瘀证。

症状:胸闷痛,痛有定处,气短,肢体沉重,形体肥胖,自汗,动则更甚,面色㿠白,神倦怯寒,四肢欠温或肿胀。舌质暗红,有紫气,或有瘀斑,体胖大且边有齿痕,脉沉细迟。苔浊腻或白滑,脉弦涩或弦滑。

治法:温阳活血、化痰通脉。

选方:参附汤、瓜蒌薤白半夏汤合丹参饮加减。或加心脉通散穴位贴敷(膻中、心俞)。人参 10 g、制附子 10 g、肉桂 8 g、淫羊藿 15 g、益母草 20 g、泽泻20 g、檀香 6 g、砂仁 8 g、瓜蒌 20 g、薤白 15 g、红花 15 g、丹参 15 g。

兼见形寒、手足不温、冷汗自出、胸闷、面色苍白、脉沉细等明显寒凝症状者加椒目 10 g、细辛 3 g。

3.特色疗法

(1)针灸疗法。①体针。主穴:内关、三阴交、血海、膻中、心俞、厥阴俞。痰盛者加丰隆、足三里;阳气亏虚者加关元、气海。每天针 1 次,每次留针 20 分钟,10 天为 1 个疗程,休息 2 天后续针。发作时随时针刺。②灸法:阳虚寒凝者加灸心俞、厥阴俞、关元、气海。③耳针。主穴:心、交感、皮质下、神门、肾上腺、肾。取 3～4 穴,留针 1 小时或王不留行籽耳压,每天按压 4～5 次,两耳交替。10 天为 1 个疗程。④穴位贴敷:选穴膻中、心俞、厥阴俞或夹脊穴 C_7～T_3。运用心脉通散穴位贴敷每天 1 次,10 天为1 个疗程。⑤穴位注射或埋线:选穴心俞、厥阴俞或夹脊穴 C_7～T_3。运用丹参注射液每穴每次 1 mL,隔天1 次,10 天为1 个疗程或特制羊肠线 10 天 1 次,连续 3～5 次。

(2)饮食治疗(药膳)。①气阴两虚者:可予山药枸杞粳米粥。山药 50 g、枸杞 25 g、大枣 10 枚、粳米50 g,煮粥常服。②痰瘀并重者:可予萝卜桃仁木耳粥。萝卜 50 g、桃仁 25 g、大枣 10 枚、木耳 15 g、粳米 50 g,煮粥常服。③脾虚痰盛者:可予黄芪香菇粳米粥。黄芪 25 g、鲜香菇 25 g、粳米50 g,煮粥常服。④阳气亏虚者:可予羊肉核桃粳米粥。羊肉 25 g、核桃 5 g、粳米50 g,煮粥常服。

(3)中药足疗:郁金 15 g、细辛 10 g、路路通 30 g、艾叶 15 g、桑枝 30 g、肉桂 10 g、丁香 8 g、茜草 15 g。水煎 1 500 mL 分早晚洗足。

(二)西医学治疗

1.一般内科治疗

UA 急性期卧床休息 1～3 天、吸氧、持续心电监测。对于低危险组患者留观期间未再发生心绞痛，心电图也无缺血改变，无左心衰竭的临床证据，留观12～24 小时期间未发现有 CK-MB 升高，心肌肌钙蛋白 T 或 I 正常，可留观 24～48 小时后出院。对于中危或高危组的患者特别是肌钙蛋白 T 或 I 升高者，住院时间相对延长，内科治疗亦应强化。

2.药物治疗

(1)抗血小板治疗：阿司匹林为首选药物。急性期剂量应在 150～300 mg/d，可达到快速抑制血小板聚集的作用，3 天后可改为小剂量即 50～150 mg/d 维持治疗，对于阿司匹林禁忌的患者，可采用噻氯匹定或氯吡格雷替代治疗，使用时应注意经常检查血常规，一旦出现明显白细胞或血小板计数降低应立即停药。

(2)抗凝血酶治疗：静脉肝素治疗一般用于中危和高危险组的患者，常采用先静脉注射 5 000 U肝素，然后以 1 000 U/h 维持静脉滴注，调整肝素剂量使激活的部分凝血活酶时间(APTT)延长至对照的 1.5～2.0 倍(无条件时可监测全血凝固时间或激活的全血凝固时间)。静脉肝素治疗 2～5 天为宜，后可改为皮下肝素 7 500 U 12 小时 1 次，再治疗 1～2 天。目前已有证据表明低分子量肝素与普通肝素静脉滴注比较，低分子量肝素在降低 UA 患者的心脏事件发生方面有更优或至少相同的疗效，由于后者不需血凝监测、停药无反跳、使用方便，故可采用低分子量肝素替代普通肝素。

(3)硝酸酯类药物：主要目的是控制心绞痛的发作。

(4)冠状动脉内球囊扩张、植入支架。

(5)左主干、三支病变者可选择胸外科冠状动脉搭桥术。

(王维霖)

第七节 急性心力衰竭

一、病因病机

(一)中医病因病机

形成心力衰竭的主要病因有外邪侵袭、过度劳倦或久病伤肺、情志失调、饮食不节等。

1.外邪侵袭

外邪侵袭，郁于气道，导致肺气宣降不利，升降失常，肺气壅塞。心主血，肺主气，气血互根互用，肺气受损，致心气不足，鼓动无力，导致心力衰竭。

2.情志失调

忧思伤脾，使中阳失运，或郁怒伤肝，肝疏泄失常，均可致气滞或痰阻，升降失常，治节无力，血行不畅；或痰郁化热成火，煎熬血液，均可导致瘀血内生，血行失畅，心脉痹阻，则心力衰竭运用而生。

3.饮食不节

饮食不当，损伤脾胃，运化失健，积湿成痰，痰湿上阻心肺，脉道不利，心气鼓动无力，发为本病。

4.劳欲所伤

因年迈体虚或久病体虚，日久导致心阳不振，气血运行失畅，心脉因之瘀滞，心失营运；或各种疾病迁延日久，耗气伤津，残阳损阴，加之外感六淫、内伤情志、体劳过度、药物失宜等，耗损阴阳，致使阴阳并损，均可出现心力衰竭。

本病以心阳虚衰为本，每因感受外邪、劳倦过度、情志所伤等诱发，病变脏腑以心为主，涉及肝、脾、肺、肾四脏，同时与气(阳)、血、水关系密切，为本虚标实之证。本病日久可致肾阳不足，难以上养心阳脾阳，甚至出现阳气虚脱，阴阳不相维系，症见冷汗淋漓、面色灰白、口唇紫暗、神昏脉微等危重证候。

(二)西医学发病机制

急性心力衰竭大多有基础心脏疾病，如广泛的急性心肌梗死、严重心肌缺血、心律失常等导致左心排血量急剧下降，肺循环压力升高。

1.基本病因

(1)前负荷过重:心室舒张回流的血量过多，如主动脉瓣或二尖瓣关闭不全，由于回心血量增多，加重左、右心室的舒张期负荷。

(2)后负荷过重:如高血压、主动脉瓣狭窄或左心室流出道梗阻，使左心室收缩期负荷加重，可导致左心衰竭。

(3)心肌收缩力的减弱:常见的如由于冠状动脉粥样硬化所引起的心肌缺血或坏死，严重的贫血性心脏病及甲状腺功能亢进性心脏病等，心肌收缩力均可有明显减弱，导致心力衰竭。

(4)心室收缩不协调:冠心病心肌局部严重缺血导致心肌收缩无力或收缩不协调，如室壁瘤。

(5)心室顺应性减低:冠心病导致心室的顺应性明显减低时，可影响心室的舒张而影响心脏功能。

2.诱因

(1)感染:病毒性上呼吸道感染和肺部感染是诱发心力衰竭的常见诱因，感染除可直接损害心肌外，发热使心率增快也加重心脏的负荷。

(2)过重的体力劳动或情绪激动。

(3)心律失常，尤其是快速性心律失常，如阵发性心动过速、心房颤动等，均可使心脏负荷增加，心排血量减低，而导致心力衰竭。

(4)输液(或输血过快或过量)，液体或钠的输入量过多，血容量突然增加，心脏负荷过重而诱发心力衰竭。

(5)严重贫血或大出血，使心肌缺血缺氧，心率增快，心脏负荷加重。

二、临床表现

患者常突然感到极度呼吸困难，端坐呼吸，恐惧表情，烦躁不安、频频咳嗽，咳大量白色或血性泡沫状痰液，严重时可有大量泡沫样液体由鼻涌出，面色苍白，口唇青紫，大汗淋漓，四肢湿冷，两肺布满湿啰音，心脏听诊可有舒张期奔马律，脉搏增快，可呈交替脉。血压下降，严重者可出现心源性休克。

三、实验室及器械检查

(一)脑钠肽(BNP)检查

脑钠肽升高提示心力衰竭。

(二)胸片检查

左心衰竭可显示心影扩大,上叶肺野内血管纹理增粗,下叶肺野血管纹理细,有肺静脉内血液重新分布的表现,肺门阴影增大,肺间质水肿引起肺小叶间隔变粗,在两肺下野可见水平位的Kerley氏B线。急性肺水肿,肺门充血显著,呈蝶形云雾状阴影。

(三)血流动力学监测

除二尖瓣狭窄外,肺毛细血管楔嵌压的测定能间接反映左心房压或左心室充盈压,肺毛细血管楔嵌压的平均压,正常值为0.8~1.6 kPa(6~12 mmHg),高于2.0 kPa(15 mmHg)者常提示有左心衰竭,高于4.8 kPa(36 mmHg)者,提示有即将发生急性肺水肿可能。

四、诊断依据

有冠心病的既往史,有左心衰竭的症状与体征常不难诊断。X线检查心肺对诊断也有帮助,必要时可行血流动力学监测以明确诊断。

五、鉴别诊断

本病应与支气管哮喘鉴别。前者多见于中年以上,有心脏病史及心脏增大等体征,常在夜间发作,肺部可闻及干、湿啰音,对强心剂有效;而后者多见于青少年,无心脏病史及心脏体征,常在春秋季发作,有过敏史,肺内满布哮鸣音,对麻黄碱、肾上腺皮质激素和氨茶碱等有效。

六、治疗

(一)中医辨治

1.阳虚水泛证

症状:憋喘、呼吸困难,端坐呼吸,不能平卧或夜间发作性呼吸困难,咳吐白色或粉红色泡沫痰,心悸怔忡,颜面或下肢水肿,面色青灰或晦暗,舌淡暗,体胖,苔白厚腻,脉沉数或沉迟,或结、代、促,或雀啄。

治法:温阳活血、利水强心。

选方:方用真武汤合葶苈大枣泻肺汤,或参附汤和五苓散加减。制附子12 g、肉桂10 g、红参(另煎)8 g、黄芪30 g、白术15 g、白芍15 g、茯苓15 g、泽兰25 g、泽泻25 g、益母草25 g、葶苈子(包煎)25 g、红花15 g、地龙20 g。

2.阴竭阳脱证

症状:喘悸不休,呼多吸少,抬肩撷肚,不能平卧,身冷肢厥,汗出如油或汗出如珠,昏愦谵妄,舌淡紫或绛而萎,苔白腻或剥脱,脉微欲绝,或散涩,或浮大无根。

治法:养阴救逆、回阳固脱。

选方:方用参附汤合生脉散加减。急用参附注射液静脉注射后静脉滴注参附注射液或参麦注射液。制附子12 g、肉桂10 g、红参(另煎)15 g、麦冬25 g、炙甘草15 g、五味子15 g、煅龙骨30 g、煅牡蛎30 g。

（二）特色疗法

1.针灸疗法

(1)体针：主穴：心俞、厥阴俞、内关、三阴交、关元、气海、太溪。每天针 1 次，每次留针 20 分钟，10 天为 1 个疗程，休息 2 天后续针。

(2)灸法：阳虚者加灸关元、气海。

(3)耳压：主穴：心、肾、交感、皮质下、神门、肾上腺。取 3～4 穴，王不留行籽耳压，每天按压 4～5 次，两耳交替。10 天为 1 个疗程。

(4)穴位贴敷：选穴膻中、心俞、厥阴俞。运用心脉通散或用制附子、肉桂、红参、黄芪、丁香、葶苈子、红花、冰片等研粉穴位贴敷每天 1 次，10 天为 1 个疗程。

2.饮食治疗（药膳）

(1)气阴两虚者：可予山药枸杞粳米粥（山药 50 g、枸杞 25 g、龙眼肉10 g、大枣 10 枚、粳米 50 g），煮粥常服。

(2)痰瘀并重者：可予萝卜桃仁木耳粥（萝卜 50 g、桃仁 25 g、黑木耳15 g、大枣 10 枚、粳米 50 g），煮粥常服。

(3)阳虚水肿者：可予薏苡仁冬瓜茯苓粥（薏苡仁 50 g、冬瓜皮 25 g、茯苓 15 g、生姜皮 5 g、粳米 50 g），煮粥常服。

3.中药足疗

中药花椒 15 g、细辛 10 g、路路通 30 g、益母草 15 g、桑枝 30 g、肉桂10 g、茜草 15 g。水煎 1 500 mL分早晚洗足。

（三）急救处理

急性肺水肿是内科急症，必须及时诊断，迅速抢救。

(1)立即收入 CCU 室，监测意识、尿量、体重、血压、呼吸、心电、血氧饱和度。

(2)持续吸氧或自制药氧液雾化吸入，或无创气道正压通气吸入，维持氧饱和度(95%～98%)。

(3)心内科一级护理，半坐或端坐位。

(4)健康宣教：保持情绪稳定，清淡饮食，保持大便通畅，适当变换体位，防止压疮发生。

(5)吗啡：吗啡 2～4 mg 静脉注射，或 3～5 mg 皮下或肌内注射。可适当予速效救心丸，10 粒，舌下含化。

(6)根据收缩压和肺淤血情况选择药物：应根据收缩压和肺淤血情况，分别选用利尿剂、血管扩张剂和正性肌力药，以及中药益气养阴温阳针剂。①如收缩压＞13.3 kPa(100 mmHg)，有肺淤血，可应用呋塞米加血管扩张剂：硝酸甘油、硝普钠、活血化瘀针剂（血塞通注射液、丹参注射液、疏血通注射液等）。②如收缩压 11.3～13.3 kPa(85～100 mmHg)，有肺淤血，可应用血管扩张剂和/或正性肌力药（多巴酚丁胺、磷酸二酯酶抑制剂）。③如收缩压＜11.3 kPa(85 mmHg)，无肺淤血，也无颈静脉怒张，应予快速补充血容量。④如收缩压＜11.3 kPa(85 mmHg)，有肺淤血，应在血流动力学监测下补充血容量［肺嵌压应≤2.4 kPa(18 mmHg)］，应用正性肌力药和/或多巴胺＞250 μg/min或去甲肾上腺素等。

使用药物常用剂量。①利尿剂：呋塞米 20～40 mg 或托拉塞米 10～20 mg 静脉注射，必要时重复使用。②硝酸酯类：硝酸甘油，静脉滴注剂量起始为 5～10 μg/min，可递增至 100～200 μg/min。单硝酸异山梨酯，剂量为 1 mg/h 静脉滴注，可递增至 10 mg/h。需严密监测血压，如收缩压降至 12.0～13.3 kPa(90～100 mmHg)，应予减量；如收缩压继续下降，则应停用。③硝普钠：静脉滴注剂量从 0.25～0.5 μg/(kg·min)(15～25 μg/min)开始，仔细加量至 50～250 μg/min。严密监测血压，根据血压调整合适的维持量。④正性肌力药：多巴胺，静脉滴注剂量从 3～5 μg/(kg·min)起；多巴酚丁胺，静脉滴注剂量 2 μg/(kg·min)起，可递增至 20 μg/(kg·min)。⑤米力农：25～75 μg/kg 静脉注射 10～20 分钟，0.375～0.750 μg/(kg·min)维持。⑥去甲肾上腺素：0.2～1.0 μg/(kg·min)。⑦肾上腺素：复苏时 1 mg 静脉注射，3～5 分钟可重复，0.05～0.50 μg/(kg·min)维持。⑧中药益气养阴温阳针剂：参附注射液 20～100 mL、参脉注射液 10～60 mL、生脉注射液 20～60 mL 等，任选一种加入 5%葡萄糖注射液 250～500 mL稀释后使用。⑨活血化瘀针剂：血塞通注射液 400～600 mg、丹参注射液 40～60 mL、疏血通注射液 6～8 mL、葛根素 250～500 mg等。任选一种加入 5%葡萄糖注射液 250～500 mL 稀释后使用。

另可针对冠心病和诱发因素治疗，如扩冠、改善心肌供血等治疗，必要时行冠状动脉造影，进行血管重建治疗，伴有低血压可行 IABP 治疗，伴有快速性心律失常，应迅速控制。

（王维霖）

第八节 慢性心力衰竭

慢性心力衰竭的临床表现与何侧心室或心房受累有密切关系，临床上左心衰竭最常见。左心衰竭的临床特点主要是由于左心房和/或右心室衰竭引起肺瘀血、肺水肿；而右心衰竭的临床特点是由于右心房和/或右心室衰竭引起体循环静脉瘀血和水钠潴留，在发生左心衰竭后，右心也常相继发生功能损害，最终导致全心衰竭。

一、西医病因病理

(一)病因

心脏功能主要由心肌收缩力、前负荷(容量负荷)、后负荷(压力负荷)、心率 4 种因素决定，这些因素中任何一种因素异常影响到心脏的泵血功能，使心脏不能提供适当的组织血液灌注都可引起心力衰竭。

1.心肌收缩力降低

心肌收缩力降低见于缺血性心肌损害如冠心病的心绞痛和心肌梗死等；各种类型的心肌炎及心肌病如病毒性心肌炎、原发性扩张型心肌病等；心肌代谢障碍性疾病如糖尿病性心肌病、维生素 B_1 缺乏症及心肌淀粉样变性心脏病等；心肌肿瘤如心房黏液瘤、白血病浸润等。

2.前负荷增加

心脏瓣膜关闭不全，如主动脉瓣关闭不全、二尖瓣关闭不全等；左向右心分流先天性心血管病，如房间隔缺损、室间隔缺损、动脉导管未闭等；伴有全身血容量增多或循环血量增多的疾病，如甲状腺功能亢进症、长期贫血等。

3.后负荷增加

如高血压、主动脉瓣狭窄、肺动脉高压、肺动脉瓣狭窄等。

4.严重心律失常

如快速性心律失常、缓慢性心律失常、心脏传导阻滞等。

(二)诱发因素

1.感染

呼吸道感染、感染性心内膜炎和其他部位严重感染。

2.心律失常

各种类型的快速性心律失常,以及严重的缓慢性心律失常,其中以心房纤颤最为常见。

3.血容量增加

如摄入过多钠盐,静脉输液过多、过快等。

4.过度体力劳累或情绪激动

如妊娠后期及分娩过程、暴怒等。

5.应用心肌抑制药物

不恰当地使用心肌抑制药物,如β受体阻滞剂、钙拮抗剂、奎尼丁、普鲁卡因胺等。

6.其他

如洋地黄类药物用量不足或过量,高热,严重贫血等。

(三)发病机制

当各种原因导致心脏的泵血功能下降时,循环功能的即刻、短暂调节有赖于神经激素系统的血流动力效应,而长期调节则是依靠心肌机械负荷诱发与神经激素系统介导的心室重塑。

1.神经激素系统的变化

神经激素系统激活可能短期维持循环与重要器官灌注,长期活性增高则助长心肌重构和心室重塑持续进行,使心室前、后负荷增加,最终导致心力衰竭的发生。

(1)交感神经-肾上腺系统激活:心搏量下降或低血压刺激动脉压力感受器,引起减压反射,激活交感神经-肾上腺系统,肾上腺儿茶酚胺分泌增多,可产生下列改变:①心率增快;②心肌β_1-肾上腺素能受体兴奋,激活 cAMP 酶,使细胞内 cAMP 水平增高,心肌收缩性增强;③全身血管收缩,静脉收缩使回心血量增多,通过 Frank-Surfing 机制增加心搏量,选择性小动脉收缩则维持血压,并保证重要脏器血供的作用;④肾交感神经活性增高所致肾灌注压下降,刺激肾素释放,激活肾素-血管紧张素系统;⑤兴奋肾上腺素能 α_1 或 β_2 受体,促使心肌肥厚。

(2)肾素-血管紧张素-醛固酮系统(RAS)激活:交感神经活性增高,可刺激球旁细胞合成的肾素释放,水解肝合成的血管紧张素原产生血管紧张素Ⅰ,后者经主要存在于肺微血管内皮细胞表面的血管紧张素转换酶水解转化为血管紧张素Ⅱ。

血管紧张素Ⅱ与其受体结合,产生下列效应:①强有力收缩血管;②对心肌产生正性肌力作用;③促交感神经末梢释放去甲肾上腺素;④促心肌细胞、心肌成纤维细胞和血管平滑肌细胞生长;⑤促醛固酮、血管升压素分泌;⑥促肾上腺产生去氧皮质酮;⑦促缓激肽降解;⑧抑制肾素分泌。

(3)血管升压素、心钠素、细胞因子:血管升压素的抗利尿和外周血管收缩作用导致水钠潴留和心室后负荷增加。心钠素主要由心房肌合成和分泌,心房压力增高或心房受牵拉是诱发心钠素释放的主要机制。心钠素强有力的扩血管和利尿排钠作用可调整机体对收缩血管和水钠潴留激素的反应。但心室功能持续恶化时,血浆心素水平虽然进一步增高,其代偿作用最终被收缩血管、水钠潴留的神经激素作用所抵消。细胞因子如 IL、IL-6 均促进心肌细胞肥厚与凋亡。

(4)局部组织内激素系统的变化：心脏、血管组织在局部产生和分泌作用于自身或邻近细胞的激素，即所谓组织自分泌和旁分泌系统。心肌内自分泌和旁分泌系统持续激活，心肌(包括心肌细胞、间质细胞和微血管细胞)内能产生作用于局部心肌微血管、心肌的收缩血管的激素，正性肌力和促生长的激素(如血管紧张素Ⅱ、内皮素)，持续介导心室重塑进行。

2.心室重塑

引起心肌重塑的主要因素有两类，即血流动力学和神经内分泌-细胞因子系统。其通过各自信号传导通路途径和细胞凋亡过程参与和促发心肌重塑，心室重塑是由于系列复杂的分子和细胞机制导致心肌结构、功能和表型的变化，这些变化包括心肌细胞肥大、凋亡，胚胎基因和蛋白质的再表达，心肌细胞外基质量和组成的变化。临床表现为心肌质量、心室容量的增加和心室形状的改变(横径增加呈球状)。

二、中医病因病机

形成心力衰竭主要病因有外邪侵袭、过度劳倦或久病伤肺、情志失调、饮食不节等。

(一)外邪侵袭

外邪侵袭，郁于气道，导致肺气宣降不利，升降失常，肺气壅塞。心主血，肺主气，气血互根互用，肺气受损，致心气不足，鼓动无力，导致心力衰竭。《诸病源候论》曰："心主血脉而气血通荣脏腑，遍循经络……统领诸脏，其劳伤不足，则令惊悸，恍惚，是心气虚也。"

(二)情志失调

忧思伤脾，使中阳失运，或郁怒伤肝，肝疏泄失常，均可致气滞或痰阻，升降失常，治节无力，血行不畅；或痰郁化热成火，煎熬血液，均可导致瘀血内生，血行失畅，心脉痹阻，则心力衰竭运用而生。

(三)饮食不节

饮食不当，损伤脾胃，运化失健，积湿成痰，痰湿上阻心肺，脉道不利，心气鼓动无力，发为本病。

(四)劳欲所伤

因年迈体虚或久病体虚，日久导致心阳不振，气血运行失畅，心脉因之瘀滞，心失营运；或各种疾病迁延日久，耗气伤津，残阳损阴，加之外感六淫、内伤情志、体劳过度、药物失宜等，耗损阴阳，致使阴阳并损，均可出现心力衰竭。

本病以心阳虚衰为本，每因感受外邪、劳倦过度、情致所伤等诱发，病变脏腑以心为主，涉及肝、脾、肺，肾四脏，同时与气(阳)、血、水关系密切，为本虚标实之证。本病日久可致肾阳不足，难以上养心阳脾阳，甚至出现阳气虚脱，阴阳不相维系，症见冷汗淋漓、面色灰白、口唇紫暗、神昏脉微等危重证候。

三、心功能不全的程度判断

(一)NYHA 心功能分级

根据美国纽约心脏病学会(NYHA)1928 年提出的主要根据心脏病患者自觉的活动能力划分为 4 级。①Ⅰ级：日常活动无心力衰竭症状。②Ⅱ级：日常活动出现心力衰竭症状(呼吸困难、乏力)。③Ⅲ级：低于日常活动出现心力衰竭症状。④Ⅳ级：在休息时出现心力衰竭症状。心力衰竭患者的左心室射血分数与心功能分级症状并非完全一致。

(二)6 分钟步行试验

在特定情况下，测量在 6 分钟内步行的距离。此方法安全、简便、易行，已逐渐在临床应用。

四、临床表现

临床上以左心衰竭较常见，多见于高血压性心脏病、冠心病、病毒性心肌炎、原发性扩张型心肌病和二尖瓣及主动脉瓣关闭不全等。单纯右心衰竭较少见，可见于肺心病、肺动脉瓣狭窄、房间隔缺损等。右心衰竭常继发于左心衰竭后的肺动脉高压，最后导致全心衰竭。

(一)左心衰竭

左心衰竭以肺淤血及心排血量降低至器官低灌注等临床表现为主。

1.症状

(1)呼吸困难：有以下几种。①劳力性呼吸困难：是左心衰竭最早出现的症状，因运动使回心血量增加，肺淤血加重。②端坐呼吸：肺淤血达到一定程度时，患者卧位时呼吸困难加重，坐位时减轻。由于坐位时的重力作用，部分血液转移到下垂部位，可减轻肺淤血，且横膈下降可增加肺活量。③夜间阵发性呼吸困难：熟睡后突然憋醒，可伴呼吸急促，阵咳，咳泡沫样痰或呈哮喘状态，又称为“心源性哮喘”。轻者坐起数分钟即缓解。其发生与睡眠平卧回心血量增加、膈肌上升、肺活量减少、夜间迷走神经张力增加、支气管易痉挛而影响呼吸等有关。

(2)咳嗽、咳痰、咯血：因肺泡和支气管黏膜淤血和/或支气管黏膜下扩张的血管破裂所致，痰常呈白色浆液性泡沫样，痰中可带血丝，也可由于肺血管和支气管血液循环之间形成侧支，引起血管破裂出现大咯血。

(3)其他：心排血量减少，器官、组织灌注不足可引起乏力、疲倦、头昏、心慌症状。肾脏血流量明显减少，出现少尿症状；长期慢性的肾血流量减少可出现血尿素氮、肌酐升高并可有肾功能不全的相应症状。

2.体征

(1)肺部湿啰音：多见于两肺底部，与体位变化有关。这是因肺毛细血管压增高，液体渗到肺泡所致。心源性哮喘时两肺可闻及哮鸣音，胸腔积液时有相应体征。

(2)心脏体征：除原有心脏病体征外，慢性左心衰竭一般均有心脏扩大、心率加快、肺动脉瓣区第二心音亢进、心尖区可闻及舒张期奔马律和/或收缩期杂音，可出现交替脉等。

(二)右心衰竭

以体循环静脉淤血的表现为主。

1.症状

胃肠道、肝脏等内脏静脉淤血可有腹胀、食欲缺乏、恶心、呕吐、肝区胀痛、少尿等症状及呼吸困难。

2.体征

除原有心脏病体征外，右心衰竭时若右心室显著扩大形成功能性三尖瓣关闭不全，可有收缩期杂音；体循环静脉淤血体征如颈静脉怒张和/或肝颈静脉反流征阳性，下垂部位凹陷性水肿；胸腔积液和/或腹水；肝大、有压痛，晚期可有黄疸、腹水等。

(三)全心衰竭

左、右心衰竭均存在，有肺淤血、心排血量降低至器官低灌注和体循环淤血的相关症状和体征。右心衰竭继发于左心衰竭时，因右心排血量减少，呼吸困难等肺淤血表现可有不同程度的减轻。

五、实验室及其他检查

(一)X 线检查

可反映心影大小和外形。肺淤血时,肺门及上肺血管影增强;肺间质水肿时可见 Keriey B 线;肺动脉高压时,肺动脉影增宽,部分可见胸腔积液。肺泡性肺水肿时,肺门影呈蝴蝶状。

(二)心电图检查

可有左、右心室肥厚。V_1 导联 P 波终末电势($ptfV_1$)$\leqslant -0.04$ mm·s。

(三)超声心动图检查

提供心脏各心腔大小变化、心瓣膜结构,评估心脏的收缩、舒张功能。以射血分数(EF)评估左心室收缩功能,正常 EF 值$>50\%$,运动时至少增加 5%。心动周期中舒张期心室充盈速度最大值(E 峰)与舒张晚期心室充盈速度最大值(A 峰)之比值评价左心室舒张功能,正常 E/A 值$\geqslant 1.2$。

(四)放射性核素检查

放射性核素心血池显影,可判断心室腔大小,心脏的收缩、舒张功能。

(五)血流动力学检查

采用漂浮导管经静脉直至肺小动脉,测定各部位的压力及血液含氧量,计算心脏指数(CI)及肺小动脉楔压(PCWP),直接反映左心功能,CI 正常值为 2.5~4.0 L/(min·m^2),PCWP 正常值为 0.8~1.6 kPa(6~12 mmHg)。

六、诊断与鉴别诊断

(一)诊断

有明确器质性心脏病的诊断,结合症状、体征、实验室及其他检查可作出诊断。呼吸困难或颈静脉怒张、肝大、下垂性水肿分别为左心衰竭或右心衰竭临床诊断提供重要依据。

(二)鉴别诊断

1.心源性哮喘与支气管哮喘的鉴别

心源性哮喘有心脏病史,多见于老年人,发作时强迫端坐位,两肺湿啰音为主,可伴有干啰音,甚至咳粉红色泡沫痰;而支气管哮喘多见于青少年,有过敏史,咳白色黏痰,肺部听诊以哮鸣音为主,支气管扩张剂有效。

2.右心衰竭与心包积液、缩窄性心包炎、肝硬化等引起的水肿和腹水鉴别

心包积液和缩窄性心包炎可引起颈静脉充盈、静脉压增高、肝大、腹水,但心尖冲动弱,心音低,并有奇脉,超声心动图检查有助于鉴别。腹水也可由肝硬化引起,但肝硬化无颈静脉充盈和肝颈静脉回流征阳性。

七、西医治疗

(一)减轻心脏负荷

(1)休息是最基本的方式。

(2)控制钠盐摄入:减少钠盐的摄入,可减少体内水潴留,减轻心脏的前负荷,是治疗心力衰竭的重要措施。

(3)利尿剂的应用:常用利尿剂有以下几种。①噻嗪类:氢氯噻嗪、氯噻酮等。②襻利尿剂:呋塞米、依他尼酸钠、布美他尼。③保钾利尿剂:安替舒通、氨苯蝶啶。④碳酸酐酶抑制剂:乙酰唑胺。

(4)血管扩张剂的应用:血管扩张剂治疗心力衰竭的基本原理是通过减轻前和/或后负荷来改善心脏功能。可分为:①静脉扩张剂,如硝酸甘油和硝酸盐类等。②小动脉扩张剂,如肼屈嗪、米诺地尔等。③小动脉和静脉扩张剂,如硝普钠、酚妥拉明、哌唑嗪、卡托普利等。静脉扩张剂可减轻后负荷。

(二)加强心肌收缩力

洋地黄类药物的应用:常用制剂如毒毛花苷K、毒毛花苷G、毛花苷C、地高辛、洋地黄、洋地黄毒苷等。

八、中医治疗

(一)辨证论治

1.心肺气虚证

证候:心悸,气短,肢倦乏力,动则加剧,神疲咳喘,面色苍白,舌淡或边有齿痕,脉沉细或虚数。

治法:补益心肺。

方药:养心汤合补肺汤加减。若寒痰内盛,可加款冬花、苏子温化寒痰;肺阴虚较重,可加沙参、玉竹、百合养阴润肺等。

2.气阴亏虚证

证候:心悸,气短,疲乏,动则汗出,自汗或盗汗,头晕心烦,口干,面颧暗红,舌红少苔,脉细数无力或结代。

治法:益气养阴。

方药:生脉散加减。若阴虚较重者,加当归、白芍养血和营;气虚明显者,加白术、茯苓、甘草健脾益气。

3.心肾阳虚证

证候:心悸,气短乏力,动则气喘,身寒肢冷,尿少水肿,腹胀便溏,面颧暗红,舌质红少苔,脉细数无力或结代。

方药:桂枝甘草龙骨牡蛎汤合金匮肾气丸加减。若水肿重者,加北五加皮等利水消肿;气虚明显者,加红参、黄芪益气养心。

4.气虚血瘀证

证候:心悸气短,胸胁作痛,颈部青筋暴起,胁下痞块,下肢水肿,面色灰青,唇青甲紫、舌质紫暗或有瘀点、瘀斑,脉涩或结代。

治法:益气活血。

方药:人参养荣汤合桃红四物汤加减。若胸痛重者,加枳壳、降香、郁金理气活血止痛。

5.阳虚水泛证

证候:心悸气短或不得平卧,咳吐泡沫痰,面肢水肿,畏寒肢冷,烦躁汗出,颌面灰白、口唇青紫,尿少腹胀,或伴胸腔积液、腹水。舌暗淡或暗红,舌苔滑,脉细促或结代。

治法:温阳利水。

方药：真武汤加减。若气虚甚者，加生晒参、黄芪以益气；若水肿重者，加北五加皮、茯苓皮利水消肿。

6.痰饮阻肺证

证候：心悸气急，咳嗽喘促，不能平卧，咳白痰或痰黄黏稠，胸脘痞闷，头晕目眩，尿少水肿，或伴痰鸣，或发热口渴，舌苔白腻或黄腻，脉弦滑或滑数。

治法：泻肺化痰。

方药：葶苈大枣泻肺汤加减。若寒痰较重，加干姜、细辛温化痰饮；若咳嗽喘促重者，加莱菔子、苏子下气祛痰等；若痰饮内蕴化热者，可改用清金化痰汤合千金苇茎汤加减。

（二）常用中药制剂

1.生脉注射液

生脉注射液适用于气阴两虚证，每次 20～60 mL，加入 5％葡萄糖液250 mL中静脉滴注，每天 1～2 次。

2.参附注射液

参附注射液适用于心肾阳虚或心阳虚脱证，加入 5 ％葡萄糖液 250 mL 中静脉滴注，每天 1～2 次。

（三）针灸治疗

喘不能平卧者，取肺俞、合谷、膻中、天突；心悸不宁者，取曲池；水肿者，取水分、水道、阳陵泉、中枢透曲骨；咳嗽痰多者，取尺泽、丰隆。

（王维霖）

第四章 呼吸内科疾病

第一节 慢性支气管炎

一、概述

慢性支气管炎是气管、支气管黏膜及其周围组织的慢性非特异性炎症，临床上以咳嗽、咳痰为主要症状，每年发病持续3个月，连续2年或2年以上。排除具有咳嗽、咳痰、喘息症状的其他疾病（如肺结核、肺尘埃沉着症、肺脓肿、心脏病、心功能不全、支气管扩张、支气管哮喘、慢性鼻咽炎、食管反流综合征等疾病）。慢性支气管炎在老年人中发病率最高，北方高于南方，山区高于平原，农村高于城市，吸烟者高于不吸烟者，空气污染严重的地方发病率较高。如病情迁延，反复发作者可导致支气管扩张、阻塞性肺气肿及肺源性心脏病等并发症的发生。

本病的主要症状为咳嗽、咳痰，部分患者可出现气喘。在中医学中，早就对慢性支气管炎的临床表现作了不少描述，多属于“痰饮”“咳喘”等范畴。

二、病因病理

本病的病因，不外乎外邪侵袭及肺、脾、肾三脏功能低下所致。其急性发病者，多由于人体正气不足，卫外失固，感受风寒或风热之后，以致肺失宣肃而出现咳嗽、咳痰、恶寒或发热、痰白或黄稠，甚则气喘等肺系症状。倘若失治或反复发作，久则肺气日衰，促使机体抗病能力进一步下降，更易感受外邪，以致病情缠绵不已，形成恶性循环。病久由肺累及于脾，继而由脾虚而损及于肾，终至三脏俱虚，导致水液代谢失常，聚而成痰，上渍于肺，阻滞肺络，升降失司，慢性支气管炎遂由此而始；此外，也有因于年老体弱，或起居失常、贪烟嗜酒、情绪郁结、环境污染等因素，而使肺、脾、肾受损，痰饮内生，贮滞于肺，影响其宣降功能，同样可形成本病。

三、诊断

（一）临床表现

1.病史

见于临床上有咳嗽、咳痰为主要症状或伴有喘息，每年发病持续3个月，并持续2年或2年以上反复发作而能排除心脏疾病和呼吸道其他疾病的患者。

2.症状

可分为单纯型和喘息型两种临床类型，前者主要表现为咳嗽、咳痰；后者除咳嗽、咳痰外，尚有喘息症状。慢性支气管炎临床可分为以下三期。

(1)急性发作期：1 周内出现脓性或黏液脓性痰，痰量明显增多或伴有其他炎症表现；或 1 周内咳、痰、喘症状任何一项加剧至重度。

(2)慢性迁延期：有不同程度的咳、痰、喘症状，迁延不愈；或急性发作期症状一个月后仍未恢复到发作前水平。

(3)临床缓解期：经治疗或临床缓解，症状基本消失或偶有轻微咳嗽少量痰液，保持 2 个月以上者。

3.体征

慢性支气管炎患者早期可无任何阳性体征；急性发作期两肺下部常可闻及干、湿啰音；喘息型者可闻及哮鸣音；并发肺气肿时则可有肺气肿体征。

(二)实验室检查

慢性支气管炎患者缓解期阶段，血常规检查白细胞数一般无变化；急性发作期或并发肺部急性感染时，血白细胞数及中性粒细胞数增多，喘息型者则见嗜酸性粒细胞增多，但老年人由于免疫力降低，白细胞检查可正常；痰液检查于急性发作期阶段，中性粒细胞可增多，喘息型常见有较多的嗜酸性粒细胞；痰涂片或培养可找到引起炎症发作的致病菌。

(三)特殊检查

1.X 线检查

早期常无异常改变；反复发作时可见肺纹理粗乱，严重时可呈网状、条索状、斑点状阴影；如并发肺气肿者则双肺透亮度增加，横膈低位及肋间隙增宽等表现。

2.支纤镜检查

慢性支气管炎患者一般可见支气管黏膜增厚、充血、水肿等炎性改变，可取分泌物送检涂片或培养检查，以确定有无细菌感染。

3.免疫学检查

慢性支气管炎患者表现为细胞免疫功能低下，尤见于老年患者。由于支气管黏膜受损，分泌型 IgA(SIgA)水平下降，故痰中 SIgA 可明显减少。

4.自主神经功能检查

慢性支气管炎患者往往表现自主神经功能紊乱，以副交感神经功能亢进为主。

5.肺功能检查

慢性支气管炎患者早期多无明显异常，但也有部分患者表现为小气道阻塞征象，如频率依赖性肺顺应性降低；75%肺活量最大呼气流速(V_{75})、50%肺活量最大呼气流速(V_{50})、25%肺活量最大呼气流速(V_{25})、最大呼气后期流速($FEF_{75\sim85}$)等均见明显降低；闭合气量(CV)可增加。

6.动脉血气分析

早期无明显变化。长期反复发作的慢性支气管炎或并发阻塞性肺气肿的患者，也可有轻度的低氧血症表现。

四、鉴别诊断

(一)肺结核

咳嗽、咯痰无季节性,常随病灶破溃程度及病灶周围炎而加重,往往有低热、盗汗、消瘦和食欲缺乏等结核中毒症状,血沉增高,结核菌素试验为强阳性,X 线胸片及查痰找结核菌能明确诊断。

(二)支气管肺癌

支气管肺癌多发生于 40 岁以上,特别是有多年吸烟史者,咳嗽常呈刺激性,或有少量痰,且痰中多带血,血清唾液酸增高,癌胚抗原(CEA)阳性,X 线检查、痰脱落细胞检查、纤维支气管镜检查及 CT 检查等可以确诊。

(三)支气管扩张症

支气管扩张症亦有慢性反复性咳嗽,但常伴有大量脓性痰和反复咯血,胸部听诊多在肺的中下部闻及固定性湿啰音,以单侧为多,并可见杵状指,胸部 X 线检查见肺纹理粗乱或呈卷发状,支气管造影可获诊断。

(四)支气管哮喘与喘息型慢性支气管炎

临床上有时颇难鉴别,支气管哮喘常有明显的个人及家族过敏史,以发作性哮喘为特征,多有一定的季节性,以秋季发病居多,血中常有 IgE 升高,发作时两肺满布哮鸣音,应用支气管扩张剂能见效,缓解后可毫无症状和体征,这均有助于两者的鉴别。

五、并发症

本病常可并发肺炎、支气管扩张、阻塞性肺气肿及肺源性心脏病等。

六、中医证治枢要

慢性支气管炎之咳嗽,中医学上多称为“内伤咳嗽”。由于老年多见,病程较长,往往表现为肺、脾、肾俱虚,痰饮伏肺而成,故以健脾益肾、化痰蠲饮为基本治则。如病属急性发作期者,治当祛邪为主,宜以化痰蠲饮治疗,夹寒者,则温化寒痰;夹热者,则清热化痰;兼喘息者,可酌加降气平喘之品。病属缓解期者,一般以补益为主,肺气虚者补肺益气,脾阳虚者健脾助运,肾阳虚者补肾纳气,阴阳俱虚者滋阴助阳。若病属迁延期者,常须扶正祛邪,标本兼顾。

七、辨证施治

(一)风寒束肺

主症:咳嗽咳痰,痰白清稀,或有喘息,伴鼻塞流涕,畏寒发热,头痛,肢体酸疼。舌质淡红,苔薄白,脉紧。

治法:解表散寒,温化痰饮。

处方:三拗汤加减。麻黄 5 g,杏仁 9 g,甘草 6 g,前胡 9 g,桔梗 9 g,紫菀 9 g,款冬 9 g,荆芥 6 g,姜半夏 9 g,陈皮 6 g。

阐述:本证常见于慢性支气管炎继发感染时。风寒痰饮闭阻肺系,因此以三拗汤解表逐寒,祛痰化饮最为适宜。方中加入荆芥,可增强解表散寒之力,其他诸药均为化痰镇咳之用。如气急痰多者,可酌加苏子、白芥子、茯苓、五味子等;头痛较甚者,可加蔓荆子、川芎、制延胡索等;腹胀食欲缺乏者，则加鸡内金、山楂、麦芽以行滞消食健胃。

(二)风热犯肺

主症：咳嗽咳痰，痰黄黏稠或咳痰不畅，身热口渴，头痛咽干，微恶风寒，或呼吸气粗，便干尿黄。舌质红，苔薄黄，脉浮数或滑数。

治法：清热解表，豁痰平喘。

处方：麻杏石甘汤合银翘散加减。麻黄 5 g，杏仁 9 g，甘草 6 g，生石膏 30 g，银花 30 g，连翘 12 g，荆芥 6 g，薄荷 5 g(后下)，牛蒡子 12 g，竹叶 9 g，芦根 30 g，桔梗 9 g，黄芩 12 g，鱼腥草 30 g。

阐述：素有慢性支气管炎者，一旦感受风热之邪而引发，往往酿成痰热壅肺而出现肺部炎症，而表现为肺热征象。多数医家认为，患者发病之后，由于正虚邪盛，病情常缠绵难已，且易于发生变证，因此必须迅速而有效地清除邪热，控制感染的进一步扩展。本方组成麻杏石甘汤重在清肺平喘，银翘散则意在疏风散热、解表透邪；为防邪热内传，加用黄芩、鱼腥草以挫病势的深入。

(三)燥热伤肺

主症：干咳无痰，或痰少而黏，咯而不爽，偶有痰血，鼻燥喉痒、口干喜饮，大便干燥，小便黄短。舌质红，苔薄黄而干，脉数或细数。

治法：清热生津，润肺止咳。

处方：沙参麦冬汤加减。南沙参 15 g，北沙参 15 g，麦冬 12 g，玉竹 12 g，甘草 6 g，桑叶 9 g，扁豆 12 g，石斛 30 g，怀山药 15 g，杏仁 9 g，枇杷叶 12 g，云雾草 30 g，金荞麦 30 g。

阐述：本型多见于长期吸烟史的慢性支气管炎患者。中医学认为，肺开窍于鼻，外合皮毛，直接与外界相通，故周围环境变化极易影响肺的生理功能，因而六淫之邪不论通过口鼻或皮毛侵袭人体，必内归于肺，从而出现肺系证候，一旦秋季当令燥邪伤肺，最易耗阴灼液而致燥咳不已；至于吸烟的危害，前人早就指出“久则肺焦”，也同样可出现燥热伤肺的症状。因此，在治疗时，显然需要采用育阴润肺、清热止咳之剂，古方“沙参麦冬汤”“清燥救肺汤”有一定效果。但养阴生津的方药，有时对本病型的疗效尚欠满意，特别是慢性支气管炎患者，由于病情反复多变，过用养阴则有助湿碍脾之弊，这无疑是临床上用药的一个矛盾。为此往往需酌加扁豆、茯苓、薏苡仁、山药等健脾渗湿之品；同时方中加用金荞麦和云雾草二药以加强其清热止咳的效果。据文献记载，云雾草又名老君须，其味微苦，性辛、凉，民间一向用于止咳有良效，凡表现咽痒干咳者，临床常屡用屡验。对于因长期吸烟所致者，除应用本方治疗外，必须劝阻患者戒烟，则收效尤著。

(四)痰湿阻肺

主症：咳嗽痰多，痰白质稀或黏稠，胸闷气急，肢体困重，纳呆腹胀，大便常溏。舌苔白腻，脉濡滑。

治法：健脾燥湿，宣肺化痰。

处方：苓桂术甘汤合二陈汤加减。炙桂枝 6 g，炒白术 9 g，茯苓 12 g，甘草 6 g，陈皮 6 g，制半夏 9 g，川朴 6 g，杏仁 9 g，款冬 9 g，紫菀 9 g，桔梗 9 g，七叶一枝花 15 g，虎杖 30 g。

阐述：此型多因脾虚而致痰湿内盛，上渍于肺，阻塞气道所引起的咳嗽症状，往往于慢性支气管炎迁延期的患者表现最为突出。方中以苓桂术甘汤合二陈汤健脾助运，利湿化饮；加桔梗、川朴、杏仁、紫菀、款冬，意在宣肺化痰、畅通气机；为防痰湿蕴内，日久化热之虑，据多年临床实践经验，适当酌加七叶一枝花、虎杖、金荞麦等清热解毒之品，一则有助于消炎防感染，二则有助于加强化痰止咳的功效。若气喘重者，可酌加麻黄、苏子、降香；神疲乏力，久治不愈者，可加黄芪、党参以扶正祛邪；恶心欲呕、食欲缺乏者，可酌加枳壳、姜竹茹、麦芽、鸡内金等消食止呕等药。总之，本型的治疗重点，首为健脾化湿以杜绝其“生痰之源”，但也必须同时注意宣肺化痰以治标，只有标本兼顾，才能提高其疗效。

(五)肺气虚损

主症：久咳痰白量少，气短，动则尤甚，常自汗出，神疲乏力，懒言声低，易于感冒，畏风，纳少，大便常溏。舌苔薄白，舌淡红，脉细弱。

治法：益气补肺，固表御邪。

处方：补肺汤合玉屏风散加减。党参 15～30 g，黄芪 15～30 g，绞股蓝 15 g，麦冬 12 g，五味子 6 g，炒白术 9 g，防风 6 g，甘草 6 g，桑白皮 12 g，炙苏子 12 g，降香(后下)6 g，当归 12 g。

阐述：本型多见于慢性支气管炎临床缓解期或合并有肺气肿的患者。据近年研究认为，本型的临床表现，既是呼吸功能低下、肺微循环障碍，也是包括免疫等因素在内的机体多种功能的异常。因此，补肺汤合玉屏风散具有益气固表、补肺止咳的作用。据临床与实验观察表明，补肺汤能明显改善肺的通气功能；玉屏风散则具有增强肺的防御能力及抗细菌黏附作用；且能有效地预防感冒，减少慢性支气管炎的复发率。方中绞股蓝一药，为葫芦科多年生草质藤本植物，又名七叶胆，含有人参皂苷及多种人体所必需的氨基酸和微量元素，对增强机体免疫功能具有较好的效果。早年贵州省曾报道根据民间经验用于治疗慢性支气管炎，经数百例临床验证确有显著的疗效。此外，根据中医气血学说“气行则血行”“气虚则血虚”的理论，一旦发生肺气虚损，则随之而来也必然存在有不同程度的血瘀现象，因此方中适当加用当归、降香等养血活血类药，对改善肺的微循环，阻止慢性支气管炎的进一步发展极为有利，值得重视。

(六)脾肾阳虚

主症：咳喘阵作，动则加剧，痰白黏或清稀，量多，腰膝酸软，食欲缺乏，乏力，头昏耳鸣，形寒肢冷，夜尿较多，或咳时遗尿，或阳痿早泄，大便多溏。舌质淡或胖嫩，苔薄白，脉细迟。

治法：健脾益肾，纳气化痰。

处方：金匮肾气丸合苓桂术甘汤加减。大熟地 15～30 g，陈萸肉 9 g，怀山药 15 g，五味子 6 g，茯苓12 g，甘草 6 g，肉桂 5 g，制附子 9 g，淫羊藿 9 g，党参 15 g，黄芪 30 g，炒白术 9 g，姜半夏 9 g，陈皮 6 g。

阐述：本型为慢性支气管炎伴有严重肺气肿的缓解期患者，由肺气虚衰而发展至脾、至肾。三脏俱衰的结果，则水液代谢发生障碍，聚而为痰为饮。历来认为，此类患者的治疗必须“温药和之”，一直都主张应用金匮肾气丸或苓桂术甘汤治之。近年，研究表明金匮肾气丸等补肾助阳方药治疗慢性支气管炎缓解期患者，能起到加强机体对各种不良刺激的抵抗力，并能增强免疫机制，促进整个机体的细胞内生化代谢及提高肾上腺皮质功能等良好作用，在合用苓桂术甘汤的基础上加用黄芪、党参、姜半夏、陈皮、五味子、淫羊藿等药，除健脾助运、化饮祛痰外，还可加强温肾纳气作用，有助于改善呼吸功能。此外，如见尿频遗尿者，可加益智仁、芡实、金樱子以固肾缩尿；如气急显著时，可酌加炙苏子、降香以降气平喘；如有血瘀征象较明显者，可加丹参、当归养血活血以改善肺的微循环。

(七)阴阳两虚

主症：咳嗽、咳痰阵作，痰黏白或清稀，时多时少，安静时亦气短，动则尤甚，伴腰腿酸软，怕寒肢冷，头昏耳鸣，夜尿频多，阳痿早泄，口干咽燥，五心烦热，盗汗自汗；舌质黯红，苔少或光剥；脉细。

治法：滋阴助阳，益肺纳肾。

处方：左归丸、右归丸加减。大熟地 15～30 g，怀山药 15 g，陈萸肉 12 g，杞子 12 g，茯苓 12 g，炙甘草 6 g，菟丝子 12 g，制附子 9 g，肉桂 5 g，炙龟甲 12 g，黄芪 30 g，太子参 15 g，麦冬 12 g，五味子 6 g。

阐述：慢性支气管炎反复发作，长期不愈，久则由肺及脾及肾，先为气虚至阳虚，终至阳损及阴，而导致阴阳两虚，此时多见于慢性支气管炎发展至严重阶段，往往有明显的肺气肿征，并可有肺动脉高压及右心室肥大表现。偏阳虚时，以右归丸为主，但不可忽视益气养阴；偏阴虚时，则用左归丸为主，但同样不可忽视健脾助阳。若症见面肢浮肿者，可去龟甲、杞子、甘草、麦冬等药，酌加防己、车前草、白术、泽泻以利尿消肿；舌下瘀筋明显者，加川芎、丹参；呼吸困难较甚者，可加苏子、降香。总之，本型的治疗，用药要注意“阴中求阳，阳中求阴”，使之能起到“阴生阳长、阳生阴长”而发挥其“阴平阳秘”的作用。

八、特色经验探要

（一）关于“发时祛邪”

慢性支气管炎急性加重期的患者，是由于感受外邪而引起咳、痰、喘诸症状的发作或骤然加剧，病情较急而重。该阶段患者必须祛邪以治标为主，迅速驱除外邪，防止其由表入里。初起病时，多属风寒袭肺，咳嗽较剧，咯痰由少而转多，此时宜宣肺解表，历来推崇采用三拗汤治疗；但外邪不解，郁而化热时，则应及时随证换方，改以清肺化痰，可应用麻杏石甘汤或桑白皮汤加减均宜。根据多年来的临床摸索，为尽快驱邪外出，可不问寒热类型皆可选加金荞麦、鱼腥草、七叶一枝花、板蓝根、银花、虎杖、鸭跖草等解毒类药物。实践证明，这对控制病邪的深入发展，以及发作期的临床症状颇有效果。另外，在宣肺祛邪的同时，必须重用祛痰、止咳类药，如桔梗、桑白皮、云雾草、佛耳草、紫菀、款冬、百部、前胡、浙贝等，特别是桔梗、桑白皮，往往须加大剂量方能有较理想的祛痰作用。过去一些中医书籍曾把桔梗的剂量限定在 3 g 左右，而且认为咳喘患者用桔梗有“令人喘促致死”之弊，但在临床应用中从未发现有这种毒副作用，足见前人的经验也有一定的局限，决不可拘泥。

（二）关于“未发时扶正”

慢性支气管炎的特点是反复发作和相对缓解期相交替。在相对缓解期阶段，由于肺、脾、肾三脏功能低下，机体抗病能力较差，容易复感新邪而使慢性支气管炎病情复发或加重，因此必须重视对其缓解期的治疗。根据中医辨证，此时的临床表现多以“本虚”为主要矛盾，故治疗应注重于“扶正固本”。所谓“本虚”，主要系指气虚及阳虚。气虚的重点在肺，阳虚的重点则在于脾肾，而且前者比后者尤为重要。

以往的一些研究认为，慢性支气管炎的病理基础主要为脾肾阳虚，特别是肾阳虚更是其根本所在，因而常采用补肾方药进行治疗，发现除能改善临床症状外，不仅对肾上腺皮质代谢具有一定的调节作用，而且还能提高机体的免疫功能，并有助于促进病情的好转和恢复。但近年已认识到，肺不仅是一个进行气体交换的呼吸器官，而且还是一个活跃的内分泌器官及代谢作用旺盛的器官，具有呼吸、代谢与防御等三大作用。因此，我们对慢性支气管炎缓解期的患者，往往采用益气活血、健脾补肾法，选用黄芪生脉饮为主方，适当加丹参、降香、当归、甘草、白术、茯苓、怀山药、淫羊藿、补骨脂等进行治疗。这种以益气为本、助阳为辅的治则不仅有助于改善肺功能和机体免疫功能，而且还有助于改善肺的微循环障碍及提高动脉的血氧水平。总之，在扶正固本的治疗中，既不可忽视治肺，也不可忽视治肾，只有互相兼顾，才能提高本病的治疗效果。

(三)治疗小气道病变,截断慢性支气管炎的发生与发展

业已证明,吸烟及环境因素是影响小气道功能的重要原因,也是慢性支气管炎发生与发展的主要因素之一。我们曾对吸烟和易于感冒而无明显证候可供辨证的患者进行了小气道功能检查,结果发现其流速——容量曲线(V_{25}、V_{50})及最大呼气后期流速($FEF_{75\sim85}$)明显降低,表现为小气道通气功能存在有障碍征象。这种慢性支气管炎的早期变化,西医除劝告患者戒烟外,并无良策,但中医则可在微观辨证中以此作为诊断肺气失调或肺气虚损早期变化的一种重要的客观指标。据此,可以采用益肺调气或益气固表的方药,如补肺汤、生脉饮、玉屏风散等进行治疗。据初步的临床观察结果表明,这类方药确具有逆转小气道功能异常的良好作用,特别是对于戒烟后小气道病变时尚难康复的患者,其治疗意义更大。

九、西医治疗

慢性支气管炎急性加重期伴有感染时,中医药效果不满意者,可配合西药治疗。

(一)控制感染

抗菌药物治疗可选用喹诺酮类、大环内酯类、β-内酰胺类或磺胺类口服,病情严重时静脉给药。如左氧氟沙星 0.4 g,每天 1 次;罗红霉素 0.3 g,每天 2 次;阿莫西林 2～4 g/d,分 2～4 次口服;头孢呋辛1.0 g/d,分2 次口服;复方磺胺异噁唑,每次 2 片,每天 2 次。若能查明致病菌及进行药敏试验,选择有效抗菌药物。

(二)镇咳祛痰

可试用复方甘草合剂 10 mL,每天 3 次;或复方氯化铵合剂 10 mL,每天 3 次;也可加用祛痰药溴己新 8～16 mg,每天 3 次;盐酸氨溴索 30 mg,每天 3 次;桃金娘油 0.3 g,每天 3 次。干咳为主者可用镇咳药物,如右美沙芬、那可丁或其合剂等。

(三)解痉平喘

有气喘者可加用解痉平喘药,如氨茶碱 0.1 g,每天 3 次,或用茶碱控释剂,或长效 β_2 受体激动剂联合糖皮质激素吸入。

(四)其他

缓解期阶段,嘱患者戒烟,避免有害气体和其他有害颗粒的吸入;增强体质,预防感冒;反复呼吸道感染者,可选用转移因子、核酸及菌苗等配合中药扶正固本,以增强机体的免疫功能,对预防感冒及减少慢性支气管炎复发有一定作用。

十、中西医优化选择

众所周知,西医的明显优势在于明确慢性支气管炎的病因、病变部位、病理变化及病情轻重程度等方面,其手段较多,通过现代的生物医学技术,从而能获得非常细致的微观知识;同时,在控制慢性支气管炎继发感染时,可供选择的抗生素种类较多,效果也较可靠;此外,对于有缺氧或酸碱紊乱等表现的患者,在应用吸氧疗法及补充水与电解质等治疗措施之后,能使之获得纠正。但应该指出的是,西药抗生素有些往往会发生变态反应及其他毒副作用;且在慢性支气管炎的预防方面,西医的方法相对地显得较为贫乏,不如中医中药丰富多彩和安全。近年已有不少资料证实,采用冬病夏治,诸如中药扶正固本、针灸、穴位贴敷、割治及兔脑垂体穴位埋藏等均有减轻和预防慢性支气管炎复发的良好效果。根据我们多年的临床实践,本病发作期截断,以西医抗菌消炎为主,适当辅以清热解毒类中药,有助于增强“菌毒并治”的作用;炎症控制之后则重用中药扶

正祛邪以巩固疗效。另外，中药还具有较好的止咳、祛痰效果，因而在治疗慢性支气管炎时，如能进行中西医结合，取长补短，发挥各自优势，对缩短疗程、减少不良反应、改善临床症状及提高其治疗水平，无疑会起到较好的促进作用。

十一、饮食调护

(1)多食维生素高的食物，如动物肝脏、蛋黄、胡萝卜、南瓜、杏、青椒、西红柿、山楂等。

(2)多饮水利于痰液稀释，清洁气道，大于 2 000 mL/d。

(3)严禁烟、酒，不宜吃辣椒、胡椒等辛辣刺激之物，以及过冷、过热、过咸的食物。黄鱼、带鱼、海蟹等也要少吃。

（张 菊）

第二节 慢性阻塞性肺疾病

一、概说

慢性阻塞性肺疾病(COPD)是一种具有气流受限特征的可以预防和治疗的疾病，气流受限不完全可逆、呈进行性发展，与肺部对香烟烟雾等有害气体或有害颗粒的异常炎症反应有关。COPD 主要累及肺脏，但也可引起全身(或称肺外)的不良效应。

COPD 是呼吸系统疾病的常见病和多发病，患病率和病死率均居高不下。目前居全球死亡原因的第 4 位，世界银行/世界卫生组织公布，至 2020 年 COPD 将位居世界疾病经济负担的第 5 位。在我国，COPD 同样是严重危害人民身体健康的重要慢性呼吸系统疾病。近期对我国 7 个地区 20 245 位成年人群进行调查，COPD 患病率占 40 岁以上人群的 8.2%，其患病率之高十分惊人。

根据 COPD 的主要临床表现特点，应当归属于咳嗽、喘证、肺胀范畴。COPD 的形成是一个反复迁延的过程，因此，COPD 的咳嗽当属内伤咳嗽范畴，当疾病急性加重时，应属内伤基础上的外感咳嗽。当病情逐渐发展，肺功能进一步损伤，患者出现气促、喘息时，诊断为喘证。疾病进一步发展，病理表现有肺气肿出现，或临床有肺心病表现时，当属中医肺胀范畴。

二、病因病理

慢性阻塞性肺疾病的形成与吸烟、环境污染、感染及机体遗传因素等有关。肺主气，司呼吸，又主皮毛，宣行卫阳之气，以清肃下降为顺，壅塞为逆。如各种原因使肺气宣降失常，即可出现咳嗽、咳痰、气急、胸闷、喘息等症。肺朝百脉，气为血帅，气行血行。若久咳肺气虚弱，则无力辅心运血，致心脉瘀阻、呼吸不畅、肺气壅塞，形成痰瘀阻肺、气道壅塞所致的肺气肿。肺气虚是慢性阻塞性肺疾病发生和发展的内在条件，吸烟、六淫外邪是导致慢性阻塞性肺疾病发生和发展的主要外因，痰瘀内阻贯穿慢性阻塞性肺疾病病程始终。痰瘀阻肺、气机不利是慢性阻塞性肺疾病的基本病机。本病虽然表现一派肺系症状，但本质与脾、肾关系颇为密切，尤其以肾阳不足为关键。先天禀赋不足或后天失养，而致脾肾亏虚，肺气根于肾，肾虚失于摄纳，动则气促；脾土为肺金之母,脾土虚弱,不能生肺金,则卫气不足,肺卫不密,易感外邪,脾虚损肺,肺虚失于宣肃,肺气上逆而久咳不愈,甚至咳而兼喘。"久病必瘀",病久经脉瘀阻,痰浊瘀血互结,导致疾病缠绵难愈,反复发作。综上所述,慢性阻塞性肺疾病的根本在于本虚标实,本虚涉及五脏六腑,而集中体现在肺、脾、肾三脏虚损;标实多为痰瘀、六淫外邪等。

三、诊断

(一)临床表现

1.病史

COPD 患病过程应有以下特征。①吸烟史:多有长期较大量吸烟史。②职业性或环境有害物质接触史:如较长期粉尘、烟雾、有害颗粒或有害气体接触史。③家族史:COPD 有家族聚集倾向。④发病年龄及好发季节:多于中年以后发病,症状好发于秋冬寒冷季节,常有反复呼吸道感染及急性加重史。随病情进展,急性加重愈渐频繁。⑤慢性肺源性心脏病史:COPD 后期出现低氧血症和/或高碳酸血症,可并发慢性肺源性心脏病和右心衰竭。

2.症状

(1)慢性咳嗽:通常为首发症状。初起咳嗽呈间歇性,早晨较重,以后早晚或整日均有咳嗽,但夜间咳嗽并不显著。少数病例咳嗽不伴咳痰。也有部分病例虽有明显气流受限但无咳嗽症状。

(2)咳痰:咳嗽后通常咳少量黏液性痰,部分患者在清晨较多;合并感染时痰量增多,常有脓性痰。

(3)气短或呼吸困难:这是 COPD 的标志性症状,是使患者焦虑不安的主要原因,早期仅于劳力时出现,后逐渐加重,以致日常活动甚至休息时也感气短。

(4)喘息和胸闷:不是 COPD 的特异性症状。部分患者特别是重度患者有喘息;胸部紧闷感通常于劳力后发生,与呼吸费力、肋间肌等容性收缩有关。

(5)全身性症状:在疾病的临床过程中,特别在较重患者,可能会发生全身性症状,如体重下降、食欲减退、外周肌肉萎缩和功能障碍、精神抑郁和/或焦虑等。合并感染时可咳血痰或咯血。

3.体征

COPD 早期体征可不明显。随疾病进展,常有以下体征。

(1)视诊及触诊:胸廓形态异常,包括胸部过度膨胀、前后径增大、剑突下胸骨下角(腹上角)增宽及腹部膨凸等;常见呼吸变浅,频率增快,辅助呼吸肌如斜角肌及胸锁乳突肌参加呼吸运动,重症可见胸腹矛盾运动;患者不时采用缩唇呼吸以增加呼出气量;呼吸困难加重时常采取前倾坐位;低氧血症者可出现黏膜及皮肤发绀,伴右心衰竭者可见下肢水肿、肝脏增大。

(2)叩诊:由于肺过度充气使心浊音界缩小,肺肝界降低,肺叩诊可呈过度清音。

(3)听诊:两肺呼吸音可减弱,呼气相延长,平静呼吸时可闻干性啰音,两肺底或其他肺野可闻湿啰音;心音遥远,剑突部心音较清晰响亮。

(二)实验室检查

低氧血症,即 PaO_2<7.3 kPa(55 mmHg)时,血红蛋白及红细胞可增高,血细胞比容>55%可诊断为红细胞增多症。并发感染时痰涂片可见大量中性粒细胞,C-反应蛋白(CRP)增高,痰培养可检出各种病原菌,常见者为肺炎链球菌、流感嗜血杆菌、卡他摩拉菌、肺炎克雷伯杆菌。

(三)特殊检查

1.肺功能检查

肺功能检查是判断气流受限的客观指标,其重复性好,对COPD的诊断、严重程度评价、疾病进展、预后及治疗反应等均有重要意义。气流受限是以FEV_1和FEV_1/FVC降低来确定的。FEV_1/FVC是COPD的一项敏感指标,可检出轻度气流受限。FEV_1占预计值的百分比是中、重度气流受限的良好指标,它变异性小,易于操作,应作为COPD肺功能检查的基本项目。吸入支气管舒张剂后$FEV_1/FVC\% < 70\%$者,可确定为不能完全可逆的气流受限。呼气峰流速(PEF)及最大呼气流量-容积曲线(MEFV)也可作为气流受限的参考指标,但COPD时PEF与FEV_1的相关性不够强,PEF有可能低估气流阻塞的程度。气流受限可导致肺过度充气,使肺总量(TLC)、功能残气量(FRC)和残气容积(RV)增高,肺活量(VC)降低。TLC增加不及RV增加的程度大,故RV/TLC增高。肺泡隔破坏及肺毛细血管床丧失可使弥散功能受损,一氧化碳弥散量(DLCO)降低,DLCO与肺泡通气量(VA)之比(DLCO/VA)比单纯DLCO更敏感。深吸气量(IC)是潮气量与补吸气量之和,IC/TLC是反映肺过度膨胀的指标,它在反映COPD呼吸困难程度甚至反映COPD生存率上具有意义。作为辅助检查,不论是用支气管舒张剂还是口服糖皮质激素进行支气管舒张试验,都不能预测疾病的进展。用药后FEV_1改善较少,也不能可靠预测患者对治疗的反应。患者在不同的时间进行支气管舒张试验,其结果也可能不同。但在某些患者(如儿童时期有不典型哮喘史、夜间咳嗽、喘息表现),则有一定意义。

2.胸部X线检查

X线检查对确定肺部并发症及与其他疾病(如肺间质纤维化、肺结核等)鉴别有重要意义。COPD早期X线胸片可无明显变化,以后出现肺纹理增多、紊乱等非特征性改变;主要X线征为肺过度充气:肺容积增大,胸腔前后径增长,肋骨走向变平,肺野透亮度增高,横膈位置低平,心脏悬垂狭长,肺门血管纹理呈残根状,肺野外周血管纹理纤细稀少等,有时可见肺大疱形成。并发肺动脉高压和肺源性心脏病时,除右心增大的X线征外,还可有肺动脉圆锥膨隆,肺门血管影扩大及右下肺动脉增宽等。

3.胸部CT检查

CT检查一般不作为常规检查。但是,在鉴别诊断时CT检查有益,高分辨率CT(HRCT)对辨别小叶中心型或全小叶型肺气肿及确定肺大疱的大小和数量,有很高的敏感性和特异性,对预计肺大疱切除或外科减容手术等的效果有一定价值。

4.血气检查

当$FEV_1 < 40\%$预计值时或具有呼吸衰竭或右心衰竭的COPD患者均应做血气检查。血气异常首先表现为轻、中度低氧血症。随疾病进展,低氧血症逐渐加重,并出现高碳酸血症。呼吸衰竭的血气诊断标准为静息状态下海平面吸空气时动脉血氧分压(PaO_2)<8.0 kPa(60 mmHg)伴或不伴动脉血二氧化碳分压($PaCO_2$)增高>6.7 kPa(50 mmHg)。

四、鉴别诊断

(一)支气管哮喘

早年发病(通常在儿童期),以发作性喘息为特征,发作时两肺可闻及哮鸣音;每天症状变化快;夜间和清晨症状明显;也可有过敏性鼻炎和/或湿疹史;哮喘家族史;气流受限大多可逆,症状经治疗后可缓解或自行缓解。某些患者可能存在慢性支气管炎合并支气管哮喘,在这种情况下,表现为气流受限不完全可逆，从而使两种疾病难以区分。

(二)充血性心力衰竭

听诊肺基底部可闻细啰音；胸部X线片示心脏扩大、肺水肿；肺功能测定示限制性通气障碍（而非气流受限）。

(三)支气管扩张症

大量脓痰，常反复咯血；常伴有细菌感染；粗湿啰音、杵状指；X线胸片示肺纹理粗乱或呈卷发状，高分辨CT可见支气管扩张、管壁增厚。

(四)肺结核

所有年龄均可发病；可有午后低热、乏力、盗汗等结核中毒症状；X线胸片示肺浸润性病灶或结节状空洞样改变；细菌学检查可确诊。

(五)闭塞性细支气管炎

发病年龄较轻，且不吸烟；可能有类风湿关节炎病史或烟雾接触史、CT片示在呼气相显示低密度影。

(六)弥漫性泛细支气管炎

大多数为男性非吸烟者；几乎所有患者均有慢性鼻窦炎；X线胸片和高分辨率CT显示弥漫性小叶中央结节影和过度充气征；红霉素治疗有效。

五、并发症

(一)慢性呼吸衰竭

常在COPD急性加重时发生，其症状明显加重，发生低氧血症和/或高碳酸血症，可具有缺氧和二氧化碳潴留的临床表现。

(二)自发性气胸

如有突然加重的呼吸困难，并伴有明显的发绀，患侧肺部叩诊为鼓音，听诊呼吸音减弱或消失，应考虑并发自发性气胸，通过X线检查可以确诊。

(三)慢性肺源性心脏病

由于COPD肺病变引起肺血管床减少及缺氧致肺动脉痉挛、血管重塑，导致肺动脉高压、右心室肥厚扩大，最终发生右心功能不全。

六、中医证治枢要

慢性阻塞性肺疾病是慢性疾病，不同的阶段往往存在不同的证候类型，随着病情的不断进展，往往可以将其归入“咳嗽”“喘证”“肺胀”范畴。对于本病的治疗，应在辨证的前提下，抓住慢性阻塞性肺疾病各个不同阶段的主要矛盾。发作时以控制症状为主，根据病邪的性质，分别采取祛邪宣肺（辛温、辛凉），降气化痰（温化、清化），温阳利水（通阳、淡渗），活血祛瘀，甚或开窍、息风、止血等法；缓解时以培元固本为重，根据COPD的病理特点及中医“气血相关”理论，慢性阻塞性肺疾病稳定期核心病机为肺肾两虚，气虚血瘀。故当以益气活血，补肾固本为主，兼顾润肺止咳，化痰平喘。正气欲脱时则应扶正固脱，救阴回阳。虚实夹杂者，应扶正与祛邪共施，根据标本缓急，扶正与祛邪当有所侧重。

七、辨证施治

(一)痰浊壅肺证

主症:咳嗽痰多,色白黏腻或成泡沫,短气喘息,稍劳即著,怕风易汗,脘痞纳少,倦怠乏力,舌质偏淡,苔薄腻或浊腻,脉小滑。

治法:化痰止咳,降气平喘。

处方:二陈汤合三子养亲汤加减。半夏 9 g,陈皮 6 g,茯苓 12 g,苏子 12 g,白芥子 6 g,莱菔子 6 g,甘草 3 g,厚朴 6 g,杏仁 9 g,白术 9 g,桃仁 6 g,广地龙 9 g,红花 6 g。

阐述:慢性阻塞性肺疾病患者反复感受外邪,邪犯于肺,肺失肃降,而滋生痰浊。同时由于长期反复发作,脾、肾二脏亦受累,水湿运化失常,致聚湿生痰。慢性阻塞性肺疾病患者多素嗜烟,烟雾熏蒸清道,灼津成痰,痰浊内伏,壅阻肺气,病情迁延不愈,导致肺气胀满,不能敛降。肺气日虚,久病累及脾肾,脾失健运,痰浊内生。痰浊贯穿慢性阻塞性肺疾病的始终,既是病理产物,更是致病因子,若不清除,将造成恶性循环,因此宣肺化痰需贯穿于整个治疗过程。二陈汤是历代医家广泛应用于脾虚生痰、肺虚贮痰等证的久用不衰的名方。方中半夏、陈皮燥湿化痰;茯苓、甘草、白术健脾和中;由苏子、白芥子、莱菔子组成的三子养亲汤,是临床常用于化痰降气平喘的著名古方;加上厚朴燥湿行气,化痰降逆;杏仁降气平喘。由于痰浊日久夹瘀,故需酌加地龙、桃仁、红花等以活血祛瘀,宣通气道。

(二)痰热郁肺证

主症:咳逆喘息气粗,烦躁,胸满,痰黄或白,黏稠难咳。或身热微恶寒,有汗不多,溲黄,便干,口渴舌红,舌苔黄或黄腻,边尖红,脉数或滑。

治法:清肺化痰,降逆平喘。

处方:越婢加半夏汤或桑白皮汤加减。麻黄 5 g,石膏 12～30 g,半夏 9 g,生姜 3 g,甘草 3 g,大枣 6 g,黄芩 12 g,葶苈子 9 g,贝母 9 g,桑白皮 15 g,野荞麦根 30 g,三叶青 20 g,鱼腥草 30 g。

阐述:本型常见于慢性阻塞性肺疾病急性加重期,该期总是热痰多于寒痰,即使外感邪气,无论寒邪亦或热邪均易入里化热,与痰胶着,至咳嗽咳痰加重,故不必过于拘泥分型辨治,尤应加大清肺化痰止咳力度,尽快控制肺部感染,保持呼吸道通畅,以防痰与外邪胶恋不解,而致疾病加重。故治疗以清肺化痰为主,方中麻黄、石膏辛凉配伍,宣肺散邪,清泄肺热;鱼腥草、黄芩、葶苈子、贝母、桑白皮、三叶青、野荞麦根等清热解毒类药并用,更好地起到化痰平喘之功;甘草、大枣扶正祛邪。

(三)痰蒙神窍证

主症:神志恍惚,谵妄,烦躁不安,撮空理线,表情淡漠,嗜睡,昏迷,或肢体瞤动,抽搐,咳逆喘促,咳痰不爽,苔白腻或淡黄腻,舌质黯红或淡紫,脉细滑数。

治法:涤痰开窍,息风平喘。

处方:涤痰汤、安宫牛黄丸或至宝丹加减。半夏 9 g,茯苓 15 g,橘红 6 g,胆南星 9 g,竹茹 9 g,枳实6 g,甘草 3 g,石菖蒲 9 g,党参 15 g,黄芩 12 g,桑白皮 15 g,葶苈子 9 g,天竺黄 6 g,浙贝 9 g,钩藤 9 g,全蝎 3 g,红花 6 g,桃仁 6 g。

阐述:本型多见于慢性阻塞性肺疾病发展至呼吸衰竭或肺性脑病时。处方涤痰汤中半夏、茯苓、甘草、竹茹、胆南星清热涤痰;橘红、枳实理气行痰除壅;菖蒲芳香开窍;人参扶正防脱,并能提高血氧水平,兴奋呼吸肌,降低二氧化碳潴留。加安宫牛黄丸或至宝丹清心开窍醒脑,此两者常用于各种昏迷患者，其效甚佳，是传统的经典名方，前人有“糊里糊涂牛黄丸，不声不响至宝丹”之说。若痰热内盛，身热，烦躁，谵语，神昏，舌红苔黄者，加黄芩、桑白皮、葶苈子、天竺黄以清热化痰。若痰热引动肝风而有抽搐者，加钩藤、全蝎、羚羊角粉凉肝息风。唇甲发绀，瘀血明显者，加红花、桃仁活血祛瘀。

(四)阳虚水泛证

主症：面浮，下肢肿，甚则一身悉肿，腹部胀满有水，心悸，咳喘，咯痰清稀，脘痞，食欲缺乏，尿少，怕冷，面唇青紫，苔白滑，舌胖质黯，脉沉细。

治法：温肾健脾，化饮利水。

处方：五苓散合防己黄芪汤加减。茯苓 15 g，猪苓 15 g，泽泻 12 g，白术 9 g，桂枝 6 g，防己 12 g，黄芪 20 g，车前草 15 g，桑白皮 15 g，葶苈子 9 g，炙苏子 12 g，当归 12 g，川芎 9 g，野荞麦根 30 g，三叶青 15 g，虎杖 20 g，杏仁 9 g。

阐述：慢性阻塞性肺疾病发展至后期，多引起肺动脉高压，以致慢性肺源性心脏病的发生，该阶段的病机与“虚、瘀、水”有关。故治以益气活血和通阳利水并用。多年来于临床中，有学者常以五苓散合防己黄芪汤加减投治，此方对利水消肿，改善心功能，纠正肺心病、心力衰竭患者颇具效验，且无西药利尿剂的不良反应。处方中茯苓甘淡，利小便以利水气，是制水除湿之要药；猪苓甘淡，功同茯苓，通利水道，其清泄水湿之力，较茯苓更捷，两药配伍，利水之功尤佳；泽泻甘寒，利水渗湿泄热，善泄水道，化决渎之气，透达三焦蓄热，为利尿之第一佳品，猪苓、茯苓、泽泻三药淡渗利水以利小便。佐以白术甘苦而温，健脾燥湿利水，乃培土制水，少量桂枝辛温通阳，既能解太阳之表，又能温化膀胱之气，调和营卫，通阳利水。防己黄芪汤擅益气祛风，健脾利水。防己大苦辛寒，祛风利水，与黄芪相配，利水力强而不伤正，臣以白术甘苦温，健脾燥湿，既助防己以利水，又助黄芪以益气。此外，可选用车前草、桑白皮、葶苈子等配伍黄芪泻肺平喘，利水消肿，能起到“上开下达”、通调水道的作用，炙苏子降气化痰，止咳平喘，当归、川芎一动一静，补血调血，以增加利尿效果，野荞麦根、三叶青、虎杖合杏仁共奏苦降泄热、化痰止咳之功。肢肿唇绀消退后，则重用益气、健脾、补肾之药以扶正固本，巩固疗效。

(五)肺肾气虚证

主症：呼吸浅短难续，声低怯，活动后喘息，甚则张口抬肩，倚息不能平卧，神疲乏力；咳嗽，痰白如沫，咯吐不利，胸闷，心慌，形寒汗出，腰腿酸软，头晕耳鸣，舌淡或黯紫，脉沉细无力，或有结代。

治法：补肺纳肾，降气平喘。

处方：补虚汤合参蛤汤加减。人参 20 g，黄芩 20 g，茯苓 15 g，甘草 6 g，蛤蚧 3 g，五味子 6 g，干姜 3 g，半夏 9 g，厚朴 9 g，陈皮 6 g，当归 12 g，川芎 9 g，桃仁 6 g，麦冬 12 g。

阐述：本型多见于慢性阻塞性肺疾病晚期甚至并发呼吸衰竭时，年老体虚，肺肾俱不足，体虚不能卫外是六淫反复乘袭的基础，感邪后正不胜邪而病益重，反复罹病而正更虚，如是循环不已，促使肺胀形成。方中用人参、黄芪、茯苓、甘草补益肺脾之气；蛤蚧、五味子补肺纳肾；干姜、半夏温肺化饮；厚朴、陈皮行气消痰，降逆平喘。还可加桃仁、川芎、水蛭活血化瘀。若肺虚有寒，怕冷，舌质淡，加桂枝、细辛温阳散寒。兼阴伤，低热，舌红苔少，加麦冬、玉竹、知母养阴清热，如见面色苍白，冷汗淋漓，四肢厥冷，血压下降，脉微欲绝等喘脱危象者，急加参附汤送服蛤蚧粉或黑锡丹补气纳肾，回阳固脱。

(六)肺络瘀阻证

主症:咳嗽,咳痰,气急,或气促,张口抬肩,胸部膨满,憋闷如塞,面色灰黯,唇甲发绀,舌质黯或紫或有瘀斑、瘀点,舌下瘀筋,脉涩或结代。

治法:益气活血,润肺止咳。

处方:保肺定喘汤。党参 15 g,生黄芪 15 g,丹参 10 g,当归 10 g,麦冬 10 g,熟地 10 g,淫羊藿 10 g,地龙 15 g,桔梗 6 g,生甘草 6 g。

阐述:慢性阻塞性肺疾病迁延不愈,久则肺气不足,无力推动心之血脉,心血运行不畅而瘀阻,即由肺病累及于心,而致肺心同病,导致慢性肺源性心脏病,后者的形成的关键在于气虚血瘀,因此疾病发展和预后均与气血相关。根据“气血相关”学说,在慢性阻塞性肺疾病稳定阶段,应于清热化痰、宣肺止咳的同时,予以酌加活血化瘀药物,可选用保肺定喘汤(王会仍经验方)。以党参、生黄芪补益肺气、健脾助运,当归、丹参活血化瘀,四者益气活血,共为君药;熟地、麦冬滋阴养肺为臣药,君臣相伍,共奏益气活血养阴之效,气足则血行,阴滋则血运,瘀化则脉道通畅,从而使慢性阻塞性肺疾病气虚血瘀这一关键的病理环节得到改善;地龙性寒、味咸,能清热化痰,舒肺止咳平喘,淫羊藿性温、味辛,温肾纳气,两者一阴一阳以燮理阴阳;桔梗开宣肺气、宣通气血、利咽喉、祛痰排脓,甘草润肺止咳,补益肺脾,而为佐使。诸药相伍,既能益气活血养阴,又能化痰利咽平喘,宣通气血,且能兼顾脾肾,清肺化痰止咳,综合起到调补肺肾,益气活血化痰作用,切中慢性阻塞性肺疾病的病理环节,具有良好的扶正固本以祛邪疗效。本验方经临床与实验研究已证明对慢性阻塞性肺疾病具有令人鼓舞的良好作用。

八、特色经验探要

(一)关于“清热解毒”

慢性阻塞性肺疾病急性加重期初始阶段常常伴有外感表证,多属实症,应注意宣肺解表,重在祛邪,以治标为主,但需明辨寒热,然而辨寒痰热痰不能光凭痰色来确定,黄痰固为有热,白痰未必有寒,尚要根据痰的性状、全身伴随症状及舌脉来辨证。肺为娇脏不耐热,故不易多投温热之药,否则易灼伤肺叶,因此对痰白量多的患者也不轻易用温药,在临床运用中如此辨证屡屡获效。

(二)关于“补肺益气”

慢性阻塞性肺病的病理基础虽与肾虚有关,但与肺虚的关系更为直接和密切。所谓“气聚则生,气散则亡”,可见人之生原本于气。《黄帝内经》中言肺有“主气”“司呼吸”的功效,“诸气者,皆属于肺”“天气通于肺”,慢性阻塞性肺疾病迁延不愈,久则肺气不足,则出现咳嗽气短、痰液清稀、畏风自汗易感等症,因此,在临床上,应运用补肺益气法,选用太子参、黄芪等药物,肺气充则肺气宣降得以恢复正常。

(三)“三通”法在治疗慢性阻塞性肺疾病中的应用

慢性阻塞性肺疾病患者反复感受外邪,邪犯于肺,肺失肃降,而滋生痰浊。同时由于长期反复发作,气机升降失利,水湿运化失常,致聚湿生痰。所以痰或由内而生,或由外而生,贯穿慢性阻塞性肺疾病的始终,既是病理产物,更是致病因子,若不清除,将造成恶性循环,因此如何保持“通气道”“通水道”“通神窍”则应贯穿于整个治疗过程。

1.关于“通气道”——降气平喘、活血化瘀的重要性

“气能统血”“气能生血”“气能行血”“血为气母”“血以载气”,气不通则难以推动心之血脉,心

血运行不畅而瘀阻，则症见咳嗽咳痰，气急喘息，口唇发绀，舌黯有瘀点无苔，脉沉细涩等，即由肺病累及于心，而致肺心同病，导致慢性肺源性心脏病，其发生、发展和预后均与气血有关，气机通畅则肺气宣降得以恢复正常，心血得助而运行自如；心血得以化则心血运行畅通而瘀阻消散，肺气得助而宣降有力。因此，在临证时注重遵循“气血相关”学说，强调心肺同治，在清热化痰、宣肺止咳的同时，予以酌加活血化瘀药物，如当归、地龙、虎杖根等。而慢性阻塞性肺疾病患者若失治误治，转化为慢性肺源性心脏病，应针对肺心病“虚、瘀、痰、热”等病理特点，选择相应药物配伍。

2.关于“通水道”——宣肺利尿，通调水道法治疗心力衰竭

《黄帝内经》中亦云：“肺主行水”“肺为水之上源”。《素问·经脉别论》曰：“饮入于胃……上归于肺，通调水道……”凡外感邪气致水道失常者，多系肺失宣降，上窍闭而致下窍不通、玄府阻闭，发作时，由于水液疏布失常，聚而成痰，痰涎壅盛，不易咯出，以致气道阻塞，往往造成肺通调失节，水道不利，因果循环，遂使病情进一步加重。且慢性阻塞性肺疾病后期导致慢性肺源性心脏病心力衰竭者多久病伤正，气虚日久则伤及真阳，则见胸闷心悸，气急尿少，肢体肿胀，大汗淋漓，四肢厥冷，面色淡白，舌淡苔白，脉虚等症，当通肺气则下窍自利，温振元阳则正气渐复，故其发作期治宜通阳利水，而非单单补益气血，养心复脉之所能。而现代医学治疗慢性阻塞性肺疾病心力衰竭多用利尿剂等药物，却往往容易引起水电解质紊乱，日久伤阴，加重病情。相比之下，中药选方五苓散合防己黄芪汤或真武汤等方剂通利水道，可降低血液黏滞性，降低血流阻力，减轻心脏负担，增加肾血流量，使尿量增加，起到消肿化瘀目的。

3.关于“通神窍”——开窍醒神法在呼吸衰竭中的应用

肺气上逆则咳，升降失司则喘，津液失于输化则聚而成痰，气血失和则血行瘀滞，导致通气/血流比例失调，使清气不能入、浊气不能出，而发生缺氧二氧化碳潴留等表现。在病变过程中，尽管存在着由肺及脾、及肾，乃至及心、及肝之演变，和病理性质的虚实之分，痰邪和瘀血始终贯穿在疾病发展过程中。呼吸衰竭患者临床上以气虚、痰瘀闭阻证为多见，因此在西医常规治疗及机械通气的基础上加用中药益气活血化痰、开窍醒神之剂，能获良效。

（四）关于“治未病”

慢性阻塞性肺疾病呈渐进性加重，可逆程度较小，当今医学尚缺乏有效治疗药物。同时慢性阻塞性肺疾病的体质因素、外邪因素、情志异常等亦有着密切的关系。因此应开始重视以中医“治未病”理论为指导，开展对 COPD 的防治，强调“未病先防，既病防传变，瘥后防复”理念，从而更加有效提高 COPD 的防治水平，为人们的健康服务。如在患慢性阻塞性肺疾病之前就应着重于保肺和养肺，提高机体抵抗力，他强调戒烟及预防六淫外邪侵袭、适宜的居住和工作环境、保持良好心态、注意饮食调养、适当锻炼等方面的调养；而凡出现咳嗽、咳痰症状而无气流受限时就必须开始防治，以期达到早诊断、早治疗的目的；在慢性阻塞性肺疾病急性加重期，根据病邪特点，大胆投以清肺化痰、通腑祛邪、通阳利水、宣肺平喘等药物；在慢性阻塞性肺疾病稳定期，使用益气活血、健脾补肾同时，酌加清肺化痰药物以清余邪。

九、西医治疗

（一）稳定期治疗

1.知识宣教

教育和劝导患者戒烟；避免或防止粉尘、烟雾及有害气体吸入。

2.支气管舒张药

支气管舒张药包括短期按需应用以暂时缓解症状，及长期规则应用以减轻症状。

(1)β_2 受体激动剂：主要有沙丁胺醇、特布他林等，为短效定量雾化吸入剂，持续疗效 4～5 小时，每次剂量 100～200 μg，24 小时内不超过 8～12 喷。主要用于缓解症状，按需使用。福莫特罗为长效定量吸入剂，作用持续 12 小时以上。福莫特罗吸入后 1～3 分钟起效，常用剂量为 4.5～9.0 μg，每天 2 次。本类药应用可能出现头痛、心悸，偶见急躁、不安、失眠、肌肉痉挛。甲状腺功能异常，或严重心血管疾病及肝、肾功能不全、糖尿病者应慎用。目前认为治疗 COPD，不推荐单用，宜与吸入性激素联合使用。

(2)抗胆碱药：主要短效制剂有异丙托溴铵气雾剂，定量吸入时开始作用时间比沙丁胺醇等短效 β_2 受体激动剂慢，但持续时间长，维持 6～8 小时，剂量为 40～80 μg，每天 3～4 次。长效制剂噻托溴铵，其作用长达 24 小时以上，吸入剂量为 18 μg，每天 1 次。运用抗胆碱药可能出现口干、便秘或尿潴留，对有前列腺增生、膀胱颈梗阻和易发闭角型青光眼的患者，宜慎用或禁用。

(3)茶碱类药物：缓释型或控释型茶碱每天 1 次或 2 次口服可达稳定的血浆浓度，对 COPD 有一定效果。

3.糖皮质激素

长期规律的吸入糖皮质激素较适用于 FEV_1＜50％预计值(Ⅲ级和Ⅳ级)并且有临床症状，以及反复加重的 COPD 患者。这一治疗可减少急性加重频率，改善生活质量。联合吸入糖皮质激素和 β_2 受体激动剂，比各自单用效果好，目前已有布地奈德/福莫特罗、氟地卡松/沙美特罗两种联合制剂可供选择，可与噻托溴铵联合使用，效果更好。

4.祛痰药

常用药物有盐酸氨溴索、乙酰半胱氨酸等。

5.长期家庭氧疗(LTOT)

COPD 稳定期进行长期家庭氧疗对具有慢性呼吸衰竭的患者可提高生存率。对血流动力学、血液学特征、运动能力、肺生理和精神状态都会产生有益的影响。长期家庭氧疗应在Ⅳ级即极重度 COPD 患者应用，具体指征是：①PaO_2≤7.3 kPa(55 mmHg)或动脉血氧饱和度(SaO_2)≤88％，有或没有高碳酸血症。②PaO_3 4.0～8.0 kPa(30～60 mmHg)，或 SaO_2＜89％，并有肺动脉高压、心力衰竭水肿或红细胞增多症(血细胞比容＞55％)。长期家庭氧疗一般是经鼻导管吸入氧气，流量 1.0～2.0 L/min，吸氧持续时间＞15 h/d。长期氧疗的目的是使患者在海平面水平，静息状态下，达到 PaO_2≥8.0 kPa(60 mmHg)和/或使 SaO_2 升至 90％。

6.康复治疗

康复治疗包括呼吸生理治疗，肌肉训练，营养支持、精神治疗与教育等多方面措施。

7.手术治疗

手术治疗包括肺大疱切除术、肺减容术、肺移植术等。

(二)急性加重期治疗

急性加重是指咳嗽、咳痰、呼吸困难比平时加重或痰量增多或成黄痰；或者是需要改变用药方案。

1.确定急性加重原因

确定 COPD 急性加重的原因及病情严重程度，最多见的急性加重原因是细菌或病毒感染。

2.评估病情严重程度

根据症状、血气、胸部X线片等评估病情的严重程度,并根据病情严重程度决定门诊或住院治疗。

3.支气管舒张药

药物同稳定期。

短效 β_2 受体激动剂较适用于COPD急性加重期的治疗。若效果不显著,建议加用抗胆碱能药物(为异丙托溴铵,噻托溴铵等)。对于较为严重的COPD加重者,可考虑静脉滴注茶碱类药物。β_2 受体激动剂、抗胆碱能药物及茶碱类药物联合应用可获得更大的支气管舒张作用。

4.控制性氧疗

氧疗是COPD加重期住院患者的基础治疗。无严重合并症的COPD加重期患者氧疗后易达到满意的氧合水平[PaO_2>8.0 kPa(60 mmHg)或 SaO_2>90%]。但吸入氧浓度不宜过高,需注意可能发生潜在的 CO_2 潴留及呼吸性酸中毒,给氧途径包括鼻导管或Venturi面罩。

5.抗生素

当患者呼吸困难加重,咳嗽伴有痰量增多及脓性痰时,应根据COPD严重程度及相应的细菌分层情况,结合当地区常见致病菌类型及耐药流行趋势和药物敏感情况尽早选择敏感抗生素。如对初始治疗方案反应欠佳,应及时根据细菌培养及药敏试验结果调整抗生素。如给予β-内酰胺类/β-内酰胺酶抑制剂;第二代头孢菌素、大环内酯类或喹诺酮类。如门诊可用头孢唑肟0.25 g每天3次、头孢呋辛0.5 g每天2次、左氧氟沙星0.4 g每天1次、莫西沙星或加替沙星0.4 g每天1次;较重者可应用第三代头孢菌素如头孢曲松钠2.0 g加于生理盐水中静脉滴注,每天1次。住院患者当根据疾病严重程度和预计的病原菌更积极的给予抗生素,一般多静脉滴注给药。如找到确切的病原菌,根据药敏结果选用抗生素。抗菌治疗应尽可能将细菌负荷降低到最低水平,以延长COPD急性加重的间隔时间。长期应用广谱抗生素和糖皮质激素易继发深部真菌感染,应密切观察真菌感染的临床征象并采用防治真菌感染措施。

6.糖皮质激素

COPD加重期住院患者宜在应用支气管舒张剂基础上,口服或静脉滴注糖皮质激素,推荐口服泼尼松30~40 mg/d,连续7~10天后逐渐减量停药。也可以静脉给予甲泼尼龙40 mg,每天1次,3~5天后改为口服。

7.机械通气

机械通气,无论是无创或有创方式都只是一种生命支持方式,在此条件下,通过药物治疗消除COPD加重的原因使急性呼吸衰竭得到逆转。

(1)无创性机械通气:COPD急性加重期患者应用NIPPV可降低 $PaCO_2$,减轻呼吸困难,从而降低气管插管和有创呼吸机的使用,缩短住院天数,降低患者病死率。

(2)有创性机械通气:在积极应用药物和NIPPV治疗后,患者呼吸衰竭仍进行性恶化,出现危及生命的酸碱失衡和/或神志改变时宜用有创性机械通气治疗。病情好转后,根据情况可采用无创机械通气进行序贯治疗。

8.其他治疗措施

注意维持液体和电解质平衡;注意补充营养;对卧床、红细胞增多症或脱水的患者,需考虑使用肝素或低分子肝素;注意痰液引流,积极排痰治疗(如刺激咳嗽,叩击胸部,体位引流等方法);识别并治疗伴随疾病(冠心病、糖尿病、高血压等)及并发症(休克、弥漫性血管内凝血、上消化道出血、肾功能不全等)。

十、中西医优化选择

显而易见,西药在慢性阻塞性肺疾病的诊断及发病机制、病理生理、病情的检测等方面具有明显优势。其中肺功能检查、血气分析等检测方法对于疾病确立和病情轻重分级具有显著作用。而在治疗方面,则需中西医结合治疗。

慢性阻塞性肺疾病急性加重期治疗重点是控制感染、排痰及平喘。在控制感染方面,应尽早给予西医治疗措施如使用抗生素等达到较快控制病情目的。但西药使用易引起医源性和药源性疾病,故须积极配合中药治疗,以加速病情控制,缩短疗程,减少西药不良反应,增强患者抗病能力,辅以如野荞麦根、大青叶、鸭跖草、鱼腥草、黄芩等清热解毒药物。在促进排痰方面,西药盐酸氨溴索等黏液促动剂具有祛痰、排痰作用,但可出现胃肠道反应、SGPT 增高等不良反应,而中草药中有着丰富的行之有效而不良反应较少的黏液促动剂,如桔梗、紫菀、款冬花、肺形草、佛耳草、皂角刺等,在众多的止咳化痰药物中辨证施治,更显其优势。在平喘方面,特别是慢性阻塞性肺疾病危重阶段,以及合并有支气管哮喘患者,西药有其自身优势,β-肾上腺素受体激动药、茶碱、肾上腺皮质激素等作用往往迅速而有效,然而 β 受体激动剂可引起心率增快、心律失常、低敏感现象等不良反应;茶碱类药物可导致胃肠道反应、心律失常、惊厥等症状,甚至呼吸、心跳停止;胆碱能受体拮抗剂气雾吸入常可引起口干、恶心症状;长期使用糖皮质激素可出现 Cushing 综合征、骨质疏松、糖尿病、精神症状,甚则因抗病能力受损而导致二重感染或发生激素依赖等,此时可选用中药,如麻黄、细辛、甘草、姜半夏等平喘。慢性阻塞性肺疾病合并慢性肺源性心脏病者,西药可选用洋地黄类药物、利尿剂等,但其各自具有不良反应,此时可选用五苓散、真武汤等温阳利水活血之品,对于改善肺心病患者的通气功能大有裨益。而对于慢性阻塞性肺疾病发展为呼吸衰竭的治疗,则不应拘泥于中医药汤剂治疗,应及时做气管插管或气管切开以建立人工气道,此法虽可急救改善气道通气功能,但对患者正气损害较大,故可选用如人参、黄芪、怀山药、红景天、麦冬、地黄、淫羊藿等益气健脾补肾。

而在 COPD 的稳定期西药与中医中药相比缺乏行之有效的治疗方法,后者在稳定病情的过程中有着其独特魅力。具体表现除了常规口服中药汤剂之外,尚有针灸、穴位贴敷、膏方等特色疗法。

十一、饮食调护

(1)避免用辛辣刺激性食物,不宜过酸过咸,有过敏史者,忌食海腥发物及致敏性食物。慢性阻塞性肺疾病急性加重期阶段,饮食宜清淡、并多饮水;或食牛奶、蛋汤、馄饨、蛋羹等流质、半流质饮食。

(2)注意饮食摄入充足,以提高患者自身免疫能力,减少疾病复发率。

(3)保持居室空气清新,忌烟戒酒,避免烟尘、异味及油烟等理化因素刺激。

(4)预防感冒,逐渐加强耐寒锻炼,秋冬季节要注意保暖御寒,及时加衣被,防止忽冷忽热,外出时应戴口罩;缓解期要注意劳逸适度,适当锻炼身体以增强体质。

(胡采兴)

第三节 支气管扩张症

一、概述

支气管扩张症是指支气管在组织解剖结构上呈现不可复原性的扩张和变形。主要以慢性咳嗽、咯大量脓痰和/或反复咯血为特征。除少数先天性支气管扩张外，大多继发于鼻旁窦、支气管、肺部的慢性感染，以及支气管阻塞等因素所致。

根据支气管扩张症的临床表现，相当于中医学中的“肺痿”“咳嗽”“痰饮”“咯血”“肺痈”等范畴。本病多见于儿童和青年，往往继发于麻疹、百日咳、流行性感冒、肺炎、肺结核等病之后。在呼吸系统疾病中，其发病率仅次于肺结核。

二、病因病理

支气管扩张症的发生与发展主要有以下几个方面。

(一)外邪犯肺

六淫外邪或平素嗜好吸烟，侵袭于肺，壅遏肺气，肺失宣肃，上逆生痰作咳，或咳伤肺络，致使血溢于气道，随咳而出。在六淫外伤中，尤以热邪与燥邪引起咯血之症最为多见。

(二)肝火犯肺

多因情志不遂，肝气郁结，日久则气郁化火，肝火上逆，既可煎液为痰，也易灼伤肺络；或因忽然暴怒伤肝，气逆化火，损伤肺络而出现咯血之症。

(三)肺肾阴虚

系因病久而致肾水亏虚，五行金水相生，肾水亏虚必致肺之津液亏虚，日久则肺肾之阴俱虚，水亏则火旺，以致虚火内炽，炼津成痰，甚则灼伤肺络而引起咯血。

(四)气不摄血

多因慢性咳嗽，迁延日久，又逢劳倦过度；或饮食失节，恣酒无度；或情志内伤；或外邪侵袭，更伤正气的情况下，以致正气极度虚衰，血无所主，不循经而外溢入气道，亦会出现咯血症状。

总之，本病的病理环节不外乎火、气、虚、瘀、痰。在临床上，这些病理因素常夹杂互见，且互相影响和转化，致使病情复杂难治。

三、诊断

(一)临床表现

1.病史

常有呼吸道慢性感染或支气管阻塞的病史。

2.症状

多数患者有反复咳嗽、咳痰和咯血症状。

(1)化脓性支气管扩张：继发感染时，出现发热、咳嗽加剧、痰量增多、痰黏脓样、有厌氧菌感染时可有恶臭味；痰液收集于玻璃瓶中静置后出现分层的特征：上层为泡沫，下悬脓性成分；中层为混浊黏液;下层为坏死组织沉淀物。反复感染时,往往有呼吸困难和缺氧等表现。

(2)单纯性支气管扩张:患者长期反复咳嗽、咳痰,但无明显继发感染。

(3)干性支气管扩张:患者无咳嗽、咳痰及全身中毒症状,但有反复咯血,血量不等。其病变多位于引流良好的上叶支气管。

(4)先天性支气管扩张:如 Kartagener 综合征,表现为囊状支气管扩张、心脏右位、鼻窦炎和胰腺囊肿性纤维病变。

3.体征

早期或干性支气管扩张可无异常肺部体征,病变重或继发感染时常可闻及下胸部、背部固定而持久的局限性粗湿啰音,有时可闻及哮鸣音,部分慢性患者伴有杵状指(趾)。出现肺气肿、肺心病等并发症时有相应体征。

(二)实验室检查

继发感染时白细胞计数及中性粒细胞比例增加,痰涂片及培养可发现致病菌。结核性支气管扩张时痰结核菌可为阳性。

(三)特殊检查

1.影像学检查

在胸部 X 线平片上患者患侧可有肺部纹理增粗、紊乱,柱状支气管扩张典型表现为轨道征,囊状支气管扩张可见蜂窝状(卷发状)阴影,继发感染时病变区有斑片状炎症阴影,也可以出现液平,且反复在同一部位出现。肺部 CT 检查显示支气管管壁增厚的柱状扩张或成串成簇的囊状改变,已基本取代支气管造影。支气管造影可以明确支气管扩张的部位、形态、范围和病变的严重程度,主要用于准备外科手术的患者。

2.肺功能检查

其变化与病变的范围和性质有一定关系。病变局限,肺功能可无明显改变。一般而言,柱状与梭状扩张,肺功能改变较轻微;囊状扩张对支气管肺组织的破坏较严重,可影响肺功能改变。早期由小支气管阻塞而引起者,往往表现为阻塞性通气功能障碍;随着病变的加剧和小血管的闭塞,可发展至通气/血流比例失调,动静脉分流和弥散功能障碍。对有咯血的患者,肺功能检查应在血止 2 周以上,病情较为稳定时进行。

3.支气管镜检查

当支气管扩张呈局灶性且位于肺段支气管以上时,支气管镜可发现弹坑样改变,可以发现部分患者的出血部位和阻塞原因。

四、鉴别诊断

(一)慢性支气管炎

多发生在中年以上的患者,在气候多变的冬、春季节咳嗽、咳痰明显,多为白色黏液痰,感染急性发作时可出现脓性痰,但无反复咯血史。听诊双肺可闻及散在干湿啰音。

(二)肺脓肿

起病急,有高热、咳嗽、大量脓臭痰;X 线检查可见局部浓密炎症阴影,内有空腔液平。急性肺脓肿经有效抗生素治疗后,炎症可完全吸收消退。若为慢性肺脓肿则以往多有急性肺脓肿的病史。

(三)肺结核

常有低热、盗汗、乏力、消瘦等结核毒性症状,干湿啰音多位于上肺局部,X线胸片和痰结核菌检查可做出诊断。

(四)先天性肺囊肿

X线检查可见多个边界纤细的圆形或椭圆形阴影,壁较薄,周围组织无炎症浸润。胸部CT检查和支气管造影可助诊断。

(五)弥漫性泛细支气管炎

多发于40～50岁中年人,有慢性咳嗽、咳痰、活动时呼吸困难,常伴有慢性鼻窦炎,胸片和胸部CT显示弥漫分布的小结节影,血清冷凝集效价增高64倍以上可确诊,大环内酯类抗生素(红霉素、阿霉素、克拉霉素、罗红霉素)治疗有效。

五、并发症

本病的并发症有肺炎、肺脓疡、肺气肿、肺心病和肺性骨关节病。

六、中医证治枢要

本病主要表现为痰热阻肺,热盛伤络,久则乃至气虚血瘀。故其治疗大法是在急性发作阶段,以清热、排痰、止血为主;缓解阶段,则以养阴润肺、益气化瘀为主;对于温燥伤阴药物,应慎用或不用为宜。

本病多数反复咯血,故止血常是其治疗的重心。一般而言,对于支扩咯血者,采用降气止血法较为重要。因肺主气,性善肃降,气有余便是火,气降则火降,火降则气不上升,血随气行,无上溢咯出之患。

支扩咯血四季皆有,但由于季节不同,时令主气各异,且因患者素体阴阳属性各有所偏,虽同为咯血但临床脉证表现不同,因而其治法也不相同。如春季风木当令,肝气升发,平素肝郁之人,感受外邪,表现以肝旺气逆者较为多见;交秋暑热、秋燥之邪易灼伤肺津,阴亏之人感之尤甚,临床阴虚火旺者则较多见;而秋冬天气转冷,感受寒邪郁而化热,表现为肺热亢盛者颇不少见。在治疗上根据气、血、热三者的关系,热偏盛者以清肺泄热,邪去热清,妄行之血可不止而血止;偏阴虚火旺者宜以滋阴降火,阴复火降则血宁;气逆肝旺者治以平肝降气,致使气降火降,血由气摄,咯血遂愈。

七、辨证施治

(一)痰热蕴肺

主症:咳嗽胸闷,痰黄黏稠,咯血鲜红或痰中带血,或有身热,便秘溲赤。舌苔薄黄或黄腻、质红,脉弦滑数。

治法:清热泻肺,凉血止血。

处方:银翘栀芩汤加减。银花30 g,连翘15～30 g,黄芩12 g,焦山栀12 g,丹皮9 g,花蕊石12 g,白茅根30 g,七叶一枝花15 g,天葵子15 g,金荞麦根30 g,仙鹤草30 g,桑白皮12 g。

阐述:方中银花、七叶一枝花、天葵子、金荞麦根具有较强的清热解毒、抗感染作用。如痰及呼气有臭味,痰培养有铜绿假单胞菌或厌氧菌感染时,可加用白毛夏枯草15 g或鱼腥草30 g;咳痰不爽和气息粗促时,酌用桔梗9～15 g、葶苈子12 g;如咯血量多难止者,可加十灰散10 g,分

2 次/天冲服。本方组合意在直折病势，但药性多偏于寒凉，对脾胃虚弱的患者，必要时可酌减剂量，或稍佐健脾和胃之品，如鸡内金、炒麦芽、法半夏、薏苡仁、陈皮等。寇焰等应用自拟清热凉血止血中药汤剂辨证论治，以 2 周为 1 个疗程观察疗效，结果能有效止血和缓解临床症状，总有效率达 93.33%。

（二）肝旺气逆

主症：咳嗽阵作，胸胁苦满或隐痛，咯血鲜红，心烦易怒，口苦而干，咳时面赤。舌质红，苔薄黄，脉弦数。

治法：清肝泻肺，降气止血。

处方：旋覆代赭汤合泻白散、黛蛤散加减。旋覆花（包）12 g，代赭石 30 g（先煎），甘草 6 g，桑白皮12 g，黄芩 12 g，焦山栀 12 g，姜半夏 9 g，藕节 9 g，丹皮 12 g，黛蛤散（包）12 g，仙鹤草 30 g，夏枯草 12 g，花蕊石 12 g（先煎）。

阐述：本型患者多有心情不舒、情志郁怒等诱因，发病时间可在春升阳动季节。临床上常须肺肝同治，目的在于清肝以平其火，降气以顺其肺，凡属肝旺气逆而致咯血者均可用此组方治疗。如胸痛胁胀明显者，加瓜蒌皮 15 g、广郁金 10 g；大便干结者，加生大黄 10 g；少寐者加夜交藤 30 g、合欢皮 15 g；口干咽燥明显者，宜加鲜石斛 30 g、玉竹 15 g 或羊乳 30 g。

（三）气虚失摄

主症：长期卧床不起，体质较为虚弱，久咳不已，痰中带血，或纯咯鲜血，并伴有神疲乏力，头晕气喘，心慌心悸。舌质淡胖，苔白，脉细弱无力等。

治法：益气摄血，宁络止咳。

处方：参冬饮、牡蛎散、宁血汤合方化裁。党参 15～30 g，黄芪 30 g，麦冬 12 g，牡蛎 30 g（先煎），川贝母 9 g，杏仁 9 g，阿胶 15 g（烊冲），北沙参 30 g，仙鹤草 30 g，旱莲草 15 g，生地黄 30 g，白茅根 30 g。

阐述：气虚失摄型支气管扩张咯血临床虽为少数，但往往是病情较为深重且易于发生变证的患者，治疗常须大剂量参芪等益气药并用，方能起到摄血止血的功能。若忽然出现大量咯血、汗出、肢冷、脉微欲绝者，乃属气虚血脱之危候，此时可用独参汤投治，以别直参 10 g 左右煎汤立服，常可见效。待血止及病情稳定时再以益气养血、润肺止咳善后。也可以上方为基础，加上一些健脾理气、凉血活血药，制成膏剂长服，这有助于提高机体免疫功能，增强抵御外邪的能力，减少或抑制支气管扩张症和咯血的复发。

（四）阴虚肺热

主症：咯血停止，但常咳嗽、少痰，或见气短、盗汗、低热，胸膺不舒，口舌干燥，五心烦热。舌质偏红黯，苔薄少或乏津，脉弦细带数。

治法：益气养阴，清肺化瘀。

处方：生脉散合百合固金汤加减。太子参 30 g，麦冬 12 g，五味子 6 g，生地黄 15 g，熟地黄 15 g，百合 12 g，当归 12 g，绞股蓝 15～30 g，川贝母 9 g，甘草 6 g，玄参 12 g，丹皮 12 g，赤芍 12 g。

阐述：此多见于支气管扩张症症状的缓解阶段。本方以生脉散益气养阴，用百合固金汤清肺润燥。加上当归、赤芍、丹皮、川贝等药，既可化瘀，又可止咳；如有脾胃虚弱，运化不及，食欲较差者，可减去方中滋腻之药，加用怀山药 15 g、鸡内金 10 g、谷麦芽各 12 g、薏苡仁 15～30 g 以健脾助运；有明显低热，不一定属阴虚内热，大多数常是由于感染未能控制的缘故，若处理不当，往往有可能再度出现急性复发。因而，有时须选用鱼腥草 30 g、七叶一枝花 15 g、金荞麦根 30 g、虎杖

30 g 等清热解毒类药以控制感染。但要注意的是，若低热确属阴虚所致者，则可酌用银柴胡 9 g、地骨皮 15 g、白薇 9 g 等清虚热类药进行治疗。曹世宏教授根据多年临床经验创立以具有养阴润肺、清热化痰、凉血行瘀的"支扩宁合剂"，临床实践证明支扩宁合剂治疗可以明显降低患者白细胞及中性粒细胞总数，减少致炎性细胞因子 IL-8 和 TNF-α 的释放，对中性粒细胞弹性蛋白酶有较好的抑制作用，其治疗组有效率 93.33%。

八、特色经验探要

(一)关于"清法"的临床应用

"清法"是中医临床应用于治疗热证以清除热邪的一种重要的治法。"清法"所用的药物，目前常用的分类法大致有两种：一是根据其功能分为清热泻火类药、清热凉血类药、清热解毒类药和清热燥湿类药等四种；其次是按其性味分为苦寒清热类药、甘寒清热类药及咸寒清热类药三种。多年的实践表明，支气管扩张症的病理基础多为阴虚肺热或痰火互结，如因外邪诱发而引起急性发作者，其临床表现一般为实热证，此时常须应用苦寒类药以清热泻火；邪热过甚而致肺气不通者，还可兼用清热通里的大黄等药；若热伤血络，迫血妄行而出现咯血症状者，则宜酌用凉血止血及清热生津之品。但应指出的是，苦寒泻火药和清热通里药过量或久用有败胃伤脾之弊；尤其对久病及脾胃虚弱者，攻伐太过有时会导致水与电解质紊乱的可能，故使用这类清热祛邪药，则宜中病即止。此外，对伴有副鼻窦炎和支气管哮喘的支气管扩张症患者，在原有"清法"的基础上适当加用透窍和平喘类药物，对提高其临床疗效可能会起到较好的作用。

至于表现为虚热证者，大多见于支气管扩张症的稳定阶段。此时，阴虚内热的矛盾较为突出，但也可能存在有余邪未尽的情况，除应用益气养阴药外，选用一些甘寒清热药相配伍，对生津润肺以加强清其虚热不无裨益。这类药物虽可长用，但也须警惕滋润太过而引起助湿碍脾的弊端，因而使用时间过久时，酌加理气悦脾药，实属必要。

(二)关于炭药止血的临床运用

炭药首载于《黄帝内经》。自元代葛可久《十药神书》中提出"红见黑则止"，一直是中医创制和临床应用炭药止血的理论指导。中药制炭为黑色，是否均能止血；止血中药是否均需制炭。近年的研究认为，大多数止血中药制炭后确有增强止血的作用，如槐米、蒲黄、贯众、茜草等，制炭之后可使出血及凝血时间明显缩短，一些炭药不仅止血效果增强，而且其他方面的作用亦多优于生品，如地榆炭不但收敛止血功效增强，且其抑菌抗感染及促进病灶吸收等方面的作用均远胜于生品；另有一些原不具有明显止血作用的中药经制炭后也能产生止血效果，如棕榈、荆芥、血余(头发)等，制炭后则能产生良好的止血作用；但也有少数中药制炭后止血作用反而下降者，如当归、旱莲草、侧柏叶、鸡冠花等。由此可见，绝非一切中药制炭后均能达到止血，也并不全与前人"红见黑则止"的理论观点相吻合。至于炭药的止血机制，现代药理实验结果认为其作用往往是多环节、多通道的，据不少学者推测此可能与钙离子、鞣质、微量元素及其他尚未清楚的止血成分有关。

在临床上，支气管扩张所引起的咯血是最常见的血证之一，应用炭药治疗也一直为历代医家所推崇。但本症咯血的原因很多，有寒有热，有虚有实，证候表现也各有不同，因此必须在辨证的基础上，积极吸取现代的研究成果和治疗经验，根据其不同的证型，分别采用具有相应止血作用的炭药，使之能发挥出较佳的止血效果。

(三)关于膏方的应用

膏方是中医的一种重要剂型，具有祛病强身、延年益寿的独特功效。主要适用于久病体虚和伴有慢性疾病而影响气血生化、流通或导致脏腑功能失调者的治疗。其优点较多，不仅药味适口、服用方便，而且药效长而持久，并能起到健脾益气，滋养肺肾的良好作用，同时膏方适应性广，长期服用无明显不良反应，因而深受病家欢迎。多年的临床实践已充分证明，对于长期反复发作的支气管扩张症及伴有咯血的患者，采用膏方治疗尤为适宜。

此外，如无条件制膏者，也可用现成中药膏剂调治，如琼玉膏、二冬膏、枇杷膏，这类清淡之"素膏"具有滋润脏腑之功，却滋而不黏、润而不滞。若用滋而补虚、润而泽脏的阿胶、鳖甲胶、鹿角胶及水陆二仙胶等"荤膏"。由于虑其有胶而碍滞之弊，故用之须注意三点：一是掌握调补与病邪的关系，即攻三补七，还是补三攻七，过于滋腻反而达不到调补的目的；二是"荤膏"初宜量少，或逐年添增，使机体对胶滋膏药有一个适应过程；三是应与疏调气机的中药同用。总之，膏方的调补，以不妨碍祛除病邪，协调脏腑的作用为要。

(四)关于药物穴位注射疗法

近年，周佐涛等对支气管扩张伴咯血患者应用鱼腥草注射液 4 mL 于双侧孔最穴进行注射，每天1 次，连续 7 天，先后共治疗 49 例患者，其总有效率为 93.88%。因而认为，药物穴位注射治疗支气管扩张咯血有较好的近期效果，不良反应少，且经济方便，可作为本症的辅助疗法而予以研究和推广。

九、西医治疗

(一)控制感染

急性发作阶段应积极使用足量抗生素控制感染，同时应根据革兰氏染色或细菌培养及药敏试验来选择有效抗生素的使用，甚至考虑支气管镜取标本。支气管扩张由于能致病的病原菌种类多、耐药菌的存在、肺结构破坏等因素造成抗生素选择复杂。常见病原菌为流感嗜血杆菌、肺炎链球菌或口腔混合菌群，可选用氨苄西林、羟氨青霉素或复方新诺明。出现金黄色葡萄球菌可选用耐酶青霉素类或头孢菌素类，囊性纤维化或囊状支气管扩张患者急性发作时，铜绿假单胞菌往往是主要致病菌，通常需要联合用药。耐药假单胞菌可使用具抗假单胞菌活性的 3 代头孢菌素如头孢他啶(1～2 g 每次，每天 2～3 次)、头孢哌酮(1 g 每次，每天 2～3 次)等联合具抗假单胞菌的氨基糖苷类，如阿米卡星、妥布霉素或西索米星等，或选用亚胺培南西司他丁(1.0～1.5 g/d，分 2～3 次静脉滴注)，或选 β-内酰胺酶抑制剂的抗生素如替卡西林/克拉维酸、头孢哌酮/舒巴坦(6～9 g/d，分 2～3 次静脉滴注)、哌拉西林/他唑巴坦(9.0～13.5 g/d，分 2～3 次静脉滴注)等。必要时联合具抗假单胞菌的氨基糖苷类。一般持续用至体温正常，痰量明显减少后 1 周左右，缓解期不用抗生素。

对重症患者一般需静脉用药，雾化吸入抗生素如庆大霉素 3 天能减少痰量，使痰液稀释，从而改善肺功能，用大环内酯类药物如阿奇霉素 500 mg，每周 2 次，连用 6 个月能显著减少急性发作次数，改善机体免疫调节能力。而伊曲康唑可用于变应性支气管肺曲霉病(ABPA)的治疗。

(二)促进排脓

1.体位引流

根据病变部位采取不同体位，将患肺位置抬高，使被引流的支气管开口朝下。同时，可嘱患者作深呼吸及咳嗽，并帮助拍背，以促使痰液之流出。但对于体质十分虚弱及伴有严重心肺功能不全或大咯血的患者则应慎用。

2.祛痰剂

溴己新 16 mg,每天 3 次,口服;或化痰片 0.5 g,每天 3 次,口服;或氯化铵甘草合剂 10 mL,每天3 次,口服;或氨溴索片 30 mg,每天 3 次口服;或吉诺通胶囊 300 mg,每天 3 次餐前口服;必要时应用氨溴索注射液静脉注射。

3.支气管扩张剂

部分患者存在支气管反应性增高或炎症的刺激,可出现支气管痉挛,影响痰液排出,故可用雾化吸入异丙托溴铵及特布他林等,或口服氨茶碱 0.1 g,3～4 次/天以助化痰。

4.支气管镜吸痰

如果体位引流痰仍难排出,可经支气管镜吸痰,及用生理盐水冲洗稀释痰液,也可局部注入抗生素。

(三)咯血的处理

1.中等量至大量咯血者的治疗

立即用垂体后叶素 5～10 U 加入 25%葡萄糖注射液 20～40 mL 中缓慢静脉注射(10～15 分钟注完),注射完毕后则以 10～20 U 加入 10%葡萄糖注射液 250～500 mL 中静脉滴注 10～20 滴/分维持。注射本药时,患者宜取卧位,以免引起晕厥;对伴有严重高血压、冠心病、心力衰竭,以及妊娠的患者,需禁用本药治疗。若在用药过程出现血压升高、胸闷不适等表现时则需同时加用硝酸甘油以控制血压及改善心脏供血。

对垂体后叶素禁忌者,可用 0.5%普鲁卡因溶液 10～20 mL 加 50%葡萄糖注射液 20 mL 缓慢静脉注射或 0.5%普鲁卡因溶液 60 mL 加 5%～10%葡萄糖注射液 500 mL 进行静脉滴注,每天 1～2 次。使用本药止血者宜先做皮试,并须缓慢注射;若注射过快,可致头晕、灼热、全身不适、心悸等不良反应;同时,用量也不宜过大,否则可引起中枢神经系统的毒性反应。

对支气管动脉破坏造成的大咯血经药物治疗无效时可考虑采用支气管动脉栓塞法。

2.少量咯血者的治疗

可选用卡巴克络 5～10 mg 肌内注射,每天 2～3 次,出血缓解后改为口服 2.5～5.0 mg 每次,每天 3 次;或酚磺乙胺 2～4 g 加入 5%～10%葡萄糖注射液 500 mL 静脉注射,每天1～2 次;或氨甲苯酸0.1～0.3 g加入 5%～10%葡萄糖注射液 500 mL 静脉注射,每天 2～3 次;或巴曲酶 1 000 U静脉注射或皮下注射。

3.窒息的抢救

立即将患者头部后仰,头低脚高,使躯体与床成 40°～90°角,拍击背部,并迅速吸出气道内的血块。必要时应及时做气道插管或气管切开,呼吸皮囊或呼吸机辅助通气。

(四)外科手术治疗指征

(1)症状明显,病变局限于一叶或一侧肺组织,而无手术禁忌证者。

(2)反复大咯血的患者,如果经内科保守治疗无效而危及生命者,可紧急手术治疗。

(3)如两侧支气管扩张,但主要病变集中在一个肺叶,全身状况和心肺功能良好者,为改善症状,也可考虑进行肺叶切除。但是对两侧广泛支气管扩张或年老体弱、心肺功能不全者不宜手术治疗。

十、中西医优化选择

支气管扩张症的治疗重点是控制感染、排痰及止血，同时要预防和减少其复发。

对于支气管扩张症的急性发作阶段，西医治疗的明显优势是能多途径给药，经过药敏试验所选择的抗生素能较有效地控制感染；一旦出现水、电解质紊乱，则能及时地进行输液及纠正水、电解质失调；中度、重度咯血者，其止血效果较快而可靠；因血块堵塞气管而引起窒息时，可及时做气管插管或气管切开。但过多地应用抗生素，往往易产生胃肠功能失调，出现细菌的耐药性或二重感染，甚至有时会发生变态反应。近几年来，中西医结合的临床和实验研究的结果证明，多数抗生素只有抑菌及杀菌作用，对由细菌所产生的毒素，特别是革兰氏阴性杆菌溶解后产生的内毒素所引起的毒血症状，抗生素无拮抗作用。诚然，中医临床所常用的清热解毒类药物，虽然抑菌和杀菌的效果不强，但却能增强机体的非特异性免疫功能、促进排痰，以及不同程度拮抗内毒素的良好作用。为达到治“菌”、治“毒”、治“痰”，此时，使用中西两法进行治疗，这时加强控制感染、改善全身中毒症状和缩短疗程，无疑会起到较好的作用。此外，在止血方面，中西医也各有长处和短处。一般来说，中、重度咯血西药常为首选，但如效果不大或有严重并发症时，结合中医药治疗有助于巩固和提高疗效，此为优点；轻度咯血则可先选中医药治疗，多数效果显著，由于是辨证用药，其作用不纯是止血，而且还可能具有通调气血及改善肺微循环等多种作用。

随着症状的缓解，如何防止其再度发作，中医治疗则大有作为。根据本病气阴两虚及瘀热内伏于肺的病理特点，采用益气养阴为主，清肺化瘀为辅；或对于反复发作、病程较长，发展至由肺及脾及肾或阴损及阳时，则治疗应予以健脾益胃，重点是调整阴阳、旺盛生化之源，特别是由于长期间断性咯血或大咯血之后体虚未复及出现贫血征象者，本法尤为适用。本病的治疗也与慢性支气管炎、阻塞性肺气肿和支气管哮喘等呼吸系统疾病一样，总的法则是“急则治标”“缓则治本”，只是在病情稳定时治疗有所区别，即前者着重于补阳，后者偏重于补阴而已。方剂可选用十全大补汤合麦味地黄汤及酌加冬虫夏草、巴戟天、杜仲、菟丝子、百合、北沙参等进行治疗；若须长期服用，则宜选用膏方剂型较为妥当。

十一、饮食调护

首先要戒烟，以减少烟雾刺激呼吸道；对酒类、辛辣等刺激性较强的食物也要适当加以控制；同时要避免暴饮暴食，因不适当的饮食可导致痰湿内生，对呼吸道来说是一大忌；此外，患者平素饮食以清淡甘凉为主，多食蔬菜、水果或常食绿豆、薏苡仁等偏凉性食物。

（张　菊）

第四节　肺　　炎

一、概述

肺炎系细菌、病毒、支原体、衣原体、立克次体，以及真菌等致病微生物的原发性或继发性感染引起的呼吸系统疾病。其临床主要特征为畏寒、高热、咳嗽、胸痛、气急或咯铁锈色痰，甚至出现发绀或休克,多发于冬春两季。

本病属中医"温病"范畴。一般多见于"风温""冬温""春温",也可见于"厥脱"。

二、病因病理

本病的病因,一为风温之邪,或风寒外束,郁肺化热;二是正气虚弱、卫外不固或素有肺热,一旦感受外邪,则内外相合而发病。

其病理变化,起始阶段邪热尚浅,病在卫分,主要表现为一系列肺卫症状,此时若邪势不甚,且能及时得到清解,则邪从表散,病情转安。如果正虚邪盛或由于失治、误治,肺卫之邪热不解而内传入里,一是顺传于气分,若气分不解则传入营血;一是逆传心包,扰乱心神、蒙蔽清窍。同时,如热毒亢炽,劫阴伤气,还可以发生亡阴厥脱之变,致使病情更趋严重。

三、诊断

(一)临床表现

1.病史

肺炎球菌性肺炎常有受凉、劳累、雨淋等致病因素。金黄色葡萄球菌性肺炎多见于老人与小儿,常继发于流感、麻疹等呼吸道病毒感染或皮肤疮疖等感染。支原体肺炎以儿童及青年人居多。肺炎衣原体肺炎常在聚居场所的人群中流行,如军队、学校、家庭,通常感染所有的家庭成员,但3岁以下的儿童患病较少。病毒性肺炎多发生于婴幼儿及老年体弱者,常有病毒感染病史。军团菌肺炎主要发生于细胞免疫功能低下,如糖尿病、恶性肿瘤、器官移植、肝肾衰竭者。传染性非典型肺炎人群普遍易感,呈家庭和医院聚集性发病,多见于青壮年,儿童感染率较低。

2.症状

主要表现为畏寒、发热、咳嗽、咳痰、胸痛、气急等。中毒性或休克型肺炎患者可出现烦躁、嗜睡、意识模糊、面色苍白、发绀、四肢厥冷、少尿、无尿及脉速而细弱等神经系统症状及周围循环衰竭危象。典型的肺炎球菌性肺炎痰呈铁锈色;金黄色葡萄球菌性肺炎痰呈脓性或脓血性;肺炎克雷伯杆菌性肺炎痰呈脓性或棕红色胶冻状;铜绿假单胞菌性肺炎痰呈绿色脓痰;支原体性肺炎可有少量黏痰或血痰;病毒性肺炎咯少量黏痰;军团杆菌性肺炎则咯少量黏液痰或有时有血丝。

3.体征

早期肺部体征无明显异常,重症者可有呼吸频率增快,鼻翼翕动,发绀。肺实变时有典型的体征,如叩诊浊音、语颤增强和支气管呼吸音等,也可闻及湿性啰音。并发胸腔积液者,患侧胸部叩诊浊音,语颤减弱,呼吸音减弱。

(二)实验室检查

肺炎球菌性肺炎、金黄色葡萄球菌性肺炎、肺炎杆菌性肺炎等细菌性肺炎血常规检查白细胞总数增加,中性粒细胞比例显著升高,伴核左移或有中毒颗粒。支原体肺炎和病毒性肺炎血常规检查白细胞数正常或略增多。

痰涂片,肺炎球菌革兰氏染色为阳性双球菌;金黄色葡萄球菌亦为革兰氏染色阳性球菌;肺炎克雷伯杆菌及铜绿假单胞菌为革兰氏染色阴性杆菌。痰培养可确定致病菌。支原体肺炎痰培养分离出肺炎支原体则可确诊。病毒性肺炎痰细胞检查胞质内可出现包涵体,病毒分离有助于明确诊断。

(三)特殊检查

1.X 线检查

肺炎球菌性肺炎早期 X 线胸片可见均匀的淡影,大叶实变为大片均匀致密阴影,多呈叶、段分布。金黄色葡萄球菌性肺炎早期呈大片絮状、密度不均的阴影,呈支气管播散;在短期内变化很快,迅速扩大,呈蜂窝状改变伴空洞,常伴脓胸或气胸。肺炎克雷伯杆菌性肺炎呈大叶性肺炎样实变,以上叶多见,水平叶间隙下坠,有不规则透亮坏死区。铜绿假单胞菌性肺炎病变较多呈两侧中、下肺野散在性结节状阴影。支原体性肺炎多数呈片絮状肺段性浸润,密度淡而均匀,边缘模糊的阴影,往往由肺门向外延伸,以肺下野为多见。病毒性肺炎 X 线胸片呈斑点状、片状或密度均匀的阴影,也可见有弥漫性结节状浸润,多见于两肺下野。

2.冷凝集试验

约半数支原体性肺炎患者在第 1 周末或第 2 周初开始出现冷凝集试验阳性,至第 4 周达最高峰,滴定效价在 1∶32 以上,有助于诊断,但特异性不强。

3.补体结合试验

70%～80%的支原体性肺炎患者可出现阳性结果(1∶40～1∶80),第 3、4 周达高峰,对诊断具有重要价值。

4.酶联免疫吸附法(ELISA 夹心法)

支气管肺泡冲洗液或尿液检出军团菌可溶性抗原者,有助于军团杆菌性肺炎的诊断。

四、鉴别诊断

(一)肺结核

肺结核多有全身中毒症状,如午后低热、盗汗、疲乏无力、体重减轻、失眠、心悸。女性患者可有月经失调或闭经等。X 线胸片见病变多在肺尖或锁骨上下,密度不匀,消散缓慢,且可形成空洞或肺内播散。痰中可找到结核分枝杆菌。一般抗菌治疗无效。

(二)肺癌

多无急性感染中毒症状,有时痰中带血丝。血白细胞计数不高,若痰中发现癌细胞可以确诊。肺癌可伴发阻塞性肺炎,经抗菌药物治疗后炎症消退,肿瘤阴影渐趋明显,或可见肺门淋巴结肿大,有时出现肺不张。若经过抗菌药物治疗后肺部炎症不消散,或暂时消散后于同一部位再出现肺炎,应密切随访,对有吸烟史及年龄较大的患者,必要时进一步做 CT、MRI、纤维支气管镜和痰脱落细胞等检查,以免贻误诊断。

(三)急性肺脓肿

早期临床表现与肺炎链球菌肺炎相似。但随病程进展,咳出大量脓臭痰为肺脓肿的特征。X 线显示脓腔及气液平,易与肺炎鉴别。

(四)肺血栓栓塞症

多有静脉血栓的危险因素,如血栓性静脉炎、心肺疾病、创伤、手术和肿瘤等病史,可发生咯血、晕厥,呼吸困难较明显,颈静脉充盈。X 线胸片示区域性肺血管纹理减少,有时可见尖端指向肺门的楔形阴影,动脉血气分析常见低氧血症及低碳酸血症。*D*-二聚体、CT 肺动脉造影(CTPA)、放射性核素肺通气/灌注扫描和 MRI 等检查可帮助鉴别。

(五)非感染性肺部浸润

还需排除非感染性肺部疾病,如肺间质纤维化、肺水肿、肺不张、肺嗜酸性粒细胞增多症和肺血管炎等。

五、并发症

严重败血症或毒血症患者易发生感染性休克，胸膜炎、脓胸、心包炎、脑膜炎和关节炎等。肺脓肿、肺气囊肿和脓胸。心力衰竭、呼吸衰竭、中毒性脑病、感染性休克、败血症、水电解质紊乱等。肺脓肿最常见，其次为脓胸、胸膜肥厚。严重病例可伴发感染性休克，甚至有因脑水肿而发生脑疝者。

六、中医诊治枢要

肺炎系因温热之邪袭肺所致，故其治本以清邪热为主，治标以化痰瘀为主，标本必须兼顾。邪在卫气者，宜以清热解毒、透表散邪为法；邪毒入营血或上扰神明者，应以解毒凉血、清营开窍为要；如正不胜邪，致使热毒内陷，阴竭阳脱，肺气欲绝时，亟当回阳救阴，益气固脱以解其急；如邪热炽盛，热结于肠胃，以致腑气不通，大便秘结者，则及早予以通腑泄热，急于存阴为治。

七、辨证施治

(一)邪犯肺卫

主症：恶寒，发热，咳嗽，口渴，头痛或头胀，胸痛，倦怠。舌苔薄白或微黄，舌边红，脉浮数。

治法：疏风散热，宣肺化痰。

处方：桑菊饮加减。桑叶 9 g，菊花 9 g，甘草 6 g，薄荷(后下)6 g，芦根 30 g，杏仁 9 g，浙贝母 15 g，前胡 12 g，桔梗 9 g，瓜蒌皮 15 g，牛蒡子 9 g，竹叶 9 g，防风 6 g。

阐述：肺炎为风温之邪致病，初起邪在肌表，可以本方疏风散热。但若病势较重，服之发热不退，可用银花 30 g、连翘 15 g、黄芩 12 g、鱼腥草 30 g、金荞麦 30 g；如反增烦渴、高热，则酌加生石膏 30 g、知母 9 g，以阻断邪热进退，防其传里生变。温邪致病，传变最快，往往还来不及治疗，就已出现卫气证候并见，因此临床上决不可拘泥于“到气才可清气”之说，早期就须在疏风解表的同时，酌加清热解毒类药，方能两全。此外，还须注意，凡治风温之证，应以清宣肺气为宜，有咳嗽自不必说，即使没有咳嗽症状，也不能离开清宣肺气之药，因肺气宣通，咯痰易出，治节百脉循行，温热之邪容易外达，此乃避免逆传心包的重要方法之一。所谓未雨绸缪，弭祸于先机。

(二)肺胃热盛

主症：高热不退，剧烈咳嗽，汗出烦渴，呼吸气粗，胸痛便结，咳吐黄痰或铁锈色痰，尿黄赤。舌红，苔黄燥，脉滑数或洪大。

治法：清热解毒，泻肺化痰。

处方：麻杏石甘汤合清肺饮加减。

生石膏 30～45 g，知母 12 g，甘草 6 g，桑白皮 12 g，杏仁 9 g，桔梗 9 g，鲜芦根 30～45 g，枇杷叶 12 g，连翘 15 g，黄芩 12 g，川连 3～4.5 g，山栀 9 g，竹叶 9 g，金荞麦 30 g。

阐述：本型临床表现属肺炎进展期阶段，此时往往高热不退，全身中毒症状较为严重，根据温病“热由毒生，毒寓于邪”的观点，若不速除其毒，则热象难退，势必热势愈炽，以致耗伤津液愈甚，尤其是胃津亏耗或肾液劫灼发展到一定限度，则会演变为诸多急候和变证。由此可见，治热治变之要旨在于解毒清热，生津保液。方中石膏、知母、竹叶、甘草为肺胃实热治疗主药。黄连、黄芩、山栀为苦寒泻火、解毒祛邪要药。历来认为温病最易化火伤阴，故在温病尚未化火之前，主张慎用苦寒之品，因苦具燥意，早用有助火劫液之虑。但表现为热毒亢奋者，选用苦寒，同时配合咸寒、甘寒以泻火解毒，实为必要，所谓“有故无殒亦无殒也”，适时用苦寒，有利无弊。如腑有结热，大便秘结者，则可酌加生大黄 9～12 g、枳实 9～12 g、瓜蒌仁12～15 g等以清里通下，使热毒从下出，从而可收“急下存阴”的效果。此外，由于邪热伤肺，清肃失司，故咳嗽、咯痰、胸痛等肺系症状进一步加重，方中之桑白皮、杏仁、枇杷叶、桔梗、芦根、金荞麦等则具有清肺化痰、生津止咳的功效，特别是金荞麦一药，不仅能菌毒并治，而且可散结化瘀，对改善全身中毒症状及防止其炎症扩展有较好的作用；如果痰中带血，可加藕节 15 g、仙鹤草 30 g 等止血之品。

(三)热毒内陷

主症：高热不退，烦躁不安，咳嗽鼻煽，痰中带血，口渴引饮，神昏谵语，惊厥抽搐，呼吸急促。舌红绛无苔或苔黄黑干燥，脉细数或弦数。

治法：清营开窍，凉血解毒。

处方：清营汤或清瘟败毒饮加减。水牛角 30～50 g，生地 30 g，丹皮 12 g，赤芍 12 g，银花 30 g，连翘 15～30 g，川连 5 g，竹叶 12 g，生石膏 30～45 g，知母 12 g，广郁金 9 g，石菖蒲 9 g，羚羊角片 3～5 g(另炖冲入)，金荞麦 30 g。

阐述：本型证候多见于重症肺炎或并发脑膜炎的患者。凡温毒内陷、逆传心包之时，常出现高热、昏谵、痉厥等中毒症状及神经系统症状，此时的辨治重点除凉血解毒、清热存阴，采用大剂量生地、生石膏、知母、竹叶、黄连、丹皮、金荞麦等药物外，还须注意因“热极生风”及“风痰相煽”而导致扰乱神明的严重局面，如方中之水牛角、羚羊角、广郁金、石菖蒲等尚不足以息风开窍者，则可适当选服安宫牛黄丸、局方至宝丹、紫雪丹等，或用清开灵注射液肌内注射。同时，应予指出的是，肺炎发展至营血分，往往是“热毒”或“火毒”对人体影响的后果，此时人体阴血津液明显耗伤，脏腑的实质损害和功能障碍进一步加重，由于邪热煎熬，阴液亏损，气机阻滞等原因而导致瘀血内生，甚则动血，如方中之赤芍、丹皮等凉血、活血类药仍不足以消弭瘀血时，可酌加丹参 15～30 g、桃仁 9 g，也可用丹参注射液加入葡萄糖注射液进行静脉滴注。

(四)正虚欲脱

主症：高热突降，冷汗频作，面色苍白，唇青肢冷，呼吸急促，鼻煽神疲，甚则烦躁昏谵。舌质青紫，脉微细欲绝。

治法：益气固脱，回阳救逆。

处方：参附汤加减。别直参 9 g，炮附子 15 g，麦冬 12 g，五味子 6 g，龙骨、牡蛎各 30 g(先煎)，甘草 6 g。

阐述：在急性肺炎的病程中，如出现上述临床症状者，为合并中毒性休克之危症。此时须根据中医“急则治标”的原则，及早选用益气养阴固脱、回阳救逆之参附汤及生脉散等方药投治，或选用已经临床与实验研究证明确有快速、明显抗休克作用的中药注射剂，如参附、参麦、参附等注射液进行静脉滴注。另外，必须强调的是，正虚邪盛往往是肺炎较易发生厥脱变证的重要因素，特别是年老体弱者或原有慢性呼吸系疾病的患者，一旦感受温邪则变化最快。因此，在重视扶正的同时，决不可忽视解毒、祛邪、清热的重要作用。不管有无厥脱、昏谵，均须适当应用鱼腥草、银花、金荞麦等药，予以解毒清热，使之邪去正安。

(五)气阴俱伤

主症：咳嗽，低热，自汗，乏力，动则气短，手足心热，食欲欠佳，舌质淡红，苔薄，脉细数或细软。

治法：益气养阴，清热止咳。

处方：竹叶石膏汤合黄芪生脉饮加减。竹叶 9 g，生石膏 30 g，炙甘草 6 g，怀山药 15 g，麦冬 12 g，党参 15 g，杏仁 9 g，黄芪 15～30 g，五味子 5 g，沙参 30 g，金荞麦 30 g，虎杖 30 g，石斛 30 g，丹参 15 g。

阐述：肺炎恢复阶段，临床表现多属邪去正虚，气阴待复，余热未清状态。此时，应用竹叶石膏汤以清热养阴、益气生津，对促进病情的康复很有裨益。但也不可一味纯补，以致温热之邪死灰复燃，因而宜扶正与祛邪清热兼顾。为此，在竹叶石膏汤的基础上，增加金荞麦、虎杖、杏仁、丹参等药以解毒祛瘀、清宣肺气，加强祛邪作用，有助于提高其治疗效果。

八、特色经验探要

（一）解毒清热方药治疗肺炎的临床意义

“毒”是温病重要的致病因素之一。肺炎属于中医温病范畴，因此肺炎的发生、发展、转归，与“毒”无不相关。根据“毒寓于邪，毒随邪入，热由毒生，变由毒起”的温热病发病学的新观点，治疗肺炎的首要措施是祛邪解毒。近年大量的实验与临床研究证明，中医解毒方药在肺炎等温热病中主要是通过以下三个方面的作用而发挥其治疗效果的。

1.抗菌消炎作用

细菌和病毒感染是肺炎发病的主要原因。目前不少学者认为，解毒清热方药多数具有广谱抗病原微生物活性的作用，而且不同的解毒清热方药合用，还可出现抗菌的协同增效，以及延缓耐药性产生等多种药理效果。据多年的临床实践和实验结果显示，解毒清热方药鱼腥草、银花、板蓝根、大青叶、七叶一枝花、穿心莲、虎杖、黄芩、黄连、败酱草、大黄、蒲公英、白花蛇舌草、野菊花，以及清肺汤、清瘟败毒饮对肺部感染性疾病，特别是轻、中度感染的患者，具有较好的抗菌消炎作用。但是，解毒清热方药的缺点是大多数体外抗病原体的有效浓度极高，即使服用较大剂量，在体内也难达到此有效浓度，因此临床应用于治疗重症肺部感染患者，往往不易获得预期的抗菌效果。

2.增强机体免疫功能

免疫是机体非常重要的抗感染防御机制，对感染的发生、发展、恢复及预后具有显著的影响。肺炎热象的临床表现，既可由于微生物病原的毒害所产生，也可源于感染的变态反应而来。现已清楚，解毒清热方药无论对增强非特异性免疫功能，抑或特异性体液或细胞免疫功能，均有广泛的激活作用，因而既能有效地提高机体的抗感染免疫能力，又能明显提高抑制其变态反应。对此，重庆市中医研究所著名中医急症专家黄星垣研究员认为，这种扶正以祛邪的整体解毒清热功能，较之现代抗生素类药物作用的原理，更具有潜在的开拓意义。

3.对抗细菌毒素的毒害作用

肺炎等温病的热象病理表现，都是病原微生物毒素的毒害反应。这些毒素一方面直接造成机体功能紊乱和组织损害，产生中毒症状；另一方面又能损害机体抗感染防御机制，从而加重感染的严重程度。长期以来，人们一直致力于寻找一种治疗细菌毒素血症的有效方法。开始时都把希望寄托于种类众多的抗生素上，但实验研究表明，目前几乎所有的抗生素不仅没有抗细菌毒素作用，反而因杀灭大量细菌，特别是革兰氏阴性菌，致使菌体崩解而释放出更多的毒素，引起更严重的临床症状。近年来，在开展中医急症防治的研究中，发现解毒清热方药的解毒药效，不但能有效地解除病原微生物毒素的毒害作用，而且能减轻其对机体组织的损伤及改善感染中毒症状，同时还能保护机体正常的抗感染防御机制，从而阻止感染的扩展。据一些报道认为，解毒清热方药对抗病原微生物毒素的毒害药效，推测其作用机制，可能与抑制毒素的产生，使毒素减毒灭活；对抗毒素所致机体的功能障碍和组织损害；加速机体对毒素的中和及消除等三因素有关。

总之，解毒清热方药除具有明显改善感染引起的毒血症症状外，还能起到稳定线粒体膜、溶酶体膜、保护细胞器官，以及对抗内毒素所致脂质过氧化损害等良好作用。此外，最近的进一步研究表明，解毒清热方药并有明显抗内毒素所致的休克和弥漫性血管内凝血的效果。目前比较肯定具有抑菌抗毒双重作用的解毒清热中药有穿心莲、蒲公英、玄参、板蓝根、鱼腥草、黄连、败酱草等。因此在临床治疗有明显毒素血症表现的重症肺炎时，这些解毒清热药物应属首选。

（二）关于保阴存津的临床意义

伤阴耗液是肺炎等温热病最常见的病理特征。由于伤阴的结果往往会导致各种变证的发生，同时，阴液的耗损程度直接影响到疾病的预后，故前人特别重视阴液的存亡问题，明确指出“存得一分津液，便有一分生机”，因此保阴存津应一直贯穿于温热病治疗的全过程。根据历来各家的临床治疗经验，存阴保津一般采用以下几种治法。

1.清热护阴

温热病的发热高低久暂，直接影响阴液耗伤的轻重程度。现代研究认为，热生于毒，毒生于邪，故清除热毒的关键则在于及时驱邪。在临床上，肺炎初期，邪在于表，治以解表透热，多以银翘散或桑菊饮等辛凉之剂祛除表邪，并重用鲜芦根以养阴清热；如渴甚者，加天花粉；热渐入里，可加细生地、麦冬保津存阴；小便短赤者，则加知母、黄芩、栀子之苦寒与麦冬之甘寒合化阴液以治其热。肺炎至进展期，邪在气分，热势炽盛，但伤阴不重者，仍宜祛邪为主，可用白虎汤等方药以清热保津；如见“脉浮大而芤，汗大出，微喘，甚至鼻孔煽者”，则加人参以益气生津。

2.通下存阴

热结肠胃，伤阴耗液日重，此时宜采用通腑泄热，使邪热直接排出体外而达到保存津液的目的。前人对温热病早就总结了一条极有成效的治疗经验，就是“下不宜迟”“急下存阴”，其常用的方剂多以大黄为主药的大承气汤、增液承气汤和宣白承气汤等。但在临床应用清下方治疗肺炎表现为腑实证候时，必须注意患者体质的强弱、正邪虚实状况，以及病情的轻重程度，掌握好早期应用指征和急下指征则至关重要。

3.扶正救阴

热毒不燥胃津，必耗肾液，这是温热病邪伤阴的两个主要方面。救胃津肾液则应分别从甘寒生津、咸寒滋阴立法。甘寒生津有五汁饮、沙参麦冬汤、雪梨浆频频饮之；咸寒滋阴可用加减复脉汤、大小定风珠等以复其津液，阴复则阳留，疾病向愈有望。至于“阴既亏而实邪正盛”者，宜祛邪养阴并重，可选用青蒿鳖甲汤、黄连阿胶汤或玉女煎加减投治较为适宜。

与此同时，热盛伤阴之后，在治疗过程中，要注意的问题：一忌发汗，因汗之必重伤其阴，病不但不解，反张其焰而加重病情，且误汗伤阴，必扰乱神明导致内闭外脱之变；二禁渗利，因热盛伤阴所致小便不利者，若强用五苓、八正之属利尿，势必更耗其阴，火上加油，则致变证丛生；三是不可纯用苦寒，因苦能化燥伤阴，用于治疗温热病无异于炉火添薪，使灼液伤津更为严重，故历来主张用于治疗热证，应与甘寒并进，方不致偾事；四则不可妄用攻下，温病治疗虽认为“下不宜迟”，但并非无所禁忌，攻下不当反徒伤正气，甚至引邪深入，发生亡阴之变证。一般而言，凡温病下后脉静，身不热，舌上津回，十数天不大便者。不可再用攻下，这是下后阴液已虚之表现。如果邪气复聚，必须用之，则宜攻补兼施，以防阴竭阳脱的发生。

(三)凉肝息风法的抗痉厥作用

在肺炎发展过程中,由于邪热内入营血,扰乱心神,内动肝风,往往引起神志昏迷、四肢抽搐,甚至肢体厥冷的严重症状而造成不良后果。因此,掌握好痉厥的辨证,及时用药治疗,将有助于临床疗效的提高。在临床上,肺炎发痉大多数见于高热阶段,毒血症状明显或肺炎并发脑膜炎时,此即所谓"热极生风"。但也有时见于肺炎后期,由于精血内损,肝肾阴亏,水不涵木,虚风内动引起。此时,治疗大法非凉肝息风不可,一般可选用羚角钩藤汤,若效果不明显,则宜清营透热、凉肝息风并施,在应用清营汤的基础上加用羚羊角 3~5 g、钩藤 12~15 g,并服紫雪丹,对抗痉厥有较好作用。

九、西医治疗

(一)抗生素治疗

1.肺炎球菌肺炎

首选青霉素 G,用药途径及剂量视病情轻重及有无并发症而定:对于成年轻症患者,可用 240 万~480 万单位/天,分 3~4 次肌内注射或静脉滴注;对青霉素过敏者,或耐青霉素或多重耐药菌株感染者,可用头孢噻肟 2~4 g/d,每天 2~3 次,或头孢曲松钠 2 g/d;氟喹诺酮类药物亦可选用,如左氧氟沙星 0.4~0.5 g/d,莫西沙星 0.4 g/d。

2.金黄色葡萄球菌肺炎

院外感染轻症患者可以选用青霉素 G,240 万~480 万单位/天,分 3~4 次肌内注射或静脉滴注,病情较重或院内感染者宜选用耐青霉素酶的半合成青霉素或头孢菌素,如苯唑西林钠 6~12 g/d,分次静脉滴注,或4~8 g/d,分次静脉滴注等,联合氨基糖苷类如阿米卡星 0.4 g/d 等亦有较好疗效。阿莫西林、氨苄西林与酶抑制剂组成的复方制剂对产酶金黄色葡萄球菌有效,亦可选用。对于 MRSA 感染者,则应选用万古霉素1~2 g/d分次静脉滴注,或替考拉宁首日 0.4 g 静脉滴注,以后 0.2 g/d,或利奈唑胺 0.6 g 每12 小时 1 次静脉滴注或口服。

3.肺炎克雷伯杆菌性肺炎

常选用第 2 代、第 3 代头孢菌素,如头孢呋辛 3~6 g/d,头孢哌酮 2~4 g/d,分次静脉滴注或肌内注射,病情较重者可联合氨基糖苷类或氟喹诺酮类。但目前随着 3 代头孢的广泛使用,部分地区肺炎克雷伯杆菌产ESBLs多见,常呈多重耐药,故选择时常选用含 β-内酰胺酶的复合制剂,如头孢哌酮舒巴坦钠 4~6 g/d,分 2~3 次静脉滴注,对于危重症患者可选用碳青霉烯类药物,如亚胺培南西司他丁 1.0~1.5 g/d,分 2~3 次静脉滴注。

4.铜绿假单胞菌性肺炎

哌拉西林 2~3 g,每天 2~3 次肌内注射或静脉滴注,或头孢他啶 1~2 g/d,每天 2~3 次,或庆大霉素16 万~40 万单位/天,分次肌内注射,或环丙沙星 0.4~0.8 g/d,分 2 次静脉滴注。对于顽固或重症病例,可用哌拉西林舒巴坦钠 9.0~13.5 g/d,分 2~3 次静脉滴注,或头孢哌酮舒巴坦钠6~9 g/d,分 2~3 次静脉滴注。必要时多种抗生素联合应用以增加疗效。

5.军团菌肺炎

阿奇霉素或克拉霉素 500 mg 静脉滴注或口服,或左氧氟沙星 0.5 g 静脉滴注或口服,或莫西沙星0.4 g静脉滴注或口服。

6.肺炎衣原体肺炎

首选红霉素,1.0~2.0 g/d,分次口服,亦可选用多西环素或克拉霉素,疗程均为 14~21 天。

或阿奇霉素 0.5 g/d，连用 5 天。氟喹诺酮类也可选用。

7.肺炎支原体肺炎

大环内酯类抗菌药物为首选，如红霉素 1.0～2.0 g/d，分次口服，或罗红霉素 0.15 g，每天 2 次，或阿奇霉素 0.5 g/d。氟喹诺酮类及四环素类也用于肺炎支原体肺炎的治疗。疗程一般 2～3 周。

8.病毒性肺炎

(1)利巴韦林：0.8～1.0 g/d，分 3～4 次服用；静脉滴注或肌内注射每天 10～15 mg/kg，分 2 次。连续5～7 天。

(2)阿昔洛韦：每次 5 mg/kg，静脉滴注，一天 3 次，连续给药 7 天。

(3)更昔洛韦：7.5～15.0 mg/(kg・d)，连用 10～15 天。

(4)奥司他韦：75 mg，每天 2 次，连用 5 天。

(5)阿糖腺苷：5～15 mg/(kg・d)，静脉滴注，每 10～14 天为 1 个疗程。

9.传染性非典型肺炎

一般性治疗和抗病毒治疗同病毒性肺炎。重症患者可酌情使用糖皮质激素，具体剂量及疗程应根据病情而定，甲泼尼龙一般剂量为 2～4 mg/(kg・d)，连用 2～3 周。

(二)抗休克治疗

重症肺炎可以并发感染性休克，此时在应用强有力的抗生素同时还需要尽快进行抗休克治疗，使生命体征恢复正常。

1.液体复苏

补充血容量是抗休克的重要抢救措施，一旦临床诊断感染性休克，应尽快积极液体复苏，可先给予右旋糖酐-40 500～1 000 mL，继而补充各种浓度的葡萄糖注射液、林格液或平衡盐液等。最好监测中心静脉压以指导输液，尽快使中心静脉压达到 1.1～1.6 kPa(8～12 mmHg)；尿量＞0.5 mL/(kg・h)。

2.纠正酸中毒

动脉血 pH＜7.25 者，可适当应用 5％碳酸氢钠溶液静脉滴注处理。所需补碱剂量(mmol)＝目标 CO_2 结合力－实测 CO_2 结合力(mmol/L)×0.3×体重(kg)。

3.糖皮质激素应用

严重感染和感染性休克患者往往存在有相对肾上腺皮质功能不足，应用肾上腺糖皮质激素，可稳定机体受累部分的细胞膜，保护细胞内的线粒体和溶酶体，防止溶酶体破裂等。对于经足够的液体复苏仍需升压药来维持血压的感染性休克患者，推荐静脉使用糖皮质激素，氢化可的松 200～300 mg/d，分 3～4 次或持续给药。因使用大剂量肾上腺皮质激素，常能引起体内感染的扩散，以及水与电解质的紊乱，故休克一经改善，则应尽快撤除。

4.应用血管活性药物

在补足血容量及纠正酸中毒的基础上，若血压仍不能恢复正常范围，休克症状仍为改善者可以给予血管活性药物。多巴胺作为感染性休克治疗的一线血管活性药物，多巴胺兼具多巴胺能与肾上腺素能 α 和 β 受体的兴奋效应，在不同的剂量下表现出不同的受体效应。一般先用多巴胺 10～20 μg/(kg・min)，静脉滴注；如无效可改用去甲肾上腺素 0.03～1.50 μg/(kg・min)，静脉滴注；如果仍无效则可以考虑加用小剂量血管升压素(0.01～0.04 U/min)，无须根据血压调整剂量。必要时，可选用山莨菪碱 10～20 mg，每 15～30 分钟 1 次，静脉注射；待面色转红，眼底血管痉挛和毛细血管血充盈好转，微循环改善，脉差加大，血压回升后，逐渐延长给药间期。但要注意，血管活性药用药时间不宜超过 10 小时，休克控制后，应逐渐减缓滴速，乃至撤除。同时，补液应控制速度，不宜过速，以免引起肺水肿。

5.防治心肺功能不全

心力衰竭者，可用毛花苷 C 0.2～0.4 mg 或毒毛花苷 K 0.125～0.250 mg 加 50%葡萄糖注射液20～40 mL，缓慢静脉注射，若应用后症状不能改善，可以考虑应用多巴酚丁胺 2～20 μg/(kg · min)增加心排血量；同时应用祛痰剂以保持呼吸道通畅，呼吸困难及发绀明显者应予吸氧，若吸氧后仍不能纠正低氧血症者应当使用呼吸兴奋剂或者机械通气治疗。

十、中西医优化选择

近年来的临床观察表明，一般轻中度肺炎等急性感染性疾病，中医药的疗效尚属满意。至于对重症肺炎，因中医药的有效剂型单调，急救手段不多，故临床疗效起伏，不够稳定，这显然与具有速效、高效及敏感性强的抗生素相比，难以匹敌。但是，抗生素也有其不足之处，除有变态反应、长期应用易引起耐药外，不但无抗细菌毒素作用，而且反因杀灭大量细菌使菌体破裂释放出更多的毒素，引起更加严重的临床症状，甚至增加休克的发生率。解毒清热药虽在抑菌抗感染症方面不及抗生素，然抗细菌毒素作用则独占鳌头。因此，集中中西医两法的治疗特长，相互取长补短，发挥“菌毒并治”的良好作用，无疑有助于提高急性肺炎的临床疗效。

值得指出的是，对于严重的细菌性肺炎，特别是高年体虚或原有宿疾的患者，常常伴有机体免疫功能、非特异抵抗力及适应、代偿和修复能力的低下，此时即使施用高敏感、大剂量的抗生素，也往往难以奏效，但倘能及早合用中医益气养阴方药，则常能取得意料不到的效果。

在休克型肺炎的治疗中，经过补充血容量、纠正酸中毒、重用激素及应用血管活性药物等措施之后，能有效地纠正休克状态；近年虽也有参附注射液、参麦注射液、参附青注射液等抗休克的中药新剂型问世，但效果不如西药治疗来得迅速有力。尽管如此，若在抗休克过程中，配合中医回阳救逆药治疗，也已证明有助于低血压休克的逆转和稳定；同时，对使用西药升压药物而不易撤除者，加用中药后，西药升压药物则较易于减量和撤除，且又无西药的不良反应，这显然是中医药抗休克作用的一大优势和特色。

总而言之，从当前重症肺炎的治疗发展前景和趋势分析，必须把更新急救手段与研制速效、高效的新型制剂结合起来，这样才有可能提高其临床治疗水平。在这方面西医显然居于优势地位，但是由于这些新型抗感染的新制剂，多具有严重的医源性并发症，而且这个问题在短期内还不可能得到有效的解决，所以其优势也会变为劣势。目前已有多种中成药注射剂应用于肺炎，如双黄连注射液、痰热清注射液、炎琥宁注射液等。双黄连注射液药物组成为金银花、黄芩和连翘等，用于外感风热引起的发热、咳嗽、咽痛。适用于细菌及病毒感染的上呼吸道感染、肺炎等。药理作用显示对金黄色葡萄球菌、肺炎球菌、溶血性链球菌、痢疾杆菌等有一定的抑制作用。痰热清注射液的主要成分是黄芩、胆粉、山羊角、金银花和连翘，与头孢曲松钠治疗急性肺炎相比较，痰热清与头孢曲松钠疗效相当，充分说明痰热清注射液具有很好的消炎、抗病毒作用，且用药安全，不良反应小，不易产生抗药性。炎琥宁注射液临床治疗小儿肺炎过程中无论在退热、止咳、促进肺部啰音吸收及 X 线、血象恢复等方面都有较好的效果，而且炎琥宁注射液安全、有效，无明显毒副作用，无耐药性。

十一、饮食调护

肺炎初起，病在肺卫者，可用菊花 10 g 开水冲泡，饮用；高热期间，患者宜素净、水分多、易吸收的食物，如绿豆汤、焦米汤、花露、果汁、蔗浆；热初退，宜低脂、富有营养之软食；由于肺炎后期津液亏耗者，可用甜水梨大者 1 枚，切薄，新汲凉水内浸半日，制成雪梨浆，时时服用，颇有裨益。

肺炎发病过程中，宜忌葱、韭、大蒜、辛辣油腻、油炸、生冷、硬食；同时，应戒烟忌酒，因酒能助热，促使炎症病灶的扩散而致病情加重。

（张　菊）

第五节　肺　脓　肿

一、概述

肺脓肿是由多种病因所引起的肺化脓性感染，伴有肺组织炎性坏死、脓腔形成。临床表现为高热、咳嗽和咳大量脓臭痰。其致病菌多为金黄色葡萄球菌、化脓性链球菌、革兰氏阴性杆菌和厌氧菌等。因感染途径不同，可分为吸入型、血源性和继发性三种。病程在 3 个月以内者为急性肺脓肿；若病情未能控制，病程迁延至 3 个月以上者则为慢性肺脓肿。

本病多发生于青壮年，男多于女。临床主要表现为高热、咳嗽、胸痛及咯大量脓臭痰。根据其证候特征，系属于中医“肺痈”范畴。

二、病因病理

外邪犯肺是肺脓肿形成的主要原因；而正气虚弱，或痰热素盛、嗜酒不节、恣食辛热厚味等，致使湿热内蕴，则是易使机体感邪发病的内在因素。

由于风热之邪袭肺，或风寒郁而化热，蕴结于肺，肺受邪热熏灼，清肃失司，气机壅滞，阻滞肺络，致使热结血瘀不化而成痈；继而热毒亢盛，血败肉腐而成脓；脓溃之后，则咳吐大量脓臭痰。若热毒之邪逐渐消退，则病情渐趋改善而愈；但若误治或治疗措施不力，迁延日久，热毒留恋不去，则必伤及气阴，形成正虚邪实的病理状态。

三、诊断

（一）临床表现

1.病史

往往有肺部感染或异物吸入病史。

2.症状

常骤起畏寒、发热等急性感染症状。初多干咳或有少量黏液痰，约 1 周后出现大量脓性痰，留置后可分为三层，下层为脓块，中层为黏液，上层为泡沫，多有腥臭味；炎症累及壁层胸膜可引起胸痛，且与呼吸有关。病变范围大时可出现气促。有时还可见有不同程度的咯血。

3.体征

肺部体征与肺脓肿的大小和部位有关。初起时肺部可无阳性体征，或患侧可闻及湿啰音；病变继续发展，可出现肺实变体征，可闻及支气管呼吸音；肺脓腔增大时，可出现空瓮音；病变累及胸膜可闻及胸膜摩擦音或呈现胸腔积液体征。血源性肺脓肿大多无阳性体征。慢性肺脓肿常有杵状指(趾)。

(二)实验室检查

急性肺脓肿血白细胞总数达(20～30)$\times 10^9$/L，中性粒细胞百分率在90%以上，核明显左移，常有中毒颗粒。慢性患者的血白细胞计数可稍升高或正常，红细胞和血红蛋白含量减少。血源性肺脓肿时，血培养可检出致病菌。

(三)特殊检查

1.X线检查

早期多呈大片浓密模糊浸润阴影，边缘不清，或为团片状浓密阴影，分布在一个或数个肺段。当肺组织坏死、肺脓肿形成后，脓液经支气管排出后，则脓腔病灶内可出现空洞及液平，脓腔内壁光整或略有不规则。恢复期脓腔逐渐缩小、消失，最后仅残留纤维条索阴影。慢性肺脓肿脓腔壁增厚，内壁不规则，有时呈多发性，周围有纤维组织增生及邻近胸膜增厚，肺叶收缩，纵隔可向患侧移位。血源性肺脓肿，病灶分布在一侧或两侧，呈散在局限炎症，或边缘整齐的球形病灶，中央有小脓腔和气液平。炎症吸收后，亦可能有局灶性纤维化或小气囊后遗阴影。肺部CT则能更准确定位及区别肺脓肿和有气液平的局限性脓胸，发现体积较小的脓肿和葡萄球菌肺炎引起的肺气囊，并有助于做体位引流和外科手术治疗。

2.细菌学检查

痰涂片革兰氏染色，痰、胸腔积液和血培养，以及抗菌药物的药敏试验，有助于确定病原体和指导选择抗菌药物。

3.气管镜检查

有助于明确病因和病原学诊断，并可用于治疗。如有气道内异物，可取出异物使气道引流通畅。还可取痰液标本进行需氧和厌氧菌培养。经支气管镜对脓腔进行冲洗、吸引脓液、注入抗菌药物等，可以提高疗效与缩短病程。

四、鉴别诊断

(一)细菌性肺炎

早期肺脓肿与细菌性肺炎在症状和X线改变往往相似，有时甚难鉴别。一般而言，细菌性肺炎高热持续时间短，起病后2～3天，多数患者咯铁锈色痰，痰量不多，且无臭味，经充分和有效的治疗后体温可于5～7天内下降，病灶吸收也较迅速。

(二)空洞性肺结核

本病常有肺结核史，全身中毒症状不如肺脓肿严重，痰量也不如肺脓肿多，一般无臭味，且不分层。X线显示空洞周围炎症反应不明显，常有新旧病灶并存，同侧或对侧可有播散性病灶，痰检查可找到结核菌，抗结核药物治疗有效。

(三)支气管肺癌

本病多见于40岁以上，可出现刺激性咳嗽及痰血、多无高热，痰量较少，无臭味，病情经过缓慢；X线表现为空洞周围极少炎症，可呈分叶状，有细毛刺，洞壁厚薄不均，凹凸不平，少见液平，肺门淋巴结可肿大；血常规检查白细胞总数正常，痰中可找到癌细胞。

五、并发症

本病的并发症有支气管扩张、支气管胸膜瘘、脓气胸、大咯血及脑脓肿等。

六、中医诊治枢要

肺脓肿系邪热郁肺，肺气壅滞，痰热瘀阻所致。初期为表邪不解，热毒渐盛，治疗宜在辛凉解表的基础上，酌情配合清热解毒类药以冀截断邪热传里。若热毒炽盛，痰瘀互结不化，酿成脓肿，甚而脓肿溃破，咳吐大量脓臭痰时，则须采用苦寒清解之品，佐以化痰祛瘀利络，以直折壅结肺经热瘀之邪；如肺移热于大肠，出现腑气不通，大便秘结，但正气未虚者，可予通腑泄热治之。至于肺脓肿后期或转变为慢性者，往往存在正气虚弱而余热未清的病理状况，此时应注意扶正，宜益气养阴以复其元，清热化痰以清余邪，切不可纯用补剂，以免助邪资寇，使之死灰复燃。

七、辨证施治

（一）邪热郁肺

主症：畏寒发热，咳嗽胸痛，咳而痛甚，咳痰黏稠，由少渐多，呼吸不利，口鼻干燥。舌苔薄黄，脉浮滑而数。

治法：疏风散热，清肺化痰。

处方：银翘散加减。银花 30 g，连翘 30 g，淡豆豉 9 g，薄荷 6 g（后下），甘草 6 g，桔梗 12 g，牛蒡子 9 g，芦根 30 g，荆芥穗 6 g，竹叶 9 g，败酱草 30 g，鱼腥草 30 g，黄芩 12 g。

阐述：肺脓肿病初多表现为表热实证，与上呼吸道感染及肺炎早期的症状颇相类似，往往甚难鉴别。在临床上，此时采用银翘散或桑菊饮以清热散邪至为合拍。但要注意，本病乃属大热大毒之证，不能按一般常法治疗。因此，在应用银翘散时，宜适当加入败酱草、鱼腥草、黄芩等清热解毒药物以增强消炎防痈的作用。邪热亢盛，极易伤阴耗液，方中芦根具有清热生津之功，用量宜重，以新鲜多汁者为佳，干者则少效；淡竹叶能清心除烦，也属必不可少之品。此外，如咳嗽较剧者，可加桑白皮、杏仁、枇杷叶、浙贝；胸痛明显者酌加广郁金、瓜蒌皮、丝瓜络；食欲较差者，加鸡内金、谷麦芽、神曲等以醒脾开胃。根据有学者的经验，若痰量由少而转多，发热持续不退者，有形成脓肿之可能，应重用鱼腥草，以鲜者为佳，剂量可加至45～60 g；也可酌加丹皮、红藤，此乃治疗肠痈之要药，移用于治疗肺脓肿，颇有异曲同工之妙。

（二）热毒血瘀

主症：壮热不退，汗出烦躁，时有寒战，咳嗽气急，咳吐脓痰，气味腥臭，甚则吐大量脓痰如沫粥，或痰血相杂，胸胁作痛，转侧不利，口干舌燥。舌质红绛，舌苔黄腻，脉滑数。

治法：清热解毒，豁痰散结，化瘀排脓。

处方：千金苇茎汤合桔梗汤加减。鲜芦根 30～45 g，冬瓜仁 15～30 g，鱼腥草 30 g，桔梗 15 g，甘草5 g，生薏苡仁 30 g，桃仁 10 g，黄芩 15 g，黄连 5 g，银花 30 g，金荞麦 30 g，败酱草30 g，桑白皮 12 g。

阐述：肺脓肿发展至成脓破溃阶段，其实质乃为邪热鸱张、血败瘀阻所致。因而必须重用清热解毒药物，若热势燎原，病情重笃者，可每天用 2 剂，日服 6 次，待病情基本控制，肺部炎性病变明显消散，空洞内液平消失，才可减轻药量，否则病情易于反复。同时，为促使脓痰能尽快排出，桔梗一药非但必不可少，而且剂量宜大，可用至15～30 g，即使药后略有恶心等不良反应也无妨。此药开肺排脓化痰之力较强，为历代医家屡用屡验的治疗肺痈要药。但用时要注意的是，对于脓血相兼者，其用量以9～12 g为宜；脓少血多者，6 g已足矣；纯血无脓者则慎用或禁用，以免徒伤血络。此外，对因热结腑实，大便秘结者，可加大黄、枳实以通里泄热；咳剧及胸痛难忍者，酌加杏仁、浙贝、前胡、广郁金、延胡索、川楝子以理气镇痛、化痰止咳；呼吸急促、喘不得卧者则加甜葶苈、红枣以泻肺平喘；高热神昏谵语者，加服安宫牛黄丸以开窍醒神；血量较多时常加三七及白及研末冲服。

值得一提的是，本方中所用的金荞麦一药，即蓼科植物之野荞麦，具有清热解毒、润肺补肾、活血化瘀、软坚散结、健脾止泻、收敛消食、祛风化湿等多种功效。据中国医科院药物研究所等单位的研究结果，认为本品是一种新抗感染药，有抗感染解热、抑制血小板聚集，以及增强巨噬细胞吞噬功能等作用。它虽然不能直接杀菌，但可通过调节机体功能，提高免疫力，降低毛细血管通透性，减少炎性渗出，改善局部血液循环，加速组织再生和修复过程，从而达到良好的治疗效果。南通市中医院以该药制成液体剂型，先后经临床验证达千余例，疗效满意；近年并提取出其有效成分——黄烷醇，制成片剂应用于临床，也同样有效。有学者的实践结果表明，以本药配合败酱草、鱼腥草、黄芩、黄连等药组方，对增强解毒排脓及促进炎性病灶的吸收，比单用金荞麦则更胜一筹。

(三)正虚邪恋

主症：身热渐退，咳嗽减轻，脓痰日少，神疲乏力，声怯气短，自汗盗汗，口渴咽干，胸闷心烦。舌质红，苔薄黄；脉细数无力。

治法：益气养阴，扶正祛邪。

处方：养阴清肺汤合黄芪生脉饮、桔梗杏仁煎加减。黄芪15～30 g，麦冬12 g，太子参15～30 g，大生地15～30 g，玄参12 g，甘草6 g，浙贝9 g，丹皮12 g，杏仁9 g，桔梗9 g，百合12 g，银花30 g，金荞麦30 g，薏苡仁30 g。

阐述：肺脓肿在发展过程中最易耗气伤阴，尤其在大量脓痰排出之后，此时邪势虽衰，但正虚渐明，亟须采用益气养阴之剂，临床常常选用养阴清肺汤合黄芪生脉饮等。以扶其正气，清其余热。用药时宜注意的是，补肺气不可过用甘温，以防助热伤阴；养肺阴则不可过用滋腻，以防碍胃困脾。益气生津选用太子参或绞股蓝为宜，养阴则以玉竹、麦冬、百合、沙参为妥。但须指出，本病不宜补之过早，只有在热退、咳轻，痰少的情况下、且有明显虚象时，方可适当进补。同时，在扶正之时，不可忘却酌用祛邪药物，故方中合用桔梗杏仁煎，以及适当选用金荞麦、银花等清热解毒、宣肺化痰、利气止咳之品。只有这样，才能达到既防余热留恋，又可振奋正气的作用。另外，对于病后自汗、盗汗过多者，可加用炒白术、防风、浮小麦、穞豆衣以固表敛汗；如低热不退者，可加青蒿、地骨皮、炙鳖甲、银柴胡等以清虚热；脾虚纳呆、便溏、腹胀者，酌加炒白术、茯苓、扁豆、鸡内金、神曲、谷麦芽等开胃运脾类药，以生金保肺。

八、特色经验探要

肺脓肿临床表现以邪热亢盛的证候为主，一旦脓肿破溃，或病情迁延，又可出现气阴俱伤或正虚邪恋的征象，故临床治疗要特别重视清热、排脓、化瘀、扶正等治法的重要作用，而清热法是核心，始终贯穿于治疗的全程。由于肺脓肿初期(表证期)、中期(成脓期)、后期(溃脓期)及恢复期表现各不相同，故治法也各有所侧重。现扼要分述于下，以供选择。

(一)清热

清热为肺脓肿的基本治疗,可分为清宣和清泄两种。所谓清宣,即清热宣肺之意,此法主要应用于肺脓肿初期阶段。此期选方用药不宜过于寒凉,以防肺气郁遏,邪热伏闭,表散不易而迁延不解,以往多数医家都以银翘散投治。采用辛凉解表的同时,必须酌情加用清热解毒以散邪防痈,尽早促使邪热从表而解,不致郁结成脓。因此,在临诊时常选用银翘散或桑菊饮为基本方,并重用鱼腥草、败酱草、丹皮、红藤、桔梗、黄芩等药,对治疗肺脓肿初期患者多能获效。有人主张应用宣肺解表的麻黄和清热药配伍,可起到防止寒凉药物阻郁肺气之弊,有利于邪热的消散,认为是本病初期的关键性药物之一。冬春期间治疗本病初期可用麻黄,夏暑之日应慎用为宜;但若见喘息兼有者,当可选用炙麻黄以降气平喘。

至于所谓泄热,则是指清泄肺热而言,主要用于肺脓肿成脓期和溃脓期的热毒壅盛阶段。在择药上要选用效大力专的泄热降火、消痈散邪之品,以有利于炎症的控制和痈脓的消散。一般常以千金苇茎汤合黄连解毒汤为主,同时须再用金荞麦、红藤、败酱草、银花、石膏、知母、竹叶等以清泄邪热;或用增液承气汤加减,大胆选用生大黄,予以清里攻下,釜底抽薪,使之能火降热消。由于本法量大药凉,易伤脾胃,对素有脾胃虚弱病者,必要时可酌减用量,并加和胃之品,以保中气。

(二)排脓

实践证明,排脓不畅是影响肺脓肿疗效的主要原因,故"有脓必排"是本病的重要治则。排脓方法有三:一为透脓,用于脓毒壅盛,而排脓效果不理想者。往往选用皂角刺、桔梗、穿山甲、金荞麦、地鳖虫等,其中桔梗须重用,但溃脓期血量多者,则不宜应用透脓药物。二为清脓,即清除脓液之意,为肺脓肿排脓的常规治法,目的在于加速本病患者脓液的清除,从而起到缩短疗程和促进病灶吸收愈合的作用。此法多选用生薏苡仁、冬瓜仁、桔梗、桃仁、瓜蒌、丹皮、赤芍、鱼腥草等。三为托脓,主要用于肺脓肿的溃脓期阶段。临床表现气虚而无力排脓外出者,此时可配合托脓法,常选用生黄芪、绞股蓝、西党参、太子参等。但在邪热亢盛而正气未虚之时,不可滥用托脓法,否则有弊无利,徒长毒邪,加剧病势,而犯"实实"之戒,切应注意。

(三)化瘀

瘀热郁阻是肺脓肿,特别是成脓期及溃脓期的主要病理特点,除清热外,化瘀也是治疗肺脓肿一种较为常用的方法,本法往往与前述的清热、排脓两法并用。现代研究已证明,应用化瘀药物对改善肺的微循环,增加肺毛细血管血流量,加强脓液的排出,促进组织氧供和使病情能尽快康复等方面,均不无裨益。在临床上常多选用桃仁、广郁金、乳香、没药、白茅根、红藤、丹参、三七、当归等化瘀生新或养血活血之品;但对咯血量较多者,则不宜使用。此时可改投花蕊石、生蒲黄、云南白药、藕节、茜草等既能化瘀,又兼有止血作用的双向性药物。

(四)扶正

肺脓肿恢复期阶段,多以气阴两虚为主,在个别情况下,也可表现为阴阳两虚;也有一些患者,由于误治或失治而往往导致病程迁延,常可见低热不退、咳嗽时作、少量脓痰、胸中隐痛、面色苍白、消瘦乏力等邪恋正虚状况,此时的治疗重点务必扶正或扶正祛邪兼顾、扶正之法重在养阴益肺,更不可忽视补脾,因脾为后天之本,生化之源,肺金之母,补脾既旺生化,又能益气助肺,有助于促进病后体虚状态的尽快恢复。一般临床多选用养阴清肺汤合黄芪生脉饮或玉屏风散,也可采用十全大补汤合沙参麦冬汤加减治疗。根据有学者多年的实践经验,这些方药对益肺固表、昌盛气血以增强肺的呼吸功能及其防御能力,无疑具有较好的作用。但对于脓毒未净、邪热未清的患者,虽然正虚明显,仍不宜一味单纯进补,必须配合清热化痰、祛瘀排脓之类方药并用,以防邪留难去，而使病情缠绵反复。此外，在应用扶正祛邪法时，要注意的是，所用扶正药物以甘淡实脾，诸如参苓白术散等为宜，不可过用温燥之品，以免伤津损肺。至于祛邪药物，不可过于峻猛，特别是易于伤正的通腑攻逐类药，更须慎用；即使是清热、排脓方药，也要视患者体质的强弱，病情的轻重程度，用之适量，方能切中病机，做到有利无弊。

九、西医治疗

(一)控制感染

急性肺脓肿大多数为厌氧菌感染，因此，早期的一线治疗首选青霉素 G，一般可用 240 万～1 000 万单位/天，对于轻症患者，静脉青霉素，甚至口服青霉素或头孢菌素常可获痊愈。但随着细菌耐药的出现，尤其是产生 β-内酰胺酶的革兰氏阴性厌氧杆菌的增多，青霉素 G 的治疗效果欠佳，甚至治疗失败。而用甲硝唑(0.4 g，每天 3 次口服或静脉滴注)辅以青霉素 G，对严重厌氧菌肺炎是一种有效选择。甲硝唑对所有革兰氏阴性厌氧菌有很好的抗菌效果，包括脆弱杆菌和一些产 β-内酰胺酶的细菌。甲硝唑治疗厌氧性肺脓肿或坏死性肺炎时，则常需与青霉素 G(或红霉素)连用。青霉素 G 对某些厌氧性球菌的抑菌浓度需达8 μg/mL，故所需治疗量非常大(成人需1 000 万～2 000 万单位/天)，因此目前青霉素 G、氨苄西林、阿莫西林不再推荐单独用于中重度厌氧性肺脓肿或坏死性肺炎的治疗。同时即做痰菌培养及药物敏感试验，然后根据细菌对药物的敏感情况应用相应的抗生素。头孢西丁、羧基青霉素(羧苄西林、替卡西林)和哌拉西林对脆弱菌属、一些产 β-内酰胺酶的拟杆菌、大多数厌氧菌及肠杆菌科细菌有效。头孢西丁对金黄色葡萄球菌有效，而哌拉西林对铜绿假单胞菌有很好抗菌活性，亚胺培南、美洛培南对所有厌氧菌都有较好抗菌活性，β-内酰胺/β-内酰胺酶抑制剂，如替卡西林/克拉维酸、氨苄西林/舒巴坦对厌氧菌、金黄色葡萄球菌和很多革兰氏阴性杆菌有效，氯霉素对大多数厌氧菌包括产 β-内酰胺酶的厌氧菌有效，新一代喹诺酮类药物对厌氧菌具有较好抗菌活性。治疗疗程基本为 2～4 个月，须待临床症状及 X 线胸片检查炎症病变完全消失后才能停药。

血源性肺脓肿多为葡萄球菌和链球菌感染，可选用耐 β-内酰胺酶的青霉素或头孢菌素，如氨苄西林舒巴坦、哌拉西林/舒巴坦、头孢哌酮/舒巴坦钠等。若为耐甲氧西林的葡萄球菌，应选用万古霉素1～2 g/d 分次静脉滴注，或替考拉宁首日 0.4 g 静脉滴注，以后 0.2 g/d，或利奈唑胺 0.6 g每 12 小时 1 次静脉滴注或口服。对于肺炎克雷伯杆菌或其他一些兼性或需氧革兰氏阴性杆菌，氨基糖苷类抗生素治疗效果肯定。因庆大霉素耐药率的升高，目前较推荐使用阿米卡星，半合成青霉素、氨曲南、β-内酰胺/β-内酰胺酶抑制剂亦有较好抗菌疗效。复方磺胺甲唑和新一代喹诺酮对很多非厌氧革兰氏阴性杆菌有效，常用于联合治疗。在重症患者，特别是免疫抑制患者，β-内酰胺类抗生素和氨基糖苷类抗生素组合，也是一种不错的选择。亚胺培南、美洛培南基本能覆盖除耐甲氧西林金黄色葡萄球菌以外的大部分细菌，故亦可选择。

(二)痰液引流

1.祛痰剂

化痰片 500 mg，每天 3 次口服；或氨溴索片 30 mg，每天 3 次口服；或吉诺通胶囊 300 mg，每天 3 次餐前口服；必要时应用氨溴索注射液静脉注射。

2.支气管扩张剂

对于痰液较浓稠者，可用雾化吸入生理盐水以湿化气道帮助排痰，也可以采用雾化吸入氨溴索、异丙托溴铵、特布他林等化痰及支气管舒张剂，以达到抗感染化痰的目的，每天 2～3 次。

3.体位引流

按脓肿在肺内的不同部位，以及与此相关的支气管开口的方向，采用相应的体位引流。每天2～3次，每次10～15分钟。同时，可嘱患者做深呼吸及咳嗽，并帮助拍背，以促使痰液之流出。但对于体质十分虚弱及伴有严重心肺功能不全或大咯血的患者则应慎用。

4.支气管镜

经支气管镜冲洗及吸引也是引流的有效方法。

5.经皮肺穿刺引流

主要适用于肺脓肿药物治疗失败，患者本身条件不能耐受外科手术、肺脓肿直径＞4 cm，患者不能咳嗽或咳痰障碍不能充分的自我引流，均质的没有痰气平面的肺脓肿，CT引导下行经皮肺穿刺引流可增加成功率，减少其不良反应。

(三)其他

1.增强机体抗病能力

加强营养，如果长期咯血，出现严重贫血时可少量间断输注同型红细胞。

2.手术治疗

肺脓肿病程在3个月以上，经内科治疗病变无明显好转或反复发作者；合并大咯血有危及生命之可能者；伴有支气管胸膜瘘或脓胸经抽吸、引流和冲洗疗效不佳者；支气管高度阻塞使感染难以控制或不能与肺癌、肺结核相鉴别者，均需外科手术治疗。对病情重不能耐受手术者，可经胸壁插入导管到脓腔进行引流。术前应评价患者一般情况和肺功能。

十、中西医优化选择

中医对肺脓肿的发生与发展及其治疗早就有深刻的认识。远在东汉时代，著名医学专家张仲景在所著的《金匮要略》里，对本病的临床表现特点、演变过程、治疗方药，以及预后等均有较为详细的记载。直至现在，中医虽对肺脓肿的防治积有较为丰富的临床经验，但病变发展至成脓期及溃脓期时，仍然缺乏速效、高效的治疗手段。

众所周知，细菌感染是肺脓肿重要的致病因素；控制炎症则是治疗肺脓肿必不可少的措施之一。不可否认，西药抗生素不仅品种较多，且可多途径给药。经细菌药敏试验后，能选出针对性较强的有效药物，因而在抗感染方面显然比中医清热解毒类药远为优越。此外，肺脓肿并发脓胸时，可采取胸腔穿刺术进行抽液排脓；出现水、电解质紊乱时，可补液予以纠正；对经内科治疗无明显改善或反复发作的慢性肺脓肿，以及伴有支气管胸膜瘘等情况时，则可通过手术治疗，这些疗法也都是西医之所长。但要指出的是，肺脓肿的致病细菌所产生的毒素，一方面能直接造成机体功能紊乱和组织损害而产生中毒症状；另一方面又能损害机体抗感染防御机制，从而加重感染的严重程度。现代的实验研究表明，西药抗生素虽然具有较强的杀菌、抑菌作用，但绝大多数却非但没有对抗毒素的作用，反而因杀灭大量细菌，引起菌体自身的裂解而产生更多的毒素，甚至因而使病情更趋于复杂化。现已清楚，中医清热解毒方药虽然在抑菌、杀菌方面较逊于西药抗生素，然而对细菌毒素的毒害则确能有效地起到清除的作用。这显然有助于减少其对机体的损伤，改善感染所致的中毒症状；同时还有稳定线粒体膜和溶酶体膜的功能，以及保护机体正常的抗感染防御机制，从而起到遏止感染的发展。有鉴于此，近年国内不少学者对肺脓肿的治疗，极力主张采用西药抗生素与中医清热解毒方药相结合的治法以发挥各自的优势。这种疗法在以往的临床实践中已证明确能有利于促进炎症病变的消散和吸收，并能起到缩短疗程，以及防止病变迁延的作用。有人报道应用鱼腥草、芦根、红藤、黄芩、黄连、冬瓜仁、桃仁、桔梗、米仁、蒲公英等组成复方清热解毒汤配合西药抗生素治疗急性肺脓肿，并以纯西药治疗者做对照，结果中西医结合治疗组不论在退热、止咳、祛痰、排脓及 X 线炎性病灶吸收等方面，其治愈时间均明显短于单纯西医对照组。

免疫功能是机体最为重要的抗感染防御机制，对感染的发生、发展、恢复和预后，有较为重要的影响。当肺脓肿至后期及恢复期阶段，由于机体免疫功能的降低，往往表现为正虚邪恋或正虚的病理状态，此时投以中医益气养阴方药，如八珍汤、十全大补汤、沙参麦冬汤等均有提高免疫功能及促进细菌毒素灭活的作用。这是中医扶正方药所独有的明显优势，可供治疗肺脓肿时适当选用。

另外，中医化瘀、祛痰方药具有改善微循环及强大的排痰、排脓作用。在肺脓肿溃脓期进行痰液引流时，如能结合使用，将能有力地发挥其应有的功效。因此，合理地采取中西医结合方法治疗肺脓肿，无疑是一种明智的选择。

十一、饮食调护

(1)进食前宜以淡盐水漱口，清洁口腔。

(2)宜食清淡蔬菜、豆类和新鲜水果，如菊花脑、茼蒿菜、鲜萝卜、黄豆、豆腐、橘子、枇杷、梨、核桃等；多吃薏苡仁粥，常饮芦根或茅根汤以助排脓；禁食一切辛辣刺激物品，如葱、胡椒、韭菜、大蒜及烟、酒；忌油腻荤腥食物，如黄鱼、虾子、螃蟹等。

(3)宜少吃多餐，可用下列食谱。①早餐：赤小豆粥、酱豆腐、煎鸡蛋。加餐：牛奶、南瓜子。②午餐：米饭、猪肺萝卜汤、菊花脑炒鸡蛋。加餐：薏苡仁粥、梨子。③晚餐：汤面(肉丝、青菜)。

(张　菊)

第六节　结核性胸膜炎

结核性胸膜炎系由结核杆菌侵入胸膜腔所引起的胸膜炎症。本病往往继发于肺结核，且多数伴有胸腔积液，为临床常见病。根据本病发热、胸痛、气急等主要临床表现，系属于中医“悬饮”“胁痛”“水结胸”“瘵”等范畴。

一、病因病理

本病多由于素体正气不足、饮食劳倦或久病体虚而致痨虫感染，侵犯肺胸，初则伤及肺阴，灼津生热，邪热内结而发病；如痨虫感染日久，阴损及阳，由肺及脾，甚则累及于肾，以致肺失输布、脾失运化、肾失气化，进而影响水液代谢，遂使水湿停聚成饮，积于胸胁而使病情进一步加重，形成本虚标实之候。

二、诊断

(一)临床表现

1.病史

常有结核接触史，或肺及其他器官的结核病史。

2.症状

起病时常有轻中度发热、干咳及其他结核毒性症状。干性胸膜炎主要症状为胸痛，多发生于胸廓扩张度最大的部位，如腋侧胸下部。疼痛性质为剧烈尖锐的针刺样痛，深呼吸及咳嗽时更甚，浅呼吸、平卧和患侧卧位，胸痛可减轻，故呼吸常急促表浅。渗出性胸膜炎起始时有胸痛，待渗液增多时，壁层与脏层胸膜分开，胸痛即减轻。大量胸腔积液者可出现气急、胸闷，积液愈多，症状也愈明显。急性大量渗出性积液时可有端坐呼吸、发绀。

急性结核性脓胸毒性症状重，伴有支气管胸膜瘘时，则咳出大量脓痰(即脓性胸腔积液)，有时呈血性。慢性者多不发热，但贫血及消瘦较明显。

3.体征

患侧呼吸运动受限制，呼吸音减弱。干性及少量渗出性胸膜炎腋侧下胸部常有恒定的胸膜摩擦音，吸气及呼气期均可闻及，听诊器紧压胸壁时摩擦音增强，咳嗽后摩擦音不变；渗出性胸膜炎胸腔积液量较多时病侧呼吸运动度减弱，叩诊浊音，听诊呼吸音减弱或消失；大量渗液时气管、心脏移向健侧。

(二)实验室检查

1.血象

一般无明显异常。有时白细胞数可稍增多；血沉增快。

2.胸腔积液

胸腔积液一般呈草黄色、透明或混浊的液体，少数也可呈淡红或深褐色的血性液体，含大量纤维蛋白，放置后形成胶冻样凝块。

胸腔积液 pH 在 7.30～7.40(鲜有超过 7.40)，但大约有 20%的患者<7.30，80%～85%的胸腔积液中糖>3.33 mmol/L，大约 15%的患者<1.67 mmol/L。比重1.018以上，蛋白定量>30 g/L，镜检有核细胞 100～1 000/mm^3，病程前 2 周，分类以中性粒细胞为主，后转为淋巴细胞。结核性脓胸的脓液性状和普通脓胸相似，胸腔积液中白细胞总数10 000～15 000/mm^3 或更多，以中性粒细胞为主，pH<7.2，糖<1.11 mmol/L，乳酸脱氢酶(LDH)>1 000 IU/L。一般腺苷脱氨酶(ADA)>70 IU/L 高度怀疑结核性胸膜炎，ADA <40 IU/L作为除外诊断。ADA 诊断结核性胸膜炎的敏感性 47.1%～100.0%，特异性 0～100%，差异主要在于不同的检测方法和临界值的设定。在发达国家，由于发病率低，ADA 的阳性预测值只有 15%，而在结核高发的发展中国家，其敏感性和特异性可高达 95%和 90%。γ-干扰素(IFN-γ)其敏感性在 78%～100%，特异性在 95%～100%。许多研究显示 IFN-γ 要优于 ADA。其他可以引起胸腔积液 IFN-γ 增高的疾病是血液系统肿瘤和脓胸。

胸腔积液离心沉淀后行涂片检查结核菌的阳性率在 5%以下，胸腔积液培养的阳性率在 12%～70%，绝大多数的报道在 30%以下。

3.痰培养

传统认为结核性胸膜炎痰抗酸杆菌检查阳性率很低，但有研究表明即使胸片没有发现病灶的结核性胸膜炎，导痰后痰结核杆菌培养的阳性率也高达 55%。

三、特殊检查

(一)X 线检查

可见肋膈角变钝，或上肺外周有增厚的胸膜影。中等量积液时可见中下部肺野呈一片均匀致密影，上缘呈弧形向上，外侧升高，患者仰卧后积液散开，可见整个肺野亮度降低。大量积液时，患侧全为致密阴影，仅肺尖尚透亮。胸膜若有粘连，可形成包裹性积液。

（二）超声波检查

B超探测胸腔积液远较X线灵敏，可测出肋膈角少量积液，并可估计胸腔积液的深度和积液量，提示积液穿刺部位，对包裹性积液的穿刺尤其重要。可提示穿刺部位、深度、范围等，此外对鉴别胸膜肥厚也有帮助。

（三）CT检查

CT是发现胸腔积液最敏感的方法，可以发现极少量的积液，并能鉴别胸膜增厚和包裹性积液，对鉴别包裹性积液和肺内或纵隔巨大囊性肿块较X线和B超优越。

（四）PCR

用PCR方法检测胸腔积液中结核分枝杆菌的DNA，可以检出至少20个结核分枝杆菌，一系列的研究表明敏感性在20%～90%，特异性在78%～100%，主要和胸腔积液中结核分枝杆菌的数量和检测的技术有关。用PCR检测胸膜活检组织，可达90%的敏感性和100%的特异性。

（五）经皮胸膜活检

曾经是诊断结核性胸膜炎的金标准，活检胸膜组织表现为肉芽肿性炎症、干酪样坏死、抗酸染色阳性，胸膜活检有50%～97%显示为肉芽肿，组织培养分枝杆菌的阳性率在39%～80%。胸膜活检显示为肉芽肿的其他疾病有结节病、真菌感染、类风湿关节炎、诺卡菌病，诊断时需要排除。

（六）胸腔镜

胸腔镜是诊断不明原因胸腔积液的最好方法，典型结核性胸膜炎可以看到壁层胸膜黄白色的小结节，胸膜面红肿充血，并可见纤维渗出粘连。通过胸腔镜活检可以进行病理检查和结核分枝杆菌的病原检查。

四、鉴别诊断

（一）肋间神经痛

疼痛沿神经走向分布，常有感觉减退或变态反应，在脊柱旁点、腋中线肋间及胸骨旁区有压痛点，一般无发热、咳嗽及胸膜摩擦音。此与干性胸膜炎不同，易于鉴别。

（二）流行性肌痛

由柯萨奇B病毒所引起。起病有乏力、胸痛、发热、食欲减退，偶有腹泻等肠道症状；胸痛常急起，随呼吸、咳嗽而加剧，可放射至颈、肩及上腹部，胸部肌肉可有压痛；X线检查常无异常发现或仅有肋膈角变钝。此可与干性胸膜炎进行鉴别。

（三）风湿性疾病引起的胸腔积液

系统性红斑狼疮、类风湿关节炎合并胸腔积液时，起病也以发热为主，胸腔积液为渗出性积液，多以淋巴细胞为主，胸腔积液ADA增高，容易与结核性胸膜炎混淆。但风湿性疾病一般有关节、皮肤和全身表现，引起胸腔积液一般为双侧，胸腔积液的量在中等以下，多发生于风湿性疾病的活动期，随着风湿性疾病的控制胸腔积液可以消退，SLE患者胸腔积液中抗核抗体多阳性，类风湿关节炎胸腔积液中糖很低或无糖是其特征。

（四）肺炎旁胸腔积液

40%的肺炎患者可以并发胸腔积液称为肺炎旁胸腔积液，肺炎旁胸腔积液一般同时有肺炎的急性起病症状，全身症状明显，血白细胞计数常常增多。胸腔积液检查细胞计数 5 000～10 000/mm^3，中性粒细胞 90%以上，胸腔积液 pH 和葡萄糖常常降低，LDH 通常较高，部分患者的胸腔积液呈脓性，胸腔积液涂片或培养有助于诊断。

（五）癌性胸腔积液

癌性胸腔积液肺部恶性肿瘤、乳腺癌、淋巴瘤、消化道和妇科肿瘤常可转移至胸腔引起胸腔积液，多缓慢起病，通常无发热，胸腔积液增长速度较快，转移至壁层胸膜可以有持续性胸痛。胸腔积液常呈血性，胸腔积液中红细胞数多每立方毫米超过 10 万，胸腔积液内肿瘤标志如癌胚抗原 CEA 部分增高，胸腔积液 ADA 和 IFN-γ 低。胸腔积液引流后胸部 CT 检查多可以发现肺内的转移性结节和纵隔淋巴结肿大，其他部位转移也可以有相应的病史和症状以资鉴别。胸腔积液离心沉淀发现恶性细胞可确诊。

五、并发症

广泛应用抗结核药物治疗以来，肺结核管道播散的并发症，如喉、肠结核已很少见。肺内空洞及干酪样病变靠近胸膜部位破溃时，可引起结核性脓气胸。渗出性胸膜炎的胸腔积液如未及时治疗，亦可逐渐干酪化甚至变为脓性，成为结核性脓胸。

六、中医证治枢要

本病系因正气虚弱而被痨虫所感染，侵蚀肺叶胸膜，导致气虚阴亏，饮停胸胁，表现本虚标实之证，故益气养阴、化痰逐饮为基本治则。如胸痛剧烈，则常须配合疏肝理气、通络化瘀之品。

七、辨证施治

（一）痰热结胸

主症：恶寒发热，胸胁疼痛，干咳少痰，呼吸稍粗，口苦纳呆。舌苔薄黄而黄糙，质红，脉弦数或滑数。

治法：清热化痰，疏肝散结。

处方：小柴胡汤合小陷胸汤加减。柴胡 6～9 g，黄芩 12 g，黄连 4.5 g，太子参 15 g，甘草 6 g，全瓜蒌12 g，竹沥半夏 9 g，桑白皮 12 g，地骨皮 12 g，平地木 30 g，炙百部 12 g。

阐述：本型多见于干性胸膜炎阶段或渗出性胸膜炎初期，胸腔积液量较少的患者，此时以小柴胡汤和解少阳，疏肝散结；小陷胸汤清热化痰，理气宽胸，并能加强其散结消痞的作用。方中加用桑白皮、地骨皮，目的在于泻肺散邪；配伍平地木、百部，对于有结核病者，能起到较好的抗结核止咳效果。此外，若见胸胁疼痛较甚时，可酌加广郁金 12 g、延胡索 15 g；咳嗽、痰黏或咯痰不畅者，加用桔梗 9 g、杏仁 9 g、浙贝 9 g；食欲较差者，加鸡内金 9 g；邪热偏盛而伤阴者，可去半夏，加麦冬 12 g、玉竹 12 g、石斛 15 g。

（二）饮停胸胁

主症：胸胁疼痛或疼痛逐渐减轻，转侧或咳嗽可使之加剧，肋间胀满，气短息促，动则更甚。苔薄，质淡红，脉弦滑。

治法：泻肺逐饮，健脾利水。

处方：葶苈大枣泻肺汤合五苓散加减。葶苈子 15 g，红枣 15～30 g，白术 9 g，茯苓 15 g，猪苓 12 g，泽泻 12 g，太子参 15～30 g，车前草 15 g，平地木 30 g，桑白皮 12 g，丹参 15～30 g。

阐述：本型多见于渗出性胸膜炎胸腔积液量较多的患者。对此，临床常选用《金匮要略》所载治疗饮证的葶苈大枣泻肺汤为主方，合五苓散之健脾利水以加强其利水逐饮的功效。方中加上车前草、平地木、桑白皮、丹参等品，不仅有抗结核止咳作用，而且还可起到通络、祛瘀、利肺、化饮的良好效果。一般而言，对于年老体弱多病的患者，治以标本兼顾。但对于青壮年体质尚可的患者，则以泻肺逐饮攻邪为主，可酌加控涎丹 1.5～2.0 g。每天清晨空腹一次，连用 3～7 天。此方对胸腔积液虽少，但胸痛顽固者亦可使用。若症见神疲肢倦、气短较甚者，酌加黄芪 30 g、党参 15 g；心悸、肢寒者，宜加附子、桂枝、干姜以温阳利水。

(三)气阴两虚

主症：胸痛、咳嗽、气急等症状基本消失，唯有体力虚弱，或时有自汗、盗汗，懒言声低。舌质淡，苔薄白，脉细弱。

治法：益气养阴，健脾补肺。

处方：沙参麦冬汤合四君子汤加减。沙参 15 g，麦冬 12 g，甘草 6 g，玉竹 15 g，桑叶 9 g，扁豆 9 g，生黄芪 30 g，党参 15 g，白术 9 g，茯苓 12 g，山药 15 g，天花粉 12 g。

阐述：此多属于结核性胸膜炎恢复期阶段。此时饮消邪去，正气未复，故往往表现气阴两虚、肺脾俱亏，治疗应根据“损者益之”“虚者补之”的原则，采用沙参麦冬汤以补肺养阴，四君子汤以健脾益气，这对促使病体的早日康复能起到较好的作用。如有自汗、盗汗较甚者，可酌加浮小麦 15 g、穞豆衣 6～12 g、牡蛎 30 g；胃纳欠馨者，加鸡内金 12 g、山楂肉 15 g。

八、特色经验探要

(一)祛邪逐饮法的治疗意义

饮为阴邪，得阳始运，得温始开，故历来治疗饮症，每以温药和之。但对于所谓悬饮，特别是结核性胸膜炎胸腔积液的患者，温药则非所宜。就临床观察而言，不少结核性胸膜炎所出现的“饮症”，往往兼有热性症状，据北京结核病研究所统计的结果表明，这类患者约 82% 有发热表现，因而应用温法施治，疗效不但不佳，有时反而助热而使病情进一步加重。其实，对于悬饮《金匮要略》早就明确主张采用十枣汤或大陷胸汤，予以祛邪逐饮，直至现在，仍为临床所选用。

应予指出的是，对于攻逐类剂，因其药性峻猛，若使用失当，反会促进正气衰败，痰水潴留日增，故只宜于标实较著而正气未虚、体质尚佳的青壮年患者的治疗，然即使如此，用之也必须谨慎，严格掌握好适应证和用药剂量，一般药后以每天便行 3～4 次为宜，不可使之暴下而徒伤正气，抑制病情加重或发生其他变证。对于年老体弱或有慢性疾病的患者，所患饮症多表现为本虚标实，故治疗是须注意标本兼顾，近年临床多选用药性较为缓和的葶苈大枣泻肺汤合五苓散或葶苈大枣泻肺汤合木防己汤加减施治，其效果也常令人鼓舞。浙江省著名中医潘澄濂研究员通过多年的临床实践认为，木防己汤不仅具有清热利水、泻肺止痛作用，而且还具有抗结核抑菌作用，对改善结核性胸膜炎的临床症状有一定效果。根据西医治疗本病的两大措施是一为抗结核，二为抽胸腔积液，因而在临床治疗中采用上述利水逐饮方药的同时，往往需要酌加一些具有明显抗结核作用的中药，如平地木、百部、十大功劳、桑白皮、佛耳草、石吊兰等以提高本病的临床疗效。此外，对于饮邪加热，积液持久不吸收，且发热不降的患者，应予在除饮的基础上，加用清热化痰类药，以防邪热伤阴耗气而加重其病情。

(二)益气养阴、活血化瘀法的重要作用

结核性胸膜炎经祛邪逐饮而积液明显减少或消失之后，机体往往处于正虚待复状态，此时首要治疗措施就是健脾补肺、益气养阴以扶正，这对加速机体的康复及防止本病的复发极为有助。但要注意的是，健脾之药不宜过于辛燥，而润肺养阴之品则不宜过于滋腻，此在肺结核的治疗用药中已做介绍。同时，不论有饮、少饮或无饮，均宜酌加一些具有抗粘连作用的活血化瘀类中药，如当归、党参、赤芍、川芎、桃仁等，对减少本病胸膜粘连和肥厚等后遗症，很有裨益。

(三)针灸及穴位药物注射的临床价值

中医治疗结核性胸膜炎等结核病，主张“补虚以复其原，杀虫以绝其根”。因此，采用针灸疗法配合抗结核药物，既能起到调整神经功能，增强机体免疫力及促进内分泌功能，又能起到抑制结核杆菌及减少结核中毒症状，其效果已证明优于单用抗结核药物的治疗方法。临床取穴多选用肺俞、尺泽、中府、太渊、肾俞、脾俞、三阴交、气海、足三里、膏肓、命门等，可根据肺、脾、肾三脏虚衰程度的不同，分别择其相应的穴位予以施治。此外，也可采用链霉素、异烟肼等抗结核药物，在奇穴、肺俞、膏肓、丰隆、足三里等穴位进行小剂量药物注射，这种疗法据近年的一些报道确具有增强疗效、缩短疗程以减轻毒副作用等良好作用。

(四)中医外治法的辅助治疗

传统口服中药控涎丹及十枣汤峻下逐水较猛，胃肠刺激较大，结核病患者体质较差，服用抗结核药物后胃肠反应较多，根据中医“内病外治”理论，采用中药外敷配合磁热疗治疗渗出性结核性胸膜炎，甘遂、大戟、芫花、白芥子等具有峻下逐水作用；丹参、三棱、莪术、鳖虫、川芎等行滞气、破瘀阻、通胸阳，开闭塞(改善微循环，抑制纤维增生)，木香、生半夏(宜久煎)、青皮、白芷等入肺经，达皮毛，通肌肤(促进药物渗透)。同时采用特定电磁波照射通过热效应及磁场效应，加速药物的渗透和吸收，同时还可改善微循环。由于局部血液循环和淋巴循环的改善，血管通透性增加，血流速度加快，促进炎性渗出物的吸收，防止粘连及促进粘连吸收；还可以增进机体组织新陈代谢，提高组织抗感染能力，促进炎症组织局部修复，增进机体免疫功能，提高神经末梢痛阈，而起到镇痛作用。中药外敷配合磁热疗治疗渗出性结核性胸膜炎操作简便易行，疗效显著，经济实用，安全可靠，不良反应少，患者易接受，配合西医化疗疗效更佳。

九、西医治疗

(一)抗结核治疗

一旦诊断为结核性胸膜炎，应进行正规抗结核治疗，如不经治疗，65%的患者在5年内发展为活动性肺结核，部分患者甚至可能进展为结核性脓胸。抗结核治疗的方案参照痰菌阳性的肺结核方案，可以用2HRZE(S)/4HR，或2H3R3Z3E3/4H3R3。由于结核性脓胸腔内药物浓度远较血液中为低，结核分枝杆菌在较低浓度下可能诱导耐药，因此结核性脓胸可以考虑脓腔内注入对氨基水杨酸钠4～8 g、异烟肼400～600 mg或链霉素0.5～1 g。

(二)胸腔穿刺抽液

胸腔抽液有助于减少纤维蛋白沉着和胸膜增厚，使肺功能免遭损害。一般主张大量胸腔积液时及早进行，每周抽液2～3次，直至胸腔积液完全吸收，以减少胸膜粘连及肥厚。也有报道一旦诊断明确，胸腔置入猪尾导管，一次性把胸腔积液引流干净，可以减少胸膜粘连。结核性脓胸须反复胸穿抽脓，或置管冲洗，一般每周抽脓2～3次，每次用0.9%氯化钠溶液或2%碳酸氢钠溶液冲洗脓腔。

另外注意抽液速度不宜过快，首次量不宜超过800 mL，以免造成急性循环衰竭、休克或肺水肿。大量抽液及应用激素治疗者应适当补充氯化钾。

(三)激素治疗

一般泼尼松 20～30 mg/d,分 3 次口服。体温正常、全身毒性症状消除、胸腔积液吸收或明显减少时,逐渐减量至停用,疗程 4～6 周。但由于国内结核性胸膜炎的诊断许多时候仅仅是临床诊断,需要通过抗结核治疗反应来确认诊断,糖皮质激素的应用尤需慎重。

(四)对症治疗

咳嗽剧烈者可口服棕色合剂 10 mL,每天 3 次口服。胸痛剧烈者可口服可待因 30 mg。

十、中西医优化选择

结核性胸膜炎的治疗,重点是抗结核抑菌及抽取胸腔积液,但不可忽视增强体质及机体的抵抗力,以加速本病的康复及防止其复发。诚然,西医在抗结核、抽液方面虽有独具优势,但随着抗结核药物的广泛应用,其不良反应及由之产生的耐药性也日渐增多,如临床常用的异烟肼、链霉素、利福平、乙胺丁醇等主要抗结核药物,都分别有肝肾损害、第 8 对颅神经损害、胃肠功能紊乱,以及视神经炎等毒副作用,对这些不良作用,中医则可采取健脾补肾、疏肝养血等治法,选用党参、黄芪、白术、茯苓、山药、甘草、骨碎补、菟丝子、杞子、甘菊、柴胡、丹参、当归、白芍、丹皮、生熟地、狗脊等治疗,常可获得满意的效果。此外,中医药在抗结核抑菌方面虽不理想,但在扶正补虚以增强机体抗病能力方面则有较大的优势。曹联翠等报道应用西药抗结核药物结合中医辨证论治,治疗 70 例结核性渗出性胸膜炎患者,结果表明其疗效优于单纯西药治疗,且胸腔积液消退时间明显缩短,对一些应用抗结核药后出现肝功能变化的患者,经配合中药治疗后,其肝功能很快恢复正常。由此认为,中西医结合治疗本病,对提高其治愈率和减少其复发率,显然具有较好的作用。

十一、饮食调护

(1)日常饮食及禁忌结核性胸膜炎与肺结核一样,是一种慢性消耗性疾病,需要高热量、高蛋白性饮食,同时还要进食含有丰富维生素及微量元素的新鲜蔬菜、水果、豆制品、牛奶、禽蛋、鱼类等食物。忌用辣椒、姜葱等辛烈刺激、动火伤津食物,并须戒烟戒酒及少吃肥甘厚味。

(2)要注意劳逸结合,休息要充分,忌饮浓茶、咖啡等兴奋性饮料,以避免影响睡眠,不利于疾病的早日康复。

(霍小平)

第七节 硅　　肺

硅肺是由于长期吸入含有游离二氧化矽的粉尘而引起的一种职业病,主要表现为肺内广泛结节性纤维化。起病较缓慢,早期多无明显症状,病情发展则逐渐发生全身衰弱及呼吸功能减退,甚至导致心力衰竭或大咯血而死亡。在中医文献中散见于“肺痿”“喘咳”“虚劳”等病证。

关于本病的发病机制,中医认为系由于“石末伤肺”所致。金石燥烈,耗阴伤肺,日久而致肺之气阴亏虚,遂出现气短、胸闷、干咳等肺系症状;此外,石末阻塞肺络,气血运行受阻,导致气滞血瘀,宣降失司,也是形成本病的重要机制之一。同时,肺虚之后,外邪更易侵袭,故常出现外感及痰湿阻肺的证候，久之则进而累及脾肾。

一、辨证施治

(一)阴虚燥咳

主症：咳嗽无痰或痰黏黄量少，咯而不爽，口干舌燥，常感气急，五心烦热，或面色红赤。舌红苔薄，脉弦细或细数。

治法：养阴清肺，润燥止咳。

处方：百合固金汤化裁。百合 15 g，麦冬 12 g，玄参 12 g，大生地 15～30 g，丹皮 12 g，地骨皮 12 g，当归 12 g，白芍 12 g，甘草 6 g，桑白皮 12 g，川贝母 9 g，沙参 15 g。

阐述：本方具有养阴清热、润肺止咳的作用，对硅肺并发肺结核或咯血的患者尤为适用。如盗汗较甚者，可加牡蛎 30 g、穞豆衣 15 g、浮小麦 15 g；大便干结者加麻仁 12 g、当归 12 g、瓜蒌仁 12 g；咯血量多者，酌加仙鹤草 30 g、茜草炭 12 g、白茅根 30 g；气急明显者可加五味子 5 g、胡桃肉 12 g。

(二)气虚血瘀

主症：咳嗽气短，痰少而黏，胸闷胸痛，声低懒言，神疲乏力。舌质紫黯，苔薄白，脉弦细或细软。

治法：益气活血，化痰祛瘀。

处方：生脉散合瓜蒌薤白半夏汤加减。太子参 30 g，黄芪 30 g，麦冬 12 g，五味子 6 g，瓜蒌皮 12 g，薤白 9 g，姜半夏 9 g，丹参 15 g，降香 6 g，(后下)当归 12 g，牡蛎 30 g，(先煎)海藻 30 g。

阐述：本方以生脉饮加黄芪、当归、丹参、降香以益气活血、化瘀生新，而以瓜蒌皮、薤白、半夏以利气宽胸、温阳散结，加牡蛎、海藻以加强其软坚散结、化痰止痛作用。如胸痛、气急较甚者，可酌加广郁金 12 g、桑白皮 12 g、苏子 9 g、延胡索 12 g；痰少口干，有伤阴现象者，酌加沙参 15 g、玉竹 15 g、知母 9 g。

(三)脾肾两虚

主症：咳嗽痰少，胸闷倦怠，短气息促，动则更甚，食欲缺乏便溏，腰膝酸软，肢冷面青，时而自汗。舌质淡，苔薄白，脉沉细。

治法：健脾化痰，补肾纳气。

处方：六君子汤合金匮肾气丸加减。党参 30 g，白术 9 g，茯苓 15 g，甘草 6 g，陈皮 6 g，姜半夏 9 g，熟地 15 g，山萸肉 9 g，怀山药 15 g，泽泻 12 g，肉桂 5 g，制附子 9 g，五味子 6 g，胡桃肉 12 g。

阐述：硅肺晚期者多表现为脾肾两虚证候，因此用六君子汤以健脾化痰，金匮肾气丸以补肾纳气。如有肢肿者，酌加黄芪 30 g、防己 12 g、车前草 15 g；如有唇甲青紫者可加丹参 15 g、当归 12 g、川芎 9 g。

二、中西医优化选择

本病强调防重于治。一般都主张中西医结合治疗，认为这对于阻止及延缓病变进展、改善患者体质及保护呼吸功能有一定作用。据一些文献报告，西药克矽平、抗矽 14 号(磷酸哌喹)及从中药防己中提取出来的粉防己碱对早期硅肺的防治有较好效果，可供临床选用。

硅肺者容易并发慢性支气管炎、支气管痉挛、肺部感染、肺结核、大咯血等。因此，必须根据其不同情况分别择优选药，目前比较一致的看法是，对控制炎症及抗结核菌效果，应首选西药，但中医对增强机体免疫功能及止咳化痰方面不仅具有一定优势，而且对减轻某些西药多引起的不良反应也有一定作用，故两者结合，可以取长补短，有助于提高本病的临床疗效。

（张　菊）

第八节　肺间质纤维化

一、概述

肺间质纤维化（PIF）是由已明或未明的致病因素通过直接损伤或有免疫系统介入，引起的肺泡壁、肺间质的进行性炎症，最后导致肺间质纤维化。常见的已知病因为有害物质（有机粉尘、无机粉尘）吸入，细菌、病毒、支原体的肺部感染，致肺间质纤维化药物的应用，以及肺部的化学、放射性损伤等。未明病因则称为特发性间质性肺炎（IIPs），可分 6 种亚型，其中以特发性肺间质纤维化（IPF）为最常见。此外，还继发于其他疾病，常见的有结缔组织病、结节病、慢性左心衰竭等。

PIF 的临床表现均因病变累及肺泡间质而影响肺换气功能，故引起低氧血症的临床表现，有病因或有原发病的 PIF 应归属原发病中介绍，故本文仅介绍病因未明的 PIF 即 IIPs。

中医古籍中无本病病名，有关本病的认识，散见于肺痿、肺胀、上气、咳喘、胸痹、肺痨、虚劳等病证的记载中。

二、病因病理

肺为五脏六腑之华盖，肺气与大气相通，肺气通于鼻，在空气中的有机粉尘、无机粉尘（二氧化硅）、石棉、滑石、煤尘、锑、铝及霉草尘、蔗尘、棉尘、真菌、曲菌、烟雾、气溶胶、化学性气体及病毒、细菌等，经鼻咽部吸入肺中，肺为娇脏，受邪而致发病。如宋代孔平钟《孔氏谈苑》曰："贾谷山采石人，末石伤肺，肺焦多死"。

气候急剧变化也是本病致病原因。节气应至而未至，干燥寒冷或闷热潮湿的气候变化常使人有"非时之感"或温疫之邪相染，经口鼻而入，首先犯肺而致病。

皮毛者，肺之合也，肺主皮毛。风、寒、燥、暑之邪常在肌表皮毛汗孔开泄，卫气不固之时侵袭人体。许多农药、除草剂等有毒物质经皮肤吸收入血液中，"肺朝百脉"，直接损其肺脏而发病。

肺与其余四脏相关作用，心、肝、脾、肾有病，或受邪时亦可损于肺而发病。如有毒农药、细胞毒性药物、免疫抑制剂、磺胺类、神经血管活性药物、部分抗生素可损伤脾之运化、肝之疏泄，致使化源不足，肺失所养而致病。其中一部分药物还可损及肾精、骨髓，使脾肾功能低下，引起骨髓造血低下，自身免疫功能异常，精血亏耗，使肺之功能异常而发病。

肾为先天之本，本病的发生与先天禀赋关系密切，已经观察到本病有家族遗传因素，具有同种白细胞抗原相对增多的特征。有人研究发现组织与细胞毒性组织特异性抗体相结合，引起细胞和组织的损伤及免疫复合物的沉着，经各种炎细胞、肺泡巨噬细胞、T 淋巴细胞等免疫系统的介入，发生肺泡炎和纤维化的形成。而以上这些免疫异常的形成与个体素质、先天禀赋有着内在的密切关系。本病病理主要有燥热、痰瘀、痰浊及津亏。

(一)燥热伤肺

多见于先天禀赋不足,肾气亏虚者。因吸入金石粉尘及有毒物质,常以其燥烈之毒性直接伤及肺脏本身,“金石燥血,消耗血液”,除伤其阴津外,由于气道干燥,痰凝成块不易咳出而郁于内,生热生火。又因先天肾亏,阴津不能蒸腾自救,燥痰郁阻更伤于肺。故见干咳、喘急、低热、痰少、胸闷诸症,劳作时则更剧。

(二)气亏津伤

气根于肾主于肺,肾气亏虚而气无所根,燥热伤肺,肺气不足而气无所主。肺肾气虚而不能保津,阴津亏耗,精液枯竭又不能养气,气亏津伤而肺脏失养,纤维增生或缩小而成肺痿,或膨胀而为肺胀。肺肾皆虚,呼气无力,吸气不纳,故胸闷气急,呼吸浅促,口咽干燥,舌红苔少,脉细弱而数。

(三)痰瘀互结

肺气亏虚则血行无力,阴虚血少则血行涩滞,故气滞血瘀。肺肾亏虚,脾失肺之雾露、肾之蒸滕,输布津液上不能及肺,下不能与肾,津液停聚,燥邪瘀热,煎熬成痰,痰阻脉络,使瘀更甚,痰瘀互结,故唇舌色黯,手足发绀,痰涎壅盛而气息短促。

(四)痰浊内盛

久病脾肾亏虚,以致饮停痰凝,痰湿内聚,脉道受阻,肺气不达,不能“朝百脉”升清降浊,血气不能相合,脏腑失养,五脏衰竭,清气不得升,浊气不得降,故喘满、气急、发绀、烦躁,痰盛甚者,阳衰阴竭,痰浊内阻,清窍不明,气阴两衰,内闭外脱。

三、诊断

(一)临床表现

1.症状

IIPs 均为病因不明,以进行性呼吸困难,活动后加重为其临床特征。急性型常有发热、干咳、起病后发展迅速的胸闷、气急,类似 ARDS 的病情,1～2 周即发生呼吸衰竭,1～2 个月可致死亡。慢性型隐匿起病,胸闷、气短呈进行性加重,初期劳累时加重,后期则静息时亦然。病程常数年。当继发感染后则咳吐痰液、喘急、发热、或导致呼吸衰竭。

2.体征

呼吸急促、发绀、心率快,两肺底听及弥漫性密集、高调、爆裂音或有杵状指。慢性型可并发肺心病,可有右心衰竭体征,颈静脉充盈,肝大、下肢水肿。

(二)辅助检查

1.肺活检

可采用纤维支气管镜进行肺活检。本病初期病变主要在肺泡壁,呈稀疏斑点状分布;增生期则肺组织变硬,病变相对广泛;晚期肺组织皱缩实变,可形成大囊泡。

2.胸部 X 线检查

早期可无异常,随病变进展肺野呈磨砂玻璃样,逐渐出现细网影和微小结节,以肺外带为多,病变重时则向中带、内带发展。且细网状发展为粗网状、索条状,甚至形成蜂窝肺,此期肺容积缩小,膈肌上升,可并有肺大疱。

3.肺功能检查

呈限制性通气功能障碍,肺活量下降,弥散功能减退,$P_{(A-a)}O_2$ 增大,低氧血症,运动后加重,

早期 $PaCO_2$ 正常或降低，晚期可增加。

4.血气检测

IIPs 主要表现为低氧血症，或并有呼吸性碱中毒，PaO_2、SaO_2 降低的程度和速度与病情严重程度呈正相关，可作为判断病情严重程度、疗效反映及预后的依据。

（三）临床诊断要点

1.临床表现

(1)发病年龄多在中年以上，男∶女≈2∶1，儿童罕见。

(2)起病隐袭，主要表现为干咳、进行性呼吸困难，活动后明显。

(3)本病少有肺外器官受累，但可出现全身症状，如疲倦、关节痛及体重下降等，发热少见。

(4)50%左右的患者出现杵状指(趾)，多数患者双肺下部可闻及 velcro 啰音。

(5)晚期出现发绀，偶可发生肺动脉高压、肺心病和右心功能不全等。

2.X 线胸片(高千伏摄片)

(1)常表现为网状或网状结节影伴肺容积减小。随着病情进展，可出现直径多在 3～15 mm 大小的多发性囊状透光影(蜂窝肺)。

(2)病变分布多为双侧弥漫性，相对对称，单侧分布少见。病变多分布于基底部、周边部或胸膜下区。

(3)少数患者出现症状时，X 线胸片可无异常改变。

3.高分辨 CT(HRCT)

(1)HRCT 扫描有助于评估肺周边部、膈肌部、纵隔和支气管-血管束周围的异常改变，对 IPF 的诊断有重要价值。

(2)可见次小叶细微结构改变，如线状、网状、磨玻璃状阴影。

(3)病变多见于中下肺野周边部，常表现为网状和蜂窝肺，亦可见新月形影、胸膜下线状影和极少量磨玻璃影。多数患者上述影像混合存在，在纤维化严重区域常有牵引性支气管和细支气管扩张，和/或胸膜下蜂窝肺样改变。

4.肺功能检查

(1)典型肺功能改变为限制性通气功能障碍，表现为肺总量(TLC)、功能残气量(FRC)和残气量(RV)下降。一秒钟用力呼气容积/用力肺活量(FEV_1/FVC)正常或增加。

(2)单次呼吸法一氧化碳弥散(DLCO)降低，即在通气功能和肺容积正常时，DLCO 也可降低。

(3)通气/血流比例失调，PaO_2、$PaCO_2$ 下降，肺泡-动脉血氧分压差[$P_{(A-a)}O_2$]增大。

5.血液检查

(1)IPF 的血液检查结果缺乏特异性。

(2)可见红细胞沉降率增快，丙种球蛋白、乳酸脱氢酶(LDH)水平升高。

(3)出现某些抗体阳性或滴度增高，如抗核抗体(ANA)和类风湿因子(RF)等可呈弱阳性反应。

6.组织病理学改变

(1)开胸/胸腔镜肺活检的组织病理学呈 UIP 改变。

(2)病变分布不均匀，以下肺为重，胸膜下、周边部小叶间隔周围的纤维化常见。

(3)低倍显微镜下呈“轻重不一，新老并存”的特点，即病变时相不均一，在广泛纤维化和蜂窝肺组织中常混杂炎性细胞浸润和肺泡间隔增厚等早期病变或正常肺组织。

(4)肺纤维化区主要由致密胶原组织和增殖的成纤维细胞构成。成纤维细胞局灶性增殖构成所谓的“成纤维细胞灶”。蜂窝肺部分由囊性纤维气腔构成,常常内衬以细支气管上皮。另外,在纤维化和蜂窝肺部位可见平滑肌细胞增生。

(5)排除其他已知原因 ILD 和其他类型的 IIP。

四、鉴别诊断

(一)嗜酸性粒细胞性肺疾病(ELD)

ELD 包括单纯性、慢性、热带型、哮喘性或变应性支气管肺曲菌病、过敏性血管炎性肉芽肿、特发性嗜酸细胞增多综合征等类型,影响多为肺实质嗜酸细胞癌浸润,部分并有肺间质浸润征象,亦常为弥漫性阴影故需鉴别,主要依据 ELD 的临床病情和周围血 BAL 中嗜酸性粒细胞增加>10%。

(二)外源性过敏性肺泡炎(HP)

HP 的影像亦为弥漫性肺间质炎、纤维化征象,其和 IIPs 影响相似,不能区别,主要依据 IIPs 病因不明,HP 则有变应原(如鸟禽、农民肺等)接触,BAL 中淋巴细胞计数增高(常至 0.3~0.7),治疗需脱离做出接触,否则 GC 不能阻止病情。

(三)郎格罕组织细胞增多症(LCH)

以往称为肺嗜酸细胞肉芽肿、组织细胞增多症,好发于中青年,累及肺者为 LCH 细胞浸润,发病过程可分为 3 期:细胞期(细胞浸润)、增殖期(肺间质纤维化)、纤维化期(细支气管阻塞形成囊泡)。肺影响呈弥漫性,早期为小结节,继之纤维化和囊泡,胸片特征为常不侵犯肋膈角部位。其和 IIPs 的鉴别为 LCH 具有弥漫性囊泡的特征。

(四)肺结节病

肺结节病可分为 4 期:Ⅰ期肺门、纵隔淋巴结肿大,Ⅱ期淋巴结肿大并间质性肺炎,Ⅲ期肺间质纤维化,Ⅳ期蜂窝肺。Ⅱ、Ⅲ、Ⅳ期时需和 IIPs 鉴别,常依据结节病有Ⅱ、Ⅲ、Ⅳ期相应的影像发展过程,有时需依据病理。

(五)结缔组织病

类风湿关节炎,进行性系统硬化症、皮肌炎和多发性肌病、干燥综合征等为全身性疾病,可伴有肺间质纤维化。可依据结缔组织病的临床表现如关节畸形、皮肤肌肉炎症、口腔干燥等病情和相应的自身免疫抗体相鉴别。

(六)药物性肺间质病

抗肿瘤化疗与免疫抑制剂如博莱霉素、氮芥类、百消安、环磷酰胺、甲氨蝶呤、巯基嘌呤、丝裂霉素、甲基苯肼等均可引起肺间质病变。苯妥英钠、异烟肼、肼屈嗪当引起不良反应时可伴有肺间质损害。胺碘酮、呋喃妥因、青霉胺等也可引起肺间质病变,可依据有关应用药物史做鉴别。

(七)肺尘埃沉着病

石棉肺是因吸入多量石棉粉尘引起广泛弥漫性肺间质纤维化及胸膜增厚。痰内和肺组织中可查到石棉小体。硅肺是因吸入多量游离二氧化硅粉尘、煤尘引起,影响以结节性肺纤维化为特征。均以有职业接触史为特点。

五、并发症

本病常因呼吸不畅引起阻塞性肺气肿和泡性肺气肿,甚至发生气胸。合并慢性感染时易形成阻塞性肺炎、支气管扩张、慢性肺化脓症。累及胸膜时常有胸膜增厚，随病情进展可导致肺心病。合并肺癌者也不少见，多发于明显纤维化的下叶，多为腺癌、未分化细胞癌及扁平细胞癌。

六、中医证治枢要

(一)首辨气阴亏虚、五脏气衰

本病以本虚为其病理基础，急进型多以气阴两亏并见，阴亏甚者必耗其气，气虚者必伤其阴，益气养阴为急重型治疗大法，非益气不能统摄阴津，不保阴津血液而气无所主。病缓者应辨其五脏虚损，初病者胸闷、气短、咽干口燥、纳少腹胀、汗出量多，病属脾肺气虚。病久者胸闷如窒，胸痛彻背，胸胁疼痛，口苦烦躁，目眩耳鸣，心悸不寐，腰膝酸软，则以心、肝、肾亏虚多见。

(二)明辨在气在血，掌握轻重缓急

本病虽与外感疾病不同，但多数也有先入气分，后入血分，新病在气，久病入血的规律。但急重型(急性间质性肺炎)发展迅速，症状明显，患者多痛苦异常，胸闷如窒，行走气短，口干咽燥，乏力汗出，这时治疗非常关键，应早期配合应用西药肾上腺皮质激素，用大剂的益气养阴之品，有效地控制病情发展，不然病情会迅速恶化，导致功能衰竭。但对缓进型患者，养阴补血、滋填肝肾、化瘀祛痰为治疗大法，对中型、轻型患者，单纯中药治疗往往有效，但要以症状、体征、肺功能的客观指标为依据，密切观察病情，必要时仍需中西医结合治疗。

(三)急以养阴清热，缓以活血化瘀

重症患者以痰、瘀、热毒为标，以气阴两亏为本。邪毒甚者，可用银花、连翘、蒲公英、生地、沙参、黄芩、丹参、栀子、芦根、玄参、柴胡、陈皮、川贝、浙贝、桔梗、甘草。气阴两亏为主者则投人参、西洋参、童参、麦冬、沙参、五味子、生地、川贝、陈皮。缓进期气虚津亏血瘀，应重在益气活血化瘀，在辨证治疗基础上加入丹参、当归、生地、赤芍、桃仁、红花等。

七、辨证施治

适用于各种病因及病因不明所致的肺间质纤维化及肺泡炎的治疗。

(一)肺阴亏虚，燥热伤肺

主症：干咳无痰，胸中灼热、紧束感、干裂感，动则气急，胸闷，胸痛，乏力，气短，或有五心烦热，夜不得寐，或有咽干口渴，唇干舌燥。舌红或舌边尖红，苔薄黄而干或无苔，甚者舌红绛有裂纹，脉细或细数。

治法：益气养阴，止咳化痰。

处方：五味子汤。红参 12 g(慢火单炖 1 小时)，(或党参、北沙参各 30 g)麦冬 15 g，五味子 9 g，川贝母 12 g，陈皮 6 g，生姜 3 片，大枣 3 枚。

阐述：本证是本类疾病最常见的临床证候，可见于本病的各种临床病种，以肺阴亏虚为主要病理机制，投以五味子汤养阴止咳化痰，既顾其阴虚之本，又兼管其干咳之症。若舌红苔少或无苔干裂者，可加鲜生地 60 g、鲜石斛 30 g、肥玉竹 15 g；伴身热、咳嗽、咽干、便结者，可予以清燥救肺汤；胃中灼热、烦渴者，予沙参麦冬汤；五心烦热、夜热早凉、舌红无苔者，予以秦艽鳖甲汤；伴腰膝酸软者，予以百合固金汤；如有低热干咳，痰少带血丝鲜红者，改用苏叶、黄芪、生地、阿胶、白茅根、桔梗、麦冬、贝母、蒲黄、甘草加三七粉冲服。

(二)肺脾气虚，痰热壅肺

主症：胸闷气急，发热，咽部阻塞憋闷，喉中痰鸣，咯吐黄浊痰，难以咯出，胃脘灼热，纳可。舌

红苔黄厚或腻,脉弦滑数。

治法:益气开郁,清热化痰。

处方:涤痰汤加味。全瓜蒌 15 g,枯黄芩 12 g,党参 12 g,姜半夏 12 g,桔梗 12 g,云苓 15 g,橘红 12 g,贝母 12 g,石菖蒲 9 g,竹茹 3 g,甘草 3 g,生姜 3 片,大枣 3 枚。

阐述:本型多见于慢性病继发感染者,以痰热壅肺为主,故以清热化痰治疗。兼胸脘痞满者加薤白12 g;伴呛咳、咽干,脉细数者改用贝母瓜蒌散加沙参、杏仁;伴咽部红肿者再加蝉衣、僵蚕、银花、连翘、薄荷。

(三)脾肺肾亏,痰浊内阻

主症:胸中窒闷,咳吐痰涎或痰黏难咯,脘腹胀闷,腰膝酸软,乏力,纳呆食少或腹胀泄泻。舌淡或黯红,苔白或白腻,脉滑或沉。

治法:健脾益肾,化痰止咳。

处方:金水六君煎加味。清半夏 12 g,云苓 12 g,当归 12 g,陈皮 9 g,党参 9 g,苍术 9 g,白术 9 g,紫苏 9 g,枳壳 9 g,生、熟地各 12 g,生姜(煨)3 片,大枣(擘)5 枚。

阐述:证多见于慢性进展、迁延难愈者,以痰浊内蕴为主要表现,化痰为主要治则。若咳嗽重者加浙贝母、杏仁、桑白皮;喘鸣、咳痰清稀伴腰背胀痛者改用小青龙汤;伴腰膝酸软,下肢浮肿,咳嗽痰多,腹胀者予以苏子降气汤;病久咳嗽夜甚,低热者用紫菀茸汤(人参、半夏、炙甘草、紫菀、冬花、桑叶、杏仁、贝母、蒲黄、百合、阿胶、生姜、水牛角粉)。

(四)气虚阴亏,痰瘀交阻

主症:胸痛隐隐或胸胁掣痛,胸闷,焦躁善怒,失眠心悸,面唇色黯,胃脘胀满,纳少,乏力,动则气短。舌黯红,苔黄或有瘀斑,脉沉弦或细涩。

治法:益气养阴,化瘀止痛。

处方:血府逐瘀汤加味。当归 15 g,生地 18 g,党参 12 g,桃仁 12 g,赤芍 12 g,柴胡 9 g,枳壳 9 g,川芎 12 g,牛膝 9 g,红花 9 g,桔梗 9 g,炙甘草 6 g。

阐述:本型多见于晚期患者,以气虚阴亏为主,但其病理已呈肺痿,有瘀血内阻,故治用活血化瘀。伴咳嗽气急者,可加沙参 12 g、浙贝 9 g、瓜蒌 18 g;胃脘疼痛,干呕者可加香附 12 g、焦山栀 9 g、苏叶 9 g;胃脘疼甚者,加丹参 18 g、砂仁 9 g;咽干善饮者,加麦冬 15 g、芦根 30 g、木蝴蝶 6 g。

(五)五脏俱虚,气衰痰盛

主症:干咳气急,喘急气促,短气汗出,动则喘甚,心悸、憋闷异常,胸痛如裂,羸弱消瘦。舌红或红绛,少苔或无苔,脉细弱或细数。

治法:益气养阴,利窍祛痰。

处方:三才汤加味。人参(慢火单炖 1 小时)15 g,天门冬 30 g,生地黄 60 g,川贝母 12 g,桔梗 6 g,菖蒲 9 g。

阐述:本证已是本病的晚期表现,已有呼吸衰竭等垂危见症,当以益气养阴救逆为主。兼口干甚,舌红绛无苔干裂者加鲜石斛、鲜芦根、鲜玉竹;骨蒸潮热、盗汗者加秦艽、鳖甲、青蒿、知母,人参改用西洋参;病情较缓者可用集灵膏(生地、熟地、天冬、麦冬、人参、枸杞);如纳呆乏力,舌淡苔白,脉沉者改用香砂六君子汤;病情危重,大汗淋漓,精神萎靡,口开目合,手撒遗尿,脉微欲绝者,急用独参汤,取红参 30 g 或野山参 15 g 单炖喂服。

八、特色经验探要

(一)胸闷、气急辨治要点

胸中窒闷,呼气不得出,吸气不得入,烦闷异常为本病的典型症状特点,根据其病情发展,轻重情况不同,临床辨治有所不同。轻症患者病势较缓,只有剧烈活动时才感气急,但活动后休息很长时间仍不能缓解,因此患者常不敢跑步、疾步、上楼、登山。此时以肺气亏虚,阴津亏乏为主,治疗以养阴益肺为主,用沙参、麦冬、五味子、童参、陈皮、桑白皮、炒黄芩、桔梗、甘草等;病情较重者多感胸中憋闷异常,自感痰多不能咳出,胸闷气急不得缓解,此为痰浊壅滞上逆,予瓜蒌 30~60 g、薤白、半夏各 15~30 g,桂枝 10 g,干姜6 g,细辛 3~6 g,黄芩 10 g,甘草 3 g 以辛开苦降,开胸豁痰;若口干咽燥、烦渴者为热痰壅滞,上方重用枯黄芩 15~30 g,加猫眼草、蒲公英、十大功劳叶各 15~30 g;若见舌紫黯、杵状指加用丹参、当归、干地黄;重危患者烦渴、气急予人参煎浓汁与鲜生地、鲜石斛、鲜芦根、鲜麦冬、梨煎汁混合频服,以益气养液,急救其阴。

(二)单味中药的研究及选用

1.枯黄芩

清肺热首选枯黄芩,枯黄芩含有较高的黄芩酮、黄芩素,可抑制肥大细胞脱颗粒,阻断组胺及慢反应物质的释放,具有广泛的免疫调节作用,是治疗肺纤维化有前途的中草药。

2.丹参

丹参有保护肺毛细血管内皮细胞、肺Ⅱ型上皮细胞的作用,还有降低肺动脉高压的作用,这些重要的药理作用使其不仅对肺纤维化早期形成有一定治疗作用,而且可治疗晚期患者肺动脉高压症,已经证明丹参在预防放射性肺损伤造成的肺纤维化及平阳霉素引起的肺纤维化均有较好的保护作用。有人报道丹参的有效单体 IH764-3 对博莱霉素所致大鼠肺纤维化具有明显的预防和治疗作用,电镜观察证实治疗组肺胶原形成细胞数量、炎性细胞渗出、胶原纤维和弹力纤维都较模型组明显减少。进一步研究表明 IH764-3 可抑制肺泡巨噬细胞分泌成纤维细胞生长因子,并对肺泡巨噬细胞刺激成纤维细胞增殖有阻断或抑制作用。

3.川芎、当归

有学者对博莱霉素造模大鼠腹腔注射川芎嗪注射液、当归注射液,并设正常组及模型组,各组均于 4 周后处死,做组织病理学检查,并用电子计算机图像分析仪进行肺泡炎和肺间质纤维化定量分析,结果川芎嗪治疗后肺泡炎和肺间质纤维化明显减轻,当归次之。提示中药川芎嗪、当归治疗肺间质纤维化疗效满意,不良反应小,为肺纤维化的中药治疗提供了依据。

4.苦参碱

对肺间质纤维化大鼠的保护作用。苦参碱能减轻博莱霉素(BLM)诱导的大鼠肺纤维化,这种作用有可能通过改善 BLM 大鼠体内氧化应激状态,减轻肺间质纤维化大鼠 PBMCs DNA 损伤实现的。

5.桑叶

在治疗丝虫病晚期形成的象皮腿取得疗效,可减少纤维增生和组织机化,有人已用于本病的治疗。

6.半夏

有止咳、化痰作用,在小青龙汤、杏苏散、射干麻黄汤、苏子降气汤、清气化痰汤、涤痰汤、金水六君煎中均有半夏,用于硅肺纤维化的防治亦取得了较好的疗效。

7.防己

己椒苈黄丸在《金匮要略》中有行气逐饮之效，用于饮邪壅逆、口舌干燥、喘咳胀闷等症。防己含粉防己碱，有舒松肌肉的作用，近年对硅肺研究发现本药是治疗硅肺导致的肺组织纤维化的有效药物。主要作用是防止肺组织中前胶原和糖胺多糖(GAG)向细胞外分泌，并能与铜离子络合，阻止不溶性胶原的形成，降低硅肺组织中胶原、GAG 及脂类含量，使形成硅肺的主要成分下降，粉防己碱还能与硅肺病灶中胶原蛋白、多糖及脂蛋白结合并使之分解，故可见到降解的胶原及低分子肽出现。

8.甘草

《金匮要略》中之甘草干姜汤“治肺痿吐涎沫而咳者，其人不渴，必遗尿，小便数。所以然者，以上虚不能利下故也。此为肺中冷，必眩，多涎唾，甘草干姜汤以温之。”甘草中含有大量甘草次酸，有类肾上腺皮质激素作用，还含有 LX 成分，可抑制 IgE 和组胺合成。临床应用有止咳平喘、抗变态反应、抗感染等诸多药理作用，是治疗肺纤维化较理想的中草药，但应用量不宜过多(不超过 12 g)，量大长期应用可引起水肿及胃酸过多。

9.秋水仙碱

本药在体外和动物模型中可抑制胶原形成和调节细胞外基质；在结节病或 IPF 患者培养的肺泡巨噬细胞中，也可抑制巨噬细胞源性的生长因子和纤维连接素的释放。口服秋水仙碱 0.6 mg，每天 1 次或2 次，用于 IPF 的治疗或对激素抵抗的患者，可单用或与免疫抑制剂合用。

10.雷公藤

有人观察雷公藤 T_4 单体腹腔注射对肺纤维化模型大鼠肺组织病理及肺羟脯氨酸含量，结果表明雷公藤 T_4 单体可使肺泡炎和肺纤维化程度有所减轻，并使肺羟脯氨酸含量下降，说明 T_4 单体具有一定的抗肺纤维化的疗效。

11.大蒜

大蒜素可稳定溶酶体，减少毛细血管通透性，减轻局部渗出，减少纤维化的形成。已有人配合肾上腺皮质激素用于肺纤维化的治疗。

在防己科植物粉叶轮环藤中提取的酚性生物碱成分对大鼠实验性硅肺有较强抑制胶原纤维形成的作用。从贵州细叶十大功劳叶中提取生物碱也具有相同作用。日本学者发现在激素治疗本症过程中，柴胡厚朴汤具有防止激素受体招致抑制作用。以上药物选用的原则，仍以辨证治疗为主，因为许多药物是辨治主方中常用药物，如黄芩、丹参等，长期使用也无毒副作用，治疗效果也很确切。

九、西医治疗

(一)肾上腺糖皮质激素

IIPs 的发病涉及类证和免疫反应所致肺损伤，产生大量促纤维化生长因子导致纤维化，而 GC 对炎性和免疫反应有抑制作用，但对纤维化则失去有效作用，因此要采取早期用药、控制病情最小剂量、长期维持用药的方法，以求有效控制病情的进展。使用该药的依据是患者肺部炎症进展(复查肺部 X 线片炎症进展或者患者呼吸困难明显加重伴剧烈阵发咳嗽或者肺底部爆裂音)，这证明患者自身产生肾上腺皮质激素已不能控制肺部非特异性炎症，需要加用外源性药物治疗，但大剂量用药会造成自身肾上腺皮质功能迅速衰退，常对患者病情不利，甚至使部分患者病情加重。通过 20 年临床治疗数百例患者的治疗，摸索出以下用药原则，使患者临床病控率提高,介绍如下,以临床供参考。

1.剂量

对缓慢隐匿进展(前后肺部 CT 片对照观察)无显著临床症状者建议给甲泼尼龙片 4 mg/d 或泼尼松 5 mg/d,晨顿服,并按随访病情变化予以调整剂量。对有近期肺部炎症进展者(依据临床表现为阵咳或呼吸困难加剧,近期肺部 CT 片有病变轻度进展者)根据病情给予甲泼尼龙片 4～8 mg/d,每天 2 次,或泼尼松 5～10 mg/d,每天 2 次。病情较重者(平地走动即感呼吸困难者)则根据病情适当加大剂量,甲泼尼龙片 12 mg/d,每天 2 次,或泼尼松 15 mg/d,每天 2 次,对严重者或 AIP、IPF 急性加重患者采用静脉冲击治疗(甲泼尼龙注射液 40～80 mg/d,每天 2～3 次)。

2.疗程

原则上开始用较大剂量,如中度或较重病情口服泼尼松 15～30 mg/d(其他制剂可折换相应剂量),待病情缓解后则减为维持剂量,连续用药 3 个月至半年,根据患者改善程度持续减药至停用。严重患者或 IPF 急性加重(AE-IPF)患者、AIP 患者静脉给药冲击治疗 5～10 天后,改甲泼尼龙片 12 mg/d,每天2～3 次或泼尼松 15 mg/d,每天 2～3 次,渐依据病情减至维持量。连续用药 6 个月至 1 年后根据临床肺功能评价、胸部 X 线、肺功能检查明显改善者即可继续减量至停药。部分患者需要用药 3 年以上才能随病情改善继续减量至停药。

3.合并用药

(1)百令胶囊 2 g,每天 3 次。

(2)中药辨证用药:参照以上辨证论治方法,每天 1 剂。

(3)假如病情需要静脉给肾上腺糖皮质激素时,需要同时与低分子肝素 5 000 U 皮下注射,每天 1 次,防止激素长期使用导致的动静脉血栓形成,应观察凝血指标。

(4)钙片和止酸剂:可防止骨质疏松、胃肠道不良反应等。

(5)对于肺部炎症进展明显者,常同时用 3 组中草药静脉给药——清热剂(苦参碱、穿心莲)、活血剂(丹参、川芎)、益气剂(参麦、参芪),可有效缓解患者病情的进展。

(二)免疫抑制剂

仅用于泼尼松疗效差者,可并用环孢素 A、环磷酰胺、硫唑嘌呤等。

(三)抗纤维化药物

纤维化的发生初为炎细胞浸润释放细胞因子和炎性递质及生长因子等而致纤维化细胞增殖,胶原形成及基质沉积,至晚期为纤维化,故治疗应针对发病机制,吡非尼酮能抑制炎细胞因子,因而阻断纤维化的早期阶段,同时能抑制肺成纤维化细胞增殖、减少胶原合成、细胞外基质沉积,还能抑制巨噬细胞产生加重肺组织炎症损伤的血小板衍生生长因子(PDGF),并可能有类似自由基清除作用,故此药具有抗纤维化作用。剂量 20～40 mg/kg,每天 3 次(最大剂量 3 500 mg/d),有改善肺功能、稳定病情、减少急性发作等作用。

(四)疗效判定

1.反应良好或改善

(1)症状减轻,活动能力增强。

(2)X 线胸片或 HRCT 异常影像减少。

(3)肺功能表现 TLC、VC、DLCO、PaO_2 较长时间保持稳定。以下数据供参考:TLC 或 VC 增加≥10%,或增加≥200 mL;DLCO 增加≥15%或至少增加 3 mL/(min·mmHg);SaO_2 增加

>4%；心肺运动试验中 PaO_2 增加≥0.5 kPa(4 mmHg)(具有 2 项或 2 项以上者认为肺生理功能改善)。

2.反应差或治疗失败

(1)症状加重，特别是呼吸困难和咳嗽。

(2)X 线胸片或 HRCT 上异常影像增多，特别是出现了蜂窝肺或肺动脉高压迹象。

(3)肺功能恶化。以下数据供参考：TLC 或 VC 下降≥10%或下降≥200 mL；DLCO 下降≥15%或下降≥3 mL/(min·mmHg)；SaO_2 下降≥4%，或运动试验中 $P_{(A-a)}O_2$ 增加≥0.5 kPa(4 mmHg)(具有 2 项或 2 项以上者认为肺功能恶化)。

疗效评定多数患者接受治疗 3 个月至半年以上。

(4)疗效尚不能肯定的药物：①N-乙酰半胱氨酸(NAC)和超氧化物歧化酶(SOD)能清除体内氧自由基，作为抗氧化剂用于肺纤维化治疗。NAC 推荐大剂量(1.8 g/d)口服。②γ 干扰素、甲苯吡啶酮、前列腺素 E_2，以及转化生长因子等细胞因子拮抗剂，对胶原合成有抑制作用。③红霉素具有抗感染和免疫调节功能，对肺纤维化治疗作用是通过抑制 PMN 功能来实现的。主张小剂量(0.25 g/d)长期口服，但应观察不良反应。

(五)并发症的处理

1.低氧血症

予氧疗，需要时高浓度氧吸入，但要注意氧中毒，并注意给氧的温度、湿度以利于气体在肺泡中的交换。晚期常并有二氧化碳潴留，故应注意控制性给氧，并用血气分析或血氧饱和度仪监测，氧疗效果不佳时，要注意气道痰栓、酸碱失衡、呼吸肌疲劳等。

2.继发感染

因糖皮质激素的应用，继发感染常见，应及时选用适当的抗生素，有条件者应根据痰培养药敏情况用药，要静脉给药，足量，短疗程，联合用药。

3.心力衰竭

晚期患者常并发心力衰竭，应及时予以适当治疗和配合中医辨证治疗以缓解病情。

十、中西医优化选择

自 1935 年 Hamman 和 Rich 首次报告 4 例后，随着国内外的研究深入，本病已是一种较为常见的肺部疾病。在我国绝大多数本病患者为慢性过程。但是，在治疗上没有什么进展，一般认为本病在肺泡炎期，肾上腺皮质激素、免疫抑制剂对部分患者尚可予以控制，但进入纤维化期则治疗棘手，病死率很高。然而中医、中西医结合治疗本病已显示出很大的潜力，主要有下列几种措施。

(一)小剂量肾上腺皮质激素应用中的中西医优化问题

对病情隐匿、但变化较快，气急、胸闷、呼吸困难进行性发展的患者，一旦确定诊断必须尽早予以小剂量肾上腺皮质激素的治疗，这对提高本病的生存率非常重要，这是因为其肺泡炎症一旦发展为纤维化即很难治疗，而且目前尚未发现像肾上腺皮质激素一样能有效控制肺泡炎的有效中药。应用激素要小剂量、长疗程，不要轻易减量及停药，这一点十分重要，盲目减量会增加治疗难度。中医治疗的作用主要在于如何有效地控制肺泡炎及减少肾上腺皮质激素的不良反应。不良反应常见为使用激素后血黏度增加，糖代谢异常，脂肪积聚等。处理方法是同时应用治疗冠心病、动脉硬化的中药如复方丹参片、冠心苏合胶囊及中药红花、桃仁、赤芍、生地等。另外，使用激素后最常见的不良反应就是肺部易于感染，因此需加强预防，如每天定期房间紫外线照射，注意饮食、起居等，防病于未然，一有感冒症状及时予银柴散或抗生素。

长期服用激素者，胃肠道反应较多，特别是有溃疡者，故口服激素时即应嘱咐患者在饭后服药，并同时服用止酸剂，如中药浙贝、瓦楞子、海螵蛸等均有制酸作用。另外，加用补肾药物如六味地黄丸、金匮肾气丸，可使长期服用者，在激素减量时依赖性较少，"戒断症状"较轻，这可能与这些中药保护自身肾上腺皮质激素的分泌有关。同时，加用中药也应从增加药物疗效上考虑，如使用活血化瘀中药对瘢痕组织有修复作用。在肺纤维化治疗过程中，活血化瘀药物会增加血运使肾上腺皮质激素"直达病所"。软坚散结、活血化瘀药物的长期应用，对目前尚无治疗方法的已经发生纤维化的组织，将会起到较好的治疗作用，但尚无病理活检复查的报告，还有待进一步深入研究。

(二)西医诊断，中医治疗的设想

本病的诊断大多数患者依据临床病情和影像检查做出诊断。仅在必要时行肺活检，活检后可按 IIPs 的西医分型予以诊断，而有的类型西药治疗尚无满意药物，且用肾上腺皮质激素及免疫抑制剂等不良反应较大，且许多治疗本病的药物又可致肺纤维化，如环磷酰胺、环孢素 A 等。因此，采用中医中药的治疗是可行的。单纯用中药治疗本病已有较明显的优势。现已证明，黄芩、瓜蒌、半夏、丹参、生地、甘草、桑白皮、防己、柴胡、葛根、厚朴等对本病有较好的治疗作用，可随证加减使用，也可制成成药服用。

十一、饮食调护

急重期患者饮食应清淡，多食新鲜富含汁液的水果、蔬菜，口咽干燥患者可予果汁，如梨汁、萝卜汁、藕汁及西瓜等。缓解期患者应少食海鲜、羊肉等发物，但要保持每天饮食有鲜猪肉、禽蛋及水果、蔬菜等。忌暴饮暴食。

(张　菊)

第九节　肺动脉高压

肺动脉高压(pulmonary hypertention，PH)是不同病因导致的，以肺动脉压力和肺血管阻力升高为特点的一组临床病理生理综合征，肺动脉高压可导致右心室负荷增加，最终右心衰竭。临床常见、多发且致残、致死率均很高。目前肺动脉高压的诊断标准采用美国国立卫生研究院规定的血流动力学标准，即右心导管测得的肺动脉平均压力在静息脉高压状态下≥3.3 kPa (25 mmHg)，运动状态下≥4.0 kPa (30 mmHg)(高原地区除外)。

依据肺动脉高压的病理生理、临床表现及治疗策略的不同将肺动脉高压进行分类。最新的肺动脉高压的分类是 2003 年在意大利威尼斯举行的第三届世界肺动脉高压大会上制定的。

一、特发性肺动脉高压

(一)定义

特发性肺动脉高压(idiopathic pulmonary arterial hypertension，IPAH)是指原因不明的肺

血管阻力增加引起持续性肺动脉压力升高，肺动脉平均压力在静息状态下＞3.3 kPa(25 mmHg)，在运动状态下＞4.0 kPa(30 mmHg)，肺毛细血管嵌压＜2.0 kPa(15 mmHg)，心排血量正常或降低，排除所有引起肺动脉高压的已知病因和相关因素所致。特发性肺动脉高压这个名词在2003年威尼斯第三届肺动脉高压会议上第一次提出。在此之前，特发性肺动脉高压曾与家族性肺动脉高压统称为原发性肺动脉高压(primary pulmonary hypertension，PPH)。

(二)流行病学

目前国外的统计数据表明PPH的发病率为15/100万～35/100万。90%以上的患者为IPAH。IPAH患者一般在出现症状后2～3年内死亡。老人及幼儿皆可发病，但是多见于中青年人，平均患病年龄为36岁，女性多发，女男发病比例为(2～3)∶1。易感因素包括药物因素、病毒感染和其他因素及遗传因素。

(三)病理与病理生理学

1.病理

主要累及肺动脉和右心，表现为右心室肥大，右心房扩张。肺动脉主干扩张，周围肺小动脉稀疏。特征性的改变为肺小动脉内皮细胞、平滑肌细胞增生肥大，血管内膜纤维化增大，中膜肥厚，管腔狭窄、闭塞，扭曲变形，呈丛样改变。

最新的肺动脉高压的分类如下。

(1)动脉型肺动脉高压：①特发性肺动脉高压。②家族性肺动脉高压。③相关因素所致的肺动脉高压：结缔组织疾病、先天性体-肺分流、门静脉高压、HIV感染、药物/毒、甲状腺疾病、戈谢病、糖原蓄积症、遗传性出血性毛细血管扩张症、血红蛋白病、脾切除术、骨髓增生异常。④肺静脉或毛细血管病变：肺静脉闭塞病，肺毛细血管瘤。⑤新生儿持续性肺动脉高压。

(2)左心疾病相关性肺动脉高压：①主要累及左心房或左心室性的心脏疾病；②二尖瓣或主动脉瓣瓣膜疾病。

(3)呼吸系统疾病和/或低氧血症均相关性肺动脉高压：①慢性阻塞性肺疾病；②间质性肺疾病；③睡眠呼吸障碍；④肺泡低通气综合征；⑤慢性高原病；⑥肺发育异常。

(4)慢性血栓和/或栓塞性肺动脉高压：①肺动脉近端血栓栓塞；②肺动脉远端血栓栓塞；③非血栓性肺阻塞(肿瘤，寄生虫，异物)。

(5)混合性肺动脉高压：①结节病；②肺朗汉斯细胞增生症；③淋巴管肌瘤病；④肺血管受压(淋巴结肿大，肿瘤，纤维素性纵隔炎)。

2.病理生理

其机制尚未完全清楚，目前认为与肺动脉内皮细胞功能失调(肺血管收缩和舒张功能异常、内皮细胞依赖性凝血和纤溶系统功能异常)、血管壁平滑肌细胞钾离子通道缺陷、肺动脉重构等多种因素引起血管收缩、血管重构和原位血栓形成有关。

(四)临床表现

1.症状

患者早期无明显症状。最常见的症状为劳力性呼吸困难，其他常见症状包括胸痛、咯血、晕厥、下肢水肿。约10%患者(几乎均为女性)呈现雷诺现象，提示预后较差。也可有声嘶。

2.体征

主要是肺动脉高压和右心功能不全的表现，具体表现取决于病情的严重程度。

(1)肺动脉高压的表现：最常见的是肺动脉瓣区第二心音亢进及时限不等的分裂，可闻及

Graham-Steell 杂音。

(2)右心室肥大和右心功能不全的表现：右心室肥大严重者在胸骨左缘可触及搏动。右心衰竭时可见颈静脉怒张、三尖瓣反流杂音、右心第四心音、肝大搏动、心包积液(32%的患者可发生)、腹水、双下肢水肿等体征。

(3)其他体征：①20%的患者可出现发绀；②低血压、脉压变小及肢体末端皮温降低。

(五)辅助检查

确诊特发性肺动脉高压必须要排除各种原因引起的已知病因和相关因素所致肺动脉高压。

实验室检查需进行自身抗体的检查、肝功能与肝炎病毒标志物、HIV 抗体、甲状腺功能检查、血气分析、凝血酶原时间与活动度及心电图、胸部 X 线、超声心动图、肺功能测定、肺通气灌注扫描、肺部 CT、肺动脉造影术、多导睡眠监测以除外继发性因素引起。右心导管术是唯一准确测定肺血管血流动力学状态的方法，同时进行急性血管扩张试验能够估测肺血管反应性及药物的长期疗效。另外还有胸腔镜肺活检及基因诊断等方法。

(六)诊断及鉴别诊断

不仅要确定 IPAH 诊断、明确严重程度和预后，还应对 IPAH 进行功能分级和运动耐力判断，对血管扩张药的急性反应情况等进行评价，以指导治疗。

1.诊断

由于 IPAH 患者早期无特异的临床症状，诊断有时颇为困难。早期肺动脉压轻度升高时多无自觉症状，随病情进展出现运动后呼吸困难、疲乏、胸痛、昏厥、咯血、水肿等症状。本病体征主要是由于肺动脉高压，右心房、右心室肥大进而右心衰竭引起。常见体征是颈静脉搏动，肺动脉瓣听诊区第二心音亢进、分裂，三尖瓣区反流性杂音，右心第四心音，肝大、腹水等。依靠右心导管及心血管造影检查确诊 IPAH。IPAH 诊断标准为肺动脉平均压在静息状态下≥3.3 kPa (25 mmHg)，在活动状态下≥4.0 kPa (30 mmHg)，而肺毛细血管压或左心房压力<2.0 kPa (15 mmHg)，心排血量正常或降低，并排除已知所有引起肺动脉压力升高的疾病。IPAH 确诊依靠右心导管及心血管造影检查。心导管检查不仅可以明确诊断，而且对估计预后有很大帮助。特发性肺动脉高压是一个排除性的诊断，要想确诊，必须将可能引起肺动脉高压的病因一一排除(图 4-1)。具体可参考肺动脉高压的鉴别诊断。

2.鉴别诊断

IPAH 是一个排除性的诊断，鉴别诊断很重要。主要是应与其他已知病因和相关因素所致肺动脉高压相鉴别。正确诊断 IPAH 必须首先熟悉可引起肺动脉高压的各种疾病的临床特点，掌握构成已知病因和相关因素所致肺动脉高压的疾病谱，熟悉肺动脉高压的病理生理，然后从病史采集、体格检查方面细致捕捉诊断线索，再合理安排实验室检查，一一排除。通过 X 线、心电图、超声心动图、肺功能测定及放射性核素肺通气/灌注扫描，排除肺实质性疾病、肺静脉高压性疾病、先天性心脏病及肺栓塞。血清学检查可明确有无胶原血管性疾病及 HIV 感染。

3.病情评估

(1)肺动脉高压分级：见表 4-1。

(2)运动耐量评价：6 分钟步行试验简单易行，可用于肺动脉高压患者活动能力和预后的评价。

(3)急性血管扩张试验：检测患者对血管扩张药的急性反应情况。用于指导治疗，对 IPAH 患者进行血管扩张试验的首要目标是筛选可能对口服钙通道阻滞剂治疗有效的患者。血管扩张试验阳性标准：应用血管扩张药物后肺动脉平均压下降≥1.3 kPa(10 mmHg)，且肺动脉平均压绝对值≤5.3 kPa (40 mmHg)，心排血量不变或升高。

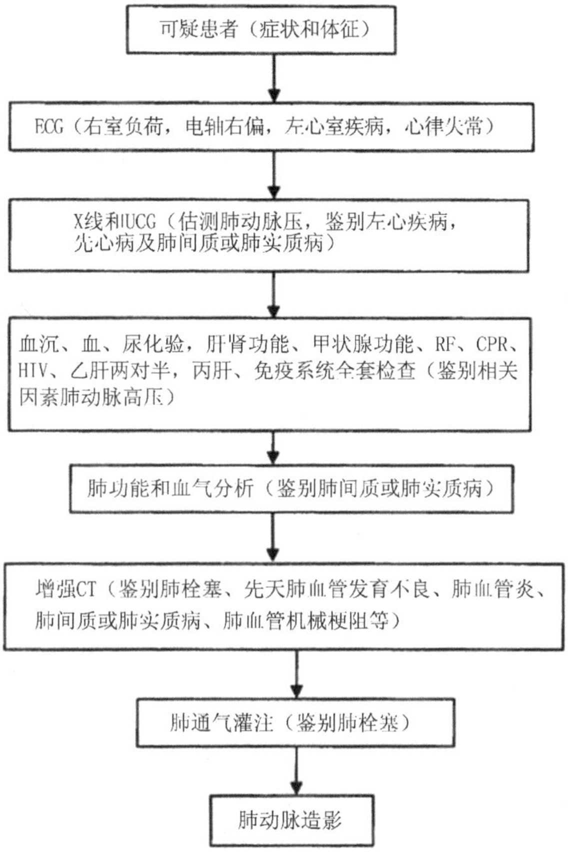

图 4-1 肺动脉高压诊断流程

表 4-1 WHO 对肺动脉高压患者的心功能分级

分级	描述
Ⅰ	日常体力活动不受限，一般体力活动不引起呼吸困难、乏力、胸痛或晕厥
Ⅱ	日常体力活动轻度受限，休息时无不适，但一般体力活动会引起呼吸困难、乏力、胸痛或晕厥
Ⅲ	日常体力活动明显受限，休息时无不适，但轻微体力活动就可引起呼吸困难、乏力、胸痛和晕厥
Ⅳ	不能进行体力活动，休息时就有呼吸困难、乏力，有右心衰竭表现

(七)治疗

治疗原则：由于 IPAH 是一种进展性疾病，目前还没有根治方法。治疗主要应针对血管收缩、血管重构、血栓形成及心功能不全等方面进行，旨在降低肺血管阻力和压力，改善心功能，增加心排血量，提高生活质量，改善症状及预后。

1.一般治疗

(1)健康教育：包括加强 IPAH 的宣传教育及生活指导以增强患者战胜疾病的信心，平衡膳食，合理运动等。

(2)吸氧:氧疗可用于预防和治疗低氧血症,IPAH 患者的动脉血氧饱和度宜长期维持在 90%以上。但氧疗的长期效应尚需进一步研究评估。

(3)抗凝:口服抗凝药可提高 IPAH 患者的生存率。IPAH 患者应用华法林治疗时,INR 目标值为2.0～3.0。但是咯血或其他有出血倾向的患者应避免使用抗凝药。

2.针对肺动脉高压发病机制的药物治疗

确诊为 IPAH 后应对其进行功能分级和急性血管反应试验,根据功能分级和急性血管反应性试验制定肺动脉高压的阶梯治疗方案。急性血管反应试验阳性且心功能Ⅰ～Ⅱ级的患者可给予口服钙通道阻滞剂治疗。急性血管反应试验阴性且心功能Ⅱ级的患者可给予磷酸二酯酶-5 抑制药治疗;急性血管反应试验阴性且心功能Ⅲ级的患者给予磷酸二酯酶-5 抑制药、内皮素受体拮抗药或前列环素及其类似物;心功能Ⅳ级的患者应用前列环素及其类似物、磷酸二酯酶-5 抑制药或内皮素受体拮抗药,必要时予以联合治疗。如病情没有改善或恶化,考虑行外科手术治疗。

(1)钙通道阻滞剂(CCBs):可用于治疗急性血管反应试验阳性且心功能Ⅰ～Ⅱ级的 IPAH 患者。CCBs 使肺动脉压下降,心排血量增加,肺血管阻力降低。心排血指数>2.1 L/(min·m^2)和/或混合静脉血氧饱和度>63%、右心房压力低于 1.3 kPa(10 mmHg),而且对急性扩血管药物试验呈明显的阳性反应的患者,在密切监控下可开始用 CCBs 治疗,并应逐渐增加剂量至最大可耐受量且无不良反应表现。对于不满足上述标准的患者,不推荐使用 CCBs。最常用的 CCBs 包括地尔硫䓬、氨氯地平和长效硝苯地平。应避免选择有明显负性肌力作用的药物(如维拉帕米)。国内以应用地尔硫䓬和氨氯地平经验较多。应用 CCBs 需十分谨慎,从小剂量开始,逐渐摸索患者的耐受剂量,且要注意药物不良反应,主要不良反应包括低血压、急性肺水肿,以及负性肌力作用。

(2)前列环素及其类似物:前列环素是很强的肺血管舒张药和血小板凝集抑制药,还具有细胞保护和抗增生的特性。在改善肺血管重塑方面,具有减轻内皮细胞损伤和减少血栓形成等作用。目前临床应用的前列环素制剂包括吸入制剂依洛前列环素、静脉用的依前列醇、皮下注射制剂曲前列环素、口服制剂贝前列环素。

依洛前列环素:依洛前列环素是一种更加稳定的前列环素类似物,可通过吸入方式给药。通过吸入方式给药不仅可充分扩张通气良好的肺血管,更好地改善通气/血流比值,而且可减少或避免全身不良反应,并发症也更少。治疗方法是每次雾化吸入 10～20 μg,每天吸入 6～9 次。主要不良反应是少数患者有呼吸道局部刺激症状等。已有大样本、随机双盲、安慰剂对照、对中心临床研究证实了依洛前列环素治疗心功能Ⅲ～Ⅳ级肺动脉高压患者的安全性和有效性。该药于 2006 年 4 月在我国上市。

其他前列环素类似物。①依前列醇:1995 年美国 FDA 已同意将该药物用于治疗 IPAH 的患者[纽约心脏协会(NYHA)心功能分级为Ⅲ和Ⅳ级],是 FDA 批准第一种用于治疗 IPAH 的前列环素药物。依前列醇半衰期短,只有 1～2 分钟,故需连续静脉输入。主要不良反应有头痛、潮热、恶心、腹泻。其他的慢性不良反应包括血栓栓塞、体重减轻、肢体疼痛、胃痛和水肿,但大多数症状较轻,可以耐受。依前列醇必须通过输液泵持续静脉输注需要长期置入静脉导管,临床应用有很大不便,并增加了感染机会,在治疗过程中短暂的中断也会导致肺动脉压的反弹,且往往是致命的。②曲前列环素:皮下注射制剂,其半衰期比前列环素长,为 2～4 小时。常见的不良反应是用药局部疼痛。美国 FDA 已批准将曲前列环素用于治疗按 NYHA 心功能分级为Ⅱ～Ⅳ级的肺动脉高压患者。③贝前列环素:口服制剂,贝前列环素在日本已用于治疗 IPAH。口服贝前列环素将可能成为临床表现更轻的肺动脉高压患者的一种治疗选择。

以上其他前列环素类似物尚未在我国上市。

(3)内皮素受体拮抗药:内皮素-1 是强烈的血管收缩药和血管平滑肌细胞增生的刺激药,参与了肺动脉高压的形成。在肺动脉高压患者的血浆和肺组织中 ET-1 表达水平和浓度都升高。波生坦是非选择性的 ET-A 和 ET-B 受体拮抗药,已有临床试验证实该药能改善 NYHA 心功能分级为Ⅲ和Ⅳ级的 IPAH 患者的运动能力和血流动力学指标。治疗方法是起始剂量每次 62.5 mg,每天 2 次,治疗 4 周,第 5 周加量至 125 mg,每天 2 次。用药过程应严密监测患者的肝肾功能及其他不良反应。2006 年 10 月在我国上市。选择性内皮素受体拮抗药包括西他生坦和安贝生坦,目前在国内尚未上市。

(4)磷酸二酯酶-5 抑制药:磷酸二酯酶-5 抑制药(phospho diest erase inhibitors,PDEI)可抑制肺血管磷酸二酯酶-5 对环磷酸鸟苷(cyclic guanosine monophos phate,cGMP)的降解,提高 cGMP 浓度,通过一氧化氮通路舒张肺动脉血管,降低肺动脉压力,改善重构。在国外包括美国 FDA 批准上市治疗肺动脉高压的磷酸二酯酶-5 抑制药有西地那非。西地那非的推荐用量为每次 20～25 mg,每天 3 次,饭前30～60 分钟空腹服用。主要不良反应为头痛、面部潮红、消化不良、鼻塞、视觉异常等。

(5)一氧化氮(NO):由血管内皮细胞Ⅲ型一氧化氮合酶(nitric oxide synthase,NOS)分解精氨酸而生成,有舒张血管、抑制血管平滑肌增生和血小板黏附的重要生理作用。吸入一氧化氮已用于诊断性的急性肺血管扩张试验,也已用于治疗围术期的肺动脉高压,该方法治疗肺动脉高压选择性高,起效快,但应用于临床时最大缺点是不仅需要一个持续吸入的监测装置,而且吸入的一氧化氮氧化成二氧化氮还有潜在毒性。已发现通过外源给予*L*-精氨酸可促进内源性一氧化氮的生成,目前国外已出现*L*-精氨酸的片剂和针剂,临床试验研究尚在进行中。

3.心功能不全的治疗

IPAH 可引起右心室功能不全。然而,标准的治疗充血性心力衰竭的方法对严重肺动脉高压或右心室功能不全的患者却作用有限。

利尿药是治疗合并右心衰竭(如有外周水肿和/或腹水)IPAH 的适应证。一般认为应用利尿药使血容量维持在接近正常水平,谨慎限制水钠摄入对 IPAH 患者的长期治疗十分重要。但利尿药应慎重使用,以避免出现电解质平衡紊乱、心律失常、血容量不足。

洋地黄治疗能使 IPAH 患者循环中的去甲肾上腺素迅速减少,心排血量增加,但长期治疗的效果尚不肯定,可用于治疗难治性右心衰竭,右心功能障碍伴发房性心律失常或者右心功能障碍并发左心室功能衰竭的患者。应用过程中需密切监测患者的血药浓度,尤其对肾功能受损的患者更应警惕。

血管紧张素转化酶抑制药和血管紧张素受体拮抗药只推荐用于右心衰竭引起左心衰竭的患者,在多数肺动脉高压右心力衰竭者不适用。

有研究表明,重症肺动脉高压患者改善心功能和微循环的血管活性药物首选多巴胺。

4.介入治疗

经皮球囊房间隔造口术(balloon atrial septostomy,BAS)是一种侵袭性的手术,是通过建立心房内缺损使产生心内从右到左的分流,达到减轻症状的目的。目前认为只适用于那些在接受最佳血管扩张药物治疗方案前提下仍出现发作性晕厥和/或有严重心力衰竭的患者。可作为肺移植治疗前的一种过渡治疗。

5.外科手术治疗

治疗肺动脉高压的新药开发及其令人乐观的初步临床结果，使得肺移植和心肺联合移植术仅在严重IPAH且内科治疗无效的患者中继续应用。

(八)预后

IPAH进展迅速，若未及时诊断、积极干预，预后险恶。IPAH是一种进行性血管病，晚期IPAH患者出现进行性右心功能障碍，血流动力学指标出现心排血量下降、右心房压力上升，以及右心室舒张末压力升高表现，最终导致心力衰竭和死亡。随着科学技术的发展，IPAH患者的预后有望得到改善。

二、其他类型肺动脉高压

(一)家族性肺动脉高压

家族中有两个或两个以上成员患肺动脉高压，并除外其他引起肺动脉高压的原因时可诊断为家族性肺动脉高压(familial pulmonary arterial hypertension，FPAH)。据统计，PPH中有6%～10%是家族性的。目前认为多数患者与由骨形成蛋白Ⅱ型受体(BMPR-Ⅱ)基因突变有关，以常染色体显性遗传，具有外显率不完全、女性发病率高和发病年龄变异的特点，大多数基因携带者并不发病。对怀疑有FPAH患者，应进行基因突变的遗传学筛查。治疗方法同IPAH。

(二)结缔组织病相关性肺动脉高压

结缔组织病是引起肺动脉高压的常见原因之一。肺动脉高压可以继发于任何一种结缔组织病，总体发生率约2%，但是不同结缔组织病合并肺动脉高压的发生率不同，以硬皮病、混合性结缔组织病、系统性红斑狼疮多见。结缔组织病相关性肺动脉高压的发病机制尚不十分清楚，可能与肺的雷诺现象(肺血管痉挛)、自身免疫因素、肺间质病变和血栓栓塞或原位血栓有关。患者有一些特殊表现，如雷诺现象和自身抗体阳性。结缔组织病合并肺动脉高压对患者基础疾病的预后有较大影响，常常提示预后差。应定期对结缔组织病患者进行心脏超声检查。肺CT检查有助于明确有无肺栓塞或肺间质病变的存在。要积极治疗原发病，根据病情使用皮质激素和免疫抑制药治疗结缔组织病。前列环素类、西地那非、波生坦等药物对肺动脉高压的治疗均有一定效果。长期预后不如IPAH患者。由于此类患者常合并多系统病变，并使用过免疫抑制药治疗，肺移植治疗要慎重。

(三)先天性体-肺循环分流疾病相关性肺动脉高压

当心脏和血管在胚胎发育时出现先天畸形和缺损，会发生体-肺循环分流，由于肺循环血容量增加、低氧血症、肺静脉回流受阻、肺血管收缩等因素导致肺动脉高压。疾病早中期以动力性因素为主，肺动脉高压可逆，晚期发展到肺血管结构重塑，肺动脉高压难以逆转。

各种不同体-肺循环分流先心病的临床表现不同，相应肺动脉高压出现的时间、轻重程度和进展速度也不同。根据病史、临床表现、心电图、胸部X线和心脏超声检查，大部分患者可明确诊断，少数复杂的先心病患者需要做CT、磁共振。心导管检查和心血管造影是评价体肺分流性肺动脉高压和血流动力学改变最准确的方法，并且也是原发疾病手术适应证选择的重要依据。早期治疗原发疾病先心病，避免肺动脉高压的发生是预防的关键。各种体-肺循环分流合并肺动脉高压的先心病患者，需要尽早外科手术和/或介入治疗以防止出现肺血管结构重塑。正确地评估患者的临床情况是决定治疗选择和预后的关键，一旦出现艾森曼格综合征就不能做原发先心病的矫正手术。此外，新型肺血管扩张药物前列环素类似物、磷酸二酯酶-5抑制药、波生坦、一氧化氮对治疗先天性体—肺循环分流疾病相关性肺动脉高压有一定效果。此类患者的预后较IPAH好。

(四)门脉高压相关性肺动脉高压

慢性肝病和肝硬化门脉高压患者中肺动脉高压的发生率为3%～5%。其发生机制可能是由于门脉分流使肺循环血流增加和未经肝脏代谢的血管活性物质直接进入肺循环引起血管增生、血管收缩、原位血栓形成,从而引起肺动脉高压。超声心动图是筛查的首选无创检查,但仅肺动脉平均压力增加而肺血管阻力正常,不能诊断门脉高压相关性肺动脉高压(portopulmonary hypertension,POPH),右心导管检查是确诊的"金标准"。对于POPH患者行急性血管扩张试验推荐使用依洛前列环素或依前列醇。钙通道阻滞剂可以使门脉高压恶化。由于POPH患者有出血倾向,抗凝药使用应权衡利弊。降低POPH肺动脉压力药物主要为前列环素类、西地那非,在肝损患者中应注意波生坦的肝毒性。POPH预后较差。肝移植对POPH预后尚有争议。

(五)HIV感染相关性肺动脉高压

HIV感染是肺动脉高压的明确致病因素,肺动脉高压在HIV感染患者中的年发病率约0.1%,至少较普通人群高500倍。其发生机制可能是HIV通过反转录病毒导致炎症因子和生长因子释放,诱导细胞增生和内皮细胞损伤,引起肺动脉高压。HIV感染相关性肺动脉高压(pulmonary arterial hypertension related to HIV infection,PAHRH)的病理改变和临床表现与IPAH相似。PAHRH的治疗包括抗反转录病毒治疗和对肺动脉高压的治疗。PAHRH的预后比IPAH还差,HIV感染者一旦出现肺动脉高压,肺动脉高压就成为其主要死亡原因。

(六)食欲抑制药物相关性肺动脉高压

食欲抑制药物中阿米雷司、芬氟拉明、右芬氟拉明可以明确导致肺动脉高压,苯丙胺类药物可能会导致肺动脉高压,且停药后假少逆转。食欲抑制药物引起肺动脉高压的机制可能与5-羟色胺通道的影响有关,血游离增高的5-羟色胺使肺血管收缩和肺血管平滑肌细胞增生。食欲抑制药物相关性肺动脉高压在病理和临床与IPAH相似。

(七)甲状腺疾病相关性肺动脉高压

国外文献报道,IPAH患者中各类甲状腺疾病的发病率高达49%,其中合并甲状腺功能减退的发病率为10%～24%,因此应对所有IPAH患者进行甲状腺功能指标的筛查。发病机制可能与自身免疫反应和高循环血流动力学状态导致肺血管内皮损伤及功能紊乱等因素有关。对此类患者不仅应针对甲状腺功能紊乱进行治疗,同时也应针对肺动脉高压进行治疗。

(八)肺静脉闭塞病和肺毛细血管瘤样增生症

这两种疾病是罕见的以肺动脉高压为表现的疾病,临床表现与IPAH相似。肺静脉闭塞病(pulmonary veno-occlusive disease,PVOD)主要影响肺毛细血管后静脉,病理表现为肺静脉内膜增厚、纤维化,严重的肺淤血和间质性纤维化形成的小病灶是其特征性改变。PVOD的胸部CT扫描显示肺部出现磨玻璃样变,伴或不伴边界不清的结节影,叶间胸膜增厚,纵隔肺门淋巴结肿大,这些征象对于IPAH鉴别有特征意义。肺毛细血管瘤样增生症(pulmonary capillary hemangioma,PCH)病理表现为大量灶状增生的薄壁毛细血管浸润肺泡组织,累及胸膜、支气管和血管壁,有特征的X线表现是弥漫分布的网状结节影。这两种疾病的确诊很困难,需要开胸肺活检。它们的治疗与IPAH不同,使用扩张肺动脉的药物会加重肺动脉高压,甚至导致严重的肺水肿和死亡。这两种疾病的预后差,肺移植是唯一有效的治疗方法。

(九)左心疾病相关性肺动脉高压

各种左心疾病，如冠心病、心肌病、瓣膜病、缩窄性心包炎等会引起肺静脉压力增加，进而使肺动脉压力增高，又称肺静脉高压。肺静脉高压对呼吸功能的影响较明显，使肺的通气、换气、弥散功能下降。临床表现不仅有劳力性呼吸困难，而且有端坐呼吸和夜间阵发性呼吸困难。胸部X线检查显示左心力衰竭征象。超声心动图检查对原发疾病有确诊价值。治疗主要针对原发疾病，瓣膜病、心包疾病患者适时手术治疗。内科药物治疗减低心脏负荷、改善心功能。

(十)呼吸疾病和/或缺氧相关的肺动脉高压

患有各种慢性肺疾病的患者由于长期缺氧肺血管收缩、肺血管内皮功能失衡、肺血管结构破坏(管壁增厚)、血管内微小血栓形成，以及患者的遗传因素使之易发，这些最终造成各种慢性肺疾病的患者发生肺动脉高压。慢性肺部疾病引起的肺动脉高压有一些与其他类型肺动脉高压不同的特点：肺动脉高压的程度较轻，多为轻至中度增高，间质性肺病可为中度至重度增高；肺动脉高压的发展通常缓慢；在一些特殊情况下，如活动、肺部感染加重，肺动脉压力会突然增加；基础肺疾病好转后，肺动脉高压也会明显缓解。临床表现既有基础肺疾病又有肺动脉高压的症状和体征，肺部听诊有助于判断肺疾病的严重程度。肺功能检查和血气分析提示呼吸功能障碍和呼吸衰竭的类型和程度。肺动脉高压影响慢性肺疾病患者的预后。积极治疗基础肺疾病能够使肺动脉高压明显缓解，长程氧疗对降低肺动脉压力有益并能提高患者的生存率。新型肺血管扩张药对此类患者肺动脉高压的治疗价值有限。晚期患者可考虑肺移植。

(十一)慢性血栓栓塞性肺动脉高压

肺动脉及其分支的血栓不能溶解或反复发生血栓栓塞，血栓机化，肺动脉内膜慢性增厚，肺动脉血流受阻；未栓塞的肺血管在长期高血流量的切应力等流体力学因素的作用下，血管内皮损伤，肺血管重构；上述两方面的因素使肺血管阻力增加，导致肺动脉高压。由于非特异的症状和缺乏静脉血栓栓塞症的病史，其发生率和患病率尚无准确的数据。以往的尸检报道表明慢性血栓栓塞性肺动脉高压(chronic thromboembolism pulmonary hypertension，CTEPH)的总发生率为1%～3%，其中急性肺栓塞幸存者的发生率为0.1%～0.5%。临床表现缺乏特异性，易漏诊和误诊。渐进性劳力性呼吸困难是最常见症状。心电图、胸部X线、血气分析、超声心动图是初筛检查，核素肺通气灌注显像、CT肺动脉造影、右心导管和肺动脉造影可进一步明确诊断。核素肺通气灌注显像诊断亚段及以下的CTEPH有独到价值，但也可能低估血栓栓塞程度。多排螺旋CT与常规肺动脉造影相比，有较高的敏感性和特异性，但可能低估亚段及以下的CTEPH。需要同时做下肢血管超声、下肢核素静脉显像确定有无下肢深静脉血栓形成。CTEPH患者病死率很高，自然预后差，肺动脉平均压力>5.3 kPa(40 mmHg)，病死率为70%；肺动脉平均压力>6.7 kPa(50 mmHg)，病死率为90%。传统的内科治疗手段，如利尿、强心和抗凝治疗，以及新型扩张肺动脉的药物对CTEPH有一定效果。肺动脉血管内球囊扩张及支架置入术对部分CTEPH患者也有一定效果。肺动脉血栓内膜剥脱术是治疗CTEPH的重要而有效方法，术后大多数患者肺动脉压力和肺血管阻力持续下降，心排血量和右心功能提高。手术死亡率为5%～24%。对于不能做肺动脉血栓内膜剥脱术的患者，可考虑肺移植。

(高　颜)

第十节　睡眠呼吸暂停低通气综合征

睡眠呼吸暂停低通气综合征(SAHS)是指各种原因导致睡眠状态下反复出现呼吸暂停和/或低通气,引起低氧血症、高碳酸血症、睡眠中断,从而使机体发生一系列病理生理改变的临床综合征。其主要临床表现为形体肥胖,睡眠时打鼾且鼾声不规律、呼吸及睡眠节律紊乱,反复出现呼吸暂停及觉醒,或患者自觉憋气,夜尿增多,白天嗜睡,乏力,睡不解乏,晨起头痛、口干,注意力不集中,记忆力下降,性格异常等。

根据睡眠过程中呼吸暂停时胸腹呼吸运动的情况,临床上将睡眠呼吸暂停综合征分为中枢型(CSAS)、阻塞型和混合型,中枢型指呼吸暂停过程中呼吸运动消失,阻塞型指呼吸暂停过程中呼吸运动仍然存在,混合型指一次呼吸暂停过程中前半部分为中枢型特点,后半部分为阻塞型特点。三种类型中以阻塞型最常见,目前把阻塞型和混合型两种类型统称为阻塞型睡眠呼吸暂停低通气综合征(OSAHS)。

中医虽无“睡眠呼吸暂停低通气综合征”的病名,但根据其临床表现当属中医学“鼾眠”“嗜睡”“嗜卧”“但欲寐”“鼻鼾”范畴。相似记载最早可见于东汉时期张仲景所著的《伤寒论·辨太阳病脉证并治第一》,“风温为病,脉阴阳俱浮,自汗出,身重,多眠睡,鼻息必鼾,语言难出。”

一、病因病理

根据现代中医观点SAHS的发生,系先天禀赋异常,后天调摄失当所致。其发病机制往往与下列因素有关。

(一)先天禀赋异常

如先天性鼻中隔偏曲、下颌后缩、小颌畸形、巨舌等上气道解剖结构异常,导致气道不畅,呼吸不利而暂停,具有一定的家族史。

(二)饮食不当

SAHS患者多有肥胖。随着生活水平的提高,肥胖者日渐增多。《脾胃论》曰:“能食而肥……油腻,厚味,滋生痰涎”。嗜食酒酪肥甘、膏粱厚味,使脾失健运,不能运化与转输水谷精微,聚湿生痰,痰湿血脂聚集,以致体态臃肿。痰湿上阻于气道,壅滞不畅,痰气交阻,肺气不利,入夜益甚,使肺主气、司呼吸功能失常,出现鼾声如雷、呼吸暂停等症状。痰湿浊脂壅塞,则致血脉痹阻,痰、湿、气、瘀血交阻,互为因果,更是加重病情,而并发肺动脉高压、右心衰竭、冠心病、红细胞增多症与血栓形成等。

(三)嗜烟成性

熏蒸清道,灼津成痰,上阻咽喉,肺失宣降,气机升降失常,痰气搏击气道而作鼾,甚至呼吸暂停。

(四)外感六淫

感受风温热邪伤阴耗气,灼津成痰,咽喉肿胀壅塞,气血痹阻;或感受风寒湿之邪,引动痰湿,均将诱发或加重本病。

(五)体虚病后

素体虚弱,或病后体虚,或劳倦内伤,损伤脏腑功能。心主神明,统帅元神;肺主气,司呼吸,肺气通于鼻。"肺为气之主肾为气之根,肺主出气,肾主纳气,阴阳相交呼吸乃和"。心阳不振,失却主神明统帅作用;肺气虚弱,失于宣降,肾亏摄纳无权,呼吸失却均匀调和,则夜间打鼾、呼吸表浅甚至呼吸暂停。或肺脾肾虚,脾不能转输水湿,肺不能发散津液,肾不能蒸化水液,而致阴津水液凝聚成痰,壅遏肺气。

总的说来,SAHS属本虚标实,主要病理因素为痰湿、血瘀、气滞。主要病机为痰湿内阻或痰热内蕴,气滞血瘀,肺脾肾虚,心阳不足,尤以脾失健运,肺气不利为关键。一般来说,在病变早期,脾虚痰湿内生,上阻肺气,肺气壅滞;进而导致气滞血瘀,复加肺脾气虚,血瘀益甚,病情得以进展;日久损及肾阳、心阳,失去推动、温煦作用,而见胸中窒闷、心悸怔忡、阳痿、夜尿频多或遗尿等;晚期可阳损及阴,阴阳俱损,甚至痰蒙神窍而昏迷。

二、诊断

(一)临床表现

1.病史

常有打鼾、憋醒,白天出现疲劳、嗜睡、精神行为异常等表现。

2.症状

(1)白天症状:主要表现为嗜睡、乏力、睡不解乏、晨起头痛、注意力不集中、精细操作能力下降,记忆力下降等,约有10%的患者可以出现性欲降低,甚至阳痿,部分可以出现烦躁、抑郁、焦虑等个性变化。其中以嗜睡最为常见,轻者表现为日间工作或学习时间困倦、困睡,严重时吃饭、与人谈话时即可入睡。

(2)夜间症状:打鼾为主要症状,其鼾声多不规则,高低不等,并与呼吸暂停间歇交替出现,夜间出汗较多,睡眠行为异常(包括恐惧、惊叫、呓语、夜游、幻听等),部分患者有夜尿增多甚至遗尿,严重者可出现呼吸暂停后憋醒,常伴有翻身,四肢不自主运动甚至抽搐,或突然坐起,感觉心慌、胸闷等。

3.体征

CSAS可有原发病的相应体征;OSAHS的体征有肥胖(BMI指数>28),颈围>40 cm,鼻甲肥大,鼻中隔偏曲,下颌短小,下颌后缩,悬雍垂肥大,扁桃体和腺样体肥大,舌体肥大等。

(二)实验室检查

1.血常规

病程时间长,血中红细胞计数及血红蛋白含量可有不同程度的增加。

2.血气分析

病情严重者可以出现低氧血症、高碳酸血症及呼吸性酸中毒。

(三)特殊检查

1.胸片

早期可以没有异常表现,后期并发高血压、肺动脉高压及冠心病等疾病时,可以出现心影增大,肺动脉段突出等表现。

2.肺功能检查

并发肺心病、呼吸衰竭时,可以出现不同程度的通气功能障碍。

3.心电图

伴有高血压、冠心病时，可出现心室肥厚、心肌缺血或心律失常表现等变化。

4.多导睡眠图(PSG)

PSG是诊断SAHS的金标准，当睡眠呼吸暂停低通气指数≥5次/小时则可确诊。它不仅可判断其严重程度，还可全面定量评估患者的睡眠结构，睡眠中呼吸紊乱、低血氧情况，以及心电、血压的变化。呼吸暂停是指睡眠过程中口鼻呼吸气流完全停止10秒以上；低通气是指睡眠过程中呼吸气流强度(幅度)较基础水平降低50%以上，并伴有血氧饱和度较基础水平下降≥4%或微醒觉；睡眠呼吸暂停低通气指数是指每小时睡眠时间内呼吸暂停加低通气的次数。

三、鉴别诊断

(一)单纯性鼾症

有明显的鼾声，PSG检查无气道阻力增加，无呼吸暂停和低通气，无低氧血症。

(二)上气道阻力综合征

气道阻力增加，PSG检查反复出现α醒觉波，夜间醒觉>10次/小时，睡眠连续性中断，有疲倦及半天嗜睡，可有或无明显鼾声，无呼吸暂停及低氧血症。

(三)发作性睡病

半天过度嗜睡，发作性猝倒，PSG检查睡眠潜伏期<10分钟，入睡后20分钟内有快速眼动时相出现，无呼吸暂停和低氧血症，多次小睡潜伏时间试验检测平均睡眠潜伏期<8分钟，有家族史。

(四)不宁腿综合征和睡眠中周期性腿动综合征

患者主诉多为失眠或白天嗜睡，多伴有醒觉时的下肢感觉异常，PSG监测有典型的周期性腿动，每次持续0.5～5.0秒，每20～40秒出现1次，每次发作持续数分钟到数小时。通过详细向患者及同床睡眠者询问患者睡眠病史，结合体检和PSG监测结果可以予以鉴别。

四、并发症

SAHS可以并发高血压病、冠心病、心律失常、脑血管病、肺心病、呼吸衰竭、精神异常(包括抑郁、焦虑、躁狂性精神病等)、糖尿病、性功能障碍等。

五、中医证治枢要

SAHS的发生多为先天禀赋异常，后天调摄失当所致，属本虚标实之证，其主要病理因素为痰湿、痰热、血瘀、气滞，主要病机为痰湿内阻或痰热内蕴，气滞血瘀，肺脾肾虚，心阳不足，尤以脾失健运，肺气不利为关键。一般来说，在疾病早期以痰湿内阻，气滞血瘀多见，故治疗上以健脾化痰、活血化瘀及疏理气机为主；若病程日久，病情得以进展，日久损及肾阳、心阳，治疗上则需温阳补肾之剂，同时仍需活血、理气、化痰。无论以实证为主，或以虚证为主，均须运用活血化痰开窍之品如石菖蒲、郁金、胆南星等。

SAHS的治疗需辨证与辨病相结合，根据西医的病因分型来予以处方，可取得更好的疗效。西医认为，中枢型患者睡眠呼吸驱动停止，其临床多表现为脏腑功能的减弱，中医辨证以气虚、阳虚为主，因此治疗上则以扶正为主，或益气，或温阳，兼以祛邪。阻塞型患者，其呼吸驱动存在，但伴有上呼吸道阻塞，临床上多表现为标实的一面，或以痰象为主，或以瘀象为著，或痰瘀并见，故治疗上则以祛邪为主，或化痰，或祛瘀，或化痰祛瘀并重，辅以扶正。混合型患者，兼有上述两型的特点，其临床表现也大多为本虚标实并见，因此，治疗上应扶正祛邪并重。但所有患者均存在着肺气壅滞，气机不利，因此，疏利气机当贯穿治疗始终。

六、辨证施治

(一)痰湿内阻，肺气壅滞

主症：睡眠时鼾声阵作，时断时续，与呼吸暂停间歇交替出现，夜间常常自觉憋气而醒。形体多肥胖，白天神疲乏力，睡不解乏，伴胸闷，咳吐白痰，喜食油腻之物，纳呆呕恶，头昏肢沉，记忆力减退，舌体胖大，舌质淡红，苔白厚腻，脉弦滑。

治法：健脾化痰、顺气开窍。

处方：二陈汤化裁。制半夏 10 g，陈皮 9 g，茯苓 15 g，甘草 5 g，党参 15 g，白术 10 g，苍术 10 g，石菖蒲 12 g，郁金 12 g，旋覆花 9 g，代赭石 15 g，桔梗 6 g，杏仁 10 g，苏子 12 g，川朴 10 g，浙贝 15 g。

阐述：本证型临床最常见，多见于肥胖者、发病初期。痰饮之治必重在培土燥湿，二陈汤燥湿化痰、理气和中，善治痰证，被后世称为“祛痰之通剂”，本方中加入四君子汤以益气健脾，以助化痰；石菖蒲，具有化痰开窍、化湿和胃、醒神益智等作用，为涤痰开窍之要药。研究表明石菖蒲对中枢神经系统有双向调节作用，对脑组织和神经细胞有很好的保护作用，因其含有多种解痉平喘成分，从而具有祛痰止咳平喘的作用。刘薇等采用健脾化痰法治疗轻度 OSAHS 患者，结果发现治疗组用药后嗜睡、疲倦、头痛及总积分下降，呼吸紊乱指数和氧减指数明显下降。若痰湿郁而化热，症见口黏，口苦，痰黄或质黏咳，佐以黄连、黄芩、胆南星、鲜竹沥等；若咽中如有炙脔，胸胁满闷显著，可用半夏厚朴汤；若多食则脘腹胀满，昏昏欲睡者，可佐以鸡内金、山楂、米仁等。

(二)痰浊壅塞，气滞血瘀

主症：睡眠时打鼾，鼾声如雷且不规律，呼吸节律紊乱，夜寐不实，易憋气而醒。形体多肥胖，白天表现为神疲嗜睡，睡不解乏，健忘，胸膈满闷，咳痰白稀，头重如蒙，面色晦黯，口唇发绀，舌质黯紫或有瘀点，舌底络脉迂曲增粗，脉细滑或涩。

治法：理气化痰、活血开窍。

处方：涤痰汤合血府逐瘀汤加减。制半夏 10 g，茯苓 15 g，陈皮 9 g，甘草 5 g，石菖蒲 12 g，胆南星 6 g，郁金 12 g，白芥子 12 g，桔梗 6 g，党参 15 g，枳实 12 g，红花 9 g，桃仁 12 g，当归 12 g，丹参 20 g。

阐述：痰湿是本病发病的最主要病理因素之一，痰邪贯穿于本病的始终，然而随着疾病迁延，势必导致气血瘀滞，“久病入络”亦可产生瘀血，故治疗过程中需要适当加入活血化瘀之品。血府逐瘀汤出自《医林改错》，为活血化瘀法的代表方剂，被广泛应用于临床。彭文以益气活血法为主治疗儿童鼾症 40 例，结果总有效率达 85%。若痰浊郁而化热，症见痰黄或质黏难咳，苔黄腻，脉滑数，佐以黄芩、鲜竹沥、竹茹、鲜芦根等；如神倦乏力，少气懒言，气虚症状明显者，佐以党参、白术等。

(三)肺脾肾亏，痰瘀交阻

主症：睡眠时鼾声阵作，鼾声响亮，夜寐不实，时时憋醒。晨起头痛，白日嗜睡，睡不解乏，胸中窒闷，咳吐痰涎，气息短促，神倦乏力，健忘，腰膝酸软，伴夜间遗尿或夜尿频多，性功能减退，面唇色黯，舌紫或有瘀斑，苔薄润，脉沉或细涩。

治法：益肾健脾、祛瘀除痰。

处方：金水六君煎化裁。当归 12 g，熟地 15 g，陈皮 9 g，制半夏 10 g，茯苓 15 g，黄芪 15 g，太子参15 g，石菖蒲 12 g，胆南星 6 g，郁金 12 g，丹参 20 g，地龙 12 g，白芥子 12 g，枳实 12 g，淫羊藿 12 g，甘草 6 g。

阐述：本证型多见于老年人、发病后期，往往伴有肺功能明显受损，白天也可有血气分析指标的异常。同时，并有腰膝酸软，畏寒肢冷等肾阳不足表现者，可酌情加用肉桂、川牛膝、菟丝子、补骨脂等；而兼瘀象较重者，则重用活血祛瘀之品，加桃仁、红花、川芎等；若伴有脾气急躁，性情忧郁者，可佐以制香附、醋柴胡等。

（四）心肾两虚，阳气不足

主症：眠时有鼾声，鼾声不响，时断时续，与呼吸暂停间歇交替出现，夜寐不实而时时憋醒。白天表现为嗜睡，睡不解乏，哈欠频频，举止迟钝，神疲懒言，动则气促息短，面色㿠白，畏寒肢冷，头昏健忘，胸闷，夜尿频多，小便清长，腰膝酸软，性功能减退，舌质淡胖，苔白滑，脉沉。

治法：补益心肾、温阳开窍。

处方：金匮肾气丸加味。熟附子 5 g，桂枝 6 g，熟地 15 g，山药 15 g，萸肉 12 g，茯苓 15 g，泽泻 12 g，石菖蒲 15 g，远志 6 g，麦冬 12 g，郁金 12 g，淫羊藿 12 g，黄芪 15 g，党参 15 g，五味子 6 g，桔梗 6 g。

阐述：本证型多见于 CSAS 患者或老年 OSAHS 患者发病后期。如有阴虚内热之象，可改用麦味地黄丸化裁；若见口唇发绀，舌黯红或有瘀点，可佐以紫丹参、当归、广地龙、虎杖等。

七、特色经验探要

（一）“痰”与 OSAHS

临床上 OSAHS 患者以肥胖人为多，有文献报道 50%病理性肥胖者伴有睡眠呼吸暂停。颈部和腹部脂肪过多堆积是 OSAHS 的危险因素，由于上气道过多脂肪沉积造成气道横截面积减小，再加上过多脂肪的压迫，造成气道狭窄；同时睡眠中神经体液调节作用减弱，肌肉松弛，气道容易塌陷而加重气道的狭窄甚至导致闭塞；另外内脏脂肪过多聚积是 OSAHS 发生的另一重要因素，内脏脂肪型肥胖可影响膈肌运动，阻碍肺的扩张，肺容量减少，对咽气道的扩张作用减弱，阻碍呼吸。中医认为“肥人多气虚”“肥人多痰”“肥人多湿”，脾胃运化水湿和精微的功能减退，不能化生精微反成水湿痰浊之邪，精微之气不能上承而致肺气虚弱，痰阻气机以致痰气互结，痰气久结而成痰热，气血运行不畅出现血瘀证候。因痰邪贯穿于本病的始终，故治痰为辨证论治的首要目标，治疗上遵循治病求本的原则，针对生痰之源进行辨证治疗，“脾为生痰之源，肺为贮痰之器”，肾阳为命门之火，三者应为论治的重点。

（二）外治法在 SAHS 中的应用

SAHS 的外治方法主要是有针灸、推拿等。河北医科大学第二医院采用王不留行药籽贴压耳穴治疗组 30 例，取穴：神门、交感、皮质下、心、肺、脾、肾、垂前、耳郭等，每天按压 3～5 次，每穴按压 10～20 下，10 天为 1 个疗程，结果治疗组患者临床症状明显改善，治疗组患者治疗前、后多导睡眠图(PSG)监测的呼吸参数间差异均有显著性意义。陈弘用针刺治疗 OSAHS 患者 8 例，急性发作期遵“急则治其标”，缓解期遵“缓则治其本”。采用头皮针进行治疗，取头皮运动区、感觉区为穿刺点，每次留针约 20 分钟，连续治疗 1～2 个疗程后，5 例患者平均发作次数从每周 1～2 次降至每月 1～2 次，另 3 例治疗 2 个疗程后，1 年内未再发作。陈健用推拿治疗 SAS 的有效率为 83.3%,方法:①拿揉两侧胸锁乳突肌,擦揉、一指禅推两侧骶棘肌及斜方肌。重点按揉天鼎、中府、缺盆、天容、水突等穴,配合拿肩井、风池、少冲、合谷。②滚揉、一指禅推两侧腰背部足太阳膀胱经,督脉,点揉肺俞、心、天柱、督、膈等穴。③两拇指沿两侧肋缘分推数次,两拇指交替分推上脘、中脘、下脘一条线数次,按揉膻中、上脘、中脘等穴。每天 1 次,每次 25 分钟,20 次为1 个疗程。

八、西医治疗

(一)CSAS 的治疗

CSAS 临床上较少见,治疗包括原发病的治疗、呼吸兴奋药物治疗(都可喜、乙酰唑胺和氨茶碱等)、氧疗及辅助机械通气等。

(二)OSAHS 的治疗

1.一般治疗

减肥、戒烟酒、侧位睡眠、抬高床头,以及避免服用镇静剂、白天避免过度劳累等。

2.氧疗

低流量控制性吸氧能预防低氧的并发症。

3.药物治疗

疗效不肯定,可试用乙酰唑胺、甲羟孕酮等治疗。抗抑郁药普罗替林(10 mg,1～2 次/天),可抑制 REM 睡眠期。莫达非尼有改善白天嗜睡作用,应用于接受 CPAP 治疗后嗜睡症状改善不明显的患者,有一定的疗效。长期服用药物最好用多导睡眠图检查核实疗效,并注意避免药物不良反应。近期有文献报道,药物对 OSAHS 无效,目前已不主张使用。

4.机械治疗

(1)经鼻持续气道正压通气治疗(CPAP):此法是目前治疗中重度 OSAHS 患者的首选方法,CPAP 犹如一个上气道的空气扩张器,可以防止吸气时软组织的被动塌陷,并刺激颏舌肌的机械感受器,使气道张力增加。可单独作为一种疗法,也可和外科手术配合使用。

(2)双水平气道内正压治疗:使用鼻(面)罩呼吸机时,在吸气和呼气相分别给予不同的压力,更符合呼吸的生理过程,增加了治疗的依从性。

(3)自动调压智能呼吸机治疗:根据患者夜间气道阻塞程度的不同,呼吸机送气压力随之变化。疗效及耐受性可能优于 CPAP 治疗,但费用贵,难以普及。

(4)各种口腔矫治器治疗:睡眠时戴用专用矫治器可以抬高软腭,牵引舌主动或被动向前,以及下颌前移,达到扩大口咽及下咽部,改善呼吸的目的,但对重症患者无效。

(5)手术治疗:手术是治疗 OSAHS 的基本方法,手术治疗的目的在于减轻和消除气道阻塞,防止气道软组织塌陷。选择何种手术方法要根据气道阻塞部位、严重程度、是否有病态肥胖及全身情况来决定。常用的手术方法有以下几种。①扁桃体、腺样体切除术:这类手术仅用于青春期前有扁桃体、腺样体增生所致的儿童患者。一般术后短期有效,随着青春发育,舌、软腭肌发育后,仍然可复发。②鼻腔手术:对鼻中隔偏曲、鼻息肉或鼻甲肥大引起鼻气道阻塞者,可行鼻中隔成形术,鼻息肉或鼻甲切除,以减轻症状。③舌成形术:有舌体肥大、巨舌症、舌根后移、舌根扁桃体增大者,可行舌成形术。④腭垂、软腭、咽成形术:此手术是切除腭垂过长的软腭后缘和松弛的咽侧壁黏膜,将咽侧壁黏膜向前拉紧缝合,以达到缓解软腭和口咽水平气道阻塞的目的,但不能解除下咽部的气道阻塞,因此一定要选好适应证。⑤激光辅助咽成形术:利用激光进行咽部成形术，局部麻醉，可以门诊进行，降低了手术风险。⑥正颌外科：常用的方法有下颌前移术、颏前移术、颏部移、舌骨下肌群切断悬吊术及双颌前移术等，要严格掌握手术适应证，对高龄患者、重度肥胖、有全身脏器功能不良者，手术危险性很大，故应非常谨慎。

九、中西医优化选择

目前西医治疗本病缺乏有效的方法，西药药物疗效不肯定，三环类抗抑郁药普罗替林，可减少呼吸暂停时间，减轻低氧血症，但不能减少呼吸暂停次数；乙酰唑胺其疗效仅限于CSAS，对OSAHS疗效尚不清楚，但也有报道其可能加重上气道阻塞；手术治疗适合一些有器质性问题的患者，但术后仍有较多复发病例，无创正压通气是中重度OSAHS首选治疗方案，但因呼吸机携带不便，价格相对较高，使用过程中的不良反应也会影响患者的依从性，且有诸多禁忌证等使其具有一定的局限性。

近年来中医对其病因病机有一定的认识，治疗上也积累了一定的经验，可以针对其不同阶段和不同症状予以辨证论治，从局部症状的改变联系整体功能的变化，临床实践表明对于改善症状有良好效果，而且中药的不良反应较少，可以长期服用。若将中西医两种方法有机地结合，可达到优势互补。广东省中医院采用温阳化痰法治疗29例OSAHS，其中轻中度患者予单纯四逆汤合苓桂术甘汤合瓜蒌薤白半夏汤加减的中药治疗，而重度患者使用呼吸机治疗同时使用中药治疗，3个月后，睡时打鼾均减轻，呼吸暂停次数减少，症状改善明显，晨起头痛减轻，白天精力充沛，观察7小时睡眠状态，显效15例，有效11例，无效3例，总有效率达89.66%。另外OSAHS患者以肥胖者居多，因此，控制饮食和服用药物减轻体重不失为一种简便而有效的治疗措施。中医可以通过饮食、中药调理，以及针灸推拿等方法来减轻体重，从而起到改善症状的目的。但是由于中医根据症状来诊断及治疗患者，难以确定在打鼾的同时是否存在呼吸暂停及低通气的发生，故在疾病的诊断上存在一定的缺陷。

十、饮食调护

肥胖引起的阻塞性睡眠呼吸暂停综合征的患者，首选治疗为控制体重，而控制体重以限制饮食和增加体力活动为主。饮食上宜高蛋白，减少高脂肪、高胆固醇，限制总热量的摄入；宜多吃蔬菜和水果、瘦肉、鸡蛋、鱼类、豆类，少吃猪油、黄油、奶油、油酥点心、肥鹅、烤鸭、肥肉、花生、核桃及油炸食物。限制高胆固醇食物，如动物肝、脑、鱼子、蛋黄等。戒饮酒和咖啡。有饥饿感时，可供给低热量蔬菜如芹菜、冬瓜、南瓜等，以增加饱食感，减少热量的吸收。适当给予蛋白质如瘦肉、鱼虾、脱脂奶、豆制品等。

（张　菊）

第十一节　成人呼吸窘迫综合征

成人呼吸窘迫综合征(ARDS)是一种急性、进行性、缺氧性呼吸衰竭。可见于临床各科，包括内、外、妇科和儿科的多种原发疾病的抢救或医治过程中。其主要病理生理改变为肺的微循环障碍、毛细血管壁通透性增加及肺泡群萎陷，导致通气/血流比例失调，肺内分流量增加。临床表现为呼吸频数、严重的呼吸困难和不易缓解的低氧血症。如不给予有效的治疗,缺氧持续,可危及患者生命。属于中医"喘证"的范畴。

引起本病的常见病因有休克、严重创伤、大手术后、烧伤、严重感染、体外循环、输液过量、异型输血、脂肪或羊水栓塞等。中医对此也早有类似记载,认为伤损、产后、温病、失血、痈疽等,均可导致喘逆的发生,且多表现为虚实夹杂的病理变化。

一、辨证施治

ARDS 所致的喘证,一般多属于本虚标实或虚实夹杂。虚主要为肺肾气血虚亏,实则多为瘀血、水湿或热毒等壅滞肺气。由于其病因、病程及各自体质状况的不同,治当根据具体病情进行辨证论治。

(一)热毒犯肺

主症:发热汗出,喘促气急,烦躁不安,面赤鼻扇,甚或神昏谵语。舌质红,苔黄燥,脉滑数。

治法:清热解毒,涤痰平喘。

处方:黄连解毒汤合千金苇茎汤加减。黄连 5 g,山栀 9 g,黄芩 12 g,甘草 6 g,银花 30 g,连翘 15 g,竹叶 9 g,芦根 30 g,生石膏 30 g,知母 9 g,鱼腥草 30 g,桑白皮 12 g,甜葶苈 12 g,前胡 9 g。

阐述:本型为阳明热盛,肺气壅遏所致,故以黄连解毒汤合千金苇茎汤以清肺泻火,涤痰降逆。如便闭尿涩者,可加生大黄 9 g、全瓜蒌 12 g、车前草 30 g、茯苓 15 g;神昏谵语较重者,可用安宫牛黄丸,日服2 次,每次 1 粒或用紫雪丹 0.9～1.5 g,分次口服。

(二)气虚血瘀

主症:因外伤、手术、产后等造成张口抬肩,喝喝喘急,气短难续,或胁痛唇青,恶露不行。舌质黯,苔薄白,脉弦细或结代。

治法:益气活血,祛瘀生新。

处方:二味参苏饮加减。党参 30 g,黄芪 30 g,苏木 15 g,麦冬 12 g,五味子 6 g,当归 12 g,茯苓 12 g。

阐述:此系损伤、产后,或血虚失运,瘀血内留而致气血运行受阻,肺气不利之见症,方以二味参苏饮益气行滞,加黄芪、当归、丹参、麦冬、五味子以增强其益气养血、祛瘀生新之功。此外,也可选用中成药参麦注射液加丹参注射液静脉滴注。

(三)肺肾两虚

主症:喘促难平,呼多吸少,动则更甚,神疲乏力,甚则汗出肢冷,唇青。舌淡,苔薄白;脉沉细。

治法:益肺补肾,固本培元。

处方:生脉散合右归丸加减。党参 30 g,黄芪 30 g,麦冬 12 g,五味子 6 g,生熟地各 15 g,怀山药 15 g,山萸肉 9 g,杜仲 12 g,菟丝子 12 g,杞子 12 g,当归 12 g,肉桂 5 g,制附子 9 g。

阐述:此型多为大出血或急性重症导致肺肾两虚,下元不固所出现的临床症状,故此时以生脉饮益气养阴,上以治肺;并以右归丸补肾助阳,下以固本纳气。方中加用黄芪伍当归,有补气养血之功,对大出血所致的 ARDS,则更为适用。

二、中西医优化选择

在 ARDS 的发生与发展过程中,缺氧严重而且难以纠正,因而往往容易导致体内各重要器官，如脑、肾、心、肝等发生不同程度的组织损害及功能障碍而使病情进一步加重，故迅速纠正缺氧，是抢救 ARDS 患者的当务之急。西医此时的主要治疗措施就是给氧，初期可用鼻导管给氧，如无效或病情危重者，则用人工呼吸机械通气，在 $P_{(A-a)}O_2$ 高于 40.0 kPa(300 mmHg)、QS/QT 大于 15%时，须考虑采用呼气末正压通气(PEEP)。根据近年的临床报道，中医益气活血剂如生脉饮加丹参、川芎或采用中成药参麦注射液加丹参注射液进行静脉滴注，对各种原因引起的低氧血症有一定疗效，因此对 ARDS 所致的低氧血症，在给氧的同时，配合上述中药的治疗，对纠正其严重低氧状态，可能有较好的作用。

急性感染性疾病所致的 ARDS，选用西药抗生素控制炎症，效果较好；但如能及早结合中医治疗，根据其邪热深入发展的程度，分别选用人参白虎汤合泻心汤或清营汤加减等清热解毒方药，以起到“菌毒并治”的作用。此外，若属里、热、实证者，可选用增液承气汤或大承气汤加减以清里攻下。实践证明，这对减轻呼吸困难及促进一般情况的好转也有一定裨益。

在 ARDS 病程中，如失治或治疗不当，常易发生肺水肿，在控制液体入量，保持体液负平衡及输入晶体液、应用强心利尿剂等的同时，配合中医宣肺利水之剂，选用宣肺渗湿汤加减进行治疗，对消除肺水肿，促进疾病恢复有一定作用。

肺微循环障碍是 ARDS 的基本病理生理改变，西医在治疗中，多采用酚妥拉明、右旋糖酐-40 及肾上腺皮质激素，予以扩张肺内血管、降低肺静脉压及改善微循环，近年已主张配合中医活血化瘀之品，如注射复方丹参注射液或川芎嗪注射液，认为能加强消除肺瘀血，增加肺血流，提高肺通气及换气功能等效果。

(霍小平)

第五章 消化内科疾病

第一节 胃食管反流病

胃食管反流病(gastroesophageal reflux disease,GERD)是指过多胃、十二指肠内容物反流入食管引起烧心等症状,并可导致食管炎和咽、喉、气道等食管之外的组织损害。20%～40%的胃食管反流病患者内镜下可见食管黏膜糜烂或溃疡等炎症改变,称为反流性食管炎(reflux esophagitis,RE)。多数胃食管反流病患者虽有烧心等症状,但内镜下未见食管黏膜糜烂或溃疡等改变,称为非糜烂性胃食管反流病(non-erosive gastroe sophageal reflux disease,NERD)。

一、流行病学

临床流行病学研究显示胃食管反流病在西方国家十分常见,人群中有烧心症状占 7%～15%,发病随年龄增长而增加,40～60 岁为发病高峰年龄,男女患病率无差异。我国北京与上海的流行病学调查显示有烧心症状者占人群的 8.97%,经内镜或 24 小时 pH 监测证实为 GERD 者占人群的 5.77%。而有反流性食管炎者占人群的 1.92%。

二、病因和发病机制

胃食管反流病是由多种因素造成的消化道动力障碍性疾病,存在酸或其他有害物质如胆酸、胰酶等的食管反流。正常情况下食管有防御胃酸及十二指肠内容物侵袭的功能,包括抗反流屏障、食管廓清功能及食管黏膜组织抵抗力。胃食管反流病的发病是抗反流防御机制下降和反流物对食管黏膜攻击作用的结果。

(一)食管抗反流屏障

食管抗反流屏障是指在食管和胃连接处一个复杂的解剖区域,包括食管下括约肌(lower esophageal sphincter,LES)、膈肌脚、膈食管韧带、食管与胃底间的锐角(His 角)等,上述各部分的结构和功能上的缺陷均可造成胃食管反流,其中最主要的是 LES 的功能状态。

1.LES 和 LES 压

LES 是指食管末端 3～4 cm 长的环形肌束。正常人休息时 LES 压为 1.3～4.0 kPa(10～30 mmHg),为一高压带,防止胃内容物反流入食管。LES 部位的结构受到破坏时可使 LES 压下降,如贲门失弛缓症手术后易并发反流性食管炎。一些因素可影响 LES 压力降低,如某些激素（如缩胆囊素、胰升糖素、血管活性肠肽等）、食物（如高脂肪、巧克力等）、药物（如钙通道阻滞剂、地西泮）等。腹内压增高（如妊娠、腹水、呕吐、负重劳动等）及胃内压增高（如胃扩张、胃排空延迟等）均可影响 LES 压相应降低而导致胃食管反流。

2.一过性 LES 松弛

正常情况下当吞咽时，LES 即松弛，食物得以进入胃内。一过性 LES 松弛与吞咽时引起的 LES 松弛不同，它无先行的吞咽动作和食管蠕动的刺激，松弛时间更长，LES 压的下降速率更快、LES 的最低压力更低。正常人虽也有一过性 LES 松弛，但较少，而胃食管反流病患者一过性 LES 松弛较频繁。目前认为一过性 LES 松弛是引起胃食管反流的主要原因。

3.食管裂孔疝

可加重反流并降低食管对酸的清除，可导致胃食管反流病。

（二）食管酸清除

正常情况时食管内容物通过重力作用，一部分排入胃内，大部分通过食管体部的自发和继发性推进蠕动将食管内容物排入胃内，此即容量清除，是食管廓清的主要方式。吞咽动作诱发自发性蠕动，反流物反流入食管引起食管扩张并刺激食管引起继发性蠕动，容量清除减少了食管内酸性物质的容量，剩余的酸由咽下的唾液中和。

（三）食管黏膜防御

在胃食管反流病中，仅有少数患者发生食管黏膜炎症，大部分患者虽有反流症状，却没有明显的食管黏膜破损，提示食管黏膜对反流物有防御作用，这种防御作用称之为食管黏膜组织抵抗力。食管腺分泌的含有碳酸氢盐的黏液可稀释并中和酸性反流物；食管复层鳞状上皮层相对较厚，有紧密连接和富含脂质的间隙，能防止 H^+ 的反弥散，并阻挡腔内有毒物质弥散到细胞和细胞间隙；间质液中的碳酸氢盐能中和弥散入的 H^+；丰富的血液供应可提供必需的营养和氧气，还能维持组织的酸碱平衡。这中间，任一因素的削弱都可导致防御能力的低下。

（四）胃排空延迟

胃食管反流在餐后发生较多，其反流频率与胃内容物的含量、成分及胃排空情况有关。胃排空延迟者可促进胃食管反流。

三、病理

在有反流性食管炎的胃食管反流病患者，其病理组织学改变如下。

（1）复层鳞状上皮细胞层增生。

（2）乳头向上皮腔面延长。

（3）固有层内炎性细胞主要是中性粒细胞浸润。

（4）鳞状上皮气球样变。

（5）糜烂及溃疡。

内镜下不同程度的食管炎则表现为黏膜水肿、潮红、糜烂、溃疡、增厚转白、瘢痕狭窄。目前各国学者较为统一的意见是只有内镜下可见的食管黏膜破损才可诊断为反流性食管炎。Barrett 食管是指食管与胃交界的齿状线 2 cm 以上出现柱状上皮替代鳞状上皮。组织学表现为特殊型柱状上皮、贲门型上皮或胃底型上皮。内镜下典型表现为粉红带灰白的食管黏膜呈现胃黏膜的橘红色，分布可为环形、舌形或岛状。

四、临床表现

胃食管反流病的临床表现多样，轻重不一，有些症状较典型，如烧心和反酸，有些症状则不易被认识，从而忽略了对本病的诊治。不少患者呈慢性复发的病程。

（一）烧心和反酸

烧心和反酸是胃食管反流病最常见症状。烧心是指胸骨后或剑突下烧灼感，常由胸骨下段向上伸延。常在餐后1小时出现，卧位、弯腰或腹压增高时可加重。胃内容物在无恶心和不用力的情况下涌入口腔统称为反胃。本病反流物多呈酸性，此时称为反酸。反酸常伴有烧心。

（二）吞咽困难和吞咽痛

部分患者有吞咽困难，可能是由于食管痉挛或功能紊乱，症状呈间歇性，进食固体或液体食物均可发生。少部分患者吞咽困难是由食管狭窄引起，此时吞咽困难可呈持续性进行性加重。有严重食管炎或并发食管溃疡，可伴吞咽疼痛。

（三）胸骨后痛

疼痛发生在胸骨后或剑突下。严重时可为剧烈刺痛，可放射到后背、胸部、肩部、颈部、耳后，此时酷似心绞痛。多数患者由烧心症状发展而来，但亦有部分患者可不伴有胃食管反流病的胃灼热和反酸的典型症状，给诊断带来困难。

（四）咽喉部症状

与GERD相关的咽喉部症状主要有间歇性声音嘶哑、持久咽痛、咽喉部异物感，及吞咽困难等咽喉部、声带等处炎症的表现，部分GERD患者可仅有咽喉部不适而就诊于耳鼻咽喉科。

（五）呼吸道症状

近年对GERD与某些呼吸道症状和病变的关系做了大量的观察研究，长期咳嗽、哮喘、反复发生的肺炎、肺纤维化，以及婴幼儿窒息被认为可能与GERD有关。甚至相当一部分GERD患者有呼吸道症状而并无食管症状。GERD引起的支气管痉挛可能是哮喘、夜间咳喘的重要致病因素之一，而这种痉挛可能系吸入反流物所致。不过也有认为，哮喘患者之胸腔-腹腔压力梯度增大，或胃排空延迟易于胃-食管反流，且长期使用的药物对LES张力有负性作用，易有GERD发生。长期咳嗽系由胃酸刺激远端食管-气管支气管反射所致。而反复发生的肺炎则多由吸入反流物或其中的细菌所致。婴幼儿反复发生肺炎还与食管的蠕动波幅降低致使清除功能低下有关。长期少量吸入胃酸会因反复炎症、纤维组织增生而造成肺纤维化。而越来越多的证据表明GERD是婴儿窒息的病因之一。

（六）并发症

1.上消化道出血

有反流性食管炎者，因食管黏膜炎症、糜烂及溃疡所致，可有呕血和/或黑粪。

2.食管狭窄

食管炎反复发作使纤维组织增生，最终导致瘢痕狭窄，是严重食管炎表现。

3.Barrett食管 Barrett食管

可与反流性食管炎并存。既往认为Barrett食管是破损的食管黏膜在修复过程中，鳞状上皮被柱状上皮取代所产生，是反流性食管炎的并发症或后果。近年有研究认为Barrett食管与反流性食管炎的疾病谱不同，两者并不一定存在因果关系。Barrett食管可发生消化性溃疡，又称Barrett溃疡。Barrett食管是食管腺癌的主要癌前病变，其腺癌的发生率较正常人高30～50倍。

五、实验室及其他检查

(一)内镜检查

内镜检查是诊断反流性食管炎最准确的方法,并能判断反流性食管炎的严重程度和有无并发症,结合活检可与其他原因引起的食管炎和其他食管病变(如食管癌等)做鉴别。内镜见到有反流性食管炎可以确立胃食管反流病的诊断;但无反流性食管炎不能排除胃食管反流病。根据内镜下所见食管黏膜的损害程度进行反流性食管炎的分级,有利于病情判断及指导治疗。

所提出的分级标准很多,沿用已久的 Savary-Miler 分级法将反流性食管炎分为 4 级。Ⅰ级为单个或几个非融合性病变,表现为红斑或浅表糜烂;Ⅱ级为融合性病变,但未弥漫或环周;Ⅲ级病变弥漫环周,有糜烂但无狭窄;Ⅳ级呈慢性病变,表现为溃疡、狭窄、食管缩短及 Barrett 食管。

目前应用较为广泛的是 1994 年第十届世界胃肠病大会制订的洛杉矶标准:Ⅰ级为黏膜有破损,但直径<5 mm;Ⅱ级为破损直径>5 mm,但病灶间无融合;Ⅲ级为破损病灶间相互融合,但不超过食管周径的 3/4;Ⅳ级为破损灶融合且超过食管周径的 3/4。

(二)24 小时食管 pH 监测

应用便携式 pH 记录仪在生理状态下对患者进行 24 小时食管 pH 连续监测,可提供食管是否存在过度酸反流的客观证据,目前已被公认为诊断胃食管反流病的重要诊断方法,尤其在患者症状不典型、无反流性食管炎及虽症状典型但治疗无效时更具重要诊断价值。

一般认为正常食管内 pH 为 5.5~7.0,当 pH<4 时被认为是酸反流指标,24 小时食管内 pH 监测的各项参数均以此作为基础。常用以下 6 个参数作为判断指标:①24 小时内 pH<4 的时间百分率(正常<4.0%);②直立位 pH<4 的时间百分率(正常<4.3%);③仰卧位 pH<4 的时间百分率(正常<6.0%);④pH<4 的反流次数(正常<6 次);⑤长于 5 分钟的反流次数(正常≤3 次);⑥持续最长的反流时间(正常<18 分钟)。

6 个诊断病理反流参数中,以 pH<4 的总百分时间阳性率最高,亦可综合各参数按 Demeester 评分法算出总评分。正常为≤14 分,超过 15 分认为是有异常胃食管酸反流。有研究认为胆汁反流参与了食管黏膜的损伤,因此对怀疑有异常十二指肠胃食管反流者,可同时行 24 小时食管胆汁监测。

(三)食管吞钡 X 线检查

该检查对诊断反流性食管炎敏感性不高,对不愿接受或不能耐受内镜检查者行该检查,其目的主要是排除食管癌等其他食管疾病。严重反流性食管炎可发现阳性 X 线征,同时可检查有否食管裂孔疝。

(四)食管滴酸试验

在滴酸过程中,出现胸骨后疼痛或胃灼热的患者为阳性,且多于滴酸的最初 15 分钟内出现,表明有活动性食管炎存在。

(五)食管测压

可测定 LES 的长度和部位、LES 压、LES 松弛压、食管体部压力及食管上括约肌压力等。LES 静息压为 1.3~4.0 kPa(10~30 mmHg),如 LES 压<0.8 kPa(6 mmHg)易导致反流。当胃食管反流病内科治疗效果不好时可作为辅助性诊断方法。

六、诊断与鉴别诊断

(一)诊断

胃食管反流病的诊断应基于:①有明显的反流症状;②内镜下可能有反流性食管炎的表现;③过多胃食管反流的客观证据。如患者有典型的烧心和反酸症状,可做出胃食管反流病的初步临床诊断。内镜检查如发现有反流性食管炎并能排除其他原因引起的食管病变,本病诊断可成立。对有典型症状而内镜检查阴性者,用质子泵抑制剂作试验性治疗(如奥美拉唑每次 20 mg,每天 2 次,连用 7 天),如有明显效果,本病诊断一般可成立。有条件可行 24 小时食管 pH 监测,如证实有食管过度酸反流,诊断可成立。对症状不典型患者,常需结合内镜检查、24 小时食管 pH 监测和试验性治疗进行综合分析来做出诊断。

(二)鉴别诊断

虽然胃食管反流病的症状有其特点,临床上尚应与其他病因的食管炎、消化性溃疡、各种原因的消化不良、胆道疾病,以及食管动力疾病等相鉴别。胸痛为主时,应与心源性、非心源性胸痛的各种病因进行鉴别,如怀疑心绞痛,应做心电图和运动试验,在除外心源性胸痛后,再行有关食管性胸痛的检查。对有吞咽困难者,应与食管癌和食管贲门失弛缓症相鉴别。对有吞咽疼痛,同时内镜显示有食管炎的患者,应与感染性食管炎(如真菌性食管炎)、药物性食管炎等鉴别。

七、治疗

胃食管反流病的治疗目的是控制症状、治愈食管炎、减少复发和防止并发症。

(一)一般治疗

为了减少卧位及夜间反流可将床头端的床脚抬高 15～20 cm,以患者感觉舒适为度。餐后易致反流,每餐不宜过饱,睡前也不宜进食,白天进餐后亦不宜立即卧床。注意减少一切引起腹压增高的因素,如肥胖、便秘、紧束腰带等。应避免进食使 LES 压降低的食物,如高脂肪、巧克力、咖啡、浓茶等。应戒烟及禁酒。避免应用降低 LES 压的药物及影响胃排空延迟的药物。如一些老年患者因 LES 功能减退易出现胃食管反流,如同时合并有心血管疾病而服用硝酸甘油制剂或钙通道阻滞剂可加重反流症状,应适当避免。一些支气管哮喘患者如合并胃食管反流可加重或诱发哮喘症状,尽量避免应用茶碱及 β 受体激动剂,并加用抗反流药物治疗。

(二)药物治疗

1.H_2受体拮抗剂

如西咪替丁、雷尼替丁、法莫替丁等。H_2受体拮抗剂能减少 24 小时胃酸分泌 50%～70%,但不能有效抑制进食刺激的胃酸分泌,因此适用于轻、中症患者。可按治疗消化性溃疡常规用量,但宜分次服用,增加剂量可提高疗效,但增加不良反应,疗程 8～12 周。

2.促胃肠动力药

这类药物的作用是增加 LES 压力、改善食管蠕动功能、促进胃排空,从而达到减少胃内容物食管反流及减少其在食管的暴露时间。尽管这类药物种类很多,但根据大量临床研究结果,推荐作为本病治疗的药物目前主要是西沙必利。西沙必利的疗效与 H_2受体拮抗剂相仿,同样适用于轻、中症患者。常用量为每次 5～10 mg,每天 3 次,疗程 8～12 周。

3.质子泵抑制剂

质子泵抑制剂包括奥美拉唑、兰索拉唑、潘妥拉唑、雷贝拉唑及埃索美拉唑等。这类药物抑酸作用强，因此对本病的疗效优于 H_2 受体拮抗剂或西沙必利，特别适用于症状重、有严重食管炎的患者。一般按治疗消化性溃疡的常规用量，疗程 8～12 周。对个别疗效不佳者可倍量或与西沙必利同用。

4.抗酸药

仅用于症状轻、间歇发作的患者作为临时缓解症状用。

胃食管反流病的药物治疗方法有两种，则递增疗法与递减疗法。递增疗法是指对轻、中度患者先用 H_2 受体阻滞剂或促胃动力药治疗，如疗效欠佳可两者联用或使用质子泵抑制剂，每种药物先从常规剂量再逐渐增加剂量，直到达到满意疗效。递减疗法指从治疗开始即用足量的质子泵抑制剂控制症状，然后再根据具体情况逐渐减量或改用 H_2 受体阻滞（或促胃动力药），直到以最小剂量的药物达到满意控制症状的目的。目前较多学者推崇递减疗法，其主要理由是可以尽快控制患者的症状，提高生存质量，增加患者治疗的依从性，且递减疗法也有较好的效价比。

胃食管反流病具有慢性复发倾向，据西方国家报道停药后半年复发率高达 70%～80%。为减少症状复发、防止食管炎反复复发引起的并发症，有必要考虑给予维持治疗，停药后很快复发而症状持续者，往往需要长程维持治疗，有食管炎并发症如食管溃疡、食管狭窄、Barrett 食管者，肯定需要长程维持治疗。H_2 受体拮抗剂、西沙必利、质子泵抑制剂均可用于维持治疗，其中以质子泵抑制剂效果最好。维持治疗的剂量因个别患者而异，以调整至患者无症状之最低剂量为最适剂量。对于非糜烂性反流病患者的维持治疗方法尚有不同意见，有主张可采用间歇疗法，即出现症状时给予 1 个疗程的药物治疗，症状控制后即停药，不用维持治疗。也有主张采用按需疗法，即患者根据症状情况自行短程服药，以达到控制症状为目的。

（三）外科抗反流手术

抗反流手术是指不同术式的胃底折叠术，目的是阻止胃内容物反流入食管。抗反流手术指征如下。

(1)内科抗酸治疗有效，但患者不能忍受长期服药。

(2)经扩张治疗后仍反复发作的食管狭窄，特别是年轻人。

(3)证实由反流引起的严重呼吸道疾病。

除第 3 项为绝对指征外，近年由于质子泵抑制剂的使用，其余均已成为相对指征。外科手术又可分为开腹胃底折叠术与腹腔镜下胃底折叠术，可根据医师的熟练程度选择手术方法。成功的抗反流手术可明显降低食管炎复发的机会。

近年来各种内镜下抗反流术也开始应用于临床，包括内镜下贲门黏膜缝合术，假体注入术，射频术等。据报道均有不同程度的抗胃食管反流效果，与外科手术相比，内镜下抗反流术创伤小，相对安全，容易为患者所接受，但远期疗效尚有待进一步临床追踪观察。

（四）并发症的治疗

1.食管狭窄

除极少数严重纤维狭窄需行手术切除外，绝大部分狭窄可行内镜下食管扩张术治疗。扩张术后予长程质子泵抑制剂维持治疗可防止狭窄复发，对年轻患者亦可考虑抗反流手术。

2.Barrett 食管

如食管炎合并有 Barrett 食管，应积极治疗反流性食管预防复发。Barrett 食管发生食管腺癌的危险性大大增高，对单独存在的 Barrett 食管，尽管有各种清除 Barrett 食管方法的报道，但疗效均未获肯定，因此加强随访是目前预防 Barrett 食管癌变的唯一方法。重点是早期识别异型增生，发现重度异型增生或早期食管癌及时手术切除。

（岳全克）

第二节 急性胃炎

急性胃炎是由多种不同的病因引起的急性胃黏膜炎症，包括急性单纯性胃炎、急性糜烂出血性胃炎和吞服腐蚀物引起的急性腐蚀性胃炎与胃壁细菌感染所致的急性化脓性胃炎。其中，临床意义最大和发病率最高的是以胃黏膜糜烂、出血为主要表现的急性糜烂出血性胃炎。

一、流行病学

迄今为止，国内外尚缺乏有关急性胃炎的流行病学调查。

二、病因

急性胃炎的病因众多，大致有外源和内源两大类，包括急性应激、化学性损伤（如药物、酒精、胆汁、胰液）和急性细菌感染等。

（一）外源因素

1.药物

各种非甾体抗炎药（NSAIDs），包括阿司匹林、吲哚美辛、吡罗昔康和多种含有该类成分复方药物。另外常见的有糖皮质激素和某些抗生素及氯化钾等均可导致胃黏膜损伤。

2.酒精

主要是大量酗酒可致急性胃黏膜胃糜烂甚或出血。

3.生物性因素

沙门菌、嗜盐菌和葡萄球菌等细菌或其毒素可使胃黏膜充血水肿和糜烂。幽门螺杆菌（Hp）感染可引起急、慢性胃炎，发病机制类似，将在慢性胃炎节中叙述。

4.其他

某些机械性损伤（包括胃内异物或胃柿石等）可损伤胃黏膜。放射疗法可致胃黏膜受损。偶可见因吞服腐蚀性化学物质（强酸或强碱或来苏水及氯化汞、砷、磷等）引起的腐蚀性胃炎。

（二）内源因素

1.应激因素

多种严重疾病如严重创伤、烧伤或大手术及颅脑病变和重要脏器功能衰竭等可导致胃黏膜缺血缺氧而损伤。通常称为应激性胃炎，如果系脑血管病变、头颅部外伤和脑手术后引起的胃、十二指肠急性溃疡称为 Cushing 溃疡，而大面积烧灼伤所致溃疡称为 Curling 溃疡。

2.局部血供缺乏

局部血供缺乏主要是腹腔动脉栓塞治疗后或少数因动脉硬化致胃动脉的血栓形成或栓塞引起供血不足。另外，还可见于肝硬化门静脉高压并发上消化道出血者。

3.急性蜂窝织炎或化脓性胃炎

此两者甚少见。

三、病理生理学和病理组织学

(一)病理生理学

胃黏膜防御机制包括黏膜屏障、黏液屏障、黏膜上皮修复、黏膜和黏膜下层丰富的血流、前列腺素和肽类物质(表皮生长因子等)和自由基清除系统。上述结果破坏或保护因素减少,使胃腔中的 H^+ 逆弥散至胃壁,肥大细胞释放组胺,则血管充血甚或出血、黏膜水肿及间质液渗出,同时可刺激壁细胞分泌盐酸、主细胞分泌胃蛋白酶原。若致病因子损及腺颈部细胞,则胃黏膜修复延迟、更新受阻而出现糜烂。

严重创伤、大手术、大面积烧伤、脑血管意外和严重脏器功能衰竭及其休克或者败血症等所致的急性应激的发生机制为急性应激→皮质-垂体前叶-肾上腺皮质轴活动亢进、交感-副交感神经系统失衡→机体的代偿功能不足→不能维持胃黏膜微循环的正常运行→黏膜缺血、缺氧→黏液和碳酸氢盐分泌减少及内源性前列腺素合成不足→黏膜屏障破坏和氢离子反弥散→降低黏膜内 pH→进一步损伤血管与黏膜→糜烂和出血。

NSAID 所引起者则为抑制环氧合酶(COX)致使前列腺素产生减少,黏膜缺血缺氧。氯化钾和某些抗生素或抗肿瘤药等则可直接刺激胃黏膜引起浅表损伤。

酒精可致上皮细胞损伤和破坏,黏膜水肿、糜烂和出血。另外幽门关闭不全、胃切除(主要是 BillrothⅡ式)术后可引起十二指肠-胃反流,则此时由胆汁和胰液等组成的碱性肠液中的胆盐、溶血磷脂酰胆碱、磷脂酶 A 和其他胰酶可破坏胃黏膜屏障,引起急性炎症。

门静脉高压可致胃黏膜毛细血管和小静脉扩张及黏膜水肿,组织学表现为只有轻度或无炎症细胞浸润,可有显性或非显性出血。

(二)病理学改变

急性胃炎主要病理和组织学表现以胃黏膜充血水肿,表面有片状渗出物或黏液覆盖为主。黏膜皱襞上可见局限性或弥漫性陈旧性或新鲜出血与糜烂,糜烂加深可累及胃腺体。

显微镜下则可见黏膜固有层多少不等的中性粒细胞、淋巴细胞、浆细胞和少量嗜酸性粒细胞浸润,可有水肿。表面的单层柱状上皮细胞和固有腺体细胞出现变性与坏死。重者黏膜下层亦有水肿和充血。

对于腐蚀性胃炎若接触了高浓度的腐蚀物质且长时间,则胃黏膜出现凝固性坏死、糜烂和溃疡,重者穿孔或出血甚至腹膜炎。

另外少见的化脓性胃炎可表现为整个胃壁(主要是黏膜下层)炎性增厚,大量中性粒细胞浸润,黏膜坏死。可有胃壁脓性蜂窝织炎或胃壁脓肿。

四、临床表现

(一)症状

部分患者可有上腹痛、腹胀、恶心、呕吐和嗳气及食欲缺乏等。如伴胃黏膜糜烂出血,则有呕血和/或黑粪,大量出血可引起出血性休克。有时上腹胀气明显。细菌感染致者可出现腹泻等。并有疼痛、吞咽困难和呼吸困难(由于喉头水肿)。腐蚀性胃炎可吐出血性黏液,严重者可发生食管或胃穿孔,引起胸膜炎或弥漫性腹膜炎。化脓性胃炎起病常较急,有上腹剧痛、恶心和呕吐、寒战和高热,血压可下降,出现中毒性休克。

(二)体征

上腹部压痛是常见体征,尤其多见于严重疾病引起的急性胃炎出血者。腐蚀性胃炎因口腔黏膜、食管黏膜和胃黏膜都有损害,口腔、咽喉黏膜充血、水肿和糜烂。化脓性胃炎有时体征酷似急腹症。

五、辅助检查

急性糜烂出血性胃炎的确诊有赖于急诊胃镜检查,一般应在出血后 24～48 小时内进行,可见到以多发性糜烂、浅表溃疡和出血灶为特征的急性胃黏膜病损。黏液糊或者可有新鲜或陈旧血液。一般急性应激所致的胃黏膜病损以胃体、胃底部为主,而 NSAID 或酒精所致的则以胃窦部为主。注意 X 线钡剂检查并无诊断价值。出血者做呕吐物或大便隐血试验,红细胞计数和血红蛋白测定。感染因素引起者,白细胞计数和分类检查,大便常规和培养。

六、诊断和鉴别诊断

主要由病史和症状做出拟诊,而经胃镜检查得以确诊。但吞服腐蚀物质者禁忌胃镜检查。有长期服 NSAID、酗酒及临床重危患者,均应想到急性胃炎可能。对于鉴别诊断,腹痛为主者,应通过反复询问病史而与急性胰腺炎、胆囊炎和急性阑尾炎等急腹症,甚至急性心肌梗死相鉴别。

七、治疗

(一)基础治疗

基础治疗包括给予镇静、禁食、补液、解痉、止吐等对症支持治疗。此后给予流质或半流质饮食。

(二)针对病因治疗

针对病因治疗包括根除 Hp、去除 NSAID 或酒精等诱因。

(三)对症处理

表现为反酸、上腹隐痛、烧灼感和嘈杂者,给予 H_2 受体阻滞剂或质子泵抑制药。以恶心、呕吐或上腹胀闷为主者可选用甲氧氯普胺、多潘立酮或莫沙必利等促动力药。以痉挛性疼痛为主者,可给予莨菪碱等药物进行对症处理。

有胃黏膜糜烂、出血者,可用抑制胃酸分泌的 H_2 受体阻滞剂或质子泵抑制药外,还可同时应用胃黏膜保护药如硫糖铝或铝碳酸镁等。

对于较大量的出血则应采取综合措施进行抢救。当并发大量出血时,可以冰水洗胃或在冰水中加去甲肾上腺素(每 200 mL 冰水中加 8 mL),或同管内滴注碳酸氢钠,浓度为1 000 mmol/L,24 小时滴 1 L,使胃内 pH 保持在 5 以上。凝血酶是有效的局部止血药,并有促进创面愈合作用,大剂量时止血作用显著。常规的止血药,如卡巴克络、抗血栓溶芳酸和酚磺乙胺等可静脉应用,但效果一般。内镜下止血往往可收到较好效果。

八、并发症的诊断、预防和治疗

急性胃炎的并发症包括穿孔、腹膜炎、水电解质紊乱和酸碱失衡等。为预防细菌感染者选用抗生素治疗,因过度呕吐致脱水者及时补充水和电解质,并适时检测血气分析,必要时纠正酸碱平衡紊乱。对于穿孔或腹膜炎者,则必要时外科治疗。

九、预后

病因去除后,急性胃炎多在短期内恢复正常。相反病因长期持续存在,则可转为慢性胃炎。由于绝大多数慢性胃炎的发生与Hp感染有关,而Hp自发清除少见,故慢性胃炎可持续存在,但多数患者无症状。流行病学研究显示,部分Hp相关性胃窦炎(<20%)可发生十二指肠溃疡。

(赵 珉)

第三节 慢性胃炎

慢性胃炎是由各种病因引起的胃黏膜慢性炎症。根据新悉尼胃炎系统和我国2006年颁布的《中国慢性胃炎共识意见》标准,由内镜及病理组织学变化,将慢性胃炎分为非萎缩性(浅表性)胃炎及萎缩性胃炎两大基本类型和一些特殊类型胃炎。

一、流行病学

幽门螺杆菌(Hp)感染为慢性非萎缩性胃炎的主要病因。大致上说来,慢性非萎缩性胃炎发病率与Hp感染情况相平行,慢性非萎缩性胃炎流行情况因不同国家、不同地区Hp感染情况而异。一般Hp感染率发展中国家高于发达国家,感染率随年龄增加而升高。我国属Hp高感染率国家,估计人群中Hp感染率为40%~70%。慢性萎缩性胃炎是原因不明的慢性胃炎,在我国是一种常见病、多发病,在慢性胃炎中占10%~20%。

二、病因

(一)慢性非萎缩性胃炎的常见病因

1.Hp感染

Hp感染是慢性非萎缩性胃炎最主要的病因,两者的关系符合Koch提出的确定病原体为感染性疾病病因的4项基本要求,即该病原体存在于该病的患者中,病原体的分布与体内病变分布一致,清除病原体后疾病可好转,在动物模型中该病原体可诱发与人相似的疾病。

研究表明,80%~95%的慢性活动性胃炎患者胃黏膜中有Hp感染,5%~20%的Hp阴性率反映了慢性胃炎病因的多样性;Hp相关胃炎者,Hp胃内分布与炎症分布一致;根除Hp可使胃黏膜炎症消退,一般中性粒细胞消退较快,但淋巴细胞、浆细胞消退需要较长时间;志愿者和动物模型中已证实Hp感染可引起胃炎。

Hp感染引起的慢性非萎缩性胃炎中胃窦为主全胃炎患者胃酸分泌可增加,十二指肠溃疡发生的危险度较高;而胃体为主全胃炎患者胃溃疡和胃癌发生的危险性增加。

2.胆汁和其他碱性肠液反流

幽门括约肌功能不全时含胆汁和胰液的十二指肠液反流入胃,可削弱胃黏膜屏障功能,使胃黏膜遭到消化液作用,产生炎症、糜烂、出血和上皮化生等病变。

3.其他外源因素

酗酒、服用 NSAID 等药物、某些刺激性食物等均可反复损伤胃黏膜。这类因素均可各自或与 Hp 感染协同作用而引起或加重胃黏膜慢性炎症。

(二)慢性萎缩性胃炎的主要病因

1973 年,Strickland 将慢性萎缩性胃炎分为 A、B 两型,A 型是胃体弥漫萎缩,导致胃酸分泌下降,影响维生素 B_{12} 及内因子的吸收,因此常合并恶性贫血,与自身免疫有关;B 型在胃窦部,少数人可发展成胃癌,与 Hp、化学损伤(胆汁反流、非皮质激素消炎药、吸烟、酗酒等)有关,我国 80%以上的属于第 2 类。

胃内攻击因子与防御修复因子失衡是慢性萎缩性胃炎发生的根本原因。具体病因与慢性非萎缩性胃炎相似包括 Hp 感染;长期饮浓茶、烈酒、咖啡、过热、过冷、过于粗糙的食物,可导致胃黏膜的反复损伤;长期大量服用非甾体抗炎药如阿司匹林、吲哚美辛等可抑制胃黏膜前列腺素的合成,破坏黏膜屏障;烟草中的尼古丁不仅影响胃黏膜的血液循环,还可导致幽门括约肌功能紊乱,造成胆汁反流;各种原因的胆汁反流均可破坏黏膜屏障造成胃黏膜慢性炎症改变。比较特殊的是壁细胞抗原和抗体结合形成免疫复合体在补体参与下,破坏壁细胞;胃黏膜营养因子(如胃泌素、表皮生长因子等)缺乏;心力衰竭、动脉硬化、肝硬化合并门脉高压、糖尿病、甲状腺病、慢性肾上腺皮质功能减退、尿毒症、干燥综合征、胃血流量不足及精神因素等均可导致胃黏膜萎缩。

三、病理生理学和病理学

(一)病理生理学

1.Hp 感染

Hp 感染途径为粪-口或口-口途径,其外壁靠黏附素而紧贴胃上皮细胞。

Hp 感染的持续存在,致使腺体破坏,最终发展成为萎缩性胃炎。而感染 Hp 后胃炎的严重程度则除了与细菌本身有关外,还决定与患者机体情况和外界环境。如带有空泡毒素(VacA)和细胞毒相关基因(CagA)者,胃黏膜损伤明显较重。患者的免疫应答反应强弱、其胃酸的分泌情况、血型、民族和年龄差异等也影响胃黏膜炎症程度。此外,患者饮食情况也有一定作用。

2.自身免疫机制

研究早已证明,以胃体萎缩为主的 A 型萎缩性胃炎患者血清中,存在壁细胞抗体(PCA)和内因子抗体(IFA)。前者的抗原是壁细胞分泌小管微绒毛膜上的质子泵 H^+,K^+-ATP 酶,它破坏壁细胞而使胃酸分泌减少。而 IFA 则对抗内因子(壁细胞分泌的一种糖蛋白),使食物中的维生素 B_{12} 无法与后者结合被末端回肠吸收,最后引起维生素 B_{12} 吸收不良,甚至导致恶性贫血。IFA 具有特异性,几乎仅见于胃萎缩伴恶性贫血者。

造成胃酸和内因子分泌减少或丧失,恶性贫血是 A 型萎缩性胃炎的终末阶段,是自身免疫性胃炎最严重的标志。当泌酸腺完全萎缩时称为胃萎缩。

另外,近年发现 Hp 感染者中也存在着自身免疫反应,其血清抗体能与宿主胃黏膜上皮及黏液起交叉反应,如菌体 Lewis X 和 Lewis Y 抗原。

3.外源损伤因素破坏胃黏膜屏障

碱性十二指肠液反流等,可减弱胃黏膜屏障功能。致使胃腔内 H^+ 通过损害的屏障,反弥散入胃黏膜内,使炎症不易消散。长期慢性炎症,又加重屏障功能的减退,如此恶性循环使慢性胃炎久治不愈。

4.生理因素和胃黏膜营养因子缺乏

萎缩性变化和肠化生等皆与衰老相关,而炎症细胞浸润程度与年龄关系不大。这主要是老龄者的退行性变-胃黏膜小血管扭曲,小动脉壁玻璃样变性,管腔狭窄导致黏膜营养不良、分泌功能下降。

新近研究证明,某些胃黏膜营养因子(胃泌素、表皮生长因子等)缺乏或胃黏膜感觉神经终器对这些因子不敏感可引起胃黏膜萎缩。如手术后残胃炎原因之一是G细胞数量减少,而引起胃泌素营养作用减弱。

5.遗传因素

萎缩性胃炎、低酸或无酸、维生素 B_{12} 吸收不良的患病率和PCA、IFA的阳性率很高,提示可能有遗传因素的影响。

(二)病理学

慢性胃炎病理变化是由胃黏膜损伤和修复过程所引起。病理组织学的描述包括活动性慢性炎症、萎缩和化生及异型增生等。此外,在慢性炎症过程中,胃黏膜也有反应性增生变化,如胃小凹上皮过形成、黏膜肌增厚、淋巴滤泡形成、纤维组织和腺管增生等。

近几年对于慢性胃炎尤其是慢性萎缩性胃炎的病理组织学,有不少新的进展。以下结合2006年9月中华医学会消化病学分会的《全国第二次慢性胃炎共识会议》中制定的慢性胃炎诊治的共识意见,论述以下关键进展问题。

1.萎缩的定义

1996年,新悉尼系统把萎缩定义为“腺体的丧失”,这是模糊而易产生歧义的定义,反映了当时肠化是否属于萎缩,病理学家间有不同认识。其后国际上一个病理学家的自由组织——萎缩联谊会(Atrophy Club 2000)进行了3次研讨会,并在2002年发表了对萎缩的新分类,12位作者中有8位也曾是悉尼系统的执笔者,故此意见可认为是悉尼系统的补充和发展,有很高权威性。

萎缩联谊会把萎缩新定义为“萎缩是胃固有腺体的丧失”,将萎缩分为3种情况:无萎缩、未确定萎缩和萎缩;进而将萎缩分两个类型:非化生性萎缩和化生性萎缩。前者特点是腺体丧失伴有黏膜固有层中的纤维化或纤维肌增生;后者是胃黏膜腺体被化生的腺体所替换。这两类萎缩的程度分级仍用最初悉尼系统标准和新悉尼系统的模拟评分图,分为4级,即无、轻度、中度和重度萎缩。国际的萎缩新定义对我国来说不是新的,我国学者早年就认为“肠化或假幽门腺化生不是胃固有腺体,因此尽管胃腺体数量未减少,但也属萎缩”,并在全国第一届慢性胃炎共识会议做了说明。

对于上述第2个问题,答案显然是肯定的。这是因为多灶性萎缩性胃炎的胃黏膜萎缩呈灶状分布,即使活检块数少,只要病理活检发现有萎缩,就可诊断为萎缩性胃炎。在此次全国慢性胃炎共识意见中强调,需注意取材于糜烂或溃疡边缘的组织易存在萎缩,但不能简单地视为萎缩性胃炎。此外,活检组织太浅、组织包埋方向不当等因素均可影响萎缩的判断。

“未确定萎缩”是国际新提出的观点,认为黏膜层炎症很明显时,单核细胞密集浸润造成腺体被取代、移置或隐匿,以致难以判断这些“看来似乎丧失”的腺体是否真正丧失,此时暂先诊断为“未确定萎缩”,最后诊断延期到炎症明显消退(大部分在Hp根除治疗3～6个月后),再取活检时做出。对萎缩的诊断采取了比较谨慎的态度。

目前,我国共识意见并未采用此概念。因为:①炎症明显时腺体被破坏、数量减少,在这个时点上,病理按照萎缩的定义可以诊断为萎缩,非病理不能。②一般临床希望活检后有病理结论,病理如不做诊断，会出现临床难出诊断、对治疗效果无法评价的情况。尤其在临床研究上，设立此诊断项会使治疗前或后失去相当一部分统计资料。慢性胃炎是个动态过程，炎症可以有两个结局：完全修复和不完全修复（纤维化和肠化），炎症明显期病理无责任预言今后趋向哪个结局。可以预料对萎缩采用的诊断标准不一，治疗有效率也不一，采用“未确定萎缩”的研究课题，因为事先去除了一部分可逆的萎缩，萎缩的可逆性就低。

2.肠化分型的临床意义与价值用

AB-PAS 和 HID-AB 黏液染色能区分肠化亚型，然而，肠化分型的意义并未明了。传统观念认为，肠化亚型中的小肠型和完全型肠化无明显癌前病变意义，而大肠型肠化的胃癌发生危险性增高，从而引起临床的重视。支持肠化分型有意义的学者认为化生是细胞表型的一种非肿瘤性改变，通常在长期不利环境作用下出现。这种表型改变可以是干细胞内出现体细胞突变的结果，或是表现遗传修饰的变化导致后代细胞向不同方向分化的结果。胃内肠化生部位发现很多遗传改变，这些改变甚至可出现在异型增生前。他们认为肠化生中不完全型结肠型者，具有大多数遗传学改变，有发生胃癌的危险性。但近年越来越多的临床资料显示其预测胃癌价值有限而更强调重视肠化范围，肠化分布范围越广，其发生胃癌的危险性越高。10 多年来罕有从大肠型肠化随访发展成癌的报道。另一方面，从病理检测的实际情况看，肠化以混合型多见，大肠型肠化的检出率与活检块数有密切关系，即活检块数越多，大肠型肠化检出率越高。客观地讲，该型肠化生的遗传学改变和胃不典型增生（上皮内瘤）的改变相似。因此，对肠化分型的临床意义和价值的争论仍未有定论。

3.关于异型增生

异型增生（上皮内瘤变）是重要的胃癌癌前病变。分为轻度和重度（或低级别和高级别）两级。异型增生和上皮内瘤变是同义词，后者是 WHO 国际癌症研究协会推荐使用的术语。

4.萎缩和肠化发生过程是否存在不可逆转点

胃黏膜萎缩的产生主要有两种途径：一是干细胞区室和/或腺体被破坏；二是选择性破坏特定的上皮细胞而保留干细胞。这两种途径在慢性 Hp 感染中均可发生。

萎缩与肠化的逆转报道已经不在少数，但是否所有病患均有逆转可能，是否在萎缩的发生与发展过程中存在某一不可逆转点。这一转折点是否可能为肠化生，已明确 Hp 感染可诱发慢性胃炎，经历慢性炎症→萎缩→肠化→异型增生等多个步骤最终发展至胃癌（Correa 模式）。可否通过根除 Hp 来降低胃癌发生危险性始终是近年来关注的热点。多数研究表明，根除 Hp 可防止胃黏膜萎缩和肠化的进一步发展，但萎缩、肠化是否能得到逆转尚待更多研究证实。

Mera 和 Correa 等报道了一项长达 12 年的大型前瞻性随机对照研究，纳入 795 例具有胃癌前病变的成人患者，随机给予他们抗 Hp 治疗和/或抗氧化治疗。他们观察到萎缩黏膜在 Hp 根除后持续保持阴性 12 年后可以完全消退，而肠化黏膜也有逐渐消退的趋向，但可能需要随访更为长时间。他们认为通过抗 Hp 治疗来进行胃癌的化学预防是可行的策略。

但是，部分学者认为在考虑萎缩的可逆性时，需区分缺失腺体的恢复和腺体内特定细胞的再生。在后一种情况下，干细胞区室被保留，去除有害因素可使壁细胞和主细胞再生，并完全恢复腺体功能。当腺体及干细胞被完全破坏后，腺体的恢复只能由周围未被破坏的腺窝单元来完成。

当萎缩伴有肠化生时，逆转机会进一步减小。如果肠化生是对不利因素的适应性反应，而且不利因素可以被确定和去除，此时肠化生有可能逆转。但是，肠化生还有很多其他原因，如胆汁反流、高盐饮食、酒精。这意味着即使在 Hp 感染个体，感染以外的其他因素亦可以引发或加速化生的发生。如果肠化生是稳定的干细胞内体细胞突变的结果，则改变黏膜的环境也许不能使肠化生逆转。

1992—2002 年文献 34 篇，根治 Hp 后萎缩可逆和无好转的基本各占一半，主要由于萎缩诊断标准、随访时间和间隔长短、活检取材部位和数量不统一所造成。建议今后制订统一随访方案，联合各医疗单位合作研究，使能得到大宗病例的统计资料。根治 Hp 可以产生某些有益效应，如消除炎症，消除活性氧所致的 DNA 损伤，缩短细胞更新周期，提高低胃酸者的泌酸量，并逐步恢复胃液维生素 C 的分泌。在预防胃癌方面，这些已被证实的结果可能比希望萎缩和肠化生逆转重要得多。

实际上，国际著名学者对有无此不可逆转点也有争论。如美国的 Correa 教授并不认同它的存在，而英国 Aberdeen 大学的 Emad Munir El-Omar 教授则强烈认为在异型增生发展至胃癌的过程中有某个节点，越过此则基本处于不可逆转阶段，但至今为止尚未明确此点的确切位置。

四、临床表现

流行病学研究表明，多数慢性非萎缩性胃炎患者无任何症状，少数患者可有上腹痛或不适、上腹胀、早饱、嗳气、恶心等非特异性消化不良症状。某些慢性萎缩性胃炎患者可有上腹部灼痛、胀痛、钝痛或胀闷且以餐后为著，食欲缺乏、恶心、嗳气、便秘或腹泻等症状。内镜检查和胃黏膜组织学检查结果与慢性胃炎患者症状的相关分析表明，患者的症状缺乏特异性，且症状之有无及严重程度与内镜所见及组织学分级并无肯定的相关性。

伴有胃黏膜糜烂者，可有少量或大量上消化道出血，长期少量出血可引起缺铁性贫血。胃体萎缩性胃炎可出现恶性贫血，常有全身衰弱、疲软、神情淡漠、隐性黄疸，消化道症状一般较少。

体征多不明显，有时上腹轻压痛，胃体胃炎严重时可有舌炎和贫血。

慢性萎缩性胃炎的临床表现不仅缺乏特异性，而且与病变程度并不完全一致。

五、辅助检查

(一)胃镜及活组织检查

1.胃镜检查

随着内镜器械的长足发展，内镜观察更加清晰。内镜下慢性非萎缩性胃炎可见红斑(点状、片状、条状)，黏膜粗糙不平，出血点(斑)，黏膜水肿及渗出等基本表现，尚可见糜烂及胆汁反流。萎缩性胃炎则主要表现为黏膜色泽白，不同程度的皱襞变平或消失。在不过度充气状态下，可透见血管纹，轻度萎缩时见到模糊的血管，重度时看到明显血管分支。内镜下肠化黏膜呈灰白色颗粒状小隆起，重者贴近观察有绒毛状变化。肠化也可以呈平坦或凹陷外观的。如果喷撒亚甲蓝色素，肠化区可能出现被染上蓝色，非肠化黏膜不着色。

胃黏膜血管脆性增加可致黏膜下出血，谓之壁内出血，表现为水肿或充血胃黏膜上见点状、斑状或线状出血，可见多发、新鲜和陈旧性出血相混杂。如观察到黑色附着物常提示糜烂等致出血。

值得注意的是，少数 Hp 感染性胃炎可有胃体部皱襞肥厚，甚至宽度达到 5 mm 以上，且在适当充气后皱襞不能展平，用活检钳将黏膜提起时，可见帐篷征，这是和恶性浸润性病变鉴别点之一。

2.病理组织学检查

萎缩的确诊依赖于病理组织学检查。萎缩的肉眼与病理之符合率仅为38%～78%,这与萎缩或肠化甚至Hp的分布都是非均匀的,或者说多灶性萎缩性胃炎的胃黏膜萎缩呈灶状分布有关。当然,只要病理活检发现有萎缩,就可诊断为萎缩性胃炎。但如果未能发现萎缩,却不能轻易排除之。如果不取足够多的标本或者内镜医师并未在病变最重部位(这也需要内镜医师的经验)活检,则势必可能遗漏病灶。反之,当在糜烂或溃疡边缘的组织活检时,即使病理发现了萎缩,却不能简单地视为萎缩性胃炎,这是因为活检组织太浅、组织包埋方向不当等因素均可影响萎缩的判断。还有,根除Hp可使胃黏膜活动性炎症消退,慢性炎症程度减轻。一些因素可影响结果的判断,如:①活检部位的差异。②Hp感染时胃黏膜大量炎症细胞浸润,形如萎缩;但根除Hp后胃黏膜炎症细胞消退,黏膜萎缩、肠化可望恢复。然而在胃镜活检取材多少问题上,病理学家的要求与内镜医师出现了矛盾。从病理组织学观点来看,5块或更多则有利于组织学的准确判断,然而,就内镜医师而言,考虑到患者的医疗费用,主张2～3块即可。

(二)Hp检测

活组织病理学检查时可同时检测Hp,并可在内镜检查时多取1块组织做快速尿素酶检查以增加诊断的可靠性。其他检查Hp的方法包括:①胃黏膜直接涂片或组织切片,然后以革兰氏或Giemsa或Warthin-Starry染色(经典方法),甚至HE染色,免疫组化染色则有助于检测球形Hp。②细菌培养:为"金标准",需特殊培养基和微需氧环境,培养时间3～7天,阳性率可能不高但特异性高,且可做药敏试验。③血清Hp抗体测定,多在流行病学调查时用。④尿素呼吸试验,是一种非侵入性诊断法,口服^{13}C或^{14}C标记的尿素后,检测患者呼气中的$^{13}CO_2$或$^{14}CO_2$量,结果准确。⑤聚合酶链反应法(PCR法),能特异地检出不同来源标本中的Hp。

根除Hp治疗后,可在胃镜复查时重复上述检查,亦可采用非侵入性检查手段,如^{13}C或^{14}C尿素呼气试验、粪便Hp抗原检测及血清学检查。应注意,近期使用抗生素、质子泵抑制药、铋剂等药物,因有暂时抑制Hp作用,会使上述检查(血清学检查除外)呈假阴性。

(三)X线钡剂检查

X线钡剂检查可以很好地显示胃黏膜相的气钡双重造影。对于萎缩性胃炎,常常可见胃皱襞相对平坦和减少。但依靠X线诊断慢性胃炎价值不如胃镜和病理组织学。

(四)实验室检查

1.胃酸分泌功能测定

非萎缩性胃炎胃酸分泌常正常,有时可以增高。萎缩性胃炎病变局限于胃窦时,胃酸可正常或低酸,低酸是由于泌酸细胞数量减少和H^+向胃壁反弥散所致。测定基础胃液分泌量(BAO)及注射组胺或五肽胃泌素后测定最大泌酸量(MAO)和高峰泌酸量(PAO)以判断胃泌酸功能,有助于萎缩性胃炎的诊断及指导临床治疗。A型慢性萎缩性胃炎患者多无酸或低酸,B型慢性萎缩性胃炎患者可正常或低酸,往往在给予酸分泌刺激药后,亦不见胃液和胃酸分泌。

2.胃蛋白酶原(PG)测定

胃体黏膜萎缩时血清PGⅠ水平及PGⅠ/Ⅱ比例下降,严重时可伴餐后血清G-17水平升高;胃窦黏膜萎缩时餐后血清G-17水平下降,严重时可伴PGⅠ水平及PGⅠ/Ⅱ比例下降。然而,这主要是一种统计学上的差异(图5-1)。

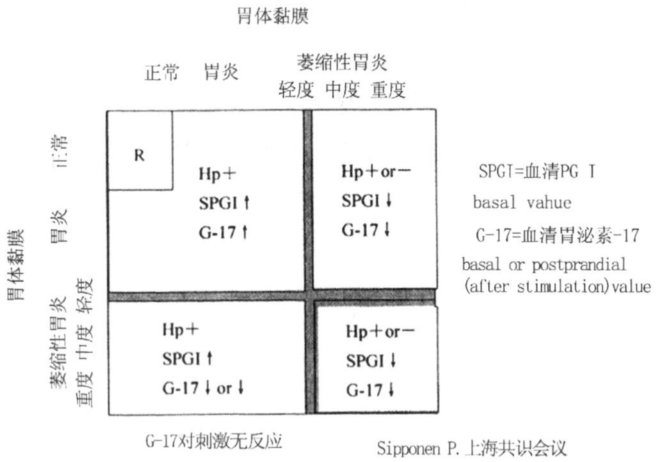

图 5-1 **胃蛋白酶原测定**

日本学者发现无症状胃癌患者,本法 85%阳性,PG Ⅰ或比值降低者,推荐进一步胃镜检查,以检出伴有萎缩性胃炎的胃癌。该试剂盒用于诊断萎缩性胃炎和判断胃癌倾向在欧洲国家应用要多于我国。

3.血清胃泌素测定

如果以放射免疫法检测血清胃泌素,则正常值应低于 100 pg/mL。慢性萎缩性胃炎胃体为主者,因壁细胞分泌胃酸缺乏、反馈性地 G 细胞分泌胃泌素增多,致胃泌素中度升高。特别是当伴有恶性贫血时,该值可达 1 000 pg/mL 或更高。注意此时要与胃泌素瘤相鉴别,后者是高胃酸分泌。慢性萎缩性胃炎以胃窦为主时,空腹血清胃泌素正常或降低。

4.自身抗体

血清 PCA 和 IFA 阳性对诊断慢性胃体萎缩性胃炎有帮助,尽管血清 IFA 阳性率较低,但胃液中 IFA 的阳性,则十分有助于恶性贫血的诊断。

5.血清维生素 B_{12} 浓度和维生素 B_{12} 吸收试验

慢性胃体萎缩性胃炎时,维生素 B_{12} 缺乏,常低于 200 ng/L。维生素 B_{12} 吸收试验(Schilling 试验)能检测维生素 B_{12} 在末端回肠吸收情况且可与回盲部疾病和严重肾功能障碍相鉴别。同时服用 ^{58}Co 和 ^{57}Co(加有内因子)标记的氰钴素胶囊。此后收集 24 小时尿液。如两者排出率均大于 10%则正常,若尿中 ^{58}Co 排出率低于 10%,而 ^{57}Co 的排出率正常则常提示恶性贫血;而两者均降低的常常是回盲部疾病或者肾衰竭者。

六、诊断和鉴别诊断

(一)诊断

鉴于多数慢性胃炎患者无任何症状,或即使有症状也缺乏特异性,且缺乏特异性体征,因此根据症状和体征难以做出慢性胃炎的正确诊断。慢性胃炎的确诊主要依赖于内镜检查和胃黏膜活检组织学检查,尤其是后者的诊断价值更大。

按照悉尼胃炎标准要求,完整的诊断应包括病因、部位和形态学 3 方面。例如,诊断为“胃窦为主慢性活动性 Hp 胃炎”和“NSAIDs 相关性胃炎”。当胃窦和胃体炎症程度相差 2 级或以上时,加上“为主”修饰词,如“慢性(活动性)胃炎,胃窦显著”。当然这些诊断结论最好是在病理报告后给出,实际的临床工作中,胃镜医师可根据胃镜下表现给予初步诊断。病理诊断如图 5-2 所示。

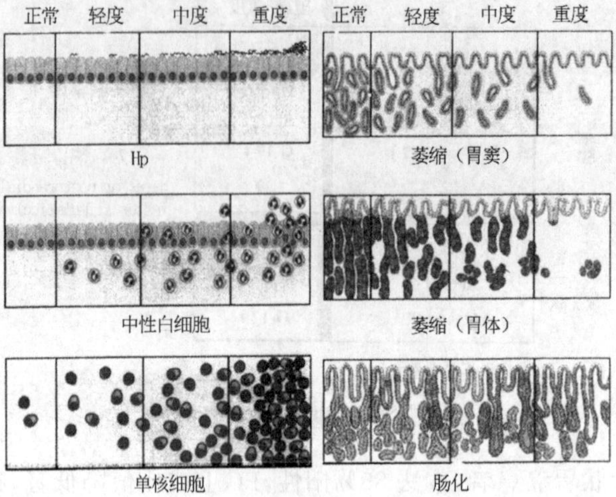

图 5-2 慢性胃炎病理表现

对于自身免疫性胃炎诊断,要予以足够的重视。因为胃体活检者甚少,或者很少开展 PCA 和 IFA 的检测,诊断该病者很少。为此,如果遇到以全身衰弱和贫血为主要表现,而上消化道症状往往不明显者,应做血清胃泌素测定和/或胃液分析,异常者进一步做维生素 B_{12} 吸收试验,血清维生素 B_{12} 浓度测定可获确诊。注意不能仅仅凭活检组织学诊断本病,特别标本数少时,这是因为 Hp 感染性胃炎后期,胃窦肠化,Hp 上移,胃体炎症变得显著,可与自身免疫性胃炎表现相重叠,但后者胃窦黏膜的变化很轻微。另外,淋巴细胞性胃炎也可出现类似情况,而其并无泌酸腺萎缩。

A 型、B 型萎缩性胃炎特点如下表(表 5-1)。

表 5-1 A 型和 B 型慢性萎缩性胃炎的鉴别

项 目	A 型慢性萎缩性胃炎	B 型慢性萎缩性胃炎
胃窦	正常	萎缩
胃体	弥漫性萎缩	多然性
血清胃泌素	明显升高	不定,可以降低或不变
胃酸分泌	降低	降低或正常
自身免疫抗体(内因子抗体和壁细胞抗体)阳性率	90%	10%
恶性贫血发生率	90%	10%
可能的病因	自身免疫,遗传因素	Hp、化学损伤

(二)鉴别诊断

1.功能性消化不良

2006 年,《我国慢性胃炎共识意见》将消化不良症状与慢性胃炎做了对比:一方面慢性胃炎患者可有消化不良的各种症状;另一方面,一部分有消化不良症状者如果胃镜和病理检查无明显阳性发现,可能仅仅为功能性消化不良。当然,少数功能性消化不良患者可同时伴有慢性胃炎。

这样在慢性胃炎与消化不良症状功能性消化不良之间形成较为错综复杂的关系。但一般说来，消化不良症状的有无和严重程度与慢性胃炎的内镜所见或组织学分级并无明显相关性。

2.早期胃癌和胃溃疡

几种疾病的症状有重叠或类似，但胃镜及病理检查可鉴别。重要的是，如遇到黏膜糜烂，尤其是隆起性糜烂，要多取活检和及时复查，以排除早期胃癌。这是因为即使是病理组织学诊断，也有一定局限性。原因主要是：①胃黏膜组织学变化易受胃镜检查前夜的食物（如某些刺激性食物加重黏膜充血）性质、被检查者近日是否吸烟、胃镜操作者手法的熟练程度、患者恶心反应等诸种因素影响。②活检是点的调查，而慢性胃炎病变程度在整个黏膜面上并非一致，要多点活检才能做出全面估计，判断治疗效果时，尽量在黏膜病变较重的区域或部位活检，如系治疗前后比较，则应在相同或相近部位活检。③病理诊断易受病理医师主观经验的影响。

3.慢性胆囊炎与胆石症

其与慢性胃炎症状十分相似，同时并存者亦较多。对于中年女性诊断慢性胃炎时，要仔细询问病史，必要时行胆囊B超检查，以了解胆囊情况。

4.其他

慢性肝炎和慢性胰腺疾病等，也可出现与慢性胃炎类似症状，在详询病史后，行必要的影像学检查和特异的实验室检查。

七、预后

慢性萎缩性胃炎常合并肠上皮化生。慢性萎缩性胃炎绝大多数预后良好，少数可癌变，其癌变率为1%～3%。目前认为慢性萎缩性胃炎若早期发现，及时积极治疗，病变部位萎缩的腺体是可以恢复的，其可转化为非萎缩性胃炎或被治愈，改变了以往人们对慢性萎缩性胃炎不可逆转的认识。根据萎缩性胃炎每年的癌变率为0.5%～1.0%，那么，胃镜和病理检查的随访间期定位多长才既提高早期胃癌的诊断率，又方便患者和符合医药经济学要求。这也一直是不同地区和不同学者分歧较大的问题。在我国，城市和乡村由不同胃癌发生率和医疗条件差异。如果纯粹从疾病进展和预防角度考虑，一般认为，不伴有肠化和异型增生的萎缩性胃炎可1～2年做内镜和病理随访1次；活检有中重度萎缩伴有肠化的萎缩性胃炎1年左右随访1次。伴有轻度异型增生并剔除取于癌旁者，根据内镜和临床情况缩短至6～12个月随访1次；而重度异型增生者需立即复查胃镜和病理，必要时手术治疗或内镜下局部治疗。

八、治疗

慢性非萎缩性胃炎的治疗目的是缓解消化不良症状和改善胃黏膜炎症。治疗应尽可能针对病因，遵循个体化原则。消化不良症状的处理与功能性消化不良相同。无症状、Hp阴性的非萎缩性胃炎无须特殊治疗。

（一）一般治疗

慢性萎缩性胃炎患者，不论其病因如何，均应戒烟、忌酒，避免使用损害胃黏膜的药物如NSAID等，及避免对胃黏膜有刺激性的食物和饮品，如过于酸、甜、咸、辛辣和过热、过冷食物，浓茶、咖啡等，饮食宜规律，少吃油炸、烟熏、腌制食物，不食腐烂变质的食物，多吃新鲜蔬菜和水果，所食食品要新鲜并富于营养，保证有足够的蛋白质、维生素（如维生素C和叶酸等）及铁质摄入，精神上乐观，生活要规律。

(二)针对病因或发病机制的治疗

1.根除 Hp

慢性非萎缩性胃炎的主要症状为消化不良,其症状应归属于功能性消化不良范畴。目前,国内外均推荐对 Hp 阳性的功能性消化不良行根除治疗。因此,有消化不良症状的 Hp 阳性慢性非萎缩性胃炎患者均应根除 Hp。另外,如果伴有胃黏膜糜烂,也该根除 Hp。大量研究结果表明,根除 Hp 可使胃黏膜组织学得到改善;对预防消化性溃疡和胃癌等有重要意义;对改善或消除消化不良症状具有费用-疗效比优势。

2.保护胃黏膜

关于胃黏膜屏障功能的研究由来已久。1964 年,美国密歇根大学 Horace Willard Davenport 博士首次提出"胃黏膜具有阻止 H^+ 自胃腔向黏膜内扩散的屏障作用"。1975 年,美国密歇根州 Upjohn 公司的Robert博士发现前列腺素可明显防止或减轻 NSAID 和应激等对胃黏膜的损伤,其效果呈剂量依赖性,从而提出细胞保护的概念。1996 年,加拿大的 Wallace 教授较全面阐述胃黏膜屏障,根据解剖和功能将胃黏膜的防御修复分为 5 个层次——黏液-HCO_3^-屏障、单层柱状上皮屏障、胃黏膜血流量、免疫细胞-炎症反应和修复重建因子作用等。至关重要的上皮屏障主要包括胃上皮细胞顶膜能抵御高浓度酸、胃上皮细胞之间紧密连接、胃上皮抗原呈递,免疫探及并限制潜在有害物质,并且它们大约每 72 小时完全更新一次,这说明它起着关键作用。

近年来,有关前列腺素和胃黏膜血流量等成为胃黏膜保护领域的研究热点。这与 NSAID 药物的广泛应用带来的不良反应日益引起学者的重视有关。美国加州大学戴维斯分校的 Tarnawski教授的研究显示,前列腺素保护胃黏膜抵抗致溃疡及致坏死因素损害的机制不仅是抑制胃酸分泌。当然表皮生长因子(EGF)、成纤维生长因子(bFGF)和血管内皮生长因子(VEGF)及热休克蛋白等都是重要的黏膜保护因子,在抵御黏膜损害中起重要作用。

然而,当机体遇到有害因素强烈攻击时,仅依靠自身的防御修复能力是不够的,强化黏膜防卫能力,促进黏膜的修复是治疗胃黏膜损伤的重要环节之一。具有保护和增强胃黏膜防御功能或者防止胃黏膜屏障受到损害的一类药物统称为胃黏膜保护药,包括铝碳酸镁、硫糖铝、胶体铋剂、地诺前列酮、替普瑞酮、吉法酯、谷氨酰胺类、瑞巴派特等药物。另外,吉法酯能增加胃黏膜更新,提高细胞再生能力,增强胃黏膜对胃酸的抵抗能力,达到保护胃黏膜作用。

3.抑制胆汁反流

促动力药如多潘立酮可防止或减少胆汁反流;胃黏膜保护药,特别是有结合胆酸作用的铝碳酸镁制剂,可增强胃黏膜屏障、结合胆酸,从而减轻或消除胆汁反流所致的胃黏膜损害。考来烯胺可络合反流至胃内的胆盐,防止胆汁酸破坏胃黏膜屏障,方法为每次 3~4 g,1 天 3~4 次。

(三)对症处理

消化不良症状的治疗由于临床症状与慢性非萎缩性胃炎之间并不存在明确关系,因此症状治疗事实上属于功能性消化不良的经验性治疗。慢性胃炎伴胆汁反流者可应用促动力药(如多潘立酮)和/或有结合胆酸作用的胃黏膜保护药(如铝碳酸镁制剂)。

(1)有胃黏膜糜烂和/或以反酸、上腹痛等症状为主者,可根据病情或症状严重程度选用抗酸药、H_2 受体阻滞剂或质子泵抑制药(PPI)。

(2)促动力药(如多潘立酮、马来酸曲美布汀、莫沙必利、盐酸伊托必利)主要用于上腹饱胀、恶心或呕吐等为主要症状者。

(3)胃黏膜保护药(如硫糖铝、瑞巴派特、替普瑞酮、吉法酯、依卡倍特)适用于有胆汁反流、胃黏膜损害和/或症状明显者。

(4)抗抑郁药或抗焦虑治疗:可用于有明显精神因素的慢性胃炎伴消化不良症状患者,同时应予耐心解释或心理治疗。

(5)助消化治疗:对于伴有腹胀、食欲缺乏等消化不良症而无明显上述胃灼热、反酸、上腹饥饿痛症状者,可选用含有胃酶、胰酶和肠酶等复合酶制剂治疗。

(6)其他对症治疗:包括解痉止痛、止吐、改善贫血等。

(7)对于贫血,若为缺铁,应补充铁剂。大细胞贫血者根据维生素 B_{12} 或叶酸缺乏分别给予补充。

(赵　珉)

第四节　消化性溃疡

一、概述

消化性溃疡或消化性溃疡病,指在各种致病因子的作用下,黏膜发生的炎症与坏死性病变,病变深达黏膜肌层,常发生于与胃酸分泌有关的消化道黏膜,其中以胃、十二指肠为最常见,即胃溃疡(gastric ulcer,GU)和十二指肠溃疡(duodenal ulcer,DU),因溃疡形成与胃酸/胃蛋白酶的消化作用有关而得名。

一般认为人群中约有10%在其一生中患过消化性溃疡病。但在不同国家、不同地区,其发病率有较大差异。消化性溃疡病在我国人群中的发病率尚无确切的流行病学调查资料,有资料报道占国内胃镜检查人群的10.3%~32.6%。本病可见于任何年龄,以20~50岁居多,男性多于女性[(2~5):1],临床上十二指肠溃疡多于胃溃疡,两者之比约为3:1。

幽门螺杆菌(Hp)感染和非甾体类抗炎药(non-steroidal anti-inflammatory drugs,NSAIDs)摄入,特别是前者,是消化性溃疡最主要的病因。另外,糖皮质激素药物、抗肿瘤药物和抗凝药的使用也可诱发消化性溃疡病,同时也是上消化道出血不可忽视的原因之一。吸烟、饮食因素、遗传、胃十二指肠运动异常、应激与心理因素等在消化性溃疡病的发生中也起一定作用。其发病机制主要与胃十二指肠黏膜的侵袭因素和黏膜自身防御/修复因素之间失平衡有关。GU和DU在发病机制上有不同之处,前者主要是防御/修复因素减弱,后者主要是侵袭因素增强。

本病属中医学的胃脘痛范畴,有时表现为吞酸、嘈杂。

二、病因病理

脾胃素虚或长期饮食失调,或精神情绪因素的刺激,寒邪犯胃,病情延久及药物刺激是本病发生的主要病因。

(一)脾胃素虚或长期饮食失调或寒邪犯胃

素禀脾胃薄弱,先天遗传,加之忧思劳倦伤脾,或因外寒侵袭,过食生冷,饥饱无常,导致脾胃气虚,甚则及阳,以致脾阳亏虚,寒从内生,出现脾胃虚寒之证。进而使胃失温煦,脉络拘急失养,发生溃疡胃痛。

(二)情志因素

如忧思恼怒，焦虑紧张，可使气郁伤肝，肝失疏泄，横逆犯胃，使胃失和降。或加本体脾虚，不能斡旋中气，以致气滞肝、胃、脾，不通则痛。若肝郁化火，郁火暗耗胃阴，可使胃痛变得顽固。

(三)久病入络

胃病日久，久痛入络，气滞导致血瘀，气血失调，胃络失养，使胃痛持续难解，进一步损伤脾胃之气，甚或内生郁火，血瘀损伤胃络，以及气虚失于统摄，均可导致便血，吐血或溃疡反复。

(四)药物刺激

如一些致溃疡药物辛可芬、组胺、保泰松、利血平、水杨酸盐、吲哚美辛及肾上腺皮质激素等，刺激损害胃体，影响胃气通降及胃之脉络，诱发胃病或溃疡、出血。

(五)饮食偏嗜或七情因素均可化热化火

或胆邪犯胃，或湿热中阻，或痰火内结，使邪热伤络，血败内腐，形成内痈。若加气虚血瘀，不能托毒生肌敛疮，则溃疡难愈，反复迁延。

上述共同的、也是基本的病机为气机不利、血脉瘀阻，气血不通，不通则痛。盖胃为多气多血之府也。但气血不通的原因很多，必先究其所因，伏其所主。此病病位虽在胃，但和肝(胆)、脾关系甚为密切。

三、诊断

(一)临床表现

1.症状

慢性长期反复发生的周期性、节律性上腹部疼痛，应用碱性药物可缓解。腹痛发生与用餐时间的关系认为是鉴别胃与十二指肠溃疡病的临床依据。

胃溃疡疼痛多在餐后 1 小时内出现，持续 1～2 小时自行缓解，直至下餐进食后再复现上述节律。十二指肠溃疡疼痛多在两餐之间发生，持续至下餐进食后缓解，有疼痛→进食→缓解的规律，有时疼痛常在夜间。胃十二指肠复合性溃疡或合并有慢性胃炎等其他胃部疾病时可使疼痛无明显规律。近年来，由于抗酸剂、抑酸剂等药物广泛使用，症状不典型的患者日益增多。由于 NSAIDs 有较强的镇痛作用，NSAIDs 溃疡临床上无症状者居多，部分以上消化道出血为首发症状，也有表现为恶心、厌食、纳差、腹胀等消化道非特异性症状。

2.体征

消化性溃疡缺乏特异性体征。在溃疡活动期，多数患者有上腹部局限性轻压痛；十二指肠溃疡患者压痛点常在右上腹；对于反复慢性失血者可有贫血；部分胃溃疡患者体质较瘦弱，呈慢性病容。

3.并发症

消化性溃疡病的主要并发症为上消化道出血、癌变、穿孔和幽门梗阻，目前后者已较少见，此可能与临床上广泛根除幽门螺杆菌和应用 PPI 治疗有关。慢性胃溃疡恶变的观点至今尚有争议。

(二)内镜检查及胃黏膜组织活检

1.胃镜检查注意事项

检查过程中应注意溃疡的部位、形态、大小、深度、病期，以及溃疡周围黏膜的情况。并常规行组织学活检，对不典型或难愈合溃疡，要分析其原因，必要时行超声内镜检查或黏膜大块活检，以明确诊断。

2.胃镜检查优越性

胃镜检查是消化性溃疡检查的金标准，可发现X检查难以发现的表浅溃疡及愈合期溃疡，并可对溃疡进行分期(活动期、愈合期、瘢痕期)，结合直视下黏膜活检，对判断溃疡的良、恶性有较大的价值。同时，内镜可以用于溃疡并发症的治疗，如溃疡大出血时的止血治疗。

3.胃镜检查特征

(1)发生部位：GU绝大多数发生于胃小弯，特别是胃角或胃角附近，位于胃大弯的溃疡常为恶性溃疡，但也有少数良性溃疡可发生在大弯侧。DU多发生在球部，前壁比后壁多见，偶尔溃疡见于球部以下部位，称球后溃疡。NSAIDs溃疡以胃部多见，分布在近幽门、胃窦和胃底部，溃疡形态多样。

(2)溃疡形态：溃疡常呈圆形或卵圆形，其表面的炎性渗出物和坏死物形成胃镜可见的特征性白苔。

(3)溃疡大小：GU的直径一般<2 cm，DU的直径一般<1.5 cm，但巨大溃疡(GU>3 cm，DU>2 cm)亦非罕见，需与恶性溃疡鉴别。

(4)溃疡深度：有不同的深度，浅者仅超过黏膜肌层，深者则可贯穿肌层，甚至浆膜层。

(5)溃疡数量：胃溃疡多为单个，两个或者两个以上为多发性溃疡，胃溃疡合并十二指肠溃疡称复合性溃疡，占2%～3%。

(6)溃疡分期。

溃疡活动期(A，active stage)：①A1期。溃疡的苔厚而污秽，周围黏膜肿胀，无黏膜皱襞集中。②A2期。溃疡苔厚而清洁，溃疡四周出现上皮再生所形成的红晕，周围黏膜肿胀面逐渐消失，开始出现向溃疡集中的黏膜皱襞。

溃疡愈合期(H，healing stage)：①H1期。溃疡缩小，变浅，白苔边缘光滑，周边水肿消失，边缘再生上皮明显，呈红色栅状，皱襞集中，到达溃疡边缘。②H2期。溃疡明显缩小，白苔变薄，再生上皮范围加宽。

溃疡瘢痕期(S，scarring stage)：①S1。溃疡苔消失，中央充血，瘢痕呈红色，又称红色瘢痕期。②S2。红色完全消失，又称白色瘢痕期。

4.X线钡餐检查

多采用钡剂和空气做双重对比造影技术检查胃和十二指肠。消化性溃疡的X线征象有直接和间接两种，前者是诊断本病的可靠依据，后者的特异性有限。

(1)直接征象：龛影，由于溃疡周围组织的炎症和水肿，龛影周围可出现透亮带；因溃疡部位纤维组织增生和收缩，出现黏膜皱襞向溃疡集中的现象。

(2)间接征象：包括局部痉挛、激惹现象、十二指肠球部畸形和局部压痛等。

另外，75%的溃疡穿孔在腹部平片上可见腹腔游离气体。

(三)其他实验室检查

1.Hp检测

Hp感染的诊断已成为消化性溃疡的常规检测项目，其方法分为侵入性和非侵入性两大类。

(1)侵入性检查：需做胃镜检查和胃黏膜活检，包括快速尿素酶试验(rapid urease test，RUT)、胃黏膜直接涂片染色镜检、胃黏膜组织切片染色镜检(如W-S银染、改良Giemsa染色、甲苯胺蓝染色、免疫组化染色)、细菌培养、基因检测方法(PCR、寡核苷酸探针杂交等)。

(2)非侵入性检查：仅提供有无 Hp 感染的信息，包括^{13}C或^{14}C尿素呼气试验(urea breath test，UBT)、粪便 Hp 抗原(H.pylori stool antigen，Hp SA)检测和血清及分泌物(唾液、尿液等)抗体检测，以及基因芯片和蛋白芯片检测等。

2.粪便隐血试验检查

活动性溃疡患者粪潜血试验可呈阳性，对于判断溃疡有无活动出血有一定意义。

3.胃液分析

GU 患者的胃酸分泌正常或低于正常，部分 DU 患者则增多，但与正常人均有很大重叠，故胃液分析对消化性溃疡的诊断和鉴别诊断价值不大。

四、鉴别诊断

(一)胃的良性溃疡与恶性溃疡的鉴别

胃癌发生的报警信号：①中老年人近期内出现上腹痛伴不明原因上消化道出血。②中老年人出现不明原因的食欲缺乏、贫血或消瘦。③胃溃疡患者疼痛加重，和/或失去节律性，且抗溃疡治疗无效。④胃溃疡患者胃黏膜活检有重度萎缩/肠化/不典型增生。⑤胃溃疡患者出血与贫血不相符。具体鉴别见表 5-2。

表 5-2　胃良性溃疡与恶性溃疡的鉴别

		良性溃疡	恶性溃疡
临床表现	年龄	青中年居多	多见于中年以上
	病史	周期性间歇发作	进行性持续发展
	病程	较长，多以年计	较短，多以月计
	全身表现	轻	多明显，消瘦显著
	制酸药	可缓解腹痛	效果不佳
胃镜检查	溃疡形状	圆形或椭圆形，规则	呈不规则形
	溃疡边缘	呈钻凿样，锐而光滑，充血	凹凸不平，肿瘤状凸起，较硬而脆，可有糜烂出血
	基底苔色	平滑，洁净，呈灰白或灰黄色苔	凹凸不平，污秽苔，出血，岛屿状残存
	周围黏膜	柔软，皱襞常向溃疡集中	呈癌性浸润，增厚，常见结节状隆起，皱襞中断
	胃壁蠕动	正常	减弱或消失
X线检查	龛影直径	多<2.5 cm	多>2.5 cm
	龛影形状	常呈圆或椭圆形	常呈三角形或不规则形
	溃疡边缘	光滑	不整齐
	龛影位置	胃腔外	胃腔内
	周围黏膜	黏膜纹粗细一致，柔软，龛影四周有炎症性水肿引起的密度较低透明带，溃疡口部常显示1～2 mm的透亮细影，即 Hampton 线	癌性浸润而隆起成结节状或息肉状，黏膜变厚而不规则，僵硬，皱襞中断，断端杵状、变尖，边缘毛糙，龛影无透亮区，也无 Hampton 线
	胃壁蠕动	正常	减弱或消失
其他	粪便隐血	活动期可呈阳性，治疗后转阴	多持续阳性
	胃液分析	胃酸正常或偏低	缺酸者较多

(二)溃疡病与胃泌素瘤的鉴别

本病又称 Zollinger-Ellison 综合征，有顽固性多发性溃疡，或有异位性溃疡，胃次全切除术后容易复发，多伴有腹泻和明显消瘦。患者胰腺有非 β 细胞瘤或胃窦 G 细胞增生，血清胃泌素水平增高，胃液和胃酸分泌显著增多。

(三)功能性消化不良

本病可有上腹部不适、恶心呕吐，或者酷似消化性溃疡，但常伴有明显的全身神经症症状，情绪波动与发病有密切关系。内镜检查与 X 线检查未发现明显异常。

(四)慢性胆囊炎和胆石症

多见于中年女性，常呈间歇性、发作性右上腹痛，常放射到右肩胛区，可有胆绞痛、发热、黄疸、Murphy 征。进食油腻食物常可诱发。B 超检查可以作出诊断。

(五)心绞痛、心肌梗死

本病可表现为上腹疼痛，但多为急性起病，伴有胸闷、心慌等症状，心肌酶谱、肌钙蛋白、ECG 等可鉴别。

(六)克罗恩病继发的上消化道溃疡

克罗恩病为一种慢性肉芽肿炎症，病变可累及胃肠道各部位，以末端回肠及其邻近结肠为主，呈穿壁性炎症，多为节段性、非对称性分布，临床主要表现为腹痛、腹泻、瘘管、肛门病变等。肠镜检查可以明确诊断。

(七)淋巴瘤继发的上消化道溃疡

非霍奇金淋巴瘤的结外侵犯倾向，累及胃肠道部位以小肠为多，其中半数以上为回肠，其次为胃，可表现为腹痛、腹泻和腹块，症状可类似于消化道溃疡。但本病多以无痛性颈和锁骨上淋巴结肿大为首发表现，可出现发热、盗汗、消瘦等全身症状，血常规检查、骨髓穿刺和淋巴结活检可明确诊断。

五、并发症

本病常见的并发症有上消化道出血、穿孔、幽门梗阻、癌变。

六、中医证治枢要

脾胃虚寒在溃疡尤其十二指肠溃疡中最为常见。黄芪建中汤加减，注意配合行瘀、止酸、护膜等，在溃疡治疗和防复发维持治疗方面均有重要价值。

对溃疡的中医治疗，不能满足于胃脘痛已获控制，纠正寒热错杂之偏和调整体质阴阳，对抗溃疡复发具有重要意义。

对溃疡的中医治疗，不能被“疡”所局限，仍必须以辨证为主，适当结合辨病，方能取得较满意效果。

中医学、西医学在治疗上具有各自优势，故取长补短应是临床最佳选择方案。在西医迅速发展的药物治疗学面前，不应忽视中医药的作用。

溃疡作为内在疮疡，要区别是寒疡还是热毒蕴酿成疡。前者宜温补、补托，后者宜解毒、敛疮生肌。实际上前者多见，中医通过调理纠偏，往往可达到“不治疡而疡自愈”的目的。

七、辨证施治

(一)脾胃虚寒

主症:空腹胃痛,得食则缓,胃部怕冷,喜温喜按。气候转冷易诱发胃痛,不敢进生冷。舌质多淡或淡黯,脉细或沉细。

治法:建中温阳止痛。

处方:黄芪建中汤合良附丸。炙黄芪 15～30 g,桂枝 10 g,白芍 10～30 g,炙甘草 6 g,生姜 3 片大枣5 枚高良姜 10 g,香附 10 g,乌贼骨 15～30 g,饴糖 30 g(冲入)。

阐述:此证临床最常见,除十二指肠溃疡外,还包括十二指肠炎、十二指肠过敏症、球变形等,几占 80%以上。以上方药改善疼痛症效果明显,每在 2～7 天内获控制。但对胃脘冷感仅有好转,根除需长期坚持服药,但仍不免有反复,似较西医复发率低。高良姜为止痛要药。白芍根据具体情况增减剂量,如苔白润伴脘痞属寒湿者量宜少,6～10 g 即可;如苔少或净,胃痛有拘紧感,可用至 15～30 g。饴糖在便溏或湿重时不宜用。乌贼骨为必用之品,加强止酸,即使没有吞酸症。

如血虚面色无华,加当归 10 g、党参 15 g 或参须 6 g,取归芍六君子汤意。便溏则不宜用当归。便溏者加煨肉蔻 10 g、焦白术 10 g、炮姜炭 10 g。寒痛重者加荜茇 10 g、丁香 3 g、川椒 6 g、吴茱萸 3 g,甚者加附子 10～30 g、细辛 6 g,止痛效果好。个别也有药后疼痛者,可能与大辛大热刺激溃疡局部末梢神经有关。黑便者加伏龙肝 30 g、熟附片 10 g、炮姜炭 10 g、生地榆 15 g、侧柏炭 15 g、阿胶 10 g。脘腹作胀加木香 6 g、甘松 10 g、小茴香 6 g。外寒诱发者加苏叶 10 g、吴茱萸 3 g。泛吐清水者加姜半夏 10 g、吴茱萸3 g、苏叶 6 g。阳虚饮停,辘辘有声,改用苓桂术甘汤加吴茱萸 3 g、川椒 10 g、姜半夏 10～20 g,重用生姜 10～15 g。脾胃气虚证明显,但阳虚不著时,可改用香砂六君子汤或归芍六君子汤。不能偏信朱丹溪“痛无补法”之说。“若属虚痛,必须补之”(程钟龄语)。生冷伤脾见脘胀腹痛,可用强中汤或扶阳助胃汤。

(二)脾虚肝郁(热)

主症:胃痛无规律,饭前饭后皆可疼痛,痛连胸胁背,伴脘腹胀、吞酸,脘宇怕冷,但口苦,偶或烧心,情绪变化易诱发胃脘痛胀。苔薄白或薄黄,脉弦。

治法:疏肝健脾,行气止痛。

处方:逍遥散、四逆散合柴胡疏肝散合方化裁。①肝气为主:柴胡 10 g,郁金 10 g,白芍 10 g,香附10 g,青陈皮各 10 g,川芎 10 g,瓦楞子 15～30 g,川楝子 10 g。②脾虚为主:上方酌减 2～3 味,加白术10 g,茯苓 10 g,党参 10 g。③气郁化热:主方加丹皮 10 g,山栀 10 g,青木香 10 g,川连 3 g,吴茱萸 2 g。

阐述:此证多见于胃溃疡活动期,或伴胃炎、胃肠功能失调、慢性胆道疾病者,女性相对多见。用药要灵活,根据肝郁和脾虚或肝热(包括湿热)的主次调整药物,疗效差别较大,部分原因取决于患者的精神情绪状态。对气郁化火者要注意“火郁发之”原则的运用,取柴胡、川芎、香附、桑叶、丹皮、山栀、薄荷、吴茱萸等,火郁易耗阴,阴耗则肝气易急,故宜酌配白芍、木瓜、枸杞子、穞豆衣、沙参、麦冬、当归等以敛肝柔肝止痛,此时白芍量宜大。止酸用瓦楞子、乌贼骨。气郁日久,久痛入络则夹瘀,轻则脘胁刺痛或隐痛,每用疏肝调气而痛不止,重则舌黯有瘀斑点,宜加延胡索、炙五灵脂、三七粉,一般不用川楝子,因该品含苦楝素,有小毒,能直接刺激胃肠黏膜,导致炎症、水肿,加重溃疡,并可有引起呕吐、腹泻之虞。故有活动性溃疡、脾虚或胃肠功能薄弱者不宜用此药。瘀痛较重,加丹参饮,甚者加手拈散。肝胃火盛,见口臭龈痛便干,加黄芩、生石膏、酒军、蒲公英。若胆火上炎、胆汁逆胃,见呕苦、口苦、泛酸等,如《灵枢》所说"邪在胆,逆在胃"者,当清胆和胃,改用黄连温胆汤、小柴胡汤、旋覆代赭汤化裁以清降之。或选张锡纯的镇逆汤。常选川连、黄芩、柴胡、清半夏、茯苓、竹茹、生赭石、白芍、龙胆草等。兼呕恶,可改用连苏饮小量疏和,如川连1.5～2.0 g、白蔻 2～3 g、竹茹 3 g、苏叶 3 g,有时可收功。在应用疏肝法治疗本证时,要注意"疏肝不忘和胃,理气还防伤阴"和"忌刚用柔"的使用原则,尤其伴有火郁和阴伤者。疏肝而不伤阴的药物有佛手、香橼皮、白蒺藜、枳壳、郁金、木蝴蝶、绿萼梅、醋柴胡等,可供选择。

(三)胃阴不足

主症:胃脘隐痛或灼痛,嘈杂,烧心,便干少纳。口干咽燥,易生口疮,舌红或嫩红,或有裂纹,苔少或净,或苔剥,脉细。

治法:和阴止痛。

处方:芍药甘草汤合一贯煎、沙参麦冬汤加减。白芍 15～30 g,生甘草 6～10 g,北沙参 12 g,麦冬10 g,枸杞子 12 g,当归 10 g,丹参 10～20 g,石斛 10～15 g,玉竹 10～15 g,瓦楞子 15～30 g,青木香 10 g。

阐述:此证在溃疡病中较少见。阴虚证在使用上述方药后,部分患者舌转淡红、嫩红,部分舌质转淡,前者反映了阴虚好转与原有的气虚之本兼见,呈气阴两虚证,宜转手调补气阴,选用太子参、生白术、山药、扁豆、薏苡仁、石斛、玉竹、沙参、麦冬、莲肉等甘平之剂以调补巩固之;后者阴虚好转后呈现素有的气虚、阳虚之本象,在此转化之际,必须药随证变,或养阴与温阳药同用,或甘平剂缓图其功。

阴虚兼气滞,加佛手、香橼皮、白蒺藜、绿萼梅等理气而不燥之品;阴虚夹湿,见舌红苔腻,不可过用辛苦燥,宜芳化淡渗和养阴并用,选用藿香、佩兰、荷梗、冬瓜子、芦根、白芍等;兼呕恶,加赭石、牡蛎、竹茹、芦根以育阴平肝和胃;阴虚虚火内灼,加蒲公英、生地。

(四)气滞血瘀

主症:气滞为主:胃脘胀痛,胀甚于痛,或胀甚则痛,往往兼血瘀征象,如舌质黯滞等;血瘀为主:多呈刺痛,部位固定,舌黯有瘀斑点。

治法:气滞为主,宜行气和络止痛。血瘀为主,和营止痛或化瘀止痛。

处方。①气滞为主:香苏饮合丹参饮加减。香附 10 g,苏梗 10 g,陈皮 6 g,丹参 10～15 g,砂仁 3 g,白檀香 6 g,当归 10 g,延胡索 10 g,枳壳 10 g。②血瘀轻症:桃红四物饮加失笑散、丹参饮化裁。当归 10 g,桃仁 10 g,红花 6～10 g,丹参 10～20 g,赤芍 10 g,川芎 10 g,延胡索 10 g,五灵脂 10 g,香附 10 g,瓦楞子 15～30 g,生蒲黄 10 g,檀香 6 g。③血瘀重症:猬皮香虫汤(董建华教授方)、活络效灵丹合五香丸、手拈散化裁。炙刺猬皮 6 g,九香虫 6 g,延胡索 10 g,五灵脂 10 g,制乳没各 6 g,炮山甲 10 g,赤芍 10 g,当归10 g,丹参 15 g,香附 10 g,三七粉 3 g(分冲)。

阐述:气滞与血瘀互相影响,每多兼见,要分清气滞与血瘀孰者为主,还要注意血瘀证之轻重。此证临床可单独出现,也可见于其他证型中,故可以与其他治疗法则配伍应用。溃疡病一般均或多或少存在血瘀证。气滞血瘀往往是导致胃脘痛的直接病机,不通则痛,故应重视。瘀血征除了通常人们所了解的之外,下列情况对血瘀证起提示作用:①性情善郁。②"宿有嗜饮,必有蓄瘀"。③病程久或久治少效,对理气药反应差。④疼痛无规律,持续时间长。⑤痛而拒按,压痛部位固定而局限。⑥有反复胃出血史或新近便血后仍有胃痛。⑦舌底舌背青筋显露,舌质黯红瘀滞、映紫。⑧只痛不胀。⑨胼胝样溃疡或反复发作的慢性溃疡、复发性吻合口溃疡。

胀痛明显属实者，加三棱、莪术、八月札。脐腹作胀，适当重用枳实、槟榔、全瓜蒌、大腹皮，有较好的通便排气作用。气滞夹湿的加川朴 6～10 g、白蔻仁 3～6 g。

使用活血化瘀药应注意：①化瘀药不宜久用，一旦痛止，当以养血和血、益气健脾法巩固之，如当归、丹参、地黄、党参等。②适当配行气药以加强止痛效果。③化瘀药性多偏润，故有脾虚便溏者可暂缓或少用，或适当选用性温之活血药；④便黑有块夹瘀者，当以祛瘀止血、养血和血为主，具有祛瘀止血作用的药物，如熟大黄、丹皮、花蕊石、蒲黄炭、三七粉、茜草、丹参等，可以选用。

(五)寒热错杂

主症：即脾胃虚弱或虚寒证兼见胃经郁火证。见烧心吞酸，但不敢进凉食，喜温喜按。舌多淡胖，苔薄黄或淡黄腻，脉细。本证与脾虚肝郁证有近似处，不同之处是脾虚肝郁证有肝郁征象和痛无规律。此二证在胃溃疡多见，尤其溃疡活动阶段。

治法：辛开苦降，寒热并用。

处方：诸泻心汤、左金丸、连理汤、黄连汤等化裁组方。黄连 3～6 g，熟附片 6～10 g，吴茱萸 1.5～3 g，黄芩 10 g，党参 10 g，干姜 6 g，炙甘草 6 g。

阐述：此证患者多为素体脾胃虚寒，每因气郁、食积、胃酸增多、胆汁反流或伴发胃炎糜烂，或情志因素等诱发。治疗切不可见有烧心而过用寒凉，否则痛愈甚，烧心反不止，用温阳健脾和中药或酌配川连、左金丸等能较快消除烧心感，而于脾寒之本亦有裨益，可注意适当加用止酸剂。温阳药还可选加公丁香、肉桂，寒凉药仅作反佐，少许川连、淡芩即可。烧心重者可再加蒲公英，凉而不伤胃。

八、特色经验探要

关于抗溃疡复发的中医思路与方法——初发溃疡，临床无论应用中药还是西药，近愈率高，但停药后复发率都较高，尤其是西药治疗，往往溃疡愈合越快，停药后复发率越高。西咪替丁正规治疗疗程结束后，溃疡于半年内复发率达 30%～50%，有报道甚至高达 60%～90%。目前不断出现的新的 H_2 受体阻滞剂，虽使复发率有所降低，但仍不能克服这一弱点。有报告使用法莫替丁治愈溃疡病后再用半量维持，一年复发率胃溃疡为 12.1%，十二指肠球部溃疡为 14.4%，且无症状复发者多于有症状复发者。制酸剂复发率亦在 50%左右，这是溃疡病临床目前最感棘手的难题。根据有学者实践经验，中药治疗不仅控制症状较理想，药后病情较易稳定，而且复发率较低，后遗症较少。中药为何能取得这样的效果；如何结合西医对溃疡的病因病理认识，在辨证施治的同时，结合辨病治疗，消除部分病因和阻断溃疡病的发病环节，改善胃的内环境，从而达到减少复发的目的；这是一个很有实际意义的课题，是一个值得探讨的问题。有学者认为，减少溃疡复发，在辨证施治或中西医结合治愈溃疡后，还要加强以下几个方面的措施。

(一)健脾温中

脾胃虚寒证在溃疡病，尤其十二指肠溃疡中占有的比重很大。绝大多数虚寒型溃疡在治愈的同时，脾胃虚寒现象如胃部怕凉、不敢进食生食、遇凉易诱发、胃痛胃胀，甚或便溏，舌质淡，脉沉细等有改善或有较明显改善，但难以根除，或仅能暂时根除。这种长期胃病或基于体质、遗传因素造成的病理现象，有学者认为是导致溃疡再发的重要病理基础。了解为何溃疡病几无国籍地域差，均具有冬春或夏秋之交、气候或节气突然转变时容易发生的周期性变化(西医目前对此无法解释)和虚寒型溃疡胃部喜温喜按、得温则舒这种病理现象，将有利于说明这一点。现代医学在阐述溃疡病的病理方面，除了攻击因子外，很重视胃的防护因子。其中胃黏膜血流减少，或黏膜基底血管痉挛，或血管壁炎性增厚，使管腔变窄，或血管内微血栓形成所导致的胃组织局部供血、供能、供氧不足，使胃的屏障功能减弱，在此基础上，易受攻击因子诸如胃酸、胃蛋白酶、胆汁等的侵袭，这是溃疡发生的重要原因。周期性变化发生在冬春、夏秋之交，而不是发生在秋冬、春夏，就是因为此期天时寒热转变陡剧而不像秋至冬、春至夏那样渐移，气温陡然变化造成溃疡灶局部血管舒缩状态的急剧改变，使血管痉挛，局部缺血，供能不足，从而诱使宿病复发。从这个意义上讲，溃疡应该说是个“寒疡”。当胃部得温得按后，或使用温阳建中健脾方药后，由于局部血循环改善，胃的功能得以振奋，增强胃黏膜的抵抗力，使胃酸等刺激因素对溃疡灶末梢神经的刺激得以松缓或变得无效，从而达到减缓疼痛、促进溃疡修复的目的，这就是中医学说的“血遇寒则凝涩，遇热则淖泽”。黄芪、当归、党参、甘草等尚具有补气托毒生肌的作用，使阴寒瘀毒得以从内而消。

基于上述认识，可以认为仅溃疡的暂时愈合，没有消除“虚寒”这一基本病理状态，仍可能是溃疡复发的“温床”，不能认为已经从根本上解决了问题。因此当健脾温中治愈溃疡后，仍要采用这一法则，继续进行辨病式的巩固治疗（这其实也是辨证）直至彻底纠正之，才能消除溃疡复发的潜在因素，达到“四季脾旺不受邪”，增强胃黏膜自身抵抗能力，以防溃疡复发。

（二）制酸

“无酸即无溃疡”，这是一个沿用已久的名言。十二指肠溃疡胃酸较正常人高 3～20 倍，在溃疡愈合期高泌酸毫无改变，即使溃疡愈合以后，泌酸仍然很高。胃溃疡的胃酸分泌虽然多不高甚或偏低，但使用制酸剂仍然有效。H_2 受体阻滞剂使用时能有效控制症状，促进溃疡愈合，停药则易复发，正是由于停药后不能继续有效抑酸的结果，因此在溃疡愈合以后，仍要继续使用止酸剂，而不管其有无吐酸、吞酸症状。因为反酸症状的有无与实际胃酸分泌的高低不成正比，无吞酸症者胃酸照样可以很高。这同样也是上述辨证治疗各种证型时必用止酸剂的原因。既要中和胃酸，又要抑其分泌。中药止酸剂的运用要根据虚实寒热，属虚属寒者取乌贼骨、瓦楞子、煅龙牡各 15～30 g，实证热证者多选浙贝母、左金丸等。

（三）活血化瘀

广州中山医学院二附院消化科过去用黄芪建中汤建中健脾，对改善症状效果好，但 X 线复查溃疡愈合率低（通过对比分析），后来加用活血化瘀药物提高了疗效。他们还进行补脾活血药预防大白鼠实验性胃溃疡的实验，给药组和对照组分别为 25 只动物，结果加用活血药组，在死亡率、溃疡发生率及溃疡面积等方面均较单纯补脾组好。广州中医学院等单位也在临床、实验等方面作了大量研究，认为健脾药加活血药能提高中药愈合率。所以，在辨证的同时加用辨病的活血养血药，如归芍六君子汤、人参养荣丸等，特别是愈后巩固治疗，将能促进溃疡的愈合和减少复发。许多临床、实验资料均证明，溃疡基底及周围的血管血流不畅，导致局部营养、血循障碍，是溃疡发生、发展和复发的重要原因。以下事实也有助于说明这一点：溃疡病者当大量出血后，胃痛自然停止，这当然与血液偏碱性，能中和胃酸有关，但目前西医这样的解释也不尽令人信服。胃癌无胃酸，出血后为何也能缓解原有的胃痛，显然还有别的因素在起作用。有学者认为，应与出血后使瘀血外流，溃疡灶及四周压力骤减有密切关系，犹如疮疖脓肿切开排脓后，瘀血脓浊外流，改善局部血液循环，从而使疼痛顿减的道理一样，起主要作用的并不是排脓后炎症立即消退的结果。中医放血疗法也是出于同样的机制。目前急性胆囊炎，用通腑法比清热解毒消炎法在止痛、控制炎症方面更具作用，也是因为通过通腑，促进 Oddi 括约肌松弛，胆汁排泄，降低胆囊内压力，从而改善血循环，使炎症更易清除的结果。溃疡愈合阶段，组织纤维化及溃疡愈合后可能导致的幽门、十二指肠球、胃角、小弯等处的变形，幽门梗阻等病理变化，尤其后者常常是导致溃疡复发的重要原因。这些现象或原因与中医的瘀血现象均有密切联系。活血化瘀药物不仅口服后通过吸收作用于血循环，还可直接接触病灶局部，渗入组织血管、脉络，对减少其后遗症、减少复发将起积极的促进作用。因此强调活血化瘀作为一个重要的辨病治疗手段，在防溃疡复发方面同样具有实际价值。当然活血化瘀到底在多大程度上降低病灶内压力、改善其局部血液循环，还是需要进一步加以研究的。

(四)敛疮生肌

尽管消化性溃疡不同于肌表溃疡，是神经体液调节机制的失调等内在因素起主导作用，但溃疡的愈合过程，均需要祛腐生肌、促进组织修复、组织的纤维化和瘢痕化。敛疮生肌药在脓排尽后久不收口的外疡中有良好的作用，对内生的、无脓可排的、常伴由脾胃虚寒所致的“寒疡”“阴疮”或热毒所致“痈疡”显然也可达到祛腐生肌的作用。锡类散类祛腐生肌药或其他类似散剂在消化性溃疡治疗中所显示的卓效已屡见报道，治愈率达 64.7%～89.5%。原北京军区总院周兰等通过锡类散(每次 1.2 g，一天 2 次)治疗前后的胃酸测定，认为锡类散对胃酸分泌无显著作用，主要是通过增强胃黏膜屏障、加速组织修复而使溃疡愈合的。至于锡类散是否还有促使幽门弯曲菌阴转，改善组织血循环，促进上皮细胞的新生等作用，尚待进一步研究。

消化性溃疡的发病和复发往往是多种因素综合作用的结果，上述分别从辨病的角度探讨了防溃疡复发的几个中医治疗思路和方法，相信这些措施如能综合运用，结合进辨证治疗原则之中，对减少溃疡的复发将有积极的作用。但是综合运用仍要结合体质类型，从辨证的角度有所侧重、有所取舍和灵活变通。例如，活血化瘀药大多属阴柔药，在脾胃虚寒、寒湿内困阶段就很难入选，这时就只能待寒湿证改善后方可逐渐增入。祛腐生肌的锡类散，在溃疡活动期可用，实证、热证也可用，但溃疡愈合后的巩固治疗，尤其是虚寒型者，就不宜应用时间过长。当然如同时加强健脾温中措施，也可使用较长时间。同样，止酸药也存在辨证使用的问题。因此，关键还在于识证，巧妙配伍和灵活变通。这种防复发的辨病治疗，首先必须基于辨证，在符合辨证的前提下，有效综合使用各种辨病治疗方法，相信这样会达到更好的预期效果。

九、西医治疗

(一)治疗目的

缓解症状，促进溃疡愈合，预防并发症，预防复发。

(二)一般治疗

消化性溃疡病是自愈性疾病，在针对可能的病因治疗同时，要注意休息，减少不必要的活动，避免刺激性饮食，但无须少量多餐，每天正餐即可，避免辛辣、过咸食物及浓茶、咖啡等饮料。服用 NSAIDs 者，应尽可能停服，即使患者未服用此类药物，应告诫今后慎用。

(三)抑酸治疗

抑酸治疗是缓解消化性溃疡病症状、愈合溃疡的最主要措施。PPI 是首选药物。药如：奥美拉唑、雷贝拉唑、埃索美拉唑等。

溃疡的愈合特别是 DU 的愈合与抑酸强度和时间成正比。如果抑制胃酸分泌，使胃内 pH 升高≥3，每天维持 18～20 小时，则可使几乎所有十二指肠溃疡在 4 周内愈合。

PPI 制剂作用于壁细胞胃酸分泌终末步骤中的 H^{+}-K^{+}-ATP 酶，抑制胃酸作用强，且作用时间持久，消化性溃疡病治疗通常采用标准剂量的 PPI，每天 1 次，早餐前半小时服药。治疗十二指肠溃疡疗程为4周，胃溃疡为6～8周，通常内镜下溃疡愈合率均在90%以上。新一代的PPI抑酸作用更强，缓解腹痛等症状更为迅速。对于Hp阳性的消化性溃疡病，应常规行Hp根除治疗。在抗Hp治疗结束后，仍因继续应用PPI至疗程结束。

组胺的效应系统经H_1和H_2受体介导。H_1受体位于支气管和小肠平滑肌内，与组胺的致支气管痉挛和小肠平滑肌收缩有关，H_2受体位于壁细胞上和子宫内，与组胺的致胃酸分泌和子宫收缩作用有关，传统的抗组胺药如苯海拉明，能阻断H_1受体，而H_2受体只能被特异性H_2受体拮抗剂做阻断。H_2-RA通常采用标准剂量，每天2次，疗程同PPI，但溃疡愈合率低于PPI，内镜下溃疡愈合率在65%～85%。

对胃泌素瘤的治疗，通常服用标准剂量的PPI，但需每天2次用药。若BAO＞10 mmol/h，则还需增加剂量，直到理想的抑酸效果为止。

(四)抗幽门螺杆菌治疗

国内已对Hp相关性溃疡的处理达成共识：即无论溃疡初发或复发，无论活动或静止，无论有无并发症，均应该行Hp根除治疗。

由于PPI能增强抗生素杀灭Hp的作用，目前推荐的各类根除Hp治疗方案中最常用的是以PPI为基础的三联治疗方案(PPI、阿莫西林、克拉霉素)，三种药物均采用常规剂量，疗程7～14天。Hp根除率在70%～90%。为提高根除率，在治疗消化性溃疡病时建议采用10天疗法。

对于首次根除失败者，应采用二、三线方案进行治疗。常用四联疗法，可根据既往用药情况并联合药敏试验，采取补救治疗措施(PPI＋铋剂＋2种抗生素)或选用喹诺酮类、呋喃唑酮、四环素等药物，疗程多采用10天或14天。

序贯疗法治疗幽门螺杆菌感染具有疗效高、耐受性和依从性好等优点。目前推荐的序贯疗法为10天：前5天，PPI＋阿莫西林，后5天，PPI＋克拉霉素＋替硝唑；或前5天，PPI＋克拉霉素，后5天，PPI＋阿莫西林＋呋喃唑酮。据报道序贯疗法有效率明显优于7天或者10天常规疗法，且不良反应无明显增加。但对序贯疗法国内仍需积累更多的临床经验。

抗Hp治疗后复查：抗Hp治疗后，确定Hp是否根除的试验应该治疗完成后≥4周时进行。用基于尿素酶的试验(RUT、UBT)进行检测时，至少在复查前1周停用PPI或者H_2-RA，以免影响检测结果，见表5-3。

表5-3 常用抗酸分泌药物

	药物	每粒剂量	治疗溃疡标准剂量	根除Hp标准剂量
PPI	奥美拉唑	20 mg	20 mg，每天1次	20 mg，每天2次
	兰索拉唑	30 mg	30 mg，每天1次	30 mg，每天2次
	雷贝拉唑	10 mg	10 mg，每天1次	10 mg，每天2次
	泮托拉唑	40 mg	40 mg，每天1次	40 mg，每天2次
	埃索美拉唑	40 mg	40 mg，每天1次	40 mg，每天2次
H_2-RA	西咪替丁	400 mg或800 mg	400 mg，每天2次；或80 mg，睡前一次	
	雷尼替丁	150 mg	150 mg，每天2次；或300 mg，睡前一次	—
	法莫替丁	20 mg	20 mg，每天2次；或40 mg，睡前一次	—

(五)胃黏膜保护剂

对老年人消化性溃疡病、巨大溃疡、复发性溃疡，在抗酸、抗Hp治疗同时，建议应用胃黏膜保护剂，这些药物或可在黏膜表面形成保护层，或可中和胃酸吸附胆汁，或可增加黏液的分泌，或可改善黏膜血流促进细胞再生，从而提高消化性溃疡病的愈合质量，减少溃疡的复发率。药物主要有以下三种。

硫糖铝：通过黏附覆盖在溃疡表面而阻止胃酸、胃蛋白酶侵袭溃疡面，同时可促进内源性前列腺素合成，主要用于GU的治疗。不良反应为便秘。常用剂量为1.0 g，一天3次。

枸橼酸铋钾(colloidal bismuth subcitrate，CBS)：本药除了具有硫糖铝的作用外，尚有较强的抗Hp作用，主要用于根除Hp联合治疗。不良反应为舌苔发黑、黑便。常用剂量为110 mg一天4次。

米索前列醇：本药可能是通过干扰壁细胞内的环磷酸腺苷(cAMP)的生成起作用，主要用于NSAIDs相关性溃疡的预防。不良反应为腹泻，前列腺素可引起子宫收缩，故孕妇忌服。常用剂量为200 μg，一天4次。

(六)NSAIDs溃疡的治疗

非甾体类抗炎药可以消耗组织内贮存的前列腺素，抑制黏膜的碳酸盐分泌，干扰上消化道运动，从而使黏膜发生糜烂出血，甚至溃疡。

单纯的NSAIDs相关性溃疡停服NSAIDs后，可用常规抗溃疡方案进行治疗。如不能停服NSAIDs的患者，则应选用PPI进行治疗，而常规剂量的H_2-RA效果不佳。

PPI是防治NSAIDs溃疡的首选药物。通过高效抑制胃酸分泌作用，显著改善患者的胃肠道症状、预防消化道出血、提高胃黏膜对NSAIDs的耐受性等作用，并能促进溃疡愈合。PPI疗程与剂量同消化性溃疡病。H_2-RA仅能预防NSAIDs十二指肠溃疡的发生，但不能预防NSAIDs胃溃疡的发生。

伴有Hp感染的NSAIDs相关溃疡，一般认为：长期服用NSAIDs前根除Hp可降低NSAIDs相关溃疡的发生率；已发生溃疡停用NSAIDs者应根除Hp治疗；已发生溃疡而仍需服用NSAIDs者，根除Hp不能加快PPI治疗溃疡的愈合。

胃黏膜保护剂(如米索前列醇)可增加前列腺素合成、清除并抑制自由基作用，对NSAID溃疡有一定的治疗作用。

(七)消化性溃疡病并发出血的治疗

消化性溃疡病合并活动性出血的首选治疗方法是内镜下止血，建议24～48小时急诊内镜，并应同时静脉使用PPI。PPI通过抑制胃酸分泌，提高胃内pH，降低胃蛋白酶活性，减少对血凝块的消化作用，提高血小板的凝集率，从而有助于巩固内镜的止血效果。如大量出血，内科保守治疗无效者，应尽早行外科手术治疗。

(八)消化性溃疡病并发幽门梗阻的治疗

首先采取禁食、胃肠减压，经强有力的抑酸治疗大多能缓解。如长期的幽门梗阻系因反复的溃疡疤痕挛缩导致，为外科性梗阻，需手术治疗。部分患者胃窦部溃疡恶变也会导致幽门梗阻，胃镜下活检可帮助诊断，同时亦应采取外科手术治疗。

(九)消化性溃疡病并发穿孔的治疗

若X线腹部平片见到膈下游离气体时，可明确为并发溃疡穿孔，应及早行胃肠减压并请外科会诊，出现休克时应积极抗休克治疗，为手术争取条件。

(十)消化性溃疡病癌变的治疗

尽快手术根除治疗。

十、中西医优化选择

客观地说，中西医学对溃疡病的治疗各有所长。近年来治溃疡西药不断涌现，服用方便，疗效较肯定。目前常用的是 H_2 受体阻滞剂，或饮食疗法加抗酸剂，或黏膜保护剂。有人提出以呋喃唑酮作为第一线药加以首选，呋喃唑酮虽然报道效果较好，但不良反应如头晕、恶心、胃部不适往往限制它的应用范围，部分患者较难坚持，疗效也未得到医学界公认。

中医药以辨证为主，结合辨病，较一般止酸解痉剂效果好，近期溃疡愈合率接近 H_2 受体阻滞剂和呋喃唑酮。对一些顽固的、迁延难愈的溃疡也能使部分获得根治，几无不良反应。据报道中医药治疗溃疡的近愈率在 50%～90%不等，总有效率可达 90%以上。中药治疗的特点是症状改善快且较稳定，临床印象是溃疡病一旦经中医药治愈，复发率较低。部分经短期治疗后永无复发，推测可能系由辨证施治，调整人体内平衡，促进内环境包括胃内环境的恒定，从而阻断致溃疡因素的一些环节，增强或调整胃的功能，提高黏膜抵抗力，从而促进其溃疡愈合和减少复发。它的主要缺点是疗程较西药治疗时间长，治愈率和复发率具有双盲对照、经严格科研设计的、说服力强的大宗资料不多，因此尚难作出确切肯定的评价，但肯定中西医结合治疗较单纯中医药或西医药为优。

(1)对西药正规治疗欠佳者改用中医药。反之，中医药效果不理想的改用西医药，或中医辨证施治加西药。

(2)中医药辨证施治的同时，加西医正规治疗，疗程结束后由西药半量维持治疗，同时间断配服中药，可能起到相加和减少复发作用。

(3)西医正规治疗的同时，用中药减少西药的不良反应，并增强西药的抗溃疡作用。如呋喃唑酮配合运用中药，不仅可使呋喃唑酮疗程顺利进行，而且中药本身也有抗溃疡和调脾胃的功效。

(4)虚寒型十二指肠溃疡，不管中药还是西药，治愈后不管是否用西药维持，要坚持中药温建中阳、活血化瘀作为巩固治疗，可减少复发、提高胃肠功能和改善全身状况。

(5)西医内科治疗无效的顽固性溃疡，如线形溃疡、术后吻合口溃疡、胼胝样溃疡等，应积极采用中医药治疗，部分可获愈，如仍不愈合，再考虑手术治疗。

(6)中西药物组成复方，各取所长，从多途径达到制酸、解痉、消炎、促进溃疡愈合，起到综合协同、增强效果作用。如用呋喃唑酮加 204 片(延胡索、海螵蛸、枯矾)，报道治愈率达 90%，有效率达 100%。第一军医大学张万岱对中西药结合组用生胃宁(含甘珀酸、呋喃唑酮、中药)，中药组按中医辨证分型治疗，西药组用甘珀酸治疗。结果中西药结合组总有效率、治愈率(100%、80%、68%)明显高于中药组(94.11%、54.9%)和西药组(98.3%、68.3%)，且平均治疗天数较中药组少 9.8 天，较西药组少 2 天。动物实验也取得相似效果。由于大多数西药治愈溃疡后复发率高，而中药对巩固疗效能显示其优越性，故在有效控制溃疡，加速愈合后，通过中西药最佳配伍后的继续巩固治疗，可减少复发，这将是溃疡病今后研究的一个重要方向。

(7)溃疡并发上消化道出血，对中小量出血者应采用以中药为主，或中西医结合治疗。对大量出血者应以西医抢救为主，可考虑适当配合中药。合并功能性幽门梗阻者，应以中药和胃止呕、温化痰饮为主，配合西药调节水、电解质和酸碱平衡、胃肠减压及支持疗法。合并亚急性或慢性穿孔者，应以充分的手术准备为后盾，积极采用中药为主或中西医结合治疗。

(8)符合手术指征，只要在排除胃癌的前提下，仍应尽可能积极采取中医药治疗。也就是说，溃疡手术指征的制定，要在充分考虑中医药潜能的基础上进行，这样也许可使部分患者免除手术之苦。

十一、饮食调护

溃疡病急性发作期：严格限制对胃黏膜有机械性刺激的食物如生、硬食物和化学性刺激食物和药物，包括辛辣刺激性食物、烈酒、酸性饮食、浓茶、咖啡，以及易致溃疡的化学药物，以保护胃黏膜。给予适量蛋白质和糖，脂肪量可稍高，尽可能补充各种维生素，但属虚寒者不宜吃梨、柿等凉性水果。采用对胃液分泌作用较弱的食品和不含植物纤维的食物，如牛奶、牛奶大米粥、鸡蛋羹、蛋花汤、藕粉、蜂蜜、杏仁霜、果汁等。限制肉汤、鸡汤、鱼汤，因含氮高能强烈刺激胃液分泌，增加胃的代谢负担。清淡饮食，易予消化，每天进餐 6～7 次。每隔 2 小时进餐一次。使食物常与胃酸结合，以缓解症状，促进溃疡愈合。

好转愈合期：逐渐过渡到锻炼性饮食，日餐 5～6 次。主食可用烤馒头片、面包干、大米粥、细面条、面片等，蛋白质、糖、脂肪量和盐可适当增加。

恢复期：日进餐 4～5 次。仍以清淡饮食和易消化饮食为主，忌煎炸厚味及辛辣刺激性食物，避免采用强烈促进胃液分泌的食物如酒、咖啡、汽水及芹菜、茴香、青葱，辣椒等，忌用能加重胃负担的含嘌呤较多的豆类、动物内脏和菠菜等。食疗方可采用花生米 50 g、鲜牛乳 200 mL、蜂蜜 30 mL。将花生米浸清水中 30 分钟，取出捣烂，将牛乳先煮开后倒入捣烂的花生米，再煮开，取出待凉，加入蜂蜜。每天睡前一次服用。

（岳全克）

第五节 胃 下 垂

一、概述

胃下垂是指人体站立时胃小弯切角迹低于髂嵴连线。本病多见于瘦长无力体型或多生育妇女及虚弱性疾病患者。可同时伴有肾、肝，及直肠、子宫等内脏下垂。

中医一般将本病归属于“胃缓”“胃下”“腹胀”“胃脘痛”等范畴。但胃脘痛、腹胀所包罗的病症众多，为有别于其他胃脘痛、腹胀诸病，结合本病的病理特征，可专称为“胃下”或“胃缓”，如《灵枢·本脏》曰：“胃下者，下管约不利；肉䐃不坚者，胃缓。”

二、病因病理

本病多由长期饮食失节，或七情内伤，或劳倦伤脾，导致中气下陷，升降失常而发病。脾主升喜燥恶湿，胃主降喜润恶燥，脾主运化水谷，胃主受纳腐熟；饮食失节，脾胃失和，功能紊乱，脾虚运化失常，中气匮乏，升举无力，因而发生气陷；中气下陷，升降失常而致胃膈韧带、胃肝韧带及腹壁肌肉松弛，无力撑托胃体而使之下垂。

劳倦伤脾，脾虚不运，胃失通降；七情内伤，气机阻滞，或脾湿不化，湿滞胃脘，积湿为痰为饮，结于胃中而致胃体下垂。气滞则血瘀，气结则痰生，痰瘀阻络，胃体失养；或过食辛热，灼伤胃阴，络脉失养，而致胃弛缓而下垂。或肝郁脾虚，气机失司，升降失常；或素体阳虚，脾胃阳气虚弱，气虚下陷，清者不升，浊者不降，留滞胃中而致胃下垂。

总之，胃下垂以中气下陷，升举无力为基本病理。可伴有痰饮内阻，气滞中焦，夹滞夹瘀之邪实之候，故本病多为本虚标实之证。脾胃气虚或胃阴匮乏为病之本；气机郁滞或痰瘀内结，为病之标。

三、诊断

（一）临床表现

1.病史

患者多体形瘦长，禀赋偏弱，或有慢性虚损性疾病如肺痨、长期消化不良症，及站立工作为主群体，如教师、演员等，或为生育过多的妇女。

2.症状

常有腹胀下坠感，餐后明显，平卧减轻，常有嗳气，上腹痛，腹痛无规律性，可伴有头晕、乏力等症。

3.体征

上胃部常可闻及振水音及强烈的主动脉搏动，可发现其他内脏下垂，如肝、肾下垂的体征。

（二）胃肠钡餐检查

胃肠钡餐检查可发现胃的张力减退，小弯弧线最低点在髂嵴连线以下，胃的蠕动缓慢，常示胃液潴留。纤维胃镜对诊断本病无帮助，但可以明确胃黏膜的其他病变。胶囊内镜对胃肠消化系统都有一定的诊断价值，本病也可试用。

四、鉴别诊断

（一）慢性胃炎

慢性胃炎为胃黏膜的炎症性病变，亦常见胃脘疼痛，饱胀。但胃下垂以餐后痛胀明显，呈坠痛坠胀，平卧则明显减轻。借助胃镜和上消化道钡餐检查可以确诊。

胃下垂的分度见表 5-4。

表 5-4 胃下垂的分度

分度	以胃下极为标准	以胃角切迹为标准
1	胃下极在髂嵴连线下 6.0～7.5 cm	胃角切迹在髂嵴连线下 1.5 cm 以内
2	胃下极在髂嵴连线下 7.6～10.0 cm	胃角切迹在髂嵴连线下 1.6～4.5 cm
3	胃下极在髂嵴连线下大于 10 cm	胃角切迹在髂嵴连线下大于 4.5 cm

（二）溃疡病

溃疡病的胃痛多呈周期性和节律性，胃胀多不明显，与胃下垂的坠痛食后不适作胀之临床表现有别。经消化道钡餐或胃镜检查不难鉴别。

（三）胃神经症

以胃运动功能紊乱为主要特征，除胃痛、胃胀等症状外，常伴神志和精神方面的症状，且无坠痛、坠胀之感。排除胃的器质性病变方可作出诊断。

五、并发症

可并发消化不良，少数可并发十二指肠壅积症，或慢性贫血症、营养不良症。

六、中医证治枢要

中气下陷为病之本，胃失通降、气机不调为病之标，治当标本兼顾，在补中益气之中兼佐通降，做到升中有降。东垣之补中益气汤合枳术丸为本病常用之剂。两方可单独应用，也可联合运用，补中益气汤近年来有丸剂、口服液剂型，但于胃下垂多无济于事，“丸者缓也”，又难以消化，不利于病；口服液杯水车薪，药力不够，所以临床应用以汤剂为宜。一般气虚甚者，用补中益气汤为主，气壅甚者，以枳术丸为主，虚中夹实者，两方合用。

黄芪既补气又升提，为治疗胃下垂必需之品，需重用至 30 g 以上。其他升降之品如柴胡、升麻、葛根、枳壳宜酌情佐之；其中枳壳，有经验认为，重用至 30 g 以上也有升提作用。同时，还要配合药食疗法，如黄芪炖鸡、黄芪山药粥、芡实红枣羹、栗子粥、糯米炖藕、扁豆红枣泥等。在饮食方面，要注意营养，选择营养丰富、易于消化吸收的、体积小的、质地软的、香糯、酥松的食物，一般用一些动物蛋白丰富的食物，多纤维素的植物类食物宜少一些。这些在临证时必须向患者讲清楚，有利提高疗效。

本病药治需从胃给药，一定程度上增加胃的负担，所以在服药时要注意少量多次，温服为宜，食后服为佳。除内服药外，也需配合外治法，如穴位敷贴、针灸、埋线、推拿、气功、按摩等综合治疗以取效。如外贴自制升胃饼。也有针灸的长粗针透刺法、芒针针刺背俞穴法、双针刺建里穴法，还有艾灸百会、足三里，或中脘、气海、关元穴，及穴位注射疗法等。这也是中医优势和治疗本病中不可忽视的方法。

七、辨证施治

（一）虚证

1.脾虚气陷

主症：食后脘腹胀满，嗳气不舒，腹胀而坠痛，倦怠嗜卧，得卧则舒，舌苔白，脉缓弱无力。

治法：补气升陷，健脾和胃。

处方：补中益气汤加枳壳。黄芪 30 g，党参 15 g，白术 10 g，升麻 5 g，柴胡 10 g，当归 10 g，炙甘草3～6 g，陈皮 5 g，枳壳 15 g。

阐述：本证为胃下垂最常见证候，所用方是常用专方，方中黄芪需重用，才能起到补气升陷的作用，再伍以党参、白术、当归益气养血；升麻，柴胡与黄芪为伍，升提举陷。近年来研究表明：枳壳有兴奋胃肠平滑肌作用，故配伍用之。有人报道，用单味枳实治疗胃下垂取效，说明枳实单味应用亦有升提胃体的作用。然毕竟是破气之品，用之应慎，枳壳除胀下气，与补中益气汤同用，可使升中有降，有利于气滞症的改善。

2.脾胃阳虚

主症：脘腹胀坠冷痛，泛吐清水痰涎，喜温喜按，食少便溏，气短乏力，四肢不温，舌淡，苔白，脉沉弱无力。

治法：升阳益气，健脾温中。

处方：理中丸加味。党参 15 g，白术 10 g，干姜 5 g，炙甘草 3～6 g，升麻 5 g，枳壳 15 g。

阐述：理中丸为温补中阳之剂。脾胃阳虚之胃下垂，以理中丸温中和胃以治本，复以升麻、枳壳升举其陷，为标本兼治之法。方中党参、白术、甘草益气健脾，加干姜温中和胃，以升脾胃之阳气；升麻升提中阳，加枳壳理气消壅，使补而不滞。

（二）实证

1.饮邪内聚

主症：胃中痞满，或水声辘辘，按之有振水声，胃中怕冷，或泛吐清水痰涎，口淡无味。舌淡，苔白滑，脉沉弦。

治法：蠲饮化痰，理气温胃。

处方：苓桂术甘汤合小半夏汤。茯苓 15 g，桂枝 5 g，苍术 10 g，甘草 5 g，姜半夏 10 g，生姜 5 g。

阐述：苓桂术甘汤与小半夏汤为仲景治疗痰饮病的专方，移用于治疗饮邪内聚之胃下垂症亦甚适当。方中白术易苍术，取用《普济本事方》之苍术丸治癖囊之意。饮邪内聚多系胃内大量液体潴留，排空迟缓，张力低下，若见胃下垂为虚证之候，一味补正，邪气得助，正气反不能来复，若单纯通降胃气，则有形之邪未得去除，无形之气徒伤无益，故只能温阳化气利痰饮，“病痰饮者当以温药和之”此之谓也。

2.肝脾不和

主症：脘腹胁痛或胀，嗳气呃逆，食后胀坠，攻撑不舒，胸闷太息，兼有便秘，舌淡，苔白薄，脉弦。

治法：调和肝脾，升降气机。

处方：四逆散加味。柴胡 10 g，白芍 10 g，枳壳 15 g，白术 10 g，炙黄芪 30 g，炙甘草 6 g，白豆蔻 5 g，升麻 5 g。

阐述：肝脾不和之胃下垂证，临床并不少见。以脘腹或胸胁胀满，排气不畅为主要特征。用四逆散调和肝脾，加黄芪、白术、升麻补气升陷。但黄芪不能用之太重，以防气滞壅满，白豆蔻疏理气机，以防壅塞太过。若兼便秘者，可以枳实易枳壳，加槟榔、酒制川军；兼脘腹痛者，加白芍、川楝子；气滞而排气不畅，加大腹皮、厚朴。

（三）虚中夹实

1.气虚血瘀

主症：少气乏力，不思纳食，食后胀满不舒，平卧则安，痛有定处，舌质黯紫，或舌有瘀斑、瘀点，脉弦涩。

治法：益气养阴，活血化瘀。

处方：四君子汤加味。党参 15 g，白术 10 g，茯苓 10 g，炙甘草 10 g，桃仁 10 g，红花 5 g，三棱 10 g，莪术 10 g，黄芪 30 g。

阐述：气为血之帅，气虚无力，血行不畅，留滞络脉而为瘀血；或因气虚下垂，牵引压迫血管，而致血流受阻而发生瘀滞。因此，气虚血瘀在胃下垂中较为常见。方中黄芪、莪术是配伍较佳的药对，于胃下垂及其他胃病均可配伍应用，如朱良春常用此二味治疗萎缩性胃炎，收效较好，故治疗气虚血瘀之胃下垂亦可借鉴。

2.脾虚夹滞

主症：疲倦乏力，少食便溏，纳谷不化，脘腹胀满，食后加重，口苦嗳腐，舌淡胖嫩，苔黄腻而浊，脉濡缓。

治法：健脾和胃，消食导滞。

处方：枳实参朴汤（经验方）。白术 20 g，党参 15 g，茯苓 12 g，枳实 10 g，陈皮 10 g，半夏 10 g，厚朴 10 g，莱菔子 10 g，槟榔 10 g，砂仁 5 g，黄连 5 g，干姜 5 g，炒麦芽 10 g，炙甘草 3 g。

阐述：脾虚失运，胃纳呆迟，食滞不化而见虚中夹实之象本方主之。此方主药为枳实、人参、川朴；枳实导滞，川朴疏泄，党参益气，合而为治脾虚夹滞之胃下垂的经验方。若脾虚甚者，重用人参、白术，再加黄芪 15 g、山药 12 g，可去黄连、槟榔；若胃热者，重用黄连至 10 g，加焦山栀 6 g；若痞满者，重用川朴、莱菔子、槟榔。脾虚用药一致，夹滞用药多变，如夹湿、夹痰、夹食、夹瘀、夹水饮等；若几种病邪夹杂一起，这时必须审其所夹，随症加味。

八、特色经验探要

（一）补中益气法治疗胃下垂的研究

运用补中益气法以李东垣补中益气汤为医界所首选，因其确实对胃下垂有肯定疗效。但临床应用不能机械照搬，尚需增删。其一，白术易苍术或苍白术同用，则益气升提之功更好，且能健脾燥湿；其二，黄芪需重用，按李东垣原方剂量需加倍或加几倍，按下垂轻、中、重的不同有 60 g、90 g、120 g 之别，但要注意少数虚不受补的情况，治法又当别论；其三，枳实或枳壳可随时加入，使补中有通，补而不滞，通补结合，升降并用，是为活法。

补中益气汤证必须突出中气不足，故适于一派脾气下陷之象，若气滞明显，或夹瘀血、痰饮、积滞之类，不能妄用补气升提，这时需谨慎使用，或权衡轻重，先以攻邪治实，然后补中益气，或补虚祛邪并用。

（二）外治法和综合疗法的应用研究

近几年来，对胃下垂的治疗不仅以内治法取效，而且应用外治法也取得满意疗效，如南京铁道医学院附属医院的自拟升胃饼（蓖麻子仁 10 g 捣烂如泥，拌入升麻粉 2 g，制成直径 2 cm，厚 1 cm圆饼）外敷百会，有效率在 90%以上。针灸疗法治疗本病更有丰富的经验，因此在内治的同时不能忽视外治，采取内外治配合的方法，或单独外治有时收效亦佳。因此，治疗胃下垂可从内服药法、药物贴敷法、针灸疗法、推拿按摩疗法、气功疗法及饮食疗法六方面进行全面考虑取舍应用。这些方法均离不开辨证论治的基本思想。采取多种治疗方法治疗胃下垂，比单一采用一种方法治疗效果要好，这是实践所肯定的，也是中医治疗的特色。

（三）中医保健护胃的研究和开发

当今医疗市场上根据患者需要，出现了许多中医保健护胃的医疗用品，就胃下垂的疾病，主要是胃托的应用，它利用机械和物理方法，把下垂的胃托住或提升。在使用胃托的同时，还有一种是保护脘腹部的护暖产品，尤其每到秋冬季节，胃脘部虚寒者，佩戴护脘或护腹，达到保暖护胃的作用，这种保健护胃的产品，市上有售，也可以自行制作。在胃脘按摩器的开发上，有振动、加温、红外线、激光等各种形式的按摩器，以提高胃的张力和蠕动力，达到升提胃体的目的。随着医疗科技的不断更新和发展，中医保健护胃的应用将日益广泛，新的纳米渗透技术也在外用保健器械中应用。

九、西医治疗

（一）一般治疗

少量多餐，定时定量，食物宜软而易消化为上，无刺激性，戒烟戒酒，精神愉快。增加营养，适当锻炼。

(二)对症治疗

如有胃痛,可选用颠茄浸膏片或溴丙胺太林口服。或山莨菪碱肌内注射,或其他解痉止痛剂;消化不良,可选用助消化剂如多酶片,胃蛋白酶合剂;胃酸缺乏者可给 1% 稀盐酸每次 2～5 mL,每天 3 次。

(三)兴奋平滑肌

可选用新斯的明,每次 10 mg,每天 3 次口服;或新斯的明注射液 0.5 mg,肌内注射,每天 1 次。

(四)辅助工具

如放置胃托。

十、中西医优化选择

西医对胃下垂没有特殊治疗方法,也没有肯定疗效。所以采用西医治疗主要是对症治疗。而中医治疗本病有丰富的治疗方法,除了内服药治疗外,值得推广的尚有:①针刺背俞穴法。用 28 号、30 号 1.5 寸毫针,取肝、胆、脾、胃俞,每天针一穴,自上而下反复应用,针尖斜向椎间孔方向,根据患者体质掌握深度及针感,捻转 20 余次,稍停半分钟继续捻针,一次起针。②双针刺建里穴法。建里穴同时刺入双针,先后进针到皮下 6～9 cm,有针感后,随即将双针提插数次,再留针 20 分钟(殷晓明经验)。③艾灸法。用艾炷隔姜灸,每次 3～4 壮为度,隔天灸一次(罗焕珍经验)。④穴位注射疗法。用 100% 的胃升液(黄芪、升麻等分)穴位注射,选用足三里、胃俞、脾俞,交替使用,每穴注射 3 mL,每周 6 次,1 个月为 1 个疗程(王重奇经验)。另外,还有埋线疗法、按摩疗法等。以上这些疗法均有一定效果,因此目前治疗本病,中医优于西医疗法,可作为首选的治疗方法,或中西医结合,取长补短。

胃下垂的中医治疗,不应受西医病名的影响局限于单纯的升提补虚之法,必须强调辨证论治才能取得良好的效果。胃下垂虽然是一种脾胃升功能失调引起的疾病,综观历代医家对本病的治疗和研究,可以发现其病因病机并非仅为“中气下陷”一端,而是虚实并见,错综复杂。本病在胃,但与其他脏腑密切相关,如肠燥津枯、胃中虚冷、痰瘀搏结,肺气壅滞等各种因素造成脾胃的升降功能紊乱,致使食物在胃中长期停留,导致胃平滑肌长期紧张,收缩蠕动越来越弱,久而久之,胃体松弛,出现胃下垂。根据脾胃之气的正常生理功能,胃主降,脾主升的特点,其病在胃,其本在脾,所以补益脾气是关键所在。从人的整体来看,胃体及支持韧带得不到足够的营养物质支持,久而久之,胃体及韧带会伸长而发生胃下垂。由此可见,不能被传统的一种认识所迷惑,一定要详细观察,认真分析,辨证论治。

十一、饮食调护

(1)增加营养,给予动物蛋白及脂肪多的食物,蔬菜、米面等食物可以少一些,少吃多餐,定时定量,给予容易消化吸收的软食,忌食生冷、质硬、不易消化吸收的食物,禁止烟酒和刺激性食物。

(2)食疗方用猪肚 1 个洗净,用黄芪 30 g、枳壳 20 g,纱布包好,置于猪肚内,温火炖熟,去药渣,吃肚喝汤,2～3 天服完,每周 2 剂,连服 10 剂。

(3)严禁暴饮暴食,要有自控力,尤其要有对付“美食“诱惑的能力。

(岳全克)

第六节 溃疡性结肠炎

一、概述

溃疡性结肠炎又称慢性非特异性溃疡性结肠炎或特发性溃疡性结肠炎，简称溃疡性结肠炎(UC)，是一种病因不明的慢性非特异性炎症性肠病，病变主要限于直肠、结肠黏膜及黏膜下层，呈连续性非节段性分布，且以溃疡为主，直肠和远端结肠受累多见，也可向近端扩展，甚至遍及整个结肠。临床主要表现为腹痛、腹泻、黏液脓血便、里急后重。部分患者有发热、贫血、体重减轻等全身表现。发病可缓渐或突然发生，多数患者反复发作，病程呈慢性经过，发作期与缓解期交替。本病病因与发病机制尚未完全明确，目前的研究认为是由环境、遗传和免疫等因素相互作用所致，精神、感染、过敏等因素可能是发病的诱因。本病可发生于任何年龄，男女发病率无明显差异。国内尚缺乏对本病流行病学方面的系统调查，一般认为发病率较国外低，总体上人群发病率2/10万～10/10万。本病发病有种族差异，白人的发病率高于有色人种(约为4∶1)，白人中的犹太人发病率较非犹太人高。据文献报道，发病年龄以15～25岁为多，也有认为55～65岁的发病率也高。

溃疡性结肠炎属于中医学“腹痛”“泄泻”“痢疾”“肠风”“脏毒”范畴。

二、病因病理

中医学认为，脾胃主管饮食的受纳、腐熟、消化与吸收；小肠则主管“分清别浊”，吸收精微物质；大肠功专“传导糟粕”，排出大便。溃疡性结肠炎的病因为外感(风、湿、暑、热)之邪，或脾胃素虚，或饮食不节、饮食不洁，或思虑劳倦过度，或忧思恼怒，情志不遂，致湿邪蕴于大肠，气血与之相搏结，气机郁滞，肠道功能失职，脉络受损而发病。

(一)外邪侵袭

外邪主要有风、热、暑、湿，其中以湿最常见。感受湿邪，脾失健运，湿热或寒湿蕴于大肠，气血与之相搏结，肠道传导失司，脉络受损，气血凝滞，化腐成脓而痢下赤白；伤及气分，则为白痢；伤及血分，则为赤痢；气血俱伤，则为赤白痢。

(二)饮食不节

嗜食肥甘醇酒或辛辣之品，酿生湿热，湿热与气血相搏结，化为脓血；或素嗜生冷，中阳受损，湿从寒化，大肠气机受阻，气血与寒湿相搏，化为脓血，亦可致痢下赤白。

(三)七情内伤

情志不遂或忧思恼怒，肝失疏泄，气机郁结，横逆犯脾，大肠传导失司，气滞血瘀，化腐成脓，故腹痛，里急后重，便脓血；脾失健运，气机升降失常，大肠传导失司，故腹泻与便秘交替。

(四)脾肾素虚

先天禀赋不足或久病体虚，脾阳不足或肾阳亏虚不能温煦脾阳，以致脾肾阳虚，水谷清浊不分，下注大肠，故见大便溏薄甚至水样便，洞泄不止，缠绵难愈。

总之，溃疡性结肠炎患者病位在脾胃与大小肠，与肾有关；脾虚湿胜是主要的病机；以脾虚、肾虚为本，湿、热、气滞、血瘀、寒等为标。发作期以标实为主或虚实相兼；缓解期则以本虚为主。溃疡性结肠炎患者如以泄泻为主，久之则耗伤气阴，暴泻无度可成气阴两衰而最终成亡阴亡阳之变；如便脓血甚或利下鲜血，则可导致阴血亏虚，气随血脱成厥脱危候。

三、诊断

溃疡性结肠炎起病有缓有急，病情轻重不一，常表现为持续性或发作期与缓解期交替。

(一)临床表现

1.症状

(1)消化道症状。①腹泻：为本病主要症状。炎症刺激使肠蠕动增加，肠道对水钠吸收障碍，患者一般都有腹泻，腹泻次数取决于病变轻重和广泛程度。轻者每天 2～4 次，重者达每天 10～30 次，可致失水、电解质紊乱。粪质含黏液、脓血，也可只排黏液便和脓血而无粪质。大便带血多见，偶呈全血便。病变限于直肠时，表现为大便表面带血；病变广泛时，血混于粪便中。②腹痛：疼痛多位于左下腹或下腹，可涉及全腹，多为阵发性痉挛性绞痛，一般为轻至中度腹痛，轻型患者或缓解期可无腹痛或仅有腹部不适。重症患者并中毒性巨结肠或并发腹膜炎可有持续剧烈腹痛。腹痛呈疼痛—便意—缓解的规律。③里急后重：由于直肠炎症刺激所致，常有骶部不适。④其他：腹胀、食欲缺乏、恶心、呕吐等。

(2)全身症状：发热常提示溃疡性结肠炎急性发作或急性期，或伴有感染。多为低到中度发热。重症者可有高热、心率加速。病情进展、恶化者可出现衰弱、消瘦、贫血、水电解质紊乱、低蛋白血症、营养障碍。约 3%患者表现为情绪不稳定，如抑郁、焦虑、失眠等。

(3)肠外表现：在本病较少见，约占 10%，可能与毒素、肠吸收障碍、衰弱、自身免疫有关。关节痛多见，多为一过性游走性关节痛，偶见强直性脊椎炎。另外可有结节性红斑、多形红斑、阿弗他口炎、皮下结节、坏疽性脓皮病、虹膜炎、眼色素层炎、脂肪肝、慢性活动性肝炎、坏死后性肝硬化、胆管周围炎、硬化性胆管炎、肾盂肾炎、尿石症、贫血等，儿童生长发育也可受影响。

2.体征

左下腹或全腹压痛，伴肠鸣音亢进，可触及痉挛或增厚的降结肠或乙状结肠。重症或暴发型患者有发热、脉速、失水体征；结肠扩张者有明显腹胀，上腹明显膨隆，腹肌紧张，腹部压痛，反跳痛，肠鸣音减弱或消失。在轻型或缓解期患者可无阳性体征。直肠指检常有触痛，肛门括约肌常痉挛(但急性中毒症状较重者可松弛)，可有指套染血。

(二)实验室检查

1.血液检查

(1)血常规和血沉：由于失血、缺铁而贫血常见，多为小细胞低色素性贫血。急性期白细胞计数升高、血沉加速。血沉的加快常反映病变的活动性而不能反映病情的轻重。

(2)凝血功能：第Ⅴ、Ⅶ、Ⅷ因子活性增加，纤维蛋白增加，血小板计数升高。由于血液呈高凝状态，血栓性栓塞常见，如肺栓塞等。

(3)血清蛋白电泳：血清蛋白降低，α_1、α_2-球蛋白升高。缓解期者如有 α_2-球蛋白增加，提示病情复发可能。γ-球蛋白下降提示预后不良。

(4)电解质：钠、钾、氯降低，腹泻明显者低钾尤为突出。

(5)C-反应蛋白(CRP)：C-反应蛋白可鉴别功能性与炎症性肠病，损伤 16 小时可先于其他蛋白质升高。在克罗恩病患者，CRP 较溃疡性结肠炎患者高，提示两者有着不同的急性反应相。

2.粪便检查

外观有脓血、黏液,镜下见大量红、白细胞、脓细胞、巨噬细胞。溶组织阿米巴滋养体、包囊、血吸虫卵及大便孵化、细菌培养(沙门菌、痢疾杆菌、空肠弯曲杆菌、需氧及厌氧菌)及真菌培养阴性。

3.X 线检查

钡灌肠可见多发性溃疡,表现为肠管管壁边缘呈毛刺状或锯齿形,肠腔内有小龛影或条形存钡区,黏膜皱襞粗大紊乱,可见肠腔内炎性息肉引起的颗粒状充盈缺损。早期可见肠壁痉挛,结肠袋形加深,在后期患者由于肠壁纤维组织增生,肠壁变硬,肠管缩短,肠腔变窄,呈铅管状,结肠袋形消失。在中毒性巨结肠患者结肠扩张,结肠袋消失。在重症或暴发型患者一般不做钡灌肠检查,以免加重病情或诱发中毒性结肠扩张。低张气钡双重造影有利于显示微小病变。全消化道钡餐有利于了解整个胃肠道情况。

4.肠系膜上或肠系膜下动脉选择性血管造影

血管造影可使病变部位的细小血管显影,对溃疡性结肠炎的诊断提供有力的帮助。典型表现可见肠壁动脉影像有中断、狭窄及扩张,静脉影像早期则显示高度浓染,而毛细血管像显示中度浓染。

5.内镜检查

对诊断本病有重要价值,并可确定病变范围,摘除较大的炎性息肉。镜检可见病变呈连续性由远端向近端发展,黏膜弥漫性充血、水肿、血管模糊,黏膜粗糙呈细颗粒状,脆性增加,触之易出血,肠黏膜有多发性浅溃疡、糜烂、覆黄白色或血性渗出物,后期见炎性息肉、肠腔狭窄、肠壁增厚、僵直、结肠袋消失、癌变,黏膜较苍白,有萎缩斑片。急性期溃疡及慢性期息肉可同时存在。对急性期重症患者检查应慎重,以防肠穿孔。炎性息肉可有蒂或无蒂,色鲜红,或粉红、苍白,可见桥状形态形成。

(三)病理学检查

有活动期与缓解期的不同表现。

1.活动期

(1)固有膜内有弥漫性、慢性炎性细胞及中性粒细胞、嗜酸性粒细胞浸润。

(2)隐窝有急性炎性细胞浸润,尤其上皮细胞间有中性粒细胞浸润和隐窝炎,甚至形成隐窝脓肿,可有脓肿溃入固有膜。

(3)隐窝上皮增生,杯状细胞减少。

(4)可见黏膜表层糜烂、溃疡形成和肉芽组织增生。

2.缓解期

(1)中性粒细胞消失,慢性炎性细胞减少。

(2)隐窝大小、形态不规则,排列紊乱。

(3)腺上皮与黏膜肌层间隙增宽。

(4)潘氏细胞化生。

根据以上临床表现及辅助检查,诊断本病一般不难。但一个完整的诊断应包括疾病的临床类型、严重程度、病情分期、病变范围和并发症。

临床类型:可分为初发型、慢性持续型、慢性复发型和急性暴发型。①初发型:指无既往史而首次发作。②慢性持续型:病情持续,间断出现急性发作,症状加重。③慢性复发型:临床最多见,发作与缓解交替出现。④急性暴发型:症状严重伴全身中毒性症状,可伴中毒性巨结肠、肠穿孔、脓毒血症等并发症。除暴发型外,各型可相互转化。

严重程度:可分为轻度、中度和重度。①轻度:患者腹泻 4 次/天以下,便血轻或无,无发热、脉搏加快或贫血,血沉正常。②中度:介于轻度和重度之间。③重度:腹泻 6 次/天以上,明显黏液血便,体温在 37.5 ℃以上,而脉搏在 90 次/分以上,至少 4 天;血红蛋白大于 75 g/L,血沉大于 30 mm/h,病变范围多为全结肠。

病情分期:可分为活动期和缓解期。

病变范围:分为直肠、直乙状结肠、左半结肠(脾曲以远)、广泛结肠(脾曲以近)、全结肠。

肠外表现及并发症:肠外可有关节、皮肤、眼部、肝胆等系统受累;并发症可有大出血、穿孔、中毒性巨结肠和癌变等。

2000 年成都全国炎症性肠病学术研讨会规范了本病的诊断标准;2007 年济南中华医学会第七次全国消化病学术会议对诊治规范作了修改,可资参考。

四、鉴别诊断

本病以腹痛、腹泻和黏液脓血便为主要表现,应该与慢性细菌性痢疾、阿米巴痢疾、慢性血吸虫病、肠结核等感染性肠炎和缺血性肠病、放射性肠炎等非感染性肠炎,以及大肠癌、肠易激综合征等疾病相鉴别。

(一)克罗恩病

腹痛呈持续性,疼痛程度较溃疡性结肠炎重,常位于右下腹或脐周,排便后缓解,发热较溃疡性结肠炎常见,大便一般无黏液及脓血,里急后重少见,腹块常见(而溃疡性结肠炎一般无腹块)。常累及回肠末段和临近结肠,偶见累及食管及胃。病变不连续,呈节段性分布,肠腔狭窄和瘘管较多见,容易形成瘘管是本病的一个特点。内镜下黏膜呈卵石样,有较深的沟槽样溃疡,黏膜脆性不增加。病变累及肌层,呈全壁性,可见肉芽肿形成,肠腺隐窝脓肿少见。癌变较溃疡性结肠炎少见。

(二)阿米巴病

阿米巴性肠病多累及右侧结肠,溃疡孤立而分散,较深,边缘潜行,溃疡间可见正常黏膜,粪便阿米巴滋养体或包囊阳性,抗阿米巴治疗有效。急性期者内镜表现酷似溃疡性结肠炎,易误诊。

(三)细菌性痢疾

多有急性菌痢史,大便痢疾杆菌培养阳性。抗菌治疗有效。

(四)血吸虫病

有疫水接触史。肝脾大,粪便虫卵阳性,孵化毛蚴阳性。内镜下直肠黏膜见黄褐色颗粒(急性期),黏膜活检可见虫卵。血嗜酸细胞增高,抗血吸虫治疗有效。

(五)肠易激综合征

轻症溃疡性结肠炎患者易被误诊为肠易激综合征。肠易激综合征患者粪便有黏液但无脓血,镜下仅有少量白细胞。内镜、X 线仅见肠激惹征象,无炎症性改变。患者往往伴有神经症症状。

(六)结肠癌

发病年龄较溃疡性结肠炎者大,多在中年以后。X 线可见病变部位黏膜破坏、充盈缺损、肠壁僵硬、肠腔变窄，直肠指检可触及肿块；内镜检查和病理活检有助于诊断。应警惕溃疡性结肠炎合并癌变者。

（七）缺血性结肠炎

一般发生在年龄较大者，发病急，病程短，一般不累及直肠（由于直肠侧支循环较多），钡灌肠可见指压痕征、假性肿瘤、肠壁锯齿状改变及肠管纺锤状狭窄。内镜下可见黏膜下出血造成的黯紫色隆起、黏膜的剥离出血及溃疡等，与正常黏膜有明显分界。

五、并发症

（一）中毒性巨结肠

本病严重并发症之一，发生率约 2%，病死率高达 20%～30%，国内较少见。多发生在暴发型或重症患者。由于溃疡深而广泛，可累及全结肠，深达肌层，甚至结肠全受累，肠壁血管及肠肌神经丛受损害，结肠张力减弱或消失，肠内容物及积聚的气体使结肠急性扩张，扩张的压力使肠内容物、细菌经溃疡进入肠壁和血流，造成毒血症、脓毒血症，又使结肠进一步扩张。临床表现为肠管高度扩张，腹部明显胀气，以横结肠扩张最显著。患者病情急剧变化，毒血症状明显，有高热、脱水、脉速、电解质紊乱、腹部膨隆、压痛、肠鸣音消失，白细胞计数显著升高。在结肠扩张基础上容易发生肠穿孔、腹膜炎。

（二）直肠、结肠癌

国外报告本病有 5%的癌变率，国内发病率较低。癌变趋势与病程长短、病情轻重、病变范围有关。主要发生在重症患者，病变累及全结肠或病程漫长者。故对病程长者要注意癌变可能。有人曾经统计，全结肠炎患者及病期超过 10 年者，发生结肠癌的危险性比普通人群高 10～20 倍。

（三）下消化道出血

发生率小于 5%。在短时间内大量肠出血，并迅速出现脉搏加快、血压下降、贫血等。

（四）肠穿孔

多发生在中毒性巨结肠患者，也可见于重型患者。穿孔多位于左半结肠。

（五）结肠狭窄、肠梗阻

溃疡修复时形成大量瘢痕，致肠腔狭窄，炎性息肉也可阻塞肠腔致肠腔狭窄，严重时发生肠梗阻。多发生在病程长、病变广泛的患者，左半结肠、乙状结肠、直肠狭窄多见。

六、中医证治枢要

中医认为本病病位在脾胃与大小肠，与肝、肾密切相关，治疗上多从调理脾胃、肝、肾、大小肠等方面着手，辨证施治。

本病临床以正虚邪恋、虚实夹杂证多见，治疗总体以扶正祛邪、标本兼顾为原则，同时应注意分清虚实、寒热、标本、缓急。一般初期或急性发作期，病以标实为主，多为湿热蕴结，气机阻滞，治宜重祛邪，以清热燥湿、行气调血为主；慢性期或恢复期，多为脾肾亏虚或肝脾不调，治宜补益脾肾、固肠止泻，或抑肝扶脾。

溃疡性结肠炎的治疗应当内外并重，内治应注重调气通滞，配伍风药，外治强调生肌敛疡，行局部治疗，使药物直达病所。

七、辨证施治

(一)湿热蕴结

主症:腹痛,泻下脓血黏液,里急后重,肛门灼热,口干,小便短赤或有发热,舌红,苔黄腻,脉滑数。

治法:清热燥湿,调气和血。

方药:芍药汤加减。白芍 24 g,黄芩 12 g,黄连 9 g,当归 9 g,木香 10 g(后下),大黄 9 g,槟榔 10 g,苦参 9 g,白花蛇舌草 30 g。

阐述:此证型多见于本病的急性发作期(包括初发型、复发型和暴发型)。病机为湿热积滞,蕴结大肠,气血阻滞,传导失司。治疗以清热燥湿为主,兼调气和血行滞。方中选白芍调和气血为君,当归和白芍补血和血;白花蛇舌草、黄芩、黄连苦寒燥湿清热,厚肠胃而止泄泻;大黄助黄芩、黄连泻火燥湿,通因通用;木香、槟榔行气导滞,破坚消积调节其气;白花蛇舌草、苦参清热燥湿止痢。若大便脓血较多,加紫珠草 15 g、地榆 15 g 清热解毒化湿;大便白冻黏液较多加苍术 9 g、薏苡仁 20 g 化湿燥湿;腹痛较甚加延胡索 15 g、乌药 12 g、枳实 15 g 理气止痛;身热加葛根 24 g 解肌退热。

(二)肝脾不调

主症:腹痛肠鸣,泻后痛缓,大便夹黏液或脓血,嗳气纳少,胸胁胀闷,急躁易怒,病情每因情绪波动而变化,舌淡红,苔薄白,脉弦。

治法:抑肝扶脾。

方药:痛泻要方加减。白芍 20 g,白术 20 g,陈皮 10 g,防风 10 g,郁金 12 g,木香 9 g(后下),甘草 10 g。

阐述:本证多见于慢性轻症病者。系肝脾失调,气滞湿阻,肠失传化所致。治宜疏肝理脾,行气导滞。方中白术健脾燥湿,配白芍调肝缓急止痛;陈皮芳香化湿和中,助白术健脾燥湿;防风助白术、白芍散肝舒脾;木香、郁金调理肠道气机;甘草加白芍加强缓急止痛之效。七药相配,补中寓疏,泻肝补脾,调和气机。若排便不畅,矢气频繁者,加枳实 18 g、槟榔 12 g 理气导滞;腹痛隐隐,大便溏薄,倦怠乏力者,加党参15 g、茯苓 15 g、炒扁豆 20 g 健脾化湿;胸胁胀痛加柴胡 9 g、香附 9 g、素馨花 9 g 疏肝理气;夹有黄白色黏液者,加黄连 9 g、白花蛇舌草 24 g 清肠解毒利湿。

(三)脾胃虚弱

主症:大便溏薄,夹有不消化食物,稍进油腻或劳累后加重,食后腹胀,不思饮食,神疲乏力,面色萎黄,消瘦,舌淡薄白,脉细弱。

治法:益气健脾化湿。

方药:参苓白术散加减。党参 15 g,黄芪 15 g,炒白术 12 g,茯苓 10 g,炒扁豆 15 g,莲子肉 10 g,木香 10 g(后下),薏苡仁 18 g,葛根 18 g,桔梗 12 g,炙甘草 6 g,

阐述:此证多见于慢性或缓解期病者。为脾气虚弱,运化失职,湿滞内恋,大肠传导失司。治宜益气健脾化湿。方中党参、黄芪、炒白术、炙甘草益气健脾;加扁豆、薏苡仁、莲子肉补脾渗湿止泻;砂仁行气化湿醒脾;茯苓健脾渗湿;木香理气行气,调整胃肠道功能;葛根升发脾胃清阳之气而止泻;桔梗开宣肺气,借肺之布津而养全身。全方补中有行,行中有止,清浊各行其道。若大便夹不消化食物者加神曲 15 g、藿香 9 g 化湿消滞;腹痛怕凉喜暖加炮姜 9 g,寒甚加附子 12 g 温补脾肾;久泻气虚下陷加黄芪 30 g、升麻 6 g、柴胡 12 g 升阳举陷;久泻不止加赤石脂 15 g、石榴皮

15 g、乌梅 3 枚、诃子 9 g、炒山楂 12 g 涩肠止泻。

(四)脾肾阳虚

主症:大便清稀,完谷不化,甚则滑脱不禁,或五更肠鸣腹痛,泻后痛减,腹痛喜暖喜按,食少神疲,腰酸肢冷,舌淡,苔薄白,脉沉细。

治法:温补脾肾,固涩止泻。

方药:附子理中汤合四神丸加减。制附子 10 g,干姜 6 g,党参 15 g,补骨脂 15 g,吴茱萸 5 g,肉豆蔻9 g,五味子 10 g,黄芪 15 g,石榴皮 15 g,炙甘草 6 g,大枣 12 g。

阐述:此证见于素体脾肾阳虚或久病迁延不愈者。此为脾肾阳虚,寒湿内生,甚或命门火衰,胃关不固。治宜温脾肾,祛寒湿,收敛肠气。方中干姜、附子温补脾肾;补骨脂善补命门之火;党参、黄芪、炙甘草益气健脾;吴茱萸温中散寒;肉豆蔻温脾暖胃,涩肠止泻;大枣补脾养胃;五味子、石榴皮酸敛固涩,使命门火旺,脾得健运,大肠得以固涩。若腹痛甚加白芍 30 g 缓急止痛;小腹胀满加乌药 15 g、小茴香 6 g、枳实 15 g 理气除满;大便滑脱不禁加赤石脂 15 g、诃子 6 g 涩肠止泻。

(五)气滞血瘀

主症:肠鸣腹胀,腹痛拒按,痛有定处,泻下不爽,嗳气少食,面色晦黯,腹部或有痞块,肌肤甲错,舌质紫黯,或有瘀斑瘀点,脉涩或弦。

治法:行气活血,佐以健脾益气。

方药:膈下逐瘀汤加减。当归 15 g,赤芍 10 g,红花 6 g,五灵脂 6 g,乌药 10 g,小茴香 6 g,郁金 12 g,黄芪 15 g,香附 10 g,枳壳 15 g,甘草 6 g。

阐述:此证多见于慢性病者。此为病邪阻滞气血,肠络失和,气血壅滞所致。治宜行气活血,佐以健脾益气。方中当归、赤芍、红花、五灵脂活血祛瘀生新;乌药、郁金、香附理气止痛;枳壳开胸行气,使气行则血行;黄芪健脾益气;小茴香暖肝;甘草调和诸药,共奏理气活血、健脾益气之功。若腹满痞胀甚者加枳实18 g、厚朴 9 g 以行气宽中;痞块坚硬加穿山甲 15 g(先煎)、三棱15 g 通瘀软坚;腹痛甚加三七末 3 g(冲)、白芍 30 g 以理气活血缓急止痛;晨泻明显加肉桂 1.5 g(焗服)以温肾阳;伴有黏液,偏白为主加苍术 9 g 健脾燥湿,偏黄为主加黄连 9 g、白花蛇舌草 30 g 清肠解毒。

(六)阴血亏虚

主症:久泻不止,便下脓血,腹中隐痛,午后低热,头晕目眩,失眠盗汗,心烦易怒,消瘦乏力,舌红少苔,脉细数。

治法:滋阴养血,清热化湿。

方药:驻车丸加减。阿胶 15 g(烊化),当归 9 g,黄连 12 g,炮姜 6 g,火炭母 30 g,木香 12 g(后下),怀山药 15 g,甘草 6 g。

阐述:此证见于慢性或久病患者。此为久泻脾虚,损伤脾胃阴血,湿滞胃肠气机。治宜滋阴养血,清热化湿。方中阿胶养阴补血,当归和血,用炮姜引之入阴,而复其阴血;黄连清热燥湿,制炮姜之温燥,且黄连之苦,得炮姜之辛,一升一降,邪自不留,阴自可复;山药养脾阴;火炭母则助黄连清热燥湿;木香调理气机;甘草调和诸药。若虚坐努责加诃子 6 g、石榴皮 15 g 收涩固脱;五心烦热加银柴胡 12 g、鳖甲 20 g(先煎)、青蒿 9 g(后下)清虚热;便下赤白黏冻加白花蛇舌草 30 g、秦皮 15 g 清化湿热。

(七)中华中医药学会脾胃病分会的辨证施治

2008年中华中医药学会脾胃病分会组织成立全国专科专病“溃疡性结肠炎中医诊疗协助组”和“溃疡性结肠炎中医诊疗共识意见”起草小组,在充分地讨论后,依据循证医学的原则,广泛搜集循证资料,组织国内中医消化病专家就溃疡性结肠炎的证候分类、辨证治疗、诊治流程、疗效标准等一系列关键问题按照国际通行的德尔蜚法进行3轮次投票,制定了“溃疡性结肠炎中医诊疗共识意见(草案)”。2009年10月,中华中医药学会脾胃病分会第21届全国脾胃病学术会议在深圳召开,来自全国各地的近百名中医消化病专家对共识意见(草案)再次进行了充分地讨论和修改,并无记名投票形式通过《溃疡性结肠炎中医诊疗共识意见》,并由核心专家组于2010年在北京进行最后的审定。下述证候确定,主症必备,加次症两项以上即可诊断,其中证治分类标准如下:

1.大肠湿热证

主症:①腹痛,腹泻,便下黏液脓血便。②舌质红,苔黄腻。

次症:①肛门灼热。②里急后重。③身热,小便短赤。④口干口苦,口臭。⑤脉滑数。

治法:清热利湿,调气行血。

主方:芍药汤(《素问病机气宜保命集》)加减。

药物:黄连、黄芩、白头翁、木香、炒当归、炒白芍、生地榆、白薇、肉桂、生甘草。

2.脾虚湿蕴证

主症:①大便溏薄,黏液白多赤少,或为白冻。②舌质淡红,边有齿痕,苔白腻。

次症:①腹痛隐隐。②脘腹胀满,食少纳差。③肢体倦怠,神疲懒言。④脉细弱或细滑。

治法:健脾益气,化湿助运。

主方:参苓白术散(《太平惠民和剂局方》)加减。

药物:党参、茯苓、炒白术、山药、炒薏苡仁、砂仁、陈皮、桔梗、木香、黄连、地榆、炙甘草。

3.寒热错杂证

主症:①下痢稀薄,夹有黏冻,反复发作。②舌质红,或淡红,苔薄黄。

次症:①腹痛绵绵。②四肢不温。③腹部有灼热感,烦渴。④脉弦,或细弦。

治法:温中补虚,清热化湿。

主方:乌梅汤(《伤寒论》)加减。

药物:乌梅、黄连、黄柏、肉桂、细辛、干姜、党参、炒当归、制附片。

4.肝郁脾虚证

主症:①腹痛即泻,泻后痛减。②常因情志或饮食诱发大便次数增多。

次症:①大便稀薄,或黏液便。②情绪抑郁或焦虑不安。③嗳气不爽,食少腹胀。④舌质淡红,苔薄白。⑤脉弦或弦细。

治法:疏肝理气,健脾理中。

主方:痛泻要方(《景岳全书》引刘草窗方)合四逆散(《伤寒论》)加减。

药物:陈皮、炒白术、炒白芍、防风、炒柴胡、炒枳实、党参、茯苓、炙甘草。

5.脾肾阳虚证

主症:①久泻不止,夹有白冻,甚则完谷不化,滑脱不禁。②形寒肢冷。

次症:①腹痛喜温喜按。②腹胀、食少纳差。③腰膝酸软。④舌质淡胖,或有齿痕,苔薄白润。⑤脉沉细。

治法：健脾补肾，温阳化湿。

主方：理中汤(《伤寒论》)合四神丸《证治准绳》)加减。

药物：党参、炮姜、炒白术、炙甘草、补骨脂、肉豆蔻、吴茱萸、五味子、生姜、大枣。

6.阴血亏虚证

主症：①排便困难，粪夹少量黏液脓血。②舌红少津，少苔或无苔。

次症：①腹中隐隐灼痛。②午后低热，盗汗。③口燥咽干。④头晕目眩，心烦不安。⑤脉细数。

治法：滋阴清肠，养血宁络。

主方：驻车丸(《备急千金要方》)加减。

药物：黄连、阿胶、当归、太子参、生地黄、麦冬、白芍、乌梅、石斛、山药、炙甘草。

八、特色经验探要

(一)活动期，祛邪为主

活动期患者多有腹泻，黏液便，里急后重，大便不爽，常伴有胸胁胀痛，纳呆，疲倦，其舌淡红苔腻，脉弦或滑。证属气滞湿阻化热，治当疏肝行气，祛湿导滞清热，可选用四逆散合痛泻要方化裁或合用葛根芩连汤；若肛门灼热，脓血便，为湿热毒盛，则宜清热祛湿解毒，方拟葛根芩连汤合白头翁汤加减，尤要加清肠解毒之品，如地榆、槐花、荠菜、火炭母等。《诸病源候论》云"大便脓血，似赤白下利而实非者，是肠痈也"，结合溃疡性结肠炎患者活动期的肠道黏膜充血水肿，溃疡较深在，酷似内痈，故临证时往往常用生黄芪益气托毒生肌，白花蛇舌草、蒲公英、薏苡仁解毒清热利湿消痈。临证中湿热内蕴证的患者多合并有细菌或病毒的感染，使用清热祛湿解毒的中药多可奏效，药理研究也证明清热祛湿解毒中药有抗菌、消炎、抗病毒的作用。由于湿邪困脾，脾虚生湿，故常配合使用健脾益气燥湿的药物，如党参、生白术或炒白术、苍术、扁豆、藿香、蚕沙等，以杜绝湿邪产生之源。对于泻痢日久，阴血亏虚，虚热由生而有低热、口燥咽干、大便干结者，可用增液汤合黄连阿胶汤化裁治疗；黄连阿胶汤对便血明显的患者也有较好疗效。

(二)缓解期，扶正为主

疾病处于缓解期，此阶段可根据患者的身体情况及舌脉象进行辨证，判断其脏腑、气血、阴阳的虚实盛衰，施以相应的方药。该期患者多为脾虚肝郁或脾肾亏虚，因此，疏肝理气、祛湿消滞、健脾益气、温补脾肾等显得很重要，肝得疏泄则脾土健旺，脾气得肾阳之温煦则运化正常，可防止或减少本病的复发。免疫功能异常是溃疡性结肠炎的发病原因之一，众多研究表明，脾虚证患者免疫状态改变的基本规律是细胞免疫功能低下，体液免疫功能紊乱。脾胃与免疫系统的关系是营养代谢与免疫系统的关系，免疫系统不归属于"脾胃系统"，但容易受到"脾胃"运化功能的影响。健脾药物对正常小鼠有促进细胞免疫、抑制体液免疫作用。而体外试验证实党参、茯苓、白术等对伤寒杆菌、福氏痢疾杆菌、大肠埃希菌等具有抗菌活性。健脾益气药物既可改善消化吸收功能，又可增强机体免疫功能，从而增强抗病能力。经验表明健脾益气药物除了纠正免疫功能低下之外，还有防止和减少复发的作用。常用的健脾药物有党参、黄芪、茯苓、白术、怀山药、红参、莲子肉、炙甘草、薏苡仁等；常用的方剂为参苓白术散、四君子汤、补中益气汤、陈夏六君汤等。

(三)持续期，扶正祛邪

持续期的患者往往病情缠绵，即使在肠道症状明显时，亦非纯实、纯热、纯湿之证，而是虚实并见，寒热错杂，治疗时必须权衡标本缓急，本虚为主应扶正固本，阳虚者宜温宜补，阴虚者宜滋宜养。标实为主者先治其标,待标实缓和方可标本同治,否则,纯以清解则伤正气,单以补养则更助湿热,唯有标本兼顾才可扶正而不留邪,祛邪而不伤正。在治疗中,往往寒温并用、润燥并举、消补同施,有时用药性相反的药物配伍,如既用黄芪、党参、甚至附子、肉桂、干姜、良姜的辛热,又用黄连、黄柏、苦参、秦皮、白头翁、牡丹皮的苦寒。如患者泻下无度,耗伤气阴者,除使用益气养阴之剂外,还可加收敛止泻的药物,如赤石脂、石榴皮、诃子、炒山楂、补骨脂、乌梅等。

(四)平时注重调理气机

中医学认为,忧愁郁怒伤肝,思虑过度伤脾,溃疡性结肠炎属慢性病,病程较长,易复发,患者往往四处求医,疗效不佳时又顾虑重重。因此,整个疾病过程均有气机不畅、气血瘀滞存在,况且湿性黏腻,留于肠中,亦会妨碍气机,故治疗时要调理肠胃气机,配合行气活血、祛湿导滞之法,使气血流畅而肠道传导功能复常,故常选加槟榔、郁金、丹参、枳壳、毛冬青、佛手等行气活血之品,还可使用通腑泻下之品,如枳实、虎杖或少量大黄,荡涤肠道积滞污垢,排毒解毒,既可改善肠黏膜血液运行,又不致泻下太过,重伤气阴。另外,溃疡性结肠炎患者经常为腹痛所困扰,对于肠痉挛所致的腹部绞痛,我们常重用白芍达 30～60 g,并配合甘草,取其缓急止痛之功;如属实证腹痛,喜用郁金、乌药;如属虚证腹痛则用延胡索;里急后重明显加木香、柴胡、葛根。

(五)勿忘保留灌肠

溃疡性结肠炎的病变部位多在远端结肠,因此应用中药保留灌肠,使药物直达病所起直接作用,在病变活动期用之奏效甚速。目前,灌肠疗法主要使用清热解毒、凉血止血、祛腐生肌的中药浓煎并加入锡类散、双料喉风散、西瓜霜喷剂、青黛散、云南白药等滴入或保留灌肠,亦有人使用太宁栓、九华化痔栓等栓剂塞肛,这类药物具有生肌护膜、消炎止痛的作用,有利于溃疡部位肉芽组织新生,黏膜上皮修复而促进溃疡的愈合。

九、西医治疗

溃疡性结肠炎是一种以大肠黏膜和黏膜下层炎症为特点的病因不明的慢性炎症性疾病。由于本病病因及发病机制尚未阐明,目前尚无根治疗法。内科治疗的目的是活动期控制病情进展,缓解病情,防止并发症;缓解期主要是防止复发,监测癌变。本病无论其临床类型、严重程度、病变范围及病态分期如何,内科治疗总是首选的。

(一)基础疗法

1.饮食与营养

目的是使患者肠道得以充分休息,同时避免发生营养不良。

轻中度患者应给以易消化、少纤维、富含营养的食物,鉴于国人乳糖酶缺乏者较多,应尽量避免进食牛奶及乳制品。

暴发型或重症患者应采取完全性肠道休息疗法或经口摄食完全性要素疗法。减少经口摄入可使腹泻和腹痛得以缓解、肠道内细菌数量下降、受损黏膜的修复功能增强。通常采用要素饮食、半要素饮食和限定化学成分的非要素配方饮食,乃至全胃肠道外营养疗法(TPN)。营养疗法对溃疡性结肠炎的治疗作用机制尚不清楚,可能与以下因素有关:①要素饮食对肠道刺激甚微,禁食则消除饮食刺激,使肠道得以休息。②营养的加强有利于溃疡的修复。③免疫作用的调节。

2.心理治疗

与精神障碍相关的自主神经功能失调,可引发消化道运动功能亢进、平滑肌痉挛、血管收缩、组织缺血、毛细血管通透性增高等病理改变，最终导致肠壁炎症及溃疡形成。临床所见有些患者伴有焦虑、紧张、多疑及自主神经功能紊乱表现，而采用精神心理疗法可收到一定效果。精神过度紧张者可适当给予镇静剂。

3.对症治疗

(1)腹痛或腹泻明显者，可给予少量阿托品、溴丙胺太林之类药物，要注意大剂量有引起中毒性结肠扩张的危险。思密达 0.5～1.0 包(1.5～3.0 g)，每天 2～3 次口服或采用针灸疗法可减轻腹泻。

(2)重症或久病患者常有贫血、失水、营养不良等，应酌情输血、补液及全身性支持治疗。口服铁剂难以吸收可行肌内注射。毒血症严重时尤应注意水电解质平衡，低钾血症并发率高要及时纠正。多种维生素补充有利于病变恢复，改善全身状况。应用蛋白合成激素能改善一般状况，提高食欲，促进溃疡愈合。

(3)长期服用氨基水杨酸类、抗生素及免疫抑制剂，易致菌群失调，甚至发生难辨梭状芽孢杆菌性肠炎(伪膜性肠炎)、真菌性肠炎，可选用生态制剂进行调整。

(4)恢复期和缓解期复发加重的诱因有精神应激、妊娠、过劳、上呼吸道感染及饮食刺激等，应使患者充分了解，并时刻预防。

(二)药物治疗

1.活动期的治疗

(1)轻度溃疡性结肠炎的处理。可选用柳氮磺胺吡啶(SASP)制剂，每天 3～4 g，分次口服；或用相当剂量 5-氨基水杨酸(5-ASA)制剂。SASP 1 g 相当于美沙拉嗪 0.4 g，巴沙拉嗪 1 g 相当于美沙拉嗪0.36 g，奥沙拉嗪 1 g 相当于美沙拉嗪 1 g。病变分布于远段结肠者可酌用 SASP 或 5-ASA 栓剂0.5～1.0 g，每天2 次；5-ASA 灌肠液 1～2 g 或氢化可的松琥珀酸钠盐灌肠液 100～200 mg，每晚 1 次保留灌肠；有条件者用布地奈德 2 mg 保留灌肠，每晚 1 次；亦可用中药保留灌肠。

(2)中度溃疡性结肠炎的处理。可用上述剂量水杨酸类制剂治疗，反应不佳者适当加量或改口服皮质类固醇激素，常用泼尼松 30～40 mg/d，分次口服。

(3)重度溃疡性结肠炎的处理。重度溃疡性结肠炎一般病变范围较广，病情发展变化较快，须及时处理，足量给药，治疗方法如下：①如患者未曾用过口服糖皮质激素，可口服泼尼松或泼尼松龙 40～60 mg/d，观察 7～10 天，亦可直接静脉给药；已使用糖皮质激素者，应静脉滴注氢化可的松 300 mg/d 或甲基泼尼松龙48 mg/d。②肠外应用广谱抗生素控制肠道继发感染，如硝基咪唑、喹诺酮类制剂、氨苄西林及头孢类抗生素等。③患者应卧床休息，适当输液、补充电解质，以防水盐平衡紊乱。④便血量大、Hb<90 g/L 和持续出血不止者应考虑输血。⑤营养不良、病情较重者可用要素饮食，病情严重者应予肠外营养。⑥静脉糖皮质激素使用 7～10 天后无效者可考虑环孢菌素静脉滴注 2～4 mg/(kg・d)；由于药物的免疫抑制作用、肾脏毒性作用及其他不良反应，应严格监测血药浓度。因此，基于对医院监测条件的综合考虑，主张该方法在少数医学中心使用；顽固性 UC 亦可考虑其他免疫抑制剂，如硫唑嘌呤(Aza)、6-巯基嘌呤(6-MP)等，剂量和用法参考药典和教科书。⑦上述治疗无效者在条件允许单位可采用白细胞洗脱疗法。⑧如上述药物疗效不佳，应及时内、外科会诊，确定结肠切除手术的时机与方式。⑨慎用解痉剂及止泻剂，以避免诱发中毒性巨结肠。⑩密切监测患者生命体征和腹部体征变化，尽早发现和处理并发症。

2.缓解期的治疗

除初发病例、轻症远段结肠炎患者症状完全缓解后可停药观察外，所有患者完全缓解后均应继续维持治疗。维持治疗的时间尚无定论，诱导缓解后6个月内复发者应维持治疗。业已公认糖皮质激素者无维持治疗效果，在症状缓解后逐渐减量，过渡至用5-ASA维持治疗。SASP的维持治疗剂量一般为控制发作之半，多用2～3 g/d，并同时口服叶酸。亦可用与诱导缓解相当剂量的5-ASA类药物。6-MP或Aza等用于上述药物不能维持或对糖皮质激素依赖者。

3.其他治疗

5-ASA与免疫抑制剂均无效者，应考虑新型生物治疗剂，如抗肿瘤坏死因子-α(TNF-α)单克隆抗体(商品名:英夫利昔)。亦可用益生菌维持治疗。治疗中应注重对患者的教育，以提高治疗依从性、早期识别疾病发作与定期随访。

(三)外科手术治疗

1.绝对指征

大出血、穿孔、明确的或高度怀疑癌肿，以及组织学检查重度异型增生或肿块性损害中出现轻中度异型增生。

2.相对指征

重度溃疡性结肠炎伴中毒性巨结肠、静脉用药无效者；内科治疗症状顽固、体能下降、对糖皮质激素抵抗或依赖的顽固性病例，替换治疗无效者；溃疡性结肠炎合并坏疽性脓皮病、溶血性贫血等肠外并发症者。

(四)癌变的监测

对病程8～10年的广泛性结肠炎、全结肠炎和病程30～40年的左半结肠炎、直乙结肠炎患者，UC合并原发性硬化性胆管炎者，应行监测性结肠镜检查，至少2年1次，并做多部位活检。对组织学检查发现有异型增生者，更应密切随访，如为重度异型增生，一经确认即行手术治疗。

十、中西医优化选择

溃疡性结肠炎是一种难治性疾病。近几年来，在溃疡性结肠炎的病因和发病机制方面虽然取得了一些进展，但尚未完全明了，感染、遗传、精神因素及过敏等发病学说，均不能解释本病的全貌。近年来在免疫方面的研究进展很快，认为自身免疫反应的异常是其基本的病因，而肠道感染和精神因素等可能仅是诱发因素。故西药主要使用具有免疫抑制作用的糖皮质激素和氨基水杨酸类(SASP及其衍生物)治疗，往往能起良好的效果。因为皮质激素能减少毛细血管的通透性，减少巨噬细胞和多形核白细胞向炎症区域的移动，干扰巨噬细胞对抗原的吞噬作用，抑制细胞介导的免疫反应，抑制前列腺素的合成以消除炎症，而SASP类药能减少大肠埃希菌及梭状芽胞杆菌的数量以改善肠腔内菌群；抑制前列腺素PGE的合成以消除炎症；使肠内水和钠由分泌变为吸收以减轻腹泻。所以，西医使用皮质激素治疗急性发作和重度病例可明显缓解病情，近期疗效很好，可达90%的有效率。使用SASP有效率也可达80%。

然而，长期或大量使用激素可因抑制免疫反应致人体防御功能下降，影响脂肪及糖代谢，引起电解质紊乱及消化道溃疡、出血等。长期或大量使用SASP可引起上消化道症状、头痛、周身不适，甚至白细胞减少、溶血、转氨酶增高等。况且我国的溃疡性结肠炎病例绝大多数是轻型，在缓解或慢性期，本病的特异诊断指标不典型，难以掌握，这就使激素和SASP类药的应用受到限制，较多的病者也拒绝接受。再说，无论是氨基水杨酸类药、皮质类固醇抑或免疫抑制剂，均存在停药易复发的问题。

中医药治疗本病急重症者的疗效虽不如皮质激素等西药迅捷，但疗效稳定，不良反应小，复发率较低，这可能与中医药的整体调节有关。因此在治疗溃疡性结肠炎的过程中，应该根据病情和病程，发挥中西医的各自优势，进行优势互补。

基于溃疡性结肠炎病因病机尚未明了，因此，从不同角度开展对溃疡性结肠炎病因病机的研究，实属必要，特别是从中医整体观出发，从神经-内分泌-免疫网络方面进行切入，或许有所补益，在此基础上为中西医治疗提供理论依据。

无论中西药对本病的远期疗效仍欠佳，临床治愈后容易复发是目前比较棘手的问题，中医药在这方面应发挥潜在的优势，但应在严谨的科研设计下，开展中医证候标准化、规范化及相应西医微观指标的相关性研究，探索防止复发的有效方药，以提高临床疗效。

对于溃疡性结肠炎的治疗，目前可根据中西医各自的优势，选择优化治疗方案。活动期的治疗，可以西医治疗为主，配合中医药治疗，不能耐受西药治疗者，可采用中医药的综合疗法；缓解期的治疗，可采用中医药为主，对于纯中药疗效不佳者可中西医结合，配合得当，则可提高疗效且减少西药不良反应，降低复发率。其中，中医辨证论治配合灌肠的综合治疗近期疗效较好，不论活动期或缓解期均可采用。对病情较久，反复发作者，中医也可从整体出发，培补脾肾、益气活血、解毒生肌，调整机体的免疫功能，可促进局部病变的修复，使机体康复。

目前临床上治疗溃疡性结肠炎多采取辨病与辨证相结合。现代药理学研究证实，多种中药可抗感染，调节免疫功能，改善微循环，可根据临床实际，在辨证论治的基础上，选用以下药物。

(1)黄连：含小檗碱、黄连碱、掌叶防己碱和药根碱等生物碱，此外尚含有多种微量元素，其有抗微生物和抗原虫作用；抗腹泻作用；抗炎及调节免疫系统的作用。

(2)黄芪：黄芪含黄芪多糖。黄芪多糖具有显著的免疫促进作用，对单核巨噬细胞吞噬功能有明显的促进作用，并显著增加特异性抗体溶血素的含量，对T细胞和B细胞有较好的保护和双向调节作用。

(3)白花蛇舌草：可增强免疫功能作用，刺激网状内皮系统，增强白细胞吞噬能力，具有抗菌消炎作用。

(4)丹参：能抑制血小板聚集，降低血黏度，抗氧化和抗血管内皮损伤作用，改善微循环。

(5)白及：有良好的局部止血及促进肉芽生长的作用，该药中的白及胶浆，有在肠黏膜毛糙创面形成保护膜的功能，阻断或减少肠道细菌或菌体成分进入血循环，减少了毒素的吸收，阻断或减少免疫复合物的形成。

(6)白芍：白芍水煎剂和白芍总苷对机体的细胞免疫、体液免疫及巨噬细胞功能均有调节作用，其免疫调节作用可能与影响白细胞介素、白三烯等介质的产生及松果体密切相关。

十一、饮食调护

(一)膳食原则

(1)溃疡性结肠炎的治疗，根据虚实、寒热、久暂而定，饮食治疗亦应遵循这一原则。本病初起或反复发作较重之时，多属湿热俱重，呈实象，应以消导清热化湿为主，食性当偏凉；久病便次不甚多而呈虚寒象者，则以补益为主，食性宜偏温；便次较多时，亦可酌用酸涩收敛之食物以助止泻。

(2)本病无论虚实，脾胃均有损伤，食疗以扶正为主，参以祛邪，尤须注意进食不当或饮食不节更伤脾胃。

(3)饮食以柔软、易消化、营养丰富、有足够热量为原则,宜少食多餐,并补充足量维生素。生冷、肥厚、黏腻、刺激之品,损伤脾胃,均属不宜,牛奶过敏者慎食牛乳及乳类制品。在平时无高热、呕吐等情况时,宜多食以下食品:荞麦、芋艿、刀豆、荠菜、香椿、刺苋菜、马齿苋、萝卜、冬瓜、山楂、无花果、石榴、向日葵、藕菱、山药、鲫鱼、鸡蛋、龟肉、猪肝、莲子、绿茶等食品。

(二)常用食疗方法举例

1.陈皮椒姜焖竹丝鸡

竹丝雄鸡一只去毛及内脏,陈皮 3 g,高良姜 3 g,胡椒 6 g,草果 2 个,全部用料用葱、醋、酱油和匀,放入锅内,加少量水,文火焖熟,调味。功效:补虚温中,健脾开胃,适于溃疡性结肠炎属寒湿阻滞,出现脘腹胀满、腹泻、口干不欲饮者。

2.黄精党参蒸鸡

嫩母鸡一只去毛及内脏,黄精 30 g,党参 30 g,怀山药 30 g,生姜、葱花各适量,将调好味之鸡块及上药放入锅内,隔水蒸熟,随量食用。功效:益气补虚,健脾开胃,适用于溃疡性结肠炎属脾胃虚弱,症见体弱、纳呆、腹胀、腹泻患者。

3.豆蔻蒸竹丝鸡

竹丝母鸡一只去毛及内脏,草豆蔻 15 g,草果 6 g,将草豆蔻、草果烧灰存性掺入鸡腹内,加盐涂匀,缝好鸡腹,隔水蒸熟,随量食用。功效:补虚益气,健脾止泻,适用于溃疡性结肠炎属脾虚寒湿内阻,症见脘腹冷痛,大便滑泻或恶心呕吐者。

4.莲子芡实粥

莲子 30 g,芡实 30 g,粳米 60 g,文火煮成粥,随量食用。功效:健脾止泻,适于溃疡性结肠炎症见纳呆,大便溏烂或水泻者。

5.山药鸡内金粥

怀山药 30 g,鸡内金 10 g,粟米 120 g,文火煮成粥。功效:补中益气,祛湿,适用于溃疡性结肠炎属脾虚有湿,症见腹泻,脱肛或水肿者。

6.芪枣黄鳝汤

黄芪 50 g,黄鳝 500 g,生姜 5 片,红枣 5 个,少量酒,武火煮沸后,文火煲一小时,调味供用。功效:补益气血,适用于溃疡性结肠炎反复不愈,气血两虚见久泻,头晕,肢麻无力者。

7.怀山芡实老鸽汤

老鸽 2 只,瘦猪肉 500 g,怀山药 100 g,芡实 50 g,桂圆肉 25 g,生姜 4 片加清水,武火煮沸后改文火煲 3 小时,调味食用。功效:补气健脾,适用于溃疡性结肠炎属于脾胃气虚而症见纳呆、便溏、肢肿者。

(张　菊)

第七节　肠易激综合征

一、概述

肠易激综合征(irritable bowel syndrome,IBS)是一种以腹痛或腹部不适伴排便习惯改变和/或粪便形状改变的功能性肠病，常呈慢性间歇发作或在一定时间内持续发作，缺乏形态学和生化学改变，经检查排除器质性疾病。

本病特征是肠的易激性，症状出现或加重常与精神因素或应激状态有关，患者常伴有疲乏、头痛、心悸、尿频、呼吸不畅等胃肠外表现。肠易激综合征临床上相当常见，在西方国家初级医疗和消化专科门诊中，IBS 患者分别占 12% 和 28%。总体看来，IBS 在人群的总体发病率多在 5%～25%，发达国家的发病率要高于发展中国家。1996 年北京的流行病学调查显示人群发病率按 Manning 标准和罗马标准分别为 0.82%和 7.26%，2001 年广东的调查显示按罗马Ⅱ标准患病率为 5.6%，就诊率 22.4%。近年来的流行病学调查均显示年龄与发病无明显关系，具有 IBS 症状的患者中女性多于男性(男女比例为1∶1.2～1∶2)。

肠易激综合征归属于中医学的“肠郁”“腹痛”“便秘”“泄泻”等范畴。

二、病因病理

本病主要表现为腹痛、便秘、腹泻、黏液性大便或腹泻与便秘交替出现等。本病的发生与情志失调，思虑劳倦最为密切，精神抑郁为重要诱因，饮食不调为发病的重要环节。

肝主疏泄，郁怒忧愁过度或精神高度紧张，可致肝失条达，气机不畅，甚则气滞血瘀，脉络不通而腹痛；肝气郁结，横逆乘脾犯胃，脾胃运化失常可见泄泻。

湿邪蕴结肠道，故见黏液便，湿邪为主可见白色黏液便，湿郁化热或湿热互结则见黄白色黏液便；气机阻滞，不能宣达，肠道通降失常，传导失职故见大便秘结。

脾主运化，思虑劳倦最易伤脾，脾胃受损，运化无力，水谷不能化为精微而反为“湿”与“滞”，于是清浊不分，混杂而下，泄泻乃作；又或脾虚血少，不能下润大肠而便秘；如嗜食肥腻辛辣之物，胃肠积热，伤津化燥，肠失濡润亦可出现便秘。肝脾不调，升降失常，大肠传导失司，故腹泻与便秘交替。

本病病初在脾与肝，病久则脾虚及肾，脾肾阳虚，导致脏腑失于温养，以致病情迁延，缠绵难愈。总之，本病病位在肝、脾、大肠，以肝郁脾虚，大肠传导失司为主要病机。

三、诊断

临床上迄今无统一的 IBS 诊断标准，临床诊断 IBS 应重视病史采集和体格检查，并有针对性地进行排除器质性疾病的辅助实验室检查。

本病起病缓慢，症状呈间歇性发作，有缓解期。症状出现与精神因素、心理应激有关。

(一)症状

1.腹痛

腹痛为主要症状，多诉中腹或下腹疼痛，常伴排便异常、腹胀。腹痛易在进食后出现，热敷、排便、排气或灌肠后缓解，不会在睡眠中发作。疼痛的特点是在某一具体患者疼痛常是固定不变的，不会进行性加重。

2.腹泻

粪量少，呈糊状，含较多黏液，可有经常或间歇性腹泻，可因进食而诱发，无夜间腹泻；可有腹泻和便秘交替现象。

3.便秘

大便如羊粪，质地坚硬，可带较多黏液，排便费力，排便未尽感明显，可为间歇性或持续性便秘，或间中与短期腹泻交替。

除上述症状外，部分尚有上腹不适、嗳气、恶心等消化不良症状，有的则还有心悸、胸闷、多汗、面红、多尿、尿频、尿急、痛经、性功能障碍、焦虑、失眠、抑郁及皮肤表现如瘙痒、神经性皮炎等胃肠外表现。胃肠外表现较器质性肠病多见。

(二)体征

可触及乙状结肠并有压痛，或结肠广泛压痛，或肛门指诊感觉括约肌张力增高，痛感明显；某些患者可有心动过速、血压高、多汗等征象。

临床上常依据大便特点不同将本病分为三型：便秘为主型、腹泻为主型和腹泻便秘交替型三个亚型。

(三)常见并发症

本病并发症较少，腹泻甚者可出现水、电解质平衡紊乱，病程长者可引起焦虑症。

(四)实验室和其他辅助检查

1.血液检查

血常规、血沉无异常。

2.大便检查

粪便镜检大致正常，可含大量黏液或呈黏液管型；粪隐血、虫卵、细菌培养均呈阴性。

3.胰腺功能检查

疑有胰腺疾病时应做淀粉酶检测，还要做粪便脂肪定量，排除慢性胰腺炎。

4.X 线检查

胃肠 X 线检查示胃肠运动加速，结肠袋减少，袋形加深，张力增强，结肠痉挛显着时，降结肠以下呈线样阴影。

5.内镜检查

结肠镜下见结肠黏膜正常。镜检时易出现肠痉挛等激惹现象。疑有肠黏膜器质性病变时应做肠黏膜活检。本病患者肠黏膜活检无异常。

6.结肠动力学检查

结肠腔内动力学及平滑肌电活动检查示结肠腔内压力波形及肠平滑肌电波异常。

诊断主要包括三方面内容：①IBS 临床综合征；②可追溯的心理精神因素；③实验室及辅助检查无器质性疾病的依据。

(五)目前国内外建议使用的常用诊断

1.全国慢性腹泻学术会议(1986 年)

(1)有腹痛、腹胀、腹泻和便秘，伴全身神经症状。

(2)一般情况良好，无消瘦或发热，可有腹部压痛。

(3)粪常规培养多次(－)，隐血(－)。

(4)钡灌肠无阳性发现，或有结肠激惹征象。

(5)肠镜下黏膜无明显异常，组织学基本正常。

(6)血尿常规和血沉正常。

(7)无痢疾、血吸虫病史，试验性治疗无效。

2.Manning 标准(1978 年)

(1)腹胀，排便后腹痛减轻。

(2)黏液便。

(3)便不畅感。

(4)便次增多或伴腹痛。

(5)便稀伴腹痛发作。

3.罗马Ⅱ标准(1999 年)

(1)过去 12 个月至少累计有 12 周(不必是连续的)腹部不适或腹痛,并伴有如下 3 项症状的 2 项:①腹部不适或腹痛在排便后缓解。②腹部不适或腹痛发生伴有排便次数的改变。③腹部不适或腹痛发生必有粪便性状的改变。

(2)以下症状不是诊断所必备,但属 IBS 常见症状,这写症状越多越支持 IBS 的诊断:①排便频率异常(每天排便>3 次,或每周排便<3 次)。②粪便性状异常(块状/硬便或稀/水样便)。③粪便排出过程异常(费力、急迫感、排便不净感)。④黏液便。⑤胃肠胀气或腹部膨胀感。

(3)缺乏可解释症状的形态学和生化学异常。

4.罗马Ⅲ标准(2006 年)

(1)反复发作的腹痛或不适,最近 3 个月内每个月至少有 3 天出现症状,合并以下 2 条或多条:①排便后症状改变。②发作时伴有排便频率改变。③发作时伴有大便形状(外观)改变。

(2)诊断前症状出现至少 6 个月,近 3 个月满足以上标准。

(3)不适意味着感觉不舒服而非疼痛。在病理生理学研究和临床实验中,筛选可评估的患者时,疼痛和/或不适出现的频率至少为每周 2 天。

上述诊断标准中,罗马Ⅲ标准最新,推荐使用。诊断 IBS 时,应强调排除诊断,同时应进行随访观察,以防漏诊。特别对老年患者,或腹痛症状夜间加重,伴食欲减退,体重明显下降,或合并有便血、肠梗阻者,应考虑器质性疾病的可能。

罗马Ⅲ IBS 的亚型分类有以下几种。①IBS 便秘型(IBS-C):块状/硬便≥25%,且稀/水样便<25%。②IBS 腹泻型(IBS-D):稀/水样便≥25%,且块状/硬便<25%。③IBS 混合型(IBS-M):稀便和硬便均>25%;稀/水样便≥25%。④IBS 未定型(IBS-U):排便性状改变未达到上述三型要求。

诊断标准体现的重要原则:①诊断应建立在排除器质性疾病的基础上。②IBS 属于肠道功能性疾病。③强调腹痛或腹部不适与排便的关系。④该诊断标准判断的时间为 6 个月,近 3 个月有症状,反映了本病慢性、反复发作的特点。⑤该诊断标准在必备条件中没有对排便频率和粪便性状作硬性规定,提高诊断的敏感性。

四、鉴别诊断

首先必须排除肠道器质性疾病,如细菌性痢疾、炎症性肠病、结肠癌、结肠息肉病、结肠憩室、小肠吸收不良综合征。其次必须排除全身性疾病所致的肠道表现,如胃及十二指肠溃疡、胆道及胰腺疾病、妇科病(尤其是盆腔炎)、血紫质病,以及慢性铅中毒等。

(一)慢性细菌性痢疾

二者均有不同程度的腹痛及黏液便等肠道症状。但慢性细菌性痢疾往往有急性细菌性痢疾病史,从粪便、指肠拭子或内镜检查时所取标本进行培养可分离出痢疾杆菌,必要时可进行诱发试验,即对有痢疾病史或类似症状者,口服泻剂导泻,然后检查大便常规及粪培养,阳性者为痢疾,肠易激综合征粪便常规检查及培养均正常。

(二)溃疡性结肠炎

二者均具反复发作的腹痛、腹泻、黏液便症状。肠易激综合征虽反复发作,但一般不会影响全身情况;而溃疡性结肠炎往往伴有不同程度的消瘦、贫血等全身症状。结肠内镜检查,溃疡性结肠炎镜下可见结肠黏膜粗糙,接触易出血,有黏液血性分泌物附着,多发性糜烂、溃疡,或弥漫性黏膜充血、水肿,甚至形成息肉病。组织活检以黏膜炎性反应为主,同时有糜烂、隐窝脓肿及腺体排列异常和上皮的变化。X线钡剂灌肠显示有肠管变窄、缩短、黏膜粗乱、肠袋消失和假性息肉等改变。而肠易激综合征镜下仅有轻度水肿,但无出血糜烂及溃疡等改变,黏膜活检正常。X线钡剂灌肠无阳性发现,或结肠有激惹征象。

(三)结肠癌

腹痛或腹泻是结肠癌的主要症状,直肠癌除腹痛、腹泻外,常伴有里急后重或排便不畅等症状,这些症状与肠易激综合征很相似。但结肠癌常伴有便血,后期恶性消耗症状明显。肛指检查及内镜检查有助诊断。

(四)慢性胆道疾病

慢性胆囊炎及胆石症可使胆道运动功能障碍,引起发作性、痉挛性右上腹痛,与肠易激综合征结肠痉挛疼痛相似,但慢性胆道疾病疼痛多发生在饱餐之后(尤其是脂肪餐后更明显)。B超、X线胆道造影检查可明确诊断。

五、中医证治枢要

本病病机主要在于肝脾不调,运化失常,大肠传导失司,日久及肾,形成肝、脾、肾、肠胃诸脏腑功能失常。

早期多属肝郁脾虚;若夹寒、夹热、夹痰可形成肝脾不调,寒热夹杂;后期累及肾脏,可表现为脾肾阳虚;波及血分则可致气滞血瘀等证候。

故临床辨证需辨明虚实、寒热、气滞、兼夹的主次及相互关系,治疗以调理肝脾气机为主,兼以健脾温肾。

六、辨证施治

(一)肝郁气滞

主症:大便秘结,欲便不能,腹胀或腹胀痛,苔薄白,脉弦。

治法:疏肝理气。

方药:六磨汤加味。沉香 9 g(后下),木香 12 g(后下),槟榔 12 g,乌药 12 g,枳实 20 g,大黄 6 g,郁金 12 g,厚朴 9 g,茯苓 12 g。

阐述:此型为肝郁失疏,木不疏土,土壅失运,大肠气机不畅,传导功能失常。此型便秘者居多,因直肠空虚,故亦称为假性便秘。治疗上以疏肝理气为主。方用六磨汤加味,疏肝解郁,畅通气机,则肠道传送功能有序。方中乌药、郁金调肝顺气,木香、槟榔、枳实、厚朴等加强理气导滞。腹痛明显,可加延胡索 12 g、青皮 9 g、白芍 15～30 g 行气止痛;肝郁化热,见口苦咽干,可加黄芩 12 g、菊花 15 g、栀子 12 g 以清肝热。

(二)肝郁脾虚

主症:腹痛、腹泻常发生于抑郁、恼怒、情绪紧张之时,泻后痛减,痛区多在少腹部,胸胁痞闷,胁痛肠鸣,嗳气,矢气频作,善太息,易怒,纳食欠佳,苔薄白,脉弦。

治法：抑肝扶脾。

方药：痛泻要方加味。白术 15 g，白芍 15 g，党参 15 g，佛手 12 g，防风 12 g，陈皮 9 g，郁金 10 g，甘草 6 g，柴胡 12 g，煨木香 9 g（后下），煨葛根 18 g，枳壳 12 g。

阐述：此型为肝疏泄太过，横逆乘脾，脾失健运所致，应用抑肝扶脾法，协调平衡。方中选用白芍甘酸敛肝抑木之强，防风泻肝舒脾，白术、党参健脾扶土之弱，陈皮、佛手、枳壳理气和中，郁金、木香行气止痛，甘草调和诸药。诸药相配，可泻肝木而补脾土，调气机以止痛泻。烦躁易怒者加龙胆草 12 g、栀子 12 g、牡丹皮 15 g，清泄肝火；夜寐不安者加炒枣仁 15 g、夜交藤 15 g、磁石 20 g（先煎），安神定志。

（三）脾胃虚弱

主症：饮食稍有不慎（如进食生冷、粗糙、油腻或虾蟹等物）即易发生大便次数增多，便质溏薄甚或完谷不化，并常夹有白色黏液，脘闷不舒，或有腹部隐痛，面色萎黄，神疲倦怠，舌淡苔白，脉细弱。

治法：健脾养胃，化湿消滞。

方药：参苓白术散加减。党参 20 g，黄芪 15 g，白术 15 g，茯苓 15 g，砂仁 6 g（后下），陈皮 6 g，扁豆20 g，莲子肉 15 g，薏苡仁 30 g，甘草 6 g，藿香 12 g。

阐述：此型为脾胃虚弱，运化失职，分清泌浊失常所致。治以健脾养胃，化湿消滞为法，方选参苓白术散加减。方选党参、黄芪健脾益气，白术、茯苓、扁豆健脾化湿，砂仁、陈皮理气和中，薏苡仁、藿香加强化湿之功，莲子肉健脾涩肠，甘草调和诸药。诸药相配，共奏健脾养胃，化湿消滞之功。若腹痛明显者，可加乌药 12 g、白芍 30 g、延胡索 12 g，理气止痛；泄泻而腹部畏寒者，加炮姜 9 g、煨木香 9 g（后下）、熟附块 9 g，温补脾阳。

（四）大肠燥热

主症：腹部胀满疼痛，大便秘结，或者粪便如羊屎状，日数次却排出不畅，部分患者可在左下腹触及条索状包块，面红潮热，汗多，心烦，口干欲饮，舌红苔黄或黄燥，脉滑数。

治法：泄热清肠，行气通便。

方药：麻子仁丸加减。大黄 6～9 g，虎杖 20 g，火麻仁 30 g（打），杏仁 15 g，白芍、枳实各 20 g，厚朴12 g，白蜜 30 g，生地黄 30 g。

阐述：嗜食肥腻辛辣之物，胃肠积热，伤津化燥，肠失濡润亦可出现便秘。治以泄热清肠，行气通便为法。方选火麻仁、大黄、虎杖、杏仁、生地黄清热润肠通便，枳实、厚朴、广木香理气止痛，白芍缓急止痛。如燥热内结日久，耗伤阴液，表现为口干唇燥，舌红少苔者，可加玄参 30 g、麦冬15 g 养阴扶正祛邪；便秘腹泻交替者，宜加党参 20 g，茯苓 15 g，白术 30 g，郁金 12 g 等健脾益气理气。

（五）脾肾阳虚

主症：晨起腹泻，完谷不化，腹部冷痛，形寒肢冷，腰膝酸软。舌淡胖苔白滑，脉沉细。

治法：温肾健脾，固涩止泻。

方药：四神丸合理中丸加减。补骨脂 15 g，肉豆蔻 10 g，吴茱萸 3 g，五味子 10 g，熟附子 10 g（先煎），肉桂 3 g（焗服），干姜 10 g，党参 15 g，白术 15 g，炙甘草 5 g。

阐述：病久或失治误治日久则脾虚及肾，导致脾肾阳虚，不能温化水谷所致。治以温肾健脾，固涩止泻之法，方选四神丸合理中丸加减。方选补骨脂、熟附子、肉桂温补肾阳，肉豆蔻、吴茱萸、干姜暖脾逐寒，五味子收敛止泻。若泻下不禁加罂粟壳、石榴皮、诃子固肠止泻，中气下陷加黄芪、升麻益气升阳。

(六)中华中医药学会脾胃病分会辨证施治

下述证候确定,主症必备,加次症两项以上即可诊断,其中证治分类标准如下。

1.脾虚湿阻证

主症:①大便时溏时泻。②腹痛隐隐。

次症:①劳累或受凉后发作或加重。②神疲纳呆,四肢倦怠。③舌淡,边有齿痕,苔白腻。④脉虚弱。

治法:健脾益气,化湿消滞。

主方:参苓白术散(《太平惠民和剂局方》)加减。

药物:党参、白术、茯苓、桔梗、山药、砂仁、薏苡仁、莲肉。

2.肝郁脾虚证

主症:①腹痛即泻,泻后痛减,发作常和情绪有关。②急躁易怒,善太息。

次症:①两胁胀满。②纳少泛恶。③舌淡胖,边有齿痕。④脉弦细。

治法:抑肝扶脾。

主方:痛泻要方(《丹溪心法》)加味。

药物:党参、白术、炒白芍、防风、陈皮、郁金、佛手、茯苓。

3.脾肾阳虚证

主症:①晨起腹痛即泻。②腹部冷痛,得温痛减。③形寒肢冷。

次症:①腰膝酸软。②不思饮食。③舌淡胖,苔白滑。④脉沉细。

治法:温补脾肾。

主方:附子理中汤(《太平惠民和剂局方》)合四神丸加减。

药物:党参、白术、茯苓、山药、五味子、补骨脂、肉豆蔻、吴茱萸。

4.脾胃湿热证

主症:①腹痛泻泄。②泻下急迫或不爽。③肛门灼热。

次症:①胸闷不舒,烦渴引饮。②口干口苦。③舌红,苔黄腻。④脉滑数。

治法:清热利湿。

主方:葛根芩连汤(《伤寒论》)加减。

药物:葛根、黄芩、黄连、甘草、苦参、秦皮、炒莱菔子、生薏苡仁。

5.肝郁气滞证

主症:①大便干结。②腹痛腹胀。③每于情志不畅时便秘加重。

次症:①胸闷不舒,喜善太息。②嗳气频作,心情不畅。③脉弦。

治法:疏肝理气,行气导滞。

主方:六磨汤(《证治准绳》)加减。

药物:木香、乌药、沉香、枳实、槟榔、大黄、龙胆草、郁金。

6.肠道燥热证

主症:①大便硬结难下。②舌红,苔黄燥少津。

次症:①少腹疼痛,按之胀痛。②口干口臭。③脉弦数。

治法:泄热润肠通便。

主方:麻子仁丸(《伤寒论》)加减。

药物:火麻仁、杏仁、白芍、大黄、厚朴、枳实。

七、特色经验探要

(一)调肝可疏敛并用

肝之疏泄失常是IBS的基本病机，临床上往往可发现在同一病者身上相间出现肝郁与肝旺。这是因为肝气既可因情志改变而有异，也可因肝气郁久化火上亢，亢久又耗气成郁，两者互相转化。因此，疏肝与抑肝两法合用，一可辛散解郁，二可酸柔敛肝。疏敛并用体现了调肝方药的双向调节作用。肝脾关系协调，运化正常，则大肠传导可趋正常。

(二)调肝兼顾理脾

肝病及脾，肝脾不和，脾失健运，是IBS的重要病机。治疗腹泻型IBS时，调肝固然重要，但也要兼顾理脾。泄泻无不与脾、与湿有关，脾虚、湿盛在泄泻中占有很重要的位置。肝旺凌弱，肝木乘脾，肝脾不和者，其多有脾气虚弱，治疗应健脾益气，加用党参、白术、茯苓、山药、五爪龙等。肝郁失疏，中焦壅滞，脾失健运者，多有湿滞内阻，治疗应兼顾燥脾湿、消食滞，选用厚朴、苍术、枳壳、焦三仙、炒白术、鸡内金、炒扁豆等。

(三)通涩之法不可滥用久用

本病之便秘、泄泻与一般的便秘、泄泻迥异，治疗不能急功近利。对便秘者，不能急于攻下通便，用大黄、芒硝之类；对腹泻者不能急于固涩收敛，用赤石脂、焦山楂、石榴皮之类。此等手段虽可求效于一时，但有弊而无利。况且相当部分的IBS患者便秘与腹泻交替，即便秘之后泄泻，泄泻之后又便秘，如此周而复始。如果治便秘滥用通便剂，势必加重下一阶段的泄泻；治泄泻滥用固涩收敛剂，势必加重下一阶段的便秘。因此，治便秘者应以润肠通便为主，治腹泻者应以健脾燥湿为主。

(四)服用之外尚需摄生调理

本病的反复发作与患者反复无常的精神心理因素或工作繁忙、压力过大有关，严重的精神刺激(如恐癌心理等)和长期的精神异常如焦虑、抑郁、恐惧、激动及妄想等若得不到及时消除和调整，可使由此引发的IBS症状得以强化、固定和慢性化。因此，告诉患者肠易激综合征的诊断并详细解释疾病的性质，以解除患者的顾虑和提高对治疗的信心，是治疗最重要的一步。医师应通过详细病史询问，了解患者求医原因，进行有针对性的解释，力求发现诱发因素(如饮食因素、某些应激事件等)并设法予以祛除。提供膳食和生活方式调整的指导建议，可能有助于缓解症状。对失眠、焦虑者适当予以镇静剂。医师对患者应充满同情和耐心，以通俗易懂和幽默的语言消除患者种种顾虑和紧张情绪，使之易配合治疗。在整个诊治过程中建立良好的医患关系，取得患者信任是IBS治疗的基础，轻症患者可能因此而不需要更多的进一步治疗。中医应从疏肝理气，抑木扶土法着手，选加郁金、柴胡、远志、玫瑰花、焦白术、炒白芍等药配合养心安神、镇静之药如酸枣仁、茯神、龙眼肉、珍珠母、磁石、浮小麦、合欢皮、夜交藤等。

八、西医治疗

肠易激综合征属于一种心身疾病，目前的治疗方法的选择均为经验性的，治疗目的是消除患者顾虑，改善症状，提高生活质量。治疗原则是在建立良好医患关系的基础上，根据主要症状类型进行对症治疗和根据症状严重程度进行分级治疗。注意治疗措施的个体化和综合运用。

(一)建立良好的医患关系

对患者进行健康宣教、安慰和建立良好的医患关系是有效、经济的治疗方法，也是所有治疗方法得以有效实施的基础。

(二)饮食疗法

不良的饮食习惯和膳食结构可以加剧 IBS 的症状。因此,健康、平衡的饮食可有助于减轻患者的胃肠功能紊乱状态。IBS 患者宜避免:①过度饮食。②大量饮酒。③咖啡因。④高脂饮食。⑤某些具有“产气”作用的蔬菜、豆类。⑥精加工食粮和人工食品(便秘者),山梨醇及果糖(腹泻者)。⑦不耐受的食物(因不同个体而异)。增加膳食纤维化主要用于便秘为主的 IBS 患者,增加纤维摄入量的方法应个体化。

(三)药物治疗

对症状明显者,可酌情选用以下每类药物中的 1～2 种控制症状。

1.解痉剂

(1)抗胆碱能药物,可酌情选用下列一种:①溴丙胺太林,每次 15 mg,每天 3 次。②阿托品,每次0.3 mg,每天 3 次,或每次 0.5 mg,肌内注射,必要时使用。③奥替溴铵,每次 40 mg,每天 3 次。

(2)选择性肠道平滑肌钙离子通道拮抗剂,可选用匹维溴铵每次 50 mg,每天 3 次。离子通道调节剂马来曲美布汀,均有较好安全性。

2.止泻药

可用于腹泻患者,可选用:①洛哌丁胺,每次 2 mg,每天 2～3 次。②复方地芬诺酯,每次 1～2 片,每天 2～3 次。轻症腹泻患者可选吸附剂,如双八面体蒙脱石等,但需注意便秘、腹胀等不良反应。

3.导泻药

便秘使用作用温和的轻泻,容积形成药物如欧车前制剂,甲基纤维素,渗透性轻泻剂如聚乙烯乙二醇、乳果糖或山梨醇。

4.肠道动力感觉调节药

5-HT_3 受体拮抗剂阿洛思琼可改善 IBS-D 患者的腹痛及减少大便次数,但可引起缺血性结肠炎等严重不良反应,临床使用应注意。

5.益生菌

益生菌是一类具有调整宿主肠道微生物生态平衡而发挥生理作用的微生态制剂,对改善 IBS 多种症状具有一定疗效,如可选用双歧三联活菌,每次 0.42 g,每天 2～4 次。

6.抗抑郁药物

对腹痛症状重而上述治疗无效,特别是伴有较明显精神症状者,可选用抗抑郁药如百忧解,有报道百忧解可显著改善难治性 IBS 患者的生活状况及临床症状,降低内脏的敏感性,每次 20 mg,每天 1 次;或阿普唑仑,每次 0.4 mg,每天 3 次;黛力新,每次 2.5 mg,每天 1～2 次。

(四)心理行为治疗

症状严重而顽固,经一般治疗和药物治疗无效者应考虑予心理行为治疗。这些疗法包括心理治疗、认知疗法、催眠疗法、生物反馈等。

九、中西医优化选择

IBS 目前认为是功能性疾病,诊断的确立有赖于现代医学的检查如粪便常规、电子肠镜等以排除器质性疾病,这是现代医学优势所在。

目前对 IBS 的病因病机仍未明确，中医辨证分型亦不统一，直接关系到临床疗效提高。今后应进行病因及发病机制同步性的研究，如 IBS 患者有神经、精神表现异常、肠道动力学和胃肠道激素等的变化，研究其内在联系、因果关系有助于诊断和治疗，同时用流行病学/DME 方法及现代实验手段阐明 IBS 中医证候的本质，进行中医辨证的规范化和客观化的研究。西药对症治疗对缓解患者症状虽有一定疗效，但容易反复，对于 IBS 这类功能性疾病，中医药治疗有其独到之处。

发挥中医辨证论治的优势，以中医药多靶点多层次的整体整合来调节功能紊乱。从 IBS 的临床症状看，主要表现为气机失调，中医临证本着审证求因，治病求本的原则进行治疗，如疏肝理脾调整气机，可调节中枢神经和消化吸收功能及肠道运动以改善自觉症状；益气、健脾、补肾可调整患者体质状况，使机体达到平衡。

利用现代研究成果，采用辨病与辨证相结合，在临床应用中，结合现代药理学研究，选加可以影响胃肠动力的中药能取得较好的效果。对胃肠动力不足所致的腹胀、便秘可在辨证基础上选用苍术、鸡内金、台乌药、桂枝等对胃动力及肠动力有促进作用的药物。对胃肠排空过快、胃肠动力亢进引起的肠鸣、腹泻、腹痛者可选用吴茱萸、藿香、草果、青皮、陈皮等对胃肠动力有抑制作用的药物。而不少方药如四君子汤、中药白术等在机体状态不同情况下或在用药量大小不等的情况下，对机体功能有双向调节作用，这正是中医在治疗功能性疾病的优势所在。

十、饮食调护

IBS 患者的饮食调理非常重要，根据其临床表现以便秘为主或以腹泻为主，而采用相应的饮食原则和食疗用方。

腹泻为主者，饮食宜清淡易消化之物，忌油腻、生冷之品。牛奶、核桃、芝麻或一些滋补药品极易滑肠，尽量少用，常用食疗方有怀山药 30 g（鲜者加倍），莲肉 15 g。先将莲肉浸冷水中 1 小时，然后与怀山药共煮至稠食用。适用于脾虚泄泻者。

便秘为主者，宜多吃含纤维素丰富的食品，如各种新鲜蔬菜、水果、笋类等。平时应多喝开水，适当服用一些有润肠通便作用的食物，如蜂蜜、芝麻、核桃、奶油等，在煮菜时可多放一些食油。还可以适当吃一些富含 B 族维生素的食物，如豆类、粗粮、番薯、马铃薯等，避免吃烈酒、浓茶、咖啡、韭菜、辣椒等刺激性食物，少吃荤腥厚味的食物。常用食疗方有核桃仁、芝麻、蜂蜜各 50 g，先将核桃仁打碎与芝麻一起炒熟，然后调入蜂蜜，拌匀后食用，每次 2 匙，每天 2 次。适用于气血不足引起的便秘。

（张　菊）

第八节　药物性肝病

药物性肝病（drag induced liver disease，DILD），亦称药物性肝损伤（drug induced liver injury，DILI），指在药物使用过程中，因药物本身，或及其代谢产物，或由于特殊体质对药物的超敏感性，或耐受性降低而导致肝损伤的疾病。随着医药工业的迅速发展，新药的不断问世，药物性肝病的发病率也相应增加。据相关资料显示：由药物引起的肝损害占非病毒性肝病中的

20%～50%，暴发性肝衰竭的15%～30%。在我国肝病中，DILD的发生率仅次于病毒性肝炎及脂肪性肝病(包括酒精性及非酒精性)，且由于药物性肝病的临床和病理表现各异，故常被误诊或漏诊。

根据DILD的临床特点，可归属于中医学“胁痛”“黄疸”“积聚”等范畴。

一、中医病因病机

(一)病因

DILD患者都有用药史，本病发生的直接原因为感受药毒之邪。药毒侵入机体，伤肝损脾、功能失司而发病。或因饮食失宜、七情内伤、劳逸失度等，导致机体气血阴阳失衡、脏腑功能受损，增加了本病发生的机会；或因禀赋不足，脏腑功能亏虚，无力抵抗外来的邪气而发病。此外，形成于先天、定型于后天的体质因素也决定了DILD的易感性。故DILD病因复杂，其发生是多因素共同作用于机体的结果。

(二)病机

DILD病位在肝，然肝与脾胃最为密切，相互影响。药毒由口而入，直接损伤脾胃，土壅木郁，病传到肝；或药毒从皮肤、血液等由血络进入机体，直中于肝，均可导致肝的功能失常，然肝木又易伐脾土，故本病常伴脾失健运的表现，此外，不可预测性肝损害的发生与先天禀赋不足及体质因素密切相关，病变涉及肝、脾、胃、胆、肾等脏腑，患者多先天不足，后天亏虚，药毒入侵后，更易发病。本病病位在肝，与脾、胃、胆、心、肾等脏腑密切相关；病机关键为毒邪内蕴，肝脾不和。

二、西医病因与发病机制

(一)病因

据观察研究表明，多种药物可以引起DILD。如抗肿瘤的化疗药、抗结核药、解热镇痛药、免疫抑制剂、降糖降脂药、抗细菌药、抗真菌药及抗病毒药等近年来的研究显示，中药所致药物性肝损伤占临床药物性肝损伤的4.8%～32.6%，已成为一个不容忽视的问题，另外保健品市场的一些保健药品及减肥药也可一起DILD。

常致肝损伤的药物如下。

1.解热镇痛剂类

常见的有对乙酰氨基酚、布洛芬、吲哚美辛等。

2.抗癌药与免疫抑制剂

如硫唑嘌呤、甲氨蝶呤、氮芥类等。

3.抗生素与磺胺药

四环素类、氯霉素、红霉素、合成青霉素类、头孢菌素、庆大霉素等。

4.抗结核药与抗麻风药

利福平、吡嗪酰胺、对氨基水杨酸、乙胺丁醇及砜类药。

5.中枢神经作用的药物及麻醉药

氯丙嗪、异丙嗪、苯巴比妥、水合氯醛、副醛、哌甲酯、丙戊酸钠、卡马西平、乙琥胺、氯仿、氟烷、乙醚、乙烯、三氯乙烯、环丙烷乙醇等。

6.消化系统用药

西咪替丁、雷尼替丁、双醋酚丁。

7.激素类与内分泌用药

睾酮类激素、达那唑、避孕药、己烯雌酚、硫尿嘧啶、甲硫咪唑、甲苯磺丁脲、门冬酰胺酶等。

8.心血管病用药

甲基多巴、肼屈嗪、维拉帕米、奎尼丁、胺碘酮等。

9.抗寄生虫病药与有机农药

锑剂、氯喹、左旋咪唑、DD-vp、666 等。

10.金属制剂与工业用药

铅剂、铋剂、金剂、四氯化碳、川氯乙烯、苯和磷等。

11.维生素

大量维生素 A、维生素 K_3 等。

12.中药

苦杏仁、蟾蜍、广豆根、白芍、何首乌、草乌等。

(二)发病机制

药物性肝损害取决于药物对肝的毒性和机体对药物的反应两方面,因此药物致肝损害的机制基本上可分为肝细胞毒性和机体体质异常对药物发生变态反应或个体代谢过程异常。

1.中毒学说

药物引起的肝损害可分为直接毒性和间接毒性损害两类。直接中毒是药物直接对肝产生毒性损害作用,分裂肝细胞破坏细胞功能的内质网、线粒体和溶酶体等器官结构,致使肝肪变性和肝细胞坏死,如四氯化碳和一些重金属盐。间接中毒是指药物本身或代谢产物干扰肝细胞的基本代谢,特殊代谢和分泌等,从而间接引起肝损伤,有些药物干扰血清胆红素向胆小管排出或血中摄取而致胆汁瘀滞型肝损伤,如甲睾酮、新生霉素、利福平等;磺胺药和胆囊造影剂,干扰血清胆红素的转运和肝细胞摄取胆红素,使血清中非结合胆红素水平增高,药物在肝生物转化过程中,细胞色素 P_{450} 在肝内生成化学活性很强的中间代谢物对肝间接损害,常见的有亲电子基、自由基等,如对乙酰氨基酚过量使用时便转化成较多中间产物羟胺,使谷胱甘肽迅速耗竭,造成羟胺在肝细胞堆积,并与干细胞蛋白质共价结合而改变细胞内生化环境和肝细胞结构致肝严重损害。

2.免疫机制

由于特异体质,药物作为半抗原与体内蛋白质结合成全抗原,从而刺激机体产生抗体,引起抗原抗体反应,或由于抗原抗体复合物在肝内沉积引起损害,或通过细胞免疫反应致肝损害,引起过敏性肝损害的多种药物的中间代谢产物能同包括代谢药物本身的细胞色素 P_{450} 微粒体蛋白生成加合物,如卤烷肝损害系患者血重丙酮酸脱氢酶 E_2 亚单位抗体,与卤烷中间代谢产物形成加合物,同细胞内蛋白质具有分子类似性而引起。

3.特异性代谢

因代谢酶存在着某种先天获得异常,使药物变成有毒物质在肝蓄积损伤肝细胞,如异烟肼代谢按人群中遗传素质不同可分为快代谢型和慢代谢型两类,其致损害主要发生在异烟肼快代谢型人群中,原因是 N-乙酸转移酶缺陷。

4.小儿

特别是新生和婴幼儿,各系统器官功能不健全,肝对药物的解毒作用及排泄能力低下,肝酶系统尚未完善,因而易发生药源性肝损伤。

5.老年人

肝功能减退，靶器官对某些药物的敏感性增高，老年人应用普萘洛尔时，可因肝功能减退和血浆蛋白含量降低等原因，出现头痛、眩晕、心动过缓、低血糖等症状。

三、分类

按病程特征药物性肝病分为急性药物性肝病（肝炎症在 6 个月内消退）及慢性药物性肝病（>6 个月或再次肝损伤）。

急性药物性肝病按照临床表现特征，根据国际医学科学理事会的标准，又分为肝细胞性药物性肝病（ALT/ALP＞5）、胆汁淤积性药物性肝病（ALT/ALP＜2）及混合性药物性肝病（5＞ALT/ALP＞2），

慢性药物性肝病又分为慢性肝实质损伤（包括慢性肝炎及肝脂肪变性、肝素沉积症等）及慢性胆汁淤积、单管管硬化、血管病变［包括肝静脉血栓、肝小静脉闭塞症（VOD）、紫癜性肝病（肝紫斑病）］、非肝硬化性门脉高压（特发性门脉高压）。

四、病理

DILD 在组织病理学上没有特征性变化，但在排除其他肝病方面有着重要作用，同时可为 DILD 的诊断提供阳性依据。其主要的病理表现包括肝细胞变性、坏死，胆汁淤积与炎症混合存在，巨泡型或微泡型肝细胞脂肪变性，胆管的破坏性改变或增生，显著中性粒细胞和嗜酸性粒细胞浸润，肉芽肿，肝纤维化、肝硬化，血管病变，色素沉着等。

五、临床表现

（一）症状

DILD 可类似所有形式的急性或慢性肝胆疾病，临床表现与病毒性肝炎相似，出现特异症状者较少，与其他原因引起的肝损害难以区分，并且在不同个体 DILD 的临床表现和严重程度相差较大，常见临床表现为在原发病基础上出现乏力、纳差、黄疸、肝区不适、胃肠道症状等，重者可发生肝功能衰竭，出现进行性黄疸、出血倾向和肝性脑病痫，导致死亡 DILD 潜伏期的长短不可预测，一方面与所用药物的特性有关，另一方面也受个体的特异质影响；同一药物在不同个体发生 DILD 的潜伏期也不同。

（二）体征

多数患者可有肝大、肝区叩击痛，部分患者出现皮肤、巩膜黄染，严重者，可出现腹水及下肢水肿，也可伴全身药物性过敏征象，如发热、皮疹、关节疼痛等。

六、并发症

慢性药物性肝病可由于反复的炎症刺激导致肝纤维化、肝硬化，甚至肝癌的发生。

急性药物性肝损伤若持续进展可快速导致肝性脑病、肝肾综合征及肝衰竭的发生，甚至导致死亡。同时，肝的损伤，也可能会增加应激性胃溃疡甚至消化道出血的风险。

七、实验室和相关检查

(一)实验室检查

各种病毒性肝炎血清标志物均为阴性,巨细胞病毒、EB病毒、疱疹病毒均阴性,血清胆红素、转氨酶、碱性磷酸酶、总胆汁酸、血清胆固醇等可有不同程度的升高,血浆清蛋白可降低,严重者凝血酶原时间延长、活动度降低,血氨升高,血糖降低,血白细胞总数升高(约占21%)、正常或减少,有变态反应的患者外周血嗜酸性粒细胞增多(>6%的占有35%)。药物诱导淋巴细胞转化试验阳性率可达50%以上。另有部分患者血清免疫球蛋白可升高,抗核抗体和抗线粒体抗体呈弱阳性。

(二)辅助检查

肝超声、CT、磁共振等影像学检查可提示肝炎症表现,可与其他疾病相鉴别。肝组织活检可确定肝损害的病理类型,但不能确定是否为药物所致。

八、诊断

尽管目前存在多种诊断标准,如1978年日本"肝和药物"研究会提出的DILD的诊断标准、1993年国际共识会通过改良的Danan方案、2007年由中华消化专业委员会拟定的《急性药物性肝损伤诊治建议(草案)》等,但由于DILD发病机制具有复杂性、多样性,发病时间存在很大差异,临床表现亦多种多样,各诊断标准都存在其优缺点及局限性,临床诊断缺乏"金标准",诊断量表也仅能作为参考,故目前药物性肝病的诊断是排除性诊断。临床上对药物性肝病诊断的基本条件及参考条件如下。

(1)在用药后1～4周内出现肝功能损害的临床特点或伴有药物变态反应征象。

(2)排除其他原因或疾病所致的肝损伤或肝功能异常。

(3)停药后病情多半逐渐恢复,偶然再度用药则复发。

(4)有肝实质细胞损害或肝内淤胆的病理改变,可见门脉区炎症伴大量嗜酸性细胞浸润。

(5)嗜酸性粒细胞增多(>6%)、相关约物致敏的巨噬细胞移动抑制试验和/或淋巴细胞转化试验等免疫学检查阳性。

九、鉴别诊断

主要与病毒性肝炎相鉴别。药物性肝病可询问到接受某药治疗史,临床上除外肝损害或黄疸表现外,可同时伴有其他系统症状,如肾损害、骨髓抑制、神经系统功能紊乱等。在肝损害之前发病期间,有全身性药物过敏征象,如发热、皮疹、末梢血中嗜酸性粒细胞增高。药物性肝内淤胆性综合征者,以黄疸、皮肤瘙痒为主,全身乏力较轻,肝功能示胆红素、碱性磷酸酶增高,谷丙转氨酶轻度或中度增高,转氨酶上升的高峰出现在胆红素上升的高峰之后,黄疸加深时肝界不缩小反而增大,而病情不加重。而病毒性肝炎有肝炎接触史,全身症状较明显,可测出相应肝炎病毒血清学标志物。

十、中医辨证论治

(一)辨证要点

本病首辨虚实,次辨气血。实者有气滞、湿热、血瘀,虚者分脾气虚,肝肾阴虚,脾肾阳虚。

(二)治疗原则

本病病理变化可为气滞、湿热、血瘀,在本则为肝脾肾亏虚,可分别予以理气、化湿、化瘀、健脾、温阳、益肾等,总以疏肝健脾,理气化湿为原则。

(三)分证论治

1.肝郁气滞

证候:右胁胀痛,胸脘胀满,嗳气则舒,善太息,纳呆,舌淡红、苔薄,脉弦。

治则:舒肝解郁,理气止痛。

方药:柴胡疏肝散加减。柴胡、白芍、川芎、枳壳、陈皮、香附、甘草等。

临床加减:肝区隐痛者,加郁金、延胡索;恶心、呕吐者,加姜竹茹、牛姜、代赭石。

中成药:可选用木香顺气丸、柴胡舒肝丸等。

2.肝郁脾虚

证候:右胁隐痛,面色萎黄,神疲乏力,纳差,腹胀,便溏,舌淡红、苔簿白,脉弱。

治则:疏肝理气,健脾化湿。

方药:逍遥散加减。当归、白芍、柴胡、茯苓、白术、薄荷、生姜、甘草等。

临床加减:腹胀者,加大腹皮、莱菔子、厚朴;胁痛者,加枳实、郁金、延胡索。

中成药:可选用逍遥丸,若有热象,可选用丹栀逍遥片。

3.肝胆湿热

证候:身热不扬,汗出,身黄、目黄、小便黄,口苦咽干,腹部胀满、恶心、呕吐、纳差、厌食油腻,心烦失眠,或皮疹、瘙痒,舌暗红、苔黄腻,脉弦滑而数。

治则:清热排毒,利湿退黄。

方药:龙胆泻肝汤合茵陈蒿汤加减。龙胆草、茵陈、大黄、栀子、黄芩、柴胡、生地黄、通草、泽泻、车前子、当归、甘草等。

临床加减:恶心、呕吐者,加姜竹茹、生姜;纳差者,加神曲、薏苡仁、麦芽等。

中成药:可选用龙胆泻肝丸、茵栀黄颗粒等。

4.瘀血阻络

证候:胁下刺痛,痛处固定不移,入夜尤甚,纳差,舌淡暗、苔薄,脉细涩。

治则:活血祛瘀,疏肝通络。

方药:复元活血汤加减。柴胡、天花粉、当归、穿山甲、桃仁、红花、大黄、甘草等。

临床加减:刺痛明显者,加川芎、延胡索、三棱、莪术等;瘀象明显者,加三七、鳖甲等。

中成药:可选用大黄䗪虫丸、鳖甲煎丸、参甲荣肝丸等。

5.脾肾阳虚

证候:畏寒肢冷,腰膝少腹冷痛,腹胀,便溏,或久泻久痢,面色㿠白,纳差乏力,或水肿、少尿,舌质淡胖、苔白,脉沉细或沉迟。

治则:温阳补肾,健脾益气。

方药:附子理中汤合四神丸加减。党参、白术、附子(先煎)、炮姜、补骨脂、肉豆蔻、五味子、吴茱萸、炙甘草等。

临床加减:久泄不止,脱肛者,加黄芪、升麻;舌苔厚腻,湿浊内蕴者,加制半夏、茯苓;小便短少者,加桂枝、泽泻等。

中成药:可选用附子理中丸、四神丸、桂附地黄丸、右归丸、参苓白术散等。

6.肝肾阴亏

证候:胁肋隐痛,口干咽燥,腰膝酸软,潮热盗汗,眩晕耳鸣,舌红少苔,脉细数。

治则:滋养肝肾,扶正祛毒。

方药:一贯煎合六味地黄汤加减。生地黄、沙参、当归、枸杞子、麦冬、山药、泽泻、白芍、山茱萸等。

临床加减:大便秘结者,加大黄、玄参;两胁隐痛甚者,加柴胡、广郁金、延胡索;胃脘灼热、消谷善饥者,加知母、赤芍、蒲公英。

中成药:可选用六味地黄丸或知柏地黄丸等。

(四)其他疗法

1.穴位贴敷

淫羊藿、山豆根、丹参、板蓝根等研末,蜂蜜调和,敷于肝区。

2.艾灸

常用穴:肝俞、脾俞、大椎、至阳、足三里或期门、章门、中脘、膻中等。采用麦粒灸或药饼灸。每次选一组穴,两组交替。隔天1次,3个月为1个疗程。

3.耳针

选穴:肝、脾、胃、胆等穴,用王不留行籽贴压,每天按压3次,每次3～5分钟,每天1次,20天为1个疗程。

十一、西医治疗

治疗原则包括立即停用有关或可疑药物、支持治疗、促进致肝损药物的清除和应用解毒剂、抗炎保肝退黄治疗、肝功能衰竭治疗。

(一)停用有关或可疑药物

一旦确诊或怀疑与药有关,应立即停用一切可疑的损肝药物,多数病例在停药后能恢复。也有一些药物在停药后几周内病情仍可能继续加重,并需要数月时间才能康复,如苯妥英钠、阿莫西林-克拉维酸钾等。如患者因治疗需要,暂不能停用某种必需药物时,应慎重权衡利弊后做出选择。

(二)支持治疗

应注意休息,对重症患者应绝对卧床休息。给予足够的高蛋白(无肝性脑病先兆时)、高糖、丰富维生素及低脂肪饮食,补充氨基酸、清蛋白、维生素,维持水、电解质平衡,以稳定机体内环境,维护重要器官的功能,促进肝细胞再生。同时,严密监测患者肝功能和机体各项指标的变化,若出现感染、出血、肝性脑病、暴发性肝衰竭等并发症时,应及时治疗。

(三)解毒治疗

急性中毒的患者可采取洗胃、导泻、活性炭吸附等措施消除胃肠残留的药物,必要时采用血液透析、腹腔透析、血液灌流、血浆置换等方法快速去除体内的药物。解毒剂的应用包括非特异性如谷胱甘肽、N-乙酰半胱氨酸、硫代硫酸钠、S-腺苷蛋氨酸、多烯磷脂酰胆碱等。乙酰半胱氨酸是唯一有效的对乙酰氨基酚中毒解毒药。熊去氧胆酸具有免疫调节、稳定细胞膜及线粒体保护作用,能促进胆酸在细胞内和小胆管的运输,可用于药物性肝损害特别是药物性淤胆的治疗。谷胱甘肽是体内最主要的抗氧化剂,常用于抗肿瘤药、抗结核药、抗精神失常药等引起的肝损害的辅助治疗。多烯磷脂酰胆碱具有保护和修复肝细胞膜作用。

（四）抗炎保肝退黄治疗

根据患者的临床情况可适当选择抗炎保肝药物治疗，包括以抗炎保肝为主的甘草酸制剂类、水飞蓟宾类，抗自由基损伤为主的硫普罗宁、还原型谷胱甘肽、N-乙酰半胱氨酸，保护肝细胞膜为主的多烯磷脂酰胆碱，促进肝细胞代谢的腺苷蛋氨酸、葡醛内酯、复合辅酶、门冬氨酸钾镁，促进肝细胞修复、再生的促肝细胞生长银子，促进胆红素及胆汁酸代谢的腺苷蛋氨酸、门冬氨酸钾镁、熊去氧胆酸等。一些中药制剂如护肝宁、护肝片、双环醇、五酯胶囊等也可选择。症状严重者、重度黄疸在没有禁忌证的情况下可短期应用糖皮质激素治疗。原则上要尽可能的精简用药。

（五）肝衰竭的治疗

重症患者出现肝功能衰竭时，除积极监测和纠正其并发症外，可采用人工肝支持疗法。对于病情严重，进展较快，预期有可能发生死亡的高危患者，应考虑紧急肝移植治疗。

十二、预后

一般来说，急性药物性肝损害如能及时诊断、及时停药，绝大多数患者预后良好，经适当治疗后，大多数于1～3个月内肝功能逐渐恢复正常。少数发生严重和广泛的肝损伤，引起暴发性肝功能衰竭或进展为肝硬化。慢性药物性肝损害，临床表现隐匿，常常不能即使诊断和停药而预后不好。慢性肝内胆汁淤积，轻者预后较好，重者黄疸迁延而发展到胆汁淤积性肝硬化后，预后较差。

十三、预防与调护

首先要了解药物性肝病的最新信息及药物的使用说明，合理用药，尽量避免应用有肝损伤的药物，如必须使用，应从小剂量开始，密切监测，合用保肝药；其次避免超剂量服药和疗程过长，避免频繁用药或多种药物混合应用，高度重视中药引起的肝损伤；再次注意原有疾病可能诱发药物性肝损伤，对肝肾功能不良的患者应注意减量应用。若已经造成肝损伤，除立即停止服用该药物并予以相应解毒保肝治疗外，应注意慎用其他可能影响甚至加重肝损伤的药物，同时尽量卧床休息，调畅情志，控制情绪。少吃辛辣、油腻、刺激之品，作息要规律。做到畅情志、调饮食、慎起居、勿劳作。

（胡采兴）

第九节 胰 腺 炎

一、概述

急性胰腺炎（acute pancreatitis，AP）是指多种病因引起的胰酶激活，继以胰腺局部炎症反应为主要特征，伴或不伴有其他器官功能改变的疾病。临床上以轻症急性胰腺炎（mild acute pancreatitis，MAP）多见，呈自限性，20%～30%患者为重症急性胰腺炎（severe acute pancreatitis，SAP），病情危重，尽管医疗水平不断提高，急性胰腺炎仍有5%～10%的病死率。本病的病因众多，我国50%以上为胆道疾病所致。

慢性胰腺炎(chronic pancreatitis,CP)以胰腺实质发生慢性持续性炎性损害、纤维化及可能导致的胰管扩张、胰管结石或钙化等不可逆性的形态改变为其特征,可引起顽固性疼痛和永久性内、外分泌功能丢失。我国慢性胰腺炎发患者数逐年上升,人群发病年龄在5～85岁,平均年龄(48.9±15.0)岁,高峰在60岁,男女性别比例为1.86∶1。我国CP最常见病因是胆道系统疾病,其次为酒精,部分无明显病因者称为特发性胰腺炎。

本病轻症属"胃脘痛""腹痛""胁痛""呕吐"范畴,重症属"结胸""厥逆"范畴。

二、病因病理

本病与肝胆脾胃大肠关系密切,起因于暴饮暴食、恣啖膏粱厚味、贪凉饮冷,或暴怒伤肝,情志不畅,或虫蛔扰窜,皆可引致发病。前者可损伤脾胃,脾胃运化失司,内生湿浊,湿蕴生热,湿热可与食积结滞于肠腑而形成腑实证;热邪与水饮相结可形成结胸重证;湿热之邪熏蒸于肝胆,肝胆疏泄失利,胆汁外溢而形成黄疸;因于情志不遂,暴怒伤肝,肝气横逆克伐脾土,致中焦气机升降失司,引起肝脾或肝胃气滞;气滞又可与湿热互结,影响肝胆脾胃的升降;气机不畅,久则血行不利,形成气滞血瘀;虫蛔上扰,阻滞胰管,使胰腺所泌之津汁排泄受阻等等,皆可变生诸症。若热毒深重,热瘀互结,蕴结不散,可致血败肉腐,形成痈脓;严重者邪热伤正耗津,正不胜邪,可由内闭而致外脱,或内陷致厥。

综上所述,诸病邪所导致的气机不畅,邪热积滞壅结,气机升降失司,气血郁闭,不通则痛,是为本病病机之中心环节。在轻症,表现为湿热壅阻,气机不畅,肠腑壅滞;重证则表现为血瘀痹阻,水热结胸。

三、诊断

(一)临床表现

1.急性胰腺炎

(1)症状。①腹痛:腹痛是AP的主要症状,多呈突然发作,常于饱餐和饮酒后发生。疼痛性质可为钝痛、绞痛、钻痛或刀割样痛,位于上腹部,常向背部放射,疼痛在弯腰或起坐前倾时可减轻,病情轻者腹痛3～5天即缓解。少数患者可能无腹痛,突然休克或者昏迷,甚至猝死,往往是SAP终末期表现,多见于老年人或者体弱患者。②恶心、呕吐:90%患者起病即有恶心、呕吐,呕吐可频繁发作,或持续数小时,呕吐物可为胃内容物、胆汁或者咖啡渣样液体,呕吐的程度与疾病的严重程度一致,呕吐后腹痛常不能缓解。③发热:发热常源于急性炎症、坏死胰腺组织继发感染或继发真菌感染。发热伴黄疸者多见于胆源性胰腺炎。MAP仅有轻度发热,一般持续3～5天,SAP发热较高,且持续不退,呈弛张高热。④黄疸:一般在病初24小时内不出现黄疸,起病后第2～3天内由于胰头炎症水肿压迫胆总管可出现一过性梗阻性黄疸,多在几日内消退。如黄疸持续不退或加深,应怀疑合并胆总管结石。发病第2周出现黄疸,应考虑由胰腺炎并发胰腺脓肿或假性囊肿压迫胆总管所致。少数患者后期可因并发肝细胞损害而引起肝细胞性黄疸。⑤腹胀:多数患者伴有腹胀,且腹胀程度与疾病严重程度呈正相关。大部分患者3～5天内无排气排便,随病情好转,肠蠕动逐渐恢复。重症患者通常腹胀明显,或并发麻痹性肠梗阻。若腹胀症状不缓解,则可诱发肠源性感染和肠屏障功能衰竭。

(2)全身并发症:①心动过速和低血压或休克,肺不张、胸腔积液和呼吸衰竭;有研究表明胸腔积液的出现与AP严重度密切相关并提示预后不良;少尿和急性肾衰竭;耳鸣、复视、谵妄、语言障碍及肢体僵硬，昏迷等胰性脑病表现，可发生于起病后早期，也可发生于疾病恢复期。②休克主要是有效循环血容量不足，常见于血液和血浆大量渗出；频繁呕吐丢失体液和电解质；血中缓激肽增多，引起血管扩张和血管通透性增加；并发消化道出血。

(3)体征：①轻型患者腹部体征较少，上腹有中度压痛，往往与主诉腹痛程度不相称，无腹肌紧张与反跳痛，均有不同程度腹胀。②重症者可出现腹膜刺激征，腹水，肋侧腹部皮肤呈灰紫色斑(Grey-Turner 征)，脐周皮肤青紫(Cullen 征)。常有低钙血症，部分可出现手足搐搦。少数患者因脾静脉栓塞出现门静脉高压，脾大。罕见横结肠坏死。腹部因液体积聚或假性囊肿形成可触及肿块。③少见体征还有皮下脂肪坏死小结、下肢血栓性静脉炎、多发性关节炎等。

2.慢性胰腺炎

轻度 CP 无明显特异性临床表现。中、重度 CP 临床表现如下。

(1)腹痛、腹胀、黄疸等：腹痛是 CP 的主要临床症状，初为间歇性，后转为持续性，多位于上腹部，可放射至背部或两肋。腹痛常因饮酒、饱食、高脂肪餐或劳累而诱发。前倾坐位、侧卧屈膝时疼痛可减轻，平卧位加重，被称为胰性疼痛体位。

(2)吸收不良综合征：轻症患者仅有餐后上腹部饱胀、嗳气、不耐受油腻食物等症状。胰脂肪酶分泌量下降至正常的 10%以下发生脂肪泻，表现为排便次数增多，可达10 次/天，泡沫样，有恶臭。严重者伴有脂溶性维生素 A、维生素 D、维生素 E、维生素 K 缺乏而造成夜盲症、皮肤粗糙和出血倾向等。

(3)体征：可有轻度压痛。当并发巨大假性囊肿时可扪及包块，少数可闻及血管杂音。当胰头显著纤维化或假性囊肿压迫胆总管下段，可出现黄疸。由于消化吸收功能障碍导致消瘦，亦可出现并发症有关的体征。

(4)并发症：糖尿病、胰腺假性囊肿、腹水、胰瘘、消化道梗阻及胰源性门脉高压症等。

(二)实验室检查

1.急性胰腺炎

(1)血清酶学检查：病后 6～12 小时开始升高，24 小时达高峰，正常值为<90 U/L(Somogi 单位)，超过正常值 3 倍有诊断价值，但有时急性重症胰腺炎可正常或下降。血清淀粉酶活性高低与病情不呈相关性。患者是否开放饮食和病情程度的判断不能单纯依赖于血清淀粉酶是否降至正常，应综合判断。

血清淀粉酶持续增高要注意：病情反复、并发假性囊肿或脓肿、疑有结石或肿瘤、肾功能不全、巨淀粉酶血症等。要注意鉴别其他急腹症引起的血清淀粉酶增高。

(2)尿淀粉酶：血清淀粉酶主要自尿中排出体外，所以在肾功能正常的情况下，当血清淀粉酶升高时，尿淀粉酶的浓度也增加，只是升高的时间较血淀粉酶为迟，通常在病后 12～24 小时开始升高，持续时间长，有时可达 1～2 周，正常值<450 U/L(Somogi 单位)。

(3)血清脂肪酶：起病后 24 小时内升高，持续时间较长(7～10 天)，超过正常值 3 倍以上有诊断意义。当血清淀粉酶活性已经下降至正常，或其他原因引起血清淀粉酶活性增高，血清脂肪酶活性测定有互补作用。血清脂肪酶活性与疾病严重度不呈正相关。

(4)淀粉酶与肌酐清除比值测定：可提高对急性胰腺炎的特异性诊断。Cam/Ccr(%)=(尿淀粉酶/血淀粉酶)×(血清肌酐/尿肌酐)×100。正常值<5%，如>5%有价值，阳性率为40%～60%。

(5)血清正铁血清蛋白：当腹腔有出血性疾病时，红细胞破坏释放出血红素，经过脂肪酸和弹力蛋白酶作用，转变为正铁血红素，后者与清蛋白结合形成正铁血清蛋白。在重症胰腺炎时常为阳性，有助于早期判断急性胰腺炎的预后。

(6)血清标志物：推荐使用C-反应蛋白(CRP)，发病72小时后CRP>150 mg/L提示胰腺组织坏死。动态测定血清IL-6水平增高提示预后不良。

(7)其他检查：包括血象、血钙、血糖、血脂检查等。

2.慢性胰腺炎

(1)血清酶学检查：急性发作期可见血清淀粉酶升高，如合并胸腔积液、腹水，其胸腔积液、腹水中的淀粉酶含量往往明显升高。

(2)胰腺内分泌功能测定：血糖测定及糖耐量试验可反映胰腺内分泌功能。

(3)胰腺外分泌功能试验：仅在中、重度CP才有变化，因而临床价值有限，仅有胰腺外分泌功能改变，不能诊断为CP。

(4)CP也可出现血清CA19-9增高，但升高幅度一般较小，如明显升高，应警惕合并胰腺癌的可能。

(5)其他检查 大便糜蛋白的酶测定、维生素B_{12}吸收试验或^{14}C-油酸甘油呼气试验，对慢性胰腺功能不全的诊断有一定意义，但其敏感性和特异性，有待进一步证实。

(6)病理变化：早期可见散在的灶状脂肪坏死，小叶及导管周围纤维化，胰管分支内有蛋白栓及结石形成。在进展期，胰管可有狭窄、扩张改变，主胰管内可见嗜酸性蛋白栓和结石。导管上皮萎缩、化生乃至消失，并可见大小不等的囊肿形成，甚至出现小脓肿。随着纤维化的发展，可累及小叶周围并将实质小叶分割成不规则结节状，而被纤维组织包裹的胰岛体积和数量甚至会有所增加，偶尔会见到残留导管细胞芽生所形成的类似于胚胎发生时的胰岛细胞样组织，类似于肝硬化时假小叶的形成。晚期，病变累及胰腺内分泌组织，导致大部内分泌细胞减少，少数细胞如A细胞和PP细胞相对增生，随着病变的进一步发展，多数胰岛消失，少数病例胰岛细胞显著增生，呈条索状和丛状。

胰腺标本的获取：手术活检是最理想的标本，但通常难以获得；经超声(腹部、EUS)或CT引导下的穿刺活检是最常用的方法。

(三)影像学检查

1.急性胰腺炎

(1)腹部B超检查：在发病初期24～48小时行B超检查，可见胰腺弥漫性增大，光点增多，回声减弱。胰腺重度水肿时可呈无回声或散在回声，在其后部回声增强。腹部B超检查对胰腺肿大和假性囊肿、胰腺内外积液的诊断有帮助，同时有助于判断有无胆道疾病，但受AP时胃肠道积气的影响，对AP不能作出准确判断。

(2)腹部CT检查：推荐CT扫描作为诊断AP的标准影像学方法。CT平扫可表现为胰腺实质密度降低(即CT值降低)，胰腺体积增大，胰腺周围浸润，而增强CT扫描可清楚地显示胰腺坏死区域的存在及坏死的范围、程度。动态增强CT检查对判断病情、指导治疗有重要价值。Balthazar CT分级评分系统常用于评估病情严重程度。必要时行增强CT或动态增强CT检查。A～C级，临床上为MAP；D～E级，临床上为SAP。

(3)X线检查。

2.慢性胰腺炎

(1)腹部X线片：腹部平片显示胰腺部位有弥漫性斑点状钙化，高度提示慢性胰腺炎。虽然腹部平片的敏感性仅为30%～40%，但可作为诊断慢性胰腺炎的首选检查。

(2)腹部B超:根据胰腺形态与回声及胰管变化可作为CP的初筛检查,但诊断的敏感性不高。胰腺实质见点状、线状回声增强、囊肿、胰腺轮廓不规则;主胰管扩张及不规则、管壁回声增强、结石或钙化灶、分支胰管扩张。

(3)超声内镜(EUS):对CP的诊断优于腹部B超,诊断敏感性达80%。声像图表现主要有胰腺体积增大或缩小、轮廓模糊不规则、实质回声增强、不均质、可有钙化灶,胰管扩张或粗细不匀、内可有结石,部分可探及假性囊肿或胆总管扩张。内镜超声除显示影像学特征外,同时可以进行胰腺活检和收集胰液做功能性检查。

(4)CT/MRI检查:CT显示胰腺增大或缩小、轮廓不规则、胰腺钙化、胰管不规则扩张或胰周胰腺假性囊肿等改变。对中、晚期诊断的准确性较高,早期、胰腺病理改变轻微的慢性胰腺炎,CT的诊断作用受到限制。MRI对CP的诊断价值与CT相似,但对钙化和结石逊于CT。

慢性胰腺炎的CT分级。①可疑(至少满足1项):体部胰管轻度扩张(2~4 cm);胰腺肿大≤2倍。②轻度-中度(至少满足1项):胰管扩张;胰管不规则;囊腔<10 cm;胰腺实质密度不均匀;管壁密度增强;胰头、体轮廓不规则;胰腺实质灶状坏死。③重度(轻度-中度+1项):囊腔>10 cm;胰管内充填缺损;结石或钙化影;胰管狭窄、阻塞;分支胰管重度扩张、不规则;邻近器官受侵犯。

(5)胰胆管影像学检查:是诊断CP的重要依据。①轻度CP:胰管侧支扩张/阻塞(不超过3个),主胰管正常。②中度CP:主胰管狭窄及扩张。③重度CP:主胰管阻塞、狭窄、钙化,有假性囊肿形成。

胰胆管影像检查主要方法有内镜逆行胰胆管造影术(ERCP)和磁共振胰胆管成像术(MRCP)。

ERCP除晚期可以发现的胰管扭曲、狭窄、结石和囊肿外,ERCP的最大优势是可以发现早、中期和轻型病变的胰腺主胰管或分支出现的扩张和不规则改变。但对一些无胰管改变或变化轻微的患者,其诊断价值则受限。

MRCP可以诊断明显的胰管扩张、假性囊肿等改变,但小胰管的改变和结石则较难反映。

(6)胰管内镜:可以直接观察胰管内病变,如狭窄、阻塞等,同时能进行酒精、细胞刷和一夜收集,对不明原因的胰腺病变有鉴别诊断价值。慢性胰腺炎的胰腺导管内壁充血水肿、扩张或瘢痕性狭窄,50%患者可见蛋白栓,10%患者可见结石,可以鉴别早期胰腺癌。但目前胰管内镜不能调节方向,尚不能完整观察管腔。

(四)诊断建议和诊断标准

1.急性胰腺炎诊断建议

(1)持续性中上腹痛、血清淀粉酶增高、影像学改变,排除其他疾病,可以诊断本病。

(2)临床上不再应用“中度AP”,或“重症AP倾向”。

(3)临床上应注意一部分AP患者从MAP转化为SAP可能。因此,必须对病情做动态观察。除Ranson指标(表5-5)、APACHE-Ⅱ指标外,其他有价值的判别指标有体重指数超过28 kg/m^2;胸膜渗出,尤其是双侧胸腔积液;72小时后CRP>150 mg/L,并持续增高等均为临床上有价值的严重度评估指标。

表 5-5 Ranson 评分标准

入院 24 小时内	48 小时内
年龄＞55 岁	HCT 下降＞10%
WBC＞16×10^9/LL	BUN 增加＞0.8 mmol/L
血糖＞11.2 mmol/L	血 Ca^{2+}＜2 mmol/L
血 LDH＞350 IU/L	PaO_2＜8.0 kPa(60 mmHg)
血清 ALT＞120 IU/L	碱缺失＞4 mmol/L
体温＞39 ℃	体液丢失＞6 000 mL

(4)急性胰腺炎的诊断需要如下 3 条特征中的 2 条：①急性上腹痛伴有腹部压痛或腹膜刺激征。②血清淀粉酶和/或脂肪酶≥正常值上限 3 倍。③CT 扫描显示胰腺炎特征性表现。

临床分为急性轻型胰腺炎及急性重症胰腺炎：①轻症急性胰腺炎(MAP)，具备急性胰腺炎的临床表现和生化改变，而无器官功能障碍或局部并发症，对液体补充治疗反应良好。Ranson 评分＜3，或 CT 分级为 A、B、C。②重症急性胰腺炎(SAP)，具备急性胰腺炎的临床表现和生化改变，且具备下列之一者：局部并发症(胰腺坏死，假性囊肿，胰腺脓肿)；器官衰竭；Ranson 评分≥3；CT 分级为 D、E。

2.慢性胰腺炎

(1)诊断标准：在排除胰腺癌的基础上，建议将下述 4 项作为 CP 的主要诊断依据。①典型的临床表现(腹痛、胰腺外分泌功能不全症状)：腹部疼痛或用其他疾病不能解释的上腹疼痛、伴有血清胰酶或粪便弹力蛋白酶水平升高的患者，有消化不良的症状并可能伴有体重减轻、服用消化酶可以改善或伴有消化不良的糖尿病患者。②病理学检查：显示慢性胰腺炎特征性改变。③两种以上影像学检查显示慢性胰腺炎特征性形态改变。④实验室检查有胰腺外分泌功能不全依据。

其中，第 1 项为诊断所必需，第 2 项阳性可确诊，①＋③可基本确诊，①＋④为疑似患者。

(2)慢性胰腺炎的分类：见表 5-6。

表 5-6 慢性胰腺炎分类

慢性钙化性胰腺炎	酒精性、遗传性、高脂血症性、高钙血症性、特发性、药物性等
慢性阻塞性胰腺炎	狭窄性十二指肠乳头炎、胰腺分裂异常、损伤
慢性炎症性胰腺炎	血管性、糖尿病性
自身免疫性胰腺炎	硬化性胆管炎、原发性胆汁性肝硬化、干燥综合征等

自身免疫性胰腺炎的病理改变除胰腺纤维化和淋巴细胞、浆细胞浸润外，常见胰腺实质纤维性增生和导管上皮增生，而罕见胰管结石和胰管扩张及钙化，故很难划入马赛-罗马分类中的任何一类，故单列为一类。慢性炎症性胰腺炎为一种罕见和定义不明确的类型，特征是胰腺实质减少和单核细胞浸润。在马赛-罗马分类中虽定为一类，但赋予内涵和可能的致病因素均较为模糊。实际上，这一类型从 CT 等影像学上很难与胰腺癌分开，临床见到通常与糖尿病和血管因素有关，但 CA19-9 通常不高。

(3)慢性胰腺炎分期。①临床前期：无临床症状，但已有影像学或组织学的改变。②进展期：以腹痛或反复急性发作为主要临床表现，胰腺导管出现异常，但大致形态改变轻微，无内外分泌功能降低或轻度降低，病程持续数年。③并发症期：上述症状加重，胰腺形态改变明显，胰腺导管明显异常，胰腺实质出现明显的纤维化或炎性增生性改变，并可能出现潴留性囊肿或假性囊肿、胆道梗阻、十二指肠梗阻、胰源性门静脉高压、胰性腹水等并发症，胰腺内、外分泌功能出现实验室异常如促胰液素阳性和糖耐量降低，但无临床症状。④终末期：疼痛频率及严重程度明显降低，或疼痛症状消失，胰腺内、外分泌功能出现明显异常，临床出现腹泻、脂肪泻、体重减轻和糖尿病。

(五)诊断流程

急性胰腺炎及慢性胰腺炎的诊断流程见图 5-3 和图 5-4。

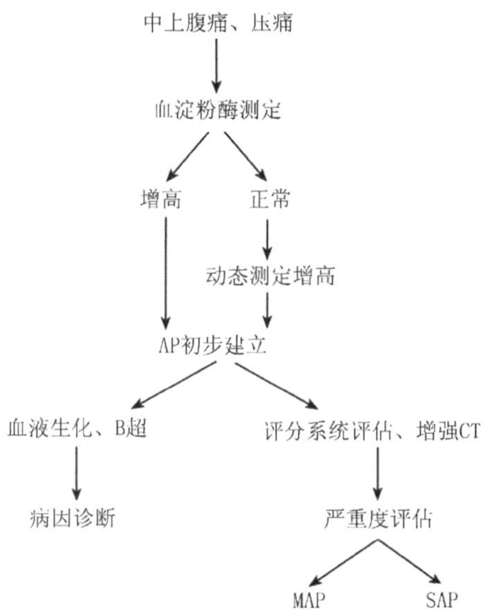

图 5-3 **急性胰腺炎诊断流程**

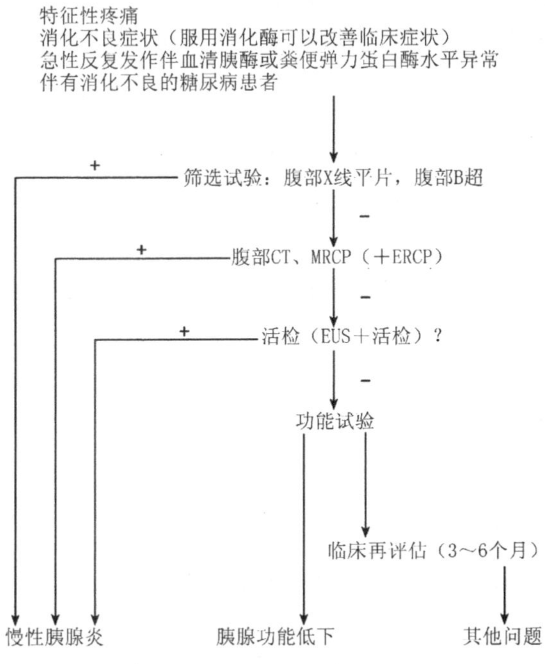

图 5-4 **慢性胰腺炎诊断流程**

四、鉴别诊断

(一)急性胰腺炎

1.消化性溃疡穿孔

本病表现为突发的上腹部疼痛,伴有急性腹膜炎的体征、肝浊音界消失,X 线腹部平片可见膈下游离气体等。

2.急性胆道感染

本病患者多为右上腹疼痛,向右后背部放射,墨菲征阳性,淀粉酶升高多在三倍以内,B 超检查可以明确。

3.急性肠梗阻

本病多有腹痛、腹胀、肛门停止排气排便、呕吐表现,可以有轻度的淀粉酶升高,X 线腹部平片可见液平为确诊依据,少数急性坏死性胰腺炎可以并发肠梗阻。

4.急性心肌梗死

本病多以心前区疼痛为主要症状,少数下壁梗死也可以表现为上腹部疼痛,有特征性的心电图表现,心肌酶谱增高,为诊断依据。

5.急性肾绞痛

多以腰部疼痛为主证,向会阴部放射,伴排尿异常,尿常规见到隐血,B 超及腹部平片可见结石影。

(二)慢性胰腺炎

1.急性复发性胰腺炎

急性胰腺炎在发作期血清淀粉酶显著增高,胰腺分泌功能试验多正常,腹部平片一般阴性,在缓解期后,不遗留组织学或胰腺功能上的改变,预后良好;急性复发性胰腺炎最终可发展为胰腺功能不全,预后较差。

2.肝胰壶腹和其周围病变

慢性胰腺炎压迫胆总管出现梗阻性黄疸时,常与胰头癌、壶腹部肿瘤、胆总管结石等相混淆。逆行胰胆管造影、B 超检查有助于鉴别,但有时需剖腹探查才能明确诊断。

3.消化性溃疡

慢性胰腺炎反复上腹痛与溃疡病的鉴别有赖于病史、胃肠钡透与胃镜检查等。

五、并发症

(一)急性胰腺炎并发症

1.急性液体积聚

发生于急性胰腺炎早期。

2.胰腺坏死

胰腺实质的弥漫性或局灶性坏死,伴有胰周脂肪坏死。

3.胰腺假囊肿

为急性胰腺炎后形成的有纤维组织或肉芽囊壁包裹的胰液积聚。

4.胰腺囊肿

发生于急性胰腺炎胰腺周围的包裹性积脓,含少量或不含胰腺坏死组织。

（二）慢性胰腺炎并发症

1.胰假性囊肿

胰假性囊肿为慢性胰腺炎最常见的并发症，多发生于慢性酒精性胰腺炎，主要见于胰体部。其发生机制可能为胰管破裂，胰液在胰间质内激活，引起胰周围区坏死；胰液泄入小网膜囊，引起局部间质细胞反应，构成一包囊性纤维化膜性壁。随着胰管压力升高，胰液泄漏增多，囊肿也不断增大。

2.胰性腹水

由于假性囊肿或胰管内胰液持续泄漏入腹腔所致。约60%的胰性腹水伴有假性囊肿。

3.胰瘘

手术或经皮引流假性囊肿、胰活检等，偶可并发胰外瘘。

六、中医证治枢要

急性胰腺炎应借助西医，尽早明确诊断。早中期正盛邪实，主要表现为气滞、腑实、湿热、血瘀诸证，晚期气血败乱，正虚邪陷，多需采用中西医结合治疗。

鉴于基本病机为“邪壅不通”，故通下泻实为本病治疗的主要大法。

慢性胰腺炎重在调理脾胃，疏调气血。

七、辨证施治

（一）肝郁气滞化热

主症：突然发作脘腹疼痛，两胁胀满，或胁满窜痛，恶心呕吐，身热，口干苦，便秘。舌红苔薄黄，脉弦数。

治法：行气止痛，通腑泄浊。

处方：大柴胡汤加味。柴胡10 g，枳实10 g，白芍10～30 g，延胡索10 g，清半夏10 g，大黄10～20 g，黄芩10～15 g，蒲公英30 g，炒莱菔子15～30 g。

阐述：此证多见于轻症水肿型胰腺炎，病理较单纯，无并发症。方取大柴胡汤和解疏肝通下，加莱菔子以助消积导滞理气，蒲公英加强清热解毒。如药后泻频，正气不支，可配合西医补液等支持疗法。多能使症情较快获得控制，一般于2～5天内可望恢复正常。

腹痛重加香附10 g、广木香10 g，同时针刺足三里、胆囊穴、阳陵泉，行泻法，留针30分钟；腹胀显著加大腹皮15～30 g、厚朴6～10 g；胁腹窜痛明显加川芎10 g、姜黄10～15 g；药后便下不畅加芒硝6～15 g(冲兑)；身热较显加银花30 g，重用柴胡15～30 g。

（二）阳明腑实证

主症：脘腹胀满疼痛，发作剧烈，呈阵发性加剧，拒按，呕吐频作，大便秘结，小便短赤，身热烦躁。舌红苔黄燥，脉弦滑数。

治法：通里攻下，清热解毒。

处方：大承气汤、大柴胡汤加减。大黄10～20 g(后下)，芒硝10～20 g(分冲)，枳实10～30 g，厚朴10 g，黄芩10～15 g，广木香10 g，法半夏10 g，白芍10～30 g，蒲公英10～30 g，延胡索10 g。

阐述：本证见于水肿型之重症或出血坏死型之较轻症，胃肠积热邪热与积滞互结，气滞不畅，肠腑闭塞不通，病情较重。此时正气亦旺，处理上要果断有力，若不能迅速控制病情进展，可酿成结胸甚至阳脱厥逆等险证。本期为中医药治疗所擅长，经“通下祛邪”，多能迅速解除急症。故当务之急为通腑导滞，解除积滞，恢复胃肠肝胆的通降功能。经 1～2 剂药后泻下数次，往往可使痛随利减，毒随利去，热随利降，诸症得以迅速改善。如虑通下过度伤正，可加强西医支持疗法以密切配合。

如腹痛改善不著，可同时针刺足三里、阳陵泉、下巨墟，强刺激，得气后留针 30 分钟～2 小时，或连按电麻仪以加强刺激。另可用延胡索注射液注射双侧胆囊穴与足三里，每穴注 1 mL；腹胀甚加槟榔 30 g，炒莱菔子 20～30 g；呕甚加姜竹茹 10 g，针刺足三里、内关穴；热甚加山栀 10 g、银花 30 g、玄参 15 g，并针刺大椎、曲池穴。

(三)肝胆湿热

主症：胁腹胀满疼痛，拒按，身热汗黏，目黄染，恶心呕吐，大便干结不畅，小便短赤。舌红苔黄腻，脉弦滑数。

治法：清利肝胆，通腑泄热。

处方：茵陈蒿汤、清胰汤加减。茵陈 30 g，大黄 10 g(后下)，芒硝 10～20 g(冲兑)，木香 10 g，柴胡10 g，黄芩 10～15 g，胡黄连 6 g，延胡索 10 g，炒栀子 10 g，木通 6 g。

阐述：本证多为合并有胆道疾病，如胆石梗阻、胆道感染或胆道蛔虫继发梗阻感染。湿热内阻肝胆，气机不畅，肝胆疏泄不利，故见胁腹痛，身热黄染，呕恶便结尿赤苔黄腻等。方取茵陈蒿汤清利肝胆，清胰汤清热解毒、通腑泄浊，湿热毒邪自前后分消，药后可使热清湿去，较快稳定病情。

腹痛重加郁金；黄疸深加田基黄 30 g、金钱草 30～60 g、海金砂 15 g(布包)；腹胀重加枳实 15 g、厚朴10 g；尿短少赤涩不畅，加车前草 30 g、赤小豆 15～30 g；呕吐重加代赭石 30 g、竹茹 10 g、姜半夏 10 g。或以姜汁滴舌或以生姜擦舌面，或加服玉枢丹 1 g，二次分服；高热加银花 24 g、青蒿 15 g；蛔虫内扰，加使君子 10 g、苦楝根皮 15～30 g、乌梅 10～15 g、槟榔 30 g，以驱虫安蛔。

(四)结胸坏死

主症：腹痛剧烈，波及全腹，手不可近，肚腹板硬，难以缓解，烦躁不安，便秘尿短少，身热起伏，时则形寒或寒战。舌绛红，苔黄腻燥干，脉滑数或沉涩。

治法：通腑攻下，清热解毒，理气活血。

处方：大陷胸汤、五味消毒饮。大黄 10～20 g(后下)，芒硝 10～20 g(冲兑)，制甘遂末 1～2 g(入胶囊吞服)，枳实 15～30 g，厚朴 10 g，双花 30 g，紫花地丁 30 g，天葵 12 g，丹皮 12 g，野菊花 15 g，蒲公英15～30 g，丹参 15～30 g，清开灵 40～80 mL 溶入 5%葡萄糖注射液 500 mL 静脉滴注，1～2 次/天。

阐述：本证相当于出血坏死型之重症，已出现腹膜炎及肠麻痹。此时病至极期，热邪内燔，与水饮血气互结于心下至大腹，诸邪壅积，若不能及时控制其发展，必然变证蜂起。仍须加强通腑导下，釜底抽薪，攻邪安正。方取大陷胸汤泄热散结，荡涤邪实，五味消毒饮解毒排毒，二丹凉血活血化瘀，加用枳朴取大承气之意以加强通降导滞之力。若药后得快利则止后服，以防过剂伤正。若便下仍不畅，可另以大承气汤(大剂)煎浓汁 200 mL，灌肠以助通导，上通下行，多可使大肠畅通。静脉滴注清开灵以强化清热凉血解毒之功。在得以通泄后，部分患者临床症状可望很快减轻，然后视情况考虑改投益气养阴，健脾和胃，兼以清热散结、疏理气机、活血化瘀之品，以求根治。

若患者面色苍灰，表情淡漠，脉搏细数，四肢厥逆，或冷汗淋漓，血压下降，为合并中毒性休克，乃因大量毒素被吸收所致。此时气阴大亏，阳气欲脱，正不胜邪，亟宜以扶正为主治疗，可用增液承气汤加西洋参，同时静脉推注四逆注射液或参附注射液 20～40 mL，以生脉注射液 100～200 mL 静脉滴注维持，并以西医药加强抗感染抗休克，以及维持水与电解质、酸碱平衡等综合治疗。

腹痛剧烈，针刺足三里、内关、脾俞、中脘、阿是穴，深进针，强刺激，勿提插，有助于定痛消胀。必要时以阿托品 1 mg＋哌替啶 20 mg 双侧足三里穴位注射；腹胀甚针刺足三里、天枢、梁门；呕剧针三里、内关；呕吐腹胀显著，亦可加用大承气汤行保留灌肠，导下以调升降。

(五)中虚湿阻

主症：胃脘胀闷隐痛不适，恶心纳呆，便溏，在进食油腻时便溏加重，面色萎滞，神疲乏力，口干不饮，或现低热、舌淡红苔灰腻或白腻，脉缓。

治法：建中补虚，理气渗湿。

处方：参苓白术散。党参 15～30 g，怀山药 15～30 g，薏米 15～30 g，炒白术 10 g，茯苓 12～30 g，炒扁豆 15 g，桔梗 6～10 g，陈皮 6～10 g，白蔻仁 6 g。

阐述：本证乃急性期过后，部分患者气阴两伤，脾胃失和，或在慢性胰腺炎；由于腺体之分泌功能低下，中虚失运，湿浊内停，每现胃脘隐痛不适，脘胀饱闷，餐后为甚，纳食油腻则溏泄不化。此时唯有建补中气，强健运化职能，以待中气之来复。参苓白术散长于补益中气，健脾渗湿。

腹泻重加苍术 6 g、升麻 4 g 以升清燥湿；腹胀明显少佐厚朴 4～6 g；腹痛显入延胡索 10 g；低热起伏乃余热未清，加柴胡 10 g、胡黄连、白薇各 10 g；腹中痞块，可加三棱 6 g、鳖甲 15 g、生牡蛎 30 g、皂角刺15 g以化积软坚散结，同时于痞块外之肌肤上贴敷阿魏膏以助消散；纳差加五谷虫 10 g、焦三仙各 10 g。

八、特色经验探要

关于大黄的运用：在本病以通下为大法的治疗中，大黄发挥了大的功效，这已为大量临床实践与实验室研究所证实。不论是采用以大黄为君药的复方抑或大黄单方，均可发挥强有力的通导泻下、清热解毒、活血化瘀等作用。药理研究表明，大黄可增强胃肠道推进功能，促成药物性胃肠减压，扩张 Oddi 括约肌，促进胆汁分泌而利胆，可全面抑制胰腺内多种消化酶分泌，抗菌解毒，抗凝血且又可止血，促进机体免疫功能等，此品使用安全，无明显毒副作用，在本病治疗中发挥着独特作用。

使用大黄时，须考虑患者的证情及体质状况。由于不同人的体质及不同证情的相对特殊性，对大黄药力的反应不尽相同，这就决定了用药剂量的个体差异。应尽量使剂量用得合理，是提高疗效、减轻不良反应的关键。具体药量通常在 6～30 g，有报道甚至用至 100 g/d 者，并非剂量越大越好，过量易导致呕吐、频泻、脱水及有效循环血量不足等不良反应，一切应以切中病情为准，重要的在于视患者用药后的反应，通常以大便通泄 2～3 次为度。具体通便次数，需视证情及体质状况而定。有一泻而症减，二三泻而症失者，有经更多次通泻而症始减者，均与患者当时的病理状态及对药物的敏感性有关，不可一概而论。正如有人指出："大黄的作用是基于微环境的改变，过量大黄使机体正常微环境失去稳态而致虚，而适量大黄则使这种不利环境逆转而恢复正常，使机体稳态得到平衡。"使用宜后下，入沸水中煎沸 6～8 分钟即可。治疗本病，欲得到较高的疗效，则必须保证通畅的泻下，这已为大量使用的实践所证明。

九、西医治疗

(一)急性胰腺炎

1.治疗原则

减少及抑制胰腺分泌，抑制胰酶活性，纠正休克与水电解质紊乱，维持有效血容量，防治继发感染及各种并发症等。

2.发病初期的监护和处理

(1)监护内容：血、尿常规测定，粪便隐血、肾功能、肝脏功能测定；血糖测定；心电监护；血压监测；血气分析；血清电解质测定；胸片；中心静脉压测定。动态观察腹部体征和肠鸣音改变。记录 24 小时尿量和出入量变化。上述指标可根据患者具体病情做相应选择。

(2)一般处理：常规禁食，对有严重腹胀，麻痹性肠梗阻者应进行胃肠减压。在患者腹痛、腹胀减轻或消失、肠道动力恢复或部分恢复时可以考虑开放饮食，开始以碳水化合物为主，逐步过渡至低脂饮食，不以血清淀粉酶活性高低作为开放饮食的必要条件。

3.补液

补液量包括基础需要量和流入组织间隙的液体量。重症患者由于血管通透性增加，血浆蛋白渗漏至组织间隙和低蛋白血症，应给予清蛋白、鲜血及血浆代用品；禁食时间较长者，注意补充水溶性维生素，尤其是维生素 B_1，以防止维生素 B_1 缺乏所致的 Wernicke 脑病。

4.镇痛

疼痛剧烈时考虑镇痛治疗。在严密观察病情下，可注射盐酸哌替啶 50～100 mg 肌内注射。不推荐应用吗啡或胆碱能受体拮抗剂，如阿托品、山莨菪碱等，因前者会收缩奥狄括约肌，后者则会诱发或加重肠麻痹。

5.抑制胰腺外分泌

(1)生长抑素：通过直接抑制胰腺外分泌而发挥作用，主张在 SAP 治疗中应用。目前常用的制剂有奥曲肽和生长抑素两种。

常规用法：奥曲肽首次 100 μg，皮下注射，以后每小时 25 μg 持续静脉滴注，持续 5～7 天。生长抑素首次 250 μg，静脉注射，以后每小时 250 μg 持续静脉滴注，持续 5～7 天。

停药指征：症状改善、腹痛消失和/或血清淀粉酶活性降至正常。

(2)H_2 受体拮抗剂和 PPI：通过抑制胃酸分泌而间接抑制胰腺分泌，除此之外，还可以预防应激性溃疡的发生，主张在 SAP 时使用。

常规用法：西咪替丁 0.4 g、法莫替丁 20 mg 加入葡萄糖注射液中静脉滴注，每天 2 次；或奥美拉唑每次 40 mg 静脉注射，每天 1 次。

6.胰酶抑制剂

抑制蛋白酶，但临床疗效尚有待证实，如应用则注意早期、足量。

常规药物。①加贝酯(FOY)：开始每天可给 100～300 mg 溶于 500～1 500 mL 葡萄糖盐水中，以 2.5 mg/(kg·h)的速度静脉滴注。2～3 天后病情好转，可逐渐减量。②乌司他汀：10 万单位加入葡萄糖水中静脉滴注，每天 2 次。

7.血管活性物质的应用

由于微循环障碍在 AP，尤其 SAP 发病中起重要作用，推荐应用改善胰腺和其他器官微循环的药物，如前列腺素 E_1 制剂、血小板活化因子拮抗剂、丹参制剂等。

常用药物：凯时 10～20 μg，静脉推注，一天 2 次；前列地尔 100～200 μg，静脉滴注，一天 2 次。

8.抗生素应用

急性轻型胰腺炎为自身消化引起的化学炎症，而不是细菌性炎症，所以抗生素并非一定要用，但我国患者多数合并胆道疾病，或者重症胰腺炎患者常存在继发感染或并发胰腺周围脓肿，则应给予足量抗生素治疗以防继发感染。胰腺感染的致病菌主要为革兰氏阴性菌和厌氧菌等肠道常驻菌。

抗生素的应用应遵循：抗菌谱为革兰氏阴性菌和厌氧菌为主、脂溶性强、有效通过血-胰屏障等三大原则。推荐甲硝唑联合喹诺酮类药物为一线用药，疗效不佳时改用其他广谱抗生素，疗程为 7～14 天，特殊情况下可延长应用。

要注意真菌感染的诊断，临床上无法用细菌感染来解释发热等表现时，应考虑到真菌感染的可能，可试验性应用抗真菌药，同时进行血液或体液真菌培养。

9.营养支持

MAP 患者，只需短期禁食，故不需肠道或肠外营养。SAP 患者常先施行肠外营养，待病情趋向缓解，则考虑实施肠内营养。

进行肠内营养时，应注意患者的腹痛、肠麻痹、腹部压痛等胰腺炎症状和体征是否加重，并定期复查电解质、血脂、血糖、总胆红素、血清蛋白水平、血常规及肾功能等，以评价机体代谢状况，调整肠内营养的剂量。

10.免疫增强剂应用

对于重症病例，可选择性应用免疫增强制剂。

11.预防和治疗肠道功能衰竭

急性胰腺炎并发的感染通常可加重多器官功能障碍综合征（MODS），而肠道功能衰竭是触发 MODS 的主要原因，故对于 SAP 患者，应密切观察腹部体征及排便情况，监测肠鸣音的变化。及早给予促肠道动力药物，包括生大黄、硫酸镁、乳果糖等；给予微生态制剂，如双歧杆菌、乳杆菌等，调节肠道细菌菌群；应用谷氨酰胺制剂保护肠道黏膜屏障；另外可尽早实施肠内营养。

12.AP（胆源性）的内镜治疗

胆源性胰腺炎有急诊治疗指征者，应尽早（最好在发病后 24 小时内）行 ERCP＋内镜下括约肌切开术（EST）清除胆管结石。

13.并发症的处理

（1）ARDS：AP 的严重并发症，处理包括机械通气（推荐使用呼气末正压 PEEP）和大剂量、短程糖皮质激素的应用，如甲基泼尼松龙，必要时行气管镜下肺泡灌洗术。

（2）急性肾衰竭：主要是支持治疗，稳定血流动力学参数，必要时可透析。

（3）低血压：与高动力循环相关，处理包括密切的血流动力学监测，静脉补液，必要时使用血管活性药物。

（4）弥散性血管内凝血：使用肝素治疗。

（5）AP 伴胰液积聚：部分会发展为假性囊肿。对于胰腺假性囊肿应密切观察，部分会自行吸收，若假性囊肿直径＞6 cm，且有压迫现象和临床表现，可行穿刺引流或外科手术引流。

（6）胰腺脓肿：为外科手术干预的绝对指证。

（7）上消化道出血：可应用制酸剂，如 H_2 受体拮抗剂、质子泵抑制剂。

14.手术治疗

坏死胰腺组织继发感染者在严密观察下考虑外科手术。对于重症病例，主张在重症监护和强化保守治疗的基础上，经过72小时，患者的病情仍未稳定或进一步恶化，是进行手术治疗或腹腔冲洗的指征。

(二)慢性胰腺炎

1.治疗原则

(1)控制症状、改善生活质量。

(2)去除病因和纠正存在的胰管梗阻因素、保护胰腺功能。

(3)预防和治疗并发症，寻求胰腺内、外分泌功能替代治疗。

2.一般治疗

CP患者须绝对戒酒、避免暴饮暴食。发作期间应严格限制脂肪摄入。必要时可给予肠外或肠内营养治疗。对长期脂肪泻患者，应注意补充脂溶性维生素及维生素B_{12}、叶酸，适当补充各种微量元素。

3.病因治疗

慢性胰腺炎合并胆道疾病，无论有无其他病因存在，首要措施是处理胆道疾病；酒精性慢性胰腺炎，戒酒是首要措施。

4.内科治疗

(1)急性发作期的治疗：临床表现与急性胰腺炎类似，其治疗亦与急性胰腺炎大致相同。

(2)胰腺外分泌功能不全：对于胰腺外分泌功能不全所致脂肪泻，主要应用外源性胰酶制剂替代治疗并辅助饮食疗法。口服脂肪酶每餐30 000 U，每天3次，对非肠内释放胰酶制剂一定要同时服用抑酸剂。患者应限制脂肪摄入并提供高蛋白饮食，脂肪摄入量限制在总热量的50%以下，一般不超过50 g/d。严重脂肪泻患者可静脉给予中长链三酰甘油。

(3)伴糖尿病的患者，按糖尿病处理原则处理。

(4)疼痛的治疗。①一般治疗：对轻症患者，大多数情况下戒酒、控制饮食便可使疼痛减轻或暂时缓解，如食液体或半固体食物，多食碳水化合物而少食脂肪、蛋白质(高脂血症、营养不良患者例外)。②止痛药物：轻症患者，应从醋氨酚和非甾体抗炎药物开始，如果疼痛严重者可用麻醉镇痛药，但尽量避免长期应用，症状缓解应及时停药后减药。③抑制胰酶分泌：胰酶制剂替代治疗能缓解或减轻腹痛。生长抑素及其类似物，对于难治性腹痛，建议使用奥曲肽治疗，H_2受体拮抗剂或PPI对减轻腹痛有一定疗效。④抗氧化剂：对于酒精性CP患者，应用抗氧化剂(如维生素A、维生素C、维生素E、硒、蛋氨酸)后可缓解疼痛。⑤对于顽固剧烈疼痛，药物治疗无效者，可在CT、EUS诱导下做腹腔神经丛阻滞治疗。对并有胰管狭窄、胰管结石者可在内镜下做相应治疗。⑥如上述方法无效时，应考虑手术治疗。

(5)内镜治疗：CP的内镜治疗主要是针对慢性阻塞性胰腺炎，其目的为解除胰管内压力，从而缓解疼痛，改善胰腺内外分泌功能，提高生活质量。内镜治疗主要包括支架置入术、胰管括约肌或胆管括约肌切开术、胰管或胆管取石术等。李兆申等报道的14例支架植入成功率为100%，腹痛近期缓解率为92.9%，远期(33个月)缓解率为84.6%。

5.外科治疗

(1)治疗目的：减轻疼痛，改善引流，处理并发症。

(2)手术指征：手术治疗分为急诊手术和择期手术。①急诊手术适应证：假性囊肿出现并发症时,如感染、破裂及出血。②择期手术适应证:顽固性疼痛经内科治疗无效者;并发胰腺假性囊肿、胰瘘或胰管结石者内镜治疗无效或不能实施内镜治疗者;伴有可手术治疗的胆道疾病,如结石、胆管狭窄;CP引起难以消退的阻塞性黄疸;不能排除胰腺癌者。手术方法有胰管内引流、胰腺远端切除术、胰十二指肠切除术、全胰切除术、胰腺支配神经切断术及针对病因的有关手术等。

十、中西医优化选择

(一)急性胰腺炎

目前,西医治疗胰腺炎尚无特效办法。治疗原则是禁食、输液、胃肠减压、抗炎和抑制胰液及消化酶的分泌排泄。其基本出发点是抑制胰腺的分泌功能以使胰腺得到充分休息。中医认为本病起因于诸多病邪,包括热、湿、水、气、瘀等壅阻于胰、肝、胆、胃、脾、肠等脏腑。诸邪互结,气血运行不利,壅滞失通,引发出痛呕胀闭发热等症,治疗上以通导为大法。

采用中医药一般无须禁食(重者仍需禁食),不需插管,给予饮食调节,服用汤药,必要时辅以中药注射剂及针刺疗法,一般数天即可迅速缓解病情直至痊愈。

比较中、西医的治疗方法可以发现,西医是消极地让胰腺安静,中医则恰恰相反,使病理产物包括已被激活的胰酶等通过通泄得以驱逐。由于清除了已被激活的胰酶等有害的病理产物,有利于胰腺炎症的缓解和减轻机体组织器官可能受到的损害,变消极的静待为积极的恢复。中、轻症胰腺炎治疗的大量资料表明,在临床表现消失时间、住院天数、治愈率等方面,中医疗效均高于西医疗效。因此,对中轻症急性胰腺炎,首选中医药治疗为佳。由于纳食减少、呕吐及电解质丢失,可适当配以静脉补液,一般不用抗生素,亦无须给予抑制胰液分泌药物。

对重症出血坏死型胰腺炎,此时胰腺病理损害严重,可因胰腺之出血坏死、严重感染、毒物自身吸收等引起严重并发症,纯用中医药治疗难以控制病情,需结合西医药,中西医共同治疗。对重症出血坏死型胰腺炎,常合并休克,腹腔严重感染,甚至胰性脑病、CRDS、DIC等多脏器损害及功能衰竭,严重危及生命,需以西医药为主抢救,包括手术治疗。据统计,当发生3个以上的脏器功能衰竭时死亡率100%,2个脏器功能衰竭时死亡率70%~75%。即便在此时,同时结合中医药抢救,通过补益、通导、化瘀、解毒,攻补兼施,有助于清除有毒物质,对抗内毒素,减少自身中毒,有助于抗感染抗休克,并松弛oddi括约肌,帮助胰管引流,解除胰管内梗阻,抑制胰酶活性,促使肠蠕动恢复,改善微循环,并可提高机体免疫功能,使肠麻痹和瘀滞状态得以缓解,有助于挽救垂危,降低死亡率,提高治愈率。有学者运用中西医结合方法治疗29例重症出血坏死型胰腺炎,患者多伴有多系统多脏器功能损伤或衰竭。根据辨证采用大承气汤、大柴胡汤、泻热汤(大黄、芒硝、玄参、甘草)等以大黄为主药的通腑方药,结合理气化瘀、清化湿热等方法,不拘固定方与固定剂量,以通腑为目的,多途径(口服、胃管注入、灌肠)给药,以肠道排气、日通便1~3次,腹胀消退为度,结合支持疗法、抗菌等多种西医手段,包括少数中转手术,结果取得痊愈率达93.1%的疗效,死亡率仅6.89%。这显示了中医药在重症胰腺炎治疗上的良好前景,值得进一步深入研究。总之,不论是治疗水肿型还是出血坏死型,以中医药维持患者大便畅通,有着非常重要的临床价值,可视为取得疗效的关键性措施。

对重症出血坏死型,掌握好手术时机甚为重要。对较危重者,目前国内一般主张以早期择机手术为宜,有助于阻断病理损害,降低病死率,可供参考。

(二)关于慢性胰腺炎

慢性胰腺炎病程迁延,主要为胰腺内外分泌功能不全的种种表现。以消化系统症状及营养不良最为多见。辨证多属中焦虚弱、运化失司，含(湿)浊不化、气阴两虚等。西医采用替代疗法，治标不治本。本病宜以中医药施治为佳。温中补虚，以调理脾胃功能为中心，俾脾运得健，脾胃调和，中焦气、湿、痰、瘀得化。有助于缓解症扶，多可取得较好疗效，唯常需较长的疗程。若并发假性囊肿，可结合软坚消瘕等方法内服外治。有时腹痛极为顽固，必要时可转手术治疗。

(三)如何防止复发

当胰腺炎急性期过后，部分可再次复发，复发率高达32%～63%。为减少及防止复发，应切实做到饮食有节制，勿暴饮暴食，绝对禁止饮酒，保持情志轻松愉快，不随意激动。对胆道疾病须加强治疗，急性胰腺炎因胆道病引起者超过50%。尤其是胆石症、胆石性胰腺炎复发率更高。故在急性胰腺炎治愈后，彻底解除胆道疾病对防止复发有重要意义。对胆石症，可用中医药溶石排石或采用声波碎石治疗，目前在部分医院开展的经皮穿刺胆道镜下碎石排石治疗，排石效果较好，手术较简单，患者痛苦少，易于接受。同时对胆囊炎、胆道蛔虫症均应积极治疗。只有消除了胰腺炎的发病根源，方可有效地防止再复发。

十一、饮食调护

本病的起因与饮食不慎关系极密切，经统计，60%～80%的发病皆由暴饮暴食或嗜酒所引发。因此，不论曾经发病与否，均须切实注意饮食调摄。而对曾有过本病病史者，因胰腺内外分泌功能有所损伤，尤须注意。

一般来说，在急性发作期宜禁食1～2天，以后给予无脂流质，如米粥、浓米汤、藕粉、果汁、无脂菜汁等，在恢复期给予无脂半流，少吃多餐。病愈后饮食仍宜保持清淡，少吃刺激性食物，每餐不宜过饱，忌饮酒类，切实做到饮食有节。同时平常宜多吃一些富含纤维素的食物，有助于降低血中脂质，后者为胆石症的重要成因，胰腺炎因胆石症引起者几占一半。良好的饮食习惯有助于防止患胆石症，最终对降低胰腺炎发病率将大有裨益。

以下食疗方可供参考。胰菜汤：猪胰1条、淡菜60 g。将猪胰洗净切条，洗净淡菜，以清水浸泡20分钟。先将淡菜放入瓦罐内加水适量煮开10分钟后，再入猪胰同煮至熟，调味服用，可以佐餐。猪胰性味甘平，和淡菜同用，以脏补脏，且有疏理气机的功用，可常食用。

(胡采兴)

第六章　肾内科疾病

第一节　原发性肾病综合征

一、诊断

（一）肾病综合征的概念及分类

肾病综合征（nephrotic syndrome，NS）是指各种原因导致的大量蛋白尿（>3.5 g/d）、低清蛋白血症（<30 g/L）、水肿和/或高脂血症。其中大量蛋白尿和低清蛋白血症是诊断的必备条件，具备这两条再加水肿和/或高脂血症肾病综合征诊断即可成立。

肾病综合征可分为原发性、继发性和遗传性三大类（也有学者将遗传性归入继发性肾病综合征）。继发性肾病综合征很常见，在我国常由糖尿病肾病、狼疮性肾炎、乙肝病毒相关性肾炎、过敏性紫癜性肾炎、恶性肿瘤相关性肾小球病、肾淀粉样变性和汞等重金属中毒引起。遗传性肾病综合征并不多见，在婴幼儿主要见于先天性肾病综合征（芬兰型及非芬兰型），此外，少数 Alport 综合征患者也能呈现肾病综合征。

（二）原发性肾病综合征的诊断及鉴别诊断

原发性肾病综合征是原发性肾小球疾病最常见的临床表现。符合肾病综合征诊断标准，并能排除各种病因的继发性肾病综合征和遗传性疾病所致肾病综合征，方可诊断原发性肾病综合征。以下要点能帮助原发性与继发性肾病综合征鉴别。

1.临床表现

应参考患者的年龄、性别及临床表现特点，有针对性地排除继发性肾病综合征，例如，儿童应重点排除乙肝病毒相关性肾炎及过敏性紫癜肾炎所致肾病综合征；老年患者则应着重排除淀粉样变性肾病、糖尿病肾病及恶性肿瘤相关性肾小球病所致肾病综合征；女性，尤其青中年患者均需排除狼疮性肾炎；对于使用不合格美白或祛斑美容护肤品病理诊断为肾小球微小病变病（minimal change disease，MCD）或膜性肾病（membranous nephropathy，MN）的年轻女性肾病综合征患者，应注意排除汞中毒可能。认真进行系统性疾病的有关检查，而且必要时进行肾穿刺病理活检可资鉴别。

2.病理表现

原发性肾病综合征的主要病理类型为MN(常见于中老年患者)、MCD(常见于儿童及部分老年患者)及局灶节段性肾小球硬化(focal segmental glomerular sclerosis,FSGS),另外,某些增生性肾小球肾炎如IgA肾病、系膜增生性肾炎、膜增生性肾炎、新月体肾炎等也能呈现肾病综合征表现。各种继发性肾小球疾病的病理表现,在多数情况下与这些原发性肾小球疾病病理表现不同,再结合临床表现进行分析,鉴别并不困难。

近年,利用免疫病理技术鉴别原发性(或称特发性)MN与继发性MN(在我国常见于狼疮性MN、乙肝病毒相关性MN、恶性肿瘤相关性MN及汞中毒相关性MN等)已有较大进展。现在认为,原发性MN是自身免疫性疾病,其中抗足细胞表面的磷脂酶A2受体(phospholipase A2 rreceptor,PLA2R)抗体是重要的自身抗体之一,它主要以IgG4形式存在,但是外源性抗原及非肾自身抗原诱发机体免疫反应导致的继发性MN却并非如此。基于上述认识,现在已用抗IgG亚类(包括IgG1、IgG2、IgG3和IgG4)抗体及抗PLA2R抗体对肾组织进行免疫荧光或免疫组化检查,来帮助鉴别原、继发性MN。

国内外研究显示,原发性MN患者肾小球毛细血管壁上沉积的IgG亚类主要是IgG4,并常伴PLA2R沉积;而狼疮性MN及乙肝病毒相关性MN、肾小球毛细血管壁上沉积的IgG主要是IgG1、IgG2或IgG3,且不伴PLA2R沉积;恶性肿瘤相关性MN及汞中毒相关性MN毛细血管壁上沉积的IgG亚类也非IgG4为主,有无PLA2R沉积,目前尚无研究报道。不过,并非所有检测结果都绝对如此,文献报道原发性MN患者肾小球毛细血管壁上以IgG4亚类沉积为主者占81%~100%,有PLA2R沉积者占69%~96%,所以仍有部分原发性MN患者可呈阴性结果,另外阳性结果也与继发性MN存在一定交叉。为此IgG亚类及PLA2R的免疫病理检查结果仍然需要再进行综合分析,才能最后判断它在鉴别原、继发MN上的意义。

3.实验室检查

近年来,研究还发现一些原发性肾小球疾病病理类型的血清标志物,它们在一定程度上对鉴别原发性与继发性肾病综合征也有帮助。

(1)血清PLA2R抗体:美国Beck等研究显示70%的原发性MN患者血清中含有抗PLA2R抗体,而狼疮性肾炎、乙肝病毒相关性肾炎等继发性MN患者血清无此抗体,显示此抗体对于原发性MN具有较高的特异性。此后欧洲及中国的研究显示,原发性MN患者血清PLA2R抗体滴度还与病情活动度相关,病情缓解后抗体滴度降低或消失,复发时滴度再升高。不过,在原发性MN患者中,此血清抗体的阳性率为57%~82%,所以阴性结果仍不能除外原发性MN。

(2)可溶性尿激酶受体(soluble urokinase receptor,suPAR):Wei等检测了78例原发性FSGS、25例MCD、16例MN、7例先兆子痫和22例正常人血清中suPAR的浓度,结果发现原发性FSGS患者血清suPAR浓度明显高于正常对照和其他肾小球疾病的患者,提示suPAR可能是原发性FSGS的血清学标志物。Huang等的研究基本支持Wei的看法,同时发现随着FSGS病情缓解,血清suPAR水平也明显降低,但是他们的研究结果并不认为此检查能鉴别原发性及继发性FSGS。为此,今后还需要更多的研究来进一步验证。就目前已发表的资料看,约2/3原发性FSGS患者血清suPAR抗体阳性,但是其检测结果与其他肾小球疾病仍有一定重叠,这些在分析试验结果时应该注意。

二、治疗原则、进展与展望

(一)治疗原则

原发性肾病综合征的治疗原则主要有以下内容。①主要治疗:原发性肾病综合征的主要治疗药物是糖皮质激素和/或免疫抑制剂,但是具体应用时一定要有区别地制定个体化治疗方案。原发性肾病综合征的不同病理类型在药物治疗反应、肾损害进展速度及肾病综合征缓解后的复发上都存在很大差别,所以,首先应根据病理类型及病变程度来有区别地实施治疗;另外,还需要参考患者年龄、体重、有无激素及免疫抑制剂使用禁忌证、是否有生育需求、个人意愿采取不同的用药。有区别地个体化地制定激素和/或免疫抑制剂的治疗方案,是现代原发性肾病综合征治疗的重要原则。②对症治疗:水肿(重时伴腹水及胸腔积液)是肾病综合征患者的常见症状,利尿治疗是主要的对症治疗手段。利尿要适度,以每天体重下降 0.5~1.0 kg 为妥。如果利尿过猛可导致电解质紊乱、血栓栓塞及肾前性急性肾损害(acute kidney injury,AKI)。③防治并发症:加强对感染、血栓栓塞、蛋白质缺乏、脂代谢紊乱及 AKI 等并发症的预防与治疗。④保护肾功能:要努力防治疾病本身及治疗措施不当导致的肾功能恶化。

(二)具体治疗药物及措施

1.免疫抑制治疗

(1)糖皮质激素:对免疫反应多个环节都有抑制作用。能抑制巨噬细胞对抗原的吞噬和处理;抑制淋巴细胞 DNA 合成和有丝分裂,破坏淋巴细胞,使外周淋巴细胞数量减少;抑制辅助性 T 细胞和 B 细胞,使抗体生成减少;抑制细胞因子如 IL-2 等生成,减轻效应期的免疫性炎症反应等。激素于 20 世纪 50 年代初开始应用于原发性肾病综合征治疗,至今仍是最常用的免疫抑制治疗药物。

我国在原发性肾病综合征治疗中激素的使用原则如下。①起始足量:常用药物为泼尼松(或泼尼松龙)每天 1 mg/kg(最高剂量 60 mg/d),早晨顿服,口服 8~12 周,必要时可延长至 16 周(主要适用于 FSGS 患者);②缓慢减药:足量治疗后每 2~3 周减原用量的 10%左右,当减至 20 mg/d左右肾病综合征易反复,应更缓慢减量;③长期维持:最后以最小有效剂量(10 mg/d 左右)再维持半年或更长时间,以后再缓慢减量至停药。这种缓慢减药和维持治疗方法可以巩固疗效、减少肾病综合征复发,更值得注意的是这种缓慢减药方法是预防肾上腺皮质功能不全或危象的较为有效方法。激素是治疗原发性肾病综合征的"王牌",但是不良反应也很多包括感染、消化道出血及溃疡穿孔、高血压、水钠潴留、升高血糖、降低血钾、股骨头坏死、骨质疏松、精神兴奋,库欣综合征及肾上腺皮质功能不全等,使用时应密切监测。

(2)环磷酰胺:此药是烷化剂类免疫抑制剂。破坏 DNA 的结构和功能,抑制细胞分裂和增殖,对 T 细胞和 B 细胞均有细胞毒性作用,由于 B 细胞生长周期长,故对 B 细胞影响大。是临床上治疗原发性肾病综合征最常用的细胞毒类药物,可以口服使用,也可以静脉注射使用,由于口服与静脉治疗疗效相似,因此治疗原发性肾病综合征最常使用的方法是口服。具体用法为,每天 2 mg/kg(常用 100 mg/d),分 2~3 次服用,总量 6~12 g。用药时需注意适当多饮水及避免睡前服药,并应对药物的各种不良反应进行监测及处理。常见的药物不良反应有骨髓抑制、出血性膀胱炎、肝损伤、胃肠道反应、脱发与性腺抑制(可能造成不育)。

(3)环孢素 A:是由真菌代谢产物提取得到的 11 个氨基酸组成环状多肽,可以人工合成。能选择性抑制 T 辅助细胞及 T 细胞毒效应细胞,选择性抑制 T 辅助性细胞合成 IL-2,从而发挥免疫抑制作用。不影响骨髓的正常造血功能，对B细胞、粒细胞及巨噬细胞影响小。此药已作为MN的一线用药，以及难治性MCD和FSGS的二线用药。常用量为每天3～5 mg/kg，分两次空腹口服，服药期间需监测药物谷浓度并维持在100～200 ng/mL。近年来，有研究显示用小剂量环孢素A(每天1～2 mg/kg)治疗同样有效。该药起效较快，在服药1个月后可见到病情缓解趋势，3～6个月后可以缓慢减量，总疗程为1～2年，对于某些难治性并对环孢素A依赖的病例，可采用小剂量每天1.0～1.5 mg/kg维持相当长时间(数年)。若治疗6个月仍未见效果，再继续应用患者获得缓解机会不大，建议停用。当环孢素A与激素联合应用时，激素起始剂量常减半如泼尼松或泼尼松龙每天0.5 mg/kg。环孢素A的常见不良反应包括急性及慢性肾损害、肝毒性、高血压、高尿酸血症、多毛及牙龈增生等，其中造成肾损害的原因较多(如肾前性因素所致AKI、慢性肾间质纤维化所致慢性肾功能不全等)，且有时此损害发生比较隐匿需值得关注。当血肌酐(SCr)较基础值增长超过30%，不管是否已超过正常值，都应减少原药量的25%～50%或停药。

(4)他克莫司：又称FK-506，与红霉素的结构相似，为大环内脂类药物。其对免疫系统作用与环孢素A相似，两者同为钙调神经磷酸酶抑制剂，但其免疫抑制作用强，属高效新型免疫抑制剂。主要抑制IL-2、IL-3和干扰素γ等淋巴因子的活化和IL-2受体的表达，对B细胞和巨噬细胞影响较小。主要不良反应是糖尿病、肾损害、肝损害、高钾血症、腹泻和手颤。腹泻可以致使本药血药浓度升高，又可以是其一种不良反应，需要引起临床医师关注。该药物费用昂贵，是治疗原发性肾病综合征的二线用药。常用量为每天0.05～0.10 mg/kg，分两次空腹服用。服药物期间需监测药物谷浓度并维持在5～10 ng/mL，治疗疗程与环孢素A相似。

(5)吗替麦考酚酯：商品名骁悉。在体内代谢为吗替麦考酚酸，后者为次黄嘌呤单核苷酸脱氢酶抑制剂，抑制鸟嘌呤核苷酸的从头合成途径，选择性抑制T、B淋巴细胞，通过抑制免疫反应而发挥治疗作用。诱导期常用量为1.5～2.0 g/d，分2次空腹服用，共用3～6个月，维持期常用量为0.5～1.0 g/d，维持6～12个月。该药对部分难治性肾病综合征有效，但缺乏随机对照试验(RCT)的研究证据。该药物价格昂贵，由于缺乏RCT证据，现不作为原发性肾病综合征的一线药物，仅适用于一线药物无效的难治性病例。主要不良反应是胃肠道反应(腹胀、腹泻)、感染、骨髓抑制(白细胞计数减少、贫血)及肝损害。特别值得注意的是，在免疫功能低下患者应用吗替麦考酚酯，可出现卡氏肺孢子虫肺炎、腺病毒或巨细胞病毒等严重感染，甚至威胁生命。

(6)来氟米特：商品名爱诺华，是一种有效的治疗类风湿关节炎的免疫抑制剂，在国内其适应证还扩大到治疗系统性红斑狼疮。此药通过抑制二氢乳清酸脱氢酶活性，阻断嘧啶核苷酸的生物合成，从而达到抑制淋巴细胞增殖的目的。国外尚无使用来氟米特治疗原发性肾病综合征的报道，国内小样本针对IgA肾病合并肾病综合征的临床观察显示，激素联合来氟米特的疗效与激素联合吗替麦考酚酯的疗效相似，但是，后者本身在IgA肾病治疗中的作用就不肯定，因此，这个研究结果不值得推荐。新近一项使用来氟米特治疗16例难治性成人MCD的研究显示，来氟米特对这部分患者有效，并可以减少激素剂量。由于缺乏RCT研究证据，指南并不推荐用来氟米特治疗原发性肾病综合征。治疗类风湿关节炎等病的剂量为10～20 mg/d，共用6个月，以后缓慢减量，总疗程为1.0～1.5年。主要不良反应为肝损害、感染和变态反应，国外尚有肺间质纤维化的报道。

2.利尿消肿治疗

如果患者存在有效循环血容量不足，则应在适当扩容治疗后再予利尿剂治疗；如果没有有效循环血容量不足，则可直接应用利尿剂。

(1)利尿剂治疗:轻度水肿者可用噻嗪类利尿剂联合保钾利尿剂口服治疗,中、重度水肿伴或不伴体腔积液者,应选用襻利尿剂静脉给药治疗(此时肠道黏膜水肿,会影响口服药吸收)。襻利尿剂宜先从静脉输液小壶滴入一个负荷量(如呋塞米 20~40 mg,使髓襻的药物浓度迅速达到利尿阈值),然后再持续泵注维持量(如呋塞米 5~10 mg/h,以维持髓襻的药物浓度始终在利尿阈值上),如此才能获得最佳利尿效果。每天呋塞米的使用总量不超过 200 mg。"弹丸"式给药间期髓襻药物浓度常达不到利尿阈值,此时会出现"利尿后钠潴留"(髓襻对钠重吸收增强,出现"反跳"),致使襻利尿剂的疗效变差。另外,现在还提倡襻利尿剂与作用于远端肾小管及集合管的口服利尿药(前者如氢氯噻嗪,后者如螺内酯及阿米洛利)联合治疗,因为应用襻利尿剂后,远端肾单位对钠的重吸收会代偿增强,使襻利尿剂利尿效果减弱,并用远端肾单位利尿剂即能克服这一缺点。

(2)扩容治疗:对于合并有效血容量不足的患者,可静脉输注胶体液提高血浆胶体渗透压扩容,从而改善肾脏血流灌注,提高利尿剂疗效。临床常静脉输注血浆代用品右旋糖酐来进行扩容治疗,应用时需注意:①用含糖而不用含钠的制剂,以免氯化钠影响利尿疗效;②应用相对分子质量为 20~40 kDa 的制剂(即右旋糖酐-40),以获得扩容及渗透性利尿双重疗效;③用药不宜过频,剂量不宜过大。一般而言,可以一周输注 2 次,每次输注 250 mL,短期应用,而且如无利尿效果就应及时停药。盲目过大量、过频繁地用药可能造成肾损害(病理显示近端肾小管严重空泡变性呈"肠管样",化验血清肌酐增高,原来激素治疗敏感者变成激素抵抗,出现利尿剂抵抗);④当尿量<400 mL/d 时禁用,此时药物易滞留并堵塞肾小管,诱发急性肾衰竭。

由于人血制剂(血浆及清蛋白)来之不易,而且难以完全避免变态反应及血源性感染,因此在一般情况下不提倡用人血制剂来扩容利尿。只有当患者尿量<400 mL/d,又必须进行扩容治疗时,才选用血浆或清蛋白。

(3)利尿治疗疗效不好的常见原因如下:①有效血容量不足的患者,没有事先静脉输注胶体液扩容,肾脏处于缺血状态,对襻利尿剂反应差;而另一方面滥用胶体液包括血浆制品及血浆代用品导致严重肾小管损伤(即前述的肾小管呈"肠管样"严重空泡变性)时,肾小管对襻利尿剂可完全失去反应,常需数月时间,待肾小管上皮细胞再生并功能恢复正常后,才能重新获得利尿效果。②呋塞米的血浆蛋白(主要为清蛋白)结合率高达 91%~97%。低清蛋白血症可使其血中游离态浓度升高,肝脏对其降解加速;另外,结合态的呋塞米又能随清蛋白从尿排出体外。因此,低清蛋白血症可使呋塞米的有效血浓度降低及作用时间缩短,故而利尿效果下降。③襻利尿剂没有按前述要求规范用药,尤其值得注意的是中重度肾病综合征患者仍旧口服给药,肠黏膜水肿致使药物吸收差;间断静脉"弹丸"式给药,造成给药间期"利尿后钠潴留";不配合服用作用于远端肾单位的利尿药,削弱了襻利尿剂疗效。④肾病综合征患者必须严格限盐(摄取食盐 2~3 g/d),而医师及患者忽视限盐的现象在临床十分普遍,不严格限盐上述药物的利尿效果会显著减弱。临床上,对于少数利尿效果极差的难治性重度水肿患者,可采用血液净化技术进行超滤脱水治疗。

3.血管紧张素Ⅱ拮抗剂治疗

大量蛋白尿是肾病综合征的最核心问题,由它引发肾病综合征的其他临床表现(低蛋白血症、高脂血症、水肿和体腔积液)和各种并发症。此外,持续性大量蛋白尿本身可导致肾小球高滤过,增加肾小管蛋白重吸收,加速肾小球硬化,加重肾小管损伤及肾间质纤维化,影响疾病预后。因此减少尿蛋白在肾病综合征治疗中十分重要。

近年来,常用血管紧张素转化酶抑制剂(ACEI)或血管紧张素 AT1 受体阻断剂(ARB)作为肾病综合征患者减少尿蛋白的辅助治疗。研究证实,ACEI 或 ARB 除具有降压作用外,还有确切的减少尿蛋白排泄(可减少 30%)和延缓肾损害进展的肾脏保护作用。其独立于降压的肾脏保护作用机制包括:①对肾小球血流动力学的调节作用。此类药物既扩张入球小动脉,又扩张出球小动脉,但是后一作用强于前一作用,故能使肾小球内高压、高灌注和高滤过降低,从而减少尿蛋白排泄,保护肾脏。②非血流动力学的肾脏保护效应。此类药能改善肾小球滤过膜选择通透性,改善足细胞功能,减少细胞外基质蓄积,故能减少尿蛋白排泄,延缓肾小球硬化及肾间质纤维化。因此,具有高血压或无高血压的原发性肾病综合征患者均宜用 ACEI 或 ARB 治疗,前者能获得降血压及降压依赖性肾脏保护作用,而后者可以获得非降压依赖性肾脏保护效应。

应用 ACEI 或 ARB 应注意如下事项:①肾病综合征患者在循环容量不足(包括利尿、脱水造成的血容量不足,及肾病综合征本身导致的有效血容量不足)情况下,应避免应用或慎用这类药物,以免诱发 AKI。②肾功能不全和/或尿量较少的患者服用这类药物,尤其与保钾利尿剂(螺内酯等)联合使用时,要监测血钾浓度,谨防高钾血症发生。③对激素及免疫抑制剂治疗敏感的患者,如 MCD 患者,蛋白尿能很快消失,无必要也不建议服用这类药物。④不推荐 ACEI 和 ARB 联合使用。

三、不同病理类型的治疗方案

(一)MN

应争取将肾病综合征治疗缓解或者部分缓解,无法达到时,则以减轻症状、减少尿蛋白排泄、延缓肾损害进展及防治并发症作为治疗重点。MN 患者尤应注意防治血栓栓塞并发症。

本病不提倡单独使用激素治疗;推荐使用足量激素(如泼尼松或泼尼松龙始量每天 1 mg/kg)联合细胞毒类药物(环磷酰胺)治疗,或较小剂量激素(如泼尼松或泼尼松龙始量每天 0.5 mg/kg)联合环孢素 A 或他克莫司治疗;激素相对禁忌或不能耐受者,也可以单独使用环孢素 A 或他克莫司治疗。对于使用激素联合环磷酰胺治疗无效的病例可以换用激素联合环孢素 A 或他克莫司治疗,反之亦然;对于治疗缓解后复发病例,可以重新使用原方案治疗。

2012 年 KDIGO 制定的《肾小球肾炎临床实践指南》,推荐 MN 所致肾病综合征患者应用激素及免疫抑制剂治疗的适应证如下:①尿蛋白持续超过4 g/d,或是较基线上升超过 50%,经抗高血压和抗蛋白尿治疗 6 个月未见下降(1B 级证据);②出现严重的、致残的、或威胁生命的肾病综合征相关症状(1C 级证据);③诊断 MN 后的 6~12 个月内 SCr 上升≥30%,能除外其他原因引起的肾功能恶化(2C 级证据)。而出现以下情况建议不用激素及免疫抑制剂治疗:①SCr 持续 >309 μmol/L 或估算肾小球滤过率(eGFR)<30 mL/(min·1.73 m^2);②超声检查肾脏体积明显缩小(如长径<8 cm);③合并严重的或潜在致命的感染。

(二)微小病变肾病

应力争将肾病综合征治疗缓解。本病所致肾病综合征对激素治疗十分敏感,治疗后肾病综合征常能完全缓解,但是缓解后肾病综合征较易复发,而且多次复发即可能转型为 FSGS,这必须注意。

初治病例推荐单独使用激素治疗;对于多次复发或激素依赖的病例,可选用激素与环磷酰胺联合治疗;担心环磷酰胺影响生育者或者经激素联合环磷酰胺治疗后无效或仍然复发者,可选用较小剂量激素(如泼尼松或泼尼松龙始量每天 0.5 mg/kg)与环孢素 A 或他克莫司联合治疗,或单独使用环孢素 A 或他克莫司治疗；对于环磷酰胺、环孢素 A 或他克莫司等都无效或不能耐受的病例，可改用吗替麦考酚酯治疗。对于激素抵抗型患者需重复肾活检，以排除 FSGS。

(三)局灶节段性肾小球硬化

应争取将肾病综合征治疗缓解或部分缓解，但是无法获得上述疗效时，则应改变目标将减轻症状、减少尿蛋白排泄、延缓肾损害进展及防治并发症作为治疗重点。既往认为本病治疗效果差，但是，近年来的系列研究显示约有 50%患者应用激素治疗仍然有效，但显效较慢。其中，顶端型 FSGS 的疗效与 MCD 相似。

目前，推荐使用足量激素治疗，如果肾病综合征未缓解，可持续足量服用 4 个月，完全缓解后逐渐减量至维持剂量，再服用 0.5～1.0 年；对于激素抵抗或激素依赖病例可以选用较小剂量激素(如泼尼松或泼尼松龙始量每天 0.5 mg/kg)与环孢素 A 或他克莫司联合治疗，有效病例环孢素 A可在减量至每天 1.0～1.5 mg/kg 后，维持服用 1～2 年。激素相对禁忌或不能耐受者，也可以单独使用环孢素 A 或他克莫司治疗。不过对 SCr 升高及有较明显肾间质的患者，使用环孢素 A 或他克莫司要谨慎。应用细胞毒药物(如环磷酰胺)、吗替麦考酚酯治疗本病目前缺乏循证医学证据。

(四)系膜增生性肾炎

非 IgA 肾病的系膜增生性肾炎在西方国家较少见，而我国病例远较西方国家多。本病所致肾病综合征的治疗方案，要据肾小球的系膜病变程度，尤其是系膜基质增多程度来决定。轻度系膜增生性肾炎所致肾病综合征的治疗目标及方案与 MCD 相同，且疗效及转归与 MCD 也十分相似；而重度系膜增生性肾炎所致肾病综合征可参考原发性 FSGS 的治疗方案治疗。

(五)膜增生性肾炎

原发性膜增生性肾炎较少见，疗效很差。目前并无循证医学证据基础上的有效治疗方案可被推荐，临床上可以试用激素加环磷酰胺治疗，无效者还可试用较小量糖皮质激素加吗替麦考酚酯治疗。如果治疗无效，则应停用上述治疗。

(六)IgA 肾病

约 1/4 IgA 肾病患者可出现大量蛋白尿(>3.5 g/d)，而他们中仅约 1/2 患者呈现肾病综合征。现在认为，部分呈现肾病综合征的 IgA 肾病实际为 IgA 肾病与 MCD 的重叠(免疫荧光表现符合 IgA 肾病，而光镜及电镜表现支持 MCD)，这部分患者可参照 MCD 的治疗方案进行治疗，而且疗效及转归也与 MCD 十分相似；而另一部分患者是 IgA 肾病本身导致肾病综合征(免疫荧光表现符合 IgA 肾病，光镜及电镜表现为增生性肾小球肾炎或 FSGS)，这部分患者似可参照相应的增生性肾小球肾炎及 FSGS 的治疗方案进行治疗。

应当指出的是，上述多数治疗建议是来自西方国家的临床研究总结，值得从中借鉴，但是是否完全符合中国情况，还必须通过我们自己的实践来进一步验证及总结，不应该教条地盲目应用。同时还应指出，上述治疗方案是依据疾病普遍性面对群体制订的，而在临床实践中患者情况多种多样，必须具体问题具体分析，个体化地实施治疗。

四、难治性肾病综合征的治疗

(一)难治性肾病综合征的概念

目前，尚无难治性肾病综合征一致公认的定义。一般认为，难治性肾病综合征包括激素抵抗性、激素依赖性及频繁复发性的原发性肾病综合征。激素抵抗性肾病综合征系指用激素规范化治疗 8 周(FSGS 病例需 16 周)仍无效者;激素依赖性肾病综合征系指激素治疗缓解病例,在激素撤减过程中或停药后 14 天内肾病综合征复发者;频繁复发性肾病综合征系指经治疗缓解后半年内复发≥2 次,或 1 年内复发≥3 次者。难治性肾病综合征的患者由于病程较长,病情往往比较复杂,临床治疗上十分棘手。

(二)难治性肾病综合征的常见原因

遇见难治性肾病综合征时,应仔细寻找原因。可能存在如下原因。

1.诊断错误

误将一些继发性肾病(如淀粉样变性肾病等)和特殊的原发性肾病(如脂蛋白肾病、纤维样肾小球病等)当成了普通原发性肾小球疾病应用激素治疗,当然不能取得满意疗效。

2.激素治疗不规范

激素治疗不规范包括:①重症肾病综合征患者仍然口服激素治疗,由于肠黏膜水肿药物吸收差,激素血浓度低影响疗效;②未遵守"足量、慢减、长期维持"的用药原则,例如始量不足、"阶梯式"加量、或减药及停药过早过快,都会降低激素疗效。③忽视药物间相互作用,例如卡马西平和利福平等药能使泼尼松龙的体内排泄速度增快,血药浓度降低过快,影响激素治疗效果。

3.静脉输注胶体液不当

前文已叙,过频输注血浆制品或血浆代用品导致肾小管严重损伤(肾小管呈"肠管样"严重空泡变性)时,患者不但对利尿剂完全失去反应,而且原本激素敏感的病例(如 MCD)也可能变成激素抵抗。

4.肾脏病理的影响

激素抵抗性肾病综合征常见于膜增生性肾炎及部分 FSGS 和 MN;频繁复发性肾病综合征常见于 MCD 及轻度系膜增生性肾炎(包括 IgA 肾病及非 IgA 肾病),而它们多次复发后也容易变成激素依赖性肾病综合征,甚至转换成 FSGS 变为激素抵抗。

5.并发症的影响

肾病综合征患者存在感染、肾静脉血栓、蛋白营养不良等并发症时,激素疗效均会降低。年轻患者服激素后常起痤疮,痤疮上的"脓头"就能显著影响激素疗效,需要注意。

6.遗传因素

近 10 余年研究发现,5%~20%的激素抵抗性肾病综合征患者的肾小球足细胞存在某些基因突变,它们包括导致 nephrin 异常的 *NPHS1* 基因突变、导致 podocin 异常的 *NPHS2* 基因突变、导致 CD2 相关蛋白异常的 *CD2AP* 基因突变、导致细胞骨架蛋白 α-辅肌动蛋白 4 异常的 *ACTIN4* 基因突变,以及导致 WT-1 蛋白异常的 *WT-1* 基因突变等。

(三)难治性肾病综合征的治疗对策

难治性肾病综合征的病因比较复杂,有的病因如基因突变难以克服,但多数病因仍有可能改变,从而改善肾病综合征难治状态。对难治性肾病综合征的治疗重点在于明确肾病诊断,寻找可逆因素,合理规范用药。现将相应的治疗措施分述如下。

1.明确肾病诊断

临床上常见的误诊原因为:①未做肾穿刺病理检查;②进行了肾穿刺活检,但是肾组织未做电镜检查(如纤维样肾小球病等将漏诊)及必要的特殊组化染色(如刚果红染色诊断淀粉样变病)和免疫组化染色检查(如载脂蛋白 ApoE 抗体染色诊断脂蛋白肾病);③病理医师与临床医师沟通不够,没有常规进行临床-病理讨论。所以,凡遇难治性肾病综合征,都应仔细核查有无病理诊断不当或错误的可能,必要时应重复肾活检,进行全面的病理检查及临床-病理讨论,以最终明确疾病诊断。

2.寻找及纠正可逆因素

某些导致肾病综合征难治的因素是可逆的,积极寻找及纠正这些可逆因素,就可能改变"难治"状态。①规范化应用激素和免疫抑制剂:对于激素使用不当的 MCD 患者,在调整激素用量和/或改变给药途径后,就能使部分激素"抵抗"患者变为激素有效。MN 应避免单用激素治疗,从开始就应激素联合环磷酰胺或环孢素 A 治疗;多次复发的 MCD 也应激素联合环磷酰胺或环孢素 A 治疗。总之,治疗规范化极重要。②合理输注胶体液:应正确应用血浆代用品或血浆制剂扩容,避免滥用导致严重肾小管损伤,而一旦发生就应及时停用胶体液,等待受损肾小管恢复(常需数月),只有肾小管恢复正常后激素才能重新起效。③纠正肾病综合征并发症:前文已述,感染、肾静脉血栓、蛋白营养不良等并发症都可能影响激素疗效,应尽力纠正。

3.治疗无效病例的处置

尽管已采取上述各种措施,仍然有部分难治性肾病综合征患者病情不能缓解,尤其是肾脏病理类型差(如膜增生性肾炎和部分 MN 及 FSGS)和存在某些基因突变者。这些患者应该停止激素及免疫抑制剂治疗,而采取 ACEI 或 ARB 治疗及中药治疗,以期减少尿蛋白排泄及延缓肾损害进展。大量蛋白尿本身就是肾病进展的危险因素,因此,对这些患者而言,能适量减少尿蛋白就是成功,就可能对延缓肾损害进展有利。而盲目地继续应用激素及免疫抑制剂,不但不能获得疗效,反而可能诱发严重感染等并发症,危及生命。

五、对现有治疗的评价及展望

综上所述,实施有区别的个体化治疗是治疗原发性肾病综合征的重要原则及灵魂所在。首先应根据肾病综合征患者的病理类型及病变程度,其次要考虑患者年龄、体重、有无用药禁忌证、有无生育需求及个人用药意愿,来有区别地个体化地制订治疗方案。现在国内肾穿刺病理检查已逐渐推广,这就为实施有区别的个体化的治疗,提高治疗效果奠定了良好基础。

激素及免疫抑制剂用于原发性肾病综合征治疗已经 60 余年,积累了丰富经验。新的药物及制剂不断涌现,尤其环磷酰胺、环孢素 A、他克莫司、吗替麦可酚酯等免疫抑制剂的先后问世,也为有区别地进行个体化治疗提供了更多有效手段。

尽管原发性肾病综合征的治疗取得了很大进展,但是,治疗药物至今仍主要局限于激素及某些免疫抑制剂。用这样的治疗措施,不少病理类型和病变程度较重的患者仍不能获得良好的治疗效果,一些治疗有效的患者也不能克服停药后的疾病复发,而且激素及免疫抑制剂都有着各种不良反应,有些不良反应甚至可以致残或导致死亡。所以开发新的治疗措施及药物,提高治疗疗效,减少治疗不良反应仍是亟待进行的工作,且任重而道远。

继续深入研究阐明不同类型肾小球疾病的发病机制,进而针对机制的不同环节寻求相应干预措施,是开发新药的重要途径。例如,近年已发现肾小球足细胞上的 PLA2R 能参与特发性 MN 发病,而 suPAR 作为血清中的一种通透因子也能参与 FSGS 致病,如果今后针对它们能够发掘出有效的干预方法及治疗药物,即可能显著提高这些疾病的治疗疗效。最近已有使用利妥昔单抗(抗 CD20 分子的单克隆抗体)治疗特发性 MN 成功的报道,经过利妥昔单抗治疗后,患者血清抗 PLA2R 抗体消失,MN 获得缓解,而且不良反应少。

治疗措施和药物的疗效及安全性需要高质量的临床 RCT 试验进行验证。但是在治疗原发性肾病综合征上我国的 RCT 试验很少，所以我国肾病学界应该联手改变这一状态，以自己国家的多中心 RCT 试验资料，来指导医疗实践。

六、常见并发症

原发性肾病综合征的常见并发症包括感染、血栓和栓塞、急性肾损伤、高脂血症及蛋白质代谢紊乱等。所有这些并发症的发生都与肾病综合征的核心病变——大量蛋白尿和低清蛋白血症具有内在联系。由于这些并发症常使患者的病情复杂化，影响治疗效果，甚至危及生命，因此，对它们的诊断及防治也是原发性肾病综合征治疗中非常重要的一部分。

(一)感染

感染是原发性肾病综合征的常见并发症，也是导致患者死亡的重要原因之一。随着医学的进展，现在感染导致患者死亡已显著减少，但在临床实践中它仍是我们需要警惕和面对的重要问题。特别是对应用激素及免疫抑制剂治疗的患者，感染常会影响治疗效果和整体预后，处理不好仍会危及生命。

原发性肾病综合征患者感染的发生主要与以下因素有关：①大量蛋白尿导致免疫球蛋白及部分补体成分从尿液丢失，如出现非选择性蛋白尿时大量 IgG 及补体 B 因子丢失，导致患者免疫功能受损。②使用激素和/或免疫抑制剂治疗导致患者免疫功能低下。③长期大量蛋白尿导致机体营养不良，抵抗力降低。④严重皮下水肿乃至破溃，细菌容易侵入引起局部软组织感染；大量腹水容易发生自发性腹膜炎。它们严重时都能诱发败血症。

常见的感染为呼吸道感染、皮肤感染、肠道感染、尿路感染和自发性腹膜炎，病原微生物有细菌(包括结核菌)、真菌、病毒、支原体和卡氏肺孢子虫等。

有关预测原发性肾病综合征患者发生感染的临床研究还很缺乏。一项儿科临床观察显示，若患儿血清蛋白<15 g/L，其发生感染的相对危险度(relative risk，RR)是高于此值患儿的9.8 倍，因此尽快使肾病综合征缓解是预防感染发生的关键。一项日本的临床研究表明，成人肾病综合征患者感染发生率为 19%，其危险因素是血清 IgG<6 g/L(RR=6.7)，SCr>176.8 μmol/L(RR=5.3)。对于血清 IgG<6 g/L 的患者，每 4 周静脉输注丙种球蛋白 10～15 g，可以明显地预防感染发生。

需要注意，正在用激素及免疫抑制剂治疗的患者，其发生感染时临床表现可能不典型，患者可无明显发热，若出现白细胞计数升高及轻度核左移也容易被误认为是激素引起，因此对这些患者更应提高警惕，应定期主动排查感染，包括一些少见部位的感染如肛周脓肿。

感染的预防措施：①注意口腔护理，可以使用抑制细菌及真菌的漱口液定时含漱，这对使用强化免疫抑制治疗(如甲泼尼龙冲击治疗)的患者尤为重要。对于严重皮下水肿致皮褶破溃渗液的患者，需要加强皮肤护理，防治细菌侵入。②使用激素及免疫抑制剂时，要严格规范适应证、药量及疗程，并注意监测外周血淋巴细胞及 $CD4^+$ 淋巴细胞总数的变化，当淋巴细胞计数<600/μL 和/或 $CD4^+$ 淋巴细胞计数<200/μL 时，可以给予复方磺胺甲硝唑(即复方新诺明)预防卡氏肺孢子虫感染，具体用法为每周两次，每次两片(每片含磺胺甲硝唑 400 mg 和甲氧苄啶 80 mg)。③对于血清 IgG<6 g/L 或反复发生感染的患者，可以静脉输注丙种球蛋白来增强体液免疫；对于淋巴细胞计数<600/μL 和/或 $CD4^+$ 淋巴细胞计数<200/μL 的患者，可以肌内注射或静脉输注胸腺素来改善细胞免疫。④对于反复发生感染者，还可请中医辨证施治，予中药调理预防感染。虽然在临床实践中，我们发现中药调理能够发挥预防感染的作用，但是，目前还缺乏循证医学证据支持。

需要指出的是，若使用激素及免疫抑制剂患者发生了严重感染，可以将这些药物尽快减量或者暂时停用，因为它们对控制感染不利，而且合并感染时它们治疗 NS 的疗效也不佳。但是，某些重症感染如卡氏肺包虫肺炎却不宜停用激素，因为激素能减轻间质性肺炎，改善缺氧状态，降低病死率。

(二)血栓和栓塞

肾病综合征合并血栓、栓塞的发生率为 10%～42%，常见肾静脉血栓(RVT)、其他部位深静脉血栓和肺栓塞。动脉血栓较为少见。血栓和栓塞的发生率与肾病综合征的严重程度、肾小球疾病的种类有关，但检测手段的敏感性也影响本病的发现。

1.发病机制

肾病综合征易并发血栓、栓塞主要与血小板活化、凝血及纤溶异常、血液黏稠度增高相关。临床观察发现：①肾病综合征患者血小板功能常亢进，甚至数量增加，患者血清血栓素(TXA2)及血管假性血友病因子(vWF)增加，可促使血小板聚集、黏附功能增强并被激活。②低清蛋白血症刺激肝脏合成蛋白，导致血中大分子的凝血因子Ⅰ、Ⅱ、Ⅴ、Ⅶ、Ⅷ、Ⅹ浓度升高；而内源性抗凝物质(凝血酶Ⅲ及蛋白 C、S)因相对分子质量小随尿丢失至血浓度降低。③纤溶酶原相对分子质量较小随尿排出，血清浓度降低，而纤溶酶原激活物抑制物 PAI-1 及纤溶酶抑制物 α_2-巨球蛋白血浓度升高。上述变化导致血栓易于形成而不易被溶解。④肾病综合征患者有效血容量不足血液浓缩及出现高脂血症等，致使血液黏稠度增高，也是导致血栓发生的危险因素。此外，不适当地大量利尿，以及使用激素治疗也能增加血栓形成的风险。

肾小球疾病的病理类型也与血栓、栓塞并发症有关：MN 的发生率最高，为 29%～60%，明显高于 MCD 和 FSGS(分别为 24.1%和 18.8%)，MN 合并血栓的风险是 IgA 肾病的 10.8 倍，并易发生有临床症状的急性静脉主干血栓如肾静脉、肺血管主干血栓，原因至今未明。

研究认为，能预测肾病综合征患者血栓、栓塞并发症风险的指标为：①血清蛋白<20 g/L，新近发现 MN 患者血清蛋白<28 g/L 血栓栓塞风险即明显升高；②病理类型为 MN；③有效血容量明显不足。

2.临床表现与影像学检查

血栓、栓塞并发症的临床表现可能非常不明显，以肾静脉血栓为例，多数分支小血栓并没有临床症状。因此，要对肾病综合征患者进行认真细致地观察，必要时及时做影像学检查，以减少漏诊。患者双侧肢体水肿不对称，提示水肿较重的一侧肢体有深静脉血栓可能；腰痛、明显血尿、B 超发现一侧或双侧肾肿大，以及不明原因的 AKI，提示肾静脉血栓；胸闷、气短、咯血和胸痛提示肺栓塞。

在肾静脉血栓诊断方面，多普勒超声有助于发现肾静脉主干血栓，具有方便、经济和无损伤的优点，但是敏感性低，而且检查准确性较大程度地依赖操作者技术水平。CT 及磁共振肾静脉成像有较好的诊断价值，而选择性肾静脉造影仍是诊断的“金标准”。在肺栓塞诊断上，核素肺通气/灌注扫描是较为敏感、特异的无创性诊断手段。CT 及磁共振肺血管成像及超声心动图也可为诊断提供帮助，后者可发现肺动脉高压力、右心室和/或右心房扩大等征象。肺动脉造影是诊断肺栓塞的“金标准”，发现栓塞后还可以局部溶栓。上述血管成像检查均需要使用对比剂(包括用于 X 线检查的碘对比剂及用于磁共振检查的钆对比剂)，故应谨防对比剂肾损害，尤其是对已有肾损害的患者。

3.预防与治疗

原发性肾病综合征并发血栓、栓塞的防治至今没有严格的 RCT 临床研究报道，目前的防治方案主要来自小样本的临床观察。

(1)血栓、栓塞并发症的预防：比较公认的观点是，肾病综合征患者均应服用抗血小板药物，而当血清蛋白<20 g/L 时即开始抗凝治疗。对于 MN 患者抗凝指征应适当放宽一些。Lionaki S 等研究显示，MN 患者血清蛋白≤28 g/L 深静脉血栓形成的风险是>28 g/L 者的 2.5 倍，血清蛋白每降低 10 g/L，深静脉血栓的风险增加 2 倍，因此，目前有学者建议 MN 患者血清蛋白<28 g/L即应予预防性抗凝治疗。抗凝药物常采用肝素或低分子肝素皮下注射或口服华法林。口服华法林时应将凝血酶原时间的国际标准化比率(INR)控制在 1.5～2.0，华法林与多种药物能起相互反应，影响(增强或减弱)抗凝效果，用药时需要注意。

(2)血栓、栓塞并发症的治疗：血栓及栓塞并发症一旦发生即应尽快采用如下治疗。

溶栓治疗：引起急性肾衰竭的急性肾静脉主干大血栓，或导致收缩压下降至<12.0 kPa (90 mmHg)的急性肺栓塞，均应考虑进行溶栓治疗。既往常用尿激酶进行溶栓，最适剂量并未确定，可考虑用 6 万～20 万单位稀释后缓慢静脉滴注，每天 1 次，10～14 天 1 个疗程；现在也可采用重组人组织型纤溶酶原激活剂治疗，它能选择性地与血栓表面的纤维蛋白结合，纤溶效力强，用量 50 mg 或 100 mg，开始时在 1～2 分钟内静脉推注 1/10 剂量，剩余的 9/10 剂量稀释后缓慢静脉滴注，2 小时滴完。使用重组人组织型纤溶酶原激活剂要监测血清纤维蛋白原浓度，避免过低引起出血。国内多中心研究结果显示，50 mg 和/或 100 mg 两种剂量的疗效相似，而前者出血风险明显降低。

抗凝治疗：一般而言，原发性肾病综合征患者出现血栓、栓塞并发症后要持续抗凝治疗半年，若肾病综合征不缓解且血清蛋白仍<20 g/L 时，还应延长抗凝时间，否则血栓、栓塞并发症容易复发。用口服华法林进行治疗时，由于华法林起效慢，故需在开始服用的头 3～5 天，与肝素或低分子肝素皮下注射重叠，直至 INR>2.0 后才停用肝素或低分子肝素。在整个服用华法林期间都一定要监测 INR，控制 INR 在 2.0～2.5 范围。若使用重组人组织型纤溶酶原激活进行溶栓治疗，则需等血清纤维蛋白原浓度回复正常后，才开始抗凝治疗。

(三)急性肾损伤

由原发性肾病综合征引起的 AKI 主要有如下 2 种：①有效血容量不足导致的肾前性 AKI，常只出现轻、中度氮质血症。②机制尚不清楚的特发性 AKI，常呈现急性肾衰竭(ARF)。至于肾小球疾病本身(如新月体性肾小球肾炎)引起的 AKI、治疗药物诱发的 AKI(如药物过敏所致急性间质性肾炎或肾毒性药物所致急性肾小管坏死)，以及肾病综合征并发症(如急性肾静脉主干血栓)所致 AKI，均不在此讨论。

1.急性肾前性氮质血症

严重的低清蛋白血症导致血浆胶体渗透压下降，水分渗漏至皮下及体腔，致使有效循环容量不足，肾灌注减少，而诱发急性肾前性氮质血症。临床上出现血红蛋白增高、体位性心率及血压变化(体位迅速变动如从卧到坐或从坐到站时，患者心率加快、血压下降，重时出现直立性低血压，乃至虚脱)、化验血尿素氮(BUN)与 SCr 升高，但是 BUN 升高幅度更大(两者均以 mg/dL 作单位时，BUN 与 SCr 之比值>20：1，这是由于肾脏灌注不足时，原尿少在肾小管中流速慢，其中尿素氮被较多地重吸收入血导致)。急性肾前性氮质血症者应该用胶体液扩容，然后利尿，扩容利尿后肾功能即能很快恢复正常。盲目增加襻利尿剂剂量，不但不能获得利尿效果，反而可能造成肾素-血管紧张素系统及交感神经系统兴奋,进一步损害肾功能。而且,这类患者不能用 ACEI 或 ARB 类药物,它们也会加重肾前性氮质血症。

2.特发性急性肾衰竭

特发性 ARF 最常见于复发性 MCD,也可有时见于其他病理类型,机制不清,某些病例可能与大量尿蛋白形成管型堵塞肾小管和/或肾间质水肿压迫肾小管相关。患者的临床特点是年龄较大(有文献报道平均 58 岁),尿蛋白量大(常>10 g/d),血清蛋白低(常<20 g/L),常在肾病综合征复发时出现 AKI(经常为少尿性急性肾衰竭)。特发性 ARF 要用除外法进行诊断,即必须一一排除各种病因所致 ARF 后才能诊断。对特发性 ARF 的治疗措施包括:①积极治疗基础肾脏病。由于绝大多数患者的基础肾脏病是 MCD,故应选用甲泼尼龙冲击治疗(每次 0.5~1.0 g 稀释后静脉滴注,每天或隔天 1 次,3 次为 1 个疗程),以使 MCD 尽快缓解,患者尿液增多冲刷掉肾小管中管型,使肾功能恢复。②进行血液净化治疗。血液净化不但能清除尿毒素、纠正水电解质酸碱平衡紊乱,维持生命赢得治疗时间;而且还能通过超滤脱水,使患者达到干体重,减轻肾间质水肿,促肾功能恢复。③口服或输注碳酸氢钠。可碱化尿液,防止肾小管中蛋白凝固成管型,并可纠正肾衰竭时的代谢性酸中毒。大多数患者经上述有效治疗后肾功能可完全恢复正常,但往往需要较长恢复时间(4~8 周)。必须注意,此 AKI 并非有效血容量不足引起,盲目输注胶体液不但不能使 AKI 改善,反而可能引起急性肺水肿。

(四)脂肪代谢紊乱

高脂血症是肾病综合征的表现之一。统计表明约有 80%的患者存在高胆固醇血症、高低密度脂蛋白血症及不同程度的高三酰甘油血症。高脂血症不仅可以进一步损伤肾脏,而且还可使心脑血管并发症增加,因此,合理有效地控制血脂,也是原发性肾病综合征治疗的重要组成部分。

肾病综合征合并高脂血症的机制尚未完全阐明,已有的研究资料提示:高胆固醇血症发生的主要原因是肾病综合征时肝脏脂蛋白合成增加(大量蛋白尿致使肝脏合成蛋白增加,合成入血的脂蛋白因相对分子质量大不能从肾滤过排除,导致血浓度增高),而高三酰甘油血症发生的主要原因是体内降解减少(肾病综合征时脂蛋白脂酶从尿中丢失,使其在活性下降,导致三酰甘油的降解减少)。

对于激素治疗反应良好的肾病综合征病理类型(如 MCD),不要急于应用降脂药,肾病综合征缓解后数月内血脂往往即能自行恢复正常,这样可使患者避免发生不必要的药物不良反应及增加医疗花费。若应用激素及免疫抑制剂治疗,肾病综合征不能在短期内缓解甚至无效时(如某些 MN 患者),则应予降脂药物治疗。以高胆固醇血症为主要表现者,应选用羟甲基戊二酰辅酶 A(HMG-CoA)还原酶抑制剂,即他汀类药物,每晚睡前服用,服药期间要注意肝及肌肉损害(严重者可出现横纹肌溶解)不良反应。以高三酰甘油血症为主要表现者,应选用纤维酸衍生物类药,即贝特类药物,用药期间注意监测肝功能。另外,所有高脂血症患者均应限制脂肪类食物摄入,高三酰甘油血症患者还应避免糖类摄入过多。

(五)甲状腺功能减退

相当一部分原发性肾病综合征患者血清甲状腺素水平低下,这是由于与甲状腺素结合的甲状腺结合球蛋白(相对分子质量 60 kDa)从尿液中大量丢失而导致。观察表明,约 50%的患者血中的总 T_3 及总 T_4 下降,但是游离 T_3(FT_3)、游离 T_4(FT_4)及促甲状腺素(TSH)正常。患者处于轻度的低代谢状态,这可能有利于肾病综合征患者的良性调整,避免过度能量消耗,因此不需要干预。

不过个别患者可出现甲状腺功能减退症的表现，以致使本来激素敏感的病理类型使用激素治疗不能获得预期效果。这时需要仔细监测患者的甲状腺功能，若 FT_3、FT_4 下降，特别是 TSH 升高时，在认真排除其他病因导致的甲状腺功能减退症后，可给予小剂量甲状腺素治疗（左甲状腺素 25～50 μg/d），常能改善患者的一般状况及对激素的敏感性。虽然这种治疗方法尚缺乏 RCT 证据，但在临床实践中具有一定效果。这一经验治疗方法还有待于今后进一步的临床试验验证。

（魏　雪）

第二节　急性肾小球肾炎

急性肾小球肾炎简称“急性肾炎”，是一种常见的原发性肾小球疾病。本病大多呈急性起病，临床表现为血尿、蛋白尿、高血压、水肿、少尿及氮质血症。因其表现为一组临床综合征，为此又称为“急性肾炎综合征”。急性肾小球肾炎常见于多种致病微生物感染之后发病，尤其是链球菌感染，但也有部分患者由其他微生物感染所致，如葡萄球菌、肺炎链球菌、伤寒杆菌、梅毒、病毒、原虫及真菌等引起。通常临床所指急性肾小球肾炎即指链球菌感染后肾小球肾炎，本节也以此为重点阐述。

一、发病机制与临床表现

（一）发病因素机制

本病发病与抗原抗体介导的免疫损伤密切相关。当机体被链球菌感染后，其菌体内某些有关抗原与相应的特异抗体于循环中形成抗原-抗体复合物，随血流抵达肾脏，沉积于肾小球而致病。但也可能是链球菌抗原中某些带有阳电荷的成分通过与肾小球基底膜（GBM）上带有阴电荷的硫酸类肝素残基作用，先植于 GBM，然后通过原位复合物方式而致病。当补体被激活后，炎症细胞浸润，导致肾小球免疫病理损伤而致疾病。肾小球毛细血管的免疫性炎症使毛细血管腔变窄，甚至闭塞，并损害肾小球滤过膜。可出现血尿、蛋白尿及管型尿等，并使肾小球滤过率下降。因而对水钠各种溶质（包括含氮代谢产物，无机盐）的排泄减少，而发生水钠潴留，继而引起细胞外液容量增加。因此，临床上有水肿，尿少，全身循环充血状态和呼吸困难、肝大、静脉压增高等表现。本病引发的高血压目前认为是由于血容量增加所致，同时，也可能与肾素-血管紧张素-醛固酮系统活力增强有关。

本病急性期表现为弥漫性毛细血管内增生性肾小球肾炎、肾小球增大，并含有细胞成分，内皮细胞肿胀，系膜细胞浸润。电镜下可见上皮下沉淀物呈驼峰状。免疫荧光检查可见弥漫的呈颗粒状的毛细血管襻或系膜区的 IgG、C3 和备解素的免疫沉着，偶有少量 IgM 和 C4。

（二）临床表现

急性肾小球肾炎可发生于各年龄组，但以儿童及青少年多见。本证起病较急，病情轻重不一，多数病例病前有链球菌感染史。感染灶以上呼吸道及皮肤为主，如扁桃体炎、咽炎、气管炎、鼻窦炎等。在上述前驱感染后，有 1～3 周无症状的间歇期而发病。间歇期后，即急性起病，首发症状多为水肿和血尿，是典型性急性肾炎综合征。重症者可发生急性肾衰竭。

1.全身症状

发病时症状轻重不一，患者常有头痛、食欲减退、恶心呕吐、腰困、疲乏无力，部分患者先驱感染没有控制，可有发热、咽喉疼痛、咳嗽、体温一般在 38 ℃上下，发热以儿童多见。

2.水肿少尿

水肿少尿常为本病的首发症状，占患者的 80%～90%，在发生水肿之前，患者都有少尿水肿。轻者仅晨起眼睑水肿，或伴有双下肢轻度可凹性水肿，面色较苍白。重者可延及全身，体重增加。水肿出现的部位主要取决于两个因素，即重力作用和局部组织张力。儿童皮肤及皮下组织较紧密，则水肿的凹陷性不十分明显。另外，水肿的程度还与钠盐的食入量有密切关系。钠盐入量多则水肿加重，严重者可有胸腔积液、腹水。

3.血尿

几乎全部患者均有肾小球源性血尿，是本病常见的初起症状。尿是浑浊棕红色，洗肉水样色。一般数天内消失，也可持续 1～2 周转为镜下血尿。经治疗后一般镜下血尿多在 6 个月内完全消失。也可因劳累、紧张、感染后反复出现镜下血尿，也有持续 1～2 年才完全消失。

4.蛋白尿

多数患者有不同程度的蛋白尿，以清蛋白为主。极少数患者表现为肾病综合征。蛋白尿持续存在提示病情迁延或有转为慢性肾炎的可能。

5.高血压

大部分患者可出现一过性轻、中度高血压。收缩压舒张压均增高，往往与血尿、水肿同时存在。一般持续 2～3 周，多随水肿消退而降至正常。产生原因主要与水钠潴留、血容量扩张有关。经利尿消肿后血压随之下降，少数患者可出现重度高血压，并可并发高血压脑病，心力衰竭或视网膜病变，出现充血性心力衰竭，肺水肿等。

6.肾功能异常

少数患者可出现少尿(＜400 mL/24 h)，肾功能一过性受损，表现为轻度氮质血症。于 1～2 周后尿量增加，肾功能于利尿后数天内可逐渐恢复，仅有极少数患者可表现为急性肾衰竭。

二、诊断与鉴别诊断

(一)诊断

1.前驱感染史

一般起病前有呼吸道或皮肤感染，也可能有其他部位感染。

2.尿常规及沉渣检查

(1)血尿：为急性肾炎重要表现，肉眼血尿或镜下血尿，尿中红细胞多为严重变形红细胞。此系红细胞通过病变毛细血管壁和流经肾小管过程中，因渗透压改变而变形。此外，还可见红细胞管型，表示肾小球有出血渗出性炎症，是急性肾炎重要特点。

(2)管型尿：尿沉渣中常见有肾小管上皮细胞、白细胞，偶有白细胞管型及大量透明和颗粒管型，一般无蜡样管型及宽大管型，如果出现此类管型，提示原肾炎急性加重，或全身系统性疾病，如红斑狼疮或血管炎。

(3)尿蛋白：通常为＋～＋＋，24 小时蛋白总量＜3.0 g，尿蛋白多属非选择性。

(4)尿少与水肿：本病急性发作期 24 小时尿量一般在 1 000 mL 以下，并伴有面部及下肢轻度水肿。

3.血常规检查

白细胞计数可正常或增加,此与原感染性是否仍继续存在有关。急性期血沉常增快,一般在30～60 mm/h,常见轻度贫血,此与血容量增大、血液稀释有关,于利尿消肿后即可恢复,但也有少数患者有微血管溶血性贫血。

4.肾功能及血生化检查

急性期肾小球滤过率(GFR)呈不同程度下降,但肾血浆流量常可正常。因此滤过分数常下降。与肾小球功能受累相比,肾小管功能相对良好,肾浓缩功能仍多保持正常。临床常见一过性氮质血症,血中尿素氮、肌酐轻度增高,尿钠和尿钙排出减少,不限进水的患者可有轻度稀释性低钠血症。此外,还可出现高血钾和代谢性酸中毒症。

5.有关链球菌感染的细胞学和血清学检查

链球菌感染后,机体对菌体成分及其产物相应的抗体,如抗链球菌溶血素O抗体(ASO),其阳性率可达50%～80%,常借助检测此抗体以证实前期的链球菌感染。通常在链球菌感染后2～3周出现,3～5周滴度达高峰,半年内可恢复正常,75%患者1年内转阴。在判断所测结果时应注意,ASO滴度升高仅表示近期内曾有链球菌感染,与急性肾炎发病之可能性及病情严重性不直接相关。经有效抗生素治疗者其阳性率降7低,皮肤感染灶患者阳性率也低。另外,部分患者起病早期循环免疫复合物及血清冷球蛋白可呈阳性,但应注意病毒所致急性肾炎者可能前驱期短,一般为3～5天,以血尿为主要表现,C3不降低,ASO不增高,预后好。

血浆补体测定除个别病例外,肾炎病程早期,血总补体及C3均明显下降,6～8周后可恢复正常,此规律性变化为急性肾炎的典型表现。血清补体下降程度与急性肾炎病情轻重无明显相关,但低补体血症持续8周以上者,应考虑有其他类型肾炎之可能,如膜增生性肾炎,冷球蛋白血症,或狼疮性肾炎等。

6.血浆蛋白和脂质测定

本证患者有少数血清蛋白常轻度降低,此系水钠潴留的血容量增加和血液稀释造成,并不是由尿蛋白丢失而致,经利尿消肿后可恢复正常。有少数患者,伴有α_2、β脂蛋白增高。

7.其他检查

如少尿一周以上,或进行性尿量减少伴肾功能恶化者,病程超过两个月而无好转趋势者、急性肾炎综合征伴肾病综合征者,应考虑进行肾活检以明确诊断,指导治疗。

8.非典型病例的临床诊断

最轻的亚临床病例可全无水肿、高血压和肉眼血尿,仅于链球菌感染后或急性肾炎紧密相接触者,行尿常规检查而发现镜下血尿,甚或尿检也正常,仅血中C3呈典型的规律性改变,即急性期明显降低,而6～8周恢复正常。此类患者如行肾活检可呈典型的毛细血管内增生及特征性驼峰病变。

(二)鉴别诊断

1.发热性尿蛋白

急性感染发热患者,可出现蛋白尿、管型及镜下血尿,极易与不典型或轻度急性肾炎患者相混淆,但前者无潜伏期,无水肿和高血压,热退后尿常规迅速恢复正常。

2.急进性肾炎

起病初与急性肾炎很难鉴别,本病在数天或数周内出现进行性肾功能不全,少尿无尿,可帮助鉴别,必要时需采用肾穿刺病理检查,如表现为新月体肾炎可资鉴别诊断。

3.慢性肾炎急性发作

大多数慢性肾炎往往隐匿起病，急性发作常继发感然后，前驱期往往较短，1～2 天即出现水肿，少尿，氮质血症等，严重者伴有贫血、高血压，肾功能持续损害，常常可伴有夜尿增多，尿比重常低。

4.IgA 肾病

主要以反复发作性血尿为主要表现，ASO、C3 往往正常，肾活检可以明确诊断。

5.膜性肾炎

常以急性肾炎样起病，但常常蛋白尿明显，血清补体持续下降>8 周，本病恢复不及急性肾炎明显，必要时于肾穿活检明确诊断。

6.急性肾盂肾炎或尿路感染

尿常规检查，常有白细胞和脓细胞、红细胞，患者并有明显的尿路刺激症状和畏寒发热，补体正常，中段尿培养可确诊。

7.继发性肾炎

如过敏性紫癜性肾炎，狼疮性肾炎，乙型肝炎病毒相关性肾炎等。本类肾炎原发病症状明显，不难诊断。

8.并发症

(1)循环充血状态：因水钠潴留，血容量扩大，循环负荷过重，乃至表现循环充血性心力衰竭甚至肺水肿，此与病情轻重和治疗情况相关，临床表现为气急，不能平卧，胸闷，咳嗽，肺底湿性啰音，肝大压痛，心率快，奔马律等左右心衰竭症状。系因血容量扩大所致，而与真正心肌泵衰竭不同，且强心剂效果不佳，而利尿剂的应用常助其缓解。

(2)高血压脑病：是指血压急剧增高时(尤其是舒张压)伴发的中枢神经系统症状而言，一般儿童较成年人多见。一般认为：此证是在高血压的基础上，脑部小血管痉挛，导致脑缺氧、脑水肿而致。但也有人认为当血压急剧升高时，脑血管原具备的自动舒缩功能失调或失控，脑血管高度充血脑水肿而致。此外，急性肾炎时，水钠潴留也在发病中起一定作用。此并发症多发生在急性肾炎起病后 1～2 周内。起病较急，临床表现为剧烈头痛，频繁恶心呕吐，继之视力障碍，眼花，复视，暂时性黑蒙，并有嗜睡或烦躁。如不及时治疗则发生惊厥、昏迷，少数暂时偏瘫失语，严重时发生脑疝。神经系统多无局限性体征，浅反射及腱反射可减弱或消失，眼底检查常见视网膜小动脉痉挛，有时可见视盘水肿，脑脊液清亮，压力和蛋白正常或略高。当高血压伴视力障碍、惊厥、昏迷之一项，即可诊断。

(3)急性肾衰竭：急性肾炎患者中，有相当一部分病例有程度不一的氮质血症，但真正进展为急性肾衰竭者仅为极少数。由于防治及时，前两类并发症已大为减少，但合并急性肾衰竭尚无有效防止措施，已成为急性肾炎死亡的主要原因。临床表现为少尿或无尿，血尿素氮、肌酐升高，高血钾，代谢性酸中毒等尿毒症改变。在此情况下应及时血液透析，肾替代疗法(按急性肾衰竭治疗)。如经治疗少尿或无尿 3～5 天或 1 周者，此后尿量逐渐增加，症状消失，肾功能可逐渐恢复。

(三)诊断标准

(1)起病较急，病情轻重不一，青少年儿童发病多见。

(2)前驱有上呼吸道及皮肤等感染史，多在感染后 1～4 周发病。

(3)多见血尿(肉眼或镜下血尿)，蛋白尿，管型(颗粒管型和细胞管型)。

(4)水肿，轻者晨起双眼睑水肿，重者可有双下肢及全身水肿。

(5)时有短暂氮质血症，轻中度高血压，B超双肾形态大小正常。

三、治疗

本病的治疗以休息及对症治疗为主，纠正水钠潴留，纠正血循环容量负荷重，抗高血压，防治急性期并发症，保护肾功能，如急性肾衰竭可行透析治疗。因本病属自限性疾病，一般不适宜应用糖皮质激素及细胞毒类药物。

（一）一般治疗

急性期应卧床休息2～3周，待肉眼血尿消失，水肿消退及血压恢复正常，然后逐渐增加室内活动量，3～6个月内应避免较重的体力活动。如活动后尿改变加重者应再次卧床休息。急性期低钠饮食，每天摄入食盐3 g以下，保证充足热量。肾功能正常者不需限制蛋白质入量，适当补充优质蛋白质饮食，对有氮质血症者，应限制蛋白质入量，以减轻肾脏负担。水肿重尿少者，除限盐外还应限制水的入量。

（二）感染灶的治疗

对有咽部、牙周、鼻窦、气管、皮肤感染灶者应给予青霉素1～2周治疗。对青霉素过敏者可用大环内酯类抗生素。对于反复发作的慢性扁桃体炎，病证迁延6个月以上者，尿中仍有异常且考虑与扁桃体病灶有关时，待病情稳定后（尿蛋白少于＋），尿沉渣计数少于10个/HP者，可考虑做扁桃体切除术，术前术后需用2～3周青霉素。

（三）抗凝治疗

根据发病机制，且有肾小球内凝血的主要病理改变，主要为纤维素沉积及血小板聚集，因此，在临床治疗时并用抗凝降纤疗法，有助于肾炎的缓解和恢复，具体方法如下。

1.肝素

按成人每天总量5 000～10 000 U加入5%葡萄糖注射液250 mL静脉滴注，每天1次，10～14天为1个疗程，间隔3～5天，再行下1个疗程，共用2～3个疗程。

2.丹红注射液

成人用量20～40 mL，加入5%葡萄糖注射液中，用法疗程同肝素，小儿酌减。或选择其他活血化瘀中成药注射剂，如血塞通、舒血通、川芎、丹参注射剂等。

3.尿激酶

成人5～10万单位/天，加入5%葡萄糖250 mL中，用法疗程如丹红注射液，小儿酌减。注意肝素与尿激酶不要同时应用。

4.双嘧达莫

成人50～100 mg，每天3次口服，可连服8～12周，小儿酌情服用。

（四）利尿消肿

急性肾炎的主要生理病理变化为钠潴留，细胞外液量增加导致临床上水肿，高血压，循环负荷过重及致心肾功能不全等并发症。应用利尿药不仅能达到消肿利尿作用，且有助于防治并发症。

1.轻度水肿

颜面部及双下肢轻度水肿（无胸腔积液、腹水者），常用噻嗪类利尿药。如氢氯噻嗪，成人25～50 mg，1～2次/天，口服，此类利尿药作用于远端肾小管。当GFR为25 mL/min时，常不能产生利尿效果，此时可用襻利尿剂。

2.中度水肿

伴有肾功能损害及少量胸腔积液或腹水者，先用噻嗪类利尿药，氢氯噻嗪 25～50 mg，1～2 次/天。但当 GFR 为 25 mL/min 时，可加用襻利尿剂，如呋塞米每次 20～40 mg，1～3 次/天，如口服效差，可肌内注射或静脉给药，30 分钟起效，但作用短暂，仅 4～6 小时，可重复应用。此两种药在肾小球滤过功能严重受损，肌酐清除率 5～10 mL/min 时，仍有利尿作用，应注意大剂量时可致听力及肾脏严重损害。急性肾炎一般不用汞利尿剂、保钾利尿剂及渗透性利尿剂。

3.重度水肿

当每天尿量＜400 mL 时，并有大量胸腔积液，腹水，伴肾功能不全，甚至急性肾衰竭、高血压、心力衰竭并发症时，立即应用大剂量强利尿剂，如呋塞米 60～120 mg，缓慢静脉推注，但剂量不能＞1 000 mg/d。因剂量过大，并不能增强利尿效果，反而使不良反应明显增加，导致不可逆性耳聋。应用后如利尿效果仍不理想，则应考虑血液净化疗法，如血液透析，腹膜透析等，而不应冒风险应用过大剂量的利尿药。此外，还可应用血管解痉药，如多巴胺以达利尿目的。

注意：其他利尿药不宜应用，如汞利尿药对肾实质有损害，渗透性利尿药如甘露醇可增加血容量，加重心脑血管负荷而发生意外。还有诱发急性肾衰竭的潜在危险。保钾利尿剂可致血钾升高，尿少时不宜使用。对高尿酸血症患者，应慎用利尿药。

(五)降压治疗

血压不超过 18.7/12.0 kPa(140/90 mmHg)者可暂缓治疗，严密观察。若经休息、限水盐、利尿治疗，血压仍高者，应给予降压药，可根据高血压的程度，起病缓急，首选一种品种和小剂量使用。

1.钙通道阻滞剂

如硝苯地平、尼群地平类。此类药品可通过阻断钙离子进入细胞内而干扰血管平滑肌的兴奋-收缩偶联，降低外阻血管阻力而使血压下降，并能较好地维持心、脑、肾血流量。口服或舌下含服均吸收良好，每次 10 mg，2～3 次/天，用药后 20 分钟血压下降，1～2 小时作用达高峰，持续 4～6 小时。控释片、缓释片按说明服用，与 β 受体阻滞剂合用可提高疗效，并可减轻硝苯地平引起的心率加快。

2.血管紧张素转化酶抑制剂

通过抑制血管紧张素转换酶的活性，而抑制血管紧张素扩张小动脉，适用于肾素-血管紧张素-醛固酮介导的高血压，也可应用于合并心力衰竭的患者，常用药物如卡托普利口服 25 mg，15 分钟起效，服用盐酸贝那普利 5～10 mg，每天 1 次服用，对肾素依赖性高血压效果更好。

3.α_1 受体阻滞剂

如哌唑嗪，具有血管扩张作用，能减轻心脏前后负荷，宜从小剂量开始逐渐加量，不良反应有直立性低血压、眩晕或乏力等。

4.硝普钠

硝普钠用于严重高血压者，用量为 1～3 μg/(kg·min)，速度持续静脉滴注，数秒内即起作用。其常溶于 200～500 mL 的 5% 葡萄糖注射液中静脉滴注，先从小剂量开始，依血压调整滴数。此药物的优点是作用快，疗效高，且毒性小，既作用于小动脉阻力血管，又作用于静脉的血容量血管，能降低外周阻力，而不引起静脉回流增加，故尤适应于心力衰竭患者。

(六)严重并发症的治疗

1.急性循环充血性状态和急性充血性心力衰竭的治疗

当急性肾炎出现胸闷，心悸，肺底啰音，心界扩大等症状时，心排血量并不降低，射血指数并不减少，与心力衰竭的病理生理基础不同，而是水钠潴留，血容量增加所致淤血状态。此时首先要绝对卧床休息，严格限制钠、水入量，同时应用强利尿药。硝普钠或酚妥拉明药物多能使症状缓解，发生心力衰竭时，可适当应用地高辛或毒毛花苷 K。危重患者可采用轮流束缚上下肢或静脉放血，每次 150～300 mL，以减轻心脏负荷和肺淤血。当保守治疗无效时，可采用血透脱水治疗。

2.高血压脑病治疗

出现高血压脑病时，应首选硝普钠，剂量为 5 mg 加入 10％葡萄糖注射液 100 mL 中静脉滴注，4 滴/分开始。用药时应监测血压，每 5～10 分钟测血压 1 次。根据血压变化情况调节滴数，最大 15 滴/分，为 1～2 μg/(kg·min)，每天总剂量＜100 μg/kg。用药后如患者高血压脑病缓解，神志好转，停止抽搐，则应改用其他降压药维持血压。因高血压脑病可致生命危险，故应快速降压，争分夺秒。硝普钠起效快，半衰期短，1～2 分钟可显效，停药 1～10 分钟作用可消失，无药物依赖性。但应注意硝普钠可产生硫氰酸盐代谢产物，故静脉用药浓度应低，滴速应慢，应用时间要短(＜48 小时)，并应严密监测血压，如降压过度，可使有效循环血容量过低，而致肾血流量降低，灌注不足引起肾功能损害。应用硝普钠抢救急性肾炎高血压危象，疗效可靠安全，而且不良反应小。

当高血压伴有脑水肿时，宜采用强利尿药及脱水药以降低颅脑压力。降颅压和脱水治疗可应用 20％甘露醇，每次 5 mL/kg，静脉注射或静脉快速滴注，视病情 4～8 小时 1 次。呋塞米每次 1 mg/kg 静脉滴注，每 6～8 小时 1 次。地塞米松 0.3～0.5 mg/kg(或 5～10 mg/次，每 6～8 小时 1 次)。如有惊厥注意对症止痉。持续抽搐者，成人可用地西泮每次 0.3 mg/kg，总量不超过 10～15 mg 静脉给药，并可辅助吸氧等。

3.透析治疗

本病有以下两种情况时可采用透析治疗。

(1)少尿性急性肾衰竭，特别是有高血钾存在时。

(2)严重水钠潴留引起急性左心衰竭者，应及时给予透析治疗，以帮助患者度过急性期。由于本病具有自愈倾向，肾功能多可逐渐恢复，一般不需要长期维持透析。

临床应注意在治疗本病时，不宜应用糖皮质激素及非甾体抗炎药和山莨菪碱类药物治疗。本病大多预后良好，部分病例可在数月内自愈。老年患者有持续性高血压，大量蛋白尿，或肾功能损害者预后较差，肾组织增生病变重，伴有较多新月体形成者预后较差。

(魏　雪)

第三节　慢性肾小球肾炎

慢性肾小球肾炎简称慢性肾炎(CGN)，是指尿蛋白、血尿、高血压、水肿为基本临床特点的一组肾小球疾病。起病方式各有不同，病理类型及病程不一，临床表现多样化。大部分患者病情隐匿迁延，病变缓慢进展，可有不同程度的肾功能损害，最终将发展为慢性肾衰竭。部分患者病变可呈急性加重和进展。由于本组疾病的病理类型及病期不同，主要临床表现各不相同，疾病表现呈多样化，治疗较困难，预后也相对较差。

一、病因病机与临床表现

(一)病因病机

1.发病原因

慢性肾炎是一组多病因的慢性肾小球病变为主的肾小球疾病,大多数患者的病因不十分明确。但经临床免疫病理和实验室的资料说明,慢性肾炎的发病原因与免疫机制关系密切,与链球菌感染无明确关系,15%～20%是从急性肾小球肾炎转变而来,大部分慢性肾炎患者无急性肾炎病史,可能是由于各种细菌、病毒、原虫、感染等因素通过诱导自身抗原耐受的丧失,炎症介质因子及非免疫机制等引起本病,而并非直接的免疫反应病因。感染因素,以及其后的刺激导致免疫复合物在肾小球内沉积,提示体液免疫反应是慢性肾小球肾炎损伤的主要原因。然而,在肾小球内及肾小球外引起针对靶抗原的、有细胞参与的、免疫反应;单核巨噬细胞在诱发疾病中具有重要作用。

2.病理机制

(1)免疫机制的反应:主要发生在肾小球内,有较多的组织损伤介质被激活,有生长因子及补体产生趋化因子,引起白细胞募集。C_{5b-9}对肾小球细胞的攻击,纤维素沉积,甚至形成新月体。炎症介质的刺激使肾炎进入慢性期,随着许多氧化物及蛋白酶的产生,发生细胞增殖,表型转化,细胞外基质积聚,引起肾小球硬化和永久性肾功能损害。

(2)非免疫机制的参与:主要参与肾小球肾炎的慢性进展,如有效过滤面积减少,残余肾小球滤过率升高,肾缺血,各种因子细胞释放,以及肾小管中蛋白质成分增高造成的毒性作用,均可加重肾小球硬化和慢性肾间质纤维化。

(3)慢性肾炎的病理特点:是由两侧肾脏弥漫性肾小球病变和多种病理类型引起的,因长期的反复发作,呈慢性肾炎过程,肾小球毛细血管逐渐破坏,纤维组织增生,肾小球纤维化,淋巴细胞浸润,玻璃样变,随之可导致肾小管肾间质继发性病变。后期肾皮质变薄,肾脏体积缩小,形成终末期固缩肾。在肾硬化的肾小球间有时可见肥大的肾小球。病理类型可见几种:系膜增生性肾炎,膜性肾病,系膜毛细血管性肾炎,局灶性节段性肾小球硬化,增生硬化型肾小球肾炎。

(二)临床表现

慢性肾炎可发生于任何年龄和性别,多数起病缓慢隐匿,临床以蛋白尿,血尿,高血压,水肿为基本特征,常有不同程度的肾功能损害。由于各种因素影响,病情时轻时重,反复发作,逐渐地发展为慢性肾衰竭。

发病初、早期,患者可表现乏力,劳倦,腰部隐痛,刺痛,或困重,食欲减退,水肿可有可无,有水肿也不严重,部分患者可无明显的临床症状。尿检验蛋白尿持续存在,通常在非肾病综合征范围,并有不同程度的肾小球源性血尿及管型,多呈镜下血尿,肉眼血尿少见。血压可正常或轻度升高。肾功能正常或轻度损伤,肌酐清除率下降,或轻度氮质血症表现,可持续数年或数十年。肾功能逐渐恶化并出现相应的临床表现,如贫血,血压升高,酸中毒等,最终进展为尿毒症。

有部分慢性肾炎患者,可以高血压为突出或首先发现,特别是舒张压持续性中等以上的程度上升,可有眼底出血,渗血,甚则视盘水肿。如果未有控制使血压持续稳定,肾功能恶化较快。未经治疗,多数患者肾功能呈慢性渐进性损害,预后较差。当患者因感染,过度疲劳,精神压力过大,或使用肾毒性药物等因素,常可使病情呈急性发作或急骤恶化,经及时治疗或驱除病因后病情可有一定程度的缓解,但也可能因此而进入不可逆的肾衰竭。肾功能损害程度和发展快慢主要与病理类型相关,同时也与合理治疗和认真的调护等因素关系密切。

二、分类与辅助检查

(一)分类

慢性肾炎临床表现多样,个体差异较大,中青年发病率高,易误诊。蛋白尿(一般在1~3 g/24 h),血尿,管型尿,水肿及高血压;病史1年以上者,无论有无肾损害,均应考虑此病。在除外继发性肾小球肾炎及遗传性肾小球肾病后,临床上可诊断为慢性肾炎。根据临床表现,分为以下5型。

1.普通型

该类型较为常见,病程迁延,病情相对稳定,多表现为轻度至中度水肿,高血压和肾功能损害。尿蛋白定性+~+++,镜下呈肾小球源性血尿和管型尿等。病理改变以IgA肾病、非IgA系膜增生性肾炎即局灶系膜增生性较常见,也可见于局灶性节段性肾小球硬化早期和膜增生性肾炎等。

2.肾病性大量蛋白尿型

除具有普通型的表现外,部分患者可表现肾病性大量蛋白尿,病理分型以微小病变型肾病、膜增生性肾炎、局灶性肾小球硬化等多见。

3.高血压型

除上述表现外,以持续性中度血压增高为主,特别是舒张压持续增高,常伴有眼底视网膜动脉细窄、迂曲和动静脉交叉压迫现象,少数可有絮状物或出血,病理常以局灶节段性肾小球硬化和弥漫性增生为多见,或晚期多有肾小球硬化表现。

4.混合型

临床上既有肾病型表现,同时又有高血压型表现,多伴有不同程度肾功能减退征象,病理改变可为局灶性节段性肾小球硬化和晚期弥漫性增生性肾小球肾炎等。

5.急性发作型

在病情相对稳定或持续进展过程中,由于各种微生物感染,过度疲劳或精神打击等因素较短的潜伏期(一般2~7天)后,而出现类似急性肾炎的临床表现,经治疗和休息等调治后,可恢复原先水平,或病情恶化逐渐发展至尿毒症,或者是反复发作多次后,肾功能急剧减退而出现尿毒症一系列临床表现。病理改变为弥漫性增生,肾小球硬化基础上出现新月体和/或明显间质性肾炎。

(二)辅助检查

1.尿液检查

尿异常是慢性肾炎的基本特点和标志,蛋白尿是诊断慢性肾炎的主要依据。尿蛋白一般在1~3 g/24 h,尿沉渣可见颗粒管型和透明管型,多数可有肾小球源性镜下血尿,少数患者可有间发性肉眼血尿。

2.肾功能检查

多数慢性肾炎患者可有不同程度的肾小球滤过率(GFR)下降,早期表现为肌酐清除率下降,其后血肌酐、尿素氮升高,可伴不同程度的肾小管功能减退,如近端肾小管尿浓缩功能减退和/或近端小管重吸收功能下降。

3.影像学检查

B超检查早期可显肾实质回声粗乱，晚期可有肾体积缩小等改变。

4.病理检查

肾活检有助于明确诊断，如无特殊禁忌证和有条件的医院，应强调所有慢性肾炎患者进行肾活检，肾活检有助于与继发性肾小球疾病的鉴别诊断。另外，可以明确肾小球病变的组织学类型和病理损害程度及活动性，从而指导合理的治疗，延缓慢性肾损害的进展。

三、鉴别诊断与诊断标准

(一)鉴别诊断

1.继发性肾小球疾病

如狼疮性肾炎，过敏性紫癜性肾炎，乙型肝炎相关性肾损害，以上可依据相应的系统表现及特异性实验室检查可资鉴别。

2.遗传性肾病

Alport 综合征常起病于青少年儿童，多在 10 岁之前起病，患者有眼(圆锥形或球形晶状体)，耳(神经性耳聋)，肾形态异常，并有阳性家族史(多为性连锁显性遗传、常染色体显性遗传及常染色体隐性遗传)。

3.其他原发性肾小球疾病

(1)隐匿性肾小球肾炎：主要表现为无症状性血尿和/或蛋白尿，无水肿，高血压和肾功能减退。

(2)感染后急性肾炎：有前驱感染，并以急性发作起病的慢性肾炎需与此病鉴别，二者的潜伏期不同，血清 C3 的动态变化有助于鉴别。另外，疾病的转归不同，慢性肾炎无自愈倾向，呈慢性进展，可资鉴别。

4.原发性高血压肾损害

先有较长期的高血压，然后出现肾损害，临床上近端肾小管功能损伤较肾小球功能损伤早，尿改变轻微，仅少量蛋白尿，常有高血压的其他靶器官并发症。

(二)诊断标准

参照中华内科杂志编委会肾脏病专业组 1992 年安徽太平会议拟定的标准。

(1)起病缓慢，病情迁延，临床表现可轻可重，或时轻时重，随着病情发展，可有肾功能减退，贫血，电解质紊乱等情况出现。

(2)可有水肿、高血压、蛋白尿、血尿及管型尿等表现中的一种或数种，临床表现多种多样，有时伴有肾病综合征或重度高血压。

(3)病程中可有急性发作，常因呼吸道及其他感染诱发，发作时有时类似急性肾炎之表现，有些病例可自动缓解，有些病例则出现病情加重。

四、治疗

慢性肾小球肾炎早期应该针对病理类型给予治疗，抑制免疫介导炎症，抑制细胞增生，减轻肾脏硬化；并应以防止或延缓肾功能进行性损害及恶化；改善临床症状及防治合并症为主要目的。强调综合整体调治，可采取下列综合措施。

(一)一般治疗

1.动静结合,以静和休息为主

避免劳累及精神压力过大。因上列因素可加重肾功能负荷及加重高血压、水肿和尿检异常,这在治疗恢复过程中非常重要。

2.饮食调节

(1)蛋白质的摄入:慢性肾炎患者应根据肾功能减退程度决定蛋白质的入量。轻度肾功能减退者,蛋白食入量应0.6 g/(kg·d),以优质蛋白为主,适当辅以α-酮酸或必需氨基酸,可适当增加碳水化合物的摄入,以满足机体能量需要,防止负氮平衡。如患者肾功能正常,可适当放宽蛋白入量,一般不易超过1.0 g/(kg·d),以免加重肾小球高滤过等所致的肾小球硬化。慢性肾炎、肾功能损害患者,如长期限制蛋白质入量,势必导致必需氨基酸的缺乏。因此,补充α-酮酸是必要的。α-酮酸含有多种必需氨基酸,摄入后经过转氨基作用形成相应的氨基酸,可使机体既获取必需氨基酸,又减少了不必要的氨基,还提供了一定量的钙。对肾性高磷酸盐血症和继发性甲状旁腺功能亢进起到良好的作用。

(2)盐的摄入:有高血压和水肿的慢性肾炎,盐的摄入一般控制在3 g/d以下。

(3)脂肪的摄入:高脂血症是促进肾脏病变加重的独立的危险因素,尤其是慢性肾炎大量蛋白尿的患者脂质代谢紊乱而出现的高脂血症。应限制脂肪摄入,限制含有大量饱和酸和脂肪酸的动物脂肪更为重要。

(二)药物治疗

1.积极控制高血压

高血压是加速肾小球硬化,促进肾功能恶化的重要危险因素,为此积极控制高血压是十分重要的环节。控制高血压可防止肾功能减退,或使已经受损的肾功能有所改善,并可防止心血管的合并症,改善近期预后,具体治疗原则如下。

(1)力争达到目标值,如尿蛋白<1 g/d的患者,血压控制在17.3/10.7 kPa(130/80 mmHg)左右;如尿蛋白≥1.0 g/d的患者,血压应控制在16.7/10.0 kPa(125/75 mmHg)以下水平。

(2)降压速度不能过低过快,使血压平稳下降。

(3)先以一种药物小剂量开始,必要时联合用药,直至血压控制满意。

(4)优选具有肾保护作用、能减缓肾功能恶化的降压药物。

(5)降压药物的选择:首选血管紧张素转换酶抑制剂(ACEI)、血管紧张素Ⅱ受体拮抗剂(ARB);其次是长效钙通道阻滞剂(CCB)、β受体阻滞剂、血管扩张剂、利尿剂等。由于ACEI与ARB除具有降压作用外,还有减少尿蛋白和延缓肾功能恶化,保护肾的功能效应,应优先选用。

在肾功能不全患者应用ACEI或ARB时,应注意防止高血钾和血肌酐升高发生。但血肌酐>264 μmol/L时,务必在严密检测下谨慎应用,尤其注意监测肾功能和血钾。

2.严密控制蛋白尿

蛋白尿是慢性肾损害进程中独立危险因素,是肾功能渐进性恶化不利条件,控制蛋白尿可延缓疾病的进展。尿蛋白导致肾损害的机制有以下几点。

(1)导致肾小管上皮细胞重吸收蛋白过多而致细胞溶酶体破裂,释放溶酶体酶和补体引起组织损伤。

(2)肾小管上皮细胞摄取过多的清蛋白和脂肪酸,导致脂质合成和释放,引起细胞浸润,并释放组织因子造成组织损伤。

(3)肾小管本身产生的 Tamm-Horsfall 蛋白与滤液中蛋白相互作用阻塞肾小管。

(4)尿中补体成分增加,特别是 $C_{5b\text{-}9}$ 膜攻击复合物激活近曲小管上皮的补体替代途径。

(5)肾小管蛋白质产氨增多,以及活化的氨基化 C3 的相应产生。

(6)尿中转铁蛋白释放铁离子,产生游离-OH 损伤肾小管。

以上因素导致小管分泌内皮素引起间质缺氧,产生致纤维因子。

控制蛋白尿药物的选择:ACEI 与 ARB 具有降低尿蛋白的作用,这种减少尿蛋白的作用并不依赖其降压的作用。因此,对于非肾病综合征范围内的蛋白尿可使用 ACEI 和/或 ARB 控制蛋白尿治疗。因用这类药物减少蛋白尿与剂量相关,所以其用药剂量,常需要高于降压所需剂量,但应预防低血压的发生。如依那普利 20～30 mg/d 和/或氯沙坦 100～150 mg/d,才可发挥较好的降低蛋白尿和肾脏保护作用。

3.糖皮质激素和细胞毒类药物的应用

由于慢性肾炎是因多种因素引起的综合征表现,其病因、病理类型、病情变化和临床表现、肾功能损害程度等差异很大,故是否应用皮质激素、细胞毒类药物,应根据临床表现和病理类型不同,综合分析,予以确立是否应用。

(1)有大量蛋白尿伴或不伴肾功能轻度损害者,可考虑应用糖皮质激素,一般应用泼尼松 1 mg/(kg・d),治疗过程中严密观察血压和肾功能,一旦有肾功能损害应酌情撤减。

(2)肾功能进行性减退者,不宜继续使用常规的口服糖皮质激素治疗。

(3)根据病理检查结果应用:如为活动性病变为主,细胞增生,炎症细胞浸润等,伴有大量蛋白尿则应用激素及细胞毒类积极治疗。泼尼松 1 mg(/kg・d),环磷酰胺 2 mg(/kg・d)。若病理检查结果为慢性病变为主(肾小管萎缩,间质纤维化),则不考虑皮质激素等免疫抑制剂治疗。如果病理检查结果表现为活动性病变和慢性病变并存,肾功能已有轻度损害(Scr＜256 μmol/L),伴有大量蛋白尿,这类患者也可考虑皮质激素与细胞毒类药物的治疗(剂量同上),并可加用雷公藤总苷 60 mg/d,分 3 次服用。需密切观察肾功能的变化。

4.抗凝和血小板解聚药物治疗

抗凝药和血小板解聚药有一定的稳定肾功能和减轻肾脏病理损伤,延缓肾病的进展作用。即使无高凝状态和各种病理类型表现者,也可常规较长时间的配合激素及细胞毒类,或单独应用此类药物。常用药物如下。

(1)低分子肝素:该药的抗凝活性在于与抗凝血酶Ⅲ的结合后肝素链上的五聚糖抑制剂凝血酶和凝血因子Ⅹa,结果抗栓效果优于抗凝作用,生物利用度高,出血倾向少,半衰期比普通肝素长 2～4 倍,常用剂量为 5 000 U/d,腹壁皮下注射或静脉滴注,一般 7～10 天为 1 个疗程。根据临床表现和检验凝血系列,无出血倾向者,可连续应用 2～3 个疗程。

(2)双嘧达莫:此为血小板解聚药,用量 200～300 mg/d,分 3 次口服,每月为 1 个疗程,可连续服用 3～6 个月。

(3)阿司匹林:50～150 mg/d,每天 1 次,无出血倾向者可连续服用 6 个月以上。

(4)盐酸噻氯匹定 250～500 mg/d。西洛他唑 50～200 mg/d。

(5)华法林:4～20 mg/d,分 2 次服用,根据凝血酶原时间以 1 mg 为阶梯调整剂量。药物使用期间应定期检验凝血酶原时间(至少 4 周 1 次),防止出血,应严密观察。

以上的抗凝、溶栓、解聚血小板、扩张血管的中药、西药制剂,在应用时可选择 1～4 种,应注意有出血倾向者,或有过敏等不良反应者忌用或慎用,并要随时观察凝血酶时间。

5.降脂药物治疗

肾病并发脂质代谢紊乱,可加重肾功能的损害,并引起细胞凋亡,导致组织损伤。因此,当肾病并发脂质异常时,特别是低密度脂蛋白异常,应引起重视进而调节。他汀类药物不仅可以降血脂,更重要的是可以与肾脏纤维化有关分子的活性可逆性抑制系膜细胞,平滑肌细胞和小管上皮细胞对胰岛素样生长因子(PDGF)的增生反应。抑制单核细胞化学趋化蛋白和黏附因子的产生,减轻肾组织的损伤和纤维化。

6.避免加重肾损害的因素

在慢性肾炎的治疗恢复过程中,应积极预防感染、低血容量、腹水、水电解质和酸碱平衡紊乱。避免过度劳累、妊娠和应用肾毒性药物,解除心理压力,如有血尿酸升高应积极治疗等。

(魏　雪)

第四节　反流性肾病

反流性肾病(RN)是膀胱-输尿管反流(VUR)和肾内反流引起的肾实质性疾病。为我国较为常见的肾病之一,发病率为0.1%～10.0%,占终末期肾衰竭的12%。好发于婴幼儿及儿童,学龄儿童中发病率约为0.3%;在成人中女性平均发病年龄为30岁,男性平均发病年龄为27岁,女性多于男性。男女之比为1∶4。

本病起病隐匿,多随尿路感染反复发作而逐渐加重,临床早期多无自觉症状,或仅以反复发作的尿频、重复排尿、排尿困难、遗尿、腰痛为特征,中晚期则以多尿、夜尿、乏力、腰痛,甚至贫血、恶心呕吐、头晕等为主要表现。

病因与输尿管进入膀胱通道的角度变化、输尿管末端的瓣膜样作用是否健全,输尿管畸形、输尿管囊肿、输尿管遗传性先天异常,神经源性膀胱、妊娠、肾血管病变、免疫损伤、膀胱电灼治疗,以及外科输尿管结石摘除术等有关。膀胱-输尿管反流机制是膀胱壁内输尿管斜行段单向性瓣膜作用减弱,原发性者多见于儿童,并有家族性遗传性倾向。其引起肾内反流(IRR)的部位即为以后瘢痕形成的部位。

发病机制可能与尿路感染、尿动力学改变、免疫因素、肾间质血管改变有关。病理变化可见患肾缩小,肾盂肾盏扩张,皮质变薄,肾两极表面可有局灶性瘢痕。光镜下可见肾小管萎缩,肾间质纤维化,有淋巴细胞浸润;晚期可见肾小球局灶性硬化;免疫荧光可见部分肾小球内有IgM、IgG、C3沉积;电镜可见内皮下电子致密物。

一、主要临床表现

(一)尿路感染

尿路感染为本病最常见的临床表现。

(二)蛋白尿

蛋白尿可为反流性肾病的首发症状,但一般是在严重瘢痕形成数年后才出现,蛋白尿的出现提示已有肾小球病变,为预后不良的指征。

(三)妊娠高血压

妊娠高血压可为反流性肾病的首发症状。约有4%严重妊高征的患者发生反流性肾病。

(四)夜尿、多尿

夜尿、多尿为肾浓缩功能异常表现。

(五)慢性肾衰竭表现

慢性肾衰竭表现可有贫血、高血压、氮质血症等。一般肾衰竭的发病年龄在35岁以下。单侧性反流性肾病的肾衰竭,是由于并发了双侧肾的肾小球病变。

本病其他症状还可有遗尿史、肾结石、镜下或肉眼血尿等,小儿常在4岁以下发病,常以反复发作的尿路感染就诊。

二、主要诊断

诊断要点如下:①反复发作的尿路感染。②排尿性膀胱造影见有膀胱-输尿管反流(成人有时不存在)。③造影肾盂肾盏扩张变形。④肾体积缩小,皮质变薄。⑤有慢性间质性肾炎的特点。

膀胱-输尿管反流临床分期如下(按国际反流研究委员会提议的分级标准)。①Ⅰ级:尿液反流只达到输尿管的下1/3段。②Ⅱ级:尿液反流到输尿管、肾盂及肾盏,但无扩张,肾盂穹隆正常。③Ⅲ级:输尿管轻度或中度扩张和/或扭曲,肾盂中度扩张,但无或仅有轻度肾盂变钝。④Ⅳ级:输尿管中度扩张,肾盂锐角完全消失,但大部分肾盏保持乳头压痕。⑤Ⅴ级:输尿管严重扩张和扭曲,肾盂肾盏严重扩张,大部分肾盏不能看见乳头压痕。

三、鉴别诊断

(一)泌尿系统感染

临床多有尿频、尿急、尿痛等尿路刺激症状。如为肾盂肾炎,尿常规除有红细胞、白细胞、脓细胞外,可有尿蛋白,但肾盂造影无尿液反流,无肾盂积水,也无肾功能减退及肾脏瘢痕形成等症状与体征。

(二)梗阻性肾病

严重的梗阻性肾病难以与反流性肾病所致病变相区别,但B超、放射线、CT等检查可发现梗阻性肾病的梗阻病灶,及时摘除肿瘤、去除结石等梗阻原因后,泌尿系统形态可恢复正常。

(三)慢性肾小球肾炎

慢性肾小球肾炎以病程迁延,蛋白尿,或伴有水肿、高血压,肾功能不全等为特征,放射核素检查无膀胱-输尿管反流,输尿管及肾盂肾盏扩张,肾盂无瘢痕形成等形态学改变。

四、治疗

(一)治疗原则

反流性肾病的治疗主要是针对膀胱-输尿管反流的治疗、感染的治疗和后期肾衰竭的治疗,主要目的是控制尿液反流、消除或控制感染,以及预防肾衰竭的进一步发展。原则是早期治疗和综合治疗。

(二)治疗方法

1.预防治疗

(1)主要是指预防感染,对防止肾脏新的瘢痕形成有重要意义。方法是注意个人卫生,多饮水，补入充足水分，避免便秘，定时排空膀胱尿液以减轻膀胱内压力及减少膀胱胀残余尿。

(2)对有家族史的婴幼儿应常规检查是否有膀胱-输尿管反流和肾内反流的存在，以便早期治疗。

2.内科治疗

(1)长程低剂量抑菌治疗：每晚睡前排尿后口服单一剂量抗生素。可选用复方新诺明、氧氟沙星、阿莫西林、呋喃妥因、头孢菌素等。如复方新诺明 1/2 片，连续口服 6 个月，然后第一、第二、第六周做中段尿培养，如有复发则重新开始治疗，疗程 1～2 年。至于疗程目前仍未有定论，一般主张在儿童用至青春期或反流消失后一年，成人用至一年以上。

(2)控制高血压：高血压可加重肾病进展及肾功能恶化，控制高血压是长期治疗方案的一个重要组成部分。

(3)利用膀胱逼尿肌肌电图结果选择治疗方案：膀胱逼尿肌不稳定的患者，即使为重度反流，经抗菌药物加抗胆碱能药物治疗，反流消失率明显提高。

(4)对晚期患者采用低蛋白饮食疗法，以减缓肾衰竭的进行性发展。

3.外科治疗，外科手术适应证为

(1)重度反流尤其是双侧反流，内科保守治疗 4 年反流仍持续存在或有进行性肾功能减退或有新瘢痕形成。

(2)反复尿路感染，尤其有发热症状的爆发性感染，经内科治疗 4 个月反流无改善。

(3)输尿管口呈高尔夫洞穴样改变。

(4)可用手术纠正的先天性异常或尿路梗阻。

实践证明，双侧反流极少会自然消失，故儿童的严重反流应尽早手术治疗；对成人膀胱-输尿管反流是否手术治疗，目前仍有争议，成人膀胱-输尿管反流除非为重度并反复发作的肾盂肾炎，经内科治疗无法控制者才考虑手术治疗。如有蛋白尿者一般不宜手术治疗。手术方式除传统抗反流术式外，晚近推荐经内镜下注射聚四氟乙烯(特氟隆)治疗，不良反应小，成功率高，2 次治疗有效率可达到 95％以上。

五、评述

(一)反流性肾病起病隐匿

多随尿路感染反复发作而逐渐加重，早期治疗预后较好；如不及时治疗和纠正，可发展为慢性肾衰竭，预后不良。早期的诊断金标准仍然是排尿性膀胱尿路造影，但无论是成人还是学龄儿童，要做到早期诊断一直是比较困难的事情。西医方案对本病的治疗如能早期预防治疗，尤其合理的抗感染治疗，常可使相当患者恢复、阻止病情发展，但由于长时间的服用抗菌药物(单剂量药物 1 年以上)，随着病情的缓解，患者常不能坚持；利用膀胱逼尿肌肌电图结果选择治疗方案是近期使用的方法，肌电图的需求可能是本方法推广使用的障碍；手术治疗适用于重症、保守治疗效果不佳的患者，是选择顺序排在内科方法之后的一种方法。中医治疗方案类似于西医方案的内科治疗方法，对中、早期和轻、中度患者效果较好，辨证分型治疗可以使方案个体化，但长期服用汤剂无论儿童或是成人都难以坚持，且缺乏循证医学依据。

(二)膀胱-输尿管反流的早期发现和治疗与反流性肾病的预后密切相关

大多数患者甚至包括反流较重的患者如得到早期治疗预后较好；如不能得到及时治疗与纠正，随着蛋白尿的出现，预后不佳。研究表明，反流性肾病的预后与蛋白尿、局灶阶段硬化和进行性肾功能减退有密切关系。蛋白尿的程度与有无肾小球损伤即肾小球损伤的程度有明显的关系。进行性肾小球硬化是反流性肾病慢性肾衰竭发生的最主要决定因素。

（魏 雪）

第五节 急性肾衰竭

一、概述

急性肾衰竭是指各种原因引起的双肾泌尿功能在短期内急剧障碍，导致代谢产物在体内迅速积聚，水电解质和酸碱平衡紊乱，出现氮质血症和代谢性酸中毒，并由此发生的机体内环境严重紊乱的临床综合征。多数患者的一个重要临床表现是少尿（成人每天尿量＜400 mL）或无尿（成人每天尿量＜100 mL），即少尿型急性肾衰竭（oliguric ARF）。也有一部分患者尿量不减少，称为非少尿型急性肾衰竭（nonoliguric ARF）。临床工作中要注意避免以少（无）尿作为考虑或诊断急性肾衰竭综合征的错误认识，不然会导致失去对急性肾衰竭早期及预防性治疗的时机。2005 年 9 月，由国际肾脏病学会（ISN）、美国肾脏病学会（ASN）、美国肾脏病基金会（NKF）及急诊医学专业来自全球多个国家的专家们共同组成了急性肾损伤的专家组（AKIN），拟将以往所称的急性肾衰竭（ARF）更名为急性肾损伤（AKI），并讨论了有关 AKI 的定义和分级（表 6-1），以强调对这一综合征的早期诊断、早期处置的重要性。

表 6-1 AKI 的分级

	血清肌酐	尿量
Ⅰ	升高≥26.5 μmol/L 或增至 150%～200%	＜0.5 mL/(kg·h)，6 小时
Ⅱ	增至 200%～300%	＜0.5 mL/(kg·h)，12 小时
Ⅲ	增至＞300%或 354 μmol/L	＜0.3 mL/(kg·h)，24 小时或无尿 12 小时

二、分类与病因

（一）急性肾衰竭的分类

急性肾衰竭的病因多样，根据发病环节可分为肾前性、肾性和肾后性三大类，但又常相继出现，如肾前性急性肾衰竭和缺血性急性肾小管坏死（肾实质性急性肾衰竭）发生在一个相同的连续的病理生理过程中，当严重或持续的肾脏血流低灌注时肾小管上皮细胞发生严重的损伤，即使纠正了低灌注也难以改善这些病变，临床上就是急性肾小管坏死。

1.肾前性急性肾衰竭

肾前性肾衰竭是指肾脏血液灌流量急剧减少所致的急性肾衰竭。肾脏无器质性病变，一旦肾灌流量恢复，则肾功能也迅速恢复。所以这种肾衰竭又称功能性肾衰竭或肾前性氮质血症。

2.肾性急性肾衰竭

肾性肾衰竭是由于各种原因引起肾实质病变而产生的急性肾衰竭，又称器质性肾衰竭。

3.肾后性急性肾衰竭

由肾以下尿路(即从肾盏到尿道口任何部位)梗阻引起的肾功能急剧下降称肾后性急性肾衰竭,又称肾后性氮质血症。

(二)急性肾衰竭的常见病因

见表6-2。

表6-2 急性肾衰竭的病因分类

1.肾前性(肾脏低灌注)	
血容量不足	细胞外液丢失(烧伤、腹泻、呕吐、消化道大出血、盐消耗性肾病、利尿、尿崩症、原发性肾上腺皮质功能不全)细胞外液重新分布(烧伤、挤压伤、胰腺炎、营养不良、肾病综合征、严重肝脏病)
心搏出量下降	心肌功能下降(心肌梗死、心律不齐、缺血性心脏病、心肌病、瓣膜病、高血压性心脏病、肺心病)
周围血管扩张	药物引起(抗高血压药物、麻醉药、药物中毒),脓毒血症,其他:肝衰竭、变态反应、肾上腺皮质功能不全、低氧血症、低磷血症
肾脏血管收缩、扩张失衡	脓毒血症,药物:NSAIDs,ACE抑制剂,α-肾上腺受体拮抗剂,肝肾综合征
肾动脉机械性阻塞	夹层形成,外伤(血肿压迫、血管创伤)
2.肾实质性(肾脏本身疾病)	
肾小球疾病	各型急性肾炎,急性感染后肾小球肾炎
肾小管坏死	缺血性(肾前性ARF迁延而至),肾毒性(药物、造影剂、高渗性肾病、重金属或有机溶剂等),色素尿(肌红蛋白尿、血红蛋白尿)
肾间质疾病	药物,自身免疫,感染,肿瘤细胞浸润(淋巴瘤、肉瘤白血病、结节病)
肾血管疾病	小血管炎常表现为急性肾炎Ⅲ型),血栓性微血管病(恶性高血压、溶血性尿毒症综合征、硬皮病肾脏危象、弥散性血管内凝血等),肾梗死(肾动脉栓塞、动脉粥样硬化性肾动脉闭塞、肾小动脉胆固醇栓塞综合征)
3.肾后性(尿路梗阻)	
神内梗阻	骨髓瘤、轻链病、尿酸和/或草酸钙、磺胺、阿昔洛韦等药物结晶
双侧肾盂、输尿管梗阻	管腔内梗阻:肿瘤、结石、血块、组织块或脓块、脱落肾乳头、霉菌团块。管腔外压迫:肿瘤、肿大淋巴结、后腹膜纤维化、误结扎
膀胱及以下部位	结石、肿瘤、血块,神经性膀胱,前列腺肿大(恶性或良性),尿道狭窄(外伤、肿瘤)严重的包茎

1.肾前性肾衰竭

(1)低血容量:见于大量失血、外科手术、创伤、烧伤、严重的呕吐、腹泻等引起的低血容量性休克。

(2)心力衰竭:见于急性心肌梗死、严重心律失常、心脏压塞等引起的心源性休克,造成心排血量急剧下降时。

(3)血管床容量扩大,使有效循环血量减少:血管床容量扩大,使有效循环血量减少,见于过敏性休克及败血症休克时血管床容量扩大,血液淤滞。

(4)其他各种外科因素等引起的肾血流障碍：上述因素直接影响血压和肾灌流，当血压低于10.7 kPa(80 mmHg)时，肾小球毛细血管压低于6.4 kPa(48 mmHg)，引起肾灌流减少和肾缺血。

由于肾前性急性肾衰竭主要是有效循环血量减少和肾血管收缩，导致肾小球滤过率急剧降低，而肾小管功能尚属正常；同时，因继发性醛固酮和抗利尿激素分泌增加，又可加强远曲小管和集合管对钠的重吸收，因而其临床特点有少尿(尿量＜400 mL/d)，尿钠浓度低(＜20 mmol/L)，尿比重较高(＞1.020)和氮质血症，血浆肌酐和血液尿素氮明显升高，尿肌酐/血肌酐比值＞40。

2.肾性肾衰竭

(1)肾小球、肾间质和肾血管疾病：如急性肾小球肾炎、狼疮性肾炎、急进型高血压病、急性肾盂肾炎、坏死性肾乳头炎和肾动脉粥样栓塞都能引起急性肾衰竭。

(2)急性肾小管坏死(ATN)：是临床上引起ARF的最常见也是最重要的原因，它所引起的ARF占所有ARF的40%～50%。引起ATN的因素主要有以下几种。①急性肾缺血：肾前性肾衰竭的各种病因(如休克)，在早期未能得到及时的抢救，因持续的肾缺血而引起ATN，即由功能性肾衰竭转为器质性肾衰竭。目前研究认为，急性肾缺血损伤更容易出现在再灌注之后，其中再灌注产生的氧自由基可能是导致ATN的主要因素之一。②急性肾中毒：引起肾中毒的毒物包括药物、重金属和生物毒素。药物如氨基糖苷类抗生素、四环素族和两性霉素B等，静脉注射或口服X线造影剂也可直接损伤肾小管；有机溶剂：如四氯化碳、乙二醇和甲醇等。重金属如汞、铋、铅、锑、砷等化合物。生物毒素如生鱼胆、蛇毒、蜂毒等。上述这些毒物随肾小球滤液流经肾小管时，均能引起肾小管损害。③血红蛋白和肌红蛋白对肾小管的阻塞及损害：这也是引起ATN的常见病因，如输血时血型不合或葡萄糖-6-磷酸脱氢酶(G-6-PD)缺乏和疟疾引起的溶血、挤压综合征、创伤和外科引起的横纹肌溶解症，过度运动、中暑、妊娠高血压综合征、长期昏迷、病毒性心肌炎引起非创伤性横纹肌溶解症，从红细胞和肌肉分别释出的血红蛋白和肌红蛋白，经肾小球滤过而形成肾小管色素管型，堵塞并损害肾小管，引起ATN。④传染性疾病：如流行性出血热、钩端螺旋体病等引起的急性肾小管坏死。其中流行性出血热最常见，约占急性肾衰竭总发病率18.6%。出血热的病理基础主要是肾小球和肾小管基底膜有免疫复合物沉积；外周循环障碍，血压降低，导致肾缺血，加重肾小管损害。

ATN的病情虽然很严重，但是只要处理得当，情况是可以逆转的，因为坏死发生后3～4天就开始修复过程，坏死的肾小管上皮细胞逐渐被再生的肾小管上皮细胞所取代，肾功能和内环境也可望逐渐恢复正常。

由于肾小管有器质性损伤使浓缩和稀释功能丧失，尿比重固定在1.010左右，称为等渗尿；同时也因重吸收钠的能力降低，尿钠浓度增高(＞40 mmol/L)；尿常规可发现血尿，镜检有多种细胞和管型(色素管型、颗粒管型和细胞管型)。血液尿素氮和血浆肌酐进行性升高，肌酐与尿素从尿中排出障碍，尿肌酐/血肌酐＜20，与功能性肾衰竭有明显区别。

肾性肾衰竭临床分为少尿型和非少尿型两种，前者多见。少尿型一般出现少尿甚至无尿，非少尿型尿量＞400 mL/d。

3.肾后性肾衰竭

肾后性肾衰竭见于结石、肿瘤或坏死组织引起的输尿管内梗阻；肿瘤、粘连和纤维化引起的输尿管外梗阻；膀胱以下梗阻见于前列腺肥大、盆腔肿瘤等压迫。由于肾有强大的代偿功能，膀胱以上的梗阻(肾盏、肾盂、输尿管梗阻)是双侧性完全梗阻才能导致肾衰竭，如一侧通畅即可排除肾后性肾衰竭。

尿路梗阻可引起肾盂积水,肾间质压力升高,肾小球囊内压升高,导致肾小球有效滤过压下降,直接影响肾小球滤过率。

若患者尿量突然由正常转变为完全无尿(<100 mL/d),梗阻部位以上尿潴留,氮质血症日益加重。可用X线、肾图或超声检查,查明病因及梗阻部位,解除梗阻,肾功能可迅速恢复正常。如长期梗阻,可发展到尿毒症而死亡。

三、发病机制

急性肾衰竭的发病机制十分复杂,至今尚未完全阐明。不同原因引起的急性肾衰竭,其发病机制不尽相同。本节主要围绕急性肾小管坏死(acute tubular necrosis,ATN)引起的肾衰竭,而且主要针对其少尿型的发病机制进行论述。

(一)肾血管及血流动力学的改变

临床和动物实验研究表明,在急性肾衰竭的初期,有肾血流量减少和肾内血液分布异常,表现为肾皮质外层血流严重缺乏及肾髓质淤血,而且肾缺血的程度与形态学损害及功能障碍之间存在着平行关系,因此现在多数学者肯定肾缺血是急性肾衰竭初期的主要发病机制。

1.肾灌注压降低

当动脉血压波动在10.7~21.3 kPa(80~160 mmHg)范围内时,通过肾脏的自身调节,肾血流量和GFR可维持相对恒定。但当全身血压低于10.7 kPa(80 mmHg)时,肾脏血液灌流量即明显减少,并有肾小动脉的收缩,因而可使GFR降低。

2.肾血管收缩

肾皮质血管收缩的机制主要与以下因素有关。

(1)交感-肾上腺髓质系统兴奋。在ATN时,因有效循环血量减少或毒物的作用,致使交感-肾上腺髓质系统兴奋,血中儿茶酚胺水平升高,通过刺激α受体使肾血管收缩,肾血流量减少,GFR降低。皮质肾单位分布在肾皮质外1/3,其入球小动脉对儿茶酚胺敏感,因而皮质呈缺血改变。动物实验证明:在肾动脉灌注肾上腺素后再作肾动脉造影,肾皮质血管不显影,而髓质血管显影正常。这与急性肾衰竭患者少尿期肾动脉造影相似。

(2)肾素-血管紧张素系统(renin-angiotenin system,RAS)激活:有效循环血量减少使肾血管灌注压降低,以及交感神经兴奋,均可刺激入球小动脉球旁细胞分泌肾素。此外,在肾缺血和肾中毒时,因近曲小管和髓襻升支粗段受损,对Na^+和Cl^-重吸收减少,到达远曲小管致密斑处的NaCl增多,可通过管-球反馈作用刺激肾素分泌。肾素产生增多,促使肾内血管紧张素Ⅱ(angiotensin,AngⅡ)生成增加,引起入球小动脉及出球小动脉收缩。因肾皮质中的肾素含量丰富,故RAS系统激活,致使肾皮质缺血更甚。一般认为,该系统激活既是引起也是维持肾血管收缩的因素。

管-球反馈作用:管-球反馈调节是肾单位的自身调节活动之一,即当肾小管液中的溶质浓度改变时,其信号通过致密斑和肾小球旁器感受、放大和传递,从而改变肾小球的灌流和GFR,达到新的球-管平衡。肾缺血或肾毒物对肾小管各段损伤的程度不同,近曲小管和髓襻容易受到损害,因而对Na^+和Cl^-的重吸收减少,使远曲小管内液中的NaCl浓度升高,刺激远曲小管起始部的致密斑,从而引起肾小球旁器分泌肾素,促进AngⅡ生成并收缩入球小动脉及出球小动脉,使GFR降低。然而,AngⅡ可能并不是介导管-球反馈调节,以及持续降低GFR的唯一机制。有学者提出,腺苷也可能作为管-球反馈作用的介导因子,腺苷作用于A_1受体使入球小动脉收缩，而作用于 A_2 受体则扩张出球小动脉，该发现促使人们研究其在 ATN 发病中的作用。肾小管细胞受损时，释放大量的腺苷，从而收缩入球小动脉和扩张出球小动脉，因此明显降低 GFR。腺苷还可刺激肾小球旁器的肾素促进 AngⅡ 的产生，加重入球小动脉收缩，但其收缩出球小动脉的效应可因腺苷通过 A_2 受体介导的作用被拮抗，因此加重了 GFR 下降。这种腺苷的产生直至肾小管上皮细胞功能和结构完整性恢复后方可恢复正常，因而可持续降低。

(3)前列腺素产生减少：肾是产生前列腺素的主要器官，肾内产生的 PGE_2 和 PGI_2 具有抑制血管平滑肌收缩，扩张血管的作用。许多实验证明 PG 与急性肾衰竭有密切关系。如庆大霉素引起的肾中毒，在 GFR 下降前，PGE_2 减少。使用 PG 合成抑制剂（如吲哚美辛），可引起血管收缩，加重甘油所致的急性肾衰竭。

(4)内皮细胞源性收缩及舒张因子的作用：多年来不少学者强调血管内皮源性收缩因子（如内皮素，endothelin，ET）病理性分泌增多，以及血管内皮源性舒张因子（如一氧化氮，NO）释放障碍对 ATN 血流动力学改变起重要作用。在 ATN 时，血浆内皮素水平的增高程度与血浆肌酐上升水平相一致。在缺血缺氧情况下，肾细胞膜上的内皮素受体结合 ET 的能力亦明显增强。ET 不仅能直接引起肾血管收缩，而且具有间接的缩血管效应：①通过系膜细胞收缩，使 Kf 下降，GFR 减少。②通过受体介导的细胞内磷酸肌醇途径，促使肌浆网中 Ca^{2+} 释放，激活花生四烯酸代谢途径。③促进肾素分泌，诱发儿茶酚胺分泌增多。正常血管内皮尚能释放舒张因子（如 NO），协同调节血流量以维持血液循环，对肾脏则有增加血流量、降低入球与出球小动脉阻力的作用。ATN 早期血管内皮舒张因子 NO 的释放即有障碍，缺血-再灌注后氧自由基增多亦影响舒张因子的释放。在肾缺血所致急性肾衰竭大鼠模型中，分别给予 NO 合酶抑制剂，非选择性 ET 受体拮抗剂和血管紧张素受体阻断剂，可观察到阻断 NO 生成对肾脏的损害作用远超过后两者，推测在此情况下 NO 对肾血流动力学改变的影响可能较为突出。目前认为内皮细胞收缩与舒张因子调节失衡可能对某些类型 ATN 的发生和发展起重要作用。

3.肾毛细血管内皮细胞肿胀

肾缺血、缺氧及肾中毒时，肾脏细胞代谢受影响，使 ATP 生成不足，Na^+，K^+-ATP 酶活性减弱，细胞内钠、水潴留，细胞发生水肿。随着细胞水肿的发生，细胞膜通透性改变，大量的 Ca^{2+} 涌入细胞内，形成细胞内 Ca^{2+} 超载。同时，Ca^{2+}-ATP 酶活性减弱也使肌浆网摄取 Ca^{2+} 受限，以及细胞内钙泵出减少，引起细胞质内游离钙增加。细胞内游离钙增加又可妨碍线粒体的氧化磷酸化功能，使 ATP 生成更加减少，从而形成恶性循环。此外，由于缺氧时大量增加的 ADP 可由线粒体进入胞质并直接抑制 Na^+，K^+-ATP 酶的活性，而且肾毒物（如氨基甙类抗生素）也可直接使 Na^+，K^+-ATP 酶活性减弱，这更加重了细胞内 Na^+、水潴留及细胞水肿，妨碍细胞的代谢与功能。当肾细胞水肿，特别是肾毛细血管内皮细胞肿胀，可使血管管腔变窄，血流阻力增加，肾血流量减少。

4.肾血管内凝血

急性肾衰竭患者血液黏度升高，血和尿中纤维蛋白降解产物（FDP）增多，部分患者的肾小球毛细血管内有纤维蛋白和血小板沉积。应用抗凝剂（肝素）对某些急性肾衰竭患者有一定疗效。这些，都提示肾内 DIC 可能在急性肾衰竭的发病机制中起一定作用。

(二)肾小管损伤

1.肾小管细胞损伤的特征

肾小管细胞损伤主要包括坏死性损伤和凋亡性损伤。

(1)坏死性损伤:主要有两种形式,分别为肾小管破裂性损伤和肾毒性损伤。肾小管破裂性损伤表现为肾小管上皮细胞坏死,脱落,基底膜也被破坏,可见于肾中毒和肾持续缺血。肾毒性损伤则主要损伤近球小管,可累及所有肾单位,肾小管上皮细胞呈大片状坏死,但基底膜完整,主要见于肾中毒。然而,有研究报道并非所有的肾持续缺血和肾中毒引起的 ARF 患者都出现这样典型的病理改变,有些没有肾小管上皮细胞坏死。电镜观察显示,肾小球系膜细胞及内皮细胞等在 ARF 时也可出现明显病变。近来的研究证明,除了极少数 ATN 病例(如大剂量氯化汞中毒和严重的持续肾缺血)有广泛的肾小管细胞坏死外,大多数病例及实验模型均不出现明显的肾小管细胞坏死。即便肾小管发生病理形态改变也十分轻微,如近球小管细胞刷状缘脱落和细胞膜膜蛋白方向性改变等。过去常见的典型病理改变可能与当时尸检材料处理有关。因此,肾缺血和肾中毒对肾小管上皮细胞的损伤更常表现为细胞功能紊乱而不是坏死。如果细胞坏死或出现形态结构病理改变,表明损伤的程度十分严重。

(2)凋亡性损伤:在肾缺血和肾中毒中,细胞凋亡明显增加,而且常发生在远端肾小管。其病理特征表现为微绒毛的消失,细胞核染色质固缩,胞质浓缩,核断裂,出现凋亡小体。在急性缺血性 ARF 模型,细胞内 DNA 断裂及凋亡小体在再灌流 12 小时即可检出。再灌流 24 小时后,肾小管上皮可出现大量的凋亡小体。

无论是功能紊乱还是结构破坏,肾小管细胞损伤并不均一,有些细胞受损较轻,有些则较重甚至坏死,而另一些则可正常。这种功能或形态结构损伤的异质性或多样性对受损肾小管功能的可复性有重要影响。因为非致死性受损的细胞功能与结构恢复和正常细胞的分化、发育与增生可修复坏死脱落的上皮,从而使肾小管作为器官功能单位的完整性得以恢复。肾小管上皮细胞损伤的程度,尤其是损伤的不均一性不仅受致病因素作用时间与强度的影响,也受多种肾内因素影响,这些因素包括肾脏的氧供应特点,肾小管各段的功能分布特点,以及内源性调节因子等(如腺苷、NO 等)。

此外,在肾缺血时,肾小管对肾毒物的敏感性增加;反之,肾毒物也可加重肾缺血损伤。其机制可能包括:①毒物直接引起肾血流动力学变化,导致缺氧性损伤。②毒物引起的膜损伤和线粒体内氧化磷酸化脱耦联,可加重缺氧性细胞损伤。

2.肾小管细胞损伤的发生机制

(1)ATP 合成减少和离子泵失灵:①缺血时氧和代谢底物不足,缺血和中毒可致线粒体功能障碍,两者均可引起 ATP 合成减少,生物膜(细胞膜、线粒体膜和肌浆网膜)的离子泵(Na^+,K^+-ATP 酶,Ca^{2+},Mg^{2+}-ATP 酶)失灵,并造成细胞膜通透性增加。上述这些因素可导致细胞内水钠潴留、细胞肿胀和细胞内钙超载,使细胞结构及功能严重障碍。②在放射造影剂和肾脏移植诱导的 ARF,钙超载是致死性细胞损伤的重要原因。ARF 时细胞内 Ca^{2+} 调节自稳机制出现紊乱,细胞膜 Ca^{2+} 屏障作用受损引起胞内 Ca^{2+} 增加。在肾缺血-再灌注模型中,肾血管平滑肌细胞、肾小球系膜细胞及肾小管细胞内 Ca^{2+} 浓度都明显升高,使用 Ca^{2+} 通道阻滞剂能减轻肾功能障碍。此外,有文献报道,缺血缺氧导致的细胞内 Ca^{2+} 的增加,可激活 Ca^{2+} 依赖性核酸限制性内切酶,将核 DNA 裂解成 180～200 bp 的片段,造成细胞凋亡。

(2)自由基增多:肾缺血-再灌注时自由基产生增多和清除减少;有些肾毒物,如氯化汞、丁烯二酸等,也可以促进自由基产生。这些改变导致机体氧化-抗氧化失调,自由基在组织和细胞内明显增多,引起细胞膜性结构、蛋白质和细胞内其他成分广泛的脂质过氧化损伤,导致肾脏各种细胞成分受损。

(3)还原型谷胱甘肽减少:还原型谷胱甘肽(reduced glutathione,GSH)具有重要的生理功能:①作为谷胱甘肽过氧化物酶的底物,通过提供还原当量,可将 H_2O_2 还原成水而清除自由基。②通过与膜蛋白反应维持膜蛋白中巯基与二硫化物的正常比例,确保细胞膜功能(如离子转运)和线粒体功能的发挥。③作为细胞保护剂,可防止磷脂酶激活。肾缺血和肾中毒时,肾组织 GSH 显著减少,使细胞抗氧化能力减弱,磷脂酶可被激活,从而破坏细胞的膜性结构乃至细胞溶解。

(4)磷脂酶活性增高:当细胞内 Ca^{2+} 增加和 GSH 减少时,磷脂酶 A_2 活性增高,分解膜磷脂,使细胞骨架结构解体,释放大量脂肪酸,其中花生四烯酸在脂加氧酶和环加氧酶作用下生成的 PG、白三烯(leukotriene,LT)等,可影响血管张力、血小板聚集及肾小管上皮细胞的功能。

(5)细胞骨架结构改变:细胞骨架在维持细胞的正常形态结构、功能和信息转导中发挥重要作用。肾缺血和肾中毒时,由于 ATP 产生减少,细胞骨架可发生明显改变,例如,调控微绒毛重吸收面积的肌动蛋白脱耦联,肌丝网与膜的连接破坏,锚蛋白和血影蛋白的相互作用发生改变,这些将导致细胞主体结构及膜极性发生异常,细胞膜面积减少和肾小管上皮连续性破坏。

(6)细胞凋亡的激活:ARF 时肾小管细胞凋亡明显增加。细胞凋亡是细胞的程序性死亡过程,受多种基因和蛋白的调控。调节细胞凋亡的因素主要包括各种死亡受体如 Fas 和 TNF-α 激活的信号通路,以及线粒体依赖性 caspase 机制。近年来,*Bcl-2* 基因家族、PI_3K/AKT 等多种因子的调控作用引起了学者的关注。*Bcl-2* 具有抗细胞凋亡的作用。PI_3K 可激活*AKT*,后者通过促使*Bcl-2* 发生磷酸化、激活 forkhead 蛋白和其他因素而促发其抗细胞凋亡作用。*Caspase-3* 则可水解*Bcl-2* 蛋白,促发凋亡。此外,还有许多基因参与缺血-再灌注损伤时细胞凋亡的调节,如 *mCd59a* 基因的缺失可引起缺血-再灌注时更为严重的细胞凋亡、坏死和浸润。

(7)炎性反应与白细胞浸润:近来,在 ARF 研究领域炎性反应在细胞损伤中的作用引起相当的重视。尤其在肾缺血-再灌注损伤过程中,肾小管上皮细胞和肾实质细胞所产生的肿瘤坏死因子(tumor necrosis factor,TNF)、白介素-1(interleukin-1,IL-1)、IL-6、IL-18 等炎性因子和活性氧可以使一些黏附分子如细胞黏附分子-1(intercellular adhesion molecule-1,ICAM-1)、血管黏附分子-1(vascular cell adhesion molecule-1,VCAM-1),以及 P-选择素等的表达增强,从而介导白细胞与内皮细胞的黏附作用。此外,尚可产生趋化因子,并激活补体。在细胞因子、趋化因子和黏附分子的共同作用下,中性粒细胞被激活,并向损伤部位聚集而产生炎性反应。中性粒细胞活化聚集后进一步产生的细胞因子和活性氧则加重细胞损伤。

3.肾小管损伤造成 GFR 持续降低和少尿的机制

(1)肾小管阻塞:ATN 的病理组织切片检查发现,肾小管管腔中被管型和坏死脱落的上皮细胞碎片阻塞,近端小管扩张。在急性肾衰竭动物模型中发现,微穿刺测定的近曲小管内压力比正常升高 3 倍左右,由于管内压升高,从而使肾小球有效滤过压降低而发生少尿。血管内急性溶血、挤压综合征等所引起的 ATN,分别为血红蛋白和肌红蛋白管型阻塞。其他如磺胺结晶、尿酸盐结晶等均可阻塞肾小管。目前一般认为,肾小管阻塞可能在某些急性肾衰竭持续少尿中是导致 GFR 降低的重要因素。

(2)原尿返漏:许多临床和实验研究表明,在缺血和中毒所致的急性肾衰竭中可发现肾小管上皮细胞广泛坏死,甚至基底膜断裂,原尿经受损的部位进入间质,并向管周血管系统返漏入血。未进入血管的液体使间质水肿,间质压升高,从而压迫肾小管和管周毛细血管。这不仅加重肾小管阻塞和进一步降低 GFR,而且还使肾血流进一步减少,并加重肾损害,形成恶性循环。在人类严重的急性肾衰竭中,有20%~50%存在肾小管原尿返漏;但在轻度急性肾衰竭中,也可无此返漏现象。因此,一般认为在某些急性肾衰竭中,原尿返漏对持续少尿的发生机制有较大的意义。

(三)肾小球超滤系数降低

肾缺血和肾中毒时肾小球超滤系数(K_f)明显降低,也是 GFR 降低的机制之一。肾缺血或肾中毒促进许多内源性及外源性的活性因子释放,如血管紧张素Ⅱ和其他缩血管物质,可使肾小球系膜细胞收缩,从而导致肾小球血管阻力增加,以及肾小球滤过面积减小,引起 Kf 降低;用微穿刺法证明,庆大霉素等氨基糖苷类抗生素所致的急性肾衰竭,超滤系数下降 50%;硝酸铀等毒物也可直接促使肾小球系膜细胞收缩,导致 Kf 降低;严重的肾缺血或缺血-再灌注损伤,也可造成肾小球滤过膜结构破坏,K_f 减低。

总之,肾缺血和肾中毒等因素导致的肾血管及血流动力学改变、肾小管损伤和肾小球超滤系数降低,是 ATN 引起的少尿型急性肾衰竭的主要发病机制(图 6-1)。

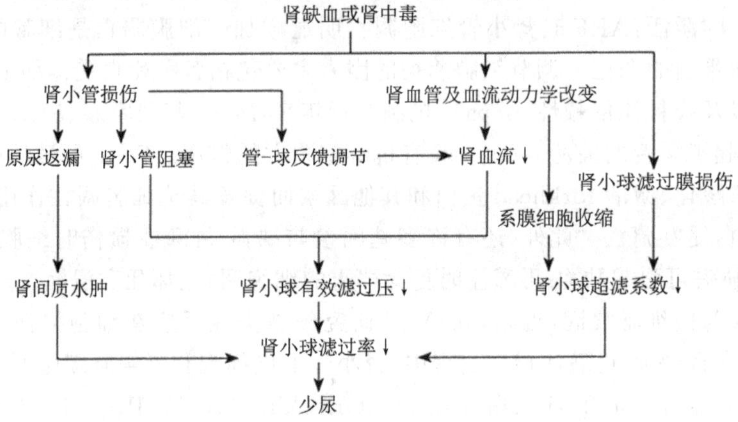

图 6-1 ATN 引起的少尿型 ARF 的主要发病机制

四、急性肾衰竭的发病过程及功能代谢变化

(一)少尿型和非少尿型 ARF 的发病过程不同

1.少尿型 ARF 的发病过程

少尿型 ARF 的发病过程包括少尿期、多尿期和恢复期三个阶段。

(1)少尿期:在缺血、创伤、毒物等损害因素侵袭后 1~2 天内出现少尿。此期一般持续 1~2 周。持续时间愈短,预后愈好。少尿期超过 1 个月,常表示肾脏损害严重,肾功能较难恢复。

(2)多尿期:当尿量增加到每天大于 400 mL 时标志着患者已进入多尿期,说明病情趋向好转,尿量逐日增加,经5~7 天达到多尿高峰,每天尿量可达 2 000 mL 或更多。按一般规律,少尿期体内蓄积水分和尿素氮越多,多尿期尿量也越多。多尿期平均持续约 1 个月。多尿期产生多尿的机制有:①肾血流量和肾小球滤过功能逐渐恢复,而损伤的肾小管上皮细胞虽已开始再生修复,但其浓缩功能仍然低下,故发生多尿。②原潴留在血中的尿素等物质从肾小球大量滤出,从而引起渗透性利尿。③肾小管阻塞被解除,肾间质水肿消退。

(3)恢复期:多尿期过后,肾功能已显著改善,尿量逐渐恢复正常,血尿素氮和血肌酐基本恢复到正常水平。肾功能恢复正常需 3 个月至 1 年的时间。一般来说，少尿期越长，肾功能恢复需要的时间也越长。此期经严格检查仍有一部分患者遗留不同程度的肾功能损害。

2.非少尿型急性肾衰竭

非少尿型 ARF，系指患者在进行性氮质血症期内每天尿量持续在 400 mL 以上，甚至可达 1 000～2 000 mL。近年来，非少尿型 ARF 有增多趋势，其原因在于：①血、尿生化参数异常的检出率提高。②药物中毒性 ARF 的发病率升高，如氨基糖苷类抗生素肾中毒常引起非少尿型 ARF。③大剂量强效利尿药及肾血管扩张剂的预防性使用，使此类患者尿量不减。④危重患者的有效抢救与适当的支持疗法。⑤与过去的诊断标准不同，过去常把内环境严重紊乱并需透析治疗作为诊断标准，目前采用血肌酐进行性增高来判断 ARF。由于上述综合因素使非少尿型 ARF 的发病率或检出率明显增加。

（二）ARF 的功能代谢变化

1.少尿型 ARF 的功能代谢变化

（1）少尿期：此期是 ARF 病情最危重的时期，不仅尿量显著减少，而且还伴有严重的内环境紊乱，常有以下主要的功能代谢变化。

1）尿的变化：①尿量锐减，发病后尿量迅速减少而出现少尿或无尿。少尿的发生，是由于肾血流减少、肾小管损害及超滤系数降低等因素综合作用所致。②尿成分改变，尿比重低（<1.015，常固定于 1.010～1.012），尿渗透压低于 350 mmol/L，尿钠含量超过 40 mmol/L（正常<20 mmol/L），尿肌酐/血肌酐比值降低，尿钠排泄分数（FENa）升高。这些变化均与肾小管损害有关。另外，尿常规检查可发现明显异常改变。因此，功能性急性肾衰竭和由 ATN 引起的肾性急性肾衰竭虽然都有少尿，但尿液成分有本质上的差异，这是临床鉴别诊断的重要依据（表 6-3）。

$$尿钠排泄分数=\frac{尿钠/血钠}{尿肌酐/血肌酐}\times 100$$

表 6-3 两种急性肾衰竭的主要区别

尿指标	肾前性肾衰竭	ATN 少尿期
标比重	>1.020	<1.015
尿渗透压（mmol/L）	>500	<350
尿钠（mmol/L）	<20	>40
尿肌酐/血肌酐	>40	<20
尿钠排泄分数	<1	>2
尿常规	正常	坏死脱落的上皮细胞、红细胞和白细胞、各种管型、尿蛋白
甘露醇实验	尿量增多	尿量不增

注：尿钠排泄分数（FENa）。

2）水中毒：由于尿量减少，体内分解代谢加强以致内生水增多，以及因治疗不当输入葡萄糖溶液过多等原因，可发生体内水潴留并从而引起稀释性低钠血症。除可发生全身软组织水肿以外，水分还可向细胞内转移而引起细胞内水肿。严重时可发生脑水肿、肺水肿和心力衰竭，为 ARF 的常见死因之一。因此对急性肾衰竭患者，应严密观察和记录出入水量，严格控制补液速度和补液量。

3)电解质改变:①高钾血症,这是急性肾衰竭最危险的并发症,常为少尿期致死的原因。患者即使不从体外摄入钾亦常出现高钾血症。高钾血症的主要原因有尿量减少和肾小管损害使钾随尿排出减少;组织破坏,释放大量钾至细胞外液;酸中毒时,H^+ 从细胞外液进入细胞,而 K^+ 则从细胞内溢出至细胞外液。如果再加上摄入含钾量高的饮食、或服用含钾或保钾药物、输入库存血液,则更会迅速发生高钾血症。高钾血症可引起心脏传导阻滞和心律失常,严重时可导致心室纤维颤动或心脏停搏。②高镁血症,高镁血症的原因与高钾血症的原因相似,主要也是因为镁随尿排出减少,以及组织破坏时细胞内镁释出至细胞外液中。高镁血症可抑制心血管和神经系统的功能。ATN 时的某些中枢神经系统的症状可能与高镁血症有关。③高磷血症和低钙血症,由于肾排磷功能受损,常有高磷血症,尤其是广泛组织创伤、横纹肌溶解等高分解代谢患者,血磷可高达 1.9～2.6 mmol/L。由于高磷血症,肾生成 1,25-$(OH)_2$-D_3 及骨骼对 PTH 的钙动员作用减弱,因而,低钙血症也较常见。但因同时有酸中毒存在,血中游离 Ca^{2+} 常不降低,故临床上很少出现低钙症状。若在纠正酸中毒之前不补充钙,则在纠正之后可发生低钙性手足搐搦。④代谢性酸中毒,因肾脏排酸保碱功能障碍,GFR 降低,以及体内分解代谢加强,使酸性代谢产物(硫酸、磷酸和氧化不全的有机酸)在体内蓄积,引起代谢性酸中毒。酸中毒可抑制心血管系统和中枢神经系统的功能,促进高钾血症的发生,使病情更为严重。⑤氮质血症,血中尿素、肌酐、尿酸、肌酸等非蛋白含氮物质的含量显著增高,称为氮质血症。其发生机制主要是由于肾脏不能充分排出体内蛋白质代谢产物。感染、中毒、组织破坏还会迅速增加血尿素氮和肌酐水平,每天尿素氮可升高达 3.6～10.7 mmol/L,肌酐可增加 88.4～176.8 μmol/L,严重时可以发生尿毒症。有学者认为,与日俱增的进行性血尿素氮和血肌酐升高,是诊断急性肾衰竭的可靠依据。

(2)多尿期:在多尿期早期,因肾小管功能未恢复,GFR 仍然低于正常,因而氮质血症、高钾血症和代谢性酸中毒等还不能立即得到改善。至多尿期后期,这些变化才能逐渐恢复正常,但可因多尿而引起脱水、低钾血症、低钠血症,故应注意补充水和电解质。

(3)恢复期:一年后约 2/3 患者的 GFR 较正常低 20%～40%,肾小管浓缩功能及酸化功能也低于正常。影响肾功能恢复的因素主要与引起急性肾衰竭的病因或原发病的病种和严重程度、患者的年龄、并发症,以及治疗措施等有关。

2.非少尿型 ARF 的功能代谢变化

非少尿型 ARF 时,GFR 下降程度比肾小管损伤相对较轻,肾小管部分功能还存在,但尿浓缩功能障碍,所以尿量较多,尿钠含量较低,尿比重也较低。尿沉渣检查细胞和管形较少。然而,非少尿型急性肾小管坏死患者 GFR 的减少,已足以引起氮质血症,但因尿量不少,故高钾血症较为少见。其临床症状也较轻。病程相对较短。发病初期尿量不减少,也无明显的多尿期;恢复期从血尿素氮和肌酐降低时开始。其病程长短也与病因、患者年龄及治疗措施等密切相关。一般肾功能完全恢复也需数月。

少尿型与非少尿型 ARF 可以相互转化,少尿型经利尿或脱水治疗有可能转化为非少尿型;而非少尿型如果忽视而漏诊或治疗不当,可转变为少尿型,表示预后不良。

五、防治原则

急性肾衰竭的预防与治疗可分为三个环节:急性肾衰竭的一级预防,即在急性肾衰竭的高危人群中采取预防措施;出现急性肾衰竭后的早期发现及支持治疗;急性肾衰竭的病因治疗。

(一)积极治疗原发病或控制致病因素

首先是尽可能明确引起急性肾衰竭的病因,采取措施消除病因。如解除尿路阻塞,解除肾血管的阻塞,尽快清除肾的毒物,纠正血容量不足,抗休克等;合理用药,避免使用对肾脏有损害作用的药物。

(二)纠正内环境紊乱

急性肾小管坏死虽然病情严重,但病变多为可逆,故应积极抢救。

1.水和电解质紊乱

在少尿期应严格控制体液输入量,以防水中毒发生。多尿期注意补充水和钠、钾等电解质,防止脱水、低钠和低钾血症。

2.处理高钾血症

限制含钾丰富的食物及药物;给予钾离子拮抗剂;注射高渗葡萄糖和胰岛素,促进 K^+ 自细胞外进入细胞内;采用透析治疗。

3.控制氮质血症

可采用滴注葡萄糖以减轻体内蛋白质的分解代谢;静脉内缓慢滴注必需氨基酸,以促进蛋白质合成,降低尿素氮产生的速度,并加快肾小管上皮细胞的再生;以透析疗法排除非蛋白氮物质。

4.透析治疗

透析疗法包括血液透析和腹膜透析两种。

(1)血液透析疗法(人工肾)。血液透析疗法(是根据膜平衡原理,将尿毒症患者血液与含一定化学成分的透析液同时引入透析器内,在透析膜两侧流过,两侧可透过半透膜的分子便作跨膜移动,达到动态平衡。从而使尿毒症患者体内蓄积的毒素得到清除;而人体所需的某些物质也可从透析液得到补充。

(2)腹膜透析。腹膜透析其基本原理与血液透析法相同,但所利用的半透膜就是腹膜,而非人工透析膜。将透析液注入腹膜腔内,并定时更新透析液,便可达到透析的目的。

(三)抗感染和营养支持

1.抗感染治疗

感染是急性肾衰竭常见的原因之一,急性肾衰竭又极易合并感染,因而抗感染治疗极为重要。在应用抗生素时应避免肾毒性。

2.饮食与营养

补充营养可维持机体的营养供应和正常代谢,有助于损伤细胞的修复和再生,提高存活率。对于高分解代谢、营养不良和接受透析的患者要特别注意蛋白质摄入量。不能口服的则需要全静脉营养支持。

(魏　雪)

第六节 慢性肾衰竭

一、概述

慢性肾衰竭(CRF)是指发生在各种慢性肾脏疾病后期的一种临床综合征。它是由原发性肾脏疾病或继发性肾脏疾病引起的肾脏进行性损伤和肾功能的逐渐恶化,当肾脏功能损害发展到不能维持机体的内环境稳定时,便会导致体内毒性代谢产物的蓄积,水、电解质、酸碱平衡紊乱,以及某些内分泌功能的异常。欧美报道每年每100万人群中有60～70人进入此期,有人统计我国每年每1万人口中约有1人发生慢性肾衰竭。

各种原因引起的慢性肾脏结构和功能障碍(肾脏损伤病史>3个月),包括GFR正常和不正常的病理损伤、血液或尿液成分异常,以及影像学检查异常,或不明原因的GFR下降(GFR<60 mL/min)超过3个月,称为慢性肾脏病(CKD)。而广义的慢性肾衰竭(CRF)则是指慢性肾脏病引起的肾小球滤过率(GFR)下降及与此相关的代谢紊乱和临床症状组成的综合征。

(一)慢性肾衰竭发病机制

慢性肾衰竭的发病机制较为复杂,如各种致肾脏损害的病因,不论原发的或继发的,属免疫性损害或非免疫性损害,一旦造成肾脏的慢性损伤后,其功能状况常以不同速度进展、恶化,直至终末期肾衰竭。临床上,不同病因的肾脏疾病,当其肾功能失代偿以后,发展成CRF的速度略有差异,但总的趋势无差异。一般认为,糖尿病肾病时间最短,肾小球肾炎次之,慢性肾盂肾炎又次之。近十余年来,对其进展过程的认识,基础理论的研究和临床上对其防治的不懈努力,取得了可喜的进步,近年来关于某些细胞因子和生长因子在CRF进展中的作用,也有新的认识。归纳如下。

1.健存肾单位学说

Bricker等于1960年提出,慢性肾衰竭时,由各种肾实质疾病导致相当数量肾单位破坏,余下的健存肾单位为了代偿,必须增加工作量,以维持机体正常的需要。因而,每一个肾单位发生代偿性肥大,以便增强肾小球滤过功能和肾小管处理滤液的功能。但如肾实质疾病的破坏继续进行,健存肾单位越来越少,终于到了即使倾尽全力,也不能达到人体代谢的最低要求时,就发生肾衰竭。

2.矫枉失衡学说

该学说系Bricker于20世纪70年代初提出,是对健存肾单位学说的进一步补充。即在慢性肾功能不全时,机体出现了代谢废物的潴留,机体为了矫正它,就要做相应的调整(即矫枉),但在调整过程中,却不可避免地要付出一定代价,因而发生新的失衡,使人体蒙受新的损害。如尿毒症时甲状旁腺功能亢进和高PTH血症:当健存肾单位有所减少,余下的每个肾单位排出磷的量代偿地增加,从整个肾来说,其排出磷的总量仍可基本正常,故血磷正常。但当后来健存肾单位减少至不能代偿时,血磷仍升高。人体为了矫正磷的潴留,甲状旁腺功能亢进,以促进肾排磷,这时高磷血症虽有所改善,但甲状旁腺功能亢进却引起了其他症状,如由于溶骨作用而发生广泛的纤维性骨炎及神经系统毒性作用等,给予人体造成新的损害,这就是矫枉失衡学说。

3.肾小球高滤过学说

该学说系 Brenner 等于 1982 年提出，他们认为肾小球的高灌注、高血压和高滤过等代偿性变化是导致肾小球硬化和残余肾单位进行性毁损的重要原因。由于大量的肾单位破坏，余下的每个肾单位代谢废物的排泄负荷增加，因而代偿地发生肾小球毛细血管的高灌注、高压力和高滤过。而上述肾小球内“三高”可引起：①肾小球上皮细胞足突融合，系膜细胞和基质显著增生，肾小球肥大，继而发生硬化；②肾小球内皮细胞损伤，诱发血小板聚集，导致微血栓形成，损害肾小球而促进硬化；③肾小球通透性增加，使蛋白尿增加而损伤肾小管间质。上述过程不断进行，形成恶性循环，使肾功能不断进一步恶化，这种恶性循环是一切慢性肾脏病发展至尿毒症的共同途径，而与肾实质疾病的破坏继续进行是两回事。该学说认为肾小球高滤过是促使肾功能恶化的重要原因。但该学说仍不够完善，因为有些慢性肾衰竭动物模型未证实高滤过的作用，该学说也未提及小管-间质损害在慢性肾衰竭进展中的作用。

4.肾小管高代谢学说

慢性肾衰竭时，健存肾单位的肾小管呈代偿性高代谢状态，耗氧量增加，氧自由基产生增多，自由基清除剂(如还原型谷胱甘肽)生成减少，以及肾小管细胞产生铵显著增加，可引起肾小管损害、间质炎症及纤维化，以致肾单位功能丧失。现已明确，慢性肾衰竭的进展和肾小管间质损害的严重程度密切相关。

5.脂代谢紊乱学说

继发性高脂血症是慢性肾衰竭的常见并发症之一，关于高脂血症，脂质代谢紊乱在动脉粥样硬化中的作用已为人们所熟知。近年研究发现，有些肾小球进行性硬化，与高灌注高滤过无关，而某些非血流动力学因素，具有重要意义，其中脂质代谢异常可能是重要机制之一。实验证明，极低密度脂蛋白(VLDL)和低密度脂蛋白(LDL)能与 GBM 的多价阴离子的糖胺聚糖结合，使 GBM 上的负电荷减少，从而损伤肾小球基膜的电荷屏障，使其对脂蛋白的通透性增加，导致系膜细胞增生和系膜基质增加，促进肾小球的硬化。由于脂代谢紊乱可使血小板聚集功能增强，血栓素增高，还可使某些免疫细胞活性增强，致肾小球系膜增生，因而可加速肾小球硬化的进程。脂质过氧化还可使氧自由基生成增多，损害小管和间质细胞。

6.尿毒症毒素学说

目前已知，随着 CRF 病情的不断恶化，患者体内毒性代谢产物不断蓄积。至尿毒症期，患者血浆中毒性代谢产物浓度的高低与患者病情轻重程度有相关性，尤其通过近半个世纪来，对尿毒症患者透析疗法的深入研究和探索，进一步证实尿毒症患者的发生虽然与多种因素有关，不可能用一种或一组“毒性”物质在体内的蓄积来解释尿毒症全貌，但是，在临床实践中，用不同的透析方法使患者血浆中某种或某些毒性物质清除后，患者的临床症状得以缓解，故亦足以说明尿毒症患者病情变化与该类毒性物质的浓度密切相关。

目前已知尿毒症患者体液内约有 200 多种物质的浓度比正常增高，一般人认为可能具有尿毒症毒性作用的物质有 30 余种，凡被认为是尿毒症毒素的物质，必须具备下述条件：①尿毒症患者体液内的该物质必须能进行化学鉴定及定量测定；②该物质的浓度必须比正常增高；③高浓度的该物质与特异性的尿毒症症状有关；④动物实验或体外试验证实该物质在其浓度与尿毒症患者体液内浓度相似时可出现类似毒性作用。

尿毒症毒性物质一般分为小分子(分子量＜500)、中分子(分子量 500～5 000)和大分子(分子量＞5 000)3 类。

(1)小分子毒性物质：以尿素、胍类、酚类和胺类为主。目前，在临床实际工作中，仍以测定血浆尿素氮(BUN)和血清肌酐(Scr)浓度作为小分子毒素的指标，当该类物质在体内浓度升高时，可引起乏力、头痛、厌食、恶心、呕吐、贫血、皮肤瘙痒、嗜睡和出血倾向，并可使糖耐量降低，如经中西医结合治疗或透析治疗后，上述毒素浓度降低后，症状常可减轻或消失。大量研究表明，尿素为尿毒症的毒性物质之一。动物体外实验发现，高浓度的尿素可抑制酶的活力，从而影响代谢过程，并可使胍基琥珀酸的合成率增加。

(2)中分子毒性物质：指一组分子量为 500～5 000 的化学物质。认为中分子物质与尿毒症发病机制有密切关系的学说，即中分子学说。中分子毒性物质可能包括：①高浓度正常代谢产物；②结构正常，浓度增高的激素；③细胞代谢紊乱产生的多肽；④细胞或细菌裂解产物。

据报道，高浓度的中分子物质可引起周围神经病变，尿毒症脑病，红细胞生成抑制，胰岛素活性受抑，脂蛋白脂酶活性抑制，抗体生成抑制，血小板功能损害，细胞免疫功能低下，性功能障碍及外分泌腺萎缩等。由于腹膜对中分子物质清除率高于一般人工透析膜，因而腹膜透析患者神经系统病变较轻。若同为血液透析的患者改为血液滤过或血液灌流后则临床症状明显改善，故推测可能与中分子毒素有关。

(3)大分子毒性物质：正常肾脏可以降解和清除多种多肽和小分子蛋白质，这种作用主要在近曲小管完成。CRF 时，肾脏清除这些“大分子物质”(分子量 5 000～50 000)的能力下降，因而体液中浓度升高。这些“大分子物质”，主要是内分泌激素，如生长激素、甲状旁腺激素(PTH)、促皮质激素(ACTH)、胰岛素、胰高血糖素、胃泌素、肾素等。还有，若干种低分子蛋白质，如核糖核酸酶，β_2-微球蛋白、溶菌酶、β_2-糖蛋白等。当这些物质在体内浓度升高时，均可能有毒性作用。

综上所述，肾小球本身损害，基本上不属于尿毒症“毒素”所致，但 CRF 发展成尿毒症，毒性物质在体内积聚，是构成尿毒症症状和机体损害的主要原因。

7.其他

有些学者认为慢性肾衰竭的进行性恶化机制与下述有关：①在肾小球内“三高”情况下，肾组织内血管紧张Ⅱ水平增高，转化生长因子 β 等生长因子表达增加，导致细胞外基质增多，而造成肾小球硬化；②过多蛋白从肾小球滤出，会引起肾小球高滤过，而且近曲小管细胞通过胞饮作用将蛋白吸收后，可引起肾小管和间质的损害，导致肾单位丧失。

(二)慢性肾衰竭基础疾病及其诊治

1.常见基础疾病的发病率

慢性肾脏病的防治已经成为世界各国所面临的重要公共卫生问题之一。据有关发达国家统计，近 30 余年来慢性肾病的患病率有上升趋势。据有关统计，美国成人(总数约 2 亿)慢性肾脏病的患病率已高达 10.9%，慢性肾衰竭的患病率为 7.6%。据我国部分地区报道，慢性肾脏病的患病率为 8%～10%，其确切患病率尚待进一步调查。近 20 年来慢性肾衰竭在人类主要死亡原因中占第 5 位至第 9 位，是人类生存的重要威胁之一。

引起慢性肾衰竭的病因是多种多样的，但在原发性疾病中以慢性肾小球肾炎与间质性肾炎为最多，继发性肾脏疾病中以糖尿病肾病为最多。

近年国外不少学者认为，最常见的病因顺序依次为糖尿病肾病、高血压肾病、肾小球肾炎、多囊肾等；我国则为原发性慢性肾炎、梗阻性肾病、糖尿病肾病、狼疮肾炎、高血压肾病、多囊肾等。

我国有报道慢性肾小球肾病发生 CRF 占 64.4%，间质性肾病占 19%。在欧美、日本等发达国家，血液透析治疗中的 CRF 以糖尿病为第 1 位(27.7%)，高血压为 22.7%，而肾小球肾炎已由原来的第 1 位降为第 3 位，占 21.2%。

2.基础疾病的诊断和诊断思路

在临床诊断中，根据患者有明确引起肾脏损害的原发性或继发性疾病伴有尿检异常（蛋白、管型、红细胞或白细胞等）、肾功能改变（如 BUN、Scr 升高，Ccr 降低等）及结合上述 CRF 的常见症状，诊断慢性肾衰竭通常不难。在有些过去史不明的，一开始就是严重尿毒症的症候来求医，则需要和急性肾衰竭鉴别，还有由于主客观因素的影响、医疗技术及设备条件的限制及对 CRF 诊治经验不足等，致使少数 CRF 患者误诊或漏诊，以致患者长期得不到正确的诊断及治疗。有以下几种情况需注意。

（1）病史：以往有无慢性肾脏病或可能影响到肾脏的全身疾病病史；或是有无导致急性肾衰竭的肾前性、肾性或肾后性原始病因。

（2）患者就诊时往往以近期出现的一般内科常见症状如头昏、乏力、食欲缺乏、恶心、贫血、血压高为主诉症状，且对既往患过的疾病漏述，此时如果仅根据上述某一症状不加区分的判断，就主观的认定为消化系统疾病、血液系统疾病或原发性高血压等，而又不能用某一疾病完全解释上述这些症状，没有想到 CRF 的可能，就有可能发生误诊或漏诊。

（3）病情观察欠仔细：临床上某些肾脏病患者或 65 岁以上的肾功能有自然减退的老年人，由于某些急性肾损害因素如应用肾毒性药物、脱水、心力衰竭或重症感染等，致使肾功能急剧恶化，常误诊为急性肾衰竭。若仔细询问病史及详细观察病情变化，常发现此类患者贫血较重，B 超或 CT 检查常发现双肾不同程度的缩小。

（4）肾活检：对于鉴别急慢性肾衰竭非常有价值。

另外，对于慢性肾衰竭患者，应尽可能地查出其基础疾病。

3.基础疾病的治疗

及时地诊断和治疗慢性肾衰竭的原发病，是慢性肾衰竭处理最重要的关键。有些引起慢性肾衰竭的原发病有治疗价值。在治疗原发病后，纵使是肾脏病变仅有轻微的改善，肾功能可望有一定程度的好转，少数病例甚至可恢复到代偿期的状态，至少也能延缓肾功能的进一步恶化。如镇痛药肾病停用镇痛药、狼疮肾炎控制狼疮活动后，肾功能可望有不同程度的好转，有的甚至可完全逆转。因此，临床医师应高度重视慢性肾衰竭原发病的早期治疗。根据学者近年的临床实践体会，大多数狼疮肾炎经有效治疗后，其所致的慢性肾衰竭可望完全逆转。

（三）慢性肾衰竭的早期诊断

慢性肾衰竭的早期，其原发病诊断较易，这主要是由于 X 线静脉肾盂造影、B 超和肾活检技术的应用。且其危险性小，诊断意义较大，因而有利于原发病的寻找和确立。慢性肾衰竭的晚期其原发病的确定较为困难，但仍然非常重要。有一些原发病如能去除，仍然有治疗价值。这些原发病包括镇痛药肾脏病、近期的梗阻性肾病、狼疮肾炎、肾结核、痛风性肾脏病、全身性坏死性血管炎等。慢性肾衰竭原发病的诊断，除详细地询问病史和细致的体格检查外，实验室检查应包括准确的尿液分析、24 小时尿蛋白定量、尿蛋白圆盘电泳、中段尿培养菌落计数、血肌酐、尿素氮、钠、钾、氯、二氧化碳结合力、尿酸、钙磷、碱性磷酸酶、脂质、乙肝学检查以了解肾的形态，也有助于病因的诊断，包括 X 线腹部平片、必要时做肾断层摄片，B 超（双肾）、核素动态肾显像等。如有必要，可做 CT 检查。高浓度静脉肾盂造影，在肾功能严重受损时有致肾功能进一步恶化的可能，使用时必须慎重。此外，还应常规地做 X 线胸部检查、心电图和眼底检查。有指征时，应做 ANA、ds-DNA 和 C3、C4、CH50 等血清学检查。鉴于慢性肾小球肾炎和慢性间质性肾炎是慢性肾衰竭的主要病因(约占 80%),且后者常为可治性,故应首先予以鉴别。

其鉴别要点:①在发生慢性肾衰竭前,慢性肾小球肾炎常先有水肿和高血压病史,而慢性间质性肾炎则常没有,即使已发生肾衰竭,后者的水肿和高血压亦较前者为轻;②慢性肾小球肾炎常有大量的蛋白尿,尿沉渣中常有较多的各种类型的管型和红细胞;后者的尿蛋白多为±~+,尿蛋白定量常<1.5 g/24 g,并以小分子量蛋白($β_2$-微球蛋白、溶菌酶等)为主要成分(肾小管性蛋白尿),尿沉渣中可有少量白细胞,偶有特征性的白细胞管型;③慢性肾小球肾炎肾小球滤过功能损害较肾小管功能损害早且明显;而后者肾小管功能损害较早且较明显,往往先于氮质血症出现,如浓缩功能障碍、失盐性肾病、高血氯性酸中毒等;④慢性肾小球炎双侧肾对称性缩小,肾盂、肾盏形状仍然正常;而后者双侧或可不对称性缩小,外形不规则,有时可发现肾盂、肾盏变形,有扩张等。学者曾报道,在慢性肾衰竭的晚期,两者的鉴别较为困难。根据学者多年临床工作的经验,肾衰竭发生前有无水肿和高血压史,以及肾的大小和形态对鉴别诊断有较大帮助(表 6-4)。

表 6-4 慢性肾小球肾炎与慢性间质性肾炎的鉴别诊断

鉴别要点	慢性肾小球肾炎	慢性间质性肾炎
水肿、高血压	常于肾衰竭前出现	多于肾衰竭后出现,一般较轻
尿液检查	常有大量蛋白尿,沉渣中可检出各种管型和红细胞	蛋白尿一般±~+,尿蛋白定量常<1.5 g/24 h,并以小分子量蛋白($β_2$-微球蛋白、溶菌酶等)为主要成分(肾小管性蛋白尿),尿沉渣中可有少量白细胞,偶有特征性的白细胞管型
肾脏功能损害	肾小球滤过功能损害较肾小管功能损害早且明显	肾小管功能损害较早且较明显,往往先于氮质血症出现,如浓缩功能障碍、失盐性肾病、高血氯性酸中毒等
肾脏结构损害	双侧肾对称性缩小,肾盂、肾盏形状仍然正常	双侧或可不对称性缩小,外形不规则,有时可发现肾盂、肾盏变形

如果诊断为慢性肾炎,首先必须排除继发于全身性疾病的可能,特别是系统性红斑狼疮等风湿性疾病。应详尽地询问病史和进行细致的体格检查。注意是否有原因不明的发热、多发性关节痛、皮疹(特别是红斑和紫癜)和多系统损害。如有可疑,应进一步做血清 ANA、抗 ds-DNA 抗体、找狼疮细胞等检查。如诊断为慢性间质性肾炎,则必须分清:①原发于肾间质的疾病,如慢性肾盂肾炎、肾结核、镇痛药肾病、高血钙性肾病、慢性重金属中毒性肾病等。学者曾报道,慢性间质性肾炎多由复杂性慢性肾盂肾炎引起。②继发于其他泌尿系统疾病或全身性疾病,如梗阻性肾脏病、痛风性肾病、多发性骨髓瘤等。大约 90%的慢性间质性肾炎属可治性,经治疗后可防止或延缓其病情向慢性肾衰竭发展。即使已发生肾衰竭者,其病情恶化也较慢性肾炎缓慢,存活期较长,且其中有些病例经治疗后,可减慢甚至逆转慢性肾衰竭的发展。学者曾报道,在我们的临床和尸检材料中,有不少慢性间性肾炎被误诊为慢性肾炎,而贻误可以逆转的治疗良机,应引起肾科临床医师的重视。

(四)NKF-K/DOQI 慢性肾衰竭分期及处理原则

最近美国肾脏病基金会 K/DOQI 专家组对慢性肾脏病(CKD)的分期方法提出了新的建议(表 6-5)。该分期方法将 GFR 正常(≥90 mL/min)的肾病视为 1 期 CKD,其目的是为了加强对早期 CKD 的认知和 CRF 的早期防治;同时将终末期肾脏病(ESRD)的诊断放宽到 GFR<15 mL/min,对晚期 CRF 的及时诊治有所帮助。显然,CKD 和 CRF 的含义上有相当大的重叠,前者范围更广,而后者则主要代表 CKD 患者中的 GFR 下降的那一部分群体。

表 6-5 美国肾脏病基金会 K/DOQI 专家组对 CKD 分期的建议

分期	特征	GFR 水平(mL/min)	防治目标-措施
1	已有肾损害,GFR 正常	≥90	CKD 诊治;缓解症状;保护肾功能
2	GFR 轻度降低	60～89	评估、减慢 CKD 进展;降低 CVD(心血管病)患病危险
3	GFR 中度降低	30～59	减慢 CKD 进展;评估、治疗并发症
4	GFR 重度降低	15～29	综合治疗;透析前准备
5	ESRD(肾衰竭)	<15	如出现尿毒症需及时替代治疗

应当指出,单纯肾小球滤过率轻度下降(GFR 60～89 mL/min)而无肾损害其他表现者,不能认为有明确 CKD 存在;只有当 GFR<60 mL/min 时,才可按 3 期 CKD 对待。此外,在 CKD5 期患者中,当 GFR 为 6～10 mL/min 并有明显尿毒症时,需进行透析治疗(糖尿病肾病透析治疗可适当提前)。

(五)延缓肾衰竭发生的对策

加强早中期 CRF 的防治,是临床必须重视的重要问题。首先要提高对 CRF 的警觉,重视询问病史、查体和肾功能的检查,努力做到早期诊断。同时,对已有的肾脏疾病或可能引起肾损害的疾病(如糖尿病、高血压等)进行及时有效的治疗,防止 CRF 的发生。这是降低 CRF 发生率的基础工作,或称初级预防。

对轻、中度 CRF 及时进行治疗,延缓、停止或逆转 CRF 的进展,防止尿毒症的发生,这是 CRF 防治中的另一项基础工作。其基本对策:①坚持病因治疗,如对高血压、糖尿病肾病、肾小球肾炎等,坚持长期合理治疗;②避免或消除 CRF 急剧恶化的危险因素;③阻断或抑制肾单位损害渐进性发展的各种途径,保护健存肾单位。对患者血压、血糖、尿蛋白定量、血肌酐上升幅度、GFR 下降幅度等指标,都应当控制在理想范围(表 6-6)。

表 6-6 CKD-CRF 患者血压、蛋白尿、血糖、HbA1c、CFR 或 Scr 变化的治疗目标

项目	目标
血压	
CKD 第 1～4 期(GFR≥15 mL/min)	
尿蛋白>1 g/24 h 或糖尿病肾病	<16.7/10.0 kPa(125/75 mmHg)
尿蛋白<1 g	<17.3/10.7 kPa(130/80 mmHg)
CKD 第 5 期(GFR<15 mL/min)	<18.7/12.0 kPa(140/90 mmHg)
血糖(糖尿病患者,mmol/L)	空腹 5.0～7.2,睡前 6.1～8.3
HbAlc(糖尿病患者)	<7%
蛋白尿	<0.5 g/24 h
GFR 下降速度	每月<0.3 mL/min(每年<4 mL/min)
Ser 升高速度	每月<4 μmo/L(每年<50 μmol/L)

具体防治措施主要有以下几点。

1.及时、有效地控制高血压

24 小时持续、有效地控制高血压,对保护靶器官具有重要作用,也是延缓、停止或逆转 CRF 进展的主要因素之一。透析前 CRF(GFR≤10 mL/min)患者的血压,一般应当控制在16.0/10.0 kPa

(120/75 mmHg)以下。

2.ACEI 和 ARB 的独特作用

血管紧张素转化酶抑制剂(ACEI)和血管紧张素Ⅱ受体拮抗剂(ARB)具有良好降压作用,还有其独特的减低高滤过、减轻蛋白尿的作用,主要通过扩张出球小动脉来实现,同时也有抗氧化、减轻肾小球基膜损害等作用。

3.严格控制血糖

研究表明,严格控制血糖,使糖尿病患者空腹血糖控制 5.0～7.2 mmol/L(睡前 6.1～8.3 mmol/L),糖化血红蛋白(HbA1c)<7%,可延缓患者 CRF 的进展。

4.控制蛋白尿

将患者蛋白尿控制在<0.5 g/24 g,或明显减轻微量清蛋白尿,均可改善其长期预后,包括延缓 CRF 病程进展和提高生存率。

5.饮食治疗

应用低蛋白、低磷饮食,单用或加用必需氨基酸或 α-酮酸(EAA/α-KA),可能具有减轻肾小球硬化和肾间质纤维化的作用。多数研究结果支持饮食治疗对延缓 CRF 进展有效,但其效果在不同病因、不同阶段的 CRF 患者中有差别,需进一步加强研究。

6.其他

积极纠正贫血、减少尿毒症毒素蓄积、应用他汀类降脂药、戒烟等,很可能对肾功能有一定保护作用,目前正在进一步研究中。

二、系统表现

(一)慢性肾衰竭时的心血管损害

心血管疾病是慢性肾衰竭患者的最常见和最严重的并发病,亦是导致 CRF 患者死亡的首位原因,约 50%尿毒症患者死于心血管并发症。近年来透析技术的不断改进,使尿毒症患者的5 年存活率已提高到 50%～70%,但心血管并发症的发生率并未减少且仍为主要死因。慢性肾衰竭心血管并发症包括高血压、心功能不全、心肌病、心包病及代谢异常所致的心脏病变。

1.高血压

在临床上,大部分患者有不同程度高血压。如无高血压,应注意有否体液缺失,常是由于胃肠液丢失,过度的使用利尿剂或失盐性肾病(如成人型多囊肾、慢性肾小管间质疾病等)。其中 80%～90%病例是由血容量增加引起的,称容量依赖型高血压;少数为肾素依赖型高血压或两者兼备的混合型。高血压亦是引起充血性心力衰竭和冠心病的主要原因。慢性肾衰竭尿毒症期血压升高与周围血管阻力增高密切相关,此外亦与体内可交换钠的增多、肾内降压物质(前列腺素、血管舒缓素-缓激肽系统)的减少,以及交感神经的兴奋性改变等有关。容量依赖性高血压患者,常伴有水钠潴留所致的不同程度的周身水肿,如晨起眼睑及颜面部水肿、活动后的双下肢水肿或长期卧床者的腰骶部水肿,重者常伴有心包积液、胸腔积液或腹水等,甚者可有胸闷、心悸及阵发性呼吸困难等表现,大多数患者经强心、利尿、扩血管药物治疗后,血压常降低。危重患者紧急超滤脱水疗效更佳。对混合型高血压上述疗法亦有效。但上述治疗方法对肾素依赖型高血压效果差,往往患者越脱水血压反而越高,对此类患者应用肾素血管紧张素受体拮抗剂或血管紧张素转化酶抑制剂,如贝那普利、培哚普利、卡托普利或β受体阻滞剂如普萘洛尔、阿替洛尔等药物治疗,均可使血压下降。透析患者采用血液滤过亦可收到较好效果。高血压可引起左心室扩大、心力衰竭、动脉硬化，以及加重肾损害，有少数患者可发生恶性高血压。

2.心力衰竭

心功能不全是慢性肾衰竭的严重并发症和重要死亡原因。心力衰竭的发生是多种因素作用的结果，包括：①高血压；②容量负荷；③贫血；④透析用动、静脉瘘；⑤甲状旁腺功能亢进；⑥电解质紊乱及酸中毒；⑦细菌性心内膜炎；但亦有部分病例可能与尿毒症心肌病有关。在尿毒症时常有心肌病表现，如心脏扩大、持续性心动过速、奔马律、心律失常等。经透析后上述心脏改变可恢复正常。尿毒症心肌病的病因可能与代谢废物的潴留和贫血等因素有关。心力衰竭的临床表现与一般心力衰竭相同。表现为心悸、气促、端坐呼吸、颈静脉怒张、肝脾大及水肿。重者表现为急性肺水肿。

3.心包炎

心包炎、心包积液为慢性肾衰竭的常见并发症之一，可分为尿毒症性或透析相关性。前者已极少见，后者可见于透析不充分者，其临床表现与一般心包炎相同，表现为持续性心前区疼痛、常伴不同程度的发热。心包积液量少时可于心前区闻及心包摩擦音，大量心包积液影响心肌的收缩与舒张，使血压降低，重症积液量达 1 000 mL 以上，可出现心脏压塞而致死。大量心包积液出现后，心包摩擦音消失，心音减弱，患者不能平卧，颈静脉怒张，心界向两侧扩大，肝大，脉压缩小并出现奇脉，心电图示低电压及 ST-T 改变。超声心动检查可助心包积液的诊断。它能准确反映心包积液量及心脏舒缩功能。心包积液多为血液，可能是毛细血管破裂所致，加强透析治疗可有疗效。

4.动脉粥样硬化

本病动脉粥样硬化进展迅速，血液透析患者更甚于未透析者。冠心病是主要死亡原因之一。脑动脉和全身周围动脉亦同样发生动脉粥样硬化，主要是由高脂血症和高血压所致，有学者认为与血 PTH 增高也有关。产生高甘油三酯的原因：①尿毒症者脂蛋白酶功能缺陷，致使极低密度脂蛋白代谢紊乱，引起血中极低密度及低密度脂蛋白升高，其中包括高甘油三酯血症；②血液透析者应用 β 受体阻滞剂或醋酸盐透析液及肝素，均可促进甘油三酯的合成；③腹膜透析者由腹水中吸收大量葡萄糖，致使甘油三酯升高；④由于心功能不全致使肝脏血流减少。慢性肾衰竭患者除常并发高甘油三酯外，尚可出现高胆固醇血症。

(二)慢性肾衰竭时的血液系统损害

1.贫血

慢性肾衰竭常有贫血，并可引起许多症状，它是正常色素性正细胞性贫血。有冠心病者可因贫血而诱发心绞痛。

肾性贫血的发生机制：①促红细胞生成素（EPO）绝对与相对不足：EPO 是 193 个氨基酸组成的糖蛋白类物质。EPO 有 90% 由肾脏产生（近曲小管、肾脏皮质与髓质小管的内皮细胞），10% 左右由肝脏产生，其主要作用是促进原始红细胞的增生、分化和成熟，促进骨髓内网织红细胞释放入血，使红细胞生成增加；促进骨髓对铁的摄取和利用。EPO 随着 CRF 患者肾组织破坏加重，其生成相对缺乏或不足，是造成 CRF 患者贫血的重要因素之一。近 10 年来，人们用重组人促红素（r-HuEPO）治疗肾性贫血获得满意疗效；②血浆中存在着红细胞生长的抑制因子：目前研究认为这种抑制因子包括甲基胍、酚、胺、中分子物质和 PTH、胰高血糖素等大分子酶类或内分泌激素的代谢产物；③尿毒症的毒素对血细胞的破坏，使红细胞寿命缩短；④尿毒症患者长期低蛋白饮食，营养不良，血浆蛋白质低下，造血原料不足，如铁剂、叶酸、维生素 B_{12} 的缺乏；

⑤尿毒症时出血倾向，频繁抽血化验，长期血液透析时透析器内少量的剩血，这也是慢性失血的因素；⑥铝中毒(或铝负荷过多)；⑦继发性甲状旁腺功能亢进。

2.出血倾向

患者常有出血倾向，可表现为皮肤瘀斑、鼻出血、月经过多、外伤后严重出血、消化道出血等。出血倾向是由于出血时间延长，血小板第三因子的活力下降，血小板聚集和黏附能力异常等引起凝血障碍所致。其病因可能是能透析出的某些尿毒症毒素引起的，因透析常能迅速纠正出血倾向。

3.白细胞异常

感染是引起急、慢性肾衰竭死亡的主要原因。这与粒细胞和淋巴细胞功能受损有关。CRF患者中部分病例白细胞可减少。白细胞趋化、吞噬和杀菌的能力减弱，容易发生感染，透析后可改善。

(三)慢性肾衰竭时的呼吸系统表现

由于肺脏的通气功能及换气功能具有强大的代偿适应能力，故CRF患者常无明显的呼吸功能障碍。当发展至尿毒症期，由于代谢性酸中毒，患者常出现深而大的呼吸或潮式呼吸，体液过多可引起肺水肿。

1.尿毒症肺

尿毒症肺原是指尿毒症时胸部X线片上双侧肺野蝶翼状或蝙蝠状的渗出影，现已明确是尿毒症时因毒素等因素引起的肺部非感染的炎症，肺水肿为主要病理特征。其发病机制：①尿毒症时中小分子毒素潴留，可使肺泡毛细血管弥漫性损伤，最后使肺泡毛细血管通透性增加，水分与纤维素渗出而致肺水肿；②容量负荷增加；③血浆胶体渗透压降低；④左心功能不全；⑤氧自由基的影响；⑥某些细胞因子与黏附因子的影响。

2.尿毒症性胸膜炎

尿毒症患者有15%～20%可出现胸膜炎、胸腔积液。常为单侧，亦可有双侧。其原因：①尿毒素物质对胸膜的刺激，使胸膜毛细血管通透性增高，使胸膜对体液转运失衡；②尿毒症容量负荷过多或血浆蛋白低下，已合并心功能不全，肺血管静水压增高使体液潴留，并渗出于胸腔；③尿毒症时血小板功能不良、凝血障碍、出血倾向，而致胸腔内出血。血液透析时肝素应用也增加血性胸膜炎的发生；④结核；⑤也有一部分无任何原因，则为“特发性”胸膜炎，可能与尿毒症疾病过程中分解代谢亢进或合并病毒感染有关。

充分透析可迅速改善肺水肿、尿毒症胸膜炎等症状。

(四)慢性肾衰竭时的维生素D、甲状旁腺和肾性骨病

肾性骨营养不良症简称肾性骨病，是慢性肾功能不全伴随的代谢性骨病。引起肾性骨病的原因有肾脏排泄和肾脏内分泌功能异常，药物和饮食作用，各种肾替代疗法。其中维生素D缺乏、甲状旁腺功能亢进和铝沉积是主要原因。这些因素相互作用导致各种类型的肾性骨病。依常见顺序排列包括纤维性骨炎、肾性骨软化症、骨质疏松症和肾性骨硬化症。对于长期透析的患者来说，肾性骨营养不良症是一个重要问题，因为纤维性骨炎、骨软化症等可引起自发性骨折。虽然肾性骨营养不良症在临床上有症状者不多，尿毒症患者有骨酸痛、行走不便等不及10%，但骨X线片有约40%发现异常，而骨活体组织检查约90%可发现异常。早期诊断依靠骨活检。肾性骨营养不良症的病因为1,25-$(OH)_2$-D_3缺乏、继发性甲状旁腺功能亢进、营养不良、铝中毒及铁负荷过重。①纤维性骨炎：由于继发性甲状旁腺功能亢进，使破骨细胞活性增强，引起骨盐溶化，骨质重吸收，骨的胶原基质破坏，而代以纤维组织，形成纤维性骨炎，严重者可发生囊肿样损害。X 线有纤维性骨炎的表现。最早见于末端指骨，可并发转移性钙化。②肾性软化症（小儿为肾性佝偻病）：由于 1，25-$(OH)_2$-D_3 不足，使骨组织钙化障碍。患者血钙低，甲状旁腺轻度增生，X 线片有骨软化症的表现，成人以脊柱和骨盆表现最早且突出，可有骨骼变形。③骨质疏松症：由于代谢性酸中毒，需动员骨中的钙到体液中进行缓冲，导致骨质脱钙和骨质疏松症。X 线片有骨质疏松症的表现，常见于脊柱、骨盆、股骨等处。④肾性骨硬化症：其发生机制未明，偶可见于长期透析的患者。骨皮质增厚、骨小梁增多、变粗，并相互融合，有骨硬化的特殊 X 线征象，多见于腰椎。不少学者认为肾性骨营养不良症应包括由长期透析引起的铝中毒性软骨病、再生障碍性骨病、透析相关性淀粉样变骨病（DRA，β_2-微球蛋白淀粉样变沉积于骨所致）等。铝中毒性软骨病及再生障碍性骨病主要由骨活检诊断。

（五）慢性肾衰竭时的神经系统损害

慢性肾衰竭尤其尿毒症患者常伴有神经、精神方面的异常，有报道提示在尿毒症患者中发生率高达 82%，它可以表现为中枢神经系统受累，也可表现为周围神经炎。

1.尿毒症性脑病

通常是指急性或慢性肾衰竭患者出现的中枢神经系统症状和体征，常出现于透析治疗前，当 GFR＜10% 即有症状出现。轻症患者可表现为疲乏、失眠、注意力不集中。其后会出现性格改变、抑郁、记忆力减退、判断错误，并可有神经肌肉兴奋性增加，如肌肉颤动、痉挛和呃逆等。尿毒症时常有精神异常、对外界反应淡漠、谵妄、惊厥、幻觉、昏迷等。其发病机制迄今仍不太清楚，可能是毒素积蓄中毒，重度水、电解质紊乱、酸碱失衡，糖代谢紊乱，高血压脑病、脑血管病变，透析失衡综合征或铝中毒等因素综合作用的结果，其中主要的发病原因与甲状旁腺激素（PTH）和尿毒症时离子运转异常有关。

2.透析治疗中的中枢神经系统并发症

（1）透析性痴呆：当尿毒症患者接受透析治疗时，可有几种中枢神经系统疾病的发生，透析性痴呆即为其中之一，可呈进行性发展，甚至发展为致命性的脑病，可能是铝中毒的原因。

（2）透析失衡综合征：失衡综合征是终末期肾衰竭，接受血液透析治疗患者中的一种临床综合征。多见于刚开始血液透析；透析间隔太长；透析时选用透析器效果较佳，使透析后 BUN、Scr 过快地下降的病例中。持续血液透析，充分透析，时间越长发生率越低。如在血液透析中或血液透析后出现烦躁不安，严重头痛，恶心、呕吐，血压升高，严重时有定向障碍，震颤，甚至癫痫样发作和昏迷。脑脊液检查，发现压力升高，尿素水平高于血尿素，而无出血迹象。脑 CT 无出血征象，而且可有脑水肿的表现。但需排除急性卒中、硬膜下血肿、蛛网膜下腔出血、头部外伤、恶性高血压等。

慢性肾衰竭时晚期常有周围神经病变，感觉神经较运动神经显著，尤以下肢远端为甚。患者可诉肢体麻木，有时为烧灼感或疼痛感，夜间尤甚，患者常有双下肢难以形容的不适难忍，称不安腿综合征。有时患者深反射迟钝或消失、肌肉无力、感觉障碍，但最常见的是肢端袜套样分布的感觉消失。患者常有肌无力，以近端肌受累较常见。多种神经肌肉系统症状在透析后可消失或改善。

三、分期处理

不论何种病因，肾功能受损可以有 3 种情况：①肾单位减少；②肾单位数目未减少，但单个肾单位功能减退;③上述两种兼有。当肾功能失代偿以后,则呈进行性恶化,当肾功能降到相当于正常20%左右,临床上出现一系列全身症状,即尿毒症。

临床上,根据肾功能损害的不同程度,可以分为几个阶段(表6-7):①肾功能不全代偿期:当肾单位受损未超过正常的50%(GFR 50~80 mL/min),肾功能因能代偿而不至于出现血尿素氮(BUN)等代谢物质潴留,血肌酐(Scr)能维持正常水平(血肌酐133~177 μmol/L),临床上无症状。②肾功能不全失代偿期:肾单位受损,剩余肾功能低于正常之50%(GFR 50~20 mL/min),Scr达178~442 μmol/L,BUN上升,超过7.1 mmol/L,临床出现乏力、轻度贫血、食欲减退等全身症状。③肾衰竭期:Scr上升至443~707 μmol/L,BUN上升至17.9~28.6 mmol/L,肌酐清除率降至20~10 mL/min。患者出现贫血、代谢性酸中毒;钙、磷代谢紊乱;水、电解质紊乱等。④尿毒症期:Scr达707 μmol/L以上,BUN在28.6 mmol/L以上,肌酐清除率在10 mL/min以下,酸中毒症状明显,全身各系统症状明显。

表6-7 我国CRF的分期方法

CRF分期	肌酐清除率(mL/min)	血肌酐(μmol/L)	说明
肾功能代偿期	50~80	133~177	大致相当于CKD2期
肾功能失代偿期	20~50	178~442	大致相当于CKD3期
肾衰竭期	10~20	443~707	大致相当于CKD4期
尿毒症期	<10	≥707	大致相当于CKD5期

无论是尿毒症前各阶段的慢性肾衰竭患者,或未能获得透析机会的尿毒症患者,非透析治疗可用来缓解症状,延缓病情发展,其优点:①可用于慢性肾衰竭各阶段,尤其可用于早、中期慢性肾衰竭;②易于掌握,使用方便。

非透析疗法主要包括以下诸方面:①维持水、电解质平衡,纠正酸中毒;②营养治疗;③延缓肾衰竭进展的药物治疗;④纠正贫血;⑤中医或中西医结合疗法。

(一)维持水、电解质平衡,纠正酸中毒

1.钠、水平衡失调

没有水肿的患者,不需禁盐,低盐就可以了。有水肿者,应限制盐和水的摄入。如水肿较重,可试用呋塞米20 mg,每天3次。已透析者,应加强超滤。如水肿伴有稀释性低钠血症,则需严格限制水的摄入,每天宜为前一天的尿量再加水500 mL。如果钠、水平衡失调而造成严重情况,对常规的治疗方法无效时,应紧急进行透析治疗。

2.高钾血症

应首先判断该高钾血症是否由于某些加重因素所致,如酸中毒,药物(螺内酯、含钾药物、ACE抑制剂)和/或钾摄入过多。如血钾仅中度升高,应首先治疗引起高血钾的原因和限制从饮食摄入钾。如果高钾血症>6.5 mmol/L,出现心电图高钾表现,甚至肌无力,必须紧急处理。10%葡萄糖酸钙20 mL,缓慢静脉注射;继之用5%碳酸氢钠100 mL静脉滴注;然后用50%葡萄糖50~100 mL加普通胰岛素6~12 U静脉注射。经上述处理后,应立即做透析。

3.纠正酸中毒

如酸中毒不严重,可口服碳酸氢钠1~2 g,每天3次。二氧化碳结合力低于13.5 mmol/L,尤其伴有昏迷或深大呼吸时,应静脉补碱,一般先将二氧化碳结合力提高到17.1 mmol/L,每提高二氧化碳结合力1 mmol/L,需要5%碳酸氢钠0.5 mL/kg,如因纠正酸中毒而引起低血钙,发生手足搐搦，可给予10%葡萄糖酸钙10 mL缓慢静脉注射。

4.钙磷平衡失调

CRF患者，常出现低血钙、高血磷，应尽可能维持该两项血清浓度接近正常水平。可限制摄入高磷食物，或用磷结合剂，低蛋白饮食能减少磷摄入。积极使用肠道磷结合药，如进餐时口服碳酸钙2 g，11天3次，既可降低血磷，又可供给钙，同时还可纠正酸中毒。氢氧化铝凝胶也可作磷结合剂，但长期服用可发生铝中毒，引起痴呆、贫血、骨病等。在血磷不高时，血钙过低可口服葡萄糖酸钙1 g，每天3次。宜经常监测血清磷、钙水平。保持血清磷、钙于正常水平，可防止继发性甲状旁腺功能亢进和某些肾性骨营养不良症。如血磷正常，血钙低、继发性甲状旁腺功能亢进明显者（血PTH高、碱性磷酸酶活力高、有骨质破坏），应给予骨化三醇。如磷钙积升高＞70，则易发生转移性钙化，不仅会引起内脏、皮下、关节和血管钙化，而且是肾功能恶化诱因之一。

（二）营养治疗

合适的饮食治疗方案，是治疗慢性肾衰竭的重要措施，因为饮食控制可以缓解尿毒症症状，延缓肾单位的破坏速度。

1.低蛋白饮食（LPD）

（1）LPD能使血尿素氮（BUN）水平下降，尿毒症症状减轻。还有利于降低血磷和减轻酸中毒，因为摄入蛋白常伴有磷及其他无机酸离子的摄入。

（2）减慢CRF肾功能的进行性恶化。每天给予0.6 g/kg的蛋白质尚可满足机体生理的基本需要，而不至于发生蛋白质营养不良。蛋白质摄入量，宜根据GFR做适当调整，GFR为10～20 mL/min者，每天用0.6 g/kg；大于20 mL/min者，可加5 g；小于5 mL/min者，仅能每天用约20 g。一般认为，GFR已降至50 mL/min以下时，便必须进行适当蛋白质限制。但其中60%以上的蛋白质必须是富含必需氨基酸的蛋白质（即高生物价优质蛋白），如鸡蛋、鱼、瘦肉和牛奶等，尽可能少食富含植物蛋白的物质，如花生，黄豆及其制品等，因其含非必需氨基酸多。为了限制植物蛋白摄入，可部分采用麦淀粉作为主食，以代替大米、面粉。

2.LPD加必需氨基酸（EAA）疗法

LPD加EAA，使LPD可以保持在低水平而不发生氮负平衡，从而达到降低肾小球高滤过的目的，同时可使CRF患者长期维持较好的营养状态。临床上静脉滴注肾脏用必需氨基酸（肾必氨）注射液250 mL，每天1次，7～14天为1个疗程，能收到较好的治疗效果。但须注意两点：一是患者的能量供应充足；二是患者的酸中毒已纠正。

3.LPD加酮酸氨基酸治疗

α-酮酸在体内与氨结合成相应EAA，EAA在合成蛋白质过程中，可以利用一部分尿素，故可减少血中的尿素氮水平，改善尿毒症症状。α-酮酸本身不含氮，不会引起体内代谢废物增多，但价格昂贵。如复方α-酮酸片4片，每天3次，高钙血症时忌用。

4.高热量摄入

摄入足量碳水化合物和脂肪，以供给人体足够的热量，这样就能减少蛋白质为提供热量而分解，故高热量饮食可使低蛋白饮食的氮得到充分的利用，减少体内蛋白库的消耗。热量每天约需125.6 J/kg（30 kcal/kg），消瘦或肥胖者宜酌情予以加减。为了能摄入足够的热量，可多食用植物油和食糖。如觉饥饿，可食甜薯、芋头、马铃薯、苹果、马蹄粉、淮山药粉、莲藕粉等。食物应富含B族维生素、维生素C和叶酸。亦可给予片剂口服补充。胰岛素加50%葡萄糖200 mL静脉滴注（胰岛素与糖比例为1 U∶4～6 g等）。

5.其他

(1)钠的摄入:除有水肿、高血压和少尿者要限制食盐外,一般不宜加以严格限制。因为在GFR<10 mL/min前,患者通常能排出多余的钠,但在钠缺乏时,却不能相应地减少钠的排泄。

(2)钾的摄入:只要尿量每天超过1 L,一般无须限制饮食中的钾。

(3)给予低磷饮食,每天不超过600 mg。

(4)饮水:有尿少、水肿、心力衰竭者,应严格控制进水量。但对尿量>1 000 mL而又无水肿者,则不宜限制水的摄入。

(三)控制全身性和/或肾小球内高压力

全身性高血压会促使肾小球硬化,故必须控制,首选ACE抑制剂或血管紧张素Ⅱ受体拮抗剂(如氯沙坦)。肾小球内高压力亦会促使肾小球硬化,故虽无全身性高血压,亦宜使用上述药,以延缓肾功能减退。如可选用依那普利,在无全身性高血压患者,可每天仅服5～10 mg。然而,在血肌酐>350 μmol/L者,可能会引起肾功能急剧恶化,故应慎用。

近年研究证实,ACE抑制剂具有降低血压、减少尿蛋白和延缓肾功能恶化的肾脏保护作用。后两种作用除通过对肾小球血流动力学的特殊调节作用(扩张入球小动脉和出球小动脉,但对出球小动脉扩张作用强于入球小动脉)降低肾小球内高压力、高灌注和高滤过外,并能通过其非血流动力学作用(抑制细胞因子、减少蛋白尿和细胞外基质的蓄积)达到减缓肾小球硬化的发展和肾脏的保护作用。但肾功能不全患者应用ACE抑制剂要防治高血钾。血管紧张素Ⅱ受体拮抗剂的实验研究和已有的临床观察结果显示它具有与ACE抑制剂相似的肾脏保护作用。最近有报道认为,长效二氢吡啶类钙通道阻滞剂如氨氯地平,氢吡啶类钙通道阻滞剂如维拉帕米都具有一定的延缓肾功能恶化的作用。

(四)纠正贫血,提高生活质量

对于CRF患者应尽可能设法提高其生活质量。特别是老年患者,贫血往往是症状的主要原因。纠正贫血,患者症状可明显好转,特别是心功能有所改进,生活质量有所提高,食欲有所改善。在没有条件使用EPO者,如果血红蛋白小于60 g/L,则应予小量多次输血。输血有感染肝炎等的危险,且能抑制骨髓生成红细胞等不良反应。研究证实有缺铁者应补充铁剂,血液透析者较常有缺铁,可给予口服硫酸亚铁0.3 g,每天3次;补充叶酸10 mg,每天3次。

重组人促红素(EPO)治疗肾衰竭贫血,其疗效显著。当血细胞比容(HCT)低于0.3时,应开始使用EPO,如每月Hb增加少于10 g/L或HCT增加少于0.03时,EPO每次用量为50 U/kg,每周用3次,除血液透析患者静脉较方便外,其他患者均应皮下注射。每月查一次Hb和HCT,如每月Hb增加少于10 g/L或HCT增加少于0.03,则须增加EPO的每次剂量25 U/kg,直至Hb上升至120 g/L或HCT上升至0.35、则可用维持量,如每周2 000 U,然后根据情况调整。

缺铁、感染、营养不良是EPO疗效不佳的常见原因。缺铁是由于造血的骨髓对铁的需求量增加,以满足新的血红蛋白生成,当血清铁蛋白下降至30 ng/mL以下,转铁蛋白饱和度<20%,应该予以铁剂补充。EPO的不良反应主要是高血压,头痛和偶有癫痫发作。严格控制Hb或HCT上升速度和水平,可减少甚至避免EPO的不良反应。

(五)肾性骨营养不良症的治疗

积极减少磷潴留,在肾衰竭早期就应采取降磷措施,可防止大部分患者发生继发性甲状旁腺功能亢进和尿毒症性营养不良症,对骨软化症可给予活性维生素D_3口服或肌内注射,疗效颇佳;

对尿毒症性骨病所伴发的肌病性肌无力，以及纤维性骨炎也有一定疗效，饮食中补充钙对治疗低钙血症有效。在治疗中，要密切监测血磷和血钙，防止钙、磷乘积>70，以免发生异位钙化，甲状旁腺次全切除对异位钙化，纤维性骨炎有效。

(六)高脂血症和高尿酸血症

高脂血症的治疗与一般高血脂者相同，非诺贝特 100 mg，每天 1 次，辛伐他汀 200 mg，每天 1 次等。高尿酸血症通常不需治疗，但如发生痛风，则予以别嘌醇 0.1 g，每天口服一次。

(七)中医或中西医结合疗法

在西医治疗基础上，进行辨证论治地加用中药，有一定疗效。主证为脾肾气虚者，可用参苓白术散合右归丸加减；肝肾阴虚者，可用知柏地黄丸加减；气阴俱虚者，可用大补元煎加减；阴阳俱虚者，可用济生肾气丸加减。兼证有湿浊者，在治本方中加化湿泄浊药；有瘀血者，加活血化瘀药。但在上述所有方剂中，均一律加入大黄(后下)9～12 g，并随患者的个体差异性进行剂量调节，务使每天排软便 2～3 次为度，每天 1 剂，水煎服。研究表明大黄能延缓慢性肾衰竭的进展。其机制可能为：①抑制系膜细胞及肾小管上皮细胞的增生；②减轻肾受损后的代偿性肥大，抑制残余肾的高代谢状态；③能纠正肾衰竭时的脂质紊乱；④能供给一些必需的氨基酸。

目前临床上常用的中药冲剂和胶囊制剂如尿毒清冲剂 5 g，每天 4 次，肾衰宁胶囊 5 粒，每天 3 次，均具有通腑泻浊作用，长期服用可降低 BUN 和 Scr。西药中有氧化淀粉吸附剂、药用炭、甘露醇粉口服剂可供临床选用。

(八)其他

(1)糖尿病肾衰竭患者随着 GFR 不断下降，必须相应调整胰岛素用量，一般应逐渐减少并首选短效制剂。

(2)高尿酸血症通常不需药物治疗，但如有痛风，则予以别嘌醇 0.1 g，每天口服 1～2 次。

(3)皮肤瘙痒：口服抗组胺药物，控制高磷血症及强化透析，对部分患者有效。

(九)尿毒症的替代治疗

当慢性肾衰竭患者 GFR 6～10 mL/min(Scr>707 μmol/L)有明显尿毒症临床表现，经治疗不能缓解时，则应进行透析治疗。对糖尿病肾病，可适当提前(GFR 10～15 mL/min)安排透析。血液透析(简称血透)和腹膜透析(简称腹透)的疗效相近，但各有其优缺点，在临床应用上可互为补充。但透析疗法仅可部分替代肾的排泄功能(对小分子溶质的清除仅相当于正常肾脏的 10%～15%)，而不能代替其内分泌和代谢功能。患者通常应先做一个时期透析，待病情稳定并符合有关条件后，可考虑进行肾移植术。

(魏　雪)

第七章 内分泌科疾病

第一节 甲状腺功能减退症

甲状腺功能减退症，简称甲减，是组织的甲状腺激素作用不足或缺如的一种病理状态，即甲状腺激素合成、分泌或生物效应不足所致的一组内分泌疾病。甲减的发病率有地区及种族的差异。碘缺乏地区的发病率明显较碘供给充分地区高。女性甲减较男性多见，且随年龄增加，其患病率上升。新生儿甲减发生率约为1/4 000，青春期甲减发病率降低，其患病率随着年龄上升，在年龄＞65岁的人群中，显性甲减的患病率为2%～5%。甲减为较常见的内分泌疾病，且常首先求治于非专科医师。

一、病因

99%以上的甲减为原发性甲减，仅不足1%的病例为TSH缺乏引起。原发性甲减绝大多数系由自身免疫性（桥本）甲状腺炎、甲状腺放射性碘治疗或甲状腺手术导致。

二、分类

临床上，按甲减起病时年龄分类可分下列三型。

（1）功能减退始于胎儿期或出生不久的新生儿者，称呆小病（又称克汀病）。

（2）功能减退始于发育前儿童期者，称幼年甲状腺功能减退症，严重时称幼年黏液性水肿。

（3）功能减退始于成人期者，称甲状腺功能减退症，严重者称黏液性水肿。

三、发病机制

（一）呆小病（克汀病）

呆小病有地方性及散发性两种。

1.地方性呆小病

地方性呆小病多见于地方性甲状腺肿流行区，因母体缺碘，供应胎儿的碘不足，以致甲状腺发育不全和激素合成不足。此型甲减对迅速生长中胎儿的神经系统特别是大脑发育危害极大，造成不可逆性的神经系统损害。

2.散发性呆小病

散发性呆小病见于各地，病因不明。母亲既无缺碘又无甲状腺肿等异常，推测其原因有以下几方面。

(1)甲状腺发育不全或缺如：①患儿甲状腺本身生长发育缺陷；②母体在妊娠期患某种自身免疫性甲状腺病，血清中存在抗甲状腺抗体，经血行通过胎盘而入胎儿破坏胎儿部分或全部甲状腺；③母体妊娠期服用抗甲状腺药物或其他致甲状腺肿物质，阻碍了胎儿甲状腺发育和激素合成。

(2)甲状腺激素合成障碍：常有家族史，激素合成障碍主要有五型。①甲状腺摄碘功能障碍：可能由于参与碘进入细胞的"碘泵"发生障碍影响碘的浓集。②碘的有机化过程障碍，又可包括过氧化物酶缺陷，此型甲状腺摄碘力强，但碘化物不能被氧化为活性碘，致不能碘化酪氨酸和碘化酶缺陷。③碘化的酪氨酸不能形成单碘及双碘酪氨酸。碘化酪氨酸耦联缺陷：甲状腺已生成的单碘及双碘酪氨酸发生耦联障碍，以致甲状腺素(T_4)及三碘甲状腺原氨酸(T_3)合成减少。④碘化酪氨酸脱碘缺陷：由于脱碘酶缺乏，游离的单碘及双碘酪氨酸不能脱碘而大量存在于血中不能再被腺体利用，并从尿中大量排出，间接引起碘的丢失过多。甲状腺球蛋白合成与分解异常：酪氨酸残基的碘化及由碘化酪氨酸残基形成 T_3、T_4 的过程，都是在完整的甲状腺球蛋白分子中进行。⑤甲状腺球蛋白异常，可致 T_3、T_4 合成减少。并可产生不溶于丁醇的球蛋白，影响 T_3、T_4 的生物效能。甲状腺球蛋白的分解异常可使周围血液中无活性的碘蛋白含量增高。

未经治疗的呆小病造成儿童期和青春期的生长迟滞、智力受损和代谢异常，显然，早期诊断和治疗是极为重要的。

(二)幼年甲状腺功能减退症

病因与成人患者相同。

(三)成年甲状腺功能减退症

病因可分为甲状腺激素缺乏、促甲状腺激素缺乏和末梢组织对甲状腺激素不应症三大类。

1.由于甲状腺本身病变致甲状腺激素缺乏

由于甲状腺本身病变致甲状腺激素缺乏即原发性甲减。其中部分病例病因不明，又称"特发性"，较多发生甲状腺萎缩，约为甲减发病率的 5%。大部分病例有以下比较明确的原因：①甲状腺的手术切除，或放射性碘或放射线治疗后。②甲状腺炎：与自身免疫有关的慢性淋巴细胞性甲状腺炎后期为多，亚急性甲状腺炎引起者罕见。③伴甲状腺肿或结节的功能减退：慢性淋巴细胞性甲状腺炎多见，偶见于侵袭性纤维性(Reidel)甲状腺炎，可伴有缺碘所致的结节性地方性甲状腺肿和散在性甲状腺肿。④腺内广泛病变：多见于晚期甲状腺癌和转移性肿瘤，较少见于甲状腺结核、淀粉样变、甲状腺淋巴瘤等。⑤药物：抗甲状腺药物治疗过量；摄入碘化物(有机碘或无机碘)过多；使用阻碍碘化物进入甲状腺的药物如过氯酸钾、硫氰酸盐、间苯二酚、对氨基水杨酸钠(PAS)、保泰松、碘胺类药物、硝酸钴、碳酸锂等，甲亢患者经外科手术或 ^{131}I 治疗后对碘化物的抑制甲状腺激素合成及释放作用常较敏感，故再服用含碘药物则易发生甲减。

2.由于促甲状腺激素不足

由于促甲状腺激素不足可分为垂体性与下丘脑性两种。

(1)由于腺垂体功能减退使促甲状腺激素(TSH)分泌不足所致。又称为垂体性(或继发性)甲减。

(2)由于下丘脑疾病使促甲状腺激素释放激素(TRH)分泌不足所致。又称为下丘脑性(或三发性)甲减。

3.末梢性(周围性)甲减

末梢性甲减是指末梢组织甲状腺激素不应症,即甲状腺激素抵抗。临床上常可见一些有明显的甲减的症状,但甲状腺功能检查结果则与之相矛盾。病因有二:①由于血中存在甲状腺激素结合抗体,从而导致甲状腺激素不能发挥正常的生物效应。②由于周围组织中的甲状腺激素受体数目减少、受体对甲状腺激素的敏感性减退导致周围组织对甲状腺激素的效应减少。

甲状腺激素抵抗的主要原因是外周组织对甲状腺激素的敏感性降低。正常情况下,T_3 和 T_4 可抑制性地反馈作用于垂体,具有活性的 T_3 抵达外周组织与甲状腺激素受体结合产生生物效应。甲状腺激素抵抗时由于垂体对甲状腺激素的敏感性降低,其负反馈受抑,导致 TSH 升高,结果甲状腺激素分泌增加,作用于外周不敏感的组织出现甲减症状,而抵抗不明显的组织则出现甲亢表现。

四、病理

(一)呆小病

散发性者除激素合成障碍一类甲状腺呈增生肿大外,多数在甲状腺部位或舌根仅有少许滤泡组织,甚至完全缺如。地方性甲状腺肿呈萎缩或肿大,腺体内呈局限性上皮增生及退行性变。腺垂体常较大,部分病例示蝶鞍扩大,切片中 TSH 细胞肥大。此外,可有大脑发育不全,脑萎缩,骨成熟障碍等。

(二)黏液性水肿

原发性者甲状腺呈显著萎缩,腺泡大部分被纤维组织所替代,兼有淋巴细胞浸润,残余腺泡上皮细胞矮小,泡内胶质含量极少。放射线治疗后甲状腺的改变与原发性者相似。慢性甲状腺炎者腺体大多有淋巴细胞、浆细胞浸润且增大,后期可纤维化而萎缩,服硫脲类药物者腺体增生肥大,胶质减少而充血。继发于垂体功能减退者垂体有囊性变或纤维化,甲状腺腺体缩小,腺泡上皮扁平,腔内充满胶质。

甲状腺外组织的病理变化包括皮肤角化,真皮层有黏液性水肿,细胞间液中积聚多量透明质酸、黏多糖、硫酸软骨素和水分,引起非凹陷性水肿。内脏细胞间液中有相似情况,称内脏黏液性水肿。浆膜腔内有黏液性积液。全身肌肉不论骨骼肌、平滑肌或心肌都可有肌细胞肿大、苍白,肌浆纤维断裂且有空泡变性和退行性病灶,心脏常扩大,间质水泡伴心包积液。肾脏可有基底膜增厚从而出现蛋白尿。

五、临床表现

甲减可影响全身各系统,其临床表现并不取决于甲减的病因而是与甲状腺激素缺乏的程度有关。

(一)呆小病

病因繁多,于出生时常无特异表现,出生后数周内出现症状。共同的表现有皮肤苍白,增厚,多皱褶,多鳞屑。口唇厚,舌大且常外伸,口常张开多流涎,外貌丑陋,面色苍白或呈蜡黄,鼻短且上翘,鼻梁塌陷,前额多皱纹,身材矮小,四肢粗短,手常呈铲形,脐疝多见,心率缓慢,体温偏低,其生长发育均低于同年龄者,当成年后常身材矮小。各型呆小病可有的特殊表现如下。

1.先天性甲状腺发育不全

腺体发育异常的程度决定其症状出现的早晚及轻重。腺体完全缺如者，症状可出现于出生后1～3个月且较重，无甲状腺肿。如尚有残留或异位腺体时，多数在6个月～2岁内出现典型症状，且可伴代偿性甲状腺肿大。

2.先天性甲状腺激素合成障碍

病情因各种酶缺乏的程度而异。一般在新生儿期症状不显，后逐渐出现代偿性甲状腺肿，且多为显著肿大。典型的甲状腺功能低下可出现较晚，可称为甲状腺肿性呆小病，可能为常染色体隐性遗传。在碘有机化障碍过程中除有甲状腺肿和甲状腺功能低下症状外，常伴有先天性神经性聋哑，称Pendred综合征。这两型多见于散发性呆小病者，其母体不缺碘且甲状腺功能正常，胎儿自身虽不能合成甲状腺激素但能从母体得到补偿。故不致造成神经系统严重损害，出生后3个月以上，母体赋予的甲状腺激素已耗竭殆尽，由于本身甲状腺发育不全或缺如或由于激素合成障碍，使体内甲状腺激素缺乏处于很低水平，出现显著的甲状腺功能低下症状，但智力影响却较轻。

3.先天性缺碘

先天性缺碘多见于地方性呆小病。因母体患地方性甲状腺肿，造成胎儿期缺碘，在胎儿及母体的甲状腺激素合成均不足的情况下，胎儿神经系统发育所必需的酶[如尿嘧啶核苷二磷酸(UDP)等]生成受阻或活性降低，造成胎儿神经系统严重且不可逆的损害和出生后永久性的智力缺陷和听力、语言障碍，但出生后患者的甲状腺在供碘好转的情况下，能加强甲状腺激素合成，故甲状腺功能低下症状不明显，这种类型又称为“神经型”呆小病。

4.母体怀孕期服用致甲状腺肿制剂或食物

母体怀孕期服用致甲状腺肿制剂或食物如卷心菜、大豆、对氨基水杨酸、硫脲类、间苯二酚、保泰松及碘等，这些食物中致甲状腺肿物质或药物能通过胎盘，影响甲状腺功能，出生后引起一过性甲状腺肿大，甚至伴有甲状腺功能低下，此型临床表现轻微，短暂，常不被发现，如妊娠期口服大量碘剂且历时较长，碘化物通过胎盘可导致新生儿甲状腺肿，巨大者可产生初生儿窒息死亡，故妊娠妇女不可用大剂量碘化物。哺乳期中碘亦可通过乳汁进入婴儿体内引起甲状腺肿伴甲减。

(二)幼年黏液性水肿

临床表现随起病年龄而异，幼儿发病者除体格发育迟缓和面容改变不如呆小病显著外，余均和呆小病相似。较大儿童及青春期发病者，大多似成人黏液性水肿，但伴有不同程度的生长阻滞，青春期延迟。

(三)成人甲状腺功能减退及黏液性水肿

临床表现取决于起病的缓急、激素缺乏的速度及程度，且与个体对甲状腺激素减少的反应差异性有一定关系，故严重的甲状腺激素缺乏有时临床症状也可轻微。轻型者症状较轻或不典型；重型者累及的系统广泛，称黏液性水肿。现今严重甲减患者较以往少见，该术语常用以描述甲减表现的皮肤和皮下组织黏液性水肿这一体征。临床型甲减的诊断标准应具备不同程度的临床表现及血清T_3、T_4的降低，尤其是血清T_4和FT_4的降低为临床型甲减的一项客观实验室指标。临床上无或仅有少许甲减症状，血清FT_3及FT_4正常而TSH水平升高，此种情况称为“亚临床甲减”，需根据TSH测定和/或TRH试验确诊，可进展至临床型甲减，伴有甲状腺抗体阳性和/或甲状腺肿者进展机会较大。

成人甲状腺功能减退最早症状是出汗减少、怕冷、动作缓慢、精神萎靡、疲乏、嗜睡、智力减退、胃口欠佳、体重增加、大便秘结等。当典型症状出现时有下列表现。

1.低基础代谢率症状群

疲乏、行动迟缓、嗜睡、记忆力明显减退且注意力不集中，因周围血液循环差和能量产生降低以致异常怕冷、无汗及体温低于正常。

2.黏液性水肿面容

面部表情可描写为“淡漠”“愚蠢”“假面具样”“呆板”，甚至“白痴”。面颊及眼睑虚肿，垂体性黏液性水肿有时颜面胖圆，犹如满月。面色苍白，贫血或带黄色或陈旧性象牙色。有时可有颜面皮肤发绀。由于交感神经张力下降对Müller肌的作用减弱，故眼睑常下垂形或眼裂狭窄。部分患者有轻度突眼，可能和眼眶内球后组织有黏液性水肿有关，但对视力无威胁。鼻、唇增厚，舌大而发声不清，言语缓慢，音调低哑，头发干燥、稀疏、脆弱，睫毛和眉毛脱落(尤以眉梢为甚)，男性胡须生长缓慢。

3.皮肤

苍白或因轻度贫血及甲状腺激素缺乏使皮下胡萝卜素变为维生素A及维生素A生成视黄醛的功能减弱，以致高胡萝卜素血症，加以贫血肤色苍白，因而常使皮肤呈现特殊的蜡黄色，且粗糙少光泽，干而厚、冷、多鳞屑和角化，尤以手、臂、大腿为明显，且可有角化过度的皮肤表现。有非凹陷性黏液性水肿，有时下肢可出现凹陷性水肿。皮下脂肪因水分的积聚而增厚，致体重增加，指甲生长缓慢、厚脆，表面常有裂纹。腋毛和阴毛脱落。

4.精神神经系统

精神迟钝，嗜睡，理解力和记忆力减退。目力、听觉、触觉、嗅觉均迟钝，伴有耳鸣，头晕。有时可呈神经质或可发生妄想、幻觉、抑郁或偏狂。严重者可有精神失常，呈木僵、痴呆，昏睡状。偶有小脑性共济失调。还可有手足麻木，痛觉异常，腱反射异常。脑电图可异常。脑脊液中蛋白质可增加。

5.肌肉和骨骼

肌肉松弛无力，主要累及肩、背部肌肉，也可有肌肉暂时性强直、痉挛、疼痛或出现齿轮样动作，腹背肌及腓肠肌可因痉挛而疼痛，关节也常疼痛，骨质密度可增高。少数病例可有肌肉肥大。发育期间骨龄常延迟。

6.心血管系统

心率降低，心音低弱，心排血量减低，由于组织耗氧量和心排血量的减低相平行，故心肌耗氧量减少，很少发生心绞痛和心力衰竭。一旦发生心力衰竭，因洋地黄在体内的半衰期延长，且由于心肌纤维延长伴有黏液性水肿故疗效常不佳且易中毒。心电图可见ST-T改变等表现。严重甲减者全心扩大，常伴有心包积液。久病者易并发动脉粥样硬化及冠心病，发生心绞痛和心律不齐。如没有合并器质性心脏病，甲减本身的心脏表现可以在甲状腺激素治疗后得到纠正。

7.消化系统

胃纳不振、厌食、腹胀、便秘、鼓肠，甚至发生巨结肠症及麻痹性肠梗阻。因有抗胃泌素抗体存在，患者可伴胃酸缺乏。

8.呼吸系统

由于肥胖、黏液性水肿、胸腔积液、贫血及循环系统功能差等综合因素可导致肺泡通气量不足及二氧化碳麻醉现象。阻塞性睡眠呼吸暂停常见，可以在甲状腺激素治疗后得到纠正。

9.内分泌系统

血皮质醇常正常、尿皮质醇可降低，ACTH 分泌正常或降低，ACTH 兴奋反应延迟，但无肾上腺皮质功能减退的临床表现。长期患本病且病情严重者，可能发生垂体和肾上腺功能降低，在应激或快速甲状腺激素替代治疗时加速产生。长期患原发性甲减者垂体常常增大，可同时出现催乳素增高及溢乳。交感神经的活性降低，可能与血浆环腺苷酸对肾上腺素反应降低有关，肾上腺素的分泌率及血浆浓度正常，而去甲肾上腺素的相应功能增加，β-肾上腺素能的受体在甲减时可能会减少。胰岛素降解率下降且患者对胰岛素敏感性增强。LH 分泌量及频率峰值均可下降，血浆睾酮和雌二醇水平下降。严重时可致性欲减退和无排卵。

10.泌尿系统及水电解质代谢

肾血流量降低，肾小球基底膜增厚可出现少量蛋白尿，水利尿试验差，水利尿作用不能被可的松而能被甲状腺激素所纠正。由于肾脏排水功能受损，导致组织水潴留。Na^+ 交换增加，可出现低血钠，但 K^+ 的交换常属正常。血清 Mg^{2+} 可增高，但交换的 Mg^{2+} 和尿 Mg^{2+} 的排出率降低。血清钙、磷正常，尿钙排泄下降，粪钙排泄正常，粪、尿磷排泄正常。

11.血液系统

甲状腺激素缺乏使造血功能遭到抑制，红细胞生成素减少，胃酸缺乏使铁及维生素 B_{12} 吸收障碍，加之月经过多以致患者中 2/3 可有轻、中度正常色素或低色素小红细胞型贫血，少数有恶性贫血(大红细胞型)。血沉可增快。Ⅷ和Ⅸ因子的缺乏导致机体凝血机制减弱，故易有出血倾向。

12.昏迷

昏迷为黏液性水肿最严重的表现，多见于年老长期未获治疗者。大多在冬季寒冷时发病，受寒及感染是最常见的诱因，其他如创伤、手术、麻醉、使用镇静剂等均可促发。昏迷前常有嗜睡病史，昏迷时四肢松弛，反射消失，体温很低(可在 33 ℃以下)，呼吸浅慢，心动过缓，心音微弱，血压降低，休克，并可伴发心、肾衰竭，常威胁生命。

六、辅助检查

(一)间接依据

1.基础代谢率降低

基础代谢率常在 45%～35%，有时可达 70%。

2.血脂

常伴高胆固醇血症和高 LDL 血症。三酰甘油也可增高。

3.心电图检查

心电图检查示低电压、窦性心动过缓、T 波低平或倒置，偶有 PR 间期延长及 QRS 波时限增加。

4.X 线检查

骨龄的检查有助于呆小病的早期诊断。X 线片上骨骼的特征有成骨中心出现和成长迟缓(骨龄延迟)；骨骺与骨干的愈合延迟；成骨中心骨化不均匀呈斑点状(多发性骨化灶)。95%呆小病患者蝶鞍的形态异常。7 岁以上患儿蝶鞍常呈圆形增大，经治疗后蝶鞍可缩小；7 岁以下患儿蝶鞍表现为成熟延迟，呈半圆形，后床突变尖，鞍结节扁平。心影于胸片上常弥漫性为双侧增大，超声波检查示心包积液，治后可完全恢复。

5.脑电图检查

某些呆小病者脑电图有弥漫性异常，频率偏低，节律不齐，有阵发性双侧 Q 波，无 α 波，表现为脑中枢功能障碍。

(二)直接依据

1.血清 TSH 和 T_3、T_4

血清 TSH 和 T_3、T_4 是最有用的检测项目，测定 TSH 对甲减有极重要意义，较 T_4、T_3 为大。甲状腺性甲减，TSH 可升高；而垂体性或下丘脑性甲减常偏低，也可在正常范围或轻度升高，可伴有其他腺垂体激素分泌低下。除消耗性甲减及甲状腺激素抵抗外，不管何种类型甲减，血清总 T_4 和 FT_4 均低下。轻症患者血清 T_3 可在正常范围，重症患者可以降低。部分患者血清 T_3 正常而 T_4 降低，这可能是甲状腺在 TSH 刺激下或碘不足情况下合成生物活性较强的 T_3 相对增多，或周围组织中的 T_4 较多地转化为 T_3 的缘故。因此 T_4 降低而 T_3 正常可视为较早期诊断甲减的指标之一。亚临床型甲减患者血清 T_3、T_4 可均正常。此外，在患严重疾病且甲状腺功能正常的患者及老年正常人中，血清 T_3 可降低故 T_4 浓度在诊断上比 T_3 浓度更为重要。由于总 T_3、T_4 可受 TBG 的影响，故可测定 FT_3、FT_4 协助诊断。

2.甲状腺吸 ^{131} 碘率

甲状腺吸 ^{131} 碘率明显低于正常，常为低平曲线，而尿中 ^{131}I 排泄量增加。

3.反 T_3(rT_3)

在甲状腺性及中枢性甲减中降低，在周围性甲减中可能增高。

4.促甲状腺激素(TSH)兴奋试验

进行 TSH 兴奋试验以了解甲状腺对 TSH 刺激的反应。如用 TSH 后摄碘率不升高，提示病变原发于甲状腺，故对 TSH 刺激不发生反应。

5.促甲状腺激素释放激素试验(TRH 兴奋试验)

如 TSH 原来正常或偏低者，在 TRH 刺激后引起升高，并呈延迟反应，表明病变在下丘脑。如 TSH 为正常低值至降低，正常或略高而 TRH 刺激后血中 TSH 不升高或呈低(弱)反应，表明病变在垂体或为垂体 TSH 贮备功能降低。如 TSH 原属偏高，TSH 刺激后更明显，表示病变在甲状腺。

6.抗体测定

怀疑甲减由自身免疫性甲状腺炎所引起时，可测定甲状腺球蛋白抗体(TGA)、甲状腺微粒体抗体(MCA)和甲状腺过氧化酶抗体(TPOAb)，其中，以 TPOAb 的敏感性和特异性较高。

七、诊断

甲减的诊断包括确定功能减退、病变定位及查明病因 3 个步骤。

呆小病的早期诊断和治疗可避免或尽可能减轻永久性智力发育缺陷。婴儿期诊断本病较困难，应细微观察其生长、发育、面貌、皮肤、饮食、睡眠、大便等各方面情况，及时作有关实验室检查。尽可能行新生儿甲状腺功能筛查。黏液性水肿典型病例诊断不难，但早期轻症及不典型者常与贫血、肥胖、水肿、肾病综合征、月经紊乱等混淆，需作测定甲状腺功能以鉴别。一般来说，TSH 增高伴 FT_4 低于正常即可诊断原发性甲减，T_3 价值不大。下丘脑性和垂体性甲减则靠 FT_4 降低诊断。TRH 兴奋试验有助于定位病变在下丘脑还是垂体。中枢性甲减的患者常可合并垂体其他激素分泌缺乏，如促性腺激素及促肾上腺皮质激素缺乏。明确 ACTH 缺乏继发的肾上腺皮质功能低下症尤其重要，甲状腺激素替代治疗不可先于可的松替代治疗。

对于末梢性甲减的诊断有时不易，患者有临床甲减征象而血清 T_4 浓度增高为主要实验室特点，甲状腺摄 ^{131}I 率可增高，用 T_4、T_3 治疗疗效不显著，提示受体不敏感。部分患者可伴有特征性面容、聋哑、点彩样骨骺，不伴有甲状腺肿大。

八、治疗

（一）呆小病

及时诊断，治疗愈早，疗效愈好。初生期呆小病最初口服三碘甲状腺原氨酸 5 μg 每 8 小时1 次及左甲状腺素钠（LT_4）25 μg/d，3 天后，LT_4 增加至 37.5 μg/d，6 天后 T_3 改至 2.5 μg，每8 小时1 次。在治疗进程中 LT_4 逐渐增至每天 50 μg，而 T_3 逐渐减量至停用。或单用 LT_4 治疗，首量 25 μg/d 以后每周增加 25 μg/d，3～4 周后至 100 μg/d，以后进增缓慢，使血清 T_4 保持 9～12 μg/dL，如临床疗效不满意，可剂量略加大。年龄为 9 月至 2 岁的婴幼儿每天需要 50～150 μg LT_4，如果其骨骼生长和成熟没有加快，甲状腺激素应增加。TSH 值有助于了解治疗是否适当，从临床症状改善来了解甲减治疗的情况比测定血清 T_4 更为有效。治疗应持续终身。儿童甲减完全替代 LT_4 剂量可达4 μg/(kg・d)。

（二）幼年黏液性水肿

幼年黏液性水肿治疗与较大的呆小病患儿相同。

（三）成人黏液性水肿

成人黏液性水肿用甲状腺激素替代治疗效果显著，并需终身服用。使用的药物制剂有合成甲状腺激素及从动物甲状腺中获得的含甲状腺激素的粗制剂。

1.左甲状腺素钠（LT_4）

LT_4 替代治疗的起始剂量及随访间期可因患者的年龄、体重、心脏情况，以及甲减的病程及程度而不同。一般应从小剂量开始，常用的起始剂量为 LT_4 每天 1～2 次，每次口服 25 μg，之后逐步增加，每次剂量调整后一般应在 6～8 周后检查甲状腺功能以评价剂量是否适当，原发性甲减患者在 TSH 降至正常范围后 6 个月复查一次，之后随访间期可延长至每年一次。一般每天维持量为 100～150 μg LT_4，成人甲减完全替代 LT_4 剂量为 1.6～1.8 μg/(kg・d)。甲状腺激素替补尽可能应用 LT_4，LT_4 在外周脱碘持续产生 T_3，更接近生理状态。

2.干甲状腺片

从每天 20～40 mg 开始，根据症状缓解情况和甲状腺功能检查结果逐渐增加。因其起效较 LT_4 快，调整剂量的间隔时间可为数天。已用至 240 mg 而不见效者，应考虑诊断是否正确或为周围型甲减。干甲状腺片由于含量不甚稳定，故一般不首先推荐。

3.三碘甲状腺原氨酸（T_3）

T_3 20～25 μg 相当于干甲状腺片 60 mg。T_3 每天剂量为 60～100 μg。T_3 的作用比 LT_4 和甲状腺片制剂快而强，但作用时间较短。不宜作为甲减的长期治疗，且易发生医源性甲亢，老年患者对 T_3 的有害作用较为敏感。

4.T_4 和 T_3 的混合制剂

T_4 和 T_3 按 4∶1 的比例配成合剂或片剂，其优点是有近似内生性甲状腺激素的作用。年龄较轻不伴有心脏疾病者，初次剂量可略偏大，剂量递增也可较快。

由于血清 T_3、T_4 浓度的正常范围较大，甲减患者病情轻重不一，对甲状腺激素的需求及敏感性也不一致，故治疗应个体化。甲状腺激素替补疗法的原则要强调“早”“适量起始”“正确维持”“注意调整”等。

甲减应早期使用甲状腺激素治疗，包括绝大多数的亚临床期患者。甲状腺功能的纠正有助于改善血脂。对甲减伴有甲状腺肿大者还有助于抑制其肿大。甲状腺激素替补要力求做到“正确”维持剂量。轻度不足不利于症状完全消除和生化指标的改善；轻度过量可致心、肝、肾、骨骼等靶器官的功能改变。随着甲减病程的延长，甲状腺激素的替补量会有所变化，应及时评估，酌情调整剂量。

腺垂体功能减退且病情较重者，为防止发生肾上腺皮质功能不全，甲状腺激素的治疗应在皮质激素替代治疗后开始。

老年患者剂量应酌情减少。伴有冠心病或其他心脏病史，以及有精神症状者，甲状腺激素更应从小剂量开始，并应更缓慢递增。如导致心绞痛发作，心律不齐或精神症状，应及时减量。周围型甲减治疗较困难可试用较大剂量 T_3。

甲减导致心脏症状者除非有充血性心力衰竭一般不必使用洋地黄，在应用甲状腺制剂后心脏体征及心电图改变等均可逐渐消失。

黏液性水肿患者对胰岛素、镇静剂、麻醉剂甚敏感，可诱发昏迷，故使用宜慎。

对于治疗效果不佳的患者，以及 18 岁以下、妊娠、伴其他内分泌疾病、伴心血管疾病、伴甲状腺肿大或结节等情况的患者建议转至内分泌专科治疗。

(四)黏液性水肿昏迷的治疗

(1)甲状腺制剂：由于甲状腺片及 T_4 作用太慢，故必须选用快速作用的三碘甲状腺原氨酸(T_3)。开始阶段，最好用静脉注射制剂(*D*，*L*-三碘甲状腺原氨酸)，首次 40～120 μg，以 T_3 每 6 小时静脉注射 5～15 μg，直至患者清醒改为口服。如无此剂型，可将三碘甲状腺原氨酸片剂研细加水鼻饲，每 4～6 小时1 次，每次 20～30 μg。无快作用制剂时可采用 T_4，首次剂量 200～500 μg静脉注射，以后静脉注射 25 μg，每 6 小时 1 次或每天口服 100 μg。也有人主张首次剂量 T_4 200 μg 及 T_3 50 μg 静脉注射，以后每天静脉注射 T_4 100 μg 及 T_3 25 μg。也可采用干甲状腺片，每 4～6 小时 1 次，每次 40～60 mg，初生儿剂量可稍大，以后视病情好转递减，有心脏病者，起始宜用较小量，为一般用量的 1/5～1/4。

(2)给氧保持气道通畅：必要时可气管切开或插管，保证充分的气体交换。

(3)保暖：用增加被褥及提高室温等办法保暖，室内气温调节要逐渐递增，以免耗氧骤增对患者不利。

(4)肾上腺皮质激素：每 4～6 小时给氢化可的松 50～100 mg，清醒后递减或撤去。

(5)积极控制感染。

(6)升压药：经上述处理血压不升者，可用少量升压药，但升压药和甲状腺激素合用易发生心律失常。

(7)补给葡萄糖液及 B 族维生素，但补液量不能过多，以免诱发心力衰竭。

经以上治疗，24 小时左右病情有好转，则 1 周后可逐渐恢复。如 24 小时后不能逆转，多数不能挽救。

(五)特殊情况处理

1.老年患者

老年甲减患者可无特异性的症状和体征，且症状极轻微或不典型，包括声音嘶哑、耳聋、精神错乱、痴呆、运动失调、抑郁、皮肤干燥或脱发等。60岁以上女性甲减发生率甚高，建议对可疑者常规测定TSH。

2.妊娠

多数甲减患者在妊娠期需增加LT_4剂量。孕期应密切监测以确保TSH浓度适当，并根据TSH浓度调整LT_4用量。分娩后LT_4即应恢复妊娠前水平，并应对其血清TSH浓度进行随访。

3.亚临床甲减

对于TSH＞10 μIU/mL的患者宜使用小剂量LT_4使TSH控制在0.3～3.0 μIU/mL，TSH升高但不超过10 μIU/mL患者的替代治疗尚存在不同意见，但一般认为对甲状腺自身抗体阳性和/或甲状腺肿大者也应当治疗。若不应用LT_4，则应定期随访。

九、预防

预防极其重要。地方性甲状腺肿流行区，孕妇应供应足够碘化物。妊娠合并Graves病用硫脲类药物治疗者，应尽量避免剂量过大。妊娠合并甲亢禁用放射性^{131}I治疗，诊断用的示踪剂避免口服，但可作体外试验。目前在国内地方性甲状腺肿流行区，由于大力开展了碘化食盐及碘油等防治工作，呆小病已非常少见。

（冯文煦）

第二节　原发性醛固酮增多症

一、概述

原发性醛固酮增多症（简称原醛症）是指肾上腺皮质发生病变（大多为腺瘤，少数为增生）使醛固酮分泌增多，导致水钠潴留，血容量扩张，从而抑制了肾素-血管紧张素系统，以高血压、低血钾、肌无力、夜尿多为主要临床表现的一种综合征。

原醛症的主要病理生理变化为醛固酮分泌增多，肾素活性被抑制，引起高血压、低血钾、肌无力、周期性瘫痪，血钠浓度升高，细胞外液增多，尿钾排出相对地过多，二氧化碳结合力升高，尿pH为中性或碱性。原醛症患者之所以醛固酮分泌增多，肾上腺皮质腺瘤是一个主要原因，而且占原醛症病因的大多数，其次是增生，再其次是癌。Conn氏为95例原醛症患者做手术探查，发现82例（86%）为腺瘤和13例（14%）为双侧肾上腺皮质增生。

二、诊断要点

（一）临床表现

1.高血压

高血压为最早出现的症状，一般不呈恶性演变，但随病情进展血压渐高，大多数在22.7/13.3 kPa（170/100 mmHg）左右，高时可达28.0/17.3 kPa（210/130 mmHg）。

2.神经肌肉功能障碍

(1)肌无力及周期性瘫痪较为常见，一般说来，血钾越低，肌肉受累越重，常见诱因为劳累，或服用氯噻嗪、呋塞米等促进排钾的利尿药。瘫痪多累及下肢，严重时累及四肢，也可发生呼吸、吞咽困难。瘫痪时间短者数小时，长者数天或更久；补钾后瘫痪即暂时缓解，但常复发。

(2)肢端麻木、手足抽搐。在低钾严重时，由于神经肌肉应激性降低，手足抽搐可较轻或不出现，而在补钾后，手足抽搐往往明显。

3.肾脏表现

(1)因大量失钾，肾小管上皮细胞空泡变性，浓缩功能减退，伴多尿，尤其是夜尿多，继发口渴、多饮。

(2)常易并发尿路感染。

4.心脏表现

(1)心电图呈低血钾图形：R-T 间期延长，T 波增宽、降低或倒置，U 波明显，T、U 波相连或成驼峰状。

(2)心律失常：较常见者为期前收缩或阵发性室上性心动过速，严重时可发生心颤。

(二)实验室检查

1.血、尿生化检查

(1)低血钾：大多数患者血钾低于正常，一般在 2～3 mmol/L，严重者更低。低血钾往往呈持续性，也可为波动性，少数患者血钾正常。

(2)高血钠：血钠一般在正常高限或略高于正常。

(3)碱血症：血 pH 和 CO_2 结合力为正常高限或略高于正常。

(4)尿钾高：在低血钾条件下(低于 3.5 mmol/L)，每天尿钾仍在 25 mmol 以上。

(5)尿钠排出量较摄入量为少或接近平衡。

2.尿液检查

(1)尿 pH 为中性或偏碱性。

(2)尿常规检查可有少量蛋白质。

(3)尿比重较为固定而减低，往往在 1.010～1.018，少数患者呈低渗尿。

3.醛固酮测定

(1)尿醛固酮排出量：正常人在普食条件下，均值为 21.4 mmol/24 h，范围 9.4～35.2 nmol/L(放免法)，本症中高于正常。

(2)血浆醛固酮：正常人在普食条件下(含 Na 160 mmol/d，K 60 mmol/d)平衡 7 天后，上午 8 时卧位血浆醛固酮为(413.3±180.3)pmol/L，患者明显升高。

醛固酮分泌的多少与低血钾程度有关，血钾甚低时，醛固酮增高常不明显，此因低血钾对醛固酮的分泌有抑制作用。另一特征是血浆肾素-血管紧张素活性降低，而且在用利尿剂和直立体位兴奋后也不能显著升高。若为继发性醛固酮增多症，则以肾素-血管紧张素活性高于正常为特征。

4.肾素、血管紧张素Ⅱ测定

患者血肾素、血管紧张素Ⅱ基础值降低，有时在可测范围下。正常参考值前者为(0.55±0.09)pg/(mL・h)，后者为(26.0±1.9)pg/mL。经肌内注射呋塞米(0.7 mg/kg 体重)并在取立位 2 小时后，正常人血肾素、血管紧张素Ⅱ较基础值增加数倍，兴奋参考值分别为(3.48±

0.52)pg/(mL·h)及(45.0±6.2)pg/mL。原醛症患者兴奋值较基础值只有轻微增加或无反应。醛固酮瘤中肾素、血管紧张素受抑制程度较特发性原醛症更显著。

5.24 小时尿 17-酮类固醇及 17-羟皮质类固醇

24 小时尿 17-酮类固醇及 17-羟皮质类固醇一般正常。

6.螺内酯试验

螺内酯可拮抗醛固酮对肾小管的作用,每天 320～400 mg(微粒型),分 3～4 次口服,历时 1～2周,可使本症患者的电解质紊乱得到纠正,血压往往有不同程度的下降。如低血钾和高血压是由肾脏疾病所引起者,则螺内酯往往不起作用。此试验有助于证实高血压、低血钾是由于醛固酮过多所致,但不能据之鉴别为原发性或继发性。

7.低钠、高钠试验

(1)对疑有肾脏病的患者,可做低钠试验(每天钠摄入限制在 20 mmol),本症患者在数天内尿钠下降到接近摄入量,同时低血钾、高血压减轻,而肾脏患者因不能有效地潴钠,可出现失钠、脱水。低血钾、高血压则不易纠正。

(2)对病情轻、血钾降低不明显的疑似本症患者,可做高钠试验,每天摄入钠 240 mmol/L。如为轻型原发性醛固酮增多症,则低血钾变得更明显。对血钾已明显降低的本症患者,不宜行此试验。

三、诊断标准

(一)临床症状

(1)高血压。

(2)低钾血症。

(3)四肢麻痹、手足抽搐、多饮多尿。

(二)检查所见

(1)血浆肾素活性(PRA)受抑制及下述 A、B 任何一项刺激试验无反应。A:呋塞米 40～60 mg静脉注射,立位 30～120 分钟。B:减盐食(10 mmol/d)4 天,再保持立位 4 小时。

(2)血浆醛固酮浓度(PAC)或尿醛固酮排泄量增多。

(3)尿 17-羟皮质类固醇及 17-酮类固醇排泄量正常。

(4)肾上腺肿瘤定位诊断:①腹膜后充气造影。②肾上腺静脉造影。③肾上腺扫描(^{131}I-胆固醇、CT)。④肾上腺或肾静脉血中醛固酮含量测定。

四、鉴别诊断

对于有高血压、低血钾的患者,除本症外,还要考虑以下一些疾病。

(1)原发性高血压患者因其他原因如服用氯噻嗪、呋塞米或慢性腹泻等而导致低血钾者。

(2)肾缺血而引起的高血压,如急进性原发性高血压、肾动脉狭窄性高血压,患这些疾病的一部分患者可因继发性醛固酮增多而合并低血钾,但患者的血压一般较本症患者更高,进展更快,可伴有明显的视网膜损害。此外,此组高血压患者往往有急进性肾衰竭的临床表现,伴氮质血症、酸中毒等。肾动脉狭窄患者中部分可听到肾区血管杂音,放射性肾图、静脉肾盂造影、分测肾功能显示一侧肾功能减退。这类患者血浆肾素活性高,对鉴别诊断甚重要。

(3)失盐性肾病(失钾性肾病):通常由于慢性肾盂肾炎所致,往往有高血压、低血钾,患者肾功能损害较明显,尿钠排出量较高,常伴有脱水。血钠不高反而偏低,无碱中毒,往往呈酸中毒。

低钠试验显示肾不能保留钠。

(4)分泌肾素的肾小球旁细胞的肿瘤(肾素瘤):分泌大量肾素,可引起高血压、低血钾。但患者的年龄较轻,而高血压严重,血浆肾素活性甚高,血管造影可显示肿瘤。

(5)肾上腺其他疾病:皮质醇增多症,尤以腺癌和异位 ACTH 综合征所致者,可伴明显低血钾,临床症状可助鉴别诊断。

(6)先天性 11β-羟类固醇脱氢酶(11βHSD)缺陷为近年确认的一种新病种。临床表现近似原发性醛固酮增多症,包括严重高血压、明显的低血钾性碱中毒,多见于儿童和青年人。可发生抗维生素 D 的佝偻病,此由于盐皮质激素所致高尿钙。此病用螺内酯治疗有效,用地塞米松治疗也可奏效。发病机制为先天性 11β-羟类固醇脱氢酶缺陷。患者 17-羟及游离皮质醇排量远较正常为低,但血浆皮质醇正常。此外,尿中可的松代谢物/皮质醇代谢物比值降低。

五、诊断提示

(1)因早期症状常表现为单一血压升高而易误诊,此病所致高血压占所有高血压症的 0.4%~2.0%,多为轻-中度高血压。它可早于低血钾症状 2~4 年出现。作出原发性高血压诊断应慎重,凡是小于 40 岁的高血压患者或用一般降压药物治疗效果不佳,或伴有肌无力时应警惕本病的可能性。应常规检查血钾、24 小时尿钾排泄量、肾上腺 B 超检查。

(2)低钾所致发作性肌无力、肌麻痹易与周期性瘫痪混淆,对于低血钾者,应仔细寻找低钾原因,在确立周期性瘫痪诊断时应慎重。尤其是在补钾过程中出现抗拒现象者应警惕此病。

(3)原醛症的定位诊断 CT 准确性更高;B 超强调采用多个切面探查,CT 扫描时则强调薄层增强扫描(3~5 mm),范围应包括整个肾上腺。

六、治疗

原发性醛固酮增多症的治疗分手术治疗及药物治疗两方面。

(一)手术治疗

如系醛固酮瘤,单侧腺瘤者术后可使 65%患者完全治愈,其余患者也可获好转。如系双侧肾上腺皮质增生患者,螺内酯治疗效果不佳,则肾上腺全切除或次全切除也不能使血压下降。临床上诊断为特醛症的,经肾上腺手术后其醛固酮分泌过多可能得到纠正,低肾素活性仍存在,血压可能有所下降,但达不到正常水平。有时高血压仍持续不降。因此不少人主张,这一类型的醛固酮增多症不适合肾上腺外科手术。

(二)药物治疗

对肾上腺皮质增生所致的原醛症,近年来趋向于用药物治疗。

(1)螺内酯可能是治疗醛固酮分泌增多症患者最有效的药,它作为竞争抑制剂,竞争与醛固酮有关的细胞溶质受体,因此,在靶组织上有对抗盐皮质激素的作用。螺内酯也是一种抗雄激素和孕激素的药物,这可以解释它的许多不良反应,性欲减退、乳房痛和男子女性型乳房可发生在 50%或更多的男性。而月经过多和乳房痛可发生于服药妇女。这样,不良反应将有碍于螺内酯的长期使用,特别是年轻的男女,螺内酯的剂量范围从每天 50 mg 一次到每天 100 mg 两次。

(2)药物如咪吡嗪或氨苯蝶啶也可以对抗醛固酮对肾小管的作用,这些制剂是通过抑制钠的重吸收和钾的排泄,通过对肾小管细胞的直接作用,而不是竞争醛固酮的受体。这可以解释为什么氨苯蝶啶和咪吡嗪比螺内酯的抗高血压作用要小。

(3)钙通道阻滞剂,如硝基吡啶也是醛固酮增多症患者有效的药物,它除了抗高血压作用外,还可减少醛固酮的生成。

(4)氨鲁米特也可抑制醛固酮的合成,治疗原醛症有一定疗效。

(冯文煦)

第三节 继发性醛固酮增多症

继发性醛固酮增多症(继醛症)是由于肾上腺外的原因引起肾素-血管紧张素系统兴奋,肾素分泌增加,导致醛固酮继发性的分泌增多,并引起相应的临床症状,如高血压、低血钾和水肿等。

一、病因

(一)有效循环血量下降所致肾素活性增多的继醛症

(1)各种失盐性肾病:如多种肾小球肾炎、肾小管酸中毒等。

(2)肾病综合征。

(3)肾动脉狭窄性高血压和恶性高血压。

(4)肝硬化合并腹水及其他肝脏疾病。

(5)充血性心力衰竭。

(6)特发性水肿。

(二)肾素原发性分泌增多所致继醛症

(1)肾小球旁细胞增生(Bartter 综合征)、Gitelman 综合征。

(2)肾素瘤(球旁细胞瘤)。

(3)血管周围细胞瘤。

(4)肾母细胞瘤。

二、病理生理特点

(一)肾病综合征、失盐性肾脏疾病

由于缺钠和低蛋白血症,有效循环血量减少,球旁细胞压力下降,使肾素-血管紧张素系统激活,导致肾上腺皮质球状带分泌醛固酮增加。

(二)肾动脉狭窄

肾动脉狭窄时,入球小动脉压力下降,刺激球旁细胞分泌肾素。

(三)醛固酮

85%在肝脏代谢分解,当患有肝硬化时,对醛固酮的清除能力下降,血浆醛固酮半衰期延长,有30 分钟延长至 60~90 分钟。同时由于腹水的存在,刺激球旁细胞肾素分泌增多,两者均可导致患者醛固酮水平明显增高。

(四)特发性水肿

特发性水肿是由于不明原因的水盐代谢紊乱所致,水肿所产生的有效循环血量下降刺激肾素分泌增多,导致醛固酮水平增高。

(五)心衰竭

心衰竭可以使醛固酮的清除能力下降，且有效循环血量不足，均可兴奋肾素-血管紧张素系统，使醛固酮的分泌增加。

(六)Batter 综合征(BS)

BS 系常染色体显性遗传疾病，是 Batter 于 1969 年首次报道的一组综合征，主要表现为高血浆肾素活性，高血浆醛固酮水平，低血钾，低血压或正常血压，水肿，碱中毒等。病理显示患者的肾小球旁细胞明显增多，主要是肾近曲小管或髓襻升支对氯离子的吸收发生障碍，并伴有镁、钙的吸收障碍，使钠、钾离子重吸收被抑制，引起体液和钾离子丢失，导致肾素分泌增加和继发性醛固酮增多；前列腺素产生过盛；血管壁对血管紧张素Ⅱ反应缺陷；肾源性失钠、失钾；血管活性激素失调。目前临床上将 BS 分为 3 型，具体如下。

1.经典型

幼年或儿童期发病，有多尿、烦渴、乏力、遗尿(夜尿增多)，有呕吐、脱水，肌无力，肌肉痉挛，手足搐搦，生长发育障碍。不治疗者可出现身材矮小。尿钙正常或增高，肾脏无钙质沉着。

2.新生儿型

新生儿型指多发病于新生儿，也可在出生前被诊断。胎儿羊水过多，胎儿生长受限，大多婴儿为早产。出生后几周可有发热、脱水，严重时可危及生命。部分患儿伴有面部畸形，生长发育障碍，肌无力，癫痫，低血压、多饮、多尿。儿童早期被诊断前通常有严重的电解质紊乱和相应的症状。常因高尿钙，早期即有肾脏钙质沉着。

3.变异型

变异型即 Gitelman 综合征(GS)。发病年龄较晚，多在青春期后或成年起病，症状轻。有肌无力，肌肉麻木，心悸，手足搐搦。生长发育不受影响。部分患者无症状，可有多饮、多尿症状，但不明显。部分患者有软骨钙质沉积，表现为受累关节肿胀疼痛，是 BS 的一个亚型，但目前也有人认为 GS 是一个独立的疾病。

(七)Gitelman 综合征(GS)

1966 年，Gitelman 等报道了 3 例不同于 BS 的生化特点的一种疾病，除了有低血钾性代谢性碱中毒等外，还伴有低血镁、低尿钙、高尿镁。血总钙和游离钙正常。尿钙肌酐比(尿钙/尿肌酐)$\leqslant 0.12$，而 BS 患者尿钙肌酐比>0.12。GS 患者 100%有低血镁，尿镁增多，绝大多数 PGE_2 为正常。

(八)肾素瘤

肿瘤起源于肾小球旁细胞，也称血管周细胞瘤。肿瘤分泌大量肾素，可引起高血压和低血钾。本病的特点：①患者年龄轻，但高血压严重。②有醛固酮增多症的表现，有低血钾。③肾素活性明显增加，尤其是肿瘤一侧肾静脉血中。④血管造影可显示肿瘤。

(九)药源性醛固酮增多症

甘草内含有甘草次酸，具有潴钠排钾作用。服用大量甘草者，可并发高血压，低血钾，血浆肾素低，醛固酮的分泌受抑制。

三、临床表现

继发性醛固酮症由多种疾病引起，各有其本身疾病的临床表现，下述为本症相关的表现。

(一)水肿

原有疾病无水肿，出现继醛症时一般不引起水肿，因为有钠代谢“脱逸”现象。原有疾病有水肿(如肝硬化),发生继醛症可使水肿和钠潴留加重,因为这些患者钠代谢不出现“脱逸”现象。

(二)高血压

因各种原因引起肾缺血,导致肾素-血管紧张素-醛固酮增加,高血压发生。分泌肾素的肿瘤患者,血压高为主要的临床表现。而肾小球旁细胞增生的患者,血压不高为其特征。其他继醛症患者血压变化不恒定。

(三)低血钾

继醛症的患者往往都有低血钾。

四、实验室检查与特殊检查

(1)血清钾为 1.0～3.0 mmol/L,血浆肾素活性多数明显增高,在 27.4～45.0 ng/(dL・h)[正常值1.02～1.75 ng/(dL・h)];血浆醛固酮明显增高。

(2)24 小时尿醛固酮增高。

(3)肾上腺动脉造影,目的是了解有否肿瘤压迫情况。

(4)B 超探查对肾上腺增生或肿瘤有价值。

(5)肾上腺 CT 扫描,磁共振检查是目前较先进的方法,以了解肿瘤的部位及大小。

(6)肾穿刺,了解细胞形态,能确定诊断。

五、治疗

(一)手术治疗

手术切除肾素分泌瘤后,可使血浆高肾素活性、高醛固酮症、高血压和低血钾性碱中毒所致的临床症状恢复正常。

(二)药物治疗

1.维持电解质的稳定

低钾的患者补充钾盐是简单易行的方法,口服或静脉输注或肛内注入。手足搐搦或肌肉痉挛者可给予补钙、补镁。

2.抗醛固酮药物

螺内酯剂量根据病情调整,一般每天用量 60～200 mg。螺内酯可以拮抗醛固酮作用,在远曲小管和集合管竞争抑制醛固酮受体,增加水和 Na^+、Cl^- 的排泌,从而减少 K^+、H^+ 的排出。

3.血管紧张素转换酶抑制药

ACEI 应用较广,它可有效抑制肾素-血管紧张素-醛固酮系统,阻断 AT Ⅰ 向 AT Ⅱ 转化,有效抑制血管收缩,减少醛固酮分泌,帮助预防 K^+ 丢失。同时还可降低蛋白尿,降高血压等作用。

4.非类固醇抗炎药

吲哚美辛应用较广,它可抑制 PG 的排泌,并有效抑制 PG 刺激的肾素增高,保持血压对血管紧张素的反应性。另外,还有改善患儿生长发育的作用。GS 患者因 PGE_2 为正常,故吲哚美辛 GS 无效。

六、预后

BS 和 GS 两者均不可治愈,多数患者预后较好,可正常生活,但需长期服药。

(冯文煦)

第四节 肥 胖 症

肥胖症是指身体脂肪的过度堆积，以及体重的超重。在健康的个体中，女性身体脂肪约为体重量25%，男性约为18%。体重指数(BMI)，即体重(kg)/身高$(m)^2$，与身体脂肪高度相关，因此目前国际上常常使用BMI来作为评估肥胖症水平的指标，一般认为BMI为20～25 kg/m^2代表健康体重，轻度超重的定义是BMI为25～30 kg/m^2，或者体重在正常体重的上限与高于正常体重上限(根据标准身高一体重表)的20%之间；而BMI高于30 kg/m^2，或者体重高于正常体重上限的20%，被定义为肥胖症。BMI高于30 kg/m^2意味着患病风险极大地增高。肥胖症与神经性厌食和神经性贪食相比较不属于精神类疾病，但是属于医学类疾病。

在美国大约35%的女性和31%的男性显著超重($BMI \geqslant 27\ kg/m^2$)；如果以BMI超过25 kg/m^2来定义肥胖症，可能现在肥胖的美国人多于不肥胖的；如果以BMI超过30 kg/m^2来定义肥胖症，则有11%的女性和8%的男性有肥胖症。目前在美国，肥胖症的患病率至少是20世纪早期的3倍。

社会经济地位与肥胖症密切相关，在美国，社会经济地位低的女性肥胖症的患病率是社会经济地位高的女性的6倍。无论男性还是女性，体重在25～44岁增加是最明显的。怀孕可能导致女性体重大大地增加，如果一个女性接连怀孕，她们的体重平均会比上一次怀孕约有2.5 kg的增长。在50岁以后，男性的体重趋于稳定，在60～74岁，甚至会出现轻微下降；女性则相反，体重的持续增长会持续到60岁，在60岁以后才会开始下降。

一、病因学

肥胖症是一个复杂的多因素疾病，涉及生物、社会、心理等多方面因素。在今天，大多数研究者认为肥胖者是能量平衡障碍，即能量摄入与消耗的障碍；肥胖症也是与某个基因结构有关的疾病，而这个基因结构是通过文化和环境的影响来被调整的。

(一)生物学因素

1.遗传因素

遗传因素在肥胖症中起着重要作用。双生子研究和寄养子研究均显示遗传因素对患肥胖症有重要影响。大约80%的肥胖患者都有肥胖症家族史；80%的肥胖父母的下一代都是肥胖子女，父母其中之一是肥胖者，他们中40%的下一代有肥胖，而父母都很苗条的，只有10%的下一代是肥胖者。这些均提示了遗传的作用。虽然有研究发现肥胖基因能调节体重和身体脂肪的储存，但迄今为止，还未发现肥胖症特异的遗传标志物。

2.神经生物学

中枢神经系统，特别是外侧下丘脑存在“摄食中枢”或者“饥饿中枢”，可以根据能量需求的改变来调节食物摄取的量，并以此来维持体内脂肪的基线储存量。动物试验发现，用电刺激动物的外侧下丘脑，已经吃饱了的动物又重新开始吃食物；损毁了大白鼠两侧的外侧下丘脑，结果发现动物拒绝吃东西。

饱足感与饥饿感对食物摄取起着调控作用，参与肥胖症的发病。饱足感是一种当饥饿被满足后的感觉。人会在就餐结束时停止进食是因为他们已经补充了那些耗尽的营养，来自已经被吸收的食物的新陈代谢的信号通过血液被携带到大脑，大脑信号激活了可能位于下丘脑的受体细胞，从而产生了饱足感。5-羟色胺、多巴胺和去甲肾上腺素的功能紊乱通过下丘脑参与调节进食行为，其他涉及的激素因子可能包括促肾上腺皮质激素释放因子(CRF)、神经肽 Y、促性腺激素释放激素和促甲状腺激素。当重要营养物质耗尽，新陈代谢信号强度下降，便产生饥饿感。嗅觉系统对饱足感可能起着重要作用，实验显示通过使用一个充满特殊气味的吸入器使鼻子里的嗅球受到食物气味的强烈刺激，从而产生出对食物的饱足感。

有一种脂肪细胞产生的激素称为瘦素，是脂肪的自动调节器。当血液瘦素浓度低时，更多的脂肪被消耗，而当瘦素浓度高时，脂肪消耗较少。

(二)心理社会因素

尽管心理、社会因素是肥胖症发展的重要因素，但是这些因素如何导致肥胖症至今尚不清楚。饮食调节机制易受环境影响，文化、家庭和个体心理活动因素都影响着肥胖症的发展。

肥胖症与文化有着密切的关系，随着全球化的进展和经济飞速发展导致生活节奏加快、人们压力增大、活动锻炼时间明显减少，而快餐文化的迅速发展及餐馆餐饮消费的增多，使得当今社会肥胖症日益增多。躯体活动明显减少是作为公共卫生问题的肥胖症日趋增多的一个主要因素，原因是躯体活动不足限制了能量的消耗、而摄食却不一定会相应减少。

特殊的家族史、生活事件、人格结构或是潜意识冲突都可能导致肥胖症。有很多肥胖的患者因为在他们的成长环境里可以看到很多的过量进食例子，所以他们学会了用过量摄食作为应对情绪紊乱及各种心理问题的一种方式。

(三)其他因素

有很多临床疾病会导致肥胖症。肾上腺皮质功能亢进与特征性的脂肪分配有关(水牛型肥胖症)；黏液水肿与体重增加有关，尽管并非恒定；其他神经内分泌障碍，包括脑性肥胖症(Frohlich's 综合征)，是以肥胖症、性与骨骼的异常为特征。

不少精神药物会导致体重增加。在非典型抗精神药物中，奥氮平、氯氮平、利培酮和喹硫平常见的不良反应即为体重增加；在心境稳定剂中，锂盐、丙戊酸盐和卡马西平也会引起体重增加；长期使用选择性 5-羟色胺再摄取抑制剂也能导致体重增加。

二、临床特征

(一)心理和行为障碍

肥胖症的心理和行为障碍分成两类：进食行为紊乱和情绪紊乱。肥胖症患者的进食模式存在很大的差异，最常见的是，肥胖者经常抱怨他们不能限制自己进食，并且很难获得饱足感。一些肥胖者甚至不能区分饥饿和其他烦躁不安的状态，并且当他们心情不好时就会吃东西。

肥胖症患者不会出现明显的或者过度的病理心理学。通过对那些已经做过胃旁路术的严重肥胖患者的研究，发现对他们最多见的精神科诊断是重性抑郁障碍。但是，在肥胖症患者中重性抑郁障碍的患病率并不高于普通人群。自我贬低自己的体像尤其是见于那些从童年期就开始肥胖的人，这可能是由于对肥胖人群长期的社会偏见所致。有些研究反应肥胖者因病感觉羞耻和社会偏见在教育和就业问题上遭遇到不公正待遇。很多肥胖者在试图节食的过程中会出现焦虑和抑郁。

(二)生理障碍

肥胖会对生理功能产生很大的影响,产生一系列的医学并发症。

当体重增加时血液循环会负担过重,严重肥胖者可能会发生充血性心力衰竭;高血压和肥胖症高度关联;肥胖症患者的低密度脂蛋白水平升高,而高密度脂蛋白水平下降,低水平高密度脂蛋白可能是增加肥胖症心血管疾病风险的机制之一。如果一个人是上半身体脂肪增加、而非下半身,很可能与糖尿病的发生相关联。严重肥胖症患者肺功能受损非常严重,包括肺换气不足、高碳酸血症、缺氧症和嗜睡(即肥胖肺心综合征),且肥胖肺心综合征的病死率很高。肥胖症可能会恶化骨关节炎及因皮肤伸张、擦烂和棘皮症而引起皮肤病问题。肥胖妇女存在产科风险,易患毒血症和高血压。

肥胖症还与一些癌症有关联。肥胖男性患前列腺癌和结肠直肠癌的比率更高,肥胖女性患胆囊癌、乳腺癌、宫颈癌、子宫癌和卵巢癌的比率更高。研究发现肥胖症通过影响雌激素分泌而导致子宫内膜癌和乳房癌的产生和恶化。

三、诊断与鉴别诊断

(一)诊断

肥胖症的诊断主要根据 BMI 或体重:BMI 高于 30 kg/m^2,或者体重高于正常体重上限的 20%,被诊断为肥胖症。

(二)鉴别诊断

1.其他综合征

夜间进食综合征的患者会在晚餐后过度进食,他们是被充满压力的生活环境而促发的,一旦得了往往就会每天反复发生,直到压力缓解。

暴食综合征(贪食症)被定义为在短时间里突然强迫性地摄取大量食物,通常随后伴有严重的不安和自责。暴食也可以表现为是一种应激反应。与夜间进食综合征比起来,暴食综合征的暴食发作并不是定时的,而且常常与特定的促发环境紧密相连。

肥胖肺心综合征(匹克威克综合征)是当一个人的体重超过理想体重的 100%,并伴有呼吸和心血管疾病时才被认为患有肥胖肺心综合征。

2.躯体变形障碍(畸形恐惧症)

一些肥胖者感觉他们的身体畸形、令人厌恶,并且感觉他人对他们带有敌意和厌恶。这种感觉是与他们的自我意识,以及社会功能受损紧密相连。情绪健康的肥胖者没有体像障碍,只有少数神经质的肥胖者才有体像障碍。该躯体变形障碍主要局限于从儿童期就已经肥胖的人,而在这些儿童期就肥胖的人中间,也仅有少于一半的人患躯体变形障碍。

四、病程和预后

肥胖症的病程是进展性的。减轻体重的预后很差,那些体重明显减轻的患者,90%最终体重再增加;儿童期就开始肥胖的患者预后特别差;青少年发病的肥胖症患者,往往更严重,更难治,与情绪紊乱的联系也比成人肥胖症更紧密。肥胖症的预后取决于肥胖产生的医学并发症。

肥胖症对患者健康有着不良影响,与心血管疾病、高血压[血压高于 21.3/12.7 kPa (160/95 mmHg)]、高胆固醇血症(血胆固醇高于 6.5 mmol/L)、由遗传决定的糖尿病特别是 2 型糖尿病(成年起病或非胰岛素依赖型糖尿病)等一系列疾病有关。根据美国健康协会的资料，肥胖的男性无论抽不抽烟，都会由于结肠、直肠和前列腺癌症而比正常体重的男性有更高的病死率。肥胖的女性会由于胆囊、胆管、乳腺、子宫（包括子宫颈和子宫内膜）和卵巢的癌症而比正常女性有更高的病死率。研究指出一个超重的人其体重越重，死亡的概率就越大。对那些极端肥胖的人，即体重为理想体重的 2 倍，减轻体重可能是挽救他们生命的方法，这些患者可能会出现心肺衰竭，特别是在睡觉的时候（睡眠呼吸暂停综合征）。

五、治疗

存在广泛的精神病理学如焦虑障碍、抑郁障碍的肥胖者，在节食过程中有过情绪紊乱病史的，以及正处于中年危机的肥胖者，应该尝试减肥，并最好在专业人员严格的督导下进行。

（一）节食

减肥的基础很简单——通过摄入低于消耗减少热量摄入。减少热量摄入的最简单方式就是建立一个低热量的饮食方式，包含那些易获得食物的均衡节食计划可获得最佳长期效果。对大多数人来说，最满意的节食计划通常的食物数量参照标准的节食书上可获得的食物营养价值表，这样节食可以最大机会地长期保持体重的持续减少。

禁食计划一般用于短期减肥，但经常会引发一些疾病，包括直立性低血压、钠利尿和氮平衡的破坏。酮体生成节食是高蛋白、高脂肪的节食方式，用于促进减肥，但这种节食会增高胆固醇浓度并且会导致酮症，产生恶心、高血压和嗜睡等反应。无论各种节食方式多么有效，他们大多数都很乏味，所以当一个节食者停止节食并回到以前的饮食习惯，会刺激他们加倍地过度进食。

一般而言，减肥的最好方式就是有一个含有 4 602～5 021 kJ 的均衡饮食方案。这种节食方案可以长期执行，但必须另外补充维生素，特别是铁、叶酸、锌和维生素 B_6。

（二）锻炼

增加躯体活动常常被推荐为一种减肥养生法。因为多数形式的躯体活动所消耗的热量直接与体重成一定比例，所以做同样多的运动肥胖的人比正常体重的人消耗更多的热量。而且，以前不活动的人增加躯体活动事实上可能还会减少食物摄入。锻炼也有助于维持体重的减低。

（三）药物疗法

各种用于治疗肥胖症的药物中，有些药物效果较好，如安非他明、右旋安非他明、苄非他明、苯二甲吗啡、苯丁胺、马吲哚等。药物治疗有效是因为它会抑制食欲，但是在使用几周后可能会产生对该作用的耐受。

奥利斯特是一个选择性胃和胰腺脂肪酶抑制剂减肥药，这种抑制剂用于减少饮食中脂肪（这种脂肪会通过粪便排泄出来）的吸收。它通过外围机制起作用，所以一般不影响中枢神经系统（即心跳加快、口干、失眠等），而大多数减肥药都会影响中枢神经系统。奥斯利特主要的不良反应是肠胃道不良反应。该药可以长期使用。

西布曲明是一种 β-苯乙胺，它抑制 5-羟色胺和去甲肾上腺素的再摄取（在一定范围内还抑制多巴胺），用于减肥，长期使用可以维持体重减轻。

（四）外科手术

那些可引发食物吸收不良或者减少胃容量的外科手术方法已经用于显著肥胖者。胃旁路术是一个通过横切或者固定胃大弯或胃小弯而使胃变小的手术。胃成形术使胃的入口变小从而使食物通过变慢。尽管会出现呕吐、电解质紊乱和梗阻，但是手术的结果还是成功的。抽脂术（脂肪切除术）一般是为了美容，而对长期的减肥并没有用。

(五)心理治疗

精神动力性心理治疗以内省为取向,可能对一些患者有效,但没有证据表明揭示过度进食的无意识原因可以改变肥胖者以过度进食来应对压力的症状。在成功的心理治疗和成功的减肥后的几年里,多数患者在遇到压力时还会继续过度进食,而且,许多肥胖者似乎特别容易过度依赖一个治疗师,在心理治疗结束过程中可能会发生紊乱的退行。

行为矫正已经是最成功的心理治疗法,并被认为是治疗肥胖症的选择。患者通过指导会认识到与吃有关的外界线索,并且在特定环境中保持每天的进食量,比如在看电影、看电视或处于焦虑、抑郁等某种情绪状态之下时。患者也会通过教导发展出新的进食模式,比如慢吃,细嚼慢咽,吃饭时不看书,两餐间不吃东西或不坐下就不吃东西。操作性条件治疗通过奖励比如表扬或新衣服来强化减肥,也已经使减肥获得成功。

团体治疗有助于保持减肥动机,有助于提高对已经减肥成功的成员的认同,并且可以提供有关营养方面的教育。

(六)综合治疗

一个管理肥胖症患者的真正全面的方法是以设备(如新陈代谢测量室)和人(如营养学家和锻炼生理学家)为核心;但是这些都很难获得。设计高质量的项目时,要有容易获得的资源(如治疗手册),以及合理运用锻炼、心理治疗和药物治疗相结合的综合方法。决定使用哪种心理治疗或体重管理方法是一项重要环节,并且与患者一起来决定哪些资源的结合可以控制体重将是最合适的方式。

(冯文煦)

第八章 中医内科常见病证

第一节 心 悸

心悸是指阴阳失调，气血失和，心神失养，出现心中悸动不安，甚则不能自主的一类病证。一般多呈阵发性，每因情绪波动或劳累过度而发。心悸发作时常伴不寐、胸闷、气短，甚则眩晕、喘促、心痛、晕厥。心悸包括惊悸和怔忡。

心悸的病名首见《黄帝内经》。《素问·本病论》曰："热生于内，气痹于外，足胫疫疼，反生心悸。"《素问·气交变大论》对心悸的临床表现及脉象的变化亦有了生动的描述，如"心儋儋大动""其动应衣""心怵惕""心下鼓""惕惕然而惊，心欲动""惕惕如人将捕之"。《素问·三部九候论》曰："参伍不调者病……其脉乍疏乍数、乍迟乍疾者，日乘四季死。"最早认识到心悸，严重脉律失常与疾病预后的关系。在病因病机方面认识到宗气外泄，突受惊恐，复感外邪，心脉不通，饮邪上犯，皆可引起心悸。如《素问·平人气象论》曰："乳之下，其动应衣，宗气泄也。"《素问·举痛论》曰："惊则心无所倚，神无所归，虑无所定，故气乱矣。"《素问·痹论》曰："脉痹不已，复感于邪，内舍于心……心痹者，脉不通，烦则心下鼓。"《素问·评热病论》曰："诸水病者，故不得卧，卧则惊，惊则咳甚也。"汉代张仲景在《伤寒杂病论》中详述了"惊悸""心动悸""心中悸""喘悸""眩悸"的辨证论治纲领，如《伤寒论·辨太阳病脉证治》曰："脉浮数者，法当汗出而愈。若下之，身重，心悸者，不可发汗，当自汗出乃解……伤寒二三日，心中悸而烦者，小建中汤主之""伤寒，脉结代，心动悸，炙甘草汤主之。"《金匮要略·血痹虚劳病脉证治》中提到"卒喘悸，脉浮者，里虚也"；《金匮要略·痰饮咳嗽病脉证治》提到："凡食少饮多，水停心下，甚者则悸……眩悸者，小半夏加茯苓汤主之。"《金匮要略·惊悸吐衄下血胸满瘀血病脉证治》中有"寸口脉动而弱，动即为惊，弱则为悸"。认为心悸的病因病机为惊扰、水饮、虚损、汗后受邪等，记载了心悸时结、代、促脉及其区别，所创之炙甘草汤、麻黄附子细辛汤、苓桂甘枣汤、桂甘龙牡汤、小半夏加茯苓汤等仍是目前临床辨证治疗心悸的常用方剂。

汉代以后，诸医家从心悸、惊悸、怔忡等不同方面都有所发挥，并不断补充完善了心悸的病因病机、治法方药。如宋代严用和《济生方·惊悸怔忡健忘门》首先提出怔忡病名，并对惊悸、怔忡的病因病机、病情演变、治法方药做了较详细的论述。认为惊悸乃"心虚胆怯之所致"，治宜"宁其心以壮其胆气"，选用温胆汤、远志丸作为治疗方剂；怔忡因心血不足所致，亦有因感受外邪及饮邪停聚而致者，惊悸不已可发展为怔忡，治疗"当随其证，施以治法"。朱丹溪认为"悸者怔忡之谓”，强调了虚与痰的致病因素，如《丹溪心法·惊悸怔忡》中认为“怔忡者血虚，怔忡无时，血少者多。有思虑便动，属虚。时作时止者，痰因火动”。明代《医学正传·惊悸怔忡健忘证》认为惊悸怔忡尚与肝胆有关，并对惊悸与怔忡加以鉴别。提出“怔忡者，心中惕惕然，动摇而不得安静，无时而作者是也；惊悸者，蓦然而跳跃惊动，而有欲厥之状，有时而作者是也”。明代《景岳全书·怔忡惊恐》中认为怔忡由阴虚劳损所致，指出“盖阴虚于下，则宗气无根而气不归源，所以在上则浮撼于胸臆，在下则振动于脐旁”，生动地描述了心悸重证上及喉、下及腹的临床表现。其在治疗与护理上主张“速宜节欲节劳，切戒酒色。凡治此者，速宜养气养精，滋培根本”，提出左归饮、右归饮、养心汤、宁志丸等至今临床广为应用的有效方剂。清代王清任、唐容川力倡瘀血致悸理论，开启了活血化瘀治疗心悸的先河。

一、病因病机

本病的发生既有体质因素、饮食劳倦或情志所伤，亦有因感受外邪或药物中毒所致。其虚证者，多因气血阴阳亏虚，引起阴阳失调、气血失和、心神失养；实证者常见痰浊、瘀血、水饮、邪毒，而致心脉不畅、心神不宁。

（一）感受外邪

正气内虚，感受温热邪毒，首先犯肺系之咽喉，邪毒侵心，耗气伤阴，气血失和，心神失养，发为心悸；或感受风寒湿邪，痹阻血脉，日久内舍于心，心脉不畅，发为心悸。正如叶天士所说：“温邪上受，首先犯肺，逆传心包。”及《素问·痹论》所云：“脉痹不已，复感于邪，内舍于心。”

（二）情志所伤

思虑过度，劳伤心脾，心血暗耗，化源不足，心失所养，发为心悸；恚怒伤肝，肝气郁结，久之气滞血瘀，心脉不畅，发为心悸，或气郁化火，炼液成痰，痰火上扰，心神不宁，发为心悸；素体心虚胆怯，暴受惊恐，致心失神、肾失志，心气逆乱，发为惊悸，日久则稍惊即悸，或无惊亦悸。正如《素问·举痛论》所云：“惊则心无所倚，神无所归，虑无所定，故气乱矣。”

（三）饮食不节

嗜食肥甘厚味，煎炸炙爝之品，或嗜酒过度，皆可蕴热化火生痰，痰火扰心，心神不宁，发为心悸；或饮食不节，损伤脾胃，脾运呆滞，痰浊内生，心脉不畅，而发心悸。正如唐容川所云：“心中有痰者，痰入心中，阻其心气，是以跳动不安。”

（四）体质虚弱

先天心体禀赋不足，阴阳失调，气血失和，心脉不畅，发为心悸；或素体脾胃虚弱，化源不足，或年老体衰，久病失养，劳欲过度，致气血阴阳亏虚，阴阳失调，气血失和，心失所养，而发为心悸。

（五）药物所伤

用药不当，或药物毒性较剧，损及于心，而致心悸。综上所述，心悸病因不外外感与内伤，其病机则不外气血阴阳亏虚，心失濡养；或邪毒、痰饮、瘀血阻滞心脉，心脉不畅，心神不宁。其病机关键为阴阳失调，气血失和，心神失养。其病位在心，但与肺、脾、肝、肾密切相关。

本证以虚证居多，或因虚致实，虚实夹杂。虚者以气血亏虚，气阴两虚，心阳不振，心阳虚脱，心神不宁为常见；实者则以邪毒侵心，痰火扰心，心血瘀阻，水饮凌心为常见。虚实可相互转化，如脾失健运，则痰浊内生；脾肾阳虚，则水饮内停；气虚则血瘀；阴虚常兼火旺，或夹痰热；实者日久，可致正气亏耗；久病则阴损及阳，阳损及阴，形成阴阳两虚等复杂证候。

二、诊断

(1)自觉心慌不安,神情紧张,不能自主,心搏或快速,或缓慢,或心跳过重,或忽跳忽止,呈阵发性或持续性。

(2)伴有胸闷不适,易激动,心烦,少寐,乏力,头晕等,中老年发作频繁者,可伴有心胸疼痛,甚则喘促、肢冷汗出,或见晕厥。

(3)脉象对心悸的诊断有重要意义。心悸者常见疾、促、结、代、迟、涩、雀啄等脉;听诊示心搏或快速,或缓慢,或忽跳忽止,或伴有心音强弱不匀等。

(4)发作常由情志刺激、惊恐、紧张、劳倦过度、饮酒饱食等因素而诱发。

三、相关检查

血液分析、测血压、X 线胸片、心电图、动态心电图、心脏彩超检查等,有助于病因及心律失常的诊断。

四、鉴别诊断

(一)心痛

心痛除见心慌不安,脉结代外,必以心痛为主症,多呈心前区或胸骨后压榨样痛、闷痛,常因劳累、感寒、饱餐或情绪波动而诱发,多呈短暂发作。但甚者心痛剧烈不止,唇甲发绀,或手足青至节,呼吸急促,大汗淋漓,甚至晕厥,病情危笃。心痛常可与心悸合并出现。

(二)奔豚

奔豚发作之时,亦觉心胸躁动不安。《难经·五十六难》曰:"发于小腹,上至心下,若豚状,或上或下无时。"称之为肾积。《金匮要略·奔豚气病脉证治》曰:"奔豚病从少腹起,上冲咽喉,发作欲死,复还止,皆从惊恐得之。"故本病与心悸的鉴别要点为心悸为心中剧烈跳动,发自于心;奔豚乃上下冲逆,发自少腹。

(三)卑惵

《证治要诀·怔忡》描述卑惵症状为"痞塞不欲食,心中常有所歉,爱处暗室,或倚门后,见人则惊避,似失志状"。卑惵病因为"心血不足",虽有心慌,一般无促、结、代、疾、迟等脉出现,是以神志异常为主的疾病,与心悸不难鉴别。

五、辨证论治

(一)辨证要点

1.辨虚实

心悸证候特点多为虚实相兼,故当首辨虚实。虚当审脏腑气、血、阴、阳何者偏虚,实当辨痰、饮、瘀、毒何邪为主。其次,当分清虚实之程度。正虚程度与脏腑虚损情况有关,即一脏虚损者轻,多脏虚损者重。在邪实方面,一般来说,单见一种夹杂者轻,多种合并夹杂者重。

2.辨脉象

脉搏的节律异常为本病的特征性征象,故尚需辨脉象。如脉率快速型心悸,可有一息六至之数脉,一息七至之疾脉,一息八至之极脉,一息九至之脱脉,一息十至以上之浮合脉。脉率过缓型心悸,可见一息四至之缓脉,一息三至之迟脉,一息二至之损脉,一息一至之败脉,两息一至之夺精脉。脉律不整型心悸，脉象可见有数时一止，止无定数之促脉；缓时一止，止无定数之结脉；脉来更代，几至一止，止有定数之代脉，或见脉象乍疏乍数，忽强忽弱之雀啄脉。临床应结合病史、症状，推断脉症从舍。一般认为，阳盛则促，数为阳热。若脉虽数、促而沉细、微细，伴有面浮肢肿，动则气短，形寒肢冷，舌质淡者，为虚寒之象。阴盛则结，迟而无力为虚寒，脉迟、结、代者，一般多属阴类脉。其中，结脉表示气血凝滞，代脉常表示元气虚衰、脏气衰微。凡久病体虚而脉弦滑搏指者为逆，病情重笃而脉散乱模糊者为病危之象。

3.辨病与辨证相结

合对心悸的临床辨证应结合引起心悸原发疾病的诊断，以提高辨证准确性，如功能性心律失常所引起的心悸，常表现为心率快速型心悸，多属心虚胆怯，心神不宁于活动后反而减轻为特点；冠心病心悸，多为阴虚气滞，气虚气滞，或气阴两虚，肝气郁结，久之痰瘀交阻而致；病毒性心肌炎引起的心悸，初起多为风温先犯肺卫，继之热毒逆犯于心，随后呈气阴两虚、瘀阻络脉证；风湿性心肌炎引起的心悸，多由风湿热邪杂至，合而为痹，痹阻心脉所致；病态窦房结综合征多由心阳不振，心搏无力所致；慢性肺源性心脏病所引起的心悸，则虚实兼夹为患，多心肾阳虚为本，水饮内停为标。

4.辨惊悸怔忡

大凡惊悸发病，多与情志因素有关，可由骤遇惊恐，忧思恼怒，悲哀过极或过度紧张而诱发，多为阵发性，实证居多，但也存在内虚因素。病来虽速，病情较轻，可自行缓解，不发时如常人。怔忡多由久病体虚、心脏受损所致，无精神因素亦可发生，常持续心悸，心中惕惕，不能自控，活动后加重。病来虽渐，病情较重，每属虚证，或虚中夹实，不发时亦可见脏腑虚损症状。惊悸日久不愈，亦可形成怔忡。

(二)治疗原则

心悸由脏腑气血阴阳亏虚、心神失养所致者，治当补益气血，调理阴阳，以求气血调畅，阴平阳秘，配合应用养心安神之品，促进脏腑功能的恢复。心悸因于邪毒、痰浊、水饮、瘀血等实邪所致者，治当清热解毒、化痰蠲饮、活血化瘀，配合应用重镇安神之品，以求邪去正安，心神得宁。临床上心悸表现为虚实夹杂时，当根据虚实轻重之多少，灵活应用清热解毒、益气养血、滋阴温阳、化痰蠲饮、行气化瘀、养心安神、重镇安神之法。

(三)分证论治

1.心虚胆怯

(1)主症：心悸不宁，善惊易恐，稍惊即发，劳则加重。

(2)兼次症：胸闷气短，自汗，坐卧不安，恶闻声响，失眠多梦而易惊醒。

(3)舌脉：舌质淡红，苔薄白；脉动数，或细弦。

(4)分析：心为神舍，心气不足易致神浮不敛，心神动摇，失眠多梦；胆气怯弱则善惊易恐，恶闻声响；心胆俱虚则更易为惊恐所伤，稍惊即悸；心位胸中，心气不足，胸中宗气运转无力，故胸闷气短；气虚卫外不固则自汗；劳累耗气，心气益虚，故劳则加重。脉动数或细弦为气血逆乱之象。

(5)治法：镇惊定志，养心安神。

(6)方药：安神定志丸加琥珀、磁石、朱砂。方中龙齿、琥珀、磁石镇惊宁神，朱砂、茯神、菖蒲、远志安神定惊，人参补益心气。兼见心阳不振，加附子、桂枝；兼心血不足，加熟地、阿胶；心悸气短，动则益甚，气虚明显时，加黄芪以增强益气之功；气虚自汗加麻黄根、浮小麦、瘪桃干、乌梅；气虚夹瘀者，加丹参、桃仁、红花；气虚夹湿，加泽泻，重用白术、茯苓；心气不敛，加五味子、酸枣仁、柏子仁，以收敛心气，养心安神；若心气郁结，心悸烦闷，精神抑郁，胸胁胀痛，加柴胡、郁金、合欢皮、绿萼梅、佛手。

2.心脾两虚

(1)主症：心悸气短，失眠多梦，思虑劳心则甚。

(2)兼次症：神疲乏力，眩晕健忘，面色无华，口唇色淡，纳少腹胀，大便溏薄，或胸胁胀痛，善太息。

(3)舌脉：舌质淡，苔薄白；脉细弱，或弦细。

(4)分析：心脾两虚主要指心血虚、脾气弱之气血两虚证。思虑劳心，暗耗心血，或脾气不足，生化乏源，皆可致心失血养，心神不宁，而见心悸、失眠多梦。思虑过度可劳伤心脾，故思虑劳心则甚。血虚则不能濡养脑髓，故眩晕健忘；不能上荣肌肤，故面色无华，口唇色淡。纳少腹胀，大便溏薄，神疲乏力，均为脾气虚之表现。气血虚弱，脉道失充，则脉细弱。肝气郁结则胸胁胀痛，善太息，脉弦。

(5)治法：补血养心，益气安神。

(6)方药：归脾汤。方中当归、龙眼肉补养心血；黄芪、人参、白术、炙甘草益气以生血；茯神、远志、酸枣仁宁心安神；木香行气，使补而不滞。气虚甚者重用人参、黄芪、白术、炙甘草，少佐肉桂，取少火生气之意；血虚甚者加熟地、白芍、阿胶。若心动悸脉结代，气短，神疲乏力，心烦失眠，五心烦热，自汗盗汗，胸闷，面色无华，舌质淡红少津，苔少或无，脉细数，为气阴两虚，治以益气养阴，养心安神，用炙甘草汤加减。本方益气补血，滋阴复脉。若兼肝气郁结，胸胁胀痛，泛酸、善太息，可改用逍遥散合左金丸为煎剂，以补益气血，调达肝郁，佐金以平木。

3.阴虚火旺

(1)主症：心悸少寐，眩晕耳鸣。

(2)兼次症：形体消瘦，五心烦热，潮热盗汗，腰膝酸软，咽干口燥，小便短黄，大便干结，或急躁易怒，胁肋胀痛，善太息。

(3)舌脉：舌红少津，苔少或无；脉细数或促。

(4)分析：肾阴亏虚，水不济火，以致心火亢盛，扰动心神，故心悸少寐；肾主骨生髓，腰为肾之府，肾虚则髓海不足，骨骼失养，故腰膝酸软，眩晕耳鸣；阴虚火旺，虚火内蒸，故形体消瘦，五心烦热，潮热盗汗，口干咽燥，小便短黄，大便干结；舌红少津，少苔或无苔，脉细数或促，为阴虚火旺之征。若肝气郁结，肝火内炽则急躁易怒，胁肋胀痛，善太息。

(5)治法：滋阴清火，养心安神。

(6)方药：天王补心丹或朱砂安神丸。阴虚心火不亢盛者，用天王补心丹。方中生地黄、玄参、麦冬、天冬养阴清热；当归、丹参补血养心；人参补益心气；朱砂、茯苓、远志、枣仁、柏子仁养心安神；五味子收敛心气；桔梗引药上行，以通心气。合而用之有滋阴清热，养心安神之功。汗多加山茱萸。若阴虚心火亢盛者，用朱砂安神丸。方中朱砂重镇安神；当归、生地黄养血滋阴；黄连清心泻火。合而用之有滋阴清火，养心安神之功。因朱砂有毒，不可过剂。本证亦可选用黄连阿胶汤。若肾阴亏虚，虚火妄动，梦遗腰酸者，此乃阴虚相火妄动，治当滋阴降火，方选知柏地黄丸加味，方中知母、黄柏清泻相火，六味地黄丸滋补肾阴，合而用之有滋阴降火之功。若兼肝郁，急躁易怒，胁肋胀痛，善太息，治法为养阴疏肝，可在六味地黄丸基础上加枳壳、青皮，常可获效。

4.心阳不振

(1)主症：心悸不安，动则尤甚，形寒肢冷。

(2)兼次症:胸闷气短,面色白,自汗,畏寒喜温,或伴心痛。

(3)舌脉:舌质淡,苔白;脉虚弱,或沉细无力。

(4)分析:久病体虚,损伤心阳,心失温养,则心悸不安;不能温煦肢体,故面色白,肢冷畏寒。胸中阳气虚衰,宗气运转无力,故胸闷气短。阳气不足,卫外不固,故自汗出。阳虚则无力鼓动血液运行,心脉痹阻,故心痛时作。舌质淡,脉虚弱无力,为心阳不振之征。

(5)治法:温补心阳。

(6)方药:桂枝甘草龙骨牡蛎汤。方中桂枝、炙甘草温补心阳,生龙齿、生牡蛎安神定悸。心阳不足,形寒肢冷者,加黄芪、人参、附子;大汗出者,重用人参、黄芪、浮小麦、山茱萸、麻黄根;或用独参汤煎服;兼见水饮内停者,选加葶苈子、五加皮、大腹皮、车前子、泽泻、猪苓;夹有瘀血者,加丹参、赤芍、桃仁、红花等;兼见阴伤者,加麦冬、玉竹、五味子;若心阳不振,以心动过缓为著者,酌加炙麻黄、补骨脂、附子,重用桂枝。如大汗淋漓,面青唇紫,肢冷脉微,气喘不能平卧,为亡阳征象,当急予独参汤或参附汤,送服黑锡丹,或参附注射液静脉注射或静脉滴注,以回阳救逆。

5.水饮凌心

(1)主症:心悸眩晕,肢面水肿,下肢为甚,甚者咳喘,不能平卧。

(2)兼次症:胸脘痞满,纳呆食少,渴不欲饮,恶心呕吐,形寒肢冷,小便不利。

(3)舌脉:舌质淡胖,苔白滑;脉弦滑,或沉细而滑。

(4)分析:阳虚不能化水,水饮内停,上凌于心,故见心悸;饮溢肢体,故见水肿。饮阻于中,清阳不升,则见眩晕;阻碍中焦,胃失和降,则脘痞,纳呆食少,恶心呕吐。阳气虚衰,不能温化水湿,膀胱气化失司,故小便不利。舌质淡胖,苔白滑,脉弦滑或沉细而滑,为水饮内停之象。

(5)治法:振奋心阳,化气利水。

(6)方药:苓桂术甘汤。本方通阳利水,为“病痰饮者,当以温药和之”的代表方剂。方中茯苓淡渗利水,桂枝、炙甘草通阳化气,白术健脾祛湿。兼见纳呆食少,加谷芽、麦芽、神曲、山楂、鸡内金;恶心呕吐,加半夏、陈皮、生姜;尿少肢肿,加泽泻、猪苓、防己、葶苈子、大腹皮、车前子;兼见肺气不宣,水饮射肺者,表现胸闷、咳喘,加杏仁、前胡、桔梗以宣肺,加葶苈子、五加皮、防己以泻肺利水;兼见瘀血者,加当归、川芎、刘寄奴、泽兰叶、益母草;若肾阳虚衰,不能制水,水气凌心,症见心悸,咳喘,不能平卧,尿少水肿,可用真武汤。

6.心血瘀阻

(1)主症:心悸不安,胸闷不舒,心痛时作。

(2)兼次症:面色晦暗,唇甲青紫。或兼神疲乏力,少气懒言;或兼形寒肢冷;或兼两胁胀痛,善太息。

(3)舌脉:舌质紫暗,或舌边有瘀斑、瘀点;脉涩或结代。

(4)分析:心血瘀阻,心脉不畅,故心悸不安,胸闷不舒,心痛时作;若因气虚致瘀者,则气虚失养,兼见神疲乏力,少气懒言;若因阳气不足致瘀者,则阳虚生外寒而见形寒肢冷;若因肝气郁结,气滞致瘀者,则因肝郁气滞而兼见两胁胀痛,善太息;脉络瘀阻,故见面色晦暗,唇甲青紫;舌紫暗,舌边有瘀斑、瘀点,脉涩或结代,为瘀血内阻之征。

(5)治法:活血化瘀,理气通络。

(6)方药:桃仁红花煎。方中桃仁、红花、丹参、赤芍、川芎活血化瘀;延胡索、香附、青皮理气通络;生地黄、当归养血和血。合而用之有活血化瘀,理气通络之功。若因气滞而血瘀者,酌加柴胡、枳壳、郁金;若因气虚而血瘀者,去理气药,加黄芪、党参、白术;若因阳虚而血瘀者,酌加附子、桂枝、生姜；夹痰浊，症见胸闷不舒，苔浊腻者，酌加瓜蒌、半夏、胆南星；胸痛甚者，酌加乳香、没药、蒲黄、五灵脂、三七等。瘀血心悸亦可选丹参饮或血府逐瘀汤治疗。

7.痰浊阻滞

（1）主症：心悸气短，胸闷胀满。

（2）兼次症：食少腹胀，恶心呕吐，或伴烦躁失眠，口干口苦，纳呆，小便黄赤，大便秘结。

（3）舌脉：苔白腻或黄腻；脉弦滑。

（4）分析：痰浊阻滞心气，故心悸气短；气机不畅，故见胸闷胀满；痰阻气滞，胃失和降，故食少腹胀，恶心呕吐；痰郁化火，则见口干口苦，小便黄赤，大便秘结，苔黄腻等热象；痰火上扰，心神不宁，故烦躁失眠；痰多、苔腻、脉弦滑，为内有痰浊之象。

（5）治法：理气化痰，宁心安神。

（6）方药：导痰汤。方中半夏、陈皮、制南星、枳实理气化痰；茯苓健脾祛痰；远志、酸枣仁宁心安神。纳呆腹胀，兼脾虚者，加党参、白术、谷芽、麦芽、鸡内金；心悸伴烦躁口苦，苔黄，脉滑数，系痰火上扰，心神不宁，可加黄芩、苦参、黄连、竹茹，制南星易胆南星，或用黄连温胆汤；痰火伤津，大便秘结，加大黄、瓜蒌；痰火伤阴，口干盗汗，舌质红，少津，加麦冬、天冬、沙参、玉竹、石斛；烦躁不安，惊悸不宁，加生龙骨、生牡蛎、珍珠母、石决明以重镇安神。

8.邪毒侵心

（1）主症：心悸气短，胸闷胸痛。

（2）兼次症：发热，恶风，全身酸痛，神疲乏力，咽喉肿痛，咳嗽，口干渴。

（3）舌脉：舌质红，苔薄黄；脉浮数，或细数，或结代。

（4）分析：感受风热毒邪，侵犯肺卫，邪正相争，故发热恶风，全身酸痛，咽喉肿痛，咳嗽；表证未解，邪毒侵心，心体受损，耗气伤律，故心悸气短，胸闷胸痛，神疲乏力，口干口渴；舌红，苔薄黄，脉浮数，或细数，或结代，为风热毒邪袭表、侵心，气阴受损之征。

（5）治法：辛凉解表，清热解毒。

（6）方药：银翘散加减。方中金银花、连翘辛凉解表，清热解毒；薄荷、荆芥、豆豉疏风解表，透热外出；桔梗、牛蒡子、甘草宣肺止咳，利咽消肿；淡竹叶、芦根甘凉清热，生津止渴。合而用之有辛凉解表，清热解毒之功。若热毒甚，症见高热，咽喉肿痛，加板蓝根、大青叶、野菊花、紫花地丁等清热解毒之品；胸闷、胸痛者，加丹皮、赤芍、丹参等活血化瘀之品；口干口渴甚者，加生地黄、玄参；若热盛耗气伤阴，症见神疲，气短，脉细数，或结代者，合生脉散益气养阴，敛心气。若感受湿热之邪，湿热侵心，症见心悸气短，胸闷胸痛，腹泻，腹痛，恶心呕吐，腹胀纳呆，舌质红，苔黄腻者，治当清热祛湿，芳香化浊，方选甘露消毒丹或葛根芩连汤加减。若热病后期，邪毒已去，气阴两虚者，治当益气养阴，方选生脉散加味。

六、转归预后

心悸的转归预后与病因、诱因、发展趋势及发作时对血流动力学的影响密切相关。心悸因受惊而起，其病程短，病势浅，全身情况尚好，一般在病因消除或经过适当治疗或休息之后便能逐渐痊愈；但亦有惊悸日久不愈，逐渐变成怔忡。若因脏腑受损，功能失调，气血阴阳亏虚所致心悸，则病程较长，病势较重，经积极合理治疗亦多能痊愈。如出现下列情况则预后较差：心悸而汗出不止，四肢厥冷，喘促不得卧，下肢水肿，面青唇紫，脉微欲绝者，属心悸喘脱证，预后严重；心悸而出现各种怪脉（严重心律失常之脉象）者；心悸突然出现昏厥抽搐者；心悸兼有真心痛者。以上情况皆是病情严重之证候，均应及时治疗和监护，密切观察病情变化。

七、临证要点

（1）在辨证论治基础上选加经现代药理研究有抗心律失常作用的中草药，可进一步提高疗效，如快速型心律失常加用益母草、苦参、黄连、莲子心、延胡索，以及中成药“黄杨宁”等；缓慢型心律失常加用麻黄、细辛、熟附子、桂枝，以及中成药“心宝”等。

（2）功能性心律失常，多为肝气郁结所致，特别是因情志而发者，当在辨证基础上加郁金、佛手、香附、柴胡、枳壳、合欢皮等疏肝解郁之品，往往取得良好效果。

（3）根据中医“久病必虚”“久病入络”的理论，心悸日久当补益与通络并用。

（4）临证如出现严重心律失常，如室上性心动过速、快速心房纤颤、Ⅲ度房室传导阻滞、室性心动过速、严重心动过缓、病态窦房结综合征等，导致较严重的血流动力学异常者，当及时运用中、西医两法加以救治。

（5）病毒性心肌炎是20余年来发病率较高的一种心律失常性疾病，常危及青少年的身体健康，对于这种病毒感染性心肌炎症，中医药有显著的优势。在治疗中要把握以下三点：①咽炎一天不除，病毒性心肌炎一天不辍。②气阴两虚贯穿疾病的始终。③阳气易复，阴血难复。

（姜国勇）

第二节　胸　痹

胸痹是指以胸部闷痛，甚则胸痛彻背，短气喘息不得卧为主要临床表现的一种病证。

胸痹临床表现或轻或重，轻者仅偶感胸闷如窒或隐痛，呼吸欠畅，病发短暂轻微；重者则有胸痛，呈压榨样绞痛，严重者心痛彻背，背痛彻心，疼痛剧烈。常伴有心悸、气短、呼吸不畅，甚至喘促、悸恐不安等。多由劳累、饱餐、寒冷及情绪激动而诱发，亦可无明显诱因或安静时发病。

胸痹的临床表现最早见于《黄帝内经》。《灵枢・五邪篇》指出：“邪在心，则病心痛。”《素问・藏气法时论》亦说：“心病者，胸中痛，胁支满，胁下痛，膺背肩胛间痛，两臂内痛”。《素问・缪刺论》又有“卒心痛”“厥心痛”之称。《素问・厥论篇》还说：“真心痛，手足青至节，心痛甚，旦发夕死，夕发旦死。”把心痛严重，并迅速造成死亡者，称为“真心痛”，亦即胸痹的重证。汉・张仲景在《金匮要略・胸痹心痛短气病脉证治》篇说：“胸痹之病，喘息咳唾，胸背痛，短气，寸口脉沉而迟，关上小紧数，瓜蒌薤白白酒汤主之。”“胸痹不得卧，心痛彻背者，瓜蒌薤白半夏汤主之。”正式提出了“胸痹”的名称，并进行专门的论述，把病因病机归纳为“阳微阴弦”，即上焦阳气不足，下焦阴寒气盛，认为乃本虚标实之证。宋金元时期，有关胸痹的论述更多。如《圣济总录・胸痹门》有“胸痹者，胸痹痛之类也……胸脊两乳间刺痛，甚则引背胛，或彻背膂”的症状记载。《太平圣惠方》将心痛、胸痹并列，在“治卒心痛诸方”“治久心痛诸方”“治胸痹诸方”等篇中，收集治疗本病的方剂较多，组方当中，芳香、辛散、温通之品，常与益气、养血、滋阴、温阳之品相互为用，标本兼顾，丰富了胸痹的治疗内容。到了明清时期，对胸痹的认识有了进一步提高。如《症因脉治・胸痛论》：“歧骨之上作痛，乃为胸痛”。“内伤胸痛之因，七情六欲，动其心火，刑及肺金；或怫郁气逆，伤其肺道，则痰凝气结；或过饮辛热，伤其上焦，则血积于内，而闷闷胸痛矣”。又如《玉机微义・心痛》

中揭示胸痹不仅有实证，亦有虚证；尤其是对心痛与胃脘痛进行了明确的鉴别。

在治疗方面，《黄帝内经》提出了针刺治疗的穴位和方法，《灵枢·五味》篇还有“心病宜食薤”的记载；《金匮要略》强调以宣痹通阳为主；《世医得效方·心痛门》提出了用苏合香丸芳香温通的方法“治卒暴心痛”。后世医家总结前人的经验，又提出了活血化瘀的治疗方法，如《证治准绳·诸痛门》提出用大剂桃仁、红花、降香、失笑散等治疗死血心痛；《时方歌括》用丹参饮治心腹诸痛；《医林改错》用血府逐瘀汤治疗胸痹心痛等。这些方法为治疗胸痹开辟了广阔的途径。

现代医学的冠状动脉粥样硬化性心脏病（心绞痛、心肌梗死）、心包炎、二尖瓣脱垂综合征、病毒性心肌炎、心肌病、慢性阻塞性肺气肿等疾病，出现胸痹的临床表现时，可参考本节进行辨证论治。

一、病因病机

胸痹发生多与寒邪内侵、饮食失调、情志失节、劳倦内伤、年迈体虚等因素有关。其病机分虚实两端，实为气滞、寒凝、血瘀、痰浊，痹阻胸阳，阻滞心脉；虚为气虚、阴伤、阳衰，脾、肝、肾亏虚，心脉失养。

（一）寒邪内侵

素体阳虚，胸阳不振，阴寒之邪乘虚而入，寒主收引，寒凝气滞，抑遏阳气，胸阳不展，血行瘀滞不畅，而发本病。如《诸病源候论》曰：“寒气客于五脏六腑，因虚而发，上冲胸间，则胸痹。”《类证治裁·胸痹》曰：“胸痹，胸中阳微不运，久则阴乘阳位，而为痹结也。”阐述了本病由阳虚感寒而发作。

（二）情志失节

郁怒伤肝，肝失疏泄，肝郁气滞，甚则气郁化火，灼津成痰；忧思伤脾，脾失健运，津液不布，遂聚成痰。气滞、痰郁交阻，既可使血行失畅，脉络不利，而致气血瘀滞，又可导致胸中气机不畅，胸阳不运，心脉痹阻，心失所养，不通则痛，而发胸痹。《杂病源流犀烛·心病源流》曰：“总之七情之由作心痛，七情失调可致气血耗逆，心脉失畅，痹阻不通而发心痛。”

（三）饮食失调

饮食不节，嗜酒或过食肥甘生冷，以致脾胃损伤，运化失健，聚湿成痰，上犯心胸，痰阻脉络，胸阳失展，气机不畅，心脉闭阻，而成胸痹。

（四）劳倦内伤

思虑过度，心血暗耗，或肾阴亏虚，不能滋养五脏之阴，水不涵木，不能上济于心，心肝火旺，使心阴内耗，阴液不足，心火燔炽，不汲肾水，脉道失润；或劳倦伤脾，脾虚转输失职，气血生化乏源，无以濡养心脉，拘急而痛；或积劳伤阳，心肾阳微，阴寒痰饮乘于阳位，鼓动无力，胸阳失展，血行涩滞，而发胸痹。

（五）年迈体虚

久病体虚，暴病伤正；或中老年人，肾气不足，精血渐衰，以致心气不足，心阳不振，肾阳虚衰，不能鼓舞五脏之阳，血脉失于温煦，痹阻不畅，心胸失养而酿成本病。

胸痹的病位在心，然其发病多与肝、脾、肾三脏功能失调有关，如肾虚、肝郁、脾失健运等。

胸痹的主要病机为心脉痹阻，病理变化主要表现为本虚标实，虚实夹杂。本虚有气虚、血虚、阳虚、阴虚，又可阴损及阳，阳损及阴，而表现出气阴两虚，气血双亏，阴阳两虚，甚至阳微阴竭，心阳外越；标实为气滞、血瘀、寒凝、痰阻，且又可相兼为病，如气滞血瘀，寒凝气滞，痰瘀交阻等。本病多在中年以后发生，发作期以标实表现为主，并以血瘀为突出特点，缓解期主要见心、脾、肾气血阴阳之亏虚，其中又以心气虚最为常见。

二、诊断要点

(一)症状

(1)以胸部闷痛为主症，多见膻中或心前区憋闷疼痛，甚则痛彻左肩背、咽喉、胃脘部、左上臂内侧等部位；呈反复发作性或持续不解，常伴有心悸、气短、自汗，甚则喘息不得卧。

(2)胸闷胸痛一般持续几秒到几十分钟，休息或服药后大多可迅速缓解；严重者可见突然发病，心跳加快，疼痛剧烈，持续不解，汗出肢冷，面色苍白，唇甲青紫，或心律失常等证候，并可发生猝死。

(3)多见于中年以上，常因情志抑郁恼怒，操劳过度，多饮暴食，气候变化等而诱发。亦有无明显诱因或安静时发病者。

(二)检查

心电图检查可见 ST 段改变等阳性改变，必要时可做动态心电图、心功能测定、运动试验心电图等。周围血象白细胞总数、血沉、血清酶学检查，有助于进一步明确诊断。

三、鉴别诊断

(一)胃脘痛

心在脘上，脘在心下，故有胃脘当心而痛之称，以其部位相近。尤胸痹之不典型者，其疼痛可在胃脘部，极易混淆。但胸痹以闷痛为主，为时极短，虽与饮食有关，休息、服药常可缓解；胃痛发病部位在上腹部，局部可有压痛，以胀痛为主，持续时间较长，常伴有食少纳呆、恶心呕吐、泛酸嘈杂等消化系统症状。做 B 超、胃肠造影、胃镜、淀粉酶检查，可以鉴别。

(二)悬饮

悬饮、胸痹均有胸痛。但胸痹为当胸闷痛，可向左肩或左臂内侧等部位放射，常因受寒饱餐、情绪激动、劳累而突然发作，持续时间短暂；悬饮为胸胁胀痛，持续不解，多伴有咳唾，肋间饱满，转侧不能平卧，呼吸时疼痛加重，或有咳嗽、咳痰等肺系证候。

(三)胁痛

疼痛部位在两胁部，以右胁部为主，肋缘下或有压痛点。疼痛特点或刺痛不移，或胀痛不休，或隐隐作痛，很少短暂即逝，可合并厌油腻、发热、黄疸等症。肝胆 B 超、胃镜、肝功能、淀粉酶检查有助区分。

(四)真心痛

真心痛乃胸痹的进一步发展。症见心痛剧烈，甚则持续不解，伴有肢冷汗出，面色苍白，喘促唇紫，手足青至节，脉微欲绝或结代等危重急症。

四、辨证

胸痹首先辨别虚实，分清标本。发作期以标实为主，缓解期以本虚为主。

标实应区别气滞、血瘀、寒凝、痰浊的不同。闷重而痛轻，兼见胸胁胀满，憋气，善太息，苔薄白，脉弦者，多属气滞；胸部窒闷而痛，伴唾吐痰涎，苔腻，脉弦滑或弦数者，多属痰浊；胸痛如绞，遇寒则发，或得冷加剧，伴畏寒肢冷，舌淡苔白，脉细，为寒凝心脉；刺痛固定不移，痛有定处，夜间多发，舌紫黯或有瘀斑，脉结代或涩，由心脉瘀滞所致。

本虚又应区别阴阳气血亏虚的不同。心胸隐痛而闷，因劳累而发，伴心慌、气短、乏力，舌淡胖嫩，边有齿痕，脉沉细或结代者，多属心气不足；若绞痛兼见胸闷气短，四肢厥冷，神倦自汗，脉沉细，则为心阳不振；隐痛时作时止，缠绵不休，动则多发，伴口干，舌淡红而少苔，脉细而数，则属气阴两虚表现。

胸痹的疼痛程度与发作频率及持续时间与病情轻重程度密切相关。疼痛持续时间短暂，瞬息即逝者多轻；持续时间长，反复发作者多重；若持续数小时甚至数天不休者常为重症或危候。

一般疼痛发作次数多少与病情轻重程度呈正比。若疼痛遇劳发作，休息或服药后能缓解者为顺症；服药后难以缓解者常为危候。

（一）寒凝心脉

证候：卒然心痛如绞，心痛彻背，背痛彻心，心悸气短，喘不得卧，形寒肢冷，面色苍白，冷汗自出，多因气候骤冷或骤感风寒而发病或加重，苔薄白，脉沉紧或沉细。

分析：寒邪侵袭，阳气不运，气机阻痹，故见卒然心痛如绞，或心痛彻背，背痛彻心，感寒则痛甚；阳气不足，故形寒肢冷，面色苍白；胸阳不振，气机受阻，故见喘不得卧，心悸气短；苔薄白，脉沉紧或沉细，均为阴寒凝滞，阳气不运之候。

（二）气滞心胸

证候：心胸满闷，隐痛阵发，痛无定处，时欲太息，情绪波动时容易诱发或加重，或兼有脘痞胀满，得嗳气或矢气则舒，苔薄或薄腻，脉细弦。

分析：郁怒伤肝，肝失疏泄，气滞上焦，胸阳失展，心脉不和，故心胸满闷，隐痛阵发，痛无定处；情志不遂则气机郁结加重，故心痛加重，而太息则气机稍畅，心痛稍减；肝郁气结，木失条达，横逆犯脾，脾失健运则脘痞胀满；苔薄或薄腻，脉细弦为肝气郁结之象。

（三）心血瘀阻

证候：心胸剧痛，如刺如绞，痛有定处，甚则心痛彻背，背痛彻心，或痛引肩背，伴有胸闷心悸，日久不愈，可因暴怒、劳累而加重，面色晦暗，舌质暗红或紫黯，或有瘀斑，苔薄脉弦涩或促、结、代。

分析：气机阻滞，瘀血内停，络脉不通，不通则痛，故见心胸剧痛，如刺如绞，痛有定处，甚则心痛彻背，背痛彻心，或痛引肩背，伴有胸闷，日久不愈；瘀血阻塞，心失所养，故心悸不宁，面色晦暗；暴怒伤肝，气机逆乱，气滞血瘀更重，故可因暴怒而加重；舌质暗红或紫黯，或有瘀斑，苔薄，脉弦涩或促、结、代均为瘀血内阻之候。

（四）痰浊闭阻

证候：胸闷重而心痛，痰多气短，倦怠肢重，遇阴雨天易发作或加重，伴有纳呆便溏，口黏恶心，咯吐痰涎，舌体胖大且边有齿痕，苔白腻或白滑，脉滑。

分析：痰浊内阻，胸阳失展，气机痹阻，故胸闷重而疼痛，痰多气短；阴雨天湿气更甚，故遇之易发作或加重；痰浊困脾，脾气不运，故倦怠肢重，纳呆便溏，口黏恶心；咯吐痰涎，舌体胖大，有齿痕，苔白腻或滑，脉滑，均为痰浊闭阻之象。

（五）心肾阴虚

证候：心痛憋闷，灼痛心悸，五心烦热，潮热盗汗，或头晕耳鸣，腰膝酸软，口干便秘，舌红少津，苔薄或剥，脉细数或促代。

分析：心肾不交，虚热内灼，气机不利，血脉不畅，故心痛时作，灼痛或憋闷；久病或热病伤阴，暗耗心血，血虚不足以养心，则心悸；阴虚生内热，则五心烦热，潮热盗汗；肾阴虚，则见头晕耳鸣，腰膝酸软；口干便秘，舌红少苔，脉细数或促代，均为阴虚有热之象。

（六）心肾阳虚

证候：心悸而痛，胸闷气短，自汗，动则更甚，神倦怯寒，面色㿠白，四肢不温或肿胀，舌质淡胖，苔白或腻，脉沉细迟。

分析：阳气虚衰，胸阳不振，气机痹阻，血行瘀滞，血脉失于温煦，故见胸闷心痛，心悸气短，自汗，动则耗气更甚；阳虚不足以温运四肢百骸，则神倦怯寒，面色㿠白，四肢不温；肾阳虚，不能制水，故四肢肿胀；舌质淡胖，苔白或腻，脉沉细迟均为阳气虚衰之候。

（七）气阴两虚

证候：心胸隐痛，时作时休，胸闷气促，心悸自汗，动则喘息益甚，倦怠懒言，面色少华，舌质淡红，苔薄白，脉虚细缓或结代。

分析：思虑伤神，劳心过度，损伤心气，阴血亏耗，血瘀心脉，故见胸闷隐痛，时作时休，心悸气促，倦怠懒言等；心气虚，则自汗；气血不荣于上，则面色少华；淡红舌，脉虚细缓，均为气阴两虚之征。

五、治疗

本病的治疗原则应先治其标，后治其本，先从祛邪入手，然后再予扶正，必要时可根据虚实标本的主次，兼顾同治。标实当泻，针对气滞、血瘀、寒凝、痰浊而疏理气机，活血化瘀，辛温通阳，泄浊豁痰，尤重活血通脉治法；本虚宜补，权衡心脏阴阳气血之不足，有无兼见肺、肝、脾、肾等脏之亏虚，补气温阳，滋阴益肾。

（一）中药治疗

1.寒凝心脉

治法：辛温散寒，宣通心阳。

处方：枳实薤白桂枝汤合当归四逆汤加减。

两方皆能辛温散寒，助阳通脉。前方重在通阳理气，用于胸痹阴寒证，心中痞满，胸闷气短者；后方则以温经散寒为主，用于血虚寒厥证，见胸痛如绞，手足不温，冷汗自出，脉沉细者。方中桂枝、细辛温散寒邪，通阳止痛；薤白、瓜蒌化痰通阳，行气止痛；当归、芍药养血活血；芍药与甘草相配，缓急止痛；枳实、厚朴、理气通脉；大枣养脾和营。共成辛温散寒，通阳止痛之功。

若阴寒极盛之胸痹重症，胸痛剧烈，心痛彻背，背痛彻心，痛无休止，当用温通散寒之法，予乌头赤石脂丸加荜茇、高良姜、细辛等治疗。方中以乌头雄烈刚燥，散寒通络止痛；附子、干姜温阳逐寒；蜀椒温经下气开郁；为防药物过于辛散，配赤石脂入心经，而固摄收涩阳气。若痛剧而四肢不温，冷汗自出，可含化苏合香丸或麝香保心丸，以芳香化浊，温通开窍，每获即速止痛效果。

另外，可选用苏冰滴丸，每次 2～4 粒，每天 3 次。

2.气滞心胸

治法：疏调气机，活血通络。

处方：柴胡疏肝散加减。

本方疏肝理气，适用于肝气郁结、气滞上焦、胸阳失展、血脉失和之胸胁疼痛。方用四逆散去枳实，加香附、枳壳、川芎、陈皮行气疏肝，和血止痛。其中柴胡与枳壳相配可升降气机；白芍与甘草同用可缓急舒脉止痛；香附、陈皮以增强理气解郁之功；川芎为血中之气药，既可活血又能调畅气机。全方共奏疏调气机、和血通脉之功效。根据需要，还可选用木香、沉香、降香、檀香、延胡索、砂仁、厚朴等芳香理气及破气之品，但不可久用，以免耗散正气。

若气郁日久化热，出现心烦易怒，口干便秘，舌红苔黄，脉弦数等证者，用丹栀逍遥散疏肝清热；便秘严重者，用当归龙荟丸以泻郁火；如胸闷、心痛明显，为气滞血瘀之象，可合用失笑散，以增强活血行瘀，散结止痛之作用。

另外，可选用冠心苏合丸，每次 3 g，每天 2 次。

3.心血瘀阻

治法：活血化瘀，通脉止痛。

处方：血府逐瘀汤加减。

本方祛瘀通脉，行气止痛，用于胸中瘀阻，血行不畅，心胸疼痛，痛有定处，胸闷、心悸之胸痹。方中当归、川芎、桃仁、红花、赤芍活血化瘀，疏通血脉；柴胡、桔梗与枳壳、牛膝配伍，升降结合，调畅气机，开胸通阳，行气活血；生地黄养阴而调血燥。诸药共成祛瘀通脉、行气止痛之剂。

若瘀血痹阻重症，胸痛剧烈，可加乳香、没药、丹参、郁金、降香等加强活血理气之力；若血瘀、气滞并重，胸闷痛甚者，加沉香、檀香、荜茇等辛香理气止痛药物；若寒凝血瘀或阳虚血瘀者，症见畏寒肢冷，脉沉细或沉迟者，加肉桂、细辛、高良姜、薤白等温通散寒之品，或人参、附子等温阳益气之品；若伴有气短乏力、自汗、脉细缓或结代，乃气虚血瘀之象，当益气活血，用人参养营汤合桃红四物汤加减，重用人参、黄芪等益气祛瘀之品。

还可选用三七、苏木、泽兰、鸡血藤、益母草、水蛭、王不留行、丹皮等活血化瘀药物，加强祛瘀疗效。但破血之品应慎用，且不可久用、多用，以免耗伤正气。在应用活血、破血类药物时，必须注意有无出血倾向或征象，一旦发现，立即停用，并予以相应处理。

另外，可选用活心丸，每次含服或吞服，1～2 丸。

4.痰浊阻闭

治法：通阳化浊，豁痰宣痹。

处方：瓜蒌薤白半夏汤合涤痰汤加减。

两方均能温通豁痰，前方通阳行气，用于痰阻气滞，胸阳痹阻者；后方健脾益气，豁痰开窍，用于脾虚失运，痰阻心窍者。方中瓜蒌、薤白化痰通阳，行气止痛；半夏、胆南星、竹茹清热化痰；人参、茯苓、甘草健脾益气；石菖蒲、陈皮、枳实理气宽胸。全方共奏通阳化饮、泄浊化痰、散结止痛之功。

若痰浊郁而化热，证见咳痰黄稠，便干，苔黄腻者，可用黄连温胆汤加郁金清化痰热而理气活血；痰热兼有郁火者，加海浮石、海蛤壳、黑山栀、天竺黄、竹沥化痰火之胶结；大便干结，加生大黄通腑逐痰；痰瘀交阻，证见胸闷如窒，心胸隐痛或绞痛阵发，苔白腻，舌暗紫或有瘀斑，当通阳化痰散结，加血府逐瘀汤；若瘀浊闭塞心脉，卒然剧痛，可用苏合香丸。

5.心肾阴虚

治法：滋阴清热，养心和络。

处方：天王补心丹合炙甘草汤。

两方均为滋阴养心之剂；前方以养心安神为主，治疗心肾两虚，阴虚血少者；后方以养阴复脉见长，用于气阴两虚，心动悸，脉结代之症。方中以生地黄、玄参、天冬、麦冬滋水养阴以降虚火；人参、炙甘草、茯苓益助心气；桂枝、大枣补气通阳，寓从阳引阴之意；柏子仁、酸枣仁、五味子、远志交通心肾，养心安神，化阴敛汗；丹参、当归身、芍药、阿胶滋养心血而通心脉；桔梗、辰砂为引使之品。本方能使心阴复，虚火平，血脉利，则心胸灼痛得解。

若阴不敛阳，虚火内扰心神，心烦不寐，舌尖红少津者，可用酸枣仁汤清热除烦安神；若不效者，再予黄连阿胶汤，滋阴清火，宁心安神。若兼见风阳上扰，用珍珠母、灵磁石、石决明、琥珀等重镇潜阳之品，或用羚羊钩藤汤加减；心肾阴虚者，兼见头晕耳鸣，腰膝酸软，遗精盗汗，口燥咽干，用左归饮补益肾阴，填精益髓，或河车大造丸滋肾养阴清热；若心肾真阴欲竭，当用大剂西洋参、鲜生地黄、石斛、麦冬、山萸肉等急救真阴，并佐用生牡蛎、乌梅肉、五味子、甘草等酸甘化阴，且敛其阴。

另外，可选滋心阴口服液，每次 10 mL，每天 2 次。

6.心肾阳虚

治法：温振心阳，补益阳气。

处方：参附汤合右归饮加减。

两方均能补益阳气，前方大补元气，温补心阳；后方温肾助阳，补益精气。方中人参、姜、枣、炙甘草大补元气，以益心气复脉；附子辛热，温补真阳；肉桂振奋心阳；熟地、山萸肉、枸杞子、杜仲、山药为温肾助阳、补益精气之要药。

若兼肾阳虚，可合金匮肾气丸，或用六味地黄丸滋阴固本，从阴引阳，共为温补肾阳之剂；心肾阳衰，不能化气行水，水饮上凌心肺，加用真武汤；若阳虚欲脱厥逆者，用四逆加人参汤，温阳益气，回阳救逆；若阳虚寒凝而兼气滞血瘀者，可选用薤白、沉香、降香、檀香、香附、鸡血藤、泽兰、川芎、桃仁、红花、延胡索、乳香、没药等偏于温性的理气活血药物。

另外，可选用麝香保心丸，每次含服或吞服 1～2 粒。

7.气阴两虚

治法：益气养阴，活血通脉。

处方：生脉散合人参养营汤加减。

上方皆能补益心气。生脉散长于益心气，敛心阴，适用于心气不足，心阴亏耗者；人参养营汤补气养血，安神宁心，适用于胸闷气短，头昏神疲。方中人参、黄芪、炙甘草大补元气，通经利脉；肉桂通心阳，散寒气，疗心痛，纳气归肾；麦冬、五味子滋养心阴，收敛心气；熟地、当归、白芍养血活血。配茯苓、白术、陈皮、远志，补后天之本，滋气血生化之源，以宁心定志。

若兼见神疲乏力，纳呆，失眠多梦等，可用养心汤加半夏曲、茯苓以健脾和胃，补益心脾，养心安神；若气阴两虚，兼见口燥咽干，心烦失眠，舌红，用生脉散合归脾汤加减；兼有气滞血瘀者，可加川芎、郁金以行气活血；兼见痰浊之象者，可用茯苓、白术、白蔻仁以健脾化痰。

另外，可选用补心气口服液，每天 10 mL，每天 2 次；或滋心阴口服液，每次 10 mL，每天 2 次。

(二)针灸治疗

1.基本处方

心俞、巨阙、膻中、内关、郄门。

心俞、巨阙属俞募相配，膻中、心俞前后相配，通调心气；内关、郄门同经相配，宽胸理气，缓急止痛。

2.加减运用

(1)寒凝心脉证：加厥阴俞、通里、气海以温经散寒、宣通心阳。背俞穴、气海可加灸，余穴针用平补平泻法。

(2)气滞心胸证:加阳陵泉、太冲以疏肝理气、调畅气机,针用泻法。余穴针用平补平泻法。若脘痞胀满甚者,加中脘以健脾和中、疏导中州气机,针用平补平泻法。

(3)心血瘀阻证:加膈俞、血海、阴郄以活血化瘀、通脉止痛。诸穴针用平补平泻法。

(4)痰浊阻闭证:加太渊、丰隆、足三里、阴陵泉以通阳化浊、豁痰宣痹。诸穴针用平补平泻法。

(5)心肾阴虚证:加肾俞、太溪、三阴交、少海以滋阴清热、养心和络,针用补法。余穴针用平补平泻法。

(6)心肾阳虚证:加肾俞、气海、关元、百会、命门以振奋心肾之阳。诸穴针用补法,关元、气海、命门、背俞穴可加灸。

(7)气阴两虚证:加足三里、气海、阴郄、少海以益气养阴、活血通脉。诸穴针用补法。

3.其他

(1)耳针疗法:取胸、神门、心、肺、交感、皮质下,每次选3～5穴,用捻转手法强刺激,一般每穴捻1～2分钟左右,留针15～20分钟,可以每隔5分钟捻转1次。

(2)电针疗法:取内关、神门、胸上段夹脊穴,通电刺激5～15分钟,采用密波,达到有麻、电放射感即可。

(3)穴位注射疗法:取内关、郄门、间使、少海、心俞、足三里、三阴交,用复方当归(10%葡萄糖稀释)、维生素B_{12} 0.25 mg、复方丹参注射液等,每次选2～3穴,每穴注射0.5～1.0 mL,隔天1次。

(4)皮内针疗法:取内关、心俞、厥阴俞、膈俞,每次选1对,埋针1～3天,冬天可延长到5～7天。

(姜国勇)

第三节 不 寐

不寐,即一般所谓"失眠",古代文献中亦有称为"不得卧"或"不得眠"者,是以经常不易入寐为特征的一种病证。不寐的证情不一,有初就寝即难以入寐;有寐而易醒,醒后不能再寐;亦有时寐时醒,寐而不稳,甚至整夜不能入寐等。

不寐的原因很多,如思虑劳倦,内伤心脾;阳不交阴,心肾不交;阴虚火旺,肝阳扰动;心胆气虚及胃中不和等,均可影响心神而导致不寐。张景岳将其概括为"有邪"与"无邪"二类。他说:"寐本乎阴,神其主也。神安则寐,神不安则不寐;其所以不安者,一由邪气之扰,一由营气之不足耳。有邪者多实,无邪者皆虚。"张氏所称的"有邪""无邪",主要是指由于机体内在气血、精神、脏腑功能的失调,或痰热的影响而言。因此,不寐的治疗原则,应着重在内脏的调治,如调补心脾、滋阴降火、益气宁神、和胃化痰等。

本病常兼见头晕、头痛、心悸、健忘,以及精神异常等证。凡以不寐为主证的为本节讨论范围,其并见于其他疾病过程中的不寐则从略。

一、病因病机

(1)思虑劳倦,伤及心脾,心伤则阴血暗耗,神不守舍,脾伤则无以生化精微,血虚难复,不能上奉于心，致心神不安，而成不寐。正如张景岳所说："劳倦思虑太过者，必致血液耗亡，神魂无主，所以不眠。"《类证治裁》也说："思虑伤脾，脾血亏损，经年不寐。"可见心脾不足而致失眠的，关键在于血虚。所以失血不复、妇人产后、久病虚弱，以及老人的不寐，大都与血虚有关。

(2)禀赋不足，房劳过度，或久病之人，肾阴耗伤，不能上承于心，水不济火，则心阳独亢；或五志过极，心火内炽，不能下交于肾，故肾阴虚则志伤，心火盛则神动，心肾失交而神志不宁，因而不寐。正如徐东皋所说："有因肾水不足，真阴不升，而心火独亢，不得眠者。"《金匮》所举的"虚烦不得眠"，当亦属于此类。此外，也有肝肾阴虚，肝阳偏盛，相火上亢，心君受扰，神魂不安于宅而致不寐者。

(3)心胆虚怯，遇事易惊，神魂不安，亦能导致不寐。形成心胆虚怯的原因有二：一为体质柔弱，心胆素虚，善惊易恐，夜寐不安，如《沈氏尊生书》所说，"心胆俱怯，触事易惊，睡梦纷纭，虚烦不寐"；一为暴受惊骇，情绪紧张，终日惕惕，渐致胆怯心虚而不寐。二者又每每相互为因。

(4)饮食不节，肠胃受伤，宿食停滞，或积为痰热，壅遏中宫，致胃气不和而卧不得安。这就是《黄帝内经》所说："胃不和则卧不安。"《张氏医通》更具体指出："脉滑数有力不眠者，中有宿滞痰火，此为胃不和则卧不安。"

综上所述，导致不寐的原因虽多，总与心脾肝肾诸脏有关。因血之来源，由于水谷精微所化，上奉于心，则心得所养；受藏于肝，则肝体柔和；统摄于脾，则生化不息；调节有度，化而为精，内藏于肾，肾精上承于心，心气下交于肾，则神安志宁。若思虑、忧郁、劳倦等，伤及诸脏，精血内耗，彼此影响，每多形成顽固性的不寐性的不寐。

二、辨证施治

不寐有虚实之分，证候表现也各有不同，当审其邪正虚实而施治。大抵虚证多由于阴血不足，重在心脾肝肾；宜补益气血，壮水制火。实证多因食滞痰浊，责在胃腑；当消导和中，清降痰火。实证病久，则精神委顿，食欲缺乏，亦可转成虚证。

(一)心脾血亏

主证：多梦易醒，心悸健忘，体倦神疲，饮食无味，面色少华，舌淡苔薄，脉象细弱。

证候分析：由于心脾亏损，血少神不守舍，故多梦易醒，健忘心悸。血不上荣，故面色少华而舌质色淡。脾失健运，则饮食无味。生化之源不足，血少气衰，故四肢倦怠，精神萎疲而脉见细弱。

治法：补养心脾以生血气。

方药：归脾汤为主，养血以宁心神，健脾以畅化源。不效，可与养心汤同用，方中五味子、柏子仁有助于宁神养心。如兼见脘闷纳呆，舌苔滑腻者，乃脾阳失运，湿痰内生，可选用半夏、陈皮、茯苓、肉桂等(肉桂对脉涩者尤为相宜)，温运脾阳而化内湿，然后再用前法调补。

(二)阴亏火旺

主证：心烦不寐，头晕耳鸣，口干津少，五心烦热，舌质红，脉细数；或有梦遗、健忘、心悸、腰酸等证。

证候分析：肾水不足，心火独亢，故心烦不寐，健忘，心悸，腰酸。口干津少，五心烦热，舌红，脉细数，均是阴亏于下，虚火上炎之征。肝肾阴亏，相火易动，故见眩晕、耳鸣、梦遗等证。

治法：壮水制火，滋阴清热。

方药：黄连阿胶汤、朱砂安神丸、天王补心丹等，随证选用。三方同为清热安神之剂，黄连阿胶汤重在滋阴清火，适用于阴虚火旺及热病后之心烦失眠；朱砂安神丸亦以黄连为主，方义相似，做丸便于常服；天王补心丹重在滋阴养血，对阴虚而火不太旺者最宜。如由于肝火偏盛的，可用琥珀多寐丸，方以羚羊角、琥珀为主，有清肝安神之功。

(三)心胆气虚

主证：心悸多梦，时易惊醒，舌色淡，脉象弦细。

证候分析：心虚则神摇不安，胆虚则善惊易恐，故心悸多梦而易醒。舌色淡，脉弦细，亦为气血不足之象。

治法：益气镇惊，安神定志。

方药：安神定志丸、酸枣仁汤随证选用。前方以人参益气，龙齿镇惊为主。后者重用枣仁，酸能养肝，肝与胆相为表里，养肝亦所以补胆之不足；知母能清胆而宁神。证情较重者，二方可以同用。

(四)胃中不和

主证：失眠，脘闷嗳气，腹中不舒，苔腻脉滑，或大便不爽，脘腹胀痛。

证候分析：脾胃运化失常，食滞于中，升降之道受阻，故脘闷嗳气，舌苔腻，腹中不舒，因而影响睡眠。宿滞内停，积湿生痰，因痰生热，故脉见滑象。便燥腹胀，亦是热结之征。

治法：消导和胃为主，佐以化痰清热。

方药：先用保和汤以消导积滞。如食滞已化，而胃气不和，不能成寐者，可用半夏秫米汤以和胃安神。如兼见痰多胸闷，目眩口苦，舌苔黄腻，脉滑数者，乃痰热内阻，可用温胆汤以化痰清热；如心烦，舌尖红绛，热象较著者，再加山栀、黄连以清火宁神。

此外，若病后虚烦不寐，形体消瘦，面色㿠白，容易疲劳，舌淡，脉细弱，或老年人除一般衰弱的生理现象外，夜寐早醒而无虚烦之证的，多属气血不足，治宜养血安神，一般可用归脾汤。亦有病后血虚肝热而不寐的，宜用琥珀多寐丸。心肾不交，心火偏旺者，可用交泰丸，方中以黄连清火为主，反佐肉桂之温以入心肾，是引火归元之意。

本证除上述药物治疗外，可配合气功、针灸等疗法，则效果更佳。此外，患者还必须消除顾虑及紧张情绪，心情应该舒畅，寡嗜欲，戒烦恼，临睡前宜少谈话、少思考、避免烟酒浓茶等品，每天应有适当的体力劳动或体育锻炼，这些都是防治不寐的有效方法。单独依靠药物，而不注意精神及生活方面的调摄，往往影响疗效。

(姜国勇)

第四节 健 忘

健忘是指以记忆力减退，遇事善忘为主要临床表现的一种病证，亦称“喜忘”“善忘”“多忘”等。

关于本病的记载，《素问·调经论》有载：“血并于下，气并于上，乱而喜忘。”《伤寒论·辨阳明病脉证并治》有载：“阳明证，其人善忘者，必有蓄血，所以然者，本有久瘀血。”自宋代《圣济总录》中称“健忘”后，本病名沿用至今。

历代医家认为本证病位在脑，与心脾肾虚损、气血阴精不足密切相关，亦有因气血逆乱、痰浊上扰所致。

宋·陈无择《三因极一病证方论·健忘证治》曰："脾主意与思，意者记所往事，思则兼心之所为也……今脾受病，则意舍不清，心神不宁，使人健忘，尽心力思量不来者是也。"

元代《丹溪心法·健忘》认为："健忘精神短少者多，亦有痰者"。

清·林佩琴《类证治裁·健忘》指出："人之神宅于心，心之精依于肾，而脑为元神之府，精髓之海，实记性所凭也。"明确指出了记忆与脑的关系。

清·汪昂《医方集解·补养之剂》曰："人之精与志，皆藏于肾，肾精不足则肾气衰，不能上通于心，故迷惑善忘也。"

清·陈士铎《辨证录·健忘门》亦指出："人有气郁不舒，忽忽有所失，目前之事，竟不记忆，一如老人之健忘，此乃肝气之滞，非心肾之虚耗也。"

现代医学的神经衰弱、神经官能症、脑动脉硬化等疾病，出现健忘的临床表现时，可参考本节进行辨证论治。

一、病因病机

本病多由心脾不足，肾精虚衰所致。

盖心脾主血，肾主精髓，思虑过度，伤及心脾，则阴血损耗；房事不节，精亏髓减，则脑失所养，皆能令人健忘。高年神衰，亦多因此而健忘。

故本病证以心、脾、肾虚损为主，但肝郁气滞、瘀血阻络、痰浊上扰等实证亦可引起健忘。

二、诊断要点

脑力衰弱，记忆力减退，遇事易忘。现代医学的神经衰弱，脑动脉硬化及部分精神心理性疾病中出现此症状者，亦可作为本病的诊断依据。

三、辨证

健忘可见虚实两大类，虚证多见于思虑过度，劳伤心脾，阴血损耗，生化乏源，脑失濡养，或房劳，久病年迈，损伤气血阴精，肾精亏虚，导致健忘；实证则见于七情所伤，久病入络，致瘀血内停，痰浊上蒙。临床以本虚标实，虚多实少，虚实兼杂者多见。

（一）心脾不足

证候：健忘失眠，心悸气短，神倦纳呆，舌淡，脉细弱。

分析：思虑过度，耗心损脾。心气虚则心悸气短；脾气虚则神倦纳呆；心血不足，血不养神则健忘失眠；舌淡，脉细为心脾两虚之征。

（二）痰浊上扰

证候：善忘嗜卧，头重胸闷，口黏，呕恶，咳吐痰涎，苔腻，脉弦滑。

分析：喜食肥甘，损伤脾胃，脾失健运，痰浊内生，痰湿中阻，则胸闷，咳吐痰涎，呕恶；痰浊重着黏滞，故嗜卧，口黏；痰浊上扰，清阳闭阻，故善忘；苔腻，脉弦滑为内有痰浊之象。

（三）瘀血闭阻

证候：突发健忘，心悸胸闷，伴言语迟缓，神思欠敏，表现呆钝，面唇暗红，舌质紫黯，有瘀点，脉细涩或结代。

分析：肝郁气停，瘀血内滞，脉络被阻，气血不行，血滞心胸，心悸胸闷；神识受攻，则突发健忘，神思不敏；脉络血瘀，气血不达清窍，则表现迟钝；唇暗红，舌紫黯，有瘀点，脉细涩或结代均为瘀血闭阻之象。

(四)肾精亏耗

证候：遇事善忘，精神恍惚，形体疲惫，腰酸腿软，头晕耳鸣，遗精早泄，五心烦热，舌红，脉细数。

分析：年老精衰，或大病，纵欲致肾精暗耗，髓海空虚，则遇事善忘，精神恍惚；精衰则血少，上不达头，则头晕耳鸣；下不荣体，则形体疲惫；肾虚则腰酸腿软；精亏则遗精早泄；五心烦热，舌红，脉细数均为肾之阴精不足之象。

四、治疗

本病以本虚标实，虚多实少，虚实夹杂者多见。治疗当以补虚泻实，以补益为主。

(一)中药治疗

1.心脾不足

治法：补益心脾。

处方：归脾汤加减。

本方具有补益心脾作用，用于心脾不足引起的健忘。方中人参、炙黄芪、白术、生甘草补脾益气；当归身、龙眼肉养血和营；茯神、远志、酸枣仁养心安神；木香调气，使补而不滞。

2.痰浊上扰

治法：降逆化痰，开窍解郁。

处方：温胆汤加减。

方中半夏、苍术、竹茹、枳实化痰泄浊；白术、茯苓、甘草健脾益气；加菖蒲、郁金开窍解郁。

3.瘀血痹阻

治法：活血化瘀。

处方：血府逐瘀汤加减。

方中桃仁、红花、当归、生地黄、赤芍、牛膝、川芎化瘀养血活血；柴胡、枳壳、桔梗行气以助血行；甘草益气扶正。

4.肾精亏耗

治法：补肾益精。

处方：河车大造丸加减。

方中紫河车大补精血；熟地黄、杜仲、龟甲、牛膝益精补髓；天门冬、麦门冬滋补阴液；人参益气生津；黄柏清相火。加菖蒲开窍醒脑；酸枣仁、五味子养心安神。

(二)针灸治疗

1.基本处方

四神聪透百会、神门、三阴交。

四神聪透百会，穴在巅顶，百会属督脉，督脉入络脑，针用透刺法，补脑益髓，养神开窍；神门为心之原穴，三阴交为足三阴经交会穴，二穴相配，补心安神，以助记忆。

2.加减运用

(1)心脾不足证：加心俞、脾俞、足三里以补脾益心。诸穴针用补法。

(2)痰浊上扰证：加丰隆、阴陵泉以蠲饮化痰，针用平补平泻法。余穴针用补法。

(3)瘀血闭阻证：加合谷、血海以活血化瘀，针用平补平泻法。余穴针用补法。

(4)肾精亏耗证：加心俞、肾俞、太溪、悬钟以填精益髓。诸穴针用补法。

(三)其他针灸疗法

1.耳针疗法

取心、脾、肾、神门、交感、皮质下，每次取 2～3 穴，中等刺激，留针 20～30 分钟，隔天 1 次，10 次为 1 个疗程，或用王不留行籽贴压，每隔 3～4 天更换 1 次，每天按压数次。

2.头针疗法

取顶颞后斜线、顶中线、颞后线、额旁 1 线、额旁 2 线、额旁 3 线、枕上旁线，平刺进针后，快速捻转，120～200 次/分，留针 15～30 分钟，间歇运针 2～3 次，每天 1 次，10～15 次为 1 个疗程。

3.皮肤针疗法

取胸部夹脊穴，用梅花针由上至下叩刺，轻中等度刺激，每天或隔天 1 次，10 次为 1 个疗程。

五、转归预后

针刺和中药治疗本病有较好的疗效，如配合心理治疗则效果更佳。对老年人之健忘，疗效一般。本节所述健忘，是指后天失养，脑力渐至衰弱者，先天不足，生性愚钝的健忘不属于此范围。

(姜国勇)

第五节 痴呆

痴呆是多由髓减脑消或痰瘀痹阻脑络，神机失用而引起在无意识障碍状态下，以呆傻愚笨、智能低下、善忘等为主要临床表现的一种脑功能减退性疾病。轻者可见神情淡漠，寡言少语，反应迟钝，善忘等；重者为终日不语，或闭门独居，或口中喃喃，言词颠倒，或举动不经，忽笑忽哭，或不欲食，数天不知饥饿等。

《左传》对本病有记载，曰："成十八年，周子有兄而无慧，不能辨菽麦，不知分家犬""不慧，盖世所谓白痴。"晋代《针灸甲乙经》以"呆痴"命名。唐代孙思邈在《华佗神医密传》中首载"痴呆"病名。明代《景岳全书·杂证谟》有"癫狂痴呆"专篇，指出本病由多种病因渐致而成；临床表现具有"千奇百怪""变易不常"的特点；病位在心以及肝胆二经；若以大惊猝恐，一时偶伤心胆而致失神昏乱者，宜七福饮或大补元煎主之；本病"有可愈者，有不可愈者，亦在乎胃气元气之强弱"。陈士铎《辨证录》立有"呆病门"，认为"大约其始也，起于肝气之郁；其终也，由于胃气之衰"，对呆病症状描述也甚详，且提出"开郁逐痰、健胃通气"为主的治法，用洗心汤、转呆丹、还神至圣汤等。《石室秘录》曰："治呆无奇法，治痰即治呆也。"王清任《医林改错·脑髓说》曰："高年无记性者，脑髓渐空。"另外，古人在中风与痴呆的因果关系方面也早有认识，《灵枢·调经论》曰："血并于上，气并于下，乱而善忘。"《临证指南医案》指出："中风初起，神呆遗尿，老人厥中显然。"《杂病源流犀烛·中风》进而指出："有中风后善忘。"是中医较早有关血管性痴呆的记载。

西医学诊断的老年性痴呆、脑血管性痴呆及混合性痴呆、代谢性脑病、中毒性脑病等，可参考本节进行辨证论治。

一、病因病机

痴呆有因老年精气亏虚，渐成呆傻，亦有因情志失调、外伤、中毒等引起者。虚者多因气血不足，肾精亏耗，导致髓减脑消，脑髓失养；实者常见痰浊蒙窍、瘀阻脑络、心肝火旺，终致神机失用而致痴呆。临床多见虚实夹杂证。

（一）脑髓空虚

脑为元神之府，神机之源，一身之主，而肾主骨生髓通于脑。老年肝肾亏损或久病血气虚弱，肾精日亏，则脑髓空虚，心无所虑，精明失聪，神无所依而使灵机记忆衰退，出现迷惑愚钝，反应迟钝，发为痴呆。此类痴呆发病较晚，进展缓慢。

（二）气血亏虚

《素问·灵兰秘典论》："心者，君主之官，神明出焉。"《灵枢·天年》曰："六十岁心气始衰，苦忧悲。"年迈久病损伤于中，或情志不遂木郁克土，或思虑过度劳伤心脾，或饮食不节损伤脾胃，皆可致脾胃运化失司，气血生化乏源。心之气血不足，不能上荣于脑，神明失养则神情涣散，呆滞善忘。

（三）痰浊蒙窍

《石室秘录》云："痰气最盛，呆气最深。"久食肥甘厚味，肥胖痰湿内盛；或七情所伤，肝气久郁克伐脾土；或痫、狂久病积劳，均可使脾失健运，痰湿上扰清窍，脑髓失聪而致痴呆。

（四）瘀阻脑络

七情久伤，肝气郁滞，气滞则血瘀；或中风、脑部外伤后瘀血内阻，均可瘀阻脑络，脑髓失养，神机失用，发为痴呆。

（五）心肝火旺

年老精衰，髓海渐空，复因烦恼过度，情志相激，水不涵木，肝郁化火，肝火上炎；或水不济火，心肾不交，心火独亢，扰乱神明，发为痴呆。

总之，痴呆病位在脑，与肾、心、肝、脾四脏功能失调相关，尤以肾虚关系密切。其基本病机为髓减脑消，痰瘀痹阻，火扰神明，神机失用。其证候特征以肾精、气血亏虚为本，以痰瘀痹阻脑络邪实为标。其病性不外乎虚、痰、瘀、火。

虚，指肾精、气血亏虚，髓减脑消；痰，指痰浊中阻，蒙蔽清窍；瘀，指瘀血阻痹，脑脉不通；火，指心肝火旺，扰乱神明。痰、瘀、火之间相互影响，相互转化，如痰浊、血瘀相兼而致痰瘀互结；肝郁、痰浊、血瘀均可化热，而形成肝火、痰热、瘀热，上扰清窍；若进一步发展耗伤肝肾之阴，水不涵木，阴不制阳，则肝阳上亢，化火生风，风阳上扰清窍，使痴呆加重。虚实之间也常相互转化，如实证的痰浊、瘀血日久，损伤心脾，则气血不足，或伤及肝肾，则阴精不足，均使脑髓失养，实证由此转化为虚证；虚证病久，气血亏乏，脏腑功能受累，气血运行失畅，或积湿为痰，或留滞为瘀，又可因虚致实，虚实兼夹而成难治之候。

二、诊断

（1）痴呆是一种脑功能减退性疾病，临床以呆傻愚笨、智能低下、善忘等为主要表现。本病记忆力障碍是首发症状，先表现为近记忆力减退，进而表现为远记忆力减退。

（2）起病隐匿，发展缓慢，渐进加重，病程一般较长。患者可有中风、头晕、外伤等病史。

三、相关检查

神经心理学检查，颅脑CT、MRI、脑电图、生化等检查，有助于明确病性。

四、鉴别诊断

(一)郁病

郁病是以情志抑郁不畅，胸闷太息，悲伤欲哭或胸胁、胸背、脘胁胀痛，痛无定处，或咽中如有异物不适为特征的疾病；主要因情志不舒、气机郁滞所致，多见于中青年女性，也可见于老年人，尤其是中风过后常并发郁病，郁病无智能障碍症状。而痴呆可见于任何年龄，虽亦可由情志因素引起，但其以呆傻愚笨为主，常伴有生活能力下降或人格障碍，症状典型者不难鉴别。

部分郁病患者常因不愿与外界沟通而被误认为痴呆，取得患者信赖并与之沟通后，两者亦能鉴别。

(二)癫证

癫证是以沉默寡言、情感淡漠、语无伦次、静而多喜为特征的精神失常疾病，俗称“文痴”，可因气、血、痰邪或三者互结为患，以成年人多见。痴呆则属智能活动障碍，是以神情呆滞、愚笨迟钝为主要表现的脑功能障碍性疾病。另一方面，痴呆的部分症状可自制，治疗后有不同程度的恢复；重证痴呆患者与癫证在临床证候上有许多相似之处，临床难以区分，CT、MRI检查有助于鉴别。

(三)健忘

健忘是指记忆力差，遇事善忘的一种病证，其神识如常，晓其事却易忘，但告知可晓，多见于中老年患者；由于外伤、药物所致健忘，一般经治疗后可以恢复。而痴呆老少皆可发病，以神情呆滞或神志恍惚，不知前事或问事不知、告知不晓为主要表现，虽有善忘但仅为兼伴症，其与健忘之“善忘前事”有根本区别。

健忘可以是痴呆的早期临床表现，这时可不予鉴别，健忘病久也可转为痴呆，CT、MRI检查有助于两者的鉴别。

五、辨证论治

(一)辨证要点

本病乃本虚标实之证，临床上以虚实夹杂者多见。本虚者不外乎精髓、气血；标实者不外乎痰浊、瘀血、火邪。无论为虚为实，都能导致脏腑功能失调，以及髓减脑消。因而辨证当以虚实或脏腑失调为纲领，分清虚实，辨明主次。

1.辨虚实

本病病因虽各有不同，但终不出虚实两大类。虚者，以神气不足、面色失荣、形体枯瘦、言行迟弱为特征，并结合舌脉、兼次症，分辨气血、肾精亏虚；实者，智能减退、反应迟钝，兼见痰浊、瘀血、风火等表现。由于病程较长，证情顽固，还需注意虚实夹杂的病机属性。

2.辨脏腑

本病病位主要在脑，但与心、肝、脾、肾相关。若年老体衰、头晕目眩、记忆认知能力减退、神情呆滞、齿枯发焦、腰膝酸软、步履艰难，为病在脑与肾；若兼见双目无神，筋惕肉瞤，毛甲无华，为病在脑与肝肾；若兼见食少纳呆，气短懒言，口涎外溢，四肢不温，五更泻泄，为病在脑与脾肾；若兼见失眠多梦，五心烦热，为病在脑与心肾。

（二）治疗原则

虚者补之，实者泻之。补虚益损，解郁散结是其治疗大法。脾肾不足，髓海空虚之证，宜培补先天、后天，以冀脑髓得充，化源得滋；对于气郁血瘀痰滞者，气郁应开，血瘀应散，痰滞应清，以冀气充血活，窍开神醒。

（三）分证论治

1.髓海不足

主症：耳鸣耳聋，记忆模糊，失认失算，精神呆滞。

兼次症：发枯齿脱，腰脊酸痛，骨痿无力，步履艰难，举动不灵，反应迟钝，静默寡言。

舌脉：舌瘦色淡或色红，少苔或无苔，多裂纹；脉沉细弱。

分析：肾主骨生髓，年高体衰，肾精渐亏，脑髓失充，灵机失运，故见精神呆滞，举动不灵，反应迟钝，记忆模糊，失认失算等痴呆诸症。肾开窍于耳，其华在发，肾精不足，故耳鸣耳聋，发枯易脱。腰为肾府，肾主骨，精亏髓少，骨骼失养，故见腰脊酸痛，骨痿无力、步履艰难；齿为骨之余，故齿牙动摇，甚则早脱。舌瘦色淡或色红，苔少或无苔，多裂纹，脉沉细弱为精亏之象。

治法：补肾益髓，填精养神。

方药：七福饮加减。方中重用熟地滋阴补肾，营养先天之本；合当归养血补肝；人参、白术、炙甘草益气健脾，强壮后天之本；远志、杏仁、宣窍化痰。本方填补脑髓之力尚嫌不足，应选加鹿角胶、龟板胶、阿胶、紫河车、猪骨髓等血肉有情之品，还可以本方加减制蜜丸或膏剂以图缓治，或可用参茸地黄丸或河车大造丸补肾益精。

若肝肾阴虚，年老智能减退，腰膝酸软，头晕耳鸣者，可去人参、白术、紫河车、鹿角胶，加怀牛膝、生地黄、枸杞子、女贞子、制首乌；若兼言行不一，心烦溲赤，舌质红，少苔，脉细而弦数，是肾精不足，水不制火而心火妄亢，可用六味地黄丸加丹参、莲子心、菖蒲等清心宣窍；也有舌质红而苔黄腻者，是内蕴痰热，干扰心窍，可加用清心滚痰丸去痰热郁结，俟痰热化净，再投滋补之品；若肾阳亏虚，症见面白无华，形寒肢冷，口中流涎，舌淡者，加热附片、巴戟天、益智仁、淫羊藿、肉苁蓉等。

2.气血亏虚

主症：呆滞善忘，倦怠嗜卧，神思恍惚，失认失算。

兼次症：少气懒言，口齿含糊，词不达意，心悸失眠，多梦易惊，神疲乏力，面唇无华，爪甲苍白，纳呆食少，大便溏薄。

舌脉：舌质淡胖边有齿痕；脉细弱。

分析：心主神明，心之气血亏虚，神明失养，故见呆滞善忘，神思恍惚，失认失算等痴呆症状。心血不足，心神失养，故心悸失眠、多梦易惊；血虚不荣肌肤爪甲，故面唇无华、爪甲苍白。气虚则少气懒言，神疲乏力，倦怠嗜卧；脾气不足，胃气亦弱，故纳呆食少；脾气亏虚，水湿不化，故大便溏薄。气血亏虚，脉道失充，故脉细弱。

治法：益气养血，安神宁志。

方药：归脾汤加减。方中以人参、黄芪、白术、甘草补脾益气；当归养肝血而生心血；茯神、枣仁、龙眼肉养心安神；远志交通心肾而定志宁心；木香理气醒脾，以防益气补血之药滋腻滞气。

纳呆食少，加谷芽、麦芽、鸡内金、山楂等消食；纳呆伴头重如裹，时吐痰涎，头晕时作，舌苔腻，加陈皮、半夏、生薏苡仁、白豆蔻健脾化湿和胃；纳呆伴舌红少苔，加天花粉、玉竹、麦冬、生麦芽养阴生津;失眠多梦,加夜交藤、合欢皮;若舌质偏暗,舌下有青筋者,加入川芎、丹参等以养血活血;若伴情绪不宁,易忧善愁者,可加郁金、合欢皮、绿萼梅、佛手等理气解郁之品。

3.痰浊蒙窍

主症:终日无语,表情呆钝,智力衰退,口多涎沫。

兼次症:头重如裹,纳呆呕恶,脘腹胀痛,痞满不适,哭笑无常,喃喃自语,呆若木鸡。

舌脉:舌质淡胖有齿痕,苔白腻;脉滑。

分析:痰浊壅盛,上蒙清窍,脑髓失聪,神机失运,而致表情呆钝、智力衰退、呆若木鸡等症。痰浊中阻,中焦气机不畅,脾胃受纳运化失司,故脘腹胀痛、痞满不适、纳呆呕恶。痰阻气机,清阳失展,故头重如裹。口多涎沫,舌质淡胖有齿痕,苔腻,脉滑均为痰涎壅盛之象。

治法:健脾化浊,豁痰开窍。

方药:洗心汤加减。方中党参、甘草培补中气;半夏、陈皮健脾化痰;附子助阳化痰;茯神、枣仁宁心安神,神曲和胃。

若纳呆呕恶,脘腹胀痛,痞满不适以脾虚明显者,重用党参、茯苓,可配伍黄芪、白术、山药、麦芽、砂仁等健脾益气之品;若头重如裹,哭笑无常,喃喃自语,口多涎沫以痰湿重者,重用陈皮、半夏,可配伍制南星、莱菔子、佩兰、白豆蔻、全瓜蒌、贝母等理气豁痰之品;痰浊化热,上扰清窍,舌质红,苔黄腻,脉滑数者,将制南星改用胆南星,并加瓜蒌、栀子、黄芩、天竺黄、竹沥;若伴有肝郁化火,灼伤肝血心阴,症见心烦躁动,言语颠倒,歌笑不休,甚至反喜污秽,或喜食炭灰,宜用转呆丹加味,本方在洗心汤基础上,加用当归、白芍柔肝养血,丹参、麦冬、天花粉滋养心胃阴液,用柴胡合白芍疏肝解郁,用柏子仁合茯苓、枣仁加强养心安神之力;属风痰瘀阻,症见眩晕或头痛,失眠或嗜睡,或肢体麻木阵作,肢体无力或肢体僵直,脉弦滑,可用半夏白术天麻汤;脾肾阳虚者,用金匮肾气丸,加干姜、黄芪、白豆蔻等。

4.瘀血内阻

主症:言语不利,善忘,易惊恐,或思维异常,行为古怪。

兼次症:表情迟钝,肌肤甲错,面色黧黑,甚者唇甲紫黯,双目暗晦,口干不欲饮。

舌脉:舌质暗,或有瘀点瘀斑;脉细涩。

分析:瘀阻脑络,脑髓失养,神机失用,故见表情迟钝,言语不利,善忘,思维异常,行为古怪等痴呆症状。瘀血内阻,气血运行不利,肌肤失养,故肌肤甲错,面色黧黑,甚者唇甲紫黯。口干不欲饮,舌质暗或有瘀点瘀斑,脉细涩均为瘀血之象。

治法:活血化瘀,通络开窍。

方药:通窍活血汤加减。方中麝香芳香开窍,活血散结通络;桃仁、红花、赤芍、川芎活血化瘀;葱白、生姜合菖蒲、郁金以通阳宣窍。

如瘀血日久,血虚明显者,重用熟地、当归,再配伍鸡血藤、阿胶、鳖甲、燕首乌、紫河车等以滋阴养血;气血不足,加党参、黄芪、熟地、当归益气补血;气虚血瘀为主者,宜补阳还五汤加减;若见肝郁气滞,加柴胡、枳实、香附疏肝理气以行血;久病血瘀化热,致肝胃火逆,症见头痛、呕恶等,应加钩藤、菊花、夏枯草、栀子、竹茹等清肝和胃之品;若痰瘀交阻伴头身困重,口流涎沫,纳呆呕恶,舌紫黯有瘀斑,苔腻,脉滑,可酌加胆南星、半夏、莱菔子、瓜蒌以豁痰开窍;病久入络者,宜加蜈蚣、僵蚕、全蝎、水蛭、地龙等虫类药以疏通经络,同时加用天麻、葛根;兼见肾虚者,可加益智仁、补骨脂、山药。

5.心肝火旺

主症：急躁易怒，善忘，判断错误，言行颠倒。

兼次症：眩晕头痛，面红目赤，心烦不寐，多疑善虑，心悸不安，咽干口燥，口臭口疮，尿赤便干。

舌脉：舌质红，苔黄；脉弦数。

分析：脑髓空虚，复因心肝火旺，上扰神明，故见善忘，判断错误，言行颠倒，多疑善虑等痴呆之象。心肝火旺，上犯巅顶，故头晕头痛；气血随火上冲，则面红目赤。肝主疏泄，肝性失柔，情志失疏，故急躁易怒。心肾不交则心烦不寐、心悸不安。口臭口疮、口干舌燥、尿赤便干为火甚伤津之象，舌质红、苔黄，脉弦数均为心肝火旺之候。

治法：清热泻火，安神定志。

方药：黄连解毒汤加减。方中黄连可泻心火；黄芩、栀子清肝火；黄柏清下焦之火。加用生地黄清热滋阴，菖蒲、远志、合欢皮养心安神，柴胡疏肝。本方大苦大寒，中病即止，不可久服，脾肾虚寒者慎用。

若心火偏旺者用牛黄清心丸；大便干结者加大黄、火麻仁。

六、预后转归

痴呆的病程一般较长。虚证患者，若长期服药，积极接受治疗，部分精神症状可有明显改善，但不易根治；实证患者，及时有效地治疗，待实邪去，方可获愈。虚中夹实者，病情往往缠绵，更需临证调理，方可奏效。

（姜国勇）

第六节 嘈 杂

一、概念

嘈杂俗名“嘈心”“烧心症”，是指胃中空虚，似饥非饥，似辣非辣，似痛非痛，胸膈懊憹，莫可名状的一种病症，常兼有嗳气、吐酸等，亦可单独出现，常见于西医学的功能性消化不良、反流性食管炎、慢性胃炎和消化性溃疡等疾病中。因胃癌、胆囊炎等疾病引起的嘈杂不在本病证讨论范围。

二、病因病机

嘈杂主要由饮食不节、情志不和、脾胃虚弱和营血不足等因素导致痰热、肝郁、胃虚、血虚，从而发生嘈杂。

（一）病因

1.饮食不节

饮食不节，暴饮暴食，损伤脾胃；或过食辛辣香燥，醇酒肥甘，或生冷黏滑难消化之食物，积滞中焦，痰湿内聚，郁而化热，痰热内扰而成嘈杂。

2.情志不和

肝主疏泄，若忧郁恼怒，使肝失条达，横逆反胃，致肝胃不和，气失顺降而致嘈杂。

3.脾胃虚弱

由于脾胃素虚，或病后胃气未复，阴分受损，或过食寒凉生冷，损伤脾阳，以致胃虚气逆，扰乱中宫而致嘈杂。

4.营血不足

由于素体脾虚，或思虑过度，劳伤心脾，或因失血过多，皆能造成营血不足，使胃失濡润，心失所养，致嘈杂萌生。

(二)病机

1.病因病机脾胃虚弱为本，胃失和降为发病关键

脾胃虚弱，可导致痰饮内生，或土虚木乘，若湿热或痰热久恋，日久阴液暗耗，或热病之后津液受戕，胃阴不足，濡润失司，致和降无能；或体质素弱，形瘦胃薄，复加生冷伤胃，饥饱伤脾，中气更馁，运化无力，水饮留滞，亦可导致嘈杂发生。嘈杂的病因病机脾胃虚弱为本，痰湿、热邪、气郁等为标，胃失和降为发病关键。

2.嘈杂病位在胃，其发病与脾、肝关系密切

脾主运化，胃主受纳，脾为胃运化水谷精微，脾宜升则健，胃宜降则和，而脾胃土的健运又有赖于肝木的正常疏泄。大凡经常饥饱不一或饮食不节，日积月累，脾胃运化失常，致湿热或痰热中阻，胃失通降之职；或性格内向，常常郁郁寡欢，致肝失条达，横逆犯胃，肝胃不和，胃失和降，均可引发嘈杂。

三、诊断与病证鉴别

(一)诊断依据

(1)胃脘部空虚感，似饥非饥，似辣非辣，似痛非痛，胸膈懊憹等症状，可伴有上腹部压痛。

(2)可伴有泛酸，嗳气，恶心，食欲缺乏，胃痛等上消化道症状。

(3)多有反复发作病史，发病前多有明显的诱因，如天气变化、情志不畅、劳累、饮食不当等。

(4)胃镜、上消化道钡餐等理化检查有明确的胃十二指肠疾病，并排除其他引起上腹部疼痛的疾病。

(二)辅助检查

电子胃镜、上消化道钡餐，可做急、慢性胃炎，胃十二指肠溃疡病等的诊断，并可与胃癌做鉴别诊断；幽门螺杆菌(Hp)检测、血清胃泌素含量测定、血清壁细胞抗体测定、胃蛋白酶原测定及内因子等检查有利于慢性胃炎的诊断；肝功能、血尿淀粉酶、血脂肪酶化验和肝胆脾胰彩超、CT、MRI 等检查可与肝、胆、胰疾病做鉴别诊断；血常规、腹部 X 线检查可与肠梗阻、肠穿孔等做鉴别诊断。

(三)病证鉴别

1.嘈杂与胃痛

嘈杂是指胃内似饥非饥、似痛非痛，莫可名状的证候，常兼有嗳气、恶心、吐酸、干哕、胃痛等症。胃痛是指胃脘部感觉有隐痛、胀痛、刺痛、灼痛等不适的证候。嘈杂与胃痛的共同点是两者均属于胃脘部不适之证，其病因病机为饮食劳倦、肝气犯胃等以致损伤脾胃而发病。而鉴别的关键在于能否准确表达出症状，也就是说，嘈杂者无法清楚地说明自己的痛苦，但一般比疼痛症状

较轻，也可发生于疼痛的前期；而胃痛则能准确表达清楚其部位、性质，一般发病较急，时好时犯。

2.嘈杂与吞酸

《张氏医通·嘈杂》曰："嘈杂与吞酸一类，皆由肝气不舒……中脘有饮则嘈，有宿食则酸。"指出嘈杂与吞酸病位相同，并具有相同的肝气不舒的病机，区别在于病因不同：嘈杂为饮邪所致，而吞酸的关键在于有宿食留滞。从临床实践来看，两者的临床表现明显不同，后者常自觉有酸水上泛，前者主要是胃中空虚，似饥非饥之状，但两者也可同时出现。引起嘈杂、吞酸的原因很多，也有由同一原因的不同表现。

四、辨证论治

（一）辨证思路

1.辨虚实

本病首先当分虚实。实证分为胃热（痰热）证与肝胃不和证，虚证又可分为胃气虚、脾胃虚寒、胃阴虚及血虚。胃热者，嘈杂而兼恶心吐酸，口渴喜冷，舌质红，舌苔黄或干，脉多滑数；肝胃不和者，胃脘嘈杂如饥，似有烧灼感，胸闷懊憹，嗳气或泛酸，两胁不舒，发作与情绪关系较大，舌红，苔薄白，脉细弦；胃气虚者，嘈杂时作时止，兼口淡无味，食后脘胀，体倦乏力，舌淡，苔白，脉虚；脾胃虚寒者，嘈杂，多见泛吐清水或酸水，或兼恶心，呕恶，食少，腹胀，便溏，甚则形寒，舌淡，苔白，脉细弱；胃阴虚者，嘈杂时作时止，饥而不欲食，口干舌燥，舌质红，少苔或无苔，脉细数；血虚者，嘈杂而兼血虚征象。

2.辨寒热

次当辨寒热，胃热（痰热）证属实热证，胃阴虚证阴虚化热时，可出现五心烦热等而形成虚热证，胃气虚进一步发展，可见畏寒肢冷等而形成脾胃虚寒证。

3.辨脏腑

嘈杂痛病位主要在胃，但与肝、脾关系密切。辨证时要注意辨别病变脏腑的不同。如肝郁气滞致病导致肝胃不和嘈杂，其发病多与情志因素有关，痛及两胁，心烦易怒、嗳气频频；胃气虚证及脾气虚弱，中阳不振所致嘈杂，常伴纳差、便溏，面色少华，舌淡脉弱等脾胃虚弱或虚寒之征象；口苦、泛酸，食油腻后加重者，多为胃热（痰热）证。

4.辨病势缓急轻重顺逆

凡嘈杂起病急骤者，病程较短，多由饮食不节，过食生冷，暴饮暴食，饮酒恼怒、情绪激动诱发，致寒伤中阳，食滞不化，肝气郁结，胃失和降而致嘈杂；凡嘈杂起病缓慢，疼痛渐发，病程较长。多由脾胃虚弱，失于调治，或重病大病，损伤脾胃，造成中气不足，升降失司，脾虚不能运化滞浊，胃气不和而致嘈杂。

嘈杂经过正确的治疗，病邪祛除，正气未衰，嘈杂可很快好转，嘈杂持续时间缩短，复发减少，多为顺象。若治疗不能坚持，或延误诊治，或复感新病邪，急性嘈杂发展为慢性嘈杂，经常复发，间隔时间缩短，嘈杂时间可长达数年。嘈杂若失治则可延为便闭、三消、噎膈之症，故应及时诊治，谨防恶变可能。

（二）治疗原则

脾胃位居中焦，胃气宜通、宜降、宜和，通则胃气降，降则气机和，和则纳运正常，纳运和，则嘈杂自陈，故治疗嘈杂应抓住通、降、和三法。在治疗嘈杂的过程中，应时时注意顾护胃气。

(三)分证论治

1.胃热(痰热)证

症状:嘈杂而兼恶心吐酸,口渴喜冷,心烦易怒,或胸闷痰多,多食易饥,或似饥非饥,胸闷不思饮食,舌质红,舌苔黄或干,脉多滑数。

病机分析:胃热嘈杂,多由饮食伤胃,湿浊内留,积滞不化;或肝气失畅,郁而化热,气机不利,痰热内扰中宫,故出现心烦易怒、口渴,胸闷吞酸等症状;舌红苔黄,脉滑数,为热邪犯胃之象。

治法:清胃降火,和胃除痰。

代表方药:黄连温胆汤加减。方中以黄连、半夏为君,黄连直泻胃火,半夏降逆和胃化痰,与黄连配伍辛开苦降,宣通中焦;以寒凉清降的竹茹、枳实为臣清胆胃之热,降胆胃之逆,既能泻热化痰,又可降逆和胃;佐以陈皮理气燥湿,茯苓健脾渗湿,使湿祛而痰消;取少量生姜辛以通阳,甘草益脾和胃,调和诸药,共为使药。此方应去大枣不用,因大枣性味甘温,有滋腻之性。诸药合用,可使痰热清,胆胃和,诸症可愈。

加减:胃痛者加延胡索、五灵脂;腹胀者加川厚朴、莱菔子;嗳气者加代赭石、旋覆花;泛酸者加瓦楞子、海螵蛸;纳呆者加山楂、神曲;便秘者加大黄;舌红郁热者加黄芩;苔腻湿重者加苍术、佩兰;热盛者,可加黄芩、山栀等,以增强其清热和胃功效。

2.肝胃不和证

症状:胃脘嘈杂如饥,似有烧灼感,胸闷懊憹,嗳气或泛酸,两胁不舒,发作与情绪关系较大。妇女可兼经前乳胀,月经不调,舌质红,苔薄白,脉细弦。

病机分析:肝主疏泄,若忧郁恼怒,使肝失条达,横逆犯胃,致肝胃不和,气失顺降,而致嘈杂。

治法:抑木扶土。

代表方药:四逆散加减。方中佛手、枳壳、白芍、绿萼梅疏肝抑木,石斛、白术、茯苓、甘草健脾胃补中气,瓦楞子、蒲公英抑酸护膜清热。

加减:妇女兼经前乳胀,月经不调者,可予丹栀逍遥散,两胁胀痛明显者,可加香橼、延胡索以增强疏肝理气作用。

3.胃气虚证

症状:嘈杂时作时止,兼口淡无味,食后脘胀,体倦乏力,舌淡,苔白,脉虚。

病机分析:胃者水谷之海,五脏六腑皆禀气于胃,如因素体虚弱,劳倦或饮食所伤,以致胃虚气逆,扰乱中宫,故见嘈杂。

治法:补益胃气。

代表方药:四君子汤加味。方中党参、白术、茯苓、甘草长于补中气,健脾胃,怀山药、白扁豆增强健脾之效。

加减:兼气滞者,加木香、砂仁调气和中;胃寒明显者,加干姜温胃散寒。

4.脾胃虚寒证

症状:嘈杂,多见泛吐清水或酸水,或兼恶心,呕恶,食少,腹胀,便溏,甚则形寒,中脘冰冷感,水声辘辘。面色萎黄或少华,舌质淡,苔白,脉细弱。

病机分析:脾胃虚弱,失于调治,或重病大病,损伤脾胃,造成中气不足,升降失司,脾虚不能运化滞浊,胃气不和而致嘈杂。

治法:温中健脾,理气和胃。

代表方药:四君子汤合二陈汤加减。方中党参、白术、茯苓、甘草、怀山药、黄芪等益气健脾;

陈皮、半夏、木香、砂仁理气和胃；炒苡仁、白扁豆健脾渗湿。

加减：若寒痰停蓄胸膈，或为胀满少食而为嘈杂者，宜和胃二陈煎，或和胃饮。若脾胃虚寒，停饮作酸嘈杂者，宜温胃饮，或六君子汤。若脾肾阴分虚寒，水泛为饮，作酸嘈杂者，宜理阴煎，或金水六君煎。

5.胃阴虚证

症状：嘈杂时作时止，饥而不欲食，食后饱胀，口干舌燥，大便干燥，舌质红，少苔或无苔，脉细数。

病机分析：胃阴不足，胃失濡养，胃失和降，胃虚气逆，故见嘈杂，饥而不欲食，食后饱胀，口干舌燥，大便干燥，舌红，少苔或无苔，脉细数为胃阴不足之象。

治法：滋养胃阴。

代表方药：益胃汤加减。方中沙参、麦冬、生地黄、玉竹、石斛、冰糖甘凉濡润，益胃生津，冀胃阴得复而嘈杂自止。

加减：胃脘胀痛者，可加玫瑰花、佛手、绿萼梅、香橼等理气而不伤阴之品；食后堵闷者，可加鸡内金、麦芽、炒神曲等以消食健胃；大便干燥者，加瓜蒌仁、火麻仁、郁李仁等润肠通便；阴虚化热者，可加天花粉、知母、黄连等清泄胃火；泛酸者，可加煅瓦楞子、海螵蛸等以制酸。

6.血虚证

症状：嘈杂而兼面黄唇淡，心悸头晕，夜寐多梦，善忘，舌质淡，苔薄白，脉细弱。

病机分析：营血不足，心脾亏虚，胃失濡养，故见嘈杂。心失血养，故心悸，夜寐梦多；脑失血濡，故头晕，善忘；面黄唇淡，舌淡，脉细弱均为血虚之征。

治法：益气补血，补益心脾。

代表方药：归脾汤加减。方中取四君子汤补气健脾，使脾胃强健而气血自生，乃补血不离健脾之意；木香理气，生姜、大枣调和营卫，龙眼、酸枣仁、远志养心安神，用于血虚嘈杂，甚为合拍。

加减：兼气虚者，可加黄芪、党参、白术、茯苓以健脾益气；泛吐清水者加吴茱萸、高良姜；便溏甚者加薏苡仁；腹胀明显者加枳壳、厚朴。

(四)其他疗法

1.单方验方

(1)煅瓦楞 30 g，炙甘草 10 g，研成细粉末，每次 3 g，每天 3 次口服。

(2)海螵蛸 15 g，浙贝母 15 g，研成细粉末，每次 2 g，每天 3 次口服。

(3)煅瓦楞 15 g，海螵蛸 15 g，研成细粉末，每次 2 g，每天 3 次口服。

(4)鸡蛋壳去内膜洗净，炒黄，研成细粉末，每次 2 g，每天 2 次口服。

(5)龙胆草 1.5 g，炙甘草 3 g，水煎 2 次，早晚分服。

2.常用中成药

(1)香砂养胃丸。

功用主治：温中和胃。用于胃脘嘈杂，不思饮食，胃脘满闷或泛吐酸水。

用法用量：每次 3 g，每天 3 次。

(2)胃复春。

功用主治：健脾益气，活血解毒。用于脾胃虚弱之嘈杂。

用法用量：每次 4 片，每天 3 次。

(3)养胃舒。

功用主治：滋阴养胃，行气消导。用于口干、口苦、纳差、消瘦等阴虚嘈杂证。

用法用量：每次1～2包，每天3次。

(4)小建中颗粒。

功用主治：温中补虚，缓急止痛。用于脾胃虚寒，脘腹疼痛，喜温喜按，吞酸的嘈杂。

用法用量：每次15 g，每天3次。

3.针灸疗法

胃热者选穴：足三里、梁丘、公孙、内关、中脘、内庭；脾胃虚寒者选穴：足三里、梁丘、公孙、内关、中脘、气海、脾俞；胃寒者选穴：足三里、梁丘、公孙、内关、中脘、梁门；肝郁者选穴：足三里、梁丘、公孙、内关、中脘、期门、太冲；胃阴不足者选穴：足三里、梁丘、公孙、内关、中脘、三阴交、太溪。

操作：毫针刺，实证用泻法，虚证用补法，胃寒及脾胃虚寒宜加灸。

4.外治疗法

(1)取吴茱萸25 g，将吴茱萸研末，过200目筛，用适量食醋和匀，外敷涌泉穴，每天1次，每次30分钟。

(2)取吴茱萸5 g，白芥子3 g，研为细末，用纱布包扎，外敷中脘穴，每次20分钟，并以神灯(TDP治疗仪)照射。

五、临证参考

(一)明确诊断，掌握预后

明确诊断是采取正确治疗的前提。嘈杂所对应的相关疾病整体预后较好，但萎缩性胃炎、胃溃疡等疾病为胃癌前状态性疾病，有潜在恶变的可能性，应根据病变的轻重程度，及时复查，明确病情的转归，及时更改治疗方案。慢性胃炎伴重度异型增生患者需及时行内镜或手术治疗；消化性溃疡注意有无合并出血、幽门梗阻或癌变者，如出现这些合并症，当中西医结合治疗。

(二)判断病情的特点，注意辨证辨病相结合

嘈杂治疗上应注意辨证辨病相结合，辨证时必须注意辨别病情的轻重缓急、病性的寒热虚实，审察气血阴阳，观察整个病程中的症情转化，做到随证化裁。同时，采用理化检查以明确疾病诊断，病证结合，进一步判断疾病的特点，既不延误病情，又能针对性地指导治疗。如对于消化性溃疡，考虑到其致病因素主要为胃酸，在辨证施治的基础上可配合使用制酸护膜、生肌愈疡的药物，如白及、乌贼骨、瓦楞子、浙贝母等；对于萎缩性胃炎，应注意濡润柔养，兼以活血通络，切勿刚燥太过；对于胃食管反流病，则应注意泄肝和胃降逆。

(三)结合胃镜及组织病理特点选用药物

胃镜及组织病理检查为中医辨证施治提供了更客观、更丰富的临床资料，治疗时应不忘结合胃镜病理特点治疗。如伴有幽门螺杆菌(Hp)感染的患者，特别是根除失败的患者，在西医标准三联根除Hp治疗方案的基础上，我们可以配合黄连、黄芩、黄芪、党参等扶正清热解毒中药治疗，以冀提高Hp的根除率；对于慢性萎缩性胃炎伴有肠上皮化生或异性增生者，在辨证论治的基础上，可予健脾益气，活血化瘀中药，并适当选用白花蛇舌草、半枝莲、半边莲、藤梨根等抗癌中药，并告知患者定期复查胃镜及组织病理；伴有食管、胃黏膜糜烂者，在配伍三七粉、白及、乌贼骨、煅瓦楞等制酸护膜药物。

六、预防调护

(1)注意在气候变化的季节里及时添加衣被,防寒保暖。

(2)一日三餐定时定量,细嚼慢咽,避免进食过烫、过冷的食物和辛辣刺激性食品,避免进食过咸、过酸及甜腻的食物,戒烟酒等。

(3)慎用对胃黏膜有损伤的药物,如非甾体抗炎药、糖皮质激素、红霉素等。

(4)保持心情舒畅,保持正常的生活作息规律,避免劳累过度。

(姜国勇)

第七节 胃 缓

一、概念

胃缓是由于长期饮食失调,或劳倦过度等,使中气亏虚,脾气下陷、肌肉瘦削不坚,固护升举无力,以致胃体下坠。以脘腹坠胀作痛,食后或站立时加重为主症的病证。本病主要指西医学中的胃下垂。各种慢性病中出现的胃肠功能障碍等类似病症者不在本病证范围。

二、病因病机

胃缓主要由饮食不节,内伤七情,劳倦过度,或先天禀赋薄弱等因素导致脾胃虚弱,中气下陷,升降失和,使形体瘦削,肌肉不坚所引起。

(一)病因

1.饮食不节,损伤脾胃

饮食不节,暴饮暴食,饥饱无常,损伤脾胃;或五味过极,辛辣无度,肥甘厚腻,过嗜烟酒,蕴湿生热,伤脾碍胃;或嗜食寒凉生冷,损伤脾阳,水谷不能化生精微,停痰留饮。均可因脾胃失和而致胃缓。

2.情志失调,内伤脾胃

情志拂逆,木郁不达,横逆犯胃,以致肝胃不和;忧思伤脾,脾失健运,胃失和降,升降失和致胃缓。

3.禀赋不足,脾胃虚弱

素体禀赋不足,或劳倦内伤、或久病产后等原因损伤脾胃,脾胃虚弱,中阳不足,虚寒内生,胃失温养;或因热病伤阴,或因胃热火郁,灼伤胃阴,或久服香燥之品,耗伤胃阴,或汗吐下太过,胃阴受损,胃失濡养;纳食减少,味不能归于形,形体瘦削,肌肉不坚而形成胃缓。

(二)病机

1.病机关键为脾胃失和,升降失常

脾主升,胃主降;脾主运化,胃主受纳,脾胃失和即表现为脾胃这一对矛盾的功能紊乱,或为脾气下陷,或为胃气上逆,或脾不运化,或胃不受纳。饮食不节,损伤脾胃,湿热痰饮内生;或情志失调,内伤脾胃;或禀赋不足,劳倦内伤、久病产后损伤脾胃,胃失温养或濡养,导致脾胃虚弱,中气下陷，升降失和而形成胃缓。

2.病位在胃，与肝脾肾密切相关

本病病位在胃，与肝、脾、肾相关。脾胃同居中焦，互为表里，共为后天之本。生理上两者纳运互用，升降协调，燥湿相济，阴阳相合，病理上也相互影响。肝与胃是木土乘克的关系，若肝气郁滞，势必克脾犯胃，致气机郁滞，胃失通降；肝气久郁，或化火伤阴，或成瘀入络，或伤脾生痰，使胃缓缠绵难愈。肾为胃之关，脾胃运化腐熟，全赖肾阳之温煦，若肾阳不足，可致脾肾阳虚，中焦虚寒，胃失温养；若肾阴亏虚不能上济于胃，则胃失于濡养。

3.病理性质有虚实寒热之异，且可相互兼夹

胃缓，本为虚证，脾胃气虚，脾肾阳虚或脾胃阴虚，脾胃脏腑功能失调，常导致气滞、热郁、血瘀、食积、湿阻、饮停，临床多见虚实夹杂。本病主要的病理因素气滞、热郁、血瘀、食积、湿阻、饮停等，可单一致病，又可相兼为病，亦可相互转化，出现如气病及血等情况。

三、诊断与病证鉴别

（一）诊断依据

（1）不同程度的上腹部饱胀感，食后尤甚，腹胀可于餐后、站立过久和劳累后加重，平卧时减轻，腹部疼痛呈隐痛或胀痛，无周期性及节律性。

（2）常伴有厌食、嗳气、便秘、腹痛及消瘦、头晕、乏力等胃肠功能失调的症状及全身虚弱表现。

（3）起病缓慢，多发生于瘦长体形，经产妇及消耗性疾病进行性消瘦等。饮食不节、情志不畅、劳累等均为诱发因素。

（4）上消化道X线钡餐造影检查可见胃小弯角切迹、胃幽门管低于髂嵴连线水平；胃呈长钩形或无张力型，上窄下宽，胃体与胃窦靠近，胃角变锐。胃的位置及张力均低，整个胃几乎位于腹腔左侧。

根据站立位胃角切迹与两侧髂嵴连线的位置，将胃下垂分为3度：轻度角切迹的位置低于髂嵴连线下1～5 cm；中度角切迹的位置位于髂嵴连线下5.1～10.0 cm；重度角切迹的位置低于髂嵴连线下10 cm以上。

（二）辅助检查

上消化道钡餐是目前诊断的主要方法，饮水B超检查也具有辅助诊断作用。电子胃镜、上消化道钡餐，可排除胃黏膜糜烂，胃十二指肠溃疡病，胃癌等病变并明确诊断；肝功能、淀粉酶化验和B超、CT、MRI等检查可与肝、胆、胰疾病做鉴别诊断；血常规、腹部X线检查可与肠梗阻、肠穿孔等做鉴别诊断；血糖、甲状腺功能检查可与糖尿病、甲状腺疾病做鉴别诊断。

（三）病证鉴别

1.胃缓与胃痞

胃缓与胃痞均以脘腹痞满为主症，但胃缓的脘腹痞满多见于饭后，同时可兼见胀急疼痛，或胃脘部常有形可见，与一般的痞满不同。

2.胃缓与胃痛

胃缓可见脘腹痞满及疼痛，但胃缓之胃脘疼痛多为坠痛，餐后、站立过久和劳累后加重，平卧时减轻，呈隐痛或胀痛，无周期性及节律性，与一般胃痛不难鉴别。

四、辨证论治

(一)辨证思路

1.辨虚实

脾胃气虚者,病势绵绵,多伴有食欲缺乏,纳后脘胀,神疲乏力,舌淡胖有齿印,脉弱;脾虚气陷者,脘腹重坠作胀,食后益甚,或便意频数,肛门重坠,或脱肛,或小便混浊,或久泄不止;脾肾阳虚者,脘腹胀满,食后更甚,喜温喜按,食少便溏,畏冷肢凉,胃中振水,呕吐清水,腰酸,舌淡胖,苔白滑,脉沉弱。脾虚阴损者,胃脘痞满,食后更显,神疲乏力,气短懒言,咽干口燥,烦渴欲饮,午后颧红,小便短少,大便干结,舌体瘦薄,苔少而干,脉虚数。脾胃脏腑功能失调,常导致气滞、热郁、血瘀、食积、湿阻、饮停;气滞者,痛无定处,时发时止,胃痛且胀,多由情志诱发;热郁者,舌红苔黄,口臭泛酸,得热则甚,脉数;血瘀者,病久痛有定处,痛如针刺,入夜尤甚,舌紫黯或有瘀斑,脉涩。食积者,多有饮食不节史,可伴嗳腐泛酸,大便秘结;湿阻者,苔厚而腻,脉滑;饮停者,胃中振水,泛吐涎沫或呕吐清水,舌淡胖,苔白滑;临床多见虚实夹杂,相兼为病。

2.辨寒热

脾虚气陷,脾肾阳虚多见虚寒征象,表现为病程较久,脘腹痞满,隐隐而痛,喜温喜按,伴泛吐清水,遇寒痛甚,得温痛减,饮食喜温,舌苔白滑,脉象弦紧或舌淡苔薄,脉弱等特点;气滞郁而化热,湿阻或食积久而化热,阴液不足等均可见热之征象,如脘腹胀满,按之不适,口苦,厌食,舌苔黄腻或咽干口燥,午后颧红,小便短少,大便干结,舌体瘦薄,苔少而干,脉虚数。

3.辨脏腑

胃缓病位主要在胃,但与肝、脾、肾密切相关,辨证时要注意辨别病变脏腑的不同。脾胃虚弱,中气下陷所致胃缓,常见脘腹重坠作胀,食后益甚,或便意频数,肛门重坠,或脱肛;脾肾阳虚胃缓,常伴喜温喜按,食少便溏,畏冷肢凉,胃中振水,呕吐清水,腰膝酸软;肝郁气滞、肝胃郁热等致病多与情志因素有关,脘腹胀满,胸胁满闷,心烦易怒,嗳气频频。

(二)治疗原则

根据胃缓的病机,其治疗原则以益气升阳,行气降逆为主。凡脾气虚弱,治以健脾益气;脾气不升或中气下陷,宜益气升阳;胃失和降,气机不利,上逆为呕、为哕,则宜行气降逆;胃缓多为虚中夹实,因脾阳不足而痰饮内停,治以温化痰饮;因气机阻滞,久而入络有瘀血者,治以活血化瘀;因脾胃升降失调,寒热夹杂或湿热蕴结者,治宜辛开苦泄。

(三)分证论治

1.脾虚气陷证

症状:脘腹重坠作胀,食后益甚,或便意频数,肛门重坠,或脱肛,或小便混浊,或久泄不止,神疲乏力,食少,消瘦,便溏,眩晕,舌淡,脉弱。

病机分析:脾胃气虚,升降失司,中气下陷,故脘腹重坠作胀,食后益甚,或便意频数,肛门重坠,或脱肛,或久泄不止;脾虚运化无力,故食少便溏;脾胃为气血生化之源,脾主四肢,脾失健运,清阳不升,生化不足,故神疲乏力,消瘦,眩晕;舌淡,脉弱亦为脾虚之征。

治法:补气升陷。

代表方药:补中益气汤合升陷汤加减。黄芪、党参、白术、当归、炙甘草益气健脾生血,柴胡、升麻、桔梗升举清阳,枳壳、陈皮理气和胃降逆。

加减:兼肝郁气滞,加柴胡、香附、厚朴、槟榔;泛酸,加左金丸、乌贼骨、煅瓦楞;瘀血阻滞,加丹参、蒲黄、五灵脂、三七;湿热中阻,加茵陈、佩兰、豆蔻、黄连;食积纳呆,加焦山楂、麦芽、谷芽、神曲;泄泻便溏,加仙鹤草、炒山药、芡实、莲子。

2.脾肾阳虚证

症状:脘腹胀满,食后更甚,喜温喜按,食少便溏,畏冷肢凉,胃中振水,呕吐清水,腰酸,舌淡胖,苔白滑,脉沉弱。

病机分析:脾主运化,脾主四肢,脾肾阳虚,运化失司,故脘腹胀满,食后更甚,喜温喜按,食少便溏;四肢失于温煦,故畏冷肢凉;脾胃虚寒,痰饮内生,胃失和降故胃中振水,呕吐清水;腰为肾之府,肾阳虚衰故腰酸;舌淡胖,苔白滑,脉沉弱亦为脾肾阳虚,痰饮内停之征。

治法:温补脾肾。

代表方药:附子理中汤合苓桂术甘汤加减。干姜、附子、党参温补脾肾,桂枝、白术、炙甘草、茯苓以温化水饮。

加减:腰酸明显,加杜仲、牛膝、淫羊藿、续断;呕吐清水,加陈皮、半夏;久泄不止,加石榴皮(壳)、煨诃子、罂粟壳、芡实、莲子。

3.脾虚阴损证

症状:胃脘痞满,食后更显,神疲乏力,气短懒言,咽干口燥,午后颧红,小便短少,大便干结,舌体瘦薄,苔少而干,脉虚数。

病机分析:脾胃气阴两虚,脾胃气虚,健运失常,故胃脘痞满,食后更显,神疲乏力,气短懒言;胃津不足,津液不能上承,故咽干口燥;阴虚内热,故午后颧红;阴液亏虚,化源不足,大肠失于濡润,故小便短少,大便干结;舌体瘦薄,苔少而干,脉虚数均为气阴亏虚,虚中有热之征。

治法:补脾益胃。

代表方药:参苓白术散合益胃汤加减。太子参、生黄芪、炙甘草、山药补脾益气,玉竹、麦冬、石斛益胃生津,佛手、桔梗理气和胃。

加减:失眠多梦,加夜交藤、酸枣仁、柏子仁、茯神;大便干结,加火麻仁、冬瓜仁、瓜蒌、杏仁。

(四)其他疗法

1.单方验方

(1)苍术 15 g,加水武火煮沸 3 分钟,改用文火缓煎 20 分钟,亦可直接用沸水浸泡,少量频饮,用于脾虚湿阻者。

(2)枳实 12 g,水煎服,用于脾虚气滞者。

(3)黄芪 30 g,砂仁 10 g(布包),乌鸡半只,共煲至烂熟,去砂仁,加盐调味,饮汤吃肉,用于脾虚气陷者。

(4)黄芪 30 g,陈皮 9 g,猪肚 1 只,猪肚洗净,将黄芪、陈皮用纱布包好放入猪肚中,麻线扎紧,加水文火炖煮,熟后去掉药包,趁热食肚饮汤,用于中气不足、脾胃虚弱者。

(5)桂圆肉 30 g,加水煮沸后备用,将鸡蛋 1 个打入碗内,用煮好的桂圆肉水冲入蛋中搅匀,煮熟食用,每天早、晚各 1 次,用于脾胃阳虚者。

(6)乌龟肉 250 g、炒枳壳 15 g,共煲汤,加盐调味,吃肉饮汤,用于胃阴亏虚者。

2.常用中成药

(1)补中益气丸。

功用主治:补中益气,升阳举陷。用于脾胃虚弱、中气下陷所致的体倦乏力、食少腹胀、便溏久泻、肛门下坠。

用法用量：每次 6 g，每天 3 次。

(2)枳术宽中胶囊。

功用主治：健脾和胃，理气消痞。用于脾虚气滞引起的脘胀、呕吐、反胃、纳呆、反酸等。

用法用量：饭后服用。每次 3 粒，每天 3 次。

(3)香砂养胃丸。

功用主治：温中和胃。用于不思饮食，胃脘满闷或泛吐酸水。

用法用量：每次 3 g，每天 3 次。

(4)胃苏颗粒。

功用主治：理气消胀，和胃止痛。用于胃脘胀痛。

用法用量：每次 15 g，每天 3 次。

(5)保和丸。

功用主治：消食，导滞，和胃。用于食积停滞，脘腹胀满，嗳腐吞酸，不欲饮食。

用法用量：每次 8 粒，每天 2 次。

(6)理中丸。

功用主治：温中祛寒，补气健脾。用于胃下垂属脾胃虚寒者。

用法用量：每次 9 g，每天 2～3 次。

(7)金匮肾气丸。

功用主治：温补肾阳，化气行水。用于肾阳虚损引起的脘腹胀满，腰膝酸软，小便不利，畏寒肢冷。

用法用量：每次 6 g，每天 2 次。

(8)胃乐宁。

功用主治：养阴和胃。用于胃阴亏虚引起的痞满，腹胀。

用法用量：每次 1 片，每天 3 次。

(9)达立通颗粒。

功用主治：清热解郁，和胃降逆，通利消滞，用于肝胃郁热所致痞满证，症见胃脘胀满、嗳气、纳差、胃中灼热、嘈杂泛酸、脘腹疼痛、口干口苦；运动障碍型功能性消化不良见上述症状者。

用法用量：温开水冲服，1 次 1 袋，1 天 3 次。于饭前服用。

3.针灸疗法

(1)针刺：针足三里、中脘、关元、中极、梁门、解溪、脾俞、胃俞等穴。

(2)灸法：灸足三里、天枢、气海、关元等穴。

(3)耳针：用毫针柄在耳郭的胃肠区按压，寻找敏感点，然后在此点上加压 2～3 分钟，每天 1 次。

4.外治疗法

(1)外敷法：①取升麻研粉与石榴皮适量捣烂，制成 1 枚直径 1 cm 的药球，置于患者神阙穴，胶布固定。患者取水平卧位，将水温 60 ℃的热水袋熨敷肚脐，每次半小时以上，每天 3 次。②用蓖麻子仁 98%、五倍子末 2%，按此比例打成烂糊，制成每颗约 10 g，直径 1.5 cm 的药饼备用。用时在百会穴剃去与药饼等大头发 1 块，将药饼紧贴百会穴上，纱布绷带固定，每天早、中、晚各 1 次，每次 10 分钟左右，以感觉温热而不烫痛皮肤为度。

(2)推拿疗法：患者先取俯卧位，医师双手由患者 T_3～L_5 两侧揉捏 2～3 遍，用右肘尖分别在脊柱两旁按压肝俞、胆俞、脾俞、胃俞等穴 2～3 遍，双手掌根同时由腰部向背部弹性快速推按 4～5 遍。转仰卧位，医师双手掌自下而上反复波形揉压腹部 2～3 遍，然后用拇指点压中脘、天枢、气海、关元、气冲、足三里、内关各 1 分钟，每次约按摩 30 分钟，每天 1 次，2 个月为 1 个疗程。

五、临证参考

(一)以虚为主，虚中兼实

临床上胃缓多以虚为主，脾胃气虚是其发病的根本，临床常见脾虚气陷，脾肾阳虚，脾虚阴损等证型。但可因体质、药物、饮食、情志、气候等多种因素，在疾病发展过程中易出现痰饮、食积、气滞、血瘀等证候，治疗应善于抓主症，解决主要矛盾，因虚致实者当以补虚为主，佐以祛邪；以实为著者当以祛邪为主，佐以补虚。

(二)病在脾胃，涉及肝肾

生理上，脾胃同居中焦，脾以升为健；胃以降为和，两者升降相因，为气机升降之枢纽。病理情况下，脾胃气机升降失常，脾气不能升清，则胃气不能降浊；胃气失于和降，则脾的运化功能失常。治疗时注意调畅中焦气机，恢复脾胃受纳运化之职，以合“治中焦如衡，非平不安”的用药原则，常用方法有补中益气法、益胃养阴法、辛开苦降法等。肝属木，脾胃属土，土壅木郁，土虚木乘，临床上常见肝脾不和及肝胃不和，故从肝论治胃缓也十分重要。叶天士提出“醒胃必先制肝”“培土必先制木”的用药原则。在具体用药中，又当区分肝气郁滞、肝郁化火、肝阴不足等不同的病理机制，给予疏肝、清肝、泄肝、柔肝和平肝等治疗。肾为胃之关，脾胃运化腐熟，全赖肾阳之温煦，若肾阳不足，可致脾肾阳虚，中焦虚寒；若肾阴亏虚不能上济于胃，则胃失于濡养而脾虚阴损。胃缓久病勿忘补肾，适当参以补肾之品。

(三)内外兼治，综合治疗

胃缓多病程较长，以虚为主，患者餐后脘腹坠胀，纳差，消瘦，若单纯以汤药长期调养，患者的依从性较差。因此，治疗胃缓应内服与外治结合，内服以汤药浓煎，多次频服，或以膏散剂型；外治以敷贴、针灸、推拿，兼以自我锻炼。

(四)合理营养，增强信心

胃缓者多脘腹坠胀，纳差，消瘦，存在营养不良，久而影响康复的信心，出现焦虑或抑郁的情绪。膳食应荤素搭配，食材新鲜，营养合理，做工精细；忌肥甘厚腻、粗糙不易消化之物。也要注意调节患者的情绪，并得到患者家庭的支持，以增强康复的信心。

六、预防调护

(1)加强体育锻炼，如仰卧起坐、俯卧撑等可增加肌力，有助于防治本病。

(2)饮食营养丰富，烹调以蒸、煮、炖为主，宜少吃多餐，餐后宜平卧少许时间；进餐定时，细嚼慢咽，禁止暴饮暴食，避免进食不易消化的食物，如坚硬、粗糙、油腻及粗纤维的食品。

(3)经产多胎易致腹壁松弛，应计划生育，少生优生。

(4)保持心情舒畅，生活作息规律，避免过度劳累。

(姜国勇)

第八节 胃 痛

胃痛是指以胃脘部近心窝处疼痛为主要临床表现的一种病证。又称胃脘痛。

《黄帝内经》对本病的论述较多，如《灵枢·邪气脏腑病形》曰："胃病者，腹䐜胀，胃脘当心而痛。"最早记载了"胃脘痛"的病名；又《灵枢·厥病》云："厥心痛，腹胀胸满，心尤痛甚，胃心痛也。"所论"厥心痛"的内容，与本病有密切的关系。

《黄帝内经》还指出造成胃脘痛的原因有受寒、肝气不舒及内热等，《素问·举痛论》曰："寒气客于肠胃之间、膜原之下，血不得散，小络急引故痛。"《素问·六元正纪大论》曰："木郁之发，民病胃脘当心而痛。"《素问·气交变大论》曰："岁金不及，炎火通行，复则民病口疮，甚则心痛。"迨至汉代，张仲景在《金匮要略》中则将胃脘部称为心下、心中，将胃病分为痞证、胀证、满证与痛证，对后世很有启发。如"心中痞，诸逆心悬痛，桂枝生姜枳实汤主之。""按之心下满痛者，此为实也，当下之，宜大柴胡汤"。书中所拟的方剂如大建中汤、大柴胡汤等，都是治疗胃脘痛的名方。《仁斋直指方》对胃痛的原因已经认识到"有寒，有热，有死血，有食积，有痰饮，有虫"等不同。《备急千金要方·心腹痛》在论述九痛丸功效时指出，其胃痛有虫心痛、疰心痛、风心痛、悸心痛、食心痛、饮心痛、寒心痛、热心痛、去来心痛九种。

对于胃脘痛的辨证论治，《景岳全书·心腹痛》分析极为详尽，对临床颇具指导意义，指出："痛有虚实……辨之之法，但当察其可按者为虚，拒按者为实；久痛者多虚，暴病者多实；得食稍可者为虚，胀满畏食者为实；痛徐而缓，莫得其处者多虚，痛剧而坚，一定不移者为实；痛在肠脏，中有物有滞者多实，痛在腔胁经络，不干中脏，而牵连腰背，无胀无滞者多虚。脉与证参，虚实自辨。"除此之外，还须辨其寒热及有形无形。《丹溪心法·心脾痛》在论述胃痛治法时指出"诸痛不可补气"的观点，对后世影响很大，而印之临床，这种提法尚欠全面，后世医家逐渐对其进行纠正和补充。

《证治汇补·胃脘痛》对胃痛的治疗提出"大率气食居多，不可骤用补剂，盖补之则气不通而痛愈甚。若曾服攻击之品，愈后复发，屡发屡攻，渐至脉来浮大而空者，又当培补"，值得借鉴。

古代文献中所述胃脘痛，在唐宋以前医籍多以"心痛"代之，宋代之后，医家对胃痛与心痛相混谈提出质疑，至金元《兰室秘藏》首立"胃脘痛"一门，明确区分了胃痛与心痛，至明清时期胃痛与心痛得以进一步区别开来。如《证治准绳·心痛胃脘痛》就指出："或问丹溪言心痛即胃脘痛然乎？曰：心与胃各一脏，其病形不同，因胃脘痛处在心下，故有当心而痛之名，岂胃脘痛即心痛者哉！"《医学正传·胃脘痛》亦云："古方九种心痛……详其所由，皆在胃脘，而实不在于心也。"

现代医学的急、慢性胃炎，消化性溃疡，胃神经官能症，胃癌等疾病，以及部分肝、胆、胰疾病，出现胃痛的临床表现时，可参考本节进行辨证论治。

一、病因病机

胃痛的发生，主要责之于外邪犯胃、饮食伤胃、情志不畅和先天脾胃虚弱等，致胃气郁滞，胃失和降，不通则痛。

(一)外邪犯胃

外邪之中以寒邪最易犯胃，夏暑之季，暑热、湿浊之邪也间有之。邪气客胃，胃气受伤，轻则气机壅滞，重则和降失司，而致胃脘作痛。寒主凝滞，多见绞痛；暑热急迫，常致灼痛；湿浊黏腻，常见闷痛。

(二)饮食伤胃

若纵恣口腹，过食肥甘，偏嗜烟酒，或饥饱失调，寒热不适，或用伤胃药物，均可伐伤胃气，气机升降失调而作胃痛。尤厚味及烟酒，皆湿热或燥热之性，易停于胃腑伤津耗液为先，久则损脾。

(三)情志不畅

情志不舒，伤肝损脾，亦致胃痛。如气郁恼怒则伤肝，肝失疏泄条达，横犯脾胃，而致肝胃不和或肝脾不和，气血阻滞则胃痛；忧思焦虑则伤脾，脾伤则运化失司，升降失常，气机不畅也致胃痛。

(四)脾胃虚弱

身体素虚，劳倦太过，久病不愈，可致脾胃不健，运化无权，升降转枢失利，气机阻滞，而致胃痛；或因胃病日久，阴津暗耗，胃失濡养，或伴中气下陷，气机失调；或因脾胃阳虚，阴寒内生，胃失温养，均可导致胃痛。

胃痛与胃、肝、脾关系最为密切。胃痛初发多属实证，病位主要在胃，间可及肝；病久常见虚证，其病位主要在脾；亦有虚实夹杂者，或脾胃同病，或肝脾同病。

胃痛病因虽有上述不同，病性尚有虚实寒热、在气在血之异，但其发病机制有其共性，即所谓“不通则痛”。胃为阳土，喜润恶燥，主受纳、腐熟水谷，以降为顺。胃气一伤，初则壅滞，继则上逆，此即气滞为病。其中首先是胃气的壅滞，无论外感、食积均可引发；其次是肝胃气滞，即肝气郁结，横逆犯胃所造成的气机阻滞。另外，气为血帅，气行则血行，气滞日久，必致血瘀，也即久患者络之意；“气有余便是火”，气机不畅，可蕴久化热，火能灼伤阴津，或出血之后，血脉瘀阻而新血不生，致阴津亦虚，均可致胃痛加重，每每缠绵难愈。脾属阴土，喜燥恶湿，主运化，输布精微，以升为健，与胃互为表里，胃病延久，可内传于脾。脾气受伤，轻则中气不足，运化无权；继则中气下陷，升降失司；再则脾胃阳虚，阴寒内生，胃络失于温养。若胃痛失治误治，血络损伤，还可见吐血、便血等证。

二、诊断要点

(一)症状

胃脘部疼痛，常伴有食欲缺乏，痞闷或胀满，恶心呕吐，吞酸嘈杂等。发病常与情志不遂、饮食不节、劳累、受寒等因素有关。起病或急或缓，常有反复发作的病史。

(二)检查

上消化道 X 线钡餐造影、纤维胃镜及病理组织学检查等，有助诊断。

三、鉴别诊断

(一)胃痞

二者部位同在心下，但胃痞是指心下痞塞，胸膈满闷，触之无形，按之不痛的病证。胃痛以痛为主，胃痞以满为患，且病及胸膈，不难区别。

（二）真心痛

心居胸中，其痛常及心下，出现胃痛的表现，应高度警惕，防止与胃痛相混。典型真心痛为当胸而痛，其痛多刺痛、剧痛，且痛引肩背，常有气短、汗出等症，病情较急，如《灵枢·厥病》曰："真心痛，手足青至节，心痛甚，旦发夕死，夕发旦死。"中老年人既往无胃痛病史，而突发胃脘部位疼痛者，当注意真心痛的发生。胃痛部位在胃脘，病势不急，多为隐痛、胀痛等，常有反复发作史。X线、胃镜、心电图及生化检查有助鉴别。

四、辨证

胃痛的主要部位在上腹胃脘部近心窝处，往往兼见胃脘部痞满、胀闷、嗳气、吐酸、纳呆、胁胀、腹胀，甚至出现呕血、便血等症。常反复发作，久治难愈。至于临床辨证，当分虚实两类。实证多痛急拒按，病程较短；虚证多痛缓喜按，缠绵难愈，这是辨证的关键。

（一）寒邪客胃

证候：胃痛暴作，得温痛减，遇寒加重；恶寒喜暖，口淡不渴，或喜热饮，舌淡，苔薄白，脉弦紧。

分析：寒凝胃脘，气机阻滞，则胃痛暴作，得温痛减，遇寒加重；阳气被遏，失去温煦，则恶寒喜暖，口淡不渴，或喜热饮；舌淡，苔薄白，脉弦紧，为内寒之象。

（二）饮食伤胃

证候：胃脘疼痛，胀满拒按，嗳腐吞酸，或呕吐不消化食物，其味腐臭，吐后痛减，不思饮食，大便不爽，得矢气及便后稍舒，舌苔厚腻，脉滑。

分析：饮食积滞，阻塞胃气，则胃脘疼痛，胀满拒按；食物不化，胃气上逆，则嗳腐吞酸，或呕吐不消化食物，其味腐臭，吐后痛减；胃失和降，腑气不通，则不思饮食，大便不爽，得矢气及便后稍舒；舌质淡，苔厚腻，脉滑，为饮食内停之征。

（三）肝气犯胃

证候：胃脘胀痛，连及两胁，攻撑走窜，每因情志不遂而加重，善太息，不思饮食，精神抑郁，夜寐不安，舌苔薄白，脉弦滑。

分析：肝气郁结，横逆犯胃，肝胃气滞，故胃脘胀痛；胁为肝之分野，故胃痛连胁，攻撑走窜；因情志不遂加重气机不畅，故以息为快；胃失和降，受纳失司，故不思饮食；肝郁不舒，则精神抑郁，夜寐不安；舌苔薄白，脉弦滑为肝胃不和之象。

（四）湿热中阻

证候：胃脘灼热而痛，得凉则减，遇热加重。伴口干喜冷饮，或口臭不爽，口舌生疮。甚至大便秘结，排便不畅，舌质红，苔黄少津，脉滑数。

分析：胃气阻滞，日久化热，故胃脘灼痛，得凉则减，遇热加重，口干喜冷饮或口臭不爽，口舌生疮；胃热久积，腑气不通，故大便秘结，排便不畅；舌质红，苔黄少津，脉象滑数，为胃热蕴积之象。

（五）瘀血停胃

证候：胃脘疼痛，状如针刺或刀割，痛有定处而拒按，入夜尤甚。病程日久，胃痛反复发作而不愈，面色晦暗无华，唇黯，舌质紫黯或有瘀斑，脉涩。

分析：气滞则血瘀，或吐血、便血之后，离经之血停积于胃，胃络不通，而成瘀血，瘀血停胃，故疼痛状如针刺或刀割，固定不移，拒按；瘀血不净，新血不生，故面色晦黯无华，唇黯；舌质紫黯，或有瘀点、瘀斑，脉涩，为血脉瘀阻之象。

(六)胃阴亏耗

证候:胃脘隐痛或隐隐灼痛,伴嘈杂似饥,饥不欲食,口干不思饮,咽干唇燥,大便干结,舌体瘦,质嫩红,少苔或无苔,脉细而数。

分析:气郁化热,热伤胃津,或瘀血积留,新血不生,阴津匮乏,阴津亏损则胃络失养,故见胃脘隐痛;若阴虚有火,则可见胃中灼痛隐隐;胃津亏虚则胃纳失司,故嘈杂似饥,知饥而不欲纳食;阴液亏乏,津不上承,故咽干唇燥;阴液不足则肠道干涩,故大便干结;舌体瘦舌质嫩红,少苔或无苔,脉细而数,皆为胃阴不足而兼虚火之象。

(七)脾胃虚寒

证候:胃脘隐痛,遇寒或饥时痛剧,得温或进食则缓,喜暖喜按。伴面色不华,神疲肢怠,四末不温,食少便溏,或泛吐清水。舌质淡而胖,边有齿痕,苔薄白,脉沉细无力。

分析:胃病日久,累及脾阳。脾胃阳虚,故胃痛绵绵,遇寒或饥时痛剧,得温熨或进食则缓,喜暖喜按;气血虚弱,故面色不华,神疲肢怠;阳气虚不达四末,故四肢不温;脾虚不运,转输失常,故食少便溏;脾阳不振,寒湿内生,饮邪上逆,故泛吐清水;舌质淡而胖,边有齿痕,苔薄白,脉沉细无力,为脾胃虚寒之象。

五、治疗

治疗以理气和胃止痛为主,审证求因,辨证施治。邪盛以祛邪为急,正虚以扶正为先,虚实夹杂者,则当祛邪扶正并举。虽有"通则不痛"之说,但决不能局限于狭义的"通"法,要从广义的角度理解和运用"通"法。属于胃寒者,散寒即所谓通;属于血瘀者,化瘀即所谓通;属于食停者,消食即所谓通;属于气滞者,理气即所谓通;属于热郁者,泻热即所谓通;属于阴虚者,益胃养阴即所谓通;属于阳虚者,温运脾阳即所谓通。

(一)中药治疗

1.寒邪客胃

治法:温胃散寒,行气止痛。

处方:香苏散合良附丸加减。

方中高良姜、吴茱萸温胃散寒;香附、乌药、陈皮、木香行气止痛。

如兼见恶寒、头痛等风寒表证者,可加苏叶、藿香等以疏散风寒,或内服生姜汤、胡椒汤以散寒止痛;若兼见胸脘痞闷,胃纳呆滞,嗳气或呕吐者,是为寒夹食滞,可加枳实、神曲、鸡内金、制半夏、生姜等以消食导滞,降逆止呕。若寒邪郁久化热,寒热错杂,可用半夏泻心汤辛开苦降,寒热并调。

中成药可选用良附丸、胃痛粉等。

2.饮食伤胃

治法:消食导滞,和胃止痛。

处方:保和丸加减。

方中神曲、山楂、莱菔子消食导滞;茯苓、半夏、陈皮和胃化湿;连翘散结清热。

若脘腹胀甚者,可加枳实、砂仁、槟榔等以行气消滞;若胃脘胀痛而便闭者,可合用小承气汤或改用枳实导滞丸以通腑行气;胃痛急剧而拒按,伴见苔黄燥,便秘者,为食积化热成燥,则合用大承气汤以泻热解燥,通腑荡积。

中成药可选用加味保和丸、枳实消痞丸等。

3.肝气犯胃

治法：疏肝解郁，理气止痛。

处方：柴胡疏肝散加减。

方中柴胡、芍药、川芎、郁金、香附疏肝解郁；陈皮、枳壳、佛手、甘草理气和中。

若胃痛较甚者，可加川楝子、延胡索以加强理气止痛作用；嗳气较频者，可加沉香、旋覆花以顺气降逆；泛酸者加乌贼骨、煅瓦楞子中和胃酸。痛势急迫，嘈杂吐酸，口干口苦，舌红苔黄，脉弦或数，乃肝胃郁热之证，改用化肝煎或丹栀逍遥散加黄连、吴茱萸以疏肝泻热和胃。

中成药可选用气滞胃痛冲剂、胃苏冲剂等。

4.湿热中阻

治法：清化湿热，理气和胃。

处方：清中汤加减。

方中黄连、栀子清热燥湿；制半夏、茯苓、草豆蔻祛湿健脾；陈皮、甘草理气和中。

湿偏重者加苍术、藿香燥湿醒脾；热偏重者加蒲公英、黄芩清胃泻热；伴恶心呕吐者，加竹茹、橘皮以清胃降逆；大便秘结不通者，可加大黄（后下）通下导滞；气滞腹胀者加厚朴、枳实以理气消胀；纳呆少食者，加神曲、谷芽、麦芽以消食导滞。

中成药可选用清胃和中丸。

5.瘀血停胃

治法：理气活血，化瘀止痛。

方药：失笑散合丹参饮加减。

前方以五灵脂、蒲黄活血祛瘀，通利血脉以止痛；后方重用丹参活血化瘀，檀香、砂仁行气止痛。

若因气滞而致血瘀，气滞仍明显时，宜加理气之品，但忌香燥太过。若血瘀而兼血虚者，宜合四物汤等养血活血之味。若血瘀而兼脾胃虚衰者，宜加炙黄芪、党参等健脾益气以助血行。若瘀血日久，血不循常道而外溢出血者，应参考吐血、便血处理。

中成药可选用九气拈痛丸。

6.胃阴亏耗

治法：滋阴益胃，和中止痛。

处方：益胃汤合芍药甘草汤加减。

方中沙参、玉竹补益气阴；麦冬、生地黄滋养阴津；冰糖生津益胃；芍药、甘草酸甘化阴，缓急止痛。

若气滞仍著时，加佛手、香橼皮、玫瑰花等轻清畅气而不伤阴之品；津伤液亏明显时，可加芦根、天花粉、乌梅等以生津养液；大便干结者，加火麻仁、郁李仁、瓜蒌仁等润肠之品。若兼肝阴亦虚，症见脘痛连胁者，可加白芍、枸杞、生地黄等柔肝之品，也可用一贯煎化裁为治。

中成药可选用养胃舒胶囊。

7.脾胃虚寒

治法：温中健脾。

方药：黄芪建中汤加减。

方中以黄芪补中益气、饴糖益气养阴为君；以桂枝温阳气、芍药益阴血为臣；以生姜温胃、大枣补脾为佐；炙甘草调和诸药，共奏温中健脾，和胃止痛之功。

若阳虚内寒较重者，也可用大建中汤化裁，或加附子、肉桂、荜茇等温中散寒；兼泛酸者，可加黄连汁炒吴茱萸、煅瓦楞、海螵蛸等制酸之品；泛吐清水时，可予小半夏加茯苓汤或苓桂术甘汤合方为治；兼见血虚者，也可用归芪建中汤治之。若胃脘坠痛，证属中气下陷者，可用补中益气汤化裁为治。

此外，临床上胃强脾弱，上热下寒者也不少见，症状除胃脘疼痛以外，还可见恶心呕吐，嗳气，肠鸣便溏或大便秘结，舌质淡，苔薄黄腻，脉细滑等，治疗时，可选用半夏泻心汤、黄连理中汤或乌梅丸等以调和脾胃，清上温下。

中成药可选用人参健脾丸、参苓白术丸等。

(二)针灸治疗

1.基本处方

中脘、内关、足三里。中脘、足三里募合相配，内关属心包经，历络三焦，通调三焦气机而和胃，三穴远近结合，共同调理胃腑气机。

2.加减运用

(1)寒邪客胃证：加神阙、梁丘以散寒止痛，神阙用灸法。余穴针用平补平泻法。

(2)饮食伤胃证：加梁门、建里、璇玑以消食导滞。诸穴针用泻法。

(3)肝气犯胃证：加期门、太冲以疏肝理气，针用泻法。余穴针用平补平泻法。

(4)湿热中阻证：加阴陵泉、内庭以清利湿热，阴陵泉针用平补平泻法。余穴针用泻法。

(5)瘀血停胃证：加膈俞、阿是穴以化瘀止痛，针用泻法。余穴针用平补平泻法，或加灸法。

(6)胃阴亏耗证：加胃俞、太溪、三阴交以滋阴养胃。诸穴针用补法。

(7)脾胃虚寒证：加神阙、气海、脾俞、胃俞以温中散寒，神阙用灸法。余穴针用补法，或加灸法。

3.其他

(1)指针疗法：取中脘、至阳、足三里等穴，以双手拇指或中指点压、按揉，力度以患者能耐受并感觉舒适为度，同时令患者行缓慢腹式呼吸，连续按揉3～5分钟即可止痛。

(2)耳针疗法：取胃十二指肠、脾、肝、神门、下脚端，每次选用3～5穴，毫针浅刺，留针30分钟；或用王不留行籽贴压。

(3)穴位注射疗法：根据中医辨证，分别选用当归注射液、丹参注射液、参附注射液或生脉注射液等，也可选用维生素 B_1 或维生素 B_{12} 注射液，按常规取2～3穴，每穴注入药液2～4 mL，每天或隔天1次。

(4)埋线疗法。取穴：肝俞、脾俞、胃俞、中脘、梁门、足三里。方法：将羊肠线用埋线针植入穴位内，无菌操作，每月1次，连续3次。适用于慢性胃炎之各型胃痛症者。

(5)兜肚法：取艾叶30 g，荜茇、干姜各15 g，甘松、山奈、细辛、肉桂、吴茱萸、延胡索、白芷各10 g，大茴香6 g，共研为细末，用柔软的棉布折成15 cm直径的兜肚形状，将上药末均匀放入，紧密缝好，日夜兜于中脘穴或疼痛处，适用于脾胃虚寒胃痛。

(陈　静)

第九节 反　胃

反胃是以脘腹痞胀，宿食不化，朝食暮吐，暮食朝吐为主要临床表现的一种病。

一、历史沿革

反胃又称胃反。胃反之名，首见于汉代张仲景《金匮要略·呕吐哕下利病脉证治》篇。宋代《太平圣惠方·治反胃呕吐诸方》则称之为"反胃"。其后亦多以反胃名之。

《金匮要略·呕吐哕下利病脉证治》中说："趺阳脉浮而涩，浮则为虚，涩则伤脾；伤脾则不磨，朝食暮吐，暮食朝吐，宿谷不化，名为胃反。"明确指出本病的病机主要是脾胃损伤，不能腐熟水谷。有关治疗方面，提出了使用大半夏汤和茯苓泽泻汤，至今仍为临床所常用。

隋代巢元方《诸病源候论·胃反候》对《金匮要略》之说有所发挥，将病因病机归纳为血气不足、胃寒停饮、气逆胃反，指出"荣卫俱虚，其血气不足，停水积饮，在胃脘则脏冷，脏冷则脾不磨，脾不磨则宿谷不化，其气逆而成胃反也"。

唐代王冰在《素问》注文中更将本病精辟总结为"食入反出，是无火也"。宋代《圣济总录·呕吐门》也说："食久反出，是无火也。"

金元时期，朱丹溪《丹溪心法·翻胃》提出血虚、气虚、有热、有痰之说，治法方药则更趋丰富全面。

明代张景岳对于反胃的病因、病机、辨证、治法、方药等有了系统性的阐发，他在《景岳全书·反胃》一节中说："或以酷饮无度，伤于酒湿，或以纵食生冷，败其真阳；或因七情忧郁，竭其中气；总之，无非内伤之甚，致损胃气而然。"又说："反胃一证，本属火虚，盖食入于胃，使胃暖脾强，则食无不化，何至复出……然无火之由，则犹有上中下三焦之辨，又当察也。若寒在上焦，则多为恶心或泛泛欲吐者，此胃脘之阳虚也。若寒在中焦，则食入不化，每食至中脘，或少顷或半日复出者，此胃中之阳虚也。若寒在下焦，则朝食暮吐，暮食朝吐，乃以食入幽门，丙火不能传化，故久而复出，此命门之阳虚也""虚在上焦，微寒呕吐者，惟姜汤为最佳，或橘皮汤亦可，虚在中焦而食入反出者，宜五君子煎、理中汤……虚在下焦而朝食暮吐……其责在阴，非补命门以扶脾土之母，则火无以化，土无以生，亦犹釜底无薪，不能腐熟水谷，终无济也。宜六味回阳饮，或人参附子理阴煎，或右归饮之类主之。此屡用之妙法，不可忽也""反胃由于酒湿伤脾者，宜葛花解酲汤主之，若湿多成热，而见胃火上冲者，宜黄芩汤或半夏泻心汤之类主之。"其中补命门火之说是他对本病治疗上的一大创见。

明代李中梓根据临床实际，进一步丰富了反胃的辨证内容。他在《医宗必读·反胃噎嗝》中说："反胃大都属寒，然不可拘也。脉大有力，当作热治，脉小无力，当作寒医。色之黄白而枯者为虚寒，色之红赤而泽者为实热，以脉合证，以色合脉，庶乎无误。"

清代李用粹《证治汇补·反胃》对七情致病认识较为深刻。他说："病由悲愤气结，思虑伤脾……皆能酿成痰火，妨碍饷道而食反出。"对反胃的病因病机，做了新的补充。清代陈士铎《石室秘录·噎嗝反胃治法》说："夫食入于胃而吐出，似乎病在胃也，谁知肾为胃之关门，肾病而胃始病。"这种看法，与张景岳补命门以扶脾土的观点基本相同。清代沈金鳌《杂病源流犀烛·噎塞反胃关格源流》言："反胃原于真火衰微，胃寒脾弱，不能纳谷，故早食晚吐，日日如此，以饮食入胃，既抵胃之下脘，复返而出也。若脉数，为邪热不杀谷，乃火性上炎，多升少降也"。同时指出："亦有瘀血阻滞者，亦有虫而反出者，亦有火衰不能生土，其脉沉迟者。"进一步丰富了对反胃病因病机的认识。

以上所引各家之说，从不同的方面对反胃作了阐述，使本病的辨证论治内容日趋完善。

二、范围

西医学的胃十二指肠溃疡病，胃十二指肠憩室，急慢性胃炎，胃黏膜脱垂症，十二指肠郁积症，胃部肿瘤，胃神经症等等，凡并发胃幽门部痉挛、水肿、狭窄，或胃动力紊乱引起胃排空障碍，而在临床上出现脘腹痞胀，宿食不化，朝食暮吐，暮食朝吐等症状者，均可参照本节内容辨证论治。

三、病因病机

反胃多由饮食不节，酒色过度，或长期忧思郁怒，损伤脾胃之气，并产生气滞、血瘀、痰凝阻胃，使水谷不能腐熟，宿食不化，导致脘腹痞胀，胃气上逆，朝食暮吐，暮食朝吐。

(一)脾胃虚寒

饥饱失常，嗜食寒凉生冷，损及脾阳，以致脾胃虚寒，不能消化谷食，终至尽吐而出。思虑不解，或久病劳倦多可伤脾，房劳过度则伤肾。脾伤则运化无能不能腐熟水谷，肾伤则命火衰微，不能温煦脾土，则脾失健运，谷食难化而反。

(二)痰浊阻胃

酒食不节、七情所伤、房室、劳倦等病因，均可损伤脾胃，因之水谷不能化为精微而成湿浊，积湿生痰，痰阻于胃，逐使胃腑失其通降下行之功效，宿食不化而成反胃。

(三)瘀血积结

七情所伤，肝胃气滞，或遭受外伤，或手术创伤等原因可导致气滞血瘀。胃络受阻，气血不和，胃腑受纳、和降功能不及，饮食积结而成反胃。

(四)胃中积热

多由于长期大量饮酒，吸烟，嗜食膏粱厚味，经常进食大量辣椒等辛烈之品，均可积热成毒，损伤胃气，而成反胃之证。抑或痰浊阻胃，瘀血积结，郁久化热。邪热在胃，火逆冲上，不能消化饮食，而见朝食暮吐，暮食朝吐。此即《素问·至真要大论篇》病机十九条中所说"诸逆冲上，皆属于火""诸呕吐酸……皆属于热"之意。

由此可见，本病病位在胃，脾胃虚寒、不能腐熟水谷是导致本病的最主要因素，但同时与肝、脾、肾等脏腑密切相关。除气滞、气逆外，还有痰浊、水饮、积热、瘀血等病理因素共同参与发病过程，而且各种病因病机之间往往相互转化。痰浊、水饮多为脾胃虚寒所致；痰浊、瘀血等可使气虚、气滞、食停，同时也可郁久化热；诸因均可久病入络，而成瘀血积结。

四、诊断与鉴别诊断

(一)诊断

1.发病特点

反胃在临床上较为常见，患者以成年人居多，男女性别差异不大，对老年患者要特别提高警惕，注意是否有癌肿等病存在。

2.临床表现

本病一般多为缓起，先有胃脘疼痛，吐酸，嘈杂，食欲缺乏，食后脘腹痞胀等症状，若迁延失治或治疗不当，病情则进一步加剧，逐渐出现脘腹痞胀加剧，进食后尤甚，饮食不能消化下行，停积于胃腑，终致上逆而呕吐。其呕吐的特点是朝食暮吐，暮食朝吐，呕出物多为未经消化的食物，或伴有痰涎血缕；严重患者亦可呕血。

患者每因呕吐而不愿进食，人体缺乏水谷精微之濡养，日见消瘦，面色萎黄，倦怠无力。由于饮食停滞于胃脘不能下行，按压脘部则感不适，有时并可触及包块；振摇腹部，可听到漉漉水声。

脉象，舌质，舌苔，则每随其或寒或热，或虚或实而表现不同，可据此作为进一步的辨证依据。

（二）鉴别诊断

1.呕吐

从广义言，呕吐可以包括反胃，而反胃也主要表现为呕吐。但一般呕吐多是食已即吐，或不食亦吐，呕吐物为食物、痰涎、酸水等，一般数量不多。反胃则主要是朝食暮吐，暮食朝吐，患者一般进食后不立即呕吐，但因进食后，食物停积于胃腑，不能下行，至一定时间，则尽吐而出，吐后始稍感舒畅。所吐出的多为未经消化的饮食，而且数量较多。

2.噎膈

噎膈是指吞咽时哽噎不顺，饮食在胸膈部阻塞不下，和反胃不同。反胃一般多无吞咽哽噎，饮食不下是饮食不能下通幽门，在食管则无障碍。噎膈则主要表现为吞咽困难，饮食不能进入贲门。噎膈虽然也会出现呕吐，但都是食入即吐，呕吐物量不多，经常渗唾痰涎，据此亦不难做出鉴别。

五、辨证

（一）辨证要点

1.注意呕吐的性质和呕吐物的情况

反胃的主要特征是朝食暮吐，暮食朝吐，因此在辨证中必须掌握这一特点。要详细询问病史，例如呕吐的时间、呕吐的次数、呕吐物性状及多少等，这对于辨证很有价值。

2.要细辨反胃的证候

反胃的辨证可概括为寒、热、痰、瘀四个主要证型。除从呕吐物的性质内容判断外，其他症状、脉象、舌质、舌苔、患者过去和现在的病史、身体素质等，均有助于辨证。

（二）证候

1.脾胃虚寒

症状：食后脘腹胀满，朝食暮吐，暮食朝吐，吐出宿食不化及清稀水液，吐尽始觉舒适，大便溏少，神疲乏力，面色青白，舌淡苔白，脉细弱。甚者面色苍白，手足不温，眩晕耳鸣，腰膝酸软，精神萎靡。舌淡白，苔白滑，脉沉细无力。

病机分析：此证之主要病机是脾胃虚寒，即胃中无火。因胃中无火，胃失腐熟通降之职，不能消化与排空，乃出现朝食暮吐，暮食朝吐，宿食不化之症状，一旦吐出，消除停积，故吐后即觉舒适。《素问·至真要大论篇》云："诸病水液，澄澈清冷，皆属于寒。"患者吐出清稀水液，故云属寒，大便溏少，神疲乏力，面色青白，亦属脾胃虚寒；舌淡白，脉弱，均为阳气虚弱之症。其严重者面色苍白，手足不温，舌质淡白，脉沉细无力，为阳虚之甚；腰膝酸软，眩晕耳鸣属肾虚；精神萎靡属肾精不足神气衰弱之征。这些表现，是由肾阳衰弱，命火不足，火不生土，脾失温煦而致，此属脾肾两虚之证，较前述之脾胃虚寒更为严重。

2.胃中积热

症状：食后脘腹胀满，朝食暮吐，暮食朝吐，吐出宿食不化及混浊酸臭之稠液，便秘，溺黄短，心烦口渴，面红。舌红干，舌苔黄厚腻，脉滑数。

病机分析：朝食暮吐，暮食朝吐，宿食不化，是属反胃之症。《素问·至真要大论篇》说："诸转反戾，水液浑浊，皆属于热。"今患者吐出混浊酸臭之液，故属于热证。内热消烁津液，故口渴便秘，小便短黄；内热熏蒸，故心烦，面红。舌红干，苔黄厚，脉滑数，皆为胃中积热之征。

3.痰浊阻胃

症状：经常脘腹胀满，食后尤甚，上腹或有积块，朝食暮吐，暮食朝吐，吐出宿食不化，并有或稠或稀之痰涎水饮，或吐白沫，眩晕，心下悸。舌苔白滑，脉弦滑，或舌红苔黄浊，脉滑数。

病机分析：有形痰浊，阻于中焦，故不论已食未食，常见脘腹胀满。呕吐白色痰涎水饮或白沫，乃痰浊之征；痰浊积于中焦，故可见上腹部积块；眩晕乃因痰浊中阻，清阳不升所致；心下悸为痰饮阻于心下；舌苔白滑，脉弦滑，是痰证之特征；舌红，苔黄浊，脉滑数者，是属痰郁化热的表现。

4.血瘀积结

症状：经常脘腹胀满，食后尤甚，上腹或有积块，朝食暮吐，暮食朝吐，吐出宿食不化，或吐黄沫，或吐褐色浊液，或吐血便血，上腹胀满刺痛拒按，上腹部积块坚硬，推之不移。舌质暗红或兼有瘀点，脉弦涩。

病机分析：有形之瘀血，阻于胃关，影响胃气通降下行，故不论已食未食，常见腹部胀满；吐黄沫或褐液，解黑便，皆由瘀血阻络，血液外溢所致；腹胀刺痛属血瘀；上腹积块坚硬，推之不移，舌暗有瘀点，脉涩等皆为血瘀之征。

六、治疗

(一)治疗原则

1.降逆和胃

以降逆和胃为基本原则，阳气虚者，合以温中健脾，阴液亏者，合以消养胃阴，气滞则兼以理气，有瘀血或痰浊者，兼以活血祛痰。病去之后，当以养胃气、胃阴为主。如此，方能巩固疗效，利于健康。

2.注意服药时机

掌握服药的时机，也是治疗反胃的一个关键。由于反胃患者，宿食停积胃腑，若在此时服药，往往不易吸收，影响药效。故反胃患者应在空腹时服药，或在宿食吐净后再服药，疗效较佳。

(二)治法方药

1.脾胃虚寒

治法：温中健脾，和胃降逆。

方药：丁蔻理中汤加减。方中以党参补气健脾，干姜温中散寒；寒多以干姜为君，虚多以党参为君；辅以白术健脾燥温；甘草补脾和中，加白豆蔻之芳香醒胃，丁香之理气降浊，共奏温阳降浊之功。

吐甚者，加半夏、砂仁，以加强降逆和胃作用。病久脾肾阳虚者，可在上方基础上，加入温补命门之药，如附子、肉桂、补骨脂、吴茱萸之类；如寒热错杂者，可用乌梅丸。

除上述方药之外，尚可用丁香透膈散或二陈汤加味。如《证治汇补·反胃》说：“主以二陈汤，加藿香、蔻仁、砂仁、香附、苏梗；消食加神曲、麦芽；助脾加人参、白术；抑肝加沉香、白芍；温中加炮姜、益智仁；壮火加肉桂、丁香，甚用附子理中汤，或八味丸。”又介绍用伏龙肝水煎药以补土，糯米汁以泽脾，代赭石以镇逆。《景岳全书·反胃》用六味回阳饮，或人参附子理阴煎，或右归饮之类，皆经验心得之谈，可供临床参考。

2.胃中积热

治法：清胃泻热，和胃降浊。

方药：竹茹汤加减。方中竹茹、栀子清胃泻热，兼降胃气；半夏、陈皮、枇杷叶和胃降浊。

热重可加黄芩、黄连；热积腑实，大便秘结，可加大黄、枳实、厚朴以降泄之。

久吐伤津耗气，气阴两虚，表现反胃而唇干口燥，大便干结，舌红少苔，脉细数者，宜益气生津养阴，和胃降逆，可用大半夏汤加味。《景岳全书·反胃》谓：“反胃出于酒湿伤脾者，宜葛花解酒汤主之；若湿多成热，而见胃火上冲者，宜黄芩汤，或半夏泻心汤主之。”亦可随宜选用。

3.痰浊阻胃

治法：涤痰化浊，和胃降逆。

方药：导痰汤加减。方中以半夏、南星燥湿化痰浊；陈皮、枳实以和胃降逆；茯苓、甘草以渗湿健脾和中。

痰郁化热者，宜加黄芩、黄连、竹茹；若体尚壮实者可用礞石滚痰丸攻逐顽痰。痰湿兼寒者，可加干姜、细辛；吐白沫者，其寒尤甚，可加吴茱萸汤；脘腹痞满、吐而不净者可选《证治汇补》木香调气散（白豆蔻、丁香、木香、檀香、藿香、砂仁、甘草）行气醒脾、化浊除满。

吐出痰涎如鸡蛋清者，可加人参、白术、益智仁，以健脾摄涎。如《杂病源流犀烛·噎嗝反胃关格源流》云：“凡饮食入胃，便吐涎沫如鸡子白，脾主涎，脾虚不能约束津液，故痰涎自出，非参、术、益智不能摄也。”

4.瘀血积结

治法：祛瘀活血，和胃降浊。

方药：膈下逐瘀汤加减。方中以香附、枳壳、乌药理气和胃，气为血帅，气行则血行；复以川芎、当归、赤芍以活血；桃仁、红花、延胡索、五灵脂以祛瘀；丹皮以清血分之伏热。可再加竹茹、半夏以加强降浊作用。

吐黄沫，或吐血，便血者，可加降香、田七以活血止血；上腹剧痛者可加乳香、没药；上腹结块坚硬者，可加鳖甲、牡蛎、三棱、莪术。

（三）其他治法

（1）九伯饼：天南星、人参、半夏、枯矾、枳实、厚朴、木香、甘草、豆豉为末，老米打糊为饼，瓦上焙干，露过，每服一饼，细嚼，以姜煎平胃散下，此方加阿魏甚效。

（2）壁虎（即守宫）1～2 只（去腹内杂物捣烂），鸡蛋 1 个。用法：将鸡蛋一头打开，装入壁虎，仍封固蒸熟，每天服 1 个，连服数天。

（3）雪梨 1 个、丁香 50 粒，梨去核，放入丁香，外用纸包好，蒸熟食用。

七、转归及预后

反胃之证，可由胃痛、嘈杂、泛酸等证演变而来，一般起病缓慢，变化亦慢。临床所分四证，可以独见，亦可兼见。

病初多表现为单纯的脾胃虚寒或胃中积热，其病变在无形之气，温之清之，适当调治，较易治疗。

患病日久，反胃频繁，除影响进食外，还可损伤胃阴，常在脾胃虚寒的同时并见气血、阴液亏虚；同时多为本虚而标实，或见寒热错杂，或合并痰浊阻胃或瘀血积结，其病变在有形之积，耗伤气血更甚，较难治疗。此时治疗时应注重温清同进，补泻兼施，用药平稳，缓缓图之。

久治不效，应警惕癌变可能。年高体弱者，发病之时已是脾肾两亏，全身日见衰弱，四种证候可交错兼见，进而发展为真阴枯竭或真火衰微之危症，则预后多不良。

八、预防与护理

要注意调节饮食，戒烟酒刺激之品，保持心情舒畅，避免房事劳倦。出现胃痛、嘈杂、泛酸之证者，应及时诊治，尽量避免贪食竹笋和甜腻等食品，以免变生反胃。得病之后，饮食宜清淡流质，避免粗硬食物；患者呕吐之时，应扶助患者以利吐出。药汁宜浓缩，空腹服。中老年患者一旦出现反胃，应注意排除癌肿可能。

（陈　静）

第十节　噎　膈

噎膈是指以吞咽食物梗噎不顺，重则食物不能进入胃腑，食入即吐为主要临床表现的一种病证。噎，指吞咽时梗塞不顺；膈，指格拒，食物不能下，下咽即吐。噎较轻，是膈之前期表现，在临床中往往二者同时出现，故并称噎膈。

膈之病名，首见于《黄帝内经》。《素问·阴阳别论》篇指出"三阳结，谓之膈"。《灵枢·上膈》篇曰："脾脉……微急为膈中，食饮之而出，后沃沫"。在《黄帝内经》的许多章节中还记述了本病证的病因、病位、传变及转归，认识到其发病与精神因素、阳结等有关，所病脏腑多在胃脘，对后世治疗启迪很大。隋朝对此病有进一步的认识，如巢元方《诸病源候论·痞膈病诸候·气膈候》中认为："此由阴阳不和，脏气不理，寒气填于胸膈，故气噎塞不通，而谓之气噎"。并将噎膈分为气、忧、食、劳、思五噎；忧、恚、气、寒、热五膈。唐宋以后将噎膈并称，孙思邈《备急千金要方·噎塞论》引《古今录验》，对五噎的证候，做了详细描述："气噎者，心悸，上下不通，噎哕不彻，胸胁苦满"。至明清时期对其病因病机的认识较为全面，如李用粹在《证治汇补·噎膈》篇中曰："有气滞者，有血瘀者，有火炎者，有痰凝者，有食积者，虽有五种，总归七情之变，由气郁化火，火旺血枯，津液成痰，痰壅而食不化也"。这些理论至今仍有重要的指导意义。

现代医学的食管癌、贲门癌，以及贲门痉挛、贲门弛缓、食管憩室、反流性食管炎、弥漫性食管痉挛、胃神经官能症等疾病，出现噎膈的临床表现时，可参考本节进行辨证论治。

一、病因病机

噎膈之病，主要为七情内伤，饮食不节，年老体弱等原因，致使气、痰、瘀相互交阻，日久津气耗伤，食管失于润养，胃失通降而见噎膈。

（一）七情内伤

由于忧思恼怒，情志不遂，肝郁气滞，肝气横犯脾胃，脾伤则气结，运化失司，水湿内停，滋生痰浊，痰气相搏，阻于食管，食管不利或狭窄而见噎膈；肝伤则气郁，气郁则血凝，瘀血阻滞食管，饮食噎塞难下而成噎膈。

（二）饮食不节

因过食肥甘辛辣燥热之品，或嗜酒过度，造成胃肠积热，则津伤血燥，以致食管干涩而成噎膈。或常食发霉、粗糙之品，损伤食管脾胃而致噎膈。

（三）久病年老

由于大病久病，或年老气虚，或阴损及阳，久则脾肾衰败，阳气虚衰，运化无力，浊气上逆，壅阻食管咽喉，则吞咽困难而成噎膈。

噎膈之病位在食管，属胃所主，其病变脏腑又与肝、脾、肾有密切关系，因三脏与胃、食管皆有经络联系。脾为胃行其津液，若脾失健运，可聚湿生痰，阻于食管。胃气之和降，赖于肝气之条达，若肝失疏泄，则胃失和降，气机郁滞，久则气滞血瘀，食管狭窄。中焦脾胃赖于肾阴的濡养和肾阳的温煦，若肾阴不足，失于濡养，或脾肾衰败，阳气虚弱，运化受阻，浊气上逆均可发为噎膈。

噎膈之病因病机复杂，但主要为七情内伤，饮食不节，日久则气郁生痰，气滞血阻，滞于食管而见噎膈；其次为年老体弱等原因，致阴津亏虚，气血枯燥，食管失于润养，干涩难下而见噎膈。但时常虚实交错，相互影响，互为因果，因而使病证极为复杂，病情缠绵难愈。

二、诊断要点

（一）症状

初起咽部或食管内有异物感，进食时有停滞感，继则咽下梗噎，重则食不得咽下或食入即吐。常伴有胃脘不适，胸膈疼痛，甚则形体消瘦，肌肤甲错，精神疲惫等。

（二）检查

口腔与咽喉检查，食管、胃的 X 线检查，食管与胃的内镜及病理组织学检查，食管脱落细胞检查以及 CT 检查有助于早期诊断。

三、鉴别诊断

（一）梅核气

噎膈与梅核气两者均见吞咽过程中梗塞不舒的症状。梅核气自觉咽喉中有物梗塞，吐之不出，咽之不下，但饮食咽下顺利，无噎塞感，系气逆痰阻于咽喉所致。噎膈则饮食咽下暗梗阻难下，甚则不通。

（二）反胃

噎膈与反胃两者均有食入复出的症状，但反胃饮食能顺利咽下入胃，经久复出，朝食暮吐，暮食朝吐，宿谷不化，病证较噎膈轻，预后较好。

四、辨证

首先辨清噎膈的虚实。气滞血瘀，痰浊内阻者为实；津枯血燥，气虚阳弱者为虚。新病多实，或实多虚少；久病多虚，或虚中夹实。吞咽困难，梗塞不顺，胸膈胀痛者多实；食管干涩，饮食难下，或食入即吐者多虚。然而临证时，多为虚实相杂，应注意详辨。噎膈以正虚为本，夹有气滞、痰阻、血瘀等为标实。初起以标实为主，可见梗塞不舒，胸膈胀满、疼痛等气血郁滞之证。后期以正虚为主，出现形体消瘦，皮肤枯燥，舌红少津等津亏血燥之候；面色㿠白，形寒气短，面浮足肿等气虚阳微之证。临证时应仔细辨明标本的轻重缓急，利于辨证施治。

(一)气滞痰阻

1.证候

咽食梗阻，胸膈痞满，甚则疼痛，随情志变化可加重或减轻，伴有嗳气呃逆，呕吐痰涎，口干咽燥，大便干涩，舌质红，苔薄腻，脉弦滑。

2.分析

由于气滞痰阻于食管，食管不利，则咽食困难，胸膈痞满，遇情绪舒畅可减轻，精神抑郁则加重；气结津液不能上承，且郁热伤津，故口干咽燥；津不下润则大便干涩；痰气交阻，胃气上逆，则嗳气呃逆，呕吐痰涎；舌质红，苔薄腻，脉弦滑，为气郁痰阻，兼有郁热伤津之象。

(二)瘀血阻滞

1.证候

吞咽梗阻，胸膈疼痛，食不得下，甚则滴水难进，食入即吐，或吐出物如赤豆汁，兼面色黯黑，肌肤枯燥，形体消瘦，大便坚如羊屎，或便血，舌质紫暗，或舌红少津，脉细涩。

2.分析

血瘀阻滞食管或胃口，道路狭窄，故吞咽困难，胸膈疼痛，食不得下，食入即吐；久病阴伤肠燥，故大便干结，坚如羊屎；久瘀伤络，血渗脉外，则吐物如赤豆汁，或便血；长期饮食不入，化源告竭，肌肤失养，故形体消瘦，肌肤枯燥；面色黯黑，为瘀血阻滞之征；舌质紫暗，少津，脉细涩为血亏瘀结之象。

(三)津亏热结

1.证候

进食时咽喉梗涩而痛，水饮可下，食物难进，或入食即吐，兼胸背灼痛，五心烦热，口干咽燥，形体消瘦，肌肤枯燥，大便干结，舌质红而干，或有裂纹，脉弦细数。

2.分析

由于胃津亏耗，不能上润，故进食时咽喉梗涩而痛；热结痰凝，阻塞食管，故食物反出；热结灼阴，津亏失润，则口干咽燥，大便干结；胃不受纳，无以化生精微，故五心烦热，形体消瘦，肌肤枯燥；舌红而干，或有裂纹，脉弦细而数，均为津亏热结之象。

(四)脾肾阳衰

1.证候

长期吞咽受阻，饮食不下，胸膈疼痛，面色㿠白，形瘦神衰，气短畏寒，面浮足肿，泛吐清涎，腹胀便溏，舌淡苔白，脉细弱。

2.分析

噎膈日久，阴损及阳，脾肾阳衰，饮食无以受纳和运化，浊气上逆，故吞咽受阻，饮食不下，泛吐涎沫；脾肾衰败，化源衰微，肌体失养，故面色㿠白，形瘦神衰；阳气衰微，寒湿停滞，气短畏寒，面浮肢肿，腹胀便溏；舌淡苔白，脉细弱，均为脾肾阳衰之象。

五、治疗

噎膈的治疗在初期重在治标，宜以行气化痰、活血祛瘀为主；中、后期重在治本，以滋阴润燥、补气温阳为主。但本病表现极为复杂，常常虚实交错，治疗时应根据病情区分主次，全面兼顾。

（一）中药治疗

1.气滞痰阻

（1）治法：化痰解郁，润燥降气。

（2）处方：启膈散（《医学心悟》）。方中丹参、郁金、砂仁理气化痰，解郁宽胸；沙参、贝母、茯苓润燥化痰，健脾和中；荷叶蒂和胃降逆；杵头糠治卒噎。

痰湿较重可加瓜蒌、天南星、半夏以助化痰之力；若津液耗伤加麦冬、石斛、天花粉以润燥；若郁久化热，心烦口干者，加黄连、栀子、山豆根；若津伤便秘者加桃仁、蜂蜜以润肠通便。

2.瘀血阻滞

（1）治法：活血祛瘀，滋阴养血。

（2）处方：通幽汤（《脾胃论》）。方中生地黄、熟地、当归身滋阴润肠，解痉止痛；桃仁、红花活血祛瘀，通络止痛；甘草益脾和中；升麻升清降浊。

若胸膈刺痛，酌加三七、丹参、赤芍、五灵脂活血祛瘀，通络止痛；胸膈闷痛，加海藻、昆布、贝母、瓜蒌软坚化痰，宽胸理气；若呕吐痰涎，加莱菔子、生姜汁以温胃化痰。

3.津亏热结

（1）治法：滋阴养血，润燥生津。

（2）处方：沙参麦冬汤（《温病条辨》）加减。方中沙参、麦冬、玉竹滋补津液；桑叶、天花粉养阴泻热；扁豆、甘草安中和胃；可加玄参、生地黄、石斛以助养阴之力；加栀子、黄连、黄芩以清肺胃之热。

若肠燥失润，大便干结，可加当归、瓜蒌仁、生首乌润肠通便；若腹中胀满，大便不通，胃肠热盛，可用人参利膈丸或大黄甘草汤泻热存阴，但应中病即止，以免耗伤津液；若食管干涩，口燥咽干，可用滋阴清膈饮以生津养胃。

4.脾肾阳衰

（1）治法：温补脾肾，益气回阳。

（2）处方：补气运脾汤（《统旨方》）加减。方中人参、黄芪、白术、茯苓、甘草补脾益气；砂仁、陈皮、半夏和胃降逆；加旋覆花降逆止呕；加附子、干姜温补脾阳；加枸杞子、杜仲温养肝肾，填充精血。若气阴两虚加石斛、麦冬、沙参以滋阴生津。

若中气下陷、少气懒言可用补中益气汤；若气血两亏、心悸气短可用十全大补汤加减。

在此阶段，阴阳俱竭，如因阳竭于上而水谷不入，阴竭于下而二便不通，称为关格，系开合之机已废，为阴阳离决的一种表现，当积极救治。

（二）针灸治疗

1.基本处方

取穴：天突、膻中、内关、上脘、膈俞、足三里、胃俞、脾俞。天突散结利咽，宽贲门；膻中、内关宽胸理气，降逆止吐；上脘和胃降逆，调气止痛；膈俞利膈宽胸；足三里、胃俞、脾俞和胃扶正。

2.加减运用

（1）气滞痰阻证：加丰隆、太冲以理气化痰，针用泻法。余穴针用平补平泻法。

（2）瘀血阻滞证：加合谷、血海、三阴交以行气活血，针用泻法。余穴针用平补平泻法。

（3）津亏热结证：加天枢、照海以滋补津液、泻热散结，针用补法。余穴针用平补平泻法。

（4）脾肾阳衰证：加命门、气海、关元以温补脾肾、益气回阳。诸穴针用补法，或加灸法。

3.其他

(1)耳针疗法:取神门、胃、食管、膈,用中等刺激,每天 1 次,10 次为 1 个疗程,或贴压王不留行籽。

(2)穴位注射疗法:取足三里、内关,用维生素 B_1、维生素 B_6 注射液,每穴注射 1 mL,每 3 天注射1 次,10 次为 1 个疗程。

(陈　静)

第十一节　呃　　逆

呃逆是以喉间呃呃有声,声短而频,不能自控为主要临床表现的一种病证。古称“哕”,又称“哕逆”,俗称打嗝。

呃逆在《黄帝内经》中称“哕”,并阐发了其病机,《素问·宣明五气》篇曰:“胃气上逆,为哕。”同时记载了三种简便的治疗方法,如《灵枢·杂病》云:“哕,以草刺鼻,嚏而已;无息而立迎引之,立已;大惊之,亦可已。”至元·朱丹溪始称“呃”,《丹溪心法·呃逆》篇曰:“古谓之哕,近谓之呃,乃胃寒所生,寒气自逆而呃上。亦有热呃,亦有其他病发呃者”。至明代统称“呃逆”,《景岳全书·呃逆》篇曰:“而呃之大要,亦惟三者而已,则一曰寒呃,二曰热呃,三曰虚脱之呃。”对本病分类可谓提纲挈领。清·李用粹《证治汇补·呃逆》篇,将呃逆分为火、寒、痰、虚、瘀五种,并对每种呃逆的临床表现进行了较详细的论述,至今仍有一定的临床指导意义。

现代医学的单纯性膈肌痉挛、胃肠神经官能症、食管癌、胃炎、胃扩张、肝硬化晚期、脑血管病、尿毒症等疾病,以及胃、食管手术后或其他原因引起的膈肌痉挛,出现呃逆的临床表现时,可参考本节进行辨证论治。

一、病因病机

呃逆的病因多为饮食不当、情志不舒和正气亏虚等,或突然吸入冷空气而引发呃逆。其病机主要是胃失和降,胃气上逆,动膈冲喉。

(一)外感寒邪

外感寒邪,胃中吸入冷气,寒遏胃阳,气机不利,气逆动膈,上冲于喉,发出呃呃之声,不能自制。

(二)饮食不当

由于过食生冷,或因病而服寒凉药物过多,寒气蕴结中焦,损伤胃阳,胃失温煦,或过食辛辣煎炒之物,或醇酒厚味,或因病过用温补之剂,燥热内生,胃火炽盛,胃失和降,反作上逆,发生呃逆。

(三)情志不舒

因恼怒太过,肝失条达,气机不利,以致肝气横逆犯胃,胃失和降,气逆动膈。或因肝气郁结,不能助脾运化,聚湿生痰;或因忧思伤脾,脾失健运,滋生痰湿;或因气郁化火,灼津成痰;或素有痰饮内停,复因恼怒,皆可致逆气挟痰,上犯动膈而发生呃逆。

(四)体虚病后

禀赋不足,年老体弱,久病肾虚,或劳累太过耗伤中气,脾阳失温,胃气虚衰,清气不升,浊气不降,气逆动膈冲喉而发生呃逆。或过汗、吐、下,虚损误攻,妇人产后,或热病伤阴,使胃阴不足,失于润养,和降失职,虚火上炎动膈冲喉而发生呃逆。

呃逆之病位在膈,病变关键脏腑在胃,与肺、肝、脾、肾诸脏有关。膈位于肺胃之间,膈上为肺,膈下为胃,二脏与膈位置邻近,经脉又相连属。若肺失肃降或胃气上逆,皆可致膈间气机不利,逆气动膈,上冲喉间,发出呃呃之声。手太阴肺之经脉,起于中焦,下络大肠,还循胃口,上膈属肺,将胃、膈、肺三者紧密相连。另外,胃之和降,还赖于肝之条达,若肝气郁滞,横逆犯脾胃,气逆动膈,亦成呃逆。肺胃之气的和降,又赖于肾气的摄纳,若久病伤肾,肾失摄纳,则肺胃之气不能顺降,上逆动膈而发呃逆。可见呃逆病机关键在于胃失和降,胃气上逆,动膈冲喉。胃气上逆,除胃本身病变外,同时与肺气肃降,肾气摄纳,肝气条达之功能紊乱等均有关系。

二、诊断要点

(一)症状

自觉气逆上冲,喉间呃呃连声,声短而频,不能自制为主证,其呃声或高或低,发作间隔或疏或密,间歇时间不定。伴有胸膈痞闷,胃脘不舒,嘈杂灼热,腹胀嗳气,心烦不寐等症状。多与受凉,过食寒凉、辛辣,或情志郁怒等诱发因素有关。偶发性的呃逆,或病危胃气将绝时之呃逆,为短暂症状,不列为呃逆病。

(二)检查

X 线胃肠钡透及内镜等检查有助于诊断。必要时检查肝、肾功能、B 超、心电图、CT 等有助于鉴别诊断。

三、鉴别诊断

(一)嗳气

嗳气与呃逆同属胃气上逆之证,嗳气声音低缓而长,可伴酸腐气味,气排出后自感舒适,病势较缓,多在饱食、情志不畅时发病。而不同于呃逆喉间呃呃连声,声短而频,不能自制。

(二)干呕

干呕与呃逆同属胃气上逆之证,干呕患者可见呕吐之状,但有声无物,或有少量痰涎而无食物吐出。干呕之声为呕声,也不同于呃逆的呃呃连声,声短而频。

四、辨证

辨证时首先要分清功能性呃逆、病理性呃逆。若因受寒或肝郁出现短暂的呃逆,又无明显兼症,可不治自愈。非器质性病变引起的呃逆为功能性疾病,经治可愈。若呃逆反复发作,并有明显的兼症,或出现在其他慢性病症的过程中,可视为病理性呃逆,当辨证治疗。首先辨清此病的寒热虚实。寒者呃声沉缓有力,得热则减,遇冷加重,伴胃脘不适,苔白脉缓;热者呃声洪亮,声高短促,伴口臭烦渴,便秘溲赤,苔黄脉大;虚者呃声低长,时断时续,体虚脉弱;实者呃声洪亮,连续发作,脉弦有力等。

(一)胃寒气逆

1.证候

呃逆声沉缓有力,得热则减,遇寒加重,喜食热饮,恶食冷饮,膈间及胃脘痞满不适,或有冷感,口淡不渴,舌质淡,苔白或白滑,脉象迟缓。多在过食生冷,受凉、受寒后发病。

2.分析

由过食生冷或受凉等,致寒积中焦,胃气为寒邪阻遏,胃失和降,上逆动膈冲喉而成呃逆;胃中实寒,故呃声沉缓有力;胃气不和,故脘膈痞闷不适。得热则减,遇寒更甚者,是因寒气得温则行,遇寒则凝之故;口淡不渴,舌苔白,脉迟缓者,均属胃中有寒之象。

(二)胃火上逆

1.证候

呃声洪亮,冲逆而出,口臭烦渴,多喜冷饮,尿黄便秘,舌红苔黄或黄燥,脉滑数。多在过食辛辣,或饮酒等后发病。

2.分析

由于嗜食辛辣烤制及醇酒厚味之品,或过用温补药物,或素体阳盛再加辛辣等品,久则胃肠积热化火,胃火上冲,故呃声洪亮,冲逆而出;阳明热盛,灼伤胃津,故口臭烦渴而喜冷饮;热邪内郁,肠间燥结,故大便秘结,小便短赤;舌苔黄,脉滑数,均为胃热内盛之象。

(三)气逆痰阻

1.证候

呃逆连声,呼吸不利,脘胁胀满,或肠鸣矢气,可伴恶心嗳气,头目昏眩,脘闷食少,或见形体肥胖,平时多痰,舌苔薄腻,脉象弦滑。常在抑郁恼怒后加重,情志舒畅时缓解。

2.分析

因七情所伤,肝气郁结,失于条达,横犯脾胃,胃气上冲动膈而成呃逆;肝郁气滞,故胸胁胀满不舒;气郁日久化火,灼津成痰,或因肝木克脾,脾失健运,聚湿成痰,痰气互结,阻于肺则呼吸不利,阻于胃则恶心嗳气,阻于肠则肠鸣矢气;清气不升,浊阴不降,故见头目昏眩;舌苔薄腻,脉象弦滑,皆为气逆痰阻之象。

(四)脾胃虚寒

1.证候

呃声低沉无力,气不得续,泛吐清水,面色苍白,手足欠温,伴有脘腹冷痛,食少乏力,或见腰膝无力,大便稀溏或久泻。舌淡苔白,脉沉细而弱。

2.分析

若饮食不节或劳倦伤中,使脾胃阳气受损;或素体阳虚,脾胃无力温养,脾胃升降失调,则胃气上逆,故呃声低弱无力,气不得续。脾胃俱虚,运化无力,则食少乏力;阳虚则水饮停胃,故泛吐清水;若久病及肾,肾阳衰微,则腰膝无力,便溏久泻;手足不温,舌淡苔白,脉沉而细,均为阳虚之象。

(五)胃阴不足

1.证候

呃声短促,气不连续,口干舌燥,烦渴少饮,伴不思饮食,或食后饱胀,大便干燥,舌质红少苔,或有裂纹,脉细而数。

2.分析

由于热病或郁火伤阴，或辛温燥热之品耗损津液，使胃中津液不足，胃失濡养，难以和降，气逆扰膈，故呃声短促，虚则气不连续；胃阴耗伤不能上润，则见口干舌燥，烦渴少饮；脾胃虚弱，运化无力，故见不思饮食，食后饱胀；津液耗伤，大肠失润，故大便干燥；舌质红，苔少而干，脉细数，均为阴虚之象。

五、治疗

呃逆治疗当以和胃、降逆、平呃为主。但要根据病情的寒热虚实之偏重不同，分别以寒则温之，热则清之，实则泻之，虚则补之。若重病中出现呃逆，治当大补元气，或滋阴养液以急救胃气。

(一)中药治疗

1.胃寒气逆

(1)治法：温中散寒，降逆止呃。

(2)处方：丁香散(《古今医统》)。方中丁香辛温，散寒暖胃为君，柿蒂味苦，下气降逆止呃为臣，二者相合，温中散寒，降逆止呃，两者相得益彰，疗效甚好，为临床治疗呃逆常用要药；佐以良姜温中散寒，宣通胃阳；使以炙甘草和胃益气。

若兼痰湿者，症见脘闷腹胀不舒，可加半夏、厚朴、陈皮等和降胃气，化痰导滞；兼表寒者，加苏叶、藿香以散寒解表，和胃降逆。

寒呃日久，中阳受伤可选用丁香柿蒂汤，以益气温中，降逆止呃；日久虚寒呃逆，可选用加味四逆汤，以补阳散寒，降逆止呃。

另可选用朴沉化郁丸，每次 9 g，每天 2 次，温开水送服；或用荜澄茄、良姜各等份，研末，加醋少许调服，每天 1 剂，连用 3 天。

2.胃火上逆

(1)治法：清热和胃，降逆止呃。

(2)处方：竹叶石膏汤(《伤寒论》)。方中竹叶、生石膏辛凉甘寒，清泻胃火为主药；佐以法半夏和胃降逆；人参、麦冬养胃生津；粳米、甘草益胃和中。

若胃气不虚者去人参，常加柿蒂、竹茹降逆止呃；便秘者则合小承气汤，用大黄、枳实、厚朴通利大便，釜底抽薪，此乃上病下治之法；若中焦积热日久伤阴，可选用清胃散以清泻胃火，凉血养阴，降逆止呃。

另可用左金丸，每次 9 g，每天 2 次，温开水送服；或用柿蒂、黄连各 10 g，水煎内服治疗热呃。

3.气逆痰阻

(1)治法：理气化痰，降逆止呃。

(2)处方：旋覆代赭石汤(《伤寒论》)方中旋覆花下气消痰，代赫石重镇降逆，二药相配，一轻一重，共成和降之功为主药；法半夏、生姜化痰和胃，佐以人参补中益气；甘草、大枣和中并引药归经。

如胃气不虚，可去人参、甘草、大枣，以防壅滞气机，加木香以行气止呃；若痰湿明显，可加陈皮、茯苓、浙贝以醒脾化痰；若兼热象，可加黄芩、竹茹以清热化痰。

本型还可选用木香顺气丸，每次 6 g，每天 2 次，温开水冲服；疏肝丸，每次 1 丸，每天 2 次，温开水送服。

4.脾胃虚寒

(1)治法:温补脾胃,和中降逆。

(2)处方:理中丸(《伤寒论》)加减。方中干姜温中祛寒为主药;辅以人参、白术、炙甘草健脾益胃;加入刀豆甘温,温中下气,善治呃逆;丁香、白豆蔻辛温芳香,行气暖胃,宽膈止呃。

若寒甚者,加附子温中祛寒;肾阳不足者加肉桂、山萸肉等以温肾补脾。本型也可选用附子理中丸,每次 1 丸,每天 2 次,温开水送服。

5.胃阴不足

(1)治法:益气养阴,和胃止呃。

(2)处方:益胃汤(《温病条辨》)加减。方中沙参、麦冬、玉竹、生地黄、冰糖甘润养阴益胃;可酌加柿蒂、刀豆、枇杷叶等顺气降逆。全方合用以达益气养阴、和胃止呃之效。

若神疲乏力,气阴两虚者,可加沙参、白术、山药;若纳差腹胀加炒麦芽、炒谷芽等;若阴虚火旺,咽喉不利加石斛、芦根以养阴清热。

本型也可选用枇杷膏,每次 10 g,每天 3 次,温开水冲服;或用大补阴丸,每次 1 丸,每天 2 次,温开水送服。

(二)针灸治疗

1.基本处方

取穴:膈俞、内关、膻中、中脘、足三里。

膈俞利膈止呃;内关宽胸利膈,畅通三焦气机;膻中宽胸理气,降逆止呃;中脘、足三里和胃降逆。

2.加减运用

(1)胃寒气逆证:加梁门、气海以温胃散寒、疏通膈气、降逆止呃,针用补法,或加灸法。余穴针用平补平泻法,或加灸法。

(2)胃火上逆证:加内庭以清泻胃火、降逆止呃。诸穴针用泻法。

(3)气逆痰阻证:加太冲、阴陵泉以降逆化痰。诸穴针用平补平泻法。

(4)脾胃虚寒证:加关元、命门以温补中焦、和胃止呃。诸穴针用补法,或加灸法。

(5)胃阴不足证:加胃俞、三阴交以养阴止呃。诸穴针用补法。

3.其他

(1)耳针疗法:取耳中、胃、神门、肝、心,毫针强刺激,留针 30 分钟,每天 1 次;也可采用耳针埋藏或用王不留行籽贴压法。

(2)拔罐法:取中脘、梁门、气海,或用膈俞、肝俞、胃俞,每次留罐 15～20 分钟,每天 1～2 次。

(3)穴位贴敷法:用麝香粉 0.5 g,放入神阙穴内,用伤湿止痛膏固定,适用于实证呃逆,尤其以肝郁气滞者取效更捷;或用吴茱萸 10 g,研细末,用醋调成膏状,敷于双侧涌泉穴,胶布或伤湿止痛膏固定,可引气火下行,适用于各种呃逆,对肝、肾气逆引起的呃逆尤为适宜。

(4)指压疗法:翳风、攒竹、内关、天突,任取 1 穴,用拇指或中指重力按压,以患者能耐受为度,连续按揉 1～3 分钟,同时令患者深吸气后屏住呼吸,常能立即止呃;或取 T_2～L_1 双侧夹脊穴、肺俞-肾俞的膀胱经,先用拇指或掌根摩揉,再提捏膀胱经 3～5 遍,后用拇指点按双侧膈俞1～2 分钟。

(陈　静)

第十二节 黄 疸

一、临床诊断

(1)目黄、身黄、尿黄。以目睛发黄为主。因为目睛发黄是最早出现、消退最晚,而且是最易发现的指征之一。

(2)患病初期,常有类似胃肠感冒的症状,三五天以后,才逐渐出现目黄,随之溲黄与身黄。急黄表现为黄疸起病急骤,身黄迅即加深,伴见高热,甚或出现内陷心包、神昏痉厥等危候。

(3)有饮食不节或饮食不洁、肝炎接触或使用化学制品、药物等病史。

(4)血常规、尿常规检查,血生化肝功能检查,如血清总胆红素、尿胆红素、尿胆原、直接或间接胆红素、转氨酶测定,B超、CT、胆囊造影等,以及肝炎病毒学指标、自身免疫性肝病检测指标等,有助于黄疸诊断,并有利于区别细胞性黄疸(病毒性肝炎等)、梗阻性黄疸(肝胆及胰腺肿瘤、胆石症等)、溶血性黄疸。

二、病证鉴别

(一)黄疸与萎黄相鉴别

黄疸与萎黄相鉴别(见表9-1)。

表9-1 黄疸与萎黄鉴别要点

	黄疸	萎黄
病因	感受时疫毒邪、饮食所伤、脾胃虚弱、瘀血、砂石阻滞	大失血或重病之后
病机要点	湿浊阻滞,胆液外溢	气血不足,血不华色
目黄	目黄、身黄、溲黄	颜面皮肤萎黄不华,无目黄
兼症	恶心呕吐,腹胀纳呆,大便不调	眩晕、气短、心悸

(二)阳黄、阴黄与急黄相鉴别

阳黄、阴黄与急黄相鉴别(见表9-2)。

表9-2 阳黄、阴黄与急黄鉴别要点

	阳黄	阴黄	急黄
病因	湿热	寒湿	热毒
病机要点	湿热壅滞	寒湿瘀滞	热毒炽盛,迫及营血
证候特征	黄色鲜明如橘色,伴口干发热,小便短赤,大便秘结,舌苔黄腻,脉弦数	黄色晦暗如烟熏,伴脘闷腹胀,畏寒神疲、口淡不渴,舌质淡,苔白腻,脉濡缓或沉迟	黄色如金,发病迅速,伴神昏,谵语,衄血、便血,肌肤瘀斑,舌质红绛,苔黄燥
预后	治疗及时,预后良好	病情缠绵,不易速愈	病情凶险,预后多差

三、病机转化

黄疸的病位在脾、胃、肝、胆，病性有虚有实，初病多实，久病多虚。发病与湿邪内郁相关。急黄为感受湿热疫毒为患，热毒炽盛，迫及营血，病情急重；阳黄为中阳偏盛，湿从热化，湿热瘀滞，“瘀热以行”，或肝胆郁热，胆汁外溢所致；阴黄为中阳不足，湿从寒化，寒湿瘀滞为患，或脾胃虚弱，血败不荣于色所致。总之，黄疸形成的病机，可概括为湿热瘀滞、肝胆郁热与脾虚血败，不荣于色三个方面（见图 9-1）。

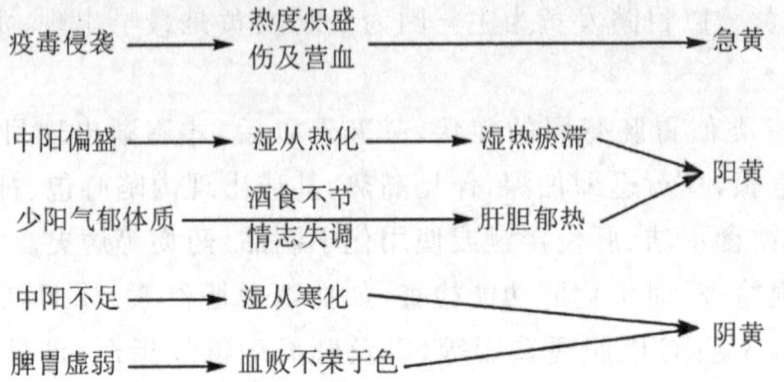

图 9-1　黄疸病机转化示意图

四、辨证论治

（一）治则治法

黄疸初期以实证为主，治疗重在攻逐体内邪气，据其邪气特性，采用相应的治疗方法。阳黄证以清热利湿为主，通利二便是驱逐体内湿邪的主要途径。阳黄证无论湿热之轻重，苦寒攻下法的应用均有利于黄疸的消退，但须中病即止，以防损伤脾阳。急黄证的治疗以清热解毒凉血为主，并随病证变化，灵活应用攻下、开窍之法。阴黄证治疗则依据寒湿或血瘀的病机特点，可采用温化寒湿、化瘀退黄治法。而虚黄的治疗则以健脾生血为原则。久病黄疸的治疗，更当重视健脾疏肝、活血化瘀，以避免黄疸进一步发为积聚、鼓胀等顽症。

（二）分证论治

1.阳黄

（1）湿热兼表。

症状：多见于黄疸初起，双目白睛微黄或不明显，小便黄，伴恶寒发热、头身困痛等表证，舌苔黄白相间、以白为主，脉浮弦或弦数。

治法：清热化湿，佐以解表。

方药：麻黄连翘赤小豆汤合甘露消毒丹加减。

方中麻黄、薄荷辛散外邪，透邪外出；连翘、黄芩清热解毒；藿香、白蔻仁、石菖蒲芳香化湿；赤小豆、梓白皮、滑石、木通淡渗利尿、使湿去有路；杏仁宣肺化湿；茵陈清热化湿，利胆退黄；生姜、大枣、甘草调和脾胃；川贝、射干可去而不用。

表证轻者，麻黄、薄荷用量宜轻、取其微汗；目白睛黄甚者，茵陈用量宜重；热重者可加金银花、栀子、板蓝根清热解毒。并可加郁金、丹参以疏肝活血。

（2）热重于湿。

症状：以身目俱黄、黄色鲜明、发热口渴为特征，口干口苦、恶心呕吐，脘腹胀满，大便秘结，小便赤黄短少，舌红，苔黄腻或黄燥，脉弦滑或滑数。

治法：清热利湿，通腑化瘀。

方药：茵陈蒿汤加减。

方中茵陈味入肝、脾、膀胱经，清热利湿、疏肝利胆退黄，为君药；栀子清泄三焦湿热，利胆退黄；大黄通腑化瘀、清利湿热、解毒退黄；茵陈配栀子，使湿热从小便而去；茵陈配大黄，使瘀热从大便而解。本方可加连翘、大青叶、虎杖、金钱草、田基黄、板蓝根等清热解毒、利湿退黄之品相佐；丹参、郁金疏肝利胆化瘀；车前子、猪苓、泽泻等淡渗利湿，使湿热分消，从二便而去。

(3)湿重于热。

症状：身目俱黄，但黄色不如热重者鲜明，可伴有头身困重、纳呆便溏、口粘不渴等，舌苔厚腻微黄，脉濡缓或弦滑。

治法：健脾利湿，清热利胆。

方药：茵陈四苓汤。

方用茵陈清热利湿、利胆退黄，猪苓、茯苓、泽泻淡渗利湿，炒白术健脾燥湿。右胁疼痛者，可加郁金、川楝子、佛手疏肝理气止痛。脘闷腹胀、厌油恶心者，可加陈皮、藿香、佩兰、石菖蒲芳香化湿。便溏尿少、口中甜者，可加厚朴、苍术；纳差明显者，可加炒麦芽、鸡内金醒脾消食。

(4)肝胆郁热。

症状：以身目发黄鲜明，右胁疼痛甚则放射至肩背，壮热或寒热往来为特征。伴有口苦咽干，恶心呕吐，便秘、尿黄，舌红苔黄而干，脉弦滑数。

治法：清热化湿，疏肝利胆。

方药：大柴胡汤加减。

柴胡、黄芩、半夏、生姜和解少阳，和胃降逆；大黄、枳实通腑泻热，利胆退黄；白芍柔肝敛阴；大枣养胃。胁痛严重者，可加郁金、枳壳、木香；黄疸重者，可加金钱草、厚朴、茵陈、栀子；壮热者，可加金银花、蒲公英、虎杖；呃逆恶心者，加炒莱菔子。

2.阴黄

(1)寒湿证。

症状：以身目俱黄，黄色晦黯或如烟熏为特征。舌淡红苔白腻，脉濡缓或沉迟。

治法：温中化湿，健脾利胆。

方药：茵陈术附汤。

方中茵陈除湿利胆退黄，附子、干姜温中散寒，佐以白术、甘草健脾益胃。胁痛或胁下积块者，可加丹参、泽兰、郁金、赤芍疏肝利胆、活血化瘀；便溏者加茯苓、泽泻健脾利湿。黄疸日久，身倦乏力者加党参、黄芪。

(2)脾虚证。

症状：以身目发黄黄色较淡而不鲜明、肢体倦怠乏力为特征。

治法：健脾益气，祛湿利胆。

方药：六君子汤加茵陈、柴胡。

人参、茯苓、白术、甘草健脾益气，陈皮、半夏健脾燥湿，茵陈、柴胡利湿疏肝利胆，诸药合用，共奏健脾益气、疏肝利胆、祛湿退黄之功。血虚者可加当归、地黄养血，湿重苔腻者可少加猪苓、泽泻。

(三)临证备要

茵陈蒿是治疗黄疸的专药，可用于多种原因所致的黄疸，用量一般为30～50 g。此外，青叶胆、金钱草、虎杖、郁金、败酱草、车前草等均有退黄之效，临床可酌情选用。

大黄治疗黄疸，古方常用。清代温病学家吴又更认为“退黄以大黄为专攻”，主张较大剂量应用大黄。实践证明，在治疗阳黄时，大黄确有很好的疗效，大便干结时，可加玄明粉；大便溏时，可用制大黄。

黄疸多湿热邪毒所致，今人有“治黄需解毒，毒去黄易除”之说。除了茵陈、山栀子、大黄、虎杖以外，蒲公英、连翘、板蓝根、大青叶、白花蛇舌草等清热解毒药或金钱草、车前草等利湿解毒药，临床也很常用。

黄疸多湿热瘀滞，《金匮要略》认为“瘀热以行，脾色必黄”，所以黄疸治疗当重视活血化瘀或凉血散血。丹参、茜草、丹皮、赤白芍等，临床常用。所谓“治黄需活血，血行黄易灭”，就是在强调黄疸活血化瘀治法的重要。

黄疸病位在脾胃肝胆，久病黄疸表现为肝郁脾虚者也不少见。所以治疗黄疸应该重视疏肝柔肝，调理气血，健脾护胃。同时应该注意扶正益气、化瘀散结、祛邪解毒，方剂可用当归补血汤、当归芍药散、鳖甲煎丸、三甲散等，以防治病情进展到积聚以致引发鼓胀。

虚黄为黄疸的特殊类型，可见于进食蚕豆，或药毒所伤引发，常见面色无华，乏力体倦，小便赤褐色，多虚，当用小建中汤等调补。

（四）常见变证的治疗

1.鼓胀

气、血、水淤积于腹内，常表现为腹大如鼓、皮色苍黄、腹壁青筋暴露，常伴有胁下或腹部痞块，四肢枯瘦等症，舌黯有瘀斑，舌苔腻或舌淡胖，苔白，脉弦滑或细弱，初期以理气和血，利水行湿为法，可以木香顺气散为主方；中期以益气活血，行气利水为法，可用四君子汤合调营饮为主方；晚期当重视并发症，出血者，可用泻心汤或大黄、白及、三七粉凉开水调为糊状，慢慢吐服；神昏者，可用至宝丹或苏合香丸以醒神开窍。

2.积聚

胁下可有癥积，固定不移，胸胁刺痛，拒按，舌黯或淡黯，有瘀斑，脉涩，可用鳖甲煎丸以活血散瘀，软坚散结，如有气血亏虚可合用当归补血汤，或人参养荣汤。

（五）其他疗法

1.中成药疗法

（1）茵栀黄口服液：清热解毒，利湿退黄。适用于湿热毒邪内蕴所致急性、迁延性、慢性肝炎和重症肝炎（Ⅰ型）。也可用于其他型重症肝炎的综合治疗。

（2）清肝利胆胶囊：清利肝胆湿热。适用于肝郁气滞、肝胆湿热未清等症。

（3）茵陈五苓丸：清湿热，利小便。适用于肝胆湿热，脾肺郁结引起的湿热黄疸，胆腹胀满，小便不利。

（4）乙肝解毒胶囊：清热解毒，疏肝利胆。适用于乙型肝炎，辨证属于肝胆湿热内蕴者。

2.针灸疗法

针刺以足三里、阳陵泉、行间、胆囊穴、至阳等为主，发热者可加曲池；湿浊重者可加阴陵泉、地机；胁痛者可加日月、期门；恶心呕吐者可加内关、中脘。多用泻法，留针 30 分钟，每天 1 次，两周1 个疗程。

（陈　静）

第十三节 胁　痛

一、临床诊断

(一)症状与体征

(1)以一侧或两侧胁肋部疼痛为主要临床表现,疼痛性质可表现为胀痛、窜痛、刺痛、隐痛,多为拒按,间有喜按者。

(2)可伴见胸闷、腹胀、嗳气、呃逆、急躁易怒、口苦纳呆、厌食恶心等症。

(3)常有情志不舒,跌仆损伤,饮食不节,久病耗伤,劳倦过度,或外感湿热等病因。

(4)血常规、肝功能、胆囊造影、B超等实验室检查,有助于诊断。

(二)辅助检查

胁痛以右侧为主者,多与肝胆疾病相关。肝功能、乙肝五项、甲肝抗体、丙肝抗体、戊肝抗体、自身免疫性肝病抗体、肝脏病理等检查可以作为诊断肝炎的指标;腹部B超、CT、MRI等检查可做肝硬化,肝胆结石,急、慢性胆囊炎,脂肪肝,胆道蛔虫,肝脓肿等疾病的诊断依据。检测血中的甲胎蛋白、碱性磷酸酶及超声造影、CT、MRI增强扫描可以与肝癌相鉴别;电子胃镜、上消化道钡餐可与胃病相鉴别;血常规、腹部X线检查可与肠梗阻、肠穿孔等做鉴别诊断;胸部X线、CT等检查可与胸膜炎相鉴别。

二、病证鉴别

(一)胁痛与悬饮

胁痛发病与情志不遂、饮食不节、跌仆损伤、久病体虚有关,其病机为肝络失和,主要表现为一侧或两侧胁肋部疼痛。悬饮多因素体虚弱,时邪外袭,肺失宣通,饮停胸胁,而致络气不和,其表现为饮停胸胁,胸胁咳唾引痛,呼吸或转侧加重,患侧肋间饱满,叩诊呈浊音,或兼见发热。

(二)胁痛与胃痛

两者疼痛主要部位不同。胁痛是以一侧或两侧胁肋部疼痛为主证,可伴发热恶寒,或目黄肤黄,或胸闷太息。肝气犯胃之胃痛可有攻痛连胁,但仍以上腹中部胃脘部疼痛为主症,且常伴嘈杂反酸,嗳气吐腐。

(三)胁痛与黄疸、鼓胀、肝癌等

黄疸、鼓胀、肝癌等在病程中或早或晚均伴有一侧或两侧胁肋部疼痛。其鉴别要点在于:黄疸以身目发黄为主症;鼓胀为气、血、水互结,腹大如鼓;肝癌有胁下积块。

三、病机转化

胁痛主要由情志不舒、跌仆损伤、饮食不节,久病耗伤,劳倦过度,或外感湿热等病因,导致肝气郁结、血瘀阻络,湿热蕴结、肝失疏泄,肝阴不足、络脉失养等,最终导致胁痛发生。

(一)基本病机

肝络失和,“不通则痛”或“不荣则痛”。肝为刚脏,主疏泄,喜条达而恶抑郁,肝体属阴,体阴而用阳。若肝的疏泄功能失常,气机郁结,血脉瘀滞,或阴血不足,肝失濡润,均可导致肝络失和,产生胁痛。因肝气郁滞、瘀血停滞、湿热蕴结所致的胁痛多属实证,是为"不通则痛";因阴血不足,肝络失养所致的胁痛为虚证,属"不荣则痛"。

(二)病位在肝胆,与脾胃肾密切相关

肝居胁下,经脉布于两胁,胆附于肝,与肝成表里关系,其脉亦循于胁,故胁痛之病,主要责之肝胆;胃居中焦,主受纳水谷,运化水湿,若因饮食所伤,脾失健运,湿热内生,郁遏肝胆,疏泄不畅,亦可发为胁痛;肝肾同源,精血互生,若因肝肾阴虚,精亏血少,肝脉失于濡养,则胁肋隐隐作痛。

(三)病理性质有虚有实,而以实证多见

胃痛病理性质有虚有实,实者多属不通而痛,以气滞、血瘀、湿热为主,三者尤以气滞为先。虚者多属不荣而痛,如阴血亏虚,肝失所养。虚实之间可以相互转化,故临床常见虚实夹杂之证。

(四)病程有新久之分,在气在血之别

一般说来,胁痛初病在气,由肝郁气滞、气机不畅所致;气为血帅,气行则血行,故气滞日久,血行不畅,病变由气滞转为血瘀,或气滞、血瘀并见;气滞日久,易于化火伤阴;因饮食所伤,肝胆湿热所致之胁痛,日久亦可耗伤阴津,皆可致肝阴耗伤,脉络失养,而转为虚证或虚实夹杂证。外邪、饮食、情志所致,以气机郁滞为主,病位较浅,多在气分;日久由经入络,气郁血瘀,病位较深,多为气血同病。

(五)病延日久,变证衍生

胁痛病延日久,可衍生变证,如气血壅结,肝体失和,腹内结块,形成积聚;如湿热壅滞,肝失疏泄,胆汁泛滥,则发生黄疸;肝脾肾失调,气血水互结,酿生鼓胀。胁痛日久,痰瘀互结,阻于肝络,或酿毒生变,转为肝癌。

四、辨证论治

(一)辨证思路

1.辨气血

一般来说,胁痛在气,以胀痛为主,且痛无定处,游走不定,时轻时重,症状的轻重每与情绪变化有关;胁痛在血,以刺痛为主,且痛处固定不移,疼痛持续不已,局部拒按,入夜尤甚,或胁下有积块。

2.辨虚实

实证多由肝郁气滞,瘀血阻络,外感湿热之邪所致,起病急,病程短,疼痛剧烈而拒按,脉实有力;虚证多属肝阴不足,络脉失养所引起,常因劳累而诱发,起病缓,病程长,疼痛隐隐,悠悠不休而喜按,脉虚无力。

3.辨表里

外感胁痛是由湿热外邪侵袭肝胆,肝胆失于疏泄条达而致,伴有寒、热表证,且起病急骤,同时可出现恶心呕吐,目睛发黄,苔黄腻等肝胆湿热症状;内伤胁痛则由肝郁气滞,瘀血内阻,或肝阴不足所引起,不伴恶寒、发热等表证,且起病缓慢,病程较长。

4.辨脏腑

胁痛病位主要在肝胆,但与脾、胃、肾密切相关,辨证时要注意辨别病变脏腑的不同。如肝郁气滞证多发病与情志因素有关,胁痛以胀痛为主,痛无定处,心烦易怒、胸闷腹胀、嗳气频作,属于肝脏病；肝胆湿热证口干口苦，胸闷纳呆，或兼有身热恶寒，身目发黄，为肝胆脏腑同病；若肝胃不和症见胸脘痞闷，恶心呕吐，胁痛隐隐，为肝胃同病。

（二）治疗原则

胁痛的治疗原则当基于肝络失和的基本病机，根据“不通则痛”“不荣则痛”的理论，以疏肝活络止痛为基本治则，结合肝胆的生理特点，灵活应用。实证宜理气、活血通络、清热祛湿，通则不痛；虚证宜补中寓通，滋阴、养血、柔肝，荣则不痛。

（三）分证论治

1.肝郁气滞

（1）症状：胁肋胀痛，走窜不定，甚则连及胸肩背臂，疼痛每因情志变化而增减，胸闷，善太息，得嗳气则舒，纳食减少，脘腹胀满，舌苔薄白，脉弦。

（2）病机分析：肝失条达，气机不畅，阻于胁络，肝气横逆，犯及脾胃。

（3）治法：疏肝解郁，理气止痛。

（4）代表方药：柴胡疏肝散加减。方中柴胡疏肝解郁，香附、枳壳、陈皮理气除胀，川芎活血行气通络，白芍、甘草缓急止痛，全方共奏疏肝理气止痛之功。

（5）加减：若气滞及血，胁痛重者，酌加郁金、川楝子、延胡索、青皮以增强理气活血止痛之功；若兼见心烦急躁，口干口苦，尿黄便干，舌红苔黄，脉弦数等气郁化火之象，酌加栀子、黄芩、胆草等清肝之品；若伴胁痛，肠鸣，腹泻者，为肝气横逆，脾失健运之证，酌加白术、茯苓、泽泻、薏苡仁以健脾止泻；若伴有恶心呕吐，是为肝胃不和，胃失和降，酌加半夏、陈皮、藿香、生姜等以和胃降逆止呕。

2.肝胆湿热

（1）症状：胁肋胀痛，触痛明显而拒按，或引及肩背，伴有脘闷纳呆，恶心呕吐，厌食油腻，口干口苦，腹胀尿少，或兼有身热恶寒，或有黄疸，舌苔黄腻，脉弦滑。

（2）病机分析：外湿或内热蕴积肝胆，肝络失和，胆失疏泄。

（3）治法：疏肝利胆，清热利湿。

（4）代表方药：龙胆泻肝汤加减。方中龙胆草、栀子、黄芩清肝泻火，柴胡疏肝理气，木通、泽泻、车前子清热利湿，生地黄、当归养血清热益肝。

（5）加减：可酌加郁金、半夏、青皮、川楝子以疏肝和胃，理气止痛。若便秘，腹胀满者为热重于湿，肠中津液耗伤，可加大黄、芒硝以泻热通便存阴。若白睛发黄，尿黄，发热口渴者，可加茵陈、黄柏、金钱草以清热除湿，利胆退黄。久延不愈者，可加三棱、莪术、丹参、当归尾等活血化瘀。对于湿热蕴结的胁痛，祛邪务必要早，除邪务尽，以防湿热胶固，酿成热毒，导致治疗的困难。

3.瘀血阻络

（1）症状：胁肋刺痛，痛处固定而拒按，疼痛持续不已，入夜尤甚，或胁下有积块，或面色晦暗，舌质紫黯，脉沉弦。

（2）病机分析：肝郁日久，气滞血瘀，或阴伤血滞，脉络瘀阻。

（3）治法：活血化瘀，通络止痛。

（4）代表方药：血府逐瘀汤加减。方用桃仁、红花、当归、生地黄、川芎、赤芍活血化瘀而养血，柴胡行气疏肝，桔梗开肺气，枳壳行气宽中，牛膝通利血脉，引血下行。

（5）加减：若瘀血严重，有明显外伤史者，应以逐瘀为主，方选复元活血汤。方以大黄、桃仁、红花、穿山甲活血祛瘀，散结止痛，当归养血祛瘀，柴胡疏肝理气，天花粉消肿化痰，甘草缓急止痛，调和诸药。还可加三七粉另服，以助祛瘀生新之效。

4.胆腑郁热

(1)症状：右胁灼热疼痛，口苦咽干，面红目赤，大便秘结，小便短赤，心烦、失眠易怒，舌红，苔黄厚而干，脉弦数。

(2)病机分析：因饮食偏嗜，忧思暴怒，外感湿热，虚损劳倦，胆石等原因导致胆腑气机郁滞，或郁而化火，胆液失于通降。此型胆胀多见。

(3)治法：清泻肝胆，解郁通腑。

(4)代表方药：清胆汤加减。方中栀子、黄连、柴胡、白芍、蒲公英、金钱草、瓜蒌清泻肝火，郁金、延胡索、川楝子理气解郁止痛，大黄利胆通腑泄热。

(5)加减：心烦失眠者，加丹参、炒枣仁；黄疸加茵陈、枳壳；口渴喜饮者，加天花粉、麦冬；恶心呕吐者，加半夏、竹茹。方中金钱草用量宜大，可用 30～60 g。

5.肝络失养

(1)症状：胁肋隐痛，绵绵不已，遇劳加重，口干咽燥，两目干涩，心中烦热，头晕目眩，舌红少苔，脉弦细数。

(2)病机分析：肝郁日久化热，或湿热久蕴伤阴，或病久体虚阴亏，导致精血亏损，肝络失养。

(3)治法：养阴柔肝，理气止痛。

(4)代表方药：一贯煎加减。方中生地黄、枸杞滋养肝肾，沙参、麦冬、当归滋阴养血柔肝，川楝子疏肝理气止痛。

(5)加减：若阴亏过甚，舌红而干，可酌加石斛、玄参、天冬；两目干涩，视物昏花，可加草决明、女贞子；头晕目眩甚者，可加钩藤、天麻、菊花；若心中烦热，口苦甚者，可加炒栀子、丹参。

(四)其他疗法

1.单方验方

(1)鸡内金、郁金、金钱草、海金沙各 30 g，水煎服，每天 1 付，用于肝胆湿热、砂石阻于胆道者。

(2)玫瑰花、代代花、茉莉花、川芎、荷叶各等份，开水冲服，用于肝气郁滞者。

(3)蒲公英 30 g，茵陈 30 g，红枣 6 枚，水煎服，每天 1 付，用于肝胆湿热者。

(4)威灵仙 30 g，水煎服，每天 1 付，用于肝气郁滞者。

(5)金钱草 15 g，鸡内金 15 g，茵陈 15 g，水煎服，每天 1 付，用于肝胆湿热者。

(6)川芎 15 g，香附 10 g，枳壳 15 g，水煎服，每天 1 付，用于气滞血瘀者。

(7)川楝子 10 g，郁金 12 g，山楂 30 g，水煎服，每天 1 付，用于肝气郁滞者。

(8)白茅根 30 g，黑木耳 10 g，竹叶 6 g，水煎服，每天 1 付，用于热盛伤阴之实证。

(9)百合 30 g，枸杞 15 g，水煎服，每天 1 付，用于阴虚胁痛。

(10)三七粉 3 g，每天 1 付，开水送服，孕妇忌服。用于血瘀胁痛。

2.中成药疗法

(1)龙胆泻肝丸。

功用主治：清肝胆，利湿热。用于肝胆湿热，胁痛口苦，头晕目赤，耳鸣耳聋，耳肿疼痛，尿赤涩痛，湿热带下。

用法用量：口服，每次 3～6 g，每天 2 次。

(2)红花逍遥片。

功用主治:疏肝,理气,活血。用于肝气不舒,胸胁胀痛,月经不调,头晕目眩,食欲减退等症。

用法用量:口服,每次 2～4 片,每天 3 次。

(3)肝苏片。

功用主治:清利湿热。用于急性病毒性肝炎、慢性活动性肝炎属湿热证者。

用法用量:口服,每次 5 片,每天 3 次,小儿酌减。

(4)元胡止痛颗粒。

功用主治:理气,活血,止痛。用于行经腹痛,胃痛,胁痛,头痛。

用法用量:口服,每次 4～6 片,每天 3 次。

(5)当飞利肝宁胶囊。

功用主治:清利湿热,益肝退黄。用于湿热郁蒸而致的黄疸,急性黄疸型肝炎,传染性肝炎,慢性肝炎而见湿热证候者。

用法用量:口服,每次 4 粒,每天 3 次或遵医嘱。

(6)胆宁片。

功用主治:疏肝利胆,清热通下。用于肝郁气滞、湿热未清所致的右上腹隐隐作痛、食入作胀、胃纳不香、嗳气、便秘;慢性胆囊炎见上述证候者。

用法用量:口服,每次 5 片,每天 3 次,饭后服用。

(7)六味地黄丸。

功用主治:滋阴补肾。用于肾阴亏损,头晕耳鸣,腰膝酸软,骨蒸潮热,盗汗遗精。

用法用量:口服,每次 1 丸,每天 2 次。

(8)鸡骨草丸。

功用主治:清肝利胆,清热解毒,消炎止痛。用于急性黄疸型病毒性肝炎、慢性活动性肝炎、慢性迁延性肝炎。

用法用量:口服,每次 4 粒,每天 3 次。

(9)清肝利胆口服液。

功用主治:清利肝胆湿热。主治纳呆、胁痛、疲倦乏力、尿黄、苔腻、脉弦肝郁气滞、肝胆湿热未清等症。

用法用量:口服,每次 20～30 mL,每天 2 次,10 天为 1 个疗程。

(10)消炎利胆片。

功用主治:清热,祛湿,利胆。用于肝胆湿热引起的口苦,胁痛;急性胆囊炎,胆管炎。

用法用量:口服,每次 2 片,每天 3 次。

(11)胆舒胶囊

功用主治:疏肝解郁,利胆融石。主要用于慢性结石性胆囊炎、慢性胆囊炎及胆石症。

用法用量:口服,每次 1～2 粒,每天 3 次。

3.针灸疗法

(1)体针:以取足厥阴肝经、足少阳胆经、足阳明胃经为主。处方:主穴,期门、支沟、阳陵泉、足三里。配穴:肝郁气滞者,加行间、太冲;血瘀阻络者,加膈俞、血海;湿热蕴结者,加中脘、三阴交;肝阴不足者,加肝俞、肾俞。

操作:毫针刺,实证用泻法,虚证用补法。

(2)耳针:取穴肝、胆、胸、神门,毫针中等强度刺激,也可用王不留行贴压。

(3)皮肤针:用皮肤针叩打胸胁痛处,加拔火罐。

(4)穴位注射:取大椎、肝俞、脾俞、心俞、胃俞、肝炎穴、胆囊穴,每次选 2 穴,用丹参或当归注射液,每穴注射药液 1 mL,每天 1 次,15 次为 1 个疗程。

4.外治疗法

(1)穴位贴敷:①用中药穴位敷贴透皮制剂"肝舒贴"(主要由黄芪、莪术、穿山甲等药物组成)通过穴位给药,可治疗胁肋疼痛。②取大黄、黄连、黄芩、黄柏各等份,研为细末,用纱布包扎,外敷胆囊区,每次 4～6 小时。③取琥珀末或吴茱萸 1.5 g,盐少许,炒热后,热敷疼痛部位,药包冷则更换,每天 2 次,每次 30 分钟;或以疼痛缓解为度。

(2)推拿疗法。①背俞穴综合手法:首先在背俞穴上寻找压痛敏感点,找到后即以此为输行指揉法,得气为度。反复寻找,治疗2～3 遍,如遇有结节或条索状阳性反应物,可在此施以弹拨法、捋顺法、散法,手法轻重以患者能耐受为度,如无压痛敏感点及阳性反应物,则在胆俞穴上施术。②胆囊区掌揉法:以右掌根置于患者右肋下,行掌揉法,顺逆时针均可,轻重以病位得气,患者感觉舒适为度,行 10～15 分钟。③摩腹:多采用大摩腹泻法,或视虚实言补泻,但第 1 次治疗宜只泻不补,10 分钟后或至肠蠕动加快。④胆囊穴点按法:点按双侧胆囊穴、足三里、内关,得气为度。⑤辨证加减。肝郁气滞:循胁合推两胁,点膻中;揉章门、期门。瘀血阻络:揉肝俞、胆俞;点血海、足三里、三阴交。肝阴不足:一指禅推中脘、天枢;揉脾俞、胃俞、足三里。肝胆湿热:点足三里、条口、丰隆。

(陈　静)

第十四节　鼓　　胀

一、临床诊断

(一)临床表现

初起脘腹作胀,食后尤甚。继而腹部胀满如鼓,重者腹壁青筋显露,脐孔突起。

(二)伴随症状

常伴乏力、纳差、尿少及齿衄、鼻衄、皮肤紫斑等出血现象,可见面色萎黄、黄疸、手掌殷红、面颈胸部红丝赤缕、血痣及蟹爪纹。

(三)病史

本病常有酒食不节、情志内伤、虫毒感染或黄疸、胁痛、癥积等病史。

腹腔穿刺液检查、血清病毒学相关指标检查、肝功能、B 超、CT、MRI、腹腔镜、肝脏穿刺等检查有助于腹水原因的鉴别。

二、病证鉴别

(一)鼓胀与水肿相鉴别

水肿是指体内水液潴留,泛滥肌肤,引起头面、眼睑、四肢、腹背甚至全身水肿的一种病证。

严重的水肿患者也可出现胸腔积液、腹水，因此需与鼓胀鉴别。

(二)鼓胀与肠覃相鉴别

肠覃是一种小腹内生长肿物，而月经又能按时来潮的病证，类似卵巢囊肿。肠覃重症也可表现为腹部胀大膨隆，故需鉴别。

三、病机转化

鼓胀的基本病理变化总属肝脾肾受损，气滞、血瘀、水停腹中。病变脏器主要在肝脾，久则及肾。喻嘉言曾概括为“胀病亦不外水裹、气结、血瘀”。气、血、水三者既各有侧重，又常相互为因，错杂同病。病理性质总属本虚标实。初起，肝脾先伤，肝失疏泄，脾失健运，两者互为影响，乃至气滞湿阻，清浊相混，此时以实为主；进而湿浊内蕴中焦，阻滞气机，既可郁而化热，而致水热蕴结，亦可因湿从寒化，出现水湿困脾；久则气血凝滞，隧道壅塞，瘀结水留更甚。肝脾日虚，病延及肾，肾火虚衰，不但无力温助脾阳，蒸化水湿，且开阖失司，气化不利，而致阳虚水盛；若阳伤及阴，或湿热耗伤阴津，则见肝肾阴虚，阳无以化，水津失布，故后期以虚为主。至此因肝、脾、肾三脏俱虚，运行蒸化水湿的功能更差，气滞、水停、血瘀三者错杂为患，壅结更甚，其胀日重，由于邪愈盛而正愈虚，故本虚标实，更为错综复杂，病势日益深重(图 9-2)。

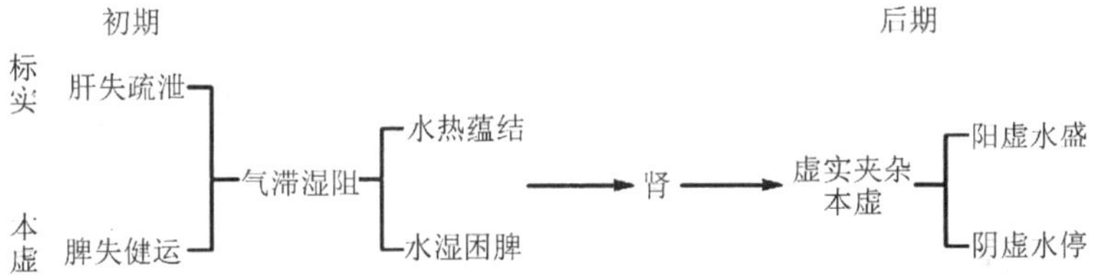

图 9-2 鼓胀病机转化示意图

四、辨证论治

(一)治则治法

根据标本虚实的主次确定相应治法。标实为主者，按气、血、水的偏盛，分别采用行气、活血、祛湿利水，并可暂用攻逐之法，同时配以疏肝健脾；本虚为主者，根据阴阳的不同，分别采取温补脾肾或滋养肝肾法，同时配合行气活血利水。由于本病总属本虚标实错杂，故治当攻补兼施，补虚不忘泻实，泻实不忘补虚。

(二)分证论治

1.气滞湿阻证

(1)证候：腹部胀大，按之不坚，胁下胀满或疼痛，饮食减少，食后腹胀，嗳气后稍减，尿量减少，舌白腻，脉弦细。

(2)治则：疏肝理气，健脾利水。

(3)主方：柴胡疏肝散合胃苓汤。

(4)方药：柴胡、枳壳、芍药、川芎、香附、白术、茯苓、猪苓、泽泻、桂枝、苍术、厚朴、陈皮。

若苔腻微黄，口干口苦，脉弦数，为气郁化火，可酌加丹皮、栀子；若胁下刺痛不移，面青舌紫，脉弦涩，为气滞血瘀者，可加延胡索、丹参、莪术；若见头晕失眠，舌质红，脉弦细数者，可加制首乌、枸杞子、女贞子等。

2.寒湿困脾证

(1)证候:腹大胀满,按之如囊裹水,胸脘胀闷,得热则舒,周身困重,畏寒肢肿,面浮或下肢微肿,大便溏薄,小便短少,舌苔白腻水滑,脉弦迟。

(2)治则:温中健脾,行气利水。

(3)主方:实脾饮。

(4)方药:附子、干姜、白术、木瓜、槟榔、茯苓、厚朴、木香、草果、甘草、生姜、大枣。

水肿重者,可加桂枝、猪苓、泽泻;脘胁胀痛者,可加青皮、香附、延胡索、丹参;脘腹胀满者,可加郁金、枳壳、砂仁;气虚少气者,加黄芪、党参。

3.湿热蕴结证

(1)证候:腹大坚满,脘腹绷急,外坚内胀,拒按,烦热口苦,渴不欲饮,小便赤涩,大便秘结或溏垢,或有面目肌肤发黄,舌边尖红,苔黄腻或灰黑而润,脉弦数。

(2)治则:清热利湿,攻下逐水。

(3)主方:中满分消丸合茵陈蒿汤、舟车丸。

(4)方药:黄芩、黄连、知母、茯苓、猪苓、泽泻、厚朴、枳壳、半夏、陈皮、砂仁、姜黄、干姜、人参、白术、甘草(中满分消丸)。茵陈、栀子、大黄(茵陈蒿汤)。甘遂、大戟、芫花、大黄、黑丑、青皮、陈皮、槟榔、木香、轻粉(舟车丸)。

湿热壅盛者,去人参、干姜、甘草,加栀子、虎杖。攻下逐水用舟车丸,视病情与服药反应调整服用剂量。

4.肝脾血瘀证

(1)证候:腹大坚满,按之不陷而硬,青筋怒张,胁腹刺痛拒按,面色晦暗,头颈胸臂等处可见红点赤缕,唇色紫褐,大便色黑,肌肤甲错,口干饮水不欲下咽,舌质紫暗或边有瘀斑,脉细涩。

(2)治则:活血化瘀,行气利水。

(3)主方:调营饮。

(4)方药:川芎、赤芍、大黄、莪术、延胡索、当归、瞿麦、槟榔、葶苈子、赤茯苓、桑白皮、大腹皮、陈皮、官桂、细辛、甘草。

大便色黑可加参三七、侧柏叶;积块甚者加穿山甲、水蛭;瘀痰互结者,加白芥子、半夏等;水停过多,胀满过甚者,可用十枣汤以攻逐水饮。

5.脾肾阳虚证

(1)证候:腹大胀满,形如蛙腹,撑胀不甚,朝宽暮急,面色苍黄,胸脘满闷,食少便溏,畏寒肢冷,尿少腿肿,舌淡胖边有齿痕,苔厚腻水滑,脉沉弱。

(2)治则:温补脾肾,化气行水。

(3)主方:附子理中丸合五苓散、济生肾气丸。

(4)方药:附子、干姜、党参、白术、甘草(附子理中丸)。猪苓、茯苓、泽泻、白术、桂枝(五苓散)。附子、肉桂、熟地、山茱萸、山药、牛膝、茯苓、泽泻、车前子、丹皮(济生肾气丸)。偏于脾阳虚者可用附子理中丸合五苓散;偏于肾阳虚者用济生肾气丸,或与附子理中丸交替使用。

食少腹胀,食后尤甚,可加黄芪、山药、薏苡仁、白扁豆;畏寒神疲,面色青灰,脉弱无力者,酌加淫羊藿、巴戟天、仙茅;腹筋暴露者,稍加赤芍、泽兰、三棱、莪术等。

6.肝肾阴虚证

(1)证候:腹大坚满,甚则腹部青筋暴露,形体反见消瘦,面色晦暗,口燥咽干,心烦失眠,时或衄血，小便短少，舌红绛少津，脉弦细数。

(2)治则：滋养肝肾，凉血化瘀。

(3)主方：六味地黄丸或一贯煎合膈下逐瘀汤。

(4)方药：熟地黄、山茱萸、山药、茯苓、泽泻、丹皮（六味地黄丸）。生地黄、沙参、麦冬、枸杞、当归、川楝子（一贯煎）。五灵脂、赤芍、桃仁、红花、丹皮、川芎、乌药、延胡索、香附、枳壳、甘草（膈下逐瘀汤）。

偏肾阴虚以六味地黄丸为主，合用膈下逐瘀汤；偏肝阴虚以一贯煎为主，合用膈下逐瘀汤。

若津伤口干，加石斛、天花粉、芦根、知母；午后发热，酌加银柴胡、鳖甲、地骨皮、白薇、青蒿；齿鼻出血加栀子、芦根、藕节炭；肌肤发黄加茵陈、黄柏；若兼面赤颧红者，可加龟甲、鳖甲、牡蛎等。

7.鼓胀出血证

(1)证候：轻者齿鼻出血，重者病势突变，大量吐血或便血，脘腹胀满，胃脘不适，吐血鲜红或大便油黑，舌红苔黄，脉弦数。

(2)治则：清胃泻火，化瘀止血。

(3)主方：泻心汤合十灰散。

(4)方药：大黄、黄连、黄芩。

十灰散凉血化瘀止血。酌加参三七化瘀止血；若出血过多，气随血脱，汗出肢冷，可急用独参汤以扶正救脱。还应中西医结合抢救治疗。

8.鼓胀神昏证

(1)证候：神志昏迷，高热烦躁，怒目狂叫，或手足抽搐，口臭便秘，尿短赤，舌红苔黄，脉弦数。

(2)治则：清心开窍。

(3)主方：安宫牛黄丸、紫雪丹、至宝丹或用醒脑静脉注射液。

上方皆为清心开窍之剂，皆适用于上述高热，神昏，抽风诸症，各有侧重，热势尤盛，内陷心包者，选用安宫牛黄丸；痰热内闭，昏迷较深者，选用至宝丹；抽搐痉厥较甚者，选用紫雪丹。可用醒脑静脉注射液静脉滴注。若症见神情淡漠呆滞，口中秽气，舌淡苔浊腻，脉弦细者，当治以化浊开窍，选用苏合香丸、玉枢丹等。若病情进一步恶化，症见昏睡不醒，汗出肢冷，双手撮空，不时抖动，脉微欲绝，此乃气阴耗竭，元气将绝的脱证，可依据病情急用生脉注射液静脉滴注及参附牡蛎汤急煎，敛阴固脱。并应中西医结合积极抢救。

(三)临证备要

1.关于逐水法的应用

鼓胀患者病程较短，正气尚未过度消耗，而腹胀殊甚。腹水不退，尿少便秘，脉实有力者，可酌情使用逐水之法，以缓其苦急，主要适用于水热蕴结和水湿困脾证。常用逐水方药如牵牛子粉、舟车丸、控涎丹、十枣汤等。攻逐药物，一般以 2～3 天为 1 个疗程，必要时停 3～5 天后再用。临床应注意以下几点。①中病即止：在使用过程中，药物剂量不可过大，攻逐时间不可过久，遵循“衰其大半而止”的原则，以免损伤脾胃，引起昏迷、出血之变。②严密观察：服药时必须严密观察病情，注意药后反应，加强调护。一旦发现有严重呕吐、腹痛、腹泻者，即应停药，并做相应处理。③明确禁忌证：鼓胀日久，正虚体弱；或发热，黄疸日渐加深；或有消化道溃疡，曾并发消化道出血，或见出血倾向者，均不宜使用。

2.要注意祛邪与扶正的配合

本病患者腹胀腹大，气、血、水壅塞，治疗每用祛邪消胀诸法。若邪实而正虚，在使用行气、活血、利水、攻逐等法时，又常需配合扶正药物。临证还可根据病情采用先攻后补，或先补后攻，或攻补兼施等方法，扶助正气，调理脾胃，减少不良反应，增强疗效。

3.鼓胀“阳虚易治，阴虚难调”

水为阴邪，得阳则化，故阳虚患者使用温阳利水药物，腹水较易消退。若是阴虚型鼓胀，利水易伤阴，滋阴又助湿，治疗颇为棘手。临证可选用甘寒淡渗之品，以达到滋阴生津而不黏腻助湿的效果。亦可在滋阴药中少佐温化之品，既有助于通阳化气，又可防止滋腻太过。

4.腹水消退后仍须调治

经过治疗，腹水可能消退，但肝脾肾正气未复，气滞血络不畅，腹水仍然可能再起，此时必须抓紧时机，疏肝健脾，活血利水，培补正气，进行善后调理，以巩固疗效。

5.鼓胀危重症宜中西医结合

及时处理肝硬化后期腹水明显，伴有上消化道大出血，重度黄疸或感染，甚则肝昏迷者，病势重笃，应审察病情，配合有关西医抢救方法及时处理。

(四)常见变证的治疗

鼓胀病后期，肝、脾、肾受损，水湿瘀热互结，正虚邪盛。若药食不当，或复感外邪，病情可迅速恶化，导致大出血、昏迷、虚脱多种危重证候。

由于本病虚实错综，先后演变发展阶段不同，故临床表现的证型不一，一般说来，气滞湿阻证多为腹水形成早期；水热蕴结证为水湿与邪热互结，湿热壅塞，且往往有合并感染存在，常易发生变证；水湿困脾与阳虚水盛，多为由标实转为本虚的两个相关证型；瘀结水留和阴虚水停两证最重，前者经脉瘀阻较著，应防并发大出血，后者为鼓胀之特殊证候，较其他证型更易诱发肝昏迷。

1.大出血

如见骤然大量呕血，血色鲜红，大便下血，黯红或油黑，多属瘀热互结，热迫血溢，治宜清热凉血，活血止血，方用犀角地黄汤加参三七、仙鹤草、地榆炭、血余炭、大黄炭；若大出血之后，气随血脱，阳气衰微，汗出如油，四肢厥冷，呼吸低弱，脉细微欲绝，治宜扶正固脱，益气摄血，方用大剂独参汤加山茱萸或参附汤加味。

2.昏迷

如痰热内扰，蒙蔽心窍，症见神志昏迷，烦躁不安，四肢抽搐颤动，口臭、便秘，舌红苔黄，脉弦滑数，治当清热豁痰，开窍息风，方用安宫牛黄丸合龙胆泻肝汤加减，亦可用醒脑静脉注射液静脉滴注。若为痰浊壅盛，蒙蔽心窍，症见静卧嗜睡，语无伦次，神情淡漠，舌苔厚腻，治当化痰泄浊开窍，方用苏合香丸合菖蒲郁金汤加减。如病情继续恶化，昏迷加深，汗出肤冷，气促撮空，两手抖动，脉细微弱者，为气阴耗竭，正气衰败，急予生脉散、参附龙牡汤以敛阴回阳固脱。

(五)其他疗法

1.中成药疗法

(1)中满分消丸：健脾行气，利湿清热。适用于脾虚气滞，湿热郁结引起宿食蓄水，脘腹胀痛。

(2)济生肾气丸：温补肾阳，化气行水。适用于肾虚水肿，腰膝酸软，小便不利，畏寒肢冷。

(3)六味地黄丸：滋阴补肾。适用于肾阴亏损，头晕耳鸣，腰膝酸软，骨蒸潮热，盗汗遗精。

2.敷脐疗法

脐对应中医的神阙穴位，中药敷脐可促进肠道蠕动与气体排出，缓解胃肠静脉血瘀，改善内毒素血症，提高利尿效果。

3.中药煎出液灌肠疗法

可采用温补肾阳、益气活血、健脾利水、清热通腑之法。可选用基本方：补骨脂、桂枝、茯苓、赤芍、大腹皮、生大黄、生山楂等，伴肝性脑病者加栀子、石菖蒲。每剂中药浓煎至150～200 mL，每天1剂，分两次给药。

4.穴位注射疗法

委中穴常规消毒，用注射针快速刺入，上下提插，得气后注入呋塞米10～40 mg，出针后按压针孔，勿令出血。每天1次，左右两次委中穴交替注射。

还可在中药、西药内服的基础上，并以黄芪注射液、丹参注射液等量混合进行穴位注射，每穴1 mL，以双肝俞、脾俞、足三里与双胃俞、胆俞、足三里相交替，每周3次。

中药在腧穴的贴敷、中药在腧穴进行离子导入、中药注射液在学位注射等疗法，对于肝硬化腹水这一疑难杂症的治疗无疑增加了治疗方法的选择。

（陈　静）

第十五节　积　　聚

一、临床诊断

（一）疾病诊断

（1）腹腔内有可扪及的包块。

（2）常有腹部胀闷或疼痛不适等症状。

（3）常有情志失调、饮食不节、感受寒邪或黄疸、虫毒等病史。

腹部X线、B超、CT、MBI、病理组织活检及有关血液检查有助于明确相关疾病的诊断。

（二）病类诊断

1.积证

积属有形，结块固定不移，痛无定处，病在血分，是为脏病。

2.聚证

聚属无形，包块聚散无常，痛有定处，病在气分，是为腑病。

（三）病期诊断

1.初期

正气未至大虚，邪气虽实而不甚。表现为积块较小，质地较软，虽有胀痛不适，而一般情况尚较好。

2.中期

正气渐衰而邪气渐甚，表现为积块增大，质地较硬，持续疼痛，舌质紫黯或有瘀点、瘀斑，并有饮食日少，倦怠乏力，面色渐黯，形体逐渐消瘦等。

3.末期

正气大虚，而邪气实甚，表现为积块较大，质地坚硬，疼痛剧烈，舌质青紫或淡紫，有瘀点、瘀斑，并有饮食大减，神疲乏力，面色萎黄或黧黑，明显消瘦等衰弱表现。

二、病证鉴别

（一）积聚与痞满相鉴别

痞满是指脘腹部痞塞胀满，系自觉症状，而无块状物可扪及。积聚则是腹内结块，或痛或胀，不仅有自觉症状，而且有结块可扪及。

（二）症积与瘕聚相鉴别

症就是积，症积指腹内结块有形可征，固定不移，痛有定处，病属血分，多为脏病，形成的时间较长，病情一般较重；瘕聚是指腹内结块聚散无常，痛无定处，病在气分，多为腑病，病史较短，病情一般较轻。

三、病机转化

积聚病的病位在于肝脾。因肝主疏泄，司藏血；脾主运化，司统血。其发生主要关系到肝、脾、胃、肠等脏腑。因情志、饮食、寒湿、病后等，引起肝气不畅，脾运失职，肝脾失调，气血涩滞，壅塞不通，形成腹内结块，导致积聚。积聚的形成，总与正气亏虚有关。聚证病性多属实证，病程较短，预后良好。少数聚证日久不愈，可以由气入血转化成积证。积证初起，病理性质多实，日久病势较深，正气耗伤，可转为虚实夹杂之证。病至后期，气血衰少，身体羸弱，则以正虚为主。病机主要是气机阻滞，瘀血内结。病理因素虽有寒邪、湿热、痰浊、食滞、虫积等，但主要是气滞血瘀。聚证以气滞为多，积证以血瘀为主（见图 9-3）。

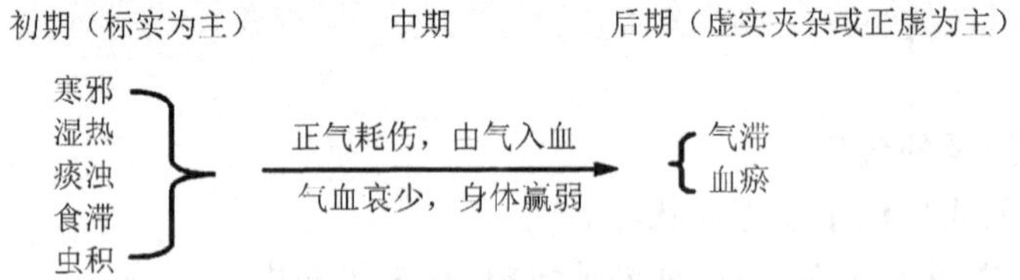

图 9-3　积聚病机转化示意图

四、辨证论治

（一）治则治法

1.区分不同阶段，掌握攻补分寸

积证可根据病程、临床表现，分作初期、中期、末期 3 个阶段。初期属邪实，积块不大，软而不坚，正气尚未大虚，应予消散，治宜行气活血、软坚消积为主；中期邪实正虚，积块渐大，质渐坚硬，正气渐伤，邪盛正虚，治宜消补兼施；后期以正虚为主，积块坚硬，形瘦神疲，正气伤残，应予养正除积，治宜扶正培本为主，酌加理气、化瘀、消积之品，切勿攻伐太过。

2.聚证重调气，积证重活血

聚证病在气分，以疏肝理气、行气消聚为基本治则，重在调气；积证病在血分，以活血化瘀、软坚散结为基本治则，重在活血。

（二）分证论治

积聚的辨证必须根据病史长短、邪正盛衰，以及伴随症状，辨其虚实之主次。聚证多实证。积证初起，正气未虚，以邪实为主；中期，积块较硬，正气渐伤，邪实正虚；后期日久，瘀结不去，则以正虚为主。

1.肝气郁结证

(1)症状:腹中结块柔软,时聚时散,攻窜胀痛,脘胁胀闷不适,苔薄,脉弦等。

(2)治法:疏肝解郁,行气散结。

(3)方药:逍遥散、木香顺气散加减。

(4)常用药:柴胡、当归、白芍、甘草、生姜、薄荷、香附、青皮、枳壳、郁金、台乌药。

2.食滞痰阻证

(1)症状:腹胀或痛,腹部时有条索状物聚起,按之胀痛更甚,便秘,纳呆,舌苔腻,脉弦滑等。

(2)治法:理气化痰,导滞散结。

(3)方药:六磨汤加减。

(4)常用药:大黄、槟榔、枳实、沉香、木香、乌药。

3.气滞血阻证

(1)症状:腹部积块质软不坚,固定不移,胀痛不适,舌苔薄,脉弦等。

(2)治法:理气消积,活血散瘀。

(3)方药:柴胡疏肝散合失笑散加减。

(4)常用药:柴胡、青皮、川楝子、丹参、延胡索、蒲黄、五灵脂。

4.瘀血内结证

(1)症状:腹部积块明显,质地较硬,固定不移,隐痛或刺痛,形体消瘦,纳谷减少,面色晦暗黧黑,面颈胸臂或有血痣赤缕。女子可见月事不下,舌质紫或有瘀斑瘀点,脉细涩等。

(2)治法:祛瘀软坚,佐以扶正健脾。

(3)方药:膈下逐瘀汤合六君子汤加减。

(4)常用药:当归、川芎、桃仁、三棱、莪术、香附、乌药、陈皮、人参、白术、黄精、甘草。

5.正虚瘀结证

(1)症状:久病体弱,积块坚硬,隐痛或剧痛,饮食大减,肌肉瘦削,神倦乏力,面色萎黄或黧黑,甚则面肢水肿,舌质淡紫,或光剥无苔,脉细数或弦细。

(2)治法:补益气血,活血化瘀。

(3)方药:八珍汤合化积丸加减。

(4)常用药:人参、白术、茯苓、甘草、当归、白芍、地黄、川芎、三棱、莪术、阿魏、瓦楞子、五灵脂、香附、槟榔。

(三)临证备要

临床上治疗癥积,应重视其邪正兼夹的特点,癥积按初中末三个阶段,可分为气滞血阻、瘀血内结、正虚瘀结三个证候,但在临床中,往往可兼有寒、湿、热、痰等病理表现。其中,兼郁热、湿热者较为多见。正气亏虚亦有偏于阴虚、血虚、气虚、阳虚的不同。临证应根据邪气兼夹与阴阳气血亏虚的差异,相应调整治法方药。

积聚治疗上始终要注意顾护正气,攻伐药物不可过用,《素问·六元正纪大论》说:“大积大聚,其可犯也,衰其大半而止。”聚证以实证居多,但如反复发作,脾气易损,应适当予以培脾运中。积证系日积月累而成,其消亦缓,切不可急功近利。如过用、久用攻伐之品,易于损正伤胃;过用香燥理气之品,则易耗气伤阴蕴热,加重病情。《医宗必读·积聚》提出“屡攻屡补,以平为期”的原则,颇有深意。

(四)其他疗法

1.中成药疗法

(1)鳖甲煎丸:消痞化积、活血化瘀、疏肝解郁。适用于积聚之血瘀肝郁证。

(2)大黄䗪虫丸:活血破瘀、通经消癥。适用于瘀血内停所致的癥瘕。

(3)养正消积胶囊:健脾益肾、化瘀解毒。适用于脾肾两虚瘀毒内阻型原发性肝癌。

2.单方验方

(1)肿节风15 g,水煎服。可用于脘腹部、右上腹及下腹部的多种肿瘤。

(2)藤梨根、生薏苡仁、连苗荸荠各30 g,每天1剂,水煎服;或龙葵、黄毛耳草各15 g,白花蛇舌草、蜀羊泉各30 g,每天1剂,水煎分3次服;或浙江三根汤:藤梨根、水杨梅根、虎杖根各30 g,水煎服。用于脘腹积块(胃癌)。

(3)三棱、莪术各15 g,水煎服;或三白草、大蓟、地骨皮各30 g,水煎服;或双半煎:半边莲、半枝莲、薏苡仁、天胡荽各20 g,水煎服。可用于右上腹积块(肝癌)。

(4)苦参、生熟薏苡仁、煅牡蛎、土茯苓、紫参、生地黄、地榆,各30 g,水煎服;或白花蛇舌草、菝葜、垂盆草、土茯苓各30 g,水煎服;或蒲公英、半枝莲各24 g,白花蛇舌草、金银花藤、野葡萄根各30 g,露蜂房9 g,蜈蚣2条,水煎服。另用牛黄醒消丸,每次服1.5 g,每天2次。可用于下腹之积块(肠癌)。

(陈　静)

第十六节　消　渴

消渴是以多饮、多食、多尿、形体消瘦为主要临床表现的一类疾病。消渴的临床表现及发病规律与西医学的糖尿病基本一致。消渴是由于先天禀赋不足,素体阴虚,复加过食肥甘,形体肥胖,活动减少,情志失调,外感六淫,劳欲过度所致。其病变过程可分为三个阶段,即脾瘅期(糖尿病前期)、消渴期(糖尿病期)、消瘅期(糖尿病并发症期)。脾瘅期大多表现为形体肥胖、食欲旺盛,其他症状不明显;典型的消渴期可出现多饮、多尿、多食、形体消瘦、疲乏无力等临床表现,但目前由于健康查体使消渴早期发现,大多症状不明显或无症状;消瘅期常伴有心、脑、肾、视网膜、神经及下肢血管病变,严重可导致失明、肾衰竭、截肢。其基本病机是阴虚燥热,以阴虚为本,燥热为标。故治疗以养阴生津,清热润燥为基本原则。

根据国际糖尿病联盟(IDF)2017年统计数据显示:全球糖尿病成人患者约有4.25亿,全球20～79岁女性的糖尿病患病率约为8.4%,男性患病率约为减肥9.1%。预计到2045年,糖尿病患者可能达到6.29亿。我国糖尿病患病率也呈快速增长趋势,2017年,中国20～79岁人群中糖尿病患者有1.144亿,居世界首位。但是,我国糖尿病的诊断率仅有30%～40%,即每10个糖尿病患者中,只有3～4人知道自己有糖尿病。目前,中国糖尿病患者估计达1.18亿,位列世界第一。我国2型糖尿病的患病率为10.4%,男性和女性患病率分别为11.1%和9.6%,男性高于女性。肥胖和超重人群的糖尿病患病率显著增加。空腹静脉血浆葡萄糖(简称空腹血糖)和口服葡萄糖耐量试验(oral glucose tolerance test,OGTT)负荷后2小时血糖是诊断2型糖尿病的主要指标。其治疗是以生活方式干预结合控制体重、降糖、降压、调脂、抗血小板治疗等多方面的综合管理。

中医预防与治疗糖尿病有悠久的历史，积累了较为丰富的经验，具有鲜明的特色，尤其在诊治糖尿病慢性并发症方面具有一定优势。形成了包括中药、针灸、食疗、体育、推拿按摩等独特的治疗方法。

中医防治糖尿病的研究，从临床治疗经验的汇总、发掘，到循证医学理论指导下的大样本证候学特点的系统化研究，再到中医综合治疗方案的规范化临床试验，从基础理论到临床实践的研究均取得较大的进展。已经完成的国家“九五”“十五”攻关课题结果显示，中医治疗糖尿病微血管并发症疗效显著，中医综合治疗方案已经建立，并在初步的临床实践中得到验证，展示了中医综合治疗糖尿病及其并发症的良好前景。

一、诊断标准

(一)中医诊断标准

(1)口渴多饮，多食易饥，尿频量多，形体消瘦。

(2)初起可“三多”症状不著。病久常并发眩晕、肺痨、胸痹、中风、雀目、疮疖等。严重者可见烦渴、头痛、呕吐、腹痛、呼吸短促，甚或昏迷厥脱危象。

(3)查空腹、餐后 2 小时尿糖和血糖，尿比重，葡萄糖耐量试验。必要时查尿酮体，血尿素氮、肌酐、二氧化碳结合力及血钾、钠、钙、氯化物等。

(二)西医诊断标准

1.糖尿病的诊断标准

(1)糖尿病诊断是依据空腹、任意时间或口服葡萄糖耐量试验(OGTT)中 2 小时血糖值。空腹指 8～14 小时内无任何热量摄入；任意时间指 1 天内任何时间，与上次进餐时间及食物摄入量无关；OGTT 是指以 75 g 无水葡萄糖为负荷量，溶于水内口服(如为含 1 分子水的葡萄糖则为 82.5 g)。

(2)在无高血糖危象，即无糖尿病酮症酸中毒及高血糖高渗性非酮症昏迷状态下，一次血糖值达到糖尿病诊断标准者必须在另一天复测核实。如复测未达到糖尿病诊断标准，则需在随访中复查明确。再次强调，对无高血糖危象者诊断糖尿病时，绝不能依据一次血糖测定值进行诊断。

(3)糖耐量减低(IGT)诊断标准：空腹血浆血糖$<$7 mmol/L，OGTT 2 小时血糖$\geqslant$7.8 mmol/L，$<$11.1 mmol/L。

(4)空腹血糖受损(IFG)诊断标准：空腹血浆血糖$\geqslant$6.1 mmol/L，$<$7.0 mmol/L，OGTT 2 小时血糖$<$7.8 mmol/L。

(5)IGT 和 IFG 统称为糖调节受损(IGR)。

(6)以上血糖水平均指静脉血浆葡萄糖，用葡萄糖氧化酶法测定。

(7)急性感染、创伤或其他应激情况下可出现暂时血糖升高，不能依此诊断为糖尿病，须在应激消除后复查。

(8)儿童的糖尿病诊断标准与成人一致。

(9)妊娠妇女的糖尿病诊断标准长期以来未统一，建议亦采用 75 g OGTT。

2.糖尿病的分型

糖尿病分型包括临床阶段及病因分型两方面。

(1)临床阶段:指无论病因类型,在糖尿病自然病程中患者的血糖控制状态可能经过以下阶段:①正常血糖至正常糖耐量阶段。②高血糖阶段。后一阶段中又分为两个时期:糖调节受损期和糖尿病期。糖尿病进展中可经过不需用胰岛素、为控制糖代谢而需用胰岛素及为了生存而需用胰岛素 3 个过程。

(2)病因分型:根据目前对糖尿病病因的认识,将糖尿病分为 4 大类,即 1 型糖尿病、2 型糖尿病、其他特殊类型糖尿病及妊娠糖尿病。

二、鉴别诊断

(一)口渴症

是指口渴饮水的症状,可出现于多种疾病过程中,外感热病之实热证为多见,或失血后,或其他原因导致的阴液耗伤后,与本病的口渴有相似之处。但口渴症无多食、多尿、消瘦等临床表现,一般随原发病的好转,口渴能缓解或消失,且血糖、尿糖检查呈阴性。

(二)瘿病

瘿病中气郁化火、阴虚火旺型,以急躁易怒、多食易饥、形体日渐消瘦、心悸、眼突、颈前一侧或两侧肿大为特征。其中的多食易饥、消瘦,类似消渴的中消。但瘿病还有心悸、多汗、眼突、发热、颈部一侧或两侧肿大等症状和体征,甲状腺功能检查异常等,无明显的多饮、多尿症状及血糖偏高。两者一般不难区别。

三、证候诊断

为了便于临床诊治,根据《黄帝内经》记载,将本病分为三期。发展到三期即为并发症期,根据各种并发症的严重程度,又分为Ⅲ早期、Ⅲ中期、Ⅲ晚期。

(一)Ⅰ期

消渴(糖尿病)隐匿期(脾瘅)。

1.临床特征

(1)多为肥胖形体,体质尚壮,食欲旺盛,耐久力有所减退,舌红,脉数。

(2)血糖偏高,常无尿糖,应激状态下血糖明显升高,出现尿糖。血脂多数偏高(胆固醇、甘油三酯,其中有 1 项高即是)。

2.病机特点与证候

阴虚为主:常见以下 3 种证候。

(1)阴虚肝旺证:食欲旺盛,便干尿黄,急躁易怒,舌红苔黄,脉弦细数。

(2)阴虚阳亢证:阴虚加头晕目眩。

(3)气阴两虚证:气虚加阴虚。

(二)Ⅱ期

消渴(糖尿病)期(消渴)。

1.临床特征

(1)常有多尿、多饮、多食、消瘦、怕热,口舌咽干,尿黄便干,舌红苔黄,脉数。

(2)血糖、糖化血红蛋白、尿糖均高,血脂偏高。

2.病机特点与证候

阴虚化热为主:常见以下 5 种证候。

（1）胃肠结热证：大便干结，消谷善饥，口咽干燥，多饮多尿，怕热喜凉，舌红苔黄，脉数有力。

（2）湿热困脾证：胸脘腹胀，纳后饱满，渴不欲饮，肌肉酸胀，四肢沉重，舌胖嫩红，苔黄厚腻，脉滑数。

（3）肝郁化热证：胸胁苦满，急躁易怒，常有太息，口苦咽干，头晕目眩，易于疲乏，舌质黯红，舌苔薄黄，脉沉弦。

（4）燥热伤阴证：口咽干燥，多饮多尿，大便干结，怕热喜凉，舌红有裂，舌苔糙黄，脉细数。

（5）气阴两伤，经脉失养证：气虚＋阴虚＋肢体酸软、不耐劳作。

（三）Ⅲ期

消渴（糖尿病）并发症期（消瘅）由于个体差异并发症的发生不完全相同，可单一出现，也可两种以上并见，严重程度也不尽相同，可能心病在早期，而眼病已进入中期或晚期。所以在研究各种并发症时，尚需拟定各种并发症发展到早、中、晚期的具体指标，总体上以全身病变及主要脏器的损害程度分辨。

1.Ⅲ早期

（1）主要病机：气阴两虚，经脉不和。

（2）临床特征：气阴两虚加腰背或肢体酸疼，或有胸闷、心悸、心痛、记忆力减退，头晕，手足麻疼，性功能减退等。但其功能仍可代偿，即维持原有的工作和生活。

2.Ⅲ中期

（1）主要病机：痰瘀互结，阴损及阳。

（2）临床特征：神疲乏力，胸闷心悸，咳有黏痰，心悸气短，头晕目眩，记忆力减退，下肢水肿，手足发凉，口唇舌黯，脉弱等。如视网膜病变进入Ⅲ～Ⅳ期，冠心病心绞痛频发，肾功能失代偿致血红蛋白下降，肌酐、尿素氮升高，脑血管病致脑供血不全而眩晕，记忆力减退不能正常工作，因神经疼痛，血管坏疽，肌肉萎缩致不能正常生活和工作。

3.Ⅲ晚期

（1）主要病机：气血阴阳俱虚，痰湿瘀郁互结。

（2）临床特征：在Ⅲ中期基础上发展成肢体残废，脏器严重受损甚至危及生命。如冠心病发展为心肌梗死、严重的心律失常、心力衰竭。肾衰竭尿毒症期。视网膜病变Ⅱ～Ⅳ期。脑血栓形成或脑出血等。

四、病因

消渴的发生与诸多因素有关，是一复合病因的综合病症。发病的内因为素体阴虚，禀赋不足。外因有饮食不节，过食肥甘；形体肥胖，体力活动减少，精神刺激，情志失调；外感六淫，邪毒侵害；化学毒物损害或嗜服温燥药物；劳欲过度，损耗阴精等。外因通过内因而发病。

（一）素体阴虚，五脏虚弱

素体阴虚，五脏虚弱是消渴发病的内在因素。素体阴虚是指机体阴液亏虚及阴液中某些成分缺乏。其主要原因是先天禀赋不足，五脏虚弱。后天阴津化生不足。

（二）饮食不节，过食肥甘

长期过食肥甘，醇酒厚味，损伤脾胃，脾胃运化失司，积热内蕴，消谷耗液，损耗阴津，易发生消渴。

(三)活动减少,形体肥胖

富贵人由于营养丰盛,体力活动减少,形体肥胖,故易患消渴。随着经济的发展,生活水平提高,由于长期摄取高热量饮食,或过多膳食,加之体力活动的减少,身体肥胖,糖尿病的发病率也逐渐增高。

(四)精神刺激,情志失调

长期过度的精神刺激,情志不舒,或郁怒伤肝,肝失疏泄,气郁化火,上灼肺胃阴津,下灼肾阴;或思虑过度,心气郁结,郁而化火,心火亢盛,损耗心脾精血,灼伤胃肾阴液,均可导致消渴的发生。

(五)外感六淫,毒邪侵害

外感六淫,燥火风热毒邪内侵散膏(胰腺),旁及脏腑,化燥伤津,也可发生消渴。

(六)久服丹药,化燥伤津

在中国古代,自隋唐以后,常有人为了壮阳纵欲或养生延寿而嗜服用矿石类药物炼制的丹药,致使燥热内生,阴津耗损而发生消渴。现服石药之风不复存在,但长期服用温燥壮阳之剂,也可导致燥热伤阴,继发消渴。

(七)长期饮酒,房劳过度

长期嗜酒,损伤脾胃,积热内蕴,化燥伤津;或房事不节,劳伤过度,肾精亏损,虚火内生,灼伤阴津可发生消渴。

五、病机

(一)发病

消渴可发生于任何年龄。中年以后发病者所占比例较大,多数起病缓慢,病势由轻渐重;青少年患消渴者所占比例较小,但发病急骤,病势较重。

(二)病位

病位在肺胃肾,涉及肝脾二脏,晚期则侵及五脏六腑,筋脉骨髓。

(三)病性

消渴以本虚标实、虚实夹杂为特点。本虚以气阴两虚为主,标实以燥热内结、瘀血内停和痰浊中阻为多见。

(四)病势

突发者重,缓发者轻;年少发病者重,年老发病者轻;单发本病者轻,出现变证者重。

(五)病机转化

1.病变早期,阴津亏耗,燥热偏盛

消渴是一个复合病因的病证。素体阴虚,五脏虚弱是消渴发病的内在因素;过食肥甘、形体肥胖、情志失调、外感六淫、房劳过度为消渴发病的重要环境因素。过食肥甘,醇酒厚味,损伤脾胃,积热内蕴;精神刺激,气郁化火;外感六淫,毒邪侵害,均可化燥伤津,发生消渴。消渴早期,基本病机为阴津亏耗,燥热偏盛,阴虚为本,燥热为标。

消渴虽有在肺、脾(胃)、肾的不同,但常相互影响,如肺燥津伤,津液失于敷布,则脾不得濡养,肾精不得滋助;脾胃燥热偏盛,上可灼伤肺津,下可耗损肾阴;肾阴不足则阴虚火旺,也可上灼肺胃,终至肺燥胃热脾虚肾亏常可同时存在,而多饮、多食、多尿三多症状常可相互并见。

2.病程迁延,久病入络,气阴两伤,络脉瘀阻

若病程迁延,阴损耗气,燥热伤阴耗气而致气阴两虚,脏腑功能失调,津液代谢障碍,气血运行受阻,痰浊瘀血内生。消渴中阴虚的形成已如前述,气虚主要由于阴损耗气,燥热伤气,先天不足、后天失养,过度安逸,体力活动减少所致;痰浊主要由于过食肥甘厚味,损伤脾胃,健运失职,聚湿成痰所致;瘀血主要由于热灼津亏,气滞血瘀、气虚血瘀、阳虚寒凝、痰湿阻络而致。气阴两虚,痰瘀阻络,久病入络导致络病,从而产生络气郁滞、络脉瘀阻、络脉绌急、络脉瘀塞、络脉瘀结、络虚失荣等主要病理变化,而导致多种慢性并发症的发生。

(1)消渴心病:气阴两虚,心之络脉瘀阻则出现胸痹、心痛、心悸、怔忡等心系并发症,上述并发症病位在心,继发于消渴,因此称为消渴心病。其病机特点是心络郁滞或心络虚滞为发病之本,基本病理环节为心络瘀阻、心络绌急、心络瘀塞。气阴两伤,心络郁滞则气机不畅,故胸中憋闷;若心络虚滞则心痛隐隐,心悸、怔忡、气短、活动后加重;若心络瘀阻则心胸憋闷疼痛,痛引肩背内臂,胸痛以刺痛为特点;若受寒或情志刺激可诱发心络绌急,猝然不通,则见突然性胸闷胸痛发作;若心络瘀塞则气血完全阻塞不通,则突发胸痛,痛势剧烈,不能缓解,伴有大汗淋漓、口唇青紫;若病情进一步发展,心气虚衰,血运无力,络脉瘀阻、津运失常,湿聚为水而见水肿,可伴有心悸、胸闷、呼吸困难、不能平卧。

(2)消渴脑病:肝肾气阴两虚,脑之络脉瘀阻则出现眩晕、中风偏瘫、口僻、健忘、痴呆等脑系并发症,上述并发症病位在脑,继发于消渴,因此称为消渴脑病。其基本病机为肝肾气阴两虚,风痰瘀血阻滞脑络所致,基本病理环节为脑络瘀阻、脑络绌急、脑络瘀塞。若肝肾阴虚,水不涵木,肝阳上亢则头晕目眩;若痰瘀阻滞脑络,脑神失养,则健忘、反应迟钝或痴呆;若脑络绌急,气血一过性闭塞不通,脑神失用则偏身麻木、视物昏花、一过性半身不遂、语言謇涩;若脑络瘀塞,脑神失去气血濡养而发生功能障碍,而见半身不遂,口眼㖞斜,语言謇涩;若病程迁延日久,络气虚滞,络脉瘀阻,肢体筋脉失去气血濡养,则出现肢体瘫软无力,肌肉萎缩等后遗症。

(3)消渴肾病:肝肾气阴两虚,肾络瘀阻则出现尿浊、水肿、腰疼、癃闭、关格等肾系并发症,上述并发症病位在肾,继发于消渴,因此称为消渴肾病。其基本病机以肝肾气阴两虚,肾络瘀滞为发病之本,基本病理环节为肾络瘀阻、肾络瘀结。发病之初,病在肝肾,气阴两虚,肾络瘀滞。肾主水,司开阖,消渴日久,肾阴亏损,阴损耗气,而致肾气虚损,固摄无权,开阖失司,尿频尿多,尿浊而甜;肝肾阴虚,阴虚阳亢,头晕、耳鸣,血压偏高。病程迁延,阴损及阳,脾肾虚衰,肾络瘀阻。脾肾虚衰,肾络瘀阻,水液代谢障碍则水湿潴留,泛溢肌肤,则面足水肿,甚则胸腔积液腹水;阳虚不能温煦四末,则畏寒肢冷。病变晚期,肾络瘀结,肾体劳衰,肾用失司,浊毒内停,五脏受损,气血阴阳衰败。肾阳衰败,水湿泛滥,浊毒内停,变证蜂起。浊毒上泛,胃失和降,则恶心呕吐,食欲缺乏;脾肾衰败,浊毒内停,血液化生无源,则见面色萎黄,唇甲舌淡,血虚之候;水湿浊毒上犯,凌心射肺,则心悸气短,胸闷喘憋不能平卧;肾元衰竭,浊邪壅塞三焦,肾关不开,则少尿或无尿,已发展为关格病终末阶段。

(4)消渴眼病:肝肾亏虚,目络瘀滞,则出现视物模糊,双目干涩,眼底出血,甚则目盲失明等眼部并发症,上述并发症病位在眼,继发于消渴,因此称为消渴眼病。肝肾亏虚,目络瘀滞,精血不能上承于目则视物模糊,双目干涩;病变早期,目络瘀滞,血流瘀缓,眼底可见目之络脉扩张形成葡萄珠样微血管瘤;病变中期,肝肾阴虚,阴虚火旺,灼伤目之血络,血溢脉外则眼底出血,视物模糊;病变晚期,肝肾亏虚,痰瘀阻塞目络,络息成积,目络瘀结,精血完全阻塞,不能濡养于目,则目盲失明。

(5)消渴痹痿:肝肾阴虚,络气虚滞,经脉失养,早期出现肢体麻木,疼痛,感觉障碍,晚期出现肌肉萎缩等肢体并发症,上述症状类似中医学的“痹证”“痿证”,继发于消渴,因此称为消渴痹痿。肝肾阴虚,络气虚滞,则温煦充养功能障碍,可见下肢麻木发凉;痰浊瘀血瘀阻四肢络脉,不通则痛,故见肢体疼痛、窜痛、刺痛、电击样疼痛;病程日久,肾虚真精亏乏,肝虚阴血不足,肝主筋,肾主骨,络虚失荣,髓枯筋痿,则出现下肢痿软,肌瘦无力,甚则腿胫肉脱,步履全废。

(6)消渴脱疽:肝肾亏虚,肢体络脉瘀阻,则出现肢端发凉,患肢疼痛,间歇跛行,甚则肢端坏疽等足部并发症,上述症状类似于中医学的“脱疽”,继发于消渴,因此称之为消渴脱疽。肝肾亏虚,肢体络脉瘀滞,筋脉失养,则肢端发凉,肤温降低;病程进展,肢体络脉瘀阻,血流不畅,则出现患肢疼痛,间歇跛行,肤色黯红;病程日久,肢体络脉瘀塞,气血完全阻塞不通,患肢缺血坏死,肢端焦黑干枯;若肢体络脉瘀阻,气血壅滞,热腐成脓,则出现肢端坏疽,腐黑湿烂,脓水臭秽,甚则腐化筋骨,足残废用。

综上,消渴慢性并发症是消渴日久,久病入络所致,络病是广泛存在于消渴慢性并发症中的病理状态,其病理环节虽有络气瘀滞、络脉瘀阻、络脉绌急、络脉瘀塞、络脉毒结等不同,但是“瘀阻”则是其共同的病机。因此,从络病论治消渴慢性并发症,应以通为用,化瘀通络是其重要治则,在消渴慢性并发症中,络病常是络虚与络瘀并存,治疗当以通补为宜。

3.病变后期,阴损及阳,阴阳俱虚

消渴之本在于阴虚,若病程迁延日久,阴损及阳,或因治疗失当,过用苦寒伤阳之品,终致阴阳俱虚。若脾阳亏虚,肾阳衰败,水湿潴留,浊毒内停,壅塞三焦则出现全身水肿,四肢厥冷,纳呆呕恶,面色苍白,尿少尿闭等症;若心肾阳衰,阳不化阴,水湿浊邪上凌心肺则出现胸闷心悸,水肿喘促,不能平卧,甚则突然出现心阳欲脱,气急倚息,大汗淋漓,四肢厥逆,脉微欲绝等危候;若肝肾阴竭,五脏之气衰微,虚阳外脱,则出现猝然昏仆,神志昏迷,目合口张,鼻鼾息微,手撒肢冷,二便自遗等阴阳离决之象。临床资料表明消渴晚期大多因并发消渴心病、消渴脑病、消渴肾病而死亡。

另有少数消渴患者发病急骤,病情严重,迅速导致阴津极度损耗,阴不敛阳,虚阳浮越而出现面赤烦躁,头疼呕吐,皮肤干燥,目眶下陷,唇舌干红,呼吸深长,有烂苹果样气味。若不及时抢救,则真阴耗竭,阴绝阳亡,昏迷死亡。

六、分证论治

(一)辨证思路

1.辨病位

本病病位在肺、胃、脾、肾,日久五脏六腑、四肢五官均可受累。口干舌燥,烦渴多饮,病在肺;多食善饥,多饮多尿,神疲乏力,病在脾胃;尿频量多,尿浊如膏,腰酸耳鸣,病在肾;病久视物模糊,雀目内障,病在肝;胸闷气短,胸痛彻背,病在心;神志昏迷,肢体偏瘫,偏身麻木,病在脑;肢体水肿,腰酸乏力,尿浊如膏,病在脾肾。

2.辨病性

消渴之病性为本虚标实。阴津亏耗为本虚,燥热偏盛为标实。烦渴多饮,多食善饥,大便干结,舌红苔黄,为阴虚热盛;口干欲饮,腰酸乏力,舌胖有齿印,脉沉细,为气阴两虚;口干欲饮,倦怠乏力,舌胖质黯,舌有瘀斑瘀点,为气阴两虚兼瘀血阻络;尿频量多,腰膝酸软,头晕耳鸣,舌红少苔,为肾阴亏虚;饮多溲多,手足心热,畏寒肢冷,为阴阳两虚。

消渴的基本病机是阴虚燥热，以阴虚为本，燥热为标。故治疗以养阴生津，清热润燥为基本原则。治疗应在此基础上，根据肺、胃、脾、肾病位的偏重不同，阴精亏损，阴虚燥热，气阴两虚证候的情况，配合清热生津、益气养阴及润肺、养胃、健脾、滋肾等法为治。病久阴损及阳，阴阳俱虚者，则应阴阳俱补。夹瘀者则宜活血化瘀。合并心脑疾病、水肿、眼疾、痈疽、肺痨、肢体麻木等病证者，又当视具体情况，合理选用补肺健脾、滋养肝肾、益气养血、通络祛风、清热解毒、化瘀除湿等治法。

（二）分证论治

1.阴津亏虚

症舌脉：口干欲饮，尿频量多，形体消瘦，头晕耳鸣，腰膝酸软，皮肤干燥瘙痒，舌瘦红而干，苔薄少或黄或白，脉细。

病机分析：阴津亏虚不足，脏腑失去濡养，脾胃阴虚则见口干欲饮，脾主肌肉，病久则见形体消瘦；后天之本亏虚，则五脏失去精微物质濡养，日久则肝肾亏虚，头晕耳鸣，腰膝酸软；津液不能上达于肺，则见肺燥，肺主皮毛，见皮肤干燥瘙痒；舌瘦红而干，苔薄，脉细均为阴津亏虚之征象。

治法：滋阴增液。

常用方：六味地黄丸（《小儿药证直诀》）加减。生地黄、山萸肉、怀山药、牡丹皮、茯苓、泽泻、麦冬、北沙参。加减：阴虚肝旺，加柴胡、赤白芍、牡丹皮、栀子；阴虚阳亢加天麻、钩藤、赤白芍、菊花、枸杞子、石决明。

常用中成药：六味地黄丸每次 20～30 粒，每天 2 次。滋阴补肾。用于肾阴亏损、头晕耳鸣、腰膝酸软、骨蒸潮热、盗汗遗精、消渴者。杞菊地黄丸每次 1 丸，每天 1 次。滋肾养肝。用于肝肾阴亏的眩晕，耳鸣，目涩畏光，视物昏花者。

针灸：①治法。滋阴生津。②配穴。膈俞、脾俞、胰俞、肾俞、足三里、曲池、太溪。③操作。平补平泻，得气为度，留针 15～20 分钟。④方义。膈俞、脾俞、胰俞、肾俞等背阳穴从阳引阴，使阴生而燥热除，足三里为胃足阳明之合穴，可使气升津生，曲池、太溪泻热益阴。

临证参考：此证型多见于消渴前期，血糖偏高，多见于 40 岁以上的中老年患者，临床症状多不明显，仔细询问才有腰酸乏力，口干等症状，临床需结合舌象和脉象进行辨证。

2.阴虚热盛

症舌脉：烦渴多饮，多食易饥，尿频量多，舌红少津、苔黄而燥，脉滑数。

病机分析：饮食不节，积热于胃，胃热熏灼于肺，肺热伤阴，阴津耗伤，欲饮水以自救，故烦渴多饮；胃主腐熟水谷，今胃热内盛，腐熟力强，则多食易饥；肺主宣发，今肺热内盛，则肺失宣降而治节失职，饮水虽多，但不能敷布全身，加之肾关不固，故而尿频量多；舌红少津、苔黄而燥，脉滑数，均为阴虚热盛征象。

治法：滋阴清热。

常用方：增液汤（《温病条辨》）加白虎汤（《伤寒论》）加减。生地黄、玄参、麦冬、生石膏、知母、葛根、花粉、黄连、枳实、甘草。加减：胃肠结热，合小承气汤；肝郁化热，合大柴胡汤。

常用中成药：玉泉丸每次 9 g，每天 4 次，3 个月为 1 个疗程。生津消渴，清热除烦，养阴滋肾，益气和中。虚热烦咳，多饮，多尿，烦躁失眠等症。用于因胰岛功能减退而引起的物质代谢、碳水化合物代谢紊乱，血糖升高之糖尿病。麻仁软胶囊每次 3～4 粒，每天 2 次。润肠通便。用于津亏肠燥之便秘。

针灸：①治法。养阴清热。②配穴。膈俞、脾俞、胰俞、肾俞、足三里、曲池、太溪、肺俞、胃俞、丰隆。③操作。平补平泻,得气为度,留针 15～20 分钟。④方义。膈俞、脾俞、胰俞、肾俞等背阳穴从阳引阴,使阴生而燥热除,足三里为胃足阳明之合穴,可使气升津生,曲池、太溪泻热益阴,肺俞生津止渴,胃俞、丰隆泻热通便。

临证参考:此证型多见于消渴血糖明显升高的患者,一般血糖在 13.9 mmol/L 以上,可出现明显的三多一少症状,但目前在城市中三多一少症状并不明显,可能与健康查体早期发现糖尿病有关,而在农村由于缺少健康查体,血糖升高明显,此证型多见。

3.气阴两虚

症舌脉:典型的多饮、多尿、多食症状不明显,口干咽干,神疲乏力,腰膝酸软,心悸气短,舌体胖或有齿印、苔白,脉沉细。

病机分析:消渴日久,阴精亏虚,同时燥热日久伤及元气而致全身五脏元气不足,阴液不足,不能上承口咽而见口干咽干,脾气亏虚则神疲乏力,肾虚无以益其府故腰膝酸软,心气不足则见心悸气短;舌体胖或有齿印、苔白,脉沉细均为气阴两虚征象。

治法:益气养阴。

常用方:生脉散(《医学启源》)加增液汤(《温病条辨》)加减。黄精、太子参、麦冬、五味子、生地黄、玄参。加减:气虚明显者,加党参、黄芪;夹有血瘀证者,加桃仁、红花、丹参、赤芍、牡丹皮等活血化瘀药。

常用中成药:消渴丸每天 3 次,初服者每次 5 丸,逐渐递增至每次 10 丸,出现疗效后,再逐渐减少为每天 2 次的维持量。滋肾养阴,益气生津,用于多饮,多尿,多食,消瘦,体倦无力,眠差腰痛,尿糖及血糖升高之气阴两虚型消渴症。注:每 10 丸消渴丸中含有 2.5 mg 格列本脲,服用本品时禁止再服用磺胺类降糖药。可乐定胶囊每次 4 粒,每天 3 次,3 个月为 1 个疗程。益气养阴,生津止渴。用于 2 型糖尿病。降糖甲片每次 6 片,每天 3 次,1 个月为 1 个疗程。补中益气,养阴生津。用于气阴两虚型消渴(2 型糖尿病)。

针灸:①治法。益气养阴。②配穴。中脘、气海、足三里、脾俞、肾俞、地机、三阴交。③操作。平补平泻,得气为度,留针 15～20 分钟。④方义。中脘、气海、足三里、脾俞健脾益气,肾俞、三阴交滋补肝肾。

临证参考:本型多见于血糖控制较好的消渴患者,是临床上消渴最常见的证型,本型多与瘀血阻络证候合并出现,此时大多有消渴早期并发症。临床研究显示,益气养阴,活血化瘀治则不仅可以治疗并发症,而且可以预防并发症。

4.脾虚痰湿

症舌脉:形盛体胖,身体重着,困乏神疲,晕眩,胸闷,口干,舌胖、苔腻或黄腻,脉弦滑。

病机分析:形盛体胖,而肥人多痰湿,故湿浊内盛,湿郁肌肤故身体重着;湿浊内盛日久损伤脾气,故见困乏神疲;湿浊中阻,清阳不升,可致眩晕;消渴久入络,瘀血阻滞,气血运行不畅,阻于胸中则可见胸闷不舒;舌质黯、苔腻或黄腻,脉弦滑,均为湿浊痰瘀征象。

治法:健脾化湿。

常用方:六君子汤(《校注妇人良方》)加减。党参、白术、茯苓、生甘草、陈皮、半夏、砂仁、泽泻、瓜蒌。加减:化热加小陷胸汤。

针灸:①治法。健脾化痰。②配穴。足三里、脾俞、胰俞、丰隆、中脘。③操作。平补平泻,得气为度,留针 15～20 分钟。④方义。中脘、胰俞、足三里、脾俞健脾益气,丰隆化痰。

临证参考:本证型多见于消渴早期及消渴并发症期,消渴早期空腹血糖或餐后血糖偏高,但达不到糖尿病诊断标准，辨证以体胖，苔腻，倦怠为主要辨证依据，在消渴并发症期多见于消渴腹泻和消渴肾病，辨证以苔腻，舌胖为主要辨证依据。

5.阴阳两虚

症舌脉：小便频数，夜尿增多，浑浊如脂膏，甚至饮一溲一，五心烦热，口干咽燥，神疲乏力，耳轮干枯，面色黧黑，腰膝酸软，畏寒肢凉，阳痿，下肢水肿，舌淡，苔白，脉沉细无力。

病机分析：阴阳互根互用，病程日久，阴损及阳，造成阴阳两虚。阴阳两虚，肾之固摄失常，则见小便频数，夜尿增多，甚至饮一溲一；大量水谷精微下泄，则尿如膏脂；肾开窍于耳，五色主黑，肾阴阳两亏，可见耳轮干枯，面色黧黑；肝肾同源，肾阴阳两虚致肝主筋功能受到影响，则腰膝酸软，阳痿；肾损及脾，脾运化失司，则见神疲乏力，下肢水肿；肺主皮毛，卫阳不足则见畏寒肢凉；舌淡，苔白，脉沉细无力亦为阴阳亏虚的征象。

治法：滋阴补阳。

常用方：金匮肾气丸(《金匮要略》)加减。附子、肉桂、熟地、山萸肉、怀山药、牡丹皮、茯苓、泽泻。加减：阴虚明显者加生地黄、玄参、麦冬；阳虚明显者加重肉桂附子用量，选加鹿茸、仙茅、淫羊藿等；阳虚水泛者，合用真武汤。

常用中成药：金匮肾气丸每次 20～30 粒，每天 2 次。温补肾阳，化气行水。用于肾阳虚之消渴，腰膝酸软，小便不利，畏寒肢冷。

针灸：①治法。滋阴补阳。②配穴。气海、关元、中脘、足三里、地机、肾俞、脾俞、三阴交、尺泽。③操作。均用补法，得气后留针 30 分钟。阳虚寒盛者灸气海、关元、中脘各 5 壮。④方义。气海、中脘、关元为腹阴之穴，从阴引阳，壮阳补虚，肾俞、三阴交补益肝肾，足三里、地机、脾俞、尺泽助脾胃之运化，肺之输布，诸穴相配，共奏健脾温肾，调补阴阳之功效。

临证参考：本证型多见于消渴并发症的中晚期阶段，常见于消渴肾病、消渴眼病、消渴心病、消渴脱疽、消渴痹痿等多种并发症同时并见，临床治疗应根据各并发症的轻重程度，在调补阴阳的基础上，结合辨病遣方用药。

(三)兼夹证

1.血瘀

临床表现：肢体麻木或疼痛，下肢紫黯，胸闷刺痛，中风偏瘫，或言语謇涩，眼底出血，唇舌紫黯，舌有瘀点瘀斑，或舌下青筋显露，苔薄白，脉弦涩。

病机分析：消渴日久入络，气阴两虚，气虚无力推动血行，阴虚则血失化源，而致瘀血阻络。瘀阻于肢体，则见肢体麻木或疼痛，下肢紫黯；阻于清窍，则见中风偏瘫，或言语謇涩；阻于目络，则见眼底出血；阻于胸胁，则见胸闷刺痛；血瘀之象在舌脉则表现为舌有瘀点瘀斑，或舌下青筋显露，脉弦涩。

治法：活血化瘀。

常用方：桃红四物汤(《医宗金鉴》)加减。桃仁、红花、丹参、生地黄、当归、赤芍、牡丹皮。

常用中成药：丹七片每次 2 片，每天 2～3 次。活血化瘀。用于血瘀气滞，心胸痹痛，眩晕头痛，经期腹痛。亦适用于消渴见血瘀证表现者。复方丹参滴丸每次 10 粒，每天 3 次。活血化瘀。理气止痛。用于胸中憋闷，心绞痛。亦适用于消渴见血瘀证表现者。苦碟子注射液：40 mL 加入 0.9%氯化钠注射液 250 mL 中，静脉滴注，每天 1 次，14 天为 1 个疗程。苦碟子注射液适用于消渴瘀血闭阻者。

临证参考：血瘀证病机贯穿于消渴始终，随着消渴病程的延长，血瘀证的表现也越来越重，血瘀证常常与气阴两虚和阴阳两虚证同时并见，活血化瘀治法常常贯穿于消渴治疗的始终，临床上单独运用活血化瘀法比较少，常与益气养阴、健脾化痰、调补阴阳等治法配合使用。

2.气滞

临床表现：胸闷不舒，喜叹息，以一呼为快，胁腹胀满，急躁易怒，或情志抑郁，口苦咽干，脉弦。

病机分析：消渴日久，痰浊、瘀血内生，阻碍气机；肝体阴而用阳，肝阴虚导致肝用失司，失于疏泄，肝郁气滞，可见胸闷不舒，胁腹胀满，喜叹息，以一呼为快，口苦咽干；肝主情志，肝郁则急躁易怒，或情志抑郁；脉弦亦为肝郁气滞的征象。

治法：疏肝理气。

常用方：四逆散(《伤寒论》)加减。柴胡、赤白芍、枳实、生甘草。

常用中成药：逍遥颗粒每次1袋，每天2次。疏肝健脾，养血调经。用于肝气不舒所致胸胁胀痛，头晕目眩，食欲缺乏。

临证参考：气滞也是消渴最常见的兼夹证候之一，可见于消渴前期、消渴期和消渴并发症期，在消渴前期和消渴期以肝郁化热多见，而在消渴并发症期以肝郁脾虚为多见，临床研究证实，疏肝理气可以改善临床症状，同时可以降低血糖。

七、急证处理

糖尿病急性并发症包括糖尿病酮症酸中毒、非酮症高渗性昏迷和低血糖昏迷，病情危重，需中西医结合抢救。

(一)糖尿病酮症酸中毒

1.西医治疗原则

立即用胰岛素纠正代谢紊乱，输液补充血容量，纠正电解质紊乱，消除诱因。目前多采用小剂量胰岛素静脉滴注方法。

(1)第1阶段治疗：患者于静脉取血测血糖、电解质、CO_2CP、尿素氮后(有条件者同时测血pH和血气分析)，立即开放静脉，先静脉滴注0.9%氯化钠注射液，在0.9%氯化钠注射液内加入短效胰岛素，剂量按每小时4～6 U，若1小时计划输液1 000 mL，则于500 mL液体内加短效胰岛素2～3 U，以此类推。持续静脉滴注每2小时复查血糖，根据血糖下降情况进行调整。

血糖下降幅度超过胰岛素滴注前水平的30%，或平均每小时下降3.9～5.6 mmol/L可继续按原量滴注。若血糖下降幅度小于滴注前水平30%，则说明可能伴有抗胰岛素因素，此时可将RI剂量加倍。若血糖下降速度过快，或患者出现低血糖反应，则可分别轻重采取相应处理。当血糖下降至≤13.9 mmol/L时则转为第2阶段治疗。

(2)第2阶段治疗。和第1阶段比主要有两点改变：将原输液的0.9%氯化钠注射液改为5%葡萄糖或5%葡萄糖生理盐水；胰岛素用量则按葡萄糖与胰岛素的比例加入输液瓶内，即根据患者血糖下降情况每2～4 g葡萄糖给1 U的短效胰岛素维持静脉滴注。按此浓度持续滴注使患者血糖维持在11 mmol/L左右，一直到尿酮体转阴，尿糖(+)时可以过渡到平日治疗，改为皮下注射，但应在停静脉滴注胰岛素前1小时，皮下注射一次RI，一般注射量为8 U以防血糖回跳。

此外还要补液、补钾、给碱性药，以及消除各种诱因和积极治疗各种并发症等。

2.中医学治疗

(1)气阴两虚:口渴多饮,尿频量多,极度疲乏,心悸,舌红少苔,脉细数。

治法:益气养阴,清热生津。

常用方:生脉散(《医学启源》)合增液汤(《温病条辨》)加减。

太子参、麦冬、五味子、生地黄、玄参、南沙参、石斛、生黄芪、知母、枳实、茯苓。

(2)燥热入血:口渴多饮,尿频量多,体倦乏力,脘痞纳差,恶心欲吐,头目眩晕,大便干结,舌黯红、苔白腻或黄腻,脉弦滑。

治法:清热和血,祛湿化浊。

常用方:黄连解毒汤(《外台秘要》)合增液汤(《温病条辨》)加减。

黄连、黄芩、生地黄、玄参、天花粉、苍术、佩兰、赤芍、酒军、枳实、茯苓、黄芪、怀山药。

(3)热闭清窍:头痛烦躁,烦渴引饮,呼吸深大,有烂苹果气味,甚则嗜睡昏迷,尿少色黄,舌质红绛或黑褐少津,脉细数。

治法:清热开窍。

常用方:清宫汤(《温病条辨》)加减。

西洋参、犀角磨冲、生地黄、玄参、天冬、淡竹叶、黄连、莲子心、丹参、石菖蒲、郁金。

(4)阴竭阳脱:目眶凹陷,昏迷,目呆口张,气少息促,面唇苍白或青紫,汗出如油,四肢厥冷,舌青紫,脉微欲绝。

治法:益气固脱。

常用方:四逆加人参汤(《伤寒论》)加减。

红参、附片、干姜、麦冬、五味子、山萸肉、生龙骨、生牡蛎、炙甘草。

(二)非酮症性高渗性糖尿病昏迷

1.西医治疗

立即大量补液纠正高渗脱水,补充胰岛素降低血糖,纠正电解质紊乱——补钾,积极治疗并发症消除诱因。

(1)立即补液,以尽快恢复患者的血容量,纠正脱水高渗状态。

(2)胰岛素治疗用法同糖尿病酮症酸中毒。

(3)补钾:同糖尿病酮症酸中毒。

(4)积极治疗并发症。

2.中医学治疗

(1)阴津亏损:口渴多尿,倦怠乏力,大便干结,表情淡漠,反应迟钝,唇舌干红,皮肤干燥,缺乏弹性,脉象虚数。

治法:滋阴增液。

常用方:增液汤(《温病条辨》)加减。

细生地黄、麦冬、玄参、沙参、花粉、葛根。

(2)热闭清窍:高热神昏,烦躁谵语或昏睡不语,便结溲赤,口唇干裂,皮肤干燥,舌质绛,苔黄燥,脉细滑数。

治法:清热凉血,醒神开窍。

常用方:清营汤(《温病条辨》)加减。

犀角粉冲、生地黄、玄参、麦冬、莲子心、黄连、丹参、金银花、连翘、酒军、赤芍。

(3)阴竭阳脱:面色苍白,昏聩不语,目眶下陷,舌苔干裂,四肢厥冷,血压下降,尿少或尿闭,脉微欲绝。

治法:回阳救逆。

常用方:四逆加人参汤(《伤寒论》)加减。

红参、山萸肉、麦冬、附子、干姜、炙甘草。

(4)对糖尿病高渗性昏迷并发动静脉血栓时可静脉滴注丹参注射液;并发脑血管意外,可静脉滴注清开灵注射液有较好的疗效。

(三)低血糖昏迷

治疗要点:如果无意识障碍,可让患者少量进食即可或含服糖块;如出现轻度意识障碍,可给予口服葡萄糖溶液,或静脉补充葡萄糖;如出现昏迷,则应立即静脉推注50%的葡萄糖,在持续静脉滴注葡萄糖。

八、变证治疗

(一)消渴肾病

发病之初,病在肝肾,气阴两虚,络脉瘀结。病程迁延,阴损及阳,脾肾虚衰。病变晚期,肾体劳衰,肾用失司,浊毒内停,五脏受损,气血阴阳衰败,变证蜂起。水湿浊毒上犯,凌心射肺可致心力衰竭;浊邪壅塞三焦,肾关不开,则少尿或无尿,发展为关格。

1.肝肾气阴两虚,肾络瘀滞

临床表现:腰膝酸软,疲乏无力,头晕目眩,怕热,便干,双目干涩,视物模糊,舌体胖,舌质黯,或有瘀斑瘀点,苔白。脉象:弦细数。

治法:滋补肝肾,益气养阴,化瘀通络。

常用方:山萸肉、枸杞子、生黄芪、太子参、首乌、生地黄、丹参、川芎、谷精草。

2.脾肾两虚,肾络瘀阻

临床表现:腰膝酸疼,神疲乏力,纳少腹胀,面足水肿,畏寒肢冷,夜尿多。舌体胖有齿印,舌质淡暗或有瘀斑瘀点,苔白。脉象沉细无力。

治法:温肾健脾,益气活血。

常用方:仙茅、淫羊藿、白术、生黄芪、当归、川芎、丹参、猪苓、茯苓、芡实、金樱子、熟大黄。

3.气血阴阳俱虚,肾络瘀结,浊毒内停

临床表现:腰膝酸疼,神疲乏力,面色萎黄,唇甲色淡,心悸喘憋,尿少水肿,纳呆呕恶,大便秘结。舌体胖,舌质黯淡无华,苔厚腻。脉象:沉细无力。

治法:益气养血,化瘀散结,通腑泻浊。

常用方:生黄芪、当归、卫矛、莪术、瓜蒌、大黄。

(二)消渴痹痿

肝肾阴虚,络气虚滞,经脉失养,早期出现肢体麻木,疼痛,感觉障碍,晚期出现肌肉萎缩,甚则腿胫肉脱,步履全废等并发症,因继发于消渴,故称为消渴痹痿。

1.分证论治

(1)气血两虚,络脉失荣:步履欹侧,或站立不稳,两足如踩棉花,手足指趾麻木,甚或手指不能摄物,肌肤不仁,触之木然,腓肠触痛,肌肉瘦瘪,且觉无力,张力减退。舌胖嫩红,边有齿痕,苔薄净,脉濡细。

治法：益气养血，调和营卫。

常用方：黄芪桂枝五物汤（《金匮要略》）合当归补血汤（《内外伤辨惑论》）加减。

生黄芪、当归、白芍、桂枝、白术、川牛膝、木瓜。

（2）气阴两虚，络脉瘀阻：始觉足趾发冷，渐次麻木，年经月累，上蔓至膝，渐及上肢，手指麻木，甚或痛如针刺，或如电灼，拘挛急痛，或如撕裂，昼轻夜重，轻轻抚摸，即觉疼痛，肌肤干燥，甚或皲裂，乏力，口干喜饮，大便干燥，四末欠温。舌黯红，舌体胖大，苔薄而干或少苔，脉弦细或数。

治法：益气养阴，活血通络。

常用方：生黄芪、生地黄、山萸肉、丹参、鬼箭羽、赤芍、狗脊、牛膝、木瓜、枸杞、当归、全蝎、蜈蚣。

（3）肝肾亏虚，络虚风动：腰尻腿股剧烈疼痛，犹如刀割电灼，无时或休，入夜尤甚，腿股无力，张力低下，肌肉萎缩，久坐之后，未能站立。腰酸腿软，头晕耳鸣，骨松齿摇，舌淡，少苔或有剥裂，脉弦细无力。

治法：滋补肝肾，益精填髓。

常用方：狗脊、川断、牛膝、木瓜、杜仲、熟地黄、当归、枸杞子、菟丝子、丹参、赤白芍、制龟甲、地龙。

2.其他治疗

（1）中成药：丹参注射液 20 mL 溶于 0.9%氯化钠溶液 250 mL 中，静脉滴注，每天 1 次。

（2）按摩：双下肢按摩可促进局部血液循环，改善症状，但用力应轻柔，或局部穴位按摩，取双侧足三里、环跳、委中、承山、三阴交、涌泉穴，每次 15 分钟，每天 1～2 次，具有滋养肝肾，疏通脉络，调畅气血的功能。

（三）消渴眼病

糖尿病日久，耗气伤阴，气阴两虚，瘀阻目络；或阴损及阳，致阴阳两虚，目络阻滞，痰瘀互结，而导致目络受损，以眼底出血、渗出、水肿、增殖，视物模糊，视力下降为主要临床表现。本病病位在目，主要涉及肝、脾、肾等脏腑；病性为本虚标实，虚实夹杂，寒热并见。在治疗上以益气养阴，滋养肝肾，阴阳双补治其本；通络明目，活血化瘀，化痰散结治其标。

临证要整体辨证与眼局部辨证相结合。首当辨全身虚实、寒热，根据眼底出血时间，酌加化瘀通络之品。早期出血以凉血化瘀为主，出血停止两周后以活血化瘀为主，后期加用化痰软坚散结之剂。

1.分证论治

（1）气阴两虚，脉络瘀滞：多饮、多尿、多食症状不典型，口咽干燥、神疲乏力、少气懒言、眠少汗多、大便干结、或头晕耳鸣、或肢体麻木、舌体胖、舌淡红、苔薄白或舌红少苔、中有裂纹、脉细或细而无力。眼症：视力减退，视网膜病变多为单纯型的Ⅰ～Ⅱ期（如见或多或少的视网膜微血管瘤。并有小点片状出血或黄白色硬性渗出）。

治法：益气生津，化瘀通络。

常用方：生脉饮（《内外伤辨惑论》）加减。

生黄芪、太子参、麦冬、五味子、枸杞子、菊花、丹参、当归。

（2）肝肾阴虚，脉络瘀阻：多饮、多尿、多食症状不明显，口干乏力、心悸气短、头晕耳鸣、腰膝酸软、肢体麻木、或双下肢微肿、大便干燥与稀溏交替出现、舌体胖嫩、舌色紫黯或有瘀斑、脉细乏力或细涩。眼症：视物模糊，或视物变形，或自觉眼前黑花漂移，甚至视力严重障碍，视网膜病变多为单纯型或由单纯型向增殖型发展(Ⅱ～Ⅳ期),如见,或多或少的视网膜微血管瘤,新旧杂陈的点片状和火焰状出血,黄白色的硬性渗出及白色的棉絮状斑,或黄斑水肿渗出,视网膜新生血管等。眼底出血多时可融合成片,或积聚于视网膜前,或形成玻璃体出血。

治法:滋补肝肾,化瘀通络。

常用方:杞菊地黄丸(《医级》)加减。

枸杞子、菊花、熟地黄、山萸肉、怀山药、茯苓、泽泻、牡丹皮、丹参。

(3)阴阳两虚,痰瘀阻络:面色苍黄晦暗、气短乏力、腰膝酸软、畏寒肢冷、颜面或下肢水肿、食欲缺乏、大便溏泻或溏泻与便秘交替、夜尿频数、浑浊如膏、舌淡苔白、脉沉细无力。眼症:视力严重障碍。甚至盲无所见。视网膜病变多为增殖型(Ⅳ～Ⅵ期,眼底所见同前)。

治法:阴阳双补,逐瘀散结。

常用方:右归饮(《景岳全书》)加减。

附子、肉桂、鹿角胶、熟地黄、山萸肉、枸杞子、怀山药、菟丝子、杜仲、当归、淫羊藿、鬼箭羽、穿山甲、瓦楞子、浙贝、海藻、昆布、三七。

2.其他疗法

(1)中成药:明目地黄丸水蜜丸每次 6 g,小蜜丸每次 9 g,大蜜丸每次 1 丸,每天 2 次。滋肾,养肝,明目。用于肝肾阴虚,目涩畏光,视物模糊等。石斛夜光丸每次 5 片,每天 3 次。清除湿热,利尿排石。用于肝肾两亏,阴虚火旺,内障目暗,视物昏花等。

(2)针灸:对于糖尿病视网膜病变 1～3 级,出血较少者,可慎用针刺疗法,取太阳、阳白、攒竹、足三里、三阴交、光明、肝俞、肾俞等穴,可分两组轮流取用,每次取眼区穴 1～2 个,四肢及背部3～5 个,平补平泻。

(3)电离子导入:采用电离子导入的方式,使中药制剂直接到达眼部的病灶组织,从而促进视网膜出血、渗出和水肿的吸收,具有方法简便、创伤小、作用直接等特点。

(四)消渴脱疽

糖尿病日久,耗气伤阴,五脏气血阴阳俱损,肌肤失养,血脉瘀滞,日久化热,灼伤肌肤和/或感受外邪致气滞、血瘀、痰阻、热毒积聚,以致肉腐骨枯所致。病情发展至后期则阴损及阳,阴阳两虚,阳气不能敷布温煦,致肢端阴寒凝滞,血脉瘀阻,发为脱疽。

临证辨治要分清标本,强调整体辨证与局部辨证相结合,注意扶正与祛邪并重。内治法重在整体辨证,结合局部辨证;外治法以局部辨证为主。

1.分证论治

(1)湿热毒盛,络脉瘀阻:患趾腐黑湿烂,脓水色败臭秽,坏疽有蔓延趋势,坏死部分向近心端扩展并累及旁趾,足部红肿疼痛,边界不清,甚者肿及小腿,可伴有发热。舌质黯红或淡、苔黄腻,脉沉滑。

治法:清热利湿,解毒通络。

常用方:四妙丸(《成方便读》)加减。

苍术、黄柏、牛膝、薏苡仁、革薢、金银花、生地黄、白花蛇舌草、蒲公英、川连、红花、忍冬藤、赤芍、牡丹皮、丹参。

(2)气阴两伤,络脉瘀毒:患足红肿消退,蔓延之势得到控制,患趾干黑,脓水减少,臭秽之气渐消,坏死部分与正常组织界线日趋清楚,疼痛缓解,口干,乏力,舌胖,质黯,苔薄白或薄腻,脉沉细。

治法：益气养阴，祛瘀托毒。

常用方：托里消毒散(《外科正宗》)加减。

生黄芪、太子参、丹参、白花蛇舌草、鹿衔草、麦冬、五味子、白术、桃仁、红花、地龙、川芎、丝瓜络、忍冬藤。

(3)气血两虚，络脉瘀阻：截趾创面脓腐已去，腐化筋膜组织减少，并逐渐内缩，新生肉芽红润，上皮新生，疮面渐收，足部无红肿疼痛，全身情况平稳。

治法：益气养血，化瘀通络。

常用方：生黄芪、当归、太子参、丹参、鹿衔草、鸡血藤、茯苓、山萸肉、红花、地龙、川芎、丝瓜络。

2.其他疗法

(1)局部处理：局部清创的方法有一次性清法和蚕食清法两种。一次性清法适应于：生命体征稳定，全身状况良好；湿性坏疽(筋疽)或以湿性坏疽为主，而且坏死达筋膜肌肉以下，局部肿胀明显、感染严重、血糖难以控制者。蚕食清法适应于：生命体征不稳定，全身状况不良，预知一次性清创难以承受；干性坏疽(脱疽)分界清楚者或混合型坏疽，感染、血糖控制良好者。

(2)外敷药：①湿热毒盛期。疮面糜烂，脓腔，秽臭难闻，肉腐筋烂，多为早期(炎症坏死期)，宜祛腐为主，方连九一丹等。②正邪纷争期。疮面分泌物少，异味轻，肉芽渐红，多为中期(肉芽增生期)，宜祛腐生肌为主，方选红油膏等。③毒去正胜期。疮面干净，肉芽嫩红，多为后期(瘢痕长皮期)，宜生肌长皮为主，方选生肌玉红膏等。

(3)中药浸泡熏洗：①清化湿毒法。适用于脓水多而臭秽重、引流通畅者，药用土茯苓、马齿苋、苦参、明矾、黄连、重楼等煎汤，温浸泡患足。②温通经脉法。适用于阳虚络阻者，药用桂枝、细辛、红花、苍术、土茯苓、黄柏、百部、苦参、毛冬青、忍冬藤等煎汤，温浸泡患足。③清热解毒、活血化瘀法。适用于局部红、肿、热、痛明显，热毒较甚者，药用大黄、毛冬青、枯矾、马勃、元明粉等煎汤，温浸泡患足。中药浸泡熏洗时，应特别注意引流通畅和防止药液烫伤。

(五)消渴阳痿

糖尿病日久，肝脾肾受损，气血阴阳亏虚，阴络失荣导致宗筋不用而成。本病的病位在宗筋，主要病变脏腑为肝、脾、肾。病理性质有虚实之分，且多虚实相兼。

1.分证论治

(1)肾阳不足：阳痿阴冷，精薄精冷，头晕耳鸣，面色㿠白，精神萎靡，腰膝酸软，畏寒肢冷，短气乏力，舌淡胖润、或有齿痕，脉沉细尺弱。

治法：温补肾阳。

常用方：右归丸(《景岳全书》)加减。

鹿角胶、附子、肉桂、熟地、菟丝子、当归、杜仲、怀山药、山萸肉、枸杞子。

(2)心脾两虚：阳痿不举，精神不振，心悸气短，乏力自汗，形瘦神疲，夜寐不安，胃纳不佳，面色不华，舌质淡，脉沉细。

治法：补益心脾。

常用方：归脾汤(《济生方》)加减。

黄芪、白术、茯神、龙眼肉、人参、木香、当归、远志、甘草、酸枣仁。

(3)湿热下注：阳痿茎软，阴囊潮湿，臊臭或痒痛，下肢酸困，小便短赤，舌苔黄腻，脉濡数。

治法：清热利湿。

常用方：龙胆泻肝汤(《医方集解》)加减。

龙胆草、黄芩、栀子、泽泻、车前子、当归、柴胡、生地黄、薏苡仁、甘草。

加减：阴部瘙痒、潮湿甚加地肤子、蛇床子。

(4)肝郁气滞：阳痿失用，情志抑郁或易激动，失眠多梦，腰膝酸软，舌黯苔白，脉沉弦细。

治法：疏肝理气，兼以活血。

常用方：四逆散(《伤寒论》)加减。

柴胡、枳实、枳壳、当归、白芍、蜈蚣、甘草、佛手、刺猬皮。

(5)气滞血瘀：阳痿不举，龟头青黯，或见腰、小腹、会阴部位刺痛或不适，舌质紫黯或有瘀斑瘀点，脉弦涩。

治法：行气活血，化瘀起痿。

常用方：少腹逐瘀汤(《医林改错》)加减。

小茴香、干姜、延胡索、当归、川芎、肉桂、赤芍、生蒲黄、五灵脂。

2.其他疗法

(1)中成药：五子衍宗丸水蜜丸每次6 g，小蜜丸每次9 g，大蜜丸每次1丸，每天2次。补肾益精。用于肾虚精亏所致的阳痿不育、遗精早泄等。参茸丸水蜜丸每次5 g，大蜜丸每次1丸，每天2次。滋阴补肾，益精壮阳。用于肾虚肾寒，腰腿酸痛等。

(2)针灸：①取穴神阙、气海、关元、肾俞、命门、百会、太溪、足三里。前三穴用灸法，余用针刺施以补法，使腹部穴热感传至阴部。②主穴取大赫、命门；配穴取足三里、气海、关元。操作采用“探刺感传法”，随意轻微使捻转，使针感传向阴茎；取“烧山火”补法，作龙眼推使，完毕，左手拇、食指用力夹住针柄上端，不使针向回松动，以右手拇指指甲从上向下刮动针柄。退针时，用左手拇、食指向下轻压，待针下松弛时，右手将针快速撤出，急速揉按针孔。③主穴取中极、归来、大赫；配穴取风池、内关。操作：针刺中极、归来、大赫时，需使针感传至尿道；针刺风池时，应是针感放射至整个头部。适用于各型患者。若命门火衰者，加腰阳关、命门、关元；心脾受损者，加脾俞、足三里、神门；肝气郁结者，加肝俞、太溪、阳陵泉；惊恐伤肾者，加心俞、志室、神门；湿热下注者，加足三里、膀胱俞、丰隆。

(六)消渴汗证

糖尿病泌汗异常病位在皮肤腠理，病位虽在表，却是体内脏腑功能失调的表现。病性为本虚标实。汗出过多主要为气虚不固或热逼汗出；汗出过少则主要为阴津亏虚。

1.分证论治

(1)阴阳失调：上半身多汗，下半身少汗或无汗，怕冷又怕热，失眠多梦，每遇情绪波动时，常易自汗，甚则汗出淋漓，舌黯苔白，脉沉细。

治法：调和阴阳。

常用方：桂枝加龙骨牡蛎汤(《伤寒论》)加减。

桂枝、白芍、五味子、龙骨、牡蛎、浮小麦、炙甘草。

(2)脾肺气虚：心胸头面汗出，进食尤甚，面色㿠白，气短乏力，心悸健忘，纳呆便溏，舌质淡嫩，脉象虚弱。

治法：补益脾肺，固表止汗。

常用方：玉屏风散(《丹溪心法》)加减。

黄芪、白术、防风、党参、黄精、炙甘草、生龙牡。

(3)心肾阴虚:心胸汗出,虚烦失眠,心悸健忘,头晕耳鸣,咽干舌燥,腰膝酸软,多梦遗精,骨蒸潮热,小便短赤,舌红苔白,脉象细弱。

治法:补益心肾,敛阴止汗。

常用方:六味地黄丸(《小儿药证直诀》)加减。

山萸肉、熟地、怀山药、茯苓、牡丹皮、泽泻、五味子、银柴胡、陈皮。

2.其他疗法

(1)中成药:玉屏风颗粒每次5 g,每天3次。益气,固表,止汗。用于表虚不固,自汗恶风等。知柏地黄丸水蜜丸每次6 g,小蜜丸每次9 g,大蜜丸每次1丸,每天2次。滋阴降火。用于阴虚火旺、潮热盗汗等。

(2)外治:以麻黄根、牡蛎火煅,与赤石脂、龙骨共为细末,以绢袋储存备用。将皮肤汗液擦干后,以此粉扑之。

九、古训今释

(一)病名溯源

消渴之名首见于《素问·奇病论》:"有病口甘者,病名为何……此肥美之所发也,此人必数食甘美而多肥也,肥者令人内热,甘者令人中满,其气上溢转为消渴。"《黄帝内经》还根据发病原因、病变部位、病理机制及临床表现的不同,又有"消瘅""肺消""鬲消""消中""风消""脾瘅"等名称。后汉张仲景继承《黄帝内经》消渴基本理论,结合自己的研究成果加以发挥,在《金匮要略》中列"消渴小便利淋病脉证并治"专篇加以讨论,仍采用"消渴"病名。唐代王焘《外台秘要·消渴消中门》引《古今录验方》曰:"消渴有三:一渴而饮水多,小便数,无脂似麸片甜者,皆是消渴也;二吃食多,不甚渴,小便少,似有油而数者,此是消中病也;三渴饮水不能多,但腿肿,脚先瘦小,阴痿弱,数小便者,是肾消病也。"较完整准确地提出了"消渴"的概念,而且将消渴进行了临床分类。

宋代王怀隐《太平圣惠方·三消论》沿用《外台秘要·消渴消中门》中消渴的分类方法,并明确提出"三消"的概念,谓:"夫三消者,一名消渴,二名消中,三名消肾"。到金元时代"三消"内容已不是"消渴""消中""消肾",而是被"上消""中消""下消"所取代,如朱震亨在《丹溪心法·消渴》中根据三多症状的偏重和部位不同,将消渴分为上、中、下三消,谓:"上消者,肺也……;中消者,胃也……;下消者,肾也……"。由于上、中、下三消分类的方法,比较明确地将消渴不同证候类型进行了脏腑定位、定性,给临床辨证用药提供了极大方便,因而被后世广泛采用。

明代医家张介宾根据前人见解,在比较全面论述"阳消"外,还明确提出"阴消"之说,其在《景岳全书·杂证谟·消渴》中谓:"消证有阴阳,不可不察"。"火盛则阴虚,是皆阳消之证也,至于阴消之义则未有知之者。盖消者,消烁也,亦消耗也。凡阴阳血气之属,日见消败者,皆谓之消,故不可尽以火证为言。"虽然,"阴消"之名未被后世所接受,但"阴消"之证是客观存在的,这也是对命门火衰,水失蒸腾之消渴的进一步总结,确较前人更加全面、深刻。至此对消渴的认识已经比较全面,病名沿用至今。

(二)医论撮要

1.病因学说

(1)禀赋不足:先天禀赋不足,五脏虚弱,尤其是肾脏素虚,是消渴发病的基本原因,故《灵枢·五变》曰:"五脏皆柔弱者,善病消瘅"。本段经文为后世医家从体质因素探讨消渴的防治奠定了理论基础。唐代王焘则强调肾虚在消渴发病中的重要作用,其所著《外台秘要·消渴消中门》曰："消渴者，原其发动，此则肾虚所致"。明代赵献可《医贯·消渴论》则曰："人之水火得其平，气血得其养，何消之有。"说明消渴系由气血阴阳失调所致。

(2)形体肥胖：肥胖者有余之气不得利用，则化为热，热邪必耗伤阴津，此即《素问·奇病论》所谓"肥者令人内热"之意；又因肥胖之人素体湿热内盛，易于化火伤阴，故易患消渴。也即《素问·通评虚实论》"消瘅……肥贵人膏粱之疾也"。明代张介宾通过长期的临床观察，在分析各种致病因素的基础上，于《景岳全书·杂证谟·消渴》载曰："消渴……皆富贵人病之，而贫贱者少有也"。

(3)饮食不节：长期过食肥甘醇酒厚味及辛燥刺激食物损伤脾胃，脾胃运化失司，积于胃中酿成内热，消谷耗液则发消渴。《素问·奇病论》在论述消渴病因病机时指出："此人必数食甘美而多肥也，肥者令人内热，甘者令人中满，其气上溢，转为消渴"。唐代孙思邈《备急千金要方·消渴》详细记载了饮酒与消渴之间的关系："凡积久饮酒，未有不成消渴……积年长夜，酣兴不解，遂使三焦猛热，五脏干燥，木石犹可焦枯，在人何能不渴。"元代朱震亨《丹溪心法·消渴》也云："酒面无节，酷嗜炙博……脏腑生热，燥热炽盛，津液干焦，渴饮水浆，而不能自禁。"清代喻昌《医门法律·消渴论》则曰："肥而且贵，醇酒厚味，孰无限量哉！久之食饮酿成内热，津液干涸……愈清愈渴，其膏粱愈无已，而成中消之病遂成矣。"由此可见，饮食不节，过食膏粱厚味，是患消渴的重要原因之一。

(4)情志失调：长期过度的精神刺激，可直接损伤脏腑，尤多造成肝脾损伤。郁怒伤肝，肝失疏泄，气郁化火，上灼肺津，下耗肾液，则发阴虚燥热之消渴，此即《灵枢·五变》所谓"怒则气上逆……转而为热，热则消肌肤，故为消瘅"。亦有思虑伤脾，脾不能为胃行其津液而为消渴者，如清代叶桂《临证指南医案·三消》曰："心境愁郁，内火自燃，乃消症大病"。此外，心气郁结，郁而化火，心火亢盛，致肾阴亏损，水火不济，也可发为消渴。清代杨乘六《医宗己任编·消渴》谓："消之为病，一原于心火炽炎……然其病之始，皆由不节嗜欲，不慎善怒。"金代刘完素《三消论》亦云："消渴者……耗散精神，过违其度之所成也。"以上论述均说明五志过极，气郁化火亦是罹患消渴的重要原因。

(5)劳欲过度：房事不节，劳伤过度，肾精亏损，虚火内生则"火因水竭而益烈，水因火烈而益干"，终至肾虚、肺燥、胃热俱现，发为消渴。正如唐代孙思邈《备急千金要方·消渴》所谓："消之为病……盛壮之时，不自慎惜，快情纵欲，极意房中，稍至年长，肾气虚衰，此皆由房事不节所致也。"王焘则认为房事过度、肾燥精虚与消渴的发病有一定关系，《外台秘要·消渴消中门》载曰："房室过极，致令肾气虚耗故也，下焦生热，热则肾燥，肾燥则渴"。《济生方》也有类似论述："消渴之疾，皆起于肾，盛壮之时，不自保养，快情纵欲，饮酒无度……遂使肾水枯竭，心火燔炽，三焦猛热，五脏干燥，由是渴利生焉。"

2.病机学说

消渴因证立名，古代医家，特别是自宋代明确提出三消概念之后，多将其分为上、中、下三消论之，病变脏腑主要责之肺、胃、肾。对消渴病机的认识，河间主燥，子和主火，朱震亨主肾虚，赵养葵、张介宾则提出命火不足之论。其中虚实互见，三焦兼病，颇为复杂，兹分列如下。

(1)阴虚燥热：阴虚燥热是传统观点中消渴的病机核心。认为素体阴虚，加之房事不节，劳欲过度，损耗阴精，导致阴虚火旺，上蒸肺胃发为消渴。《素问·阴阳别论》曰"二阳结谓之消。"指出胃肠热结，耗伤津液是消渴的主要机制。金代刘完素在《三消论》中初步确立了消渴从燥热立论的学术思想，谓："消渴之病者，本湿寒之阴气极衰，燥热之阳气太甚""燥热太甚而三焦肠胃之腠理怫郁、结滞、致密而水液不能浸润于外、营养百骸，故肠胃之外，燥热太甚，虽复多饮于中，终不能浸润于外，故渴不止，小便多者，以其多饮不能渗泄于肠胃之外而溲数也”。《医学心悟·三消》说：“三消之症，皆燥热结聚也。”《临证指南医案》亦指出：“三消之证，虽有上、中、下之分，其实不越阴亏阳亢，津涸热淫而已。”至今仍认为消渴早期，基本病机为阴津亏耗，燥热偏盛，阴虚为本，燥热为标。

（2）脾胃虚弱：脾主运化、升清，胃主受纳、腐熟水谷。若饮食不节，或情志不遂等原因致胃之受纳，脾之转输功能受损，津液不能上输则口渴欲饮，水谷不能滋养周身则形体消瘦。《素问·脏气法时论》说：“脾病者，身重善饥。”《灵枢·本脏》说：“脾脆……善病消渴。”《灵枢·邪气脏腑病形》亦说：“脾脉微小为消瘅。”《脉经》载云：“消中脾胃虚，口干饶饮水，多食亦肌虚。”明代《慎斋遗书·渴》中云：“盖多食不饱，饮多不止渴，脾阴不足也。”治疗上十分重视养脾阴。戴元礼《证治要诀·消渴》则云：“三消久久不治，气极虚”。赵献可在继承前贤理论基础上，进一步完善了脾胃虚弱所致消渴之病机，其在《医贯·消渴论》载曰：“脾胃即虚，则不能输布津液故渴，其间纵有能食者，亦是胃虚引谷自救”。近代医家张锡纯也指出：“消渴一证，皆起于中焦而及于上下。”“因中焦病，而累及于脾也。……致脾气不能散精达肺则津液少，不能通调水道则小便无节，是以渴而多饮多溲也。”膵即现代医学中的胰腺，《难经》称为散膏。

（3）肝郁化火：肝主疏泄，司气机之通畅，推动血液和津液的正常运行。长期过度的精神刺激，情志不舒，或郁怒伤肝，肝失疏泄，气郁化火，上灼肺胃阴津，下灼肾阴；或思虑过度，心气郁结，郁而化火，心火亢盛，损耗心脾精血，灼伤胃肾阴液，均可导致消渴的发生。有关精神因素与消渴的关系，中国历代医籍中均有论述。如《灵枢·五变》篇中说：“怒则气上逆，胸中蓄积，血气逆流……转而为热，热则消肌肤，故为消瘅。”金代刘河间《三消论》说：“消渴者……耗乱精神，过违其度，而燥热郁盛之所成也。”明代《慎斋遗书·渴》说：“心思过度，……此心火乘脾，胃燥而肾无救”可发为消渴。清代《临证指南医案·三消》说：“心境愁郁，内火自燃，乃消症大病。”以上均说明了情志失调，五志过极化热伤津的病理过程。另外，肝主疏泄，对情志因素影响最大，故古代医家十分强调消渴的发生与肝脏有着密切关系。如清代医家黄坤载在《四圣心源·消渴》中说：“消渴者，足厥阴之病也，厥阴风木与少阳相火为表里，…… 凡木之性专欲疏泄，…… 疏泄不遂……则相火失其蛰藏。”又在《素灵微蕴·消渴解》中说：“消渴之病，则独责肝木，而不责肺金。”郑钦安在《医学真传·三消症起于何因》说：“消症生于厥阴风木主气，盖以厥阴下水而上火，风火相煽，故生消渴诸证。”

（4）肾虚致渴：消渴的发生虽与五脏有关，但关键在于肾虚，肾虚为消渴之本，治疗上重在补肾。如东汉代张仲景认为肾虚是导致消渴的主要原因，创肾气丸治疗消渴，开补治消渴之先河；唐代《外台秘要》指出：“消渴者，原其发动此则肾虚所致。”赵献可《医贯·消渴论》从命门立论认为消渴“因命门火衰，不能蒸腐水谷，水谷之气不能熏蒸，上润于肺，如釜底无薪，锅盖干燥，故渴”“其所饮之水，未经火化，直入膀胱，正谓饮一升溲一升，饮一斗溲一斗。试尝其味，甘而不咸可知矣”。清代陈士铎《石室秘录·消渴》曰：“消渴之证，虽分上中下，而肾虚以致消渴则无不同也。”《丹石玉案·消渴》曰：“盖肾之所主者，水也；真水不竭……何至有干枯消渴之病乎？唯肾水一虚，则无以制余火……而三消之患始剧矣。”

（5）血瘀痰凝：关于瘀血与消渴关系的描述，古代文献早有记载，从《灵枢·五变》曰：“其心刚，刚则多怒，怒则气上逆，胸中蓄积，血气逆留，髋皮充肌，血脉不行，转而为热，热则消肌肤，故为消瘅”。对瘀血产生口渴的机制，唐容川《血证论》有精辟论述：“瘀血在里则口渴，所以然者，血与气本不相离，内有瘀血，故气不得通，不能载水津上升，是以为渴，名曰血渴，瘀血去则不渴矣。”至于痰湿所致之消渴，古书载有：“上消者，肺病也……盖火盛则痰燥，其消烁之力，皆痰为之助虐也”“中消者，胃病也……痰入胃中，与火相乘，为力更猛，食入即腐，易于消烁”。可见古代医家对痰凝血瘀与消渴之关系早有明确认识。

综上，古代医家对消渴病机的认识既有主肺燥、胃热、肾虚而论之者，又有从脏腑功能失调，本虚标实，三消同病而阐述者；从受损脏腑言之，则与肺、胃、肾三脏关系密切，其中以肾虚为病机之关键。无论下消之病或三消同病，病既及于下，即当以肾为主，而肾虚之中又以阴虚为常，火衰为变。若迁延日久不愈，可致精血枯竭，阴阳俱衰并发诸症。

3.治则治法

消渴治则是在历代医家有关消渴理论指导下，根据消渴病因、病机、病位、病势及变证等确立，实质上也是辨证论治精神的具体体现。综合古代医家所确立的消渴治则治法主要有三消分治、新久异治、补肾治本等。

(1)三消分治：古代医家认为消渴口渴多饮，消谷善饥，尿频量多等三消证候各有其不同的病因、病机，因此应分而论之。如明代马兆圣《医林正印·三消》曰：“凡消渴者，是心火刑肺金而作渴，法当降火清金；凡消中者，胃也，法当下之；凡下消者，肾也，法当滋阴。”文中所言消渴是相对消中、消肾而言，此处专指消渴之上消。虽然马氏所论“消中者，法当下之”未被后世广泛采用，但消渴见有阳明腑实，津伤燥结之证选用调胃承气汤通下热结；因瘀热互结所致消渴选用桃核承气汤加味泻下瘀热；消渴见有阳明里热炽盛，肠燥便秘之证投麻子仁丸润肠通腑取效的报道并不鲜见，可供研究者参考。清代著名医家程钟龄在总结历代医家有关三消分治论述的基础上，将这一理论加以系统整理，其在《医学心悟·三消》提出：“三消之证，皆燥热结聚也。大法，治上消者，宜润其肺，兼清其胃；治中消者，宜清其胃，兼滋其肾；治下消者，宜滋其肾，兼补其肺。夫上消清胃者，使胃火不得伤肺也；中消滋肾者，使相火不得攻胃也；下消清肺者，滋上源以生水也。三消之治，不必专执本法而滋其化源则病易痊矣”。这一理论可谓深得消渴治则之要旨，系三消分治之总纲，为后世从三消分治消渴奠定了坚实的理论基础。

(2)新久异治：所谓新久异治是指古代医家根据消渴发展的不同阶段、不同病理机制及相应的证候特点而采取分阶段治疗的法则。如明代李梴《医学入门·消渴》谓：“治消渴初宜养肺降心，久则滋肾养脾。盖本在肾，标在肺，肾暖则气上升而肺润，肾冷则气不升而肺焦。”明代医家方隅根据消渴初起多实，久病多虚，初起多用清法，日久多用补法的特点，在《医林绳墨·消渴》中提出：“消渴初起，用人参白虎汤，久而生脉饮；中消初发，调胃承气汤，久则参苓白术散；肾消初起，清心莲子饮，久则六味地黄丸”。上述论点在今日临床上具有较强的指导意义。

(3)补肾治本：古代部分医家认为，消渴虽有上、中、下三消之分，肺燥、胃热、肾虚之别，但关键在于肾虚，因此强调补肾治本。东汉张仲景开补肾治疗消渴之先河，在《金匮要略·消渴小便利淋病脉证并治》中说：“男子消渴，小便反多，以饮一斗，小便一斗，肾气丸主之。”张介宾《景岳全书·杂证谟·三消》则云：“凡治消之法，最当先辨虚实，若察其脉证，果为实火致耗津液者，但去其火则津液自生，而消渴自止；若由真水不足，则系属阴虚，无论上中下，急宜治肾，必使阴气渐生，精血渐复，则病必自愈。若但知清火，则阴无以生，而日渐消败，益以困矣。”明代医家赵献可在《医贯·消渴论》中指出：“治消之法，无分上中下，先治肾为急……滋其肾水则渴自止矣。”清代陈士铎《石室秘录·消渴》也云：“消渴之证，虽分上中下，而肾虚以致渴则无不同也。故治消渴之法，以治肾为主，不必问其上中下三消也。”

(4)滋阴清热：基于对消渴阴虚燥热病机认识，滋阴清热一直是古今医家辨治消渴的总则。东汉张仲景在《金匮要略》中也以阴虚燥热立论，认为胃热是消渴的基本病机，创白虎汤、白虎加人参汤等治疗方剂，至今仍有效的指导着临床实践。如唐代《备急千金要方·消渴》，载云："夫内消之为病，当由热中所作也。"在治疗上收载治疗消渴的方剂 52 首，其中用药以天花粉、麦冬、黄连、地黄等清热滋阴生津之品为多。金元时期的刘河间、张子和等发展了三消理论，提倡三消燥热学说，主张治三消当以清热泻火，养阴生津为要。如刘河间的《三消论》认为治疗消渴应"补肾水阴寒之虚，而泻心火阳热之实，除肠胃燥热之甚，济人身津液之衰"。推崇白虎汤，承气诸方，用药多偏寒凉。《医学心悟·三消》提出："治上消者，宜润其肺，兼清其胃；治中消者，宜清其胃，兼滋其肾；治下消者，宜滋其肾，兼补其肺。夫上消清胃者，使胃火不得伤肺也；中消滋肾者，使相火不得攻胃也；下消清肺者，滋上源以生水也。"基本概括了滋阴清热的治疗方法。

(5)健脾益气：古代医家针对脾气虚弱所致之消渴则提出了健脾益气之法。如张洁古在《医学启源》中指出："白术散，治诸烦渴津液内耗，不问阴阳，服之止渴生津液。"明代赵献可《医贯·消渴论》，也云："脾胃既虚，则不能敷布其津液，故渴。……唯七味白术散，人参生脉散之类，才是治法。"李梴在《医学入门·消渴》中指出："治渴初宜养肺降心，久则滋肾养脾……养脾则津液自生，参苓白术是也。"周慎斋治消渴则强调以调养脾胃为主，重用参苓白术散。清代医家张锡纯认为消渴"因中焦膵病，而累及于脾也"。治疗上重用黄芪、怀山药、鸡内金、猪胰等益气健脾之品。自拟玉液汤、滋膵饮治疗消渴多获效。

(6)疏肝化痰：古代医家针对肝郁气滞、痰湿内阻所导致的消渴提出了疏肝化痰治法。如刘河间《三消论》提出："治上消、鬲消而不欲多食，小便清利，宜小柴胡汤"。清代医家费伯雄则认为痰邪与消渴的发病有密切关系，因此强调用化痰法治疗消渴，其在书中指出："上消者，肺病也，当于大队清润中，佐以渗湿化痰之品……中消者，胃病也……宜清阳明之热，润燥化痰"。

(7)活血化瘀：唐容川在《血证论》中提出了瘀血致渴的病机及活血化瘀的治法，"瘀血在里则口渴，所以然者血与气本不相离，内有瘀血，故气不得通，不能载水津上升，是以为渴，名曰血渴，瘀血去则不渴矣"。古代医家基于血瘀致渴的病机制论将活血化瘀药物应用于消渴的治疗，如《王旭高医案》就记载了运用大黄䗪虫丸治疗消渴的案例。至今随着糖尿病之瘀血研究的不断深入，活血化瘀法已广泛运用于糖尿病及血管神经并发症的防治。

从历代医家有关论述可知，消渴治则治法是在辨证论治基础上确立的，每种法则又各有其一定的适应范围，因此在运用这些法则时必须善于从复杂多变的疾病现象中抓住本质，治病求本；或根据病变部位的不同三消分异；或根据疾病发展的不同阶段新久异治；或根据邪正斗争所产生的虚实变化扶正祛邪。只有这样，在临床上才能取得满意疗效。

4.方药方剂

在长期医疗实践中，积累了极为丰富的防治糖尿病及慢性并发症的宝贵经验，其中药物疗法内容最为丰富，在中国历代医籍中有关治疗消渴及并发症的方药(包括复方、单方、验方、汤剂、散剂、丸剂等)十分繁多。如唐代《备急千金要方》，载有治疗消渴的处方 55 首，药物 110 种；《外台秘要》，载方 86 首，药物119 种；宋代《太平圣惠方》，载有治疗三消的处方 177 个，药物 172 种；《圣济总录》，载有三消的处方196 个，药物 192 种；明代《普济方》，集明之大成，记载三消的处方 697 个，药物达 4 198 种。清代《古今图书集成医部全录·渴门》，载治疗消渴的复方 95 首，单方 135 首。其中最常用的药物有 100 余种。如常用益气药：人参、黄芪、西洋参、党参、怀山药等；常用滋阴生津药：生地黄、熟地、玄参、麦冬、天门冬、葛根、天花粉、五味子、白芍药、乌梅、沙参、芦根、梨汁、知母、枸杞、山萸肉、桑椹、蚕茧、玉竹、黄精等；常用的清热药：生石膏、知母、黄连、黄柏、黄芩、栀子、桑白皮、地骨皮、薏苡仁等。

5.其他疗法

(1)针灸疗法：关于针灸治疗消渴在中国已有久远的历史。《史记·扁鹊仓公列传》，记载了最早的消渴灸治病例。晋代《针灸甲乙经》详细记载了消渴的针灸穴位。如“消渴身热，面目黄，意舍主之，消渴嗜饮，承浆主之；消渴，腕骨主之，黄瘅热中喜饮，太冲主之；消瘅善饥，气走喉咽而不能言，大便难……口中热，唾如胶，太溪主之；热中，消谷善饥……足三里主之。”唐代《备急千金要方》，将《针灸甲乙经》，中6个治疗消渴的穴位增至35个，将《针灸甲乙经》中的循5经取穴扩大到循8经取穴，并对奇穴作了补充。如“消渴咽喉干，灸胸膛五十壮，又灸足太阳五十壮。”“消渴小便数，灸两手小指头及足两小趾头，并灸项椎佳。”且以“曲泉、阴谷、阳陵泉、复留此诸穴断小行最佳，不损阳气，亦止遗溺也”。其他穴位还有阳池、阴市、中封、然谷、太白、大都、趺阳、行间、大敦、隐白、涌泉、水道、肾俞、胃脘下俞、小肠俞、手厥阴、足厥阴等。宋代《针灸资生经》，又增添8个治疗消渴的新穴：商丘、关冲、曲池、劳宫、中膂俞、兑端、水沟、阳纲。明代《晋济方》，搜集了明以前针灸治疗消渴的处方，辨证取穴18种，穴位总计44个，其他如《针灸大成》《针灸大全》《针灸聚英》《神应论》等针灸医籍新增的穴位有少商、曲泽、金津、玉液、列缺、中脘、照海、廉泉等。清代《针灸集成》，则更强调针灸治疗消渴应分型论治，辨证取穴。如：“消渴饮水，取人中、兑端、隐白、承浆、然谷、神门、内关、三焦俞；肾虚消渴，取然谷、肾俞，腰俞、中膂俞……灸三壮；食渴取中脘、胃俞、三焦俞、太渊、列缺，针皆泻。”

同时，孙思邈还强调消渴宜早期采用针灸治疗，若本病迁延，易合并皮肤感染，则不易采用灸刺。“凡消渴经百日以上者，不得灸刺，灸刺则于疮上漏脓水不歇，遂成痈疽，羸瘦而死。亦忌有所误伤，但作针许大疮。所饮之水。皆于疮中交成脓水而出，若水出不止者必死，慎之慎之。初得患者，可如方灸刺之。”

(2)气功疗法：在《黄帝内经》中就有用导引、行气、按摩治疗疾病的记载。《素问·遗篇刺法论》载“寅时面向南，净神不乱思，闭气不息七遍”的练功方法。晋代名医葛洪专论吐纳导引的理论和方法，提出以呼吸吐纳“行气”，可“内以养身”“外以却邪”。隋朝医家巢元方则提出消渴气功宣导法“解衣惔卧，伸腰腹少腹，五息止，引肾去消渴”。唐《外台秘要》记载：“法云：解衣倓卧，伸腰䐜少腹，五息止，引肾，去消渴，利阴阳。解衣者使无呈碍，倓卧者无外想使气易行，伸腰者使肾无逼蹙，䐜者大努使气满，少腹者，摄腹牵气使五息即止之，引肾者，引水来咽喉，润上部，去消渴枯槁病，利阴阳者，饶气力也。”清代《古今图书集成医部全录·渴门》，收集了治疗消渴的5种导引方法。

(3)饮食疗法：中医学最早提出了消渴的饮食疗法。如孙思邈在《备急千金要方》中提出消渴首先应“以食治之，食疗不愈，然后命药”，强调了饮食疗法的重要性，另外还提出了消渴人应控制米面咸食和水果，比过去误认为最先用饮食控制方法治疗糖尿病的John Rollo约早千余年。消渴“其所慎有三：一饮酒，二房室，三咸食及面，能慎此者，虽不服药而自可无他，不知此者，纵有金丹，亦不可救，深思慎之”。另外，唐代《外台秘要》：“此病特慎麝鹿肉，须慎酒炙肉咸物……忌热面并干脯一切热肉粳米饭李子等。”而且对饮食控制疗法的实施，提出了具体要求，主张“食欲得少而数，不欲顿而多”，即少食多餐。

(4)体育疗法：隋朝巢元方在《诸病源候论》中指出：消渴人应“先行一百二十步，多者千步，然后食之”。这比过去误认为最先用体力活动治疗糖尿病的Tohn Brown要早千余年。另外，唐

《外台秘要》也强调消渴患者宜食后“即须行步”，不宜“饮食便卧，终日久坐”，还主张患者做适当的体力劳动，“人欲小劳，但莫劳疲极也”。

（5）心理疗法：对消渴人来说，几乎不同程度的都存在着焦虑、忧郁、烦恼、失望和沮丧的不良情绪，不利于疾病的康复。因此通过语言疏导，移精变气，琴棋书画，旅游观光，意念联想等心理调整方法，使患者摆脱不良情绪的困扰，创造坦然开朗之心境，以利疾病的康复。清代叶天士治疗一消渴患者时，认为应使注意力特移至栽花种竹等园艺之作，服药才可奏效。就运用了心理疗法。

6.有关并发症的论述

古代医家有关消渴变证的论述较多，归纳起来常见以下几种。

（1）痈疽：消渴之病，燥热内盛，耗伤津液，水谷精微随尿流失，津枯液涸，经脉涩滞，营卫失调，气血不畅，热毒滞留，遂发痈疽。消渴源不除，则热毒生之不断，此起彼伏，久治不愈。正如唐代孙思邈《备急千金要方·消渴》所言：“消渴之人，愈与未愈，常须思虑有大痈。”隋代巢元方《诸病源候论·消渴候》在论述其发病机制时认为：“以其内热小便利故也，小便利则津液竭，津液竭则经络涩，经络涩则荣卫不行，则由热气留滞，故成痈疽。”《圣济总录》记载：“能食而渴者必发脑痈、背痈。”明代马兆圣则认为消渴并发痈疽之机制为阴虚阳盛，水火不能相济或火性炎上，留于分肉所致，其在《医林正印·三消》曰：“三消者，乃阴虚阳盛之症，水火不能相济也……或猛火盛炎，留于分肉，则发痈疽，此又病深而症之变也”。

（2）水肿：消渴日久，阴损及阳，或过用寒凉，伤阳损气，致水气既不得蒸腾于上，又不能下输膀胱，必潴留于内，泛溢周身肌肤，则出现水肿。宋代《圣济总录·消渴门》谓：“此久不愈，能为水肿痈疽之病”“土气弱不能制水，消渴饮水过度，脾土受湿而不能有所制，则泛溢妄行于皮肤肌肉之间，聚为水肿胀满，而成水也”。金代刘完素则从火热论之，其在《三消论》中谓：“夫消渴者……热甚而膀胱怫郁，不能渗泄，水液妄行而上肿也”，从而补充了前贤之未备。

（3）目盲、耳聋：消渴日久，伤精耗血，致肝肾两亏。肝开窍于目，肾开窍于耳，精血不能上承于头面以濡养耳目，耳目失养，故成目盲、耳聋等病证。金代刘完素《三消论》曰：“夫消渴者，多变聋盲目疾、疮痈痤痱之类，皆肠胃燥热怫郁，水液不能浸润于周身故也。”明代戴元礼更加明确提出精血亏虚是发生本病的主要病机，其在《证治要诀·消渴》谓：“三消久之，精血既亏，或目无所见，或手足偏废如风疾”。本病之临床表现虽有在目、在耳之别，但其病变机制则一，故临床上常将两者归属一类病证加以讨论。

（4）肺痿、痨嗽：消渴患者常因燥热偏盛，熏灼于肺，耗伤肺津出现阴虚肺热之咳嗽、痰中带血、潮热、盗汗等痨嗽之证。若久嗽不愈则可发生肺痿，故《金匮要略》曰“肺痿之病，从何得之，或从汗出，或从呕吐，或从消渴，小便利数……重亡津液，故得之”。金代刘完素在《三消论》中亦有消渴可并发“肺痿痨嗽”“蒸热虚汗”之记载。

（5）中风：《黄帝内经》最早提出形体肥胖，过食膏粱厚味是消渴并发中风之重要因素，《素问·通评虚实论》曰：“消瘅仆击，偏枯……肥贵人则膏梁之疾也”。明代医家戴元礼则认为消渴日久，精血亏虚，筋脉失养是本病之另一重要病机，其在《证治要诀·三消》谓：“三消久之，精血既亏……或手足偏废如风疾”。

（6）痿病：消渴日久伤精耗血，肝肾阴虚，气血亏虚，不能濡养肌肉筋骨，故肢体麻木、疼痛、痹证、痿证。元代《丹溪心法-消渴》曰：“热伏于下，肾虚受之，腿膝枯细，骨节酸疼。”《普济方》记载了消渴日久可见“四肢痿弱无力”“手足烦疼”。《续名医类案》也有消渴日久出现“足膝痿弱，寸步艰难”的记载。《王旭高医案》记载了消渴出现“手足麻木”的病例。清代汪蕴谷也认为肾阴亏虚是发生本病的主要病机,其在《杂证会心录》谓:“消渴一证,责在于下,肾水亏虚,则尤火无所留恋……若火灼在下,耳轮焦而面黑,身半以下,肌肉尽削”。

(7)心痛:《伤寒论·辨厥阴病脉证并治》记载:“厥阴之为病,消渴,气上撞心,心中疼热,饥而不欲食”。隋代《诸病源候论·消渴候》还记载了“消渴,心中疼”。

(8)泄泻:清代吴谦等在《医宗金鉴·消渴》则论述了消渴并发泄泻之机制,“三消,饮水多不能食……湿多苔白滑者,病之则传变水肿泄泻”。

(9)阳痿:阳痿古称阴痿。如《素问·阴阳应象大论》云:“年六十,阴痿,气大衰。”明代张介宾在《类经》中释曰:“阴痿,阳不举也”,指出阴痿即是阳痿。有关消渴合并阳痿古医籍中曾有记载,如金代李杲《兰室秘藏》中就有消渴人“四肢痿弱,前阴如冰”的记载,明代赵献可在《医贯》中有消渴人“或为白浊阴痿”的记载。

(10)脱疽:《卫生宝鉴》有“足膝发恶疮,至死不救”“足趾患疽,若黑若紫不治”等记载。《续名医类案》有消渴“脚背发疽”及“足黑腐而死”“足大指患疽,色紫”等类似糖尿病足的记载。

(11)口腔并发症:许多古籍文献中有消渴并发齿痛、齿摇、齿落、口舌生疮等口腔并发症的记载。如《先醒斋医学广笔记》记载消渴患者“骤发齿痛”“满口痛不可忍,齿俱动摇矣”“口舌生疮或牙龈溃蚀,咽喉作痛”“舌本上腭腐碎”。

(12)急性并发症:《张氏医通》还记载了急性并发症,如消渴出现的“烦热烦渴”“头痛”“呕吐”“昏昏嗜卧”的症状类似糖尿病酮症酸中毒及糖尿病昏迷前期的症状。

(刘立楠)

第十七节 虚 劳

虚劳是指以五脏虚证为主要临床表现的多种慢性虚弱证候的总称。又称虚损。

历代医籍对虚劳的论述甚多。《素问·通评虚实论》提出的“精气夺则虚”是虚证的提纲。而《素问·调经论》所谓“阳虚则外寒,阴虚则内热”,进一步说明虚证有阴虚、阳虚之别,并明确了阴虚、阳虚的主要特点。《难经·十四难》论述了“五损”的症状及病势传变,并根据五脏的所主及其特性提出相应的治疗大法,如“损其肺者益其气,损其心者调其营卫,损其脾者调其饮食、适其寒温,损其肝者缓其中,损其肾者益其精。”汉·张仲景在《金匮要略·血痹虚劳病脉证并治》篇首先提出了“虚劳”的病名,分阳虚、阴虚、阴阳两虚三类,详述症、因、脉、治,治疗着重于温补脾肾,并提出扶正祛邪、祛瘀生新等治法,首倡补虚不忘治实的治疗要点。《诸病源候论·虚劳病诸候》比较详细地论述了虚劳的原因及各类症状,对五劳(心劳、肝劳、肺劳、脾劳、肾劳)、六极(气极、血极、筋极、骨极、肌极、精极)、七伤(大饱伤脾,大怒气逆伤肝,强力举重、久坐湿地伤肾,形寒、寒饮伤肺,忧愁思虑伤心,风雨寒暑伤形,大恐惧不节伤志)等内容做了具体阐释。金元以后,对虚劳的理论认识及临床治疗都有较大的发展。如李东垣重视脾胃,长于甘温补中。朱丹溪重视肝肾,善用滋阴降火。明·张景岳深刻地阐发了阴阳互根的理论。提出“阴中求阳,阳中求阴”的治则,在治疗肾阴虚、肾阳虚的理论及方药方面有新的发展。汪绮石重视肺、脾、肾在虚劳中的重要性,所著《理虚元鉴》中明确指出:“治虚有三本,肺、脾、肾是也。肺为五脏之天,脾为百骸之母,肾为性命之根,治肺、治脾、治肾,治虚之道毕矣。”清·吴澄的《不居集》系统汇集整理了虚劳的资料,是研究虚劳的一部有价值的参考书。

虚劳所涉内容很广，是中医内科学中范围最广的一种病证。凡先天禀赋不足，后天调护失当，病久体虚，积劳内伤，久虚不复等导致的多种以脏腑气血阴阳亏损为主要表现的病证，均属于本病证的范畴。

现代医学中多系统的众多慢性消耗性疾病，以及功能衰退性疾病，出现虚劳的临床表现时，可参考本节进行辨证论治。

一、病因病机

引起虚劳的原因很多。《理虚元鉴·虚证有六因》全面归纳了虚劳之因，提出“有先天之因，有后天之因，有痘疹及病后之因，有外感之因，有境遇之因，有医药之因”，表明多种病因作用于人体，引起脏腑亏损，气血阴阳亏虚，日久不复，皆可发展为虚劳。概言之，其病因不外先天、后天两大因素。以脏腑亏损、气血阴阳虚衰为主要病机。

（一）禀赋不足

因父母体虚，禀赋薄弱，或孕育不足，胎中失养，或后天喂养不当，水谷精气不充，均可导致先天禀赋不足，体质不强，易于患病，病后久虚不复，脏腑气血阴阳日渐亏虚，发为虚劳。

（二）烦劳过度

烦劳过度，因劳致虚，损伤五脏。如《素问·宣明五气》篇指出：“久视伤血，久卧伤气，久坐伤肉，久立伤骨，久行伤筋。”《医家四要·病机约论》也说：“曲运神机则劳心，尽心谋虑则劳肝，意外过思则劳脾，预事而忧则劳肺，色欲过度则劳肾。”在各种劳损中，尤以劳神过度及恣情纵欲较为常见。

（三）饮食不节

暴饮暴食，饥饱无常，或嗜欲偏食，营养不良，或饮酒过度，均会损伤脾胃，久则气血无以生化，内不能和调于五脏六腑，外不能洒陈于营卫经脉，形成虚劳。

（四）大病久病

邪气强盛，正气短时难复，损伤脏气，耗伤气血阴阳，复以病后失于调养，每易发展为虚劳；或久病迁延失治，邪气留恋，病情传变日深，损耗人体的气血阴阳；或妇人产后调理失当，正虚难复，均可演变为虚劳。

（五）误治失治

因误诊误治，或遣方用药不当，以致精气耗损，既延误治疗，又损及阴精或阳气，从而发为虚劳。

虚劳之病位主要在五脏，尤以脾肾为主。由于五脏相关，气血同源，阴阳互根，所以一脏受病，可以累及他脏，互相影响和转化。虽病因各异，或是因虚致病，因病致劳，或是因病致虚，久虚不复成劳，但究其病理性质，主要为气、血、阴、阳的亏耗。气虚不能生血，血虚无以载气。气虚日久阳亦渐衰，血虚日久阴也不足。阳损日久，累及于阴；阴亏日久，累及于阳。病势日渐发展，而病情趋于复杂。

二、诊断要点

（一）症状

多见于形神衰败，身体瘦弱，大肉尽脱，心悸气短，自汗盗汗，面容憔悴，食少厌食，或五心烦热，或畏寒肢冷，脉虚无力等症。具有引起虚劳的致病因素及较长的病史。

(二)检查

虚劳涉及的病种甚多,必须结合患者的具体情况,针对主要症状有选择地做相应的检查,以便重点掌握病情。一般常选用血常规、血生化、心电图、X线摄片、免疫功能测定等检查。特别要结合原发病做相关检查。

三、鉴别诊断

(一)肺痨

宋代严用和在《济生方·五劳六极论治》中指出:"医经载五劳六极之证,非传尸、骨蒸之比,多由不能卫生施于过用,逆于阴阳,伤于荣卫,遂成五劳六极之病焉。"两者鉴别的要点是肺痨乃因正气不足而被痨虫侵袭所致,病位主要在肺,具有传染性,以阴虚火旺为其病理特点,以咳嗽、咯痰、咳血、潮热、盗汗、消瘦为主要临床症状;而虚劳由多种原因所导致,久虚不复,病程较长,一般无传染性,以脏腑气、血、阴、阳亏虚为其基本病机,可分别出现五脏气、血、阴、阳亏虚的多种临床症状。

(二)其他疾病中的虚证

虚劳与内科其他病证中的虚证证型虽然在临床表现、治疗方药方面有类似之处,但两者仍有区别:虚劳的各种证候,均以出现一系列精气亏虚的症状为特征;而其他病证的虚证则各以其病证的主要症状为突出表现。例如,眩晕一证的气血亏虚型,虽有气血亏虚的症状,但以眩晕为最突出、最基本的表现;水肿一证的脾阳不振型,虽有脾阳亏虚的症状,但以水肿为最基本、最突出的表现。此外,虚劳一般都有比较长的病程,且病势缠绵,往往涉及多脏甚至整体。而其他病证的虚证类型虽然也以久病属虚者居多,但亦有病程较短而表现虚证者。例如,泄泻一证的脾胃虚弱型,以泄泻为主要临床表现,有病程长者,亦有病程短者。

四、辨证

《杂病源流犀烛·虚损劳瘵源流》说:"虽分五脏,而五脏所藏无非精气,其所以致损者有四,曰气虚,曰血虚,曰阳虚,曰阴虚""气血阴阳各有专主,认得真确,方可施治"。一般说来,病情单纯者,病变比较局限,容易辨清受累脏腑及其气、血、阴、阳亏虚的属性。但由于气血同源,阴阳互根,五脏相关,所以各种原因所致的虚损往往相互影响,由一虚而渐致多虚,由一脏而累及他脏,使病情趋于复杂和严重,辨证时应加以注意。

虚劳的证候虽繁,但总离不开五脏,而五脏之虚损,又不外乎气、血、阴、阳。因此,现以气、血、阴、阳为纲,五脏虚证为目,分类列述其证治。

(一)气虚

症见面色㿠白或萎黄,少气懒言,声音低怯,头昏神疲,肢体无力,舌苔淡白,脉细软弱。

1.肺气虚

证候:咳嗽无力,痰液清稀,自汗气短,语声低微,时寒时热,平素易于感冒,面白,舌质淡,脉弱。

分析:肺气不足,则咳嗽无力,痰液清稀;表卫不固,故自汗气短,语声低微;肺气亏虚,营卫失和则时寒时热;肺主皮毛,肺虚则腠理疏松,故易感受外邪;肺气亏虚,不能朝百脉,故见面白、舌淡、脉弱。

2.心气虚

证候：心悸，气短，动则尤甚，神疲体倦，自汗，面色㿠白，舌质淡，脉弱。

分析：心气虚弱，心失所养，则心悸、气短；因心开窍于舌，其华在面，故心气不足则面色㿠白，舌质淡；心主血脉，故心气虚则脉道空虚；汗为心之液，故心气不足则摄津无力，而见自汗；心主神志，心气不足，则神疲体倦，劳则尤甚，舌淡、脉弱。

3.脾气虚

证候：纳食减少，食后胃脘不适，神疲乏力，大便溏薄，面色萎黄，舌淡苔薄，脉弱。

分析：脾虚不能健运，胃肠受纳及传化功能失常，故纳食减少，食后胃脘不适，大便溏薄；脾虚不能化生水谷精微，气血来源不充，形体失养，故倦怠乏力，面色萎黄，舌淡，脉弱。

4.肾气虚

症状：神疲乏力，腰膝酸软，小便频数而清长，白带清稀，舌质淡，脉弱。

分析：肾气亏虚则固摄无力，故小便频数而清长，白带清稀；腰为肾之府，故肾虚则腰膝酸软；神疲乏力，舌质淡，脉弱，均为气虚之征。

（二）血虚

症见面色淡黄或淡白无华，唇、舌、指甲色淡，头晕目眩，肌肤枯燥，舌质淡红，苔少，脉细。心主血，脾统血，肝藏血，故血虚之中以心、脾、肝的血虚较为多见。

1.心血虚

症状：心悸怔忡，健忘，失眠，多梦，面色不华，舌质淡，脉细或结代。

分析：心血亏虚，血不养心，则心神不宁，故致心悸怔忡，健忘，失眠或多梦；血虚不能上荣头面，故面色不华，舌质淡；血虚气少，血脉不充，故脉细或结代。

2.肝血虚

症状：头晕目眩，胁肋疼痛，肢体麻木，筋脉拘急，或惊惕肉瞤，妇女月经不调甚则闭经，面色无华，舌质淡，脉弦细或细涩。

分析：肝血亏虚，不能上养头目，故致头晕目眩；血不养肝，肝气郁滞故胁肋疼痛；由于血虚生风，筋脉失养，以致肢体麻木，筋脉拘急，或惊惕肉瞤；肝血不足，妇女冲任空虚，则月经不调甚或闭经；面色无华，舌淡，脉弦细或细涩，为肝血不足，血脉不充之象。

（三）阴虚

症见面赤颧红，唇红，手足心热，虚烦不安，潮热盗汗，口干，舌质光红少津，脉细数无力。五脏的阴虚在临床上均较常见，而以肾、肝、肺为主，且以肝肾为根本。病情较重时，可出现气阴两虚或阴阳两虚。

1.肺阴虚

症状：咳嗽，咽干，咳血，甚或失音，潮热盗汗，颧红如妆，舌红少津，脉细数。

分析：肺阴亏耗，肺失濡润，故干咳；肺络损伤，则咳血；阴虚津不上承，故咽干，甚则失音；阴虚火旺，虚热迫津外泄，则潮热盗汗；颧红如妆，舌红少津，脉细数，均为阴虚有热之象。

2.心阴虚

症状：心悸，失眠，烦躁，潮热，盗汗，面部潮红，口舌生疮，舌红少津，脉细数。

分析：心阴亏虚，心失濡养，故心悸，失眠；阴虚生内热，虚火亢盛，故烦躁，面部潮红，口舌生疮；虚热迫津外泄，则盗汗；舌红少津，脉细数，为阴虚内热，津液不足之象。

3.胃阴虚

症状：口干唇燥，不思饮食，大便秘结，甚则干呕，呃逆，面部潮红，舌干，少苔或无苔，脉细数。

分析：脾胃阴虚，运化失常，故不思饮食；津亏不能上承，故口干；胃肠失于滋润则大便秘结；若阴亏较甚，胃气失于和降，上逆为患，则干呕、呃逆；面部潮红，舌红，苔少，脉细数，均为阴虚内热之象。

4.肝阴虚

症状：头痛，眩晕，耳鸣，视物不明，目干畏光，急躁易怒，或肢体麻木，筋惕肉瞤，面部潮红，舌干红，脉弦细数。

分析：肝阴不足，肝阳偏亢，上扰清窍，故头痛，眩晕，耳鸣；肝阴不能上荣于目，故视物不明，目干畏光；阴血不能濡养筋脉，虚风内动，故肢体麻木，筋惕肉眦；阴虚火旺，肝火上炎，则面部潮红；舌红少津，脉弦细数为阴虚肝旺之象。

5.肾阴虚

症状：腰酸，遗精，两足痿软，眩晕，耳鸣，甚则耳聋，口干，咽痛，颧红，舌红少津，脉沉细数。

分析：肾虚失养，故感腰酸；肾阴亏损，相火妄动，精关不固，则遗精；肾阴亏虚，髓海不充，脑失濡养，则眩晕，耳鸣；虚火上炎，故口干、咽痛、颧红；舌红少津、脉沉细数，均为肾阴亏虚之征。

(四)阳虚

症见面色苍白或晦暗，畏寒肢冷，出冷汗，神疲乏力，气息微弱，或水肿，下肢较甚，舌质胖嫩，边有齿印，苔淡白而润，脉沉迟或虚大。阳虚常由气虚进一步发展而成，阳虚则寒，其症比气虚更重，并出现里寒的征象。阳虚之中，以心、脾、肾的阳虚为多见。由于肾阳为人身之元阳，所以心、脾阳虚日久，必累及于肾，而出现心肾阳虚或脾肾阳虚的病变。

1.心阳虚

症状：心悸，自汗，神倦嗜卧，形寒肢冷，心胸憋闷疼痛，面色苍白，舌淡或紫黯，脉细弱或沉迟。

分析：心阳不足，心气亏虚，故心悸、自汗，神倦嗜卧；阳虚不能温养四肢百骸，故形寒肢冷；阳虚气弱，不能推动血液运行，心脉瘀阻，气机滞塞，故心胸憋闷疼痛，舌质紫黯；面色苍白，舌淡，脉沉迟，均属心阳亏虚，运血无力之征。

2.脾阳虚

症状：面色萎黄，形寒，食少，神倦乏力，少气懒言，大便溏泄，肠鸣腹痛，每因遇寒或饮食不慎而加剧，舌质淡，苔白，脉弱。

分析：脾阳亏虚，不能运化水谷，充养四肢百骸，故形寒，食少，神倦乏力，少气懒言；气虚中寒，清阳不升，寒凝气滞则腹痛肠鸣，大便溏泄；感受寒邪或饮食不慎，以致中阳更虚，更易加重病情；面色萎黄，舌淡，苔白，脉弱均为中阳虚衰之征。

3.肾阳虚

症状：腰背酸痛，遗精，阳痿，多尿或尿失禁，面色苍白，形寒肢冷，下利清谷或五更泄泻，舌质淡胖，有齿痕，苔白，脉沉迟。

分析：肾阳不足，失于温煦，故腰背酸痛，形寒肢冷；阳气衰微，精关不固，故遗精，阳痿；肾气不固，则小便失禁；气化不及，则尿多；命门火衰，火不生土，不能蒸化腐熟水谷，故下利清谷或五更泄泻；面色苍白，舌淡胖有齿痕，脉沉迟，均为阳气亏虚，阴寒内盛之象。

五、治疗

对于虚劳的治疗，根据“虚则补之”“损者益之”的理论，当以补益为原则。在进行补益的时候，一是必须根据病理属性的不同，分别采取益气、养血、滋阴、温阳的治疗方药；二是要密切结合五脏病位的不同而选用方药，以加强治疗的针对性。此外，由于脾为后天之本，是水谷、气血生化之源；肾为先天之本，寓元阴元阳，是生命的本源，所以补益脾肾在虚劳的治疗中具有比较重要的意义。

(一)气虚

1.中药治疗

(1)肺气虚。

治法：补益肺气。

处方：补肺汤。

方中人参、黄芪益气补肺固表；因肺气根于肾，故以熟地、五味子益肾固元敛肺；桑白皮、紫菀清肃肺气。

若自汗较多者，加牡蛎、麻黄根固表止汗；若气阴两虚，而兼见潮热盗汗者，加鳖甲、地骨皮、秦艽等养阴清热；肺气虚损，卫阳不固，易感外邪，症见发热恶寒，身重，头目眩冒，治宜扶正祛邪，可仿《金匮要略》薯蓣丸意，佐防风、豆卷、桂枝、生姜、杏仁、桔梗之品，以疏风散表。

(2)心气虚。

治法：益气养心。

处方：七福饮。

方中人参、白术、炙甘草益气养心；熟地、当归滋阴补血；酸枣仁、远志养心安神。

若自汗多者，加黄芪、五味子益气敛汗；不思饮食，加砂仁、茯苓开胃健脾。

(3)脾气虚。

治法：健脾益气。

处方：加味四君子汤。

方中以人参、黄芪、白术、甘草益气健脾；茯苓、扁豆健脾除湿。

若兼胃脘胀满，嗳气呕吐者，加陈皮、半夏理气和胃降逆；腹胀脘闷，嗳气，苔腻者，证属食积停滞，酌加神曲、麦芽、山楂、鸡内金消食健胃；若气虚及阳，脾阳渐虚而兼见腹痛泄泻，手足欠温者，加肉桂、炮姜温中散寒止痛；若脾气虚损而主要表现为中气下陷，症见脘腹坠胀，气短，脱肛者，可改用补中益气汤以补益中气，升阳举陷。

(4)肾气虚。

治法：益气补肾。

处方：大补元煎。

方中用人参、山药、炙甘草益气强肾固本；杜仲、山茱萸温补肾气；熟地、枸杞、当归补精养血。

若神疲乏力较甚者，加黄芪补气；尿频较甚及小便失禁者，加菟丝子、五味子、益智仁补肾摄精；脾失健运而兼见大便溏薄者，去熟地、当归，加肉豆蔻、补骨脂以温补脾肾，涩肠止泄。

在气、血、阴、阳的亏虚中，气虚是临床最常见的一类，尤以肺、脾气虚为多见，而心、肾气虚亦不少。肝病而出现神疲乏力，纳少便溏，舌质淡，脉弱等气虚症状时，多在治肝的基础上结合脾气亏虚论治。

2.针灸治疗

(1)基本处方。膻中、中脘、气海。膻中补上焦肺气;中脘补中焦水谷之气;气海补下焦元气。

(2)加减运用。①肺气虚证:加肺俞、膏肓俞以培补肺气。诸穴针用补法,或加灸法。②心气虚证:加心俞、内关以培补心气。诸穴针用补法,或加灸法。③脾气虚证:加百会、足三里以升阳举陷。诸穴针用补法,或加灸法。④肾气虚证:加肾俞关元以补肾纳气。诸穴针用补法,或加灸法。

(二)血虚

1.中药治疗

(1)心血虚。

治法:养血宁心。

处方:养心汤。

方中人参、黄芪、茯苓、甘草益气养血;当归、川芎、五味子、柏子仁、酸枣仁、远志养血宁心安神;肉桂、半夏曲温中健脾,以助气血之生化。

若失眠、多梦,加夜交藤、合欢花养心安神。

脾血虚常与心血虚同时并见,临床常称心脾血虚。除养心汤外,还可选用归脾汤。归脾汤为补脾与养心并进,益气与养血相融之剂,具有补益心脾、益气摄血的功能,是治疗心脾血虚的常用方剂。

(2)肝血虚。

治法:补血养肝。

处方:四物汤。

方中熟地、当归补血养肝;芍药、川芎调和营血。

血虚甚者,加制首乌、枸杞子、鸡血藤以增强补血养肝的作用;胁痛,加丝瓜络、郁金、香附理气通络止痛;肝血不足,目失所养所致视物模糊,加枸杞子、决明子养肝明目。

若肝郁血瘀,新血不生,羸瘦,腹满,腹部触有瘕块,质硬而痛,拒按,肌肤甲错,状如鱼鳞,妇女经闭,两目黯黑,舌有青紫瘀点、瘀斑,脉细涩者,可同服大黄䗪虫丸祛瘀生新。

2.针灸治疗

(1)基本处方:膈俞、肝俞、足三里、三阴交。血会膈俞,辅以肝俞,养血补血;足三里、三阴交健脾养胃,补气养血。

(2)加减运用:①心血虚证:加心俞、内关、神门以养血安神。诸穴针用补法。②肝血虚证:加期门、太冲、阳陵泉以补血养肝、柔筋缓急。诸穴针用补法。

(三)阴虚

1.中药治疗

(1)肺阴虚。

治法:养阴润肺。

处方:沙参麦冬汤。

方中用沙参、麦冬、玉竹滋补肺阴;天花粉、桑叶、甘草清热润燥生津。

咳甚者,加百部、款冬花肃肺止咳;咳血,酌加白及、仙鹤草、鲜茅根凉血止血;潮热,加地骨皮、银柴胡、秦艽、鳖甲养阴清热;盗汗,加五味子、乌梅、瘪桃干敛阴止汗。

(2)心阴虚。

治法:滋阴养心。

处方:天王补心丹。

方中以生地黄、玄参、麦冬、天冬养阴清热;人参、茯苓、五味子、当归益气养血;丹参、柏子仁、酸枣仁、远志养心安神;桔梗载药上行。本方重在滋阴养心,适用于阴虚较甚而火热不亢者。

若火热旺盛而见烦躁不安,口舌生疮者,去当归、远志之辛温,加黄连、木通、淡竹叶清泻心火,导热下行;若见潮热,加地骨皮、银柴胡清虚热;盗汗,加牡蛎、浮小麦固表敛汗。

(3)胃阴虚。

治法:养阴和胃。

处方:益胃汤。

方中以沙参、麦冬、生地黄、玉竹滋阴养液;配伍冰糖养胃和中。

若口唇干燥,津亏较甚者,加石斛、花粉养阴生津;不思饮食者,加麦芽、扁豆、山药益胃健脾;呃逆,加刀豆、柿蒂、竹茹和胃降逆止呃;大便干结者,用蜂蜜润肠通便。

(4)肝阴虚。

治法:滋养肝阴。

处方:补肝汤。方中以四物汤养血柔肝;木瓜、甘草、酸枣仁酸甘化阴。

若头痛、眩晕、耳鸣较甚,或筋惕肉瞤,为肝风内动之征,加石决明、菊花、钩藤、刺蒺藜镇肝息风潜阳;目干涩畏光,或视物不明者,加枸杞子、女贞子、草决明养肝明目;若肝火亢盛而见急躁易怒,尿赤便秘,舌红脉数者,加夏枯草、龙胆草、山栀清肝泻火。若肝阴虚证而表现为以胁痛为主要症状者,可改用一贯煎。

(5)肾阴虚。

治法:滋补肾阴。

处方:左归丸。

方中以熟地、龟甲胶、枸杞、山药、牛膝滋阴补肾;山茱萸、菟丝子、鹿角胶补肾填精。

若精关不固,腰酸遗精,加牡蛎、金樱子、芡实、莲须固肾涩精;虚火较甚,而见潮热,口干,咽痛,舌红,脉细数者,去鹿角胶、山茱萸,加知母、黄柏、地骨皮滋阴泻火。

2.针灸治疗

(1)基本处方:肾俞、足三里、三阴交。肾俞、足三里补先后天而益阴;三阴交为精血之穴,益肝脾肾之阴。

(2)加减运用:①肺阴虚证,加肺俞、膏肓、太渊以养阴润肺。诸穴针用补法。②心阴虚证,加心俞、神门以滋阴养心。诸穴针用补法。③胃阴虚证,加胃俞、中脘以养阴和胃。诸穴针用补法。④肝阴虚证,加肝俞、期门、太冲以滋养肝阴。诸穴针用补法。⑤肾阴虚证,加志室、太溪以滋补肾阴。诸穴针用补法。

(四)阳虚

1.中药治疗

(1)心阳虚。

治法:益气温阳。

处方:保元汤。

方中以人参、黄芪益气扶正;肉桂、甘草、生姜温通心阳。

若血脉瘀阻，而见心胸疼痛者，酌加郁金、丹参、川芎、三七活血定痛；阳虚较甚，而见形寒肢冷，脉迟者，酌加附子、巴戟天、仙茅、淫羊藿、鹿茸温补阳气。

（2）脾阳虚。

治法：温中健脾。

处方：附子理中汤。

方中以党参、白术、甘草益气健脾，燥湿和中；附子、干姜温中祛寒。若腹中冷痛较甚，为寒凝气滞，可加高良姜、香附或丁香、吴茱萸温中散寒，理气止痛；食后腹胀及呕逆者，为胃寒气逆，加砂仁、半夏、陈皮温中和胃，降逆止呃；腹泻较甚，为阳虚寒甚，加肉豆蔻、补骨脂、薏苡仁温补脾肾，涩肠止泻。

（3）肾阳虚。

治法：温补肾阳。

处方：右归丸。

方中以附子、肉桂温肾补阳；杜仲、山茱萸、菟丝子、鹿角胶补益肾气；熟地、山药、枸杞、当归补益精血，滋阴以助阳。

若精关不固而见遗精，加金樱子、桑螵蛸、莲须，或金锁固精丸以收涩固精；若脾虚而见下利清谷，则去熟地、当归等滋腻滑润之品，加党参、白术、薏苡仁补气健脾，渗湿止泻；若命门火衰而见五更泄泻，宜合四神丸（《证治准绳》）温补脾肾，固肠止泻；若阳虚水泛而见水肿、尿少者，加茯苓、泽泻、车前子，白术利水消肿；若肾阳虚衰，肾不纳气而见喘促短气，动则尤甚，加补骨脂、五味子、蛤蚧补肾纳气。

2.针灸治疗

（1）基本处方：关元、命门、肾俞。关元、命门温肾固本，培养下元；肾为水火之宅，肾俞温阳化气。

（2）加减运用。①心阳虚证：加心俞、内关、少海、膻中以益气温阳。诸穴针用补法，或加灸法。②脾阳虚证：加脾俞、胃俞、中脘以温中健脾。诸穴针用补法，或加灸法。③肾阳虚证：加志室、神阙以温补肾阳。诸穴针用补法，或加灸法。

（刘立楠）

第十八节　内伤发热

内伤发热是指凡因脏腑气血阴阳虚损或失调而引起的以发热为主要表现的病证。临床上多表现为低热，有时可见高热，或患者自觉发热而体温不高。本证一般起病较缓，病程较长。

西医学的功能性低热、结缔组织疾病、慢性感染性疾病等所引起的发热，可参考本节辨证治疗。

一、病因病机

（一）阴精亏虚

素体阴虚，或失血伤阴，或温热病经久不愈，或因久泻伤阴，或因用温燥药过多，导致阴液亏损，阴不济阳，阳气偏盛，引起阴虚内热。

（二）中气不足

过度劳累，损伤中气，脾失生化，或饮食失于调理，造成中焦脾胃气虚，致虚阳外越，或阴火上冲，或卫外不固，营卫失和，引起发热。

（三）肝郁化火

情志抑郁，肝气不能条达，气郁于内，郁而化火而致发热。

（四）瘀血内阻

气滞、外伤、出血等原因导致瘀血内结，停积于体内，气血不通，营卫壅遏，引致发热。

（五）内湿停滞

饮食不节，或嗜食肥甘厚味辛辣，或忧思气结等，使脾胃受损，健运失职，津液不运，积聚生湿，郁久而化热。

二、辨证论治

内伤发热的一般特点是发热缓慢，病程较长，发热而不恶寒，或怯冷得衣被则解，或发热时作时止，或发有定时，且多感手足心热，可伴头晕神倦，自汗盗汗，脉弱无力等。调理阴阳、补虚泻实是内伤发热的基本治疗原则，临床需根据内伤发热证候的不同，采取相应的治疗方法，对虚实夹杂者，则需分清主次，兼而顾之。

（一）阴虚发热

1.证候

午后潮热或夜间发热，五心烦热，轻者不觉发热，只感面部灼热，颧红，盗汗，口燥咽干，或见眩晕失眠，舌质红少苔，脉细数。

2.证候分析

由于阴液亏虚，内热自盛，且午后或夜间阴气当令，阳来入阴，阴虚不能制阳，则阳气偏旺。故发热，或午后潮热或夜间发热，五心烦热。虚热内蒸，迫津外泄而盗汗。虚热上浮则两颧潮红。阴虚失于濡润，故口燥咽干。阴虚阳亢，虚火上扰，故失眠，眩晕。舌质红少苔，脉细数，乃属阴虚内热之象。

3.治法

滋阴清热。

4.方药

清骨散（银柴胡、胡黄连、秦艽、鳖甲、地骨皮、青蒿、知母、甘草）。阴虚较甚加生地黄、玄参以助滋阴清热。若发热伴头晕眼花，身倦乏力，心悸不宁，面白无华，舌淡，脉细弱者，为血虚发热，用归脾汤（人参、白术、黄芪、炙甘草、远志、酸枣仁、茯神、龙眼肉、当归、木香、大枣、生姜）加首乌、熟地、银柴胡、白薇等。

（二）气虚发热

1.证候

发热以上午为常见，劳倦即复发或加重，伴有声低气短，倦怠乏力，饮食少味.或兼恶风自汗，舌质淡，边尖有齿痕，舌苔薄，脉大无力。

2.证候分析

气虚发热多由脾胃气虚所引起。“脾胃气虚，则下流于肾，阴火得以乘其土位”（《脾胃论》）而发热。上午阳气初生而未盛，故以上午常见，且劳则气耗，故劳倦则复发或加重。脾胃虚弱，运化失职，则饮食乏味，声低气短。脾主四肢，气虚则肢体乏力。气虚卫外不固则恶风、自汗。舌质淡舌苔薄，边尖齿痕，脉大无力，皆属气虚之象。

3.治法

甘温除热。

4.方药

补中益气汤(黄芪、人参、白术、炙甘草、当归、陈皮、升麻、柴胡)。若进而发展为阳气虚衰，虚阳外越，则热而形寒，面色㿠白，汗出肢冷，腰酸便溏，舌质淡，脉沉细而微，或浮大无根，用参附汤(人参、熟附子)。

(三)肝郁发热

1.证候

发热不甚，或午后低热，常随情绪波动而起伏，抑郁不欢，喜叹息，或烦躁易怒，或兼胸胁胀痛，口苦咽干，泛恶欲呕，或妇女月经不调，舌质淡红，舌苔薄黄，脉弦细数。

2.证候分析

情志不畅，肝失疏泄，肝气郁滞，郁久化热，故出现发热，或午后低热。因情志所伤，故发热随情绪波动而起伏。肝气郁结，疏泄失常，故抑郁不欢，胸胁胀痛。肝气郁结，则血行不畅，故见妇女月经不调。叹气则气机暂得舒畅，故喜叹息。肝火上扰心神，故烦躁易怒。肝火烁津，则口苦咽干。肝气犯胃，胃失和降，则泛恶欲呕。舌质淡红，舌苔薄黄，脉象弦细数，为肝郁化火之象。

3.治法

舒肝解郁，清肝泻热。

4.方药

丹栀逍遥散(柴胡、当归、白芍、白术、茯苓、炙草、薄荷、煨姜、丹皮、山栀)加减。发热甚，加黄芩、地骨皮、白薇。胸胁胀痛明显，加青皮、郁金、香附。妇女月经不调，加益母草、泽兰。

(四)瘀血发热

1.证候

发热或潮热，胁腹刺痛，拒按，痛有定处，甚则面色黧黑，肌肤甲错，烦躁不安或如狂，舌质紫暗或有瘀斑，脉沉弦或涩。

2.证候分析

凡离经之血停滞在内，或气郁日久而血瘀，或经络损伤，或因疮疡气血凝结，瘀久而化热。瘀热互结则见潮热。瘀热停于脉络，气血阻滞，故胁腹刺痛。气血不能上荣于面与外达肌肤，故见面色黧黑，肌肤甲错。瘀热内扰心神，故烦躁不安甚或如狂。舌质紫暗，瘀斑，脉沉弦或涩，皆为瘀血内阻之象。

3.治法

活血化瘀，理气通络。

4.方药

桃仁承气汤(桃仁、桂枝、甘草、大黄、芒硝)。若妇女月经始来，或恶露不下，瘀血发热，原方减芒硝，加蒲黄、五灵脂、红花、香附、柴胡。若因疮疡发热，原方减桂枝，加丹皮、红花、蒲公英、野菊花；若妇女因月经闭止，肌肤甲错，原方可加水蛭、三棱。

(五)湿阻发热

1.证候

发热不甚,午后明显,热难速已,或身热不扬,胸闷脘痞,头重如裹,身重而累,不欲饮食,渴而不欲饮,大便不爽,舌质红,苔黄腻,脉濡数。

2.证候分析

湿邪内生,郁而化热,故见发热,湿为阴邪,阴邪自旺于阴分,故出现午后发热明显。湿性黏滞,故热难速已,或身热不扬。湿邪蒙蔽清窍,故头重如裹。湿邪阻滞气机,则胸闷脘痞,身重而累。湿阻中焦,脾失健运,故不欲饮食。湿停于内,故渴而不欲饮。湿热停滞肠道,则大便不爽。舌红苔黄腻、脉濡数,为湿郁化热之象。

3.治法

宣畅气机,清热化湿。

4.方药

三仁汤(杏仁、白蔻仁、薏苡仁、半夏、厚朴、通草、淡竹叶、滑石)加减。头重如裹,加白芷、藁本。胸闷脘痞,加佩兰、苍术、郁金、陈皮。

三、针灸治疗

(一)阴虚发热

可选用三阴交、太溪、复溜、大椎穴,用补泻兼施法。每天 1~2 次。

(二)气虚发热

可选用脾俞、胃俞、气海、合谷、尺泽穴,用补泻兼施法。每天 1~2 次。

(三)肝郁发热

可选用行间、侠溪、风池、大椎、曲池、内关穴,用泻法。每天 1~2 次。

(四)瘀血发热

可选用血海、膈俞、中冲、阳陵泉、人中、神门穴,用泻法。每天 1~2 次。

(五)湿阻发热

可选取合谷、大椎、丰隆、内关、公孙、足三里穴,用泻法。每天 1~2 次。

(刘立楠)

参考文献

[1] 魏丽华.临床疾病中西医结合诊断与治疗[M].长春:吉林科学技术出版社,2020.
[2] 马艳华.中西医结合疾病诊治要点[M].北京:科学技术文献出版社,2019.
[3] 田书立.中西医价值认同与发展[M].北京:中国中医药出版社,2021.
[4] 姚希贤.衷中笃西内科病证治疗学[M].北京:中国中医药出版社,2021.
[5] 刘南.中西医结合内科急症学[M].广州:广东高等教育出版社,2019.
[6] 裴云芳,张田仓,盛有根.中西医临床诊治[M].长春:吉林科学技术出版社,2019.
[7] 康文艳.临床疾病的中西医诊断与治疗[M].长春:吉林科学技术出版社,2019.
[8] 李致重.中西医比较[M].太原:山西科学技术出版社,2019.
[9] 刘凯.临床中西医常见疾病诊疗精要[M].北京:中国纺织出版社,2021.
[10] 兰彩虹.常见内科疾病中西医诊治与进展[M].赤峰:内蒙古科学技术出版社,2019.
[11] 付艳红,冷宏伟,莫嵘.中西医结合内科学[M].长春:吉林科学技术出版社,2019.
[12] 黄礼明,刘正奇,谢敏.中西医内科案例分析[M].北京:科学出版社,2019.
[13] 吕志达.现代中西医结合心血管内科诊疗[M].北京:科学技术文献出版社,2020.
[14] 曲崇正,刘亚玲.新编中西医临床诊疗[M].长春:吉林科学技术出版社,2019.
[15] 宋军帅.实用中西医内科学[M].长春:吉林科学技术出版社,2019.
[16] 于思明.中西医结合内科学[M].西安:西安交通大学出版社,2020.
[17] 张腾.中西医结合医学导读[M].北京:人民卫生出版社,2019.
[18] 石磊,李晨,杨江成.现代中西医结合[M].昆明:云南科技出版社,2019.
[19] 吴海良.现代中西医结合呼吸内科学[M].北京:金盾出版社,2020.
[20] 战丽彬,洪铭范,邓奕辉,等.中西医结合临床医学导论[M].北京:人民卫生出版社,2019.
[21] 李军祥,陈誩.消化系统疾病中西医结合诊疗专家共识[M].北京:人民卫生出版社, 2019.
[22] 刘晓芳.临床中西医常见病研究[M].北京:中国纺织出版社,2020.
[23] 张新.临床常见病症中西医诊治实践[M].北京:科学技术文献出版社,2019.
[24] 张庆钊.中西医临床常见病症诊治要领[M].北京:科学技术文献出版社,2019.
[25] 赵锡堂.中西医结合感悟与临床心得[M].北京:人民卫生出版社,2021.
[26] 田建华.现代中西医结合呼吸疾病诊疗学[M].上海:上海交通大学出版社,2019.
[27] 郭桂珍.实用临床中西医结合内科学[M].西安:西安交通大学出版社,2018.
[28] 张念.内科常见病中西医结合治疗实践[M].长春:吉林科学技术出版社,2019.
[29] 何清湖.中西医结合思与行[M].北京:人民卫生出版社,2021.

[30] 许金.临床内科诊疗研究[M].长春:吉林科学技术出版社,2019.
[31] 樊蓉.实用临床中西医诊断与治疗[M].北京:中国纺织出版社,2020.
[32] 王玉,蔡鸿彦.实用中西医结合肺病学[M].北京:中医古籍出版社,2020.
[33] 张敏州.中西医结合临证校验录[M].北京:人民卫生出版社,2020.
[34] 李欣吉,郭小庆,宋洁,等.实用内科疾病诊疗常规[M].青岛:中国海洋大学出版社,2020.
[35] 宋军帅.实用中西医内科学[M].长春:吉林科学技术出版社,2019.
[36] 崔北勇,杨忠诚,高奎武,等.吴元重中西医结合治疗小儿病毒性肺炎临床经验[J].中医药临床杂志,2021,33(7):1258-1262.
[37] 刘晔,房玲,杨惠卿,等.中西医结合治疗对痰瘀阻络型脑梗死恢复期患者肢体功能恢复的疗效分析[J].世界中西医结合杂志,2020,15(8):1503-1506.
[38] 于长生,宫丽鸿,赵殿臣.中西医结合联合增强型体外反搏治疗高血压的疗效及对血清Apelin 的影响[J].中西医结合心脑血管病杂志,2020,18(13):2028-2030.
[39] 孙德仁,陈博睿.儿童肥胖症机理与少儿推拿综合调理[J].实用中医内科杂志,2020,34(1):96-99.
[40] 王金周,王萍,侯亭开.中西医结合治疗胆胃郁热型胆汁反流性胃炎 65 例临床观察[J].中国民族民间医药,2021,30(1):101-103.